# 实用骨关节影像诊断图谱

## 第②版

黄耀华 编著

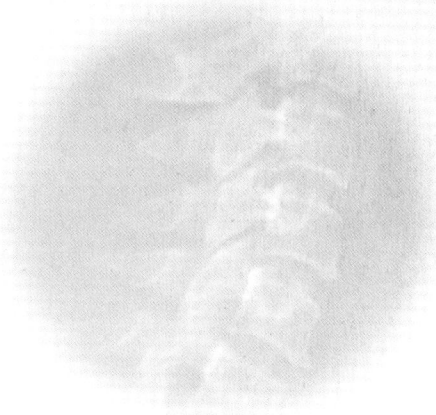

中国健康传媒集团

中国医药科技出版社

# 内 容 提 要

本书为骨关节影像诊断实用图谱。全书内容共 15 章，包括正常骨关节影像解剖与测量，骨关节常见易引起误诊的正常解剖及变异，骨关节和软组织基本病变影像学表现，骨关节创伤，骨与关节感染，骨肿瘤，骨关节先天及发育性疾病，骨发育障碍性疾病，骨软骨缺血性病变，关节及关节周围病变等临床常见影像图片 1898 幅，并配以简要的临床表现与影像要点概述，具有资料丰富、图片清晰、重点突出、简明实用等特点，适合医学院校学生、各医院影像科和骨科医生临床诊疗工作中参阅。

## 图书在版编目（CIP）数据

实用骨关节影像诊断图谱／黄耀华编著 . —2 版 . —北京：中国医药科技出版社，2020. 11
ISBN 978 – 7 – 5214 – 2034 – 0

Ⅰ. ①实… Ⅱ. ①黄… Ⅲ. ①关节疾病－影像诊断－图谱 Ⅳ. ①R684. 04 – 64

中国版本图书馆 CIP 数据核字（2020）第 185914 号

**美术编辑** 陈君杞
**版式设计** 友全图文

出版 **中国健康传媒集团** | 中国医药科技出版社
地址 北京市海淀区文慧园北路甲 22 号
邮编 100082
电话 发行：010 – 62227427 邮购：010 – 62236938
网址 www. cmstp. com
规格 787 × 1092 mm $^1/_{16}$
印张 44 $^3/_4$
字数 945 千字
初版 2010 年 7 月第 1 版
版次 2020 年 11 月第 2 版
印次 2020 年 11 月第 1 次印刷
印刷 三河市万龙印装有限公司
经销 全国各地新华书店
书号 ISBN 978 – 7 – 5214 – 2034 – 0
定价 **238. 00 元**

获取新书信息、投稿、
为图书纠错，请扫码
联系我们。

不经意间，时间已过去十年。

在本书初版之后的十年间，医学影像学又取得了令人瞩目的进步，得益于先进影像技术的应用，骨关节影像诊断水平也有了明显的提高。与此同时，通过孜孜不倦的临床实践，笔者在骨关节影像诊断方面积累了更丰富的经验，有关骨关节影像病例资料的收集也达到相当可观的数量，基于上述原因，本书的再版已不容迟疑。

此次修订历时一年半，在秉承初版风格特点基础上，根据目前骨关节疾病最新进展和分类，首先对初版目录进行重新编排，对过时内容进行大刀阔斧的修正，对原来清晰度和对比度欠佳的图片进行替换，同时增加了数十个骨关节病种和相应病例图片资料，力争通过此次修订，使本书更具先进性、实用性和可读性而受到读者青睐。

本书的修订出版，一如既往得到本院科室同事以及院外同道的鼎力支持和帮助，青岛海慈医院曹庆选主任无私惠赠部分病例图片，在此均表示衷心的感谢。

黄耀华

2020 年春于广州中医药大学第一附属医院

从事影像诊断工作20多年，不仅积累了大量一手的骨关节病例图片资料，而且收获不少诊断经验，不失时机地将这些资料整理成书，与同道诸君共享以造福患者是我多年的心愿。此外，已出版的拙著《骨关节创伤X线诊断图谱》和《髋关节影像诊断学》在业内受到一致好评，则给了我莫大的鼓舞，让我对最终完成本书有了十足的信心和源源不断的动力。

骨关节疾病种类繁多，表现复杂。近年来，影像技术的长足进步，又赋予骨关节影像诊断领域很多崭新的内容。如何便捷地获得日益新增的知识并运用于临床是许多年轻医师非常关注的话题。根据多年的实践体会，笔者认为要熟练掌握骨关节疾病的影像诊断技能，除了具备扎实的解剖学、病理生理学及临床医学相关理论知识外，广泛涉览病例图谱是行之有效的方法之一。学习实例图片，对建立疾病的形象概念、加深对疾病基本表现的理解非常有帮助。希望本书的出版对影像科医师和临床医师的学习和工作有所裨益。

全书共分15章，主要收录了正常解剖影像、基本影像学征象、正常解剖变异及各种常见骨关节疾病的影像图片1328幅，内容以实用为主，辅以简要的文字叙述和注解，期使读者能在短时间内抓住骨关节疾病的影像要点和特征表现，从而提高对骨关节疾病的诊断能力和水平。

本书在编写过程中得到了许多同事及兄弟医院同仁的大力支持和帮助，天津医院王林森主任、青岛海慈医疗集团曹庆选主任、河北沧州中西医结合医院于代友主任、广州市儿童医院刘立炜主任、山东省临沭县中医医院何健主任等提供了部分珍贵图片；两位德高望重的骨关节放射学专家王云钊和曹来宾教授对疑难病例的诊断给予了悉心指导，在此，谨表示最衷心的感谢！

由于经验不足，水平所限，书中谬误在所难免，恳切希望同道批评指正。

黄耀华
2010年春于广州中医药大学第一附属医院

## 第一章

正常骨关节影像解剖与测量

第一节　正常骨关节影像解剖图示

## 一、肩关节

正常肩关节影像解剖见图1-1～图1-8。

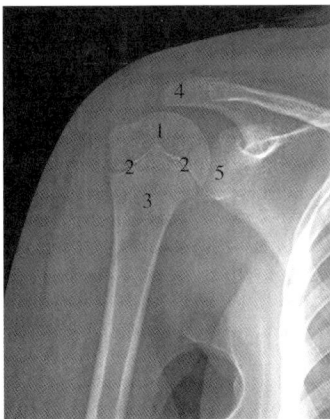

图1-1　正常儿童肩关节正位片（男，9岁）

1. 肱骨近端骨骺；2. 骨骺板；3. 肱骨近端
干骺端；4. 肩峰；5. 关节盂

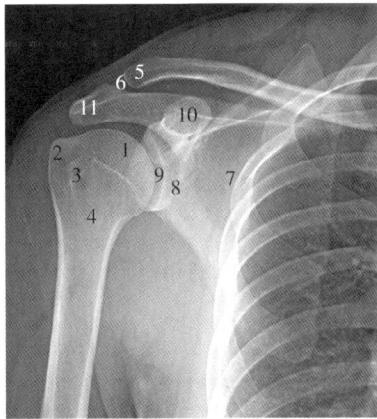

图1-2　正常成人肩部正位片

1. 肱骨头；2. 肱骨大结节；3. 肱骨小结节；4. 外
科颈；5. 锁骨肩峰端；6. 肩锁关节；7. 肩胛体；
8. 肩胛颈；9. 关节盂；10. 喙突；11. 肩峰

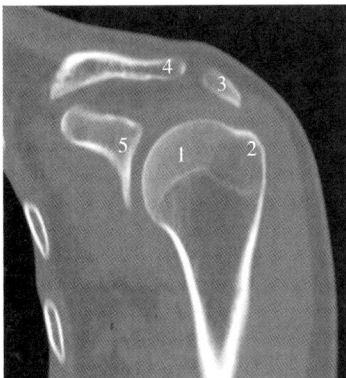

图1-3　正常肩关节经肱骨头层面
CT冠状位重建图像

1. 肱骨头；2. 肱骨大结节；3. 肩峰；
4. 锁骨；5. 肩胛骨

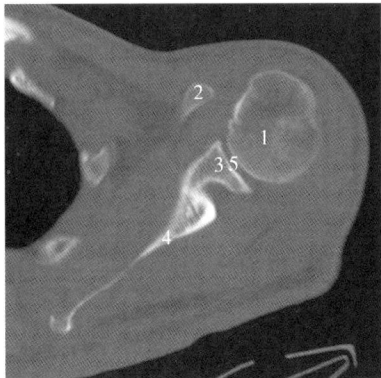

图1-4　正常肩关节经肩胛冈层面
CT横轴位图像

1. 肱骨头；2. 喙突；3. 关节盂；4. 肩胛骨；
5. 关节间隙

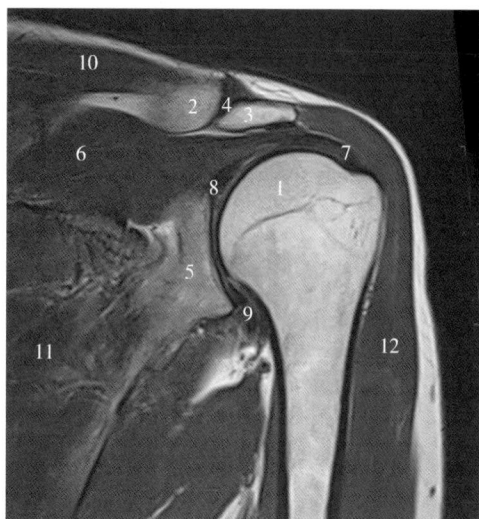

**图1-5　正常肩关节经肱骨头中心层面**
**MRI 斜冠状位 T₁WI 图像**

1. 肱骨头；2. 锁骨；3. 肩峰；4. 肩锁关节；5. 关节盂；6. 冈上肌；7. 冈上肌腱；8. 前上盂唇；9. 盂肱下韧带及腋囊；10. 斜方肌；11. 肩胛下肌；12. 三角肌

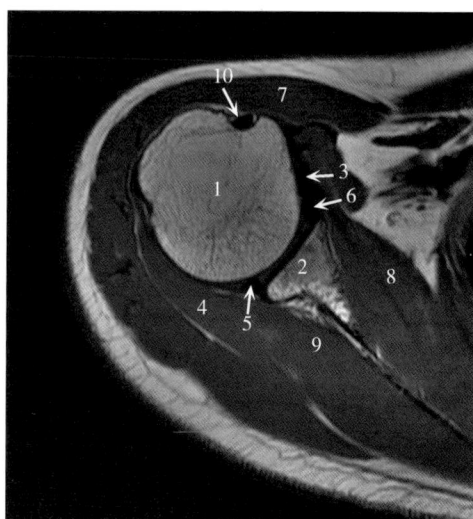

**图1-6　正常肩关节经肱骨头层面**
**MRI 横轴位 T₁WI 图像**

1. 肱骨头；2. 关节盂；3. 肩胛下肌肌腱；4. 小圆肌；5. 后上盂唇；6. 前上盂唇；7. 三角肌；8. 肩胛下肌；9. 冈下肌；10. 结节间沟及肱二头肌长头

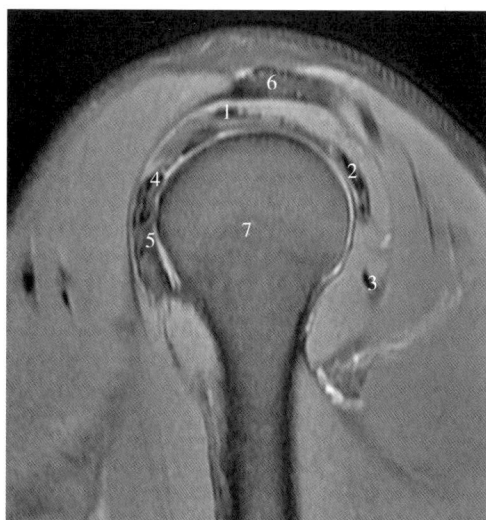

**图1-7　正常肩关节经肱骨头层面**
**MRI 斜矢状位抑脂 T₂WI 图像**

1. 冈上肌腱；2. 冈下肌腱；3. 小圆肌腱；4. 肱二头肌长头；5. 肩胛下肌；6. 肩峰；7. 肱骨头

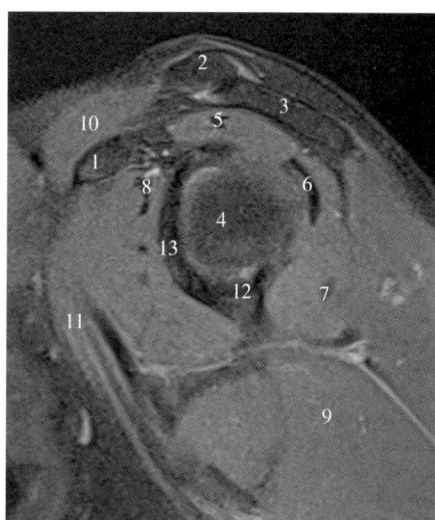

**图1-8　正常肩关节经关节盂层面**
**MRI 斜矢状位抑脂 T₂WI 图像**

1. 喙突；2. 锁骨；3. 肩峰；4. 关节盂；5. 冈上肌及肌腱；6. 冈下肌及肌腱；7. 小圆肌及肌腱；8. 肩胛下肌及肌腱；9. 大圆肌；10. 三角肌；11. 喙肱肌；12. 下盂唇；13. 前盂唇

# 二、肘关节

正常肘关节影像解剖见图1-9~图1-15。

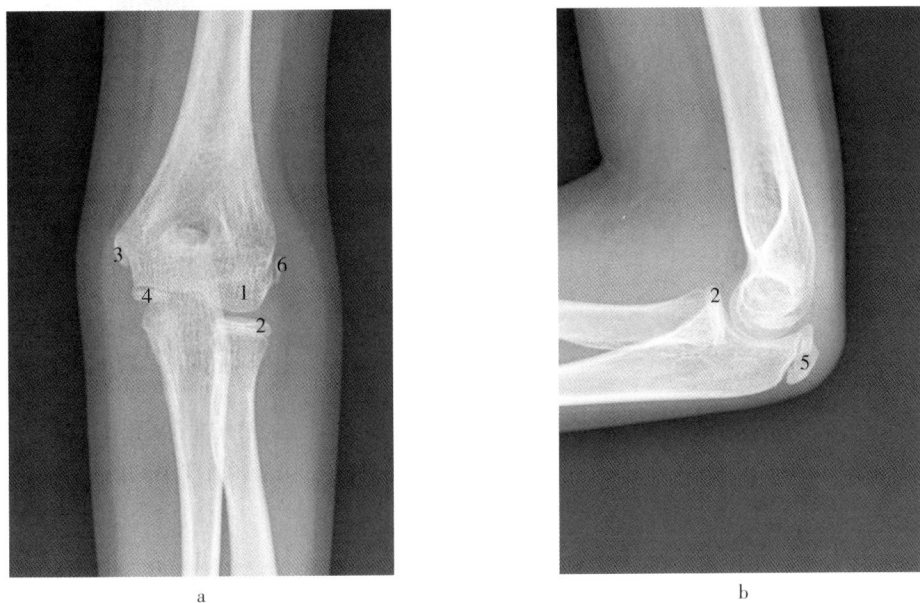

图1-9 正常儿童肘关节照片（女，12岁）

a. 正位，b. 侧位，示：1. 肱骨小头骨骺；2. 桡骨头骨骺；3. 肱骨内上髁骨骺；

4. 肱骨滑车骨骺；5. 尺骨鹰嘴骨骺；6. 肱骨外上髁骨骺

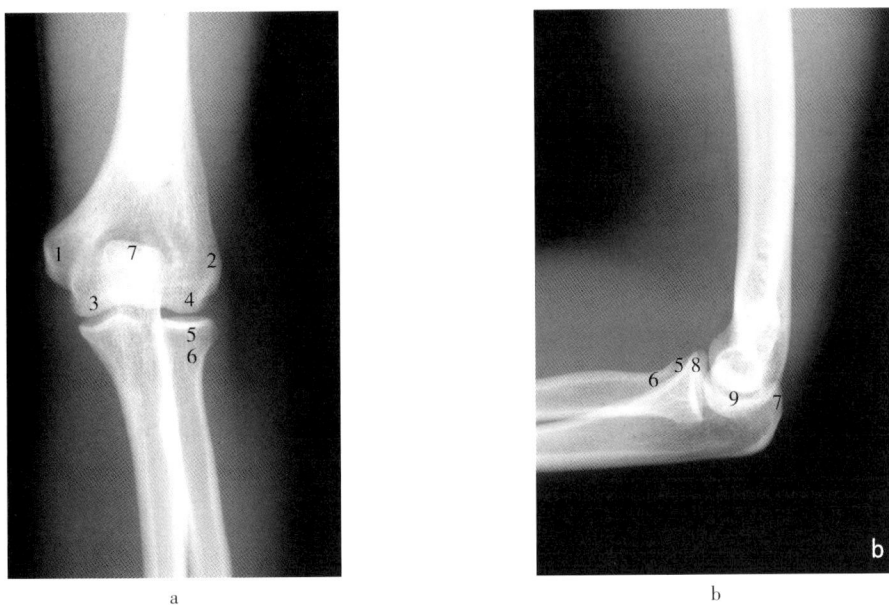

图1-10 正常成人肘关节照片

a. 正位，b. 侧位，示：1. 内上髁；2. 外上髁；3. 肱骨滑车；4. 肱骨小头；

5. 桡骨头；6. 桡骨颈；7. 尺骨鹰嘴；8. 尺骨冠状突；9. 半月切迹

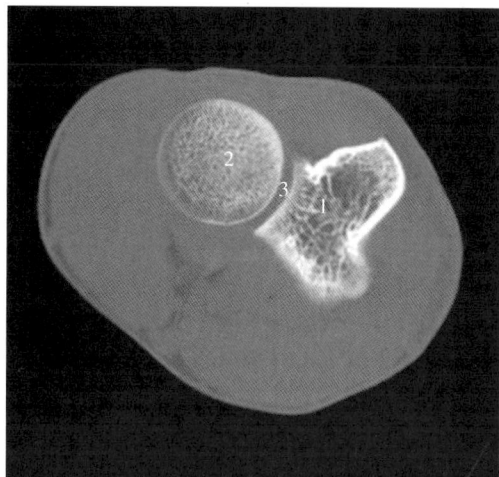

**图1-11 正常肘关节经近端桡尺关节
层面CT横轴位图像**

1. 尺骨；2. 桡骨头；3. 近端桡尺关节

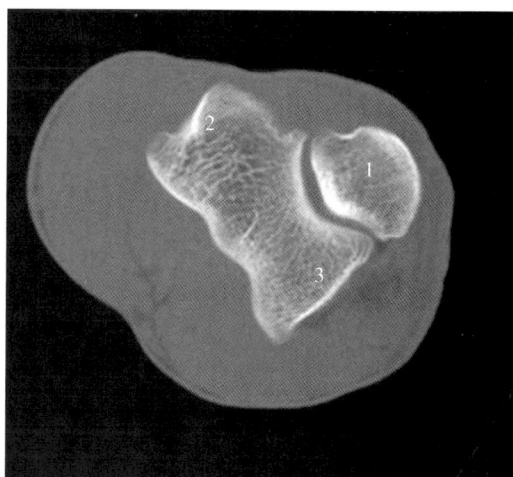

**图1-12 正常肘关节经内外上髁
层面CT横轴位图像**

1. 尺骨鹰嘴；2. 肱骨外上髁；3. 肱骨内上髁

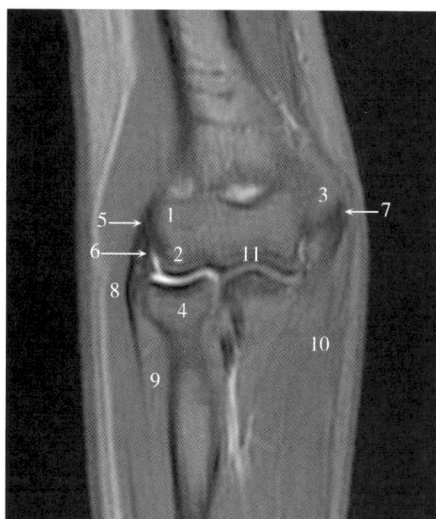

**图1-13 正常肘关节经肱骨内外髁层面
MRI冠状位抑脂 $T_2WI$ 图像**

1. 肱骨外上髁；2. 肱骨小头；3. 肱骨内上
髁；4. 桡骨头；5. 伸肌总腱；6. 桡侧副韧
带；7. 屈肌总腱；8. 桡侧腕长伸肌；9. 旋后
肌；10. 桡侧腕屈肌；11. 肱骨滑车

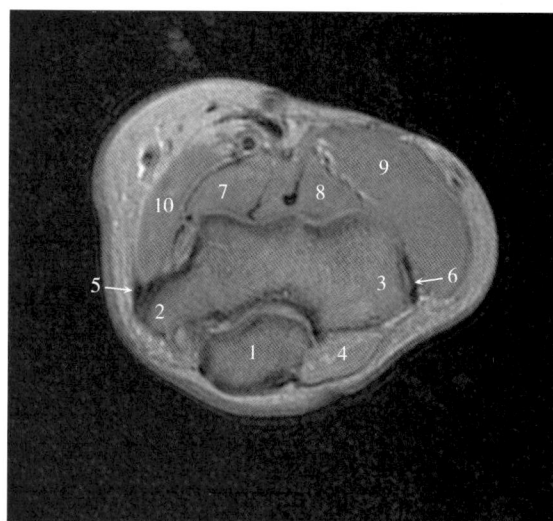

**图1-14 正常肘关节经肱骨内外上髁层面
MRI横轴位抑脂 $T_2WI$ 图像**

1. 尺骨鹰嘴；2. 肱骨内上髁；3. 肱骨外上髁；
4. 肘肌；5. 屈肌总腱；6. 伸肌总腱；7. 肱肌；
8. 肱二头肌；9. 肱桡肌；10. 旋前圆肌

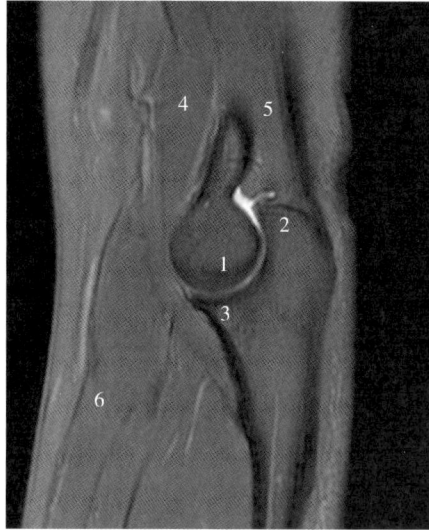

**图 1 – 15  正常肘关节经肱尺关节层面 MRI 矢状位抑脂 T$_2$WI 图像**

1. 肱骨滑车；2. 尺骨鹰嘴；3. 尺骨冠状突；4. 肱肌；5. 肱三头肌及肌腱；6. 旋前圆肌

# 三、前臂

正常前臂影像解剖见图 1 – 16。

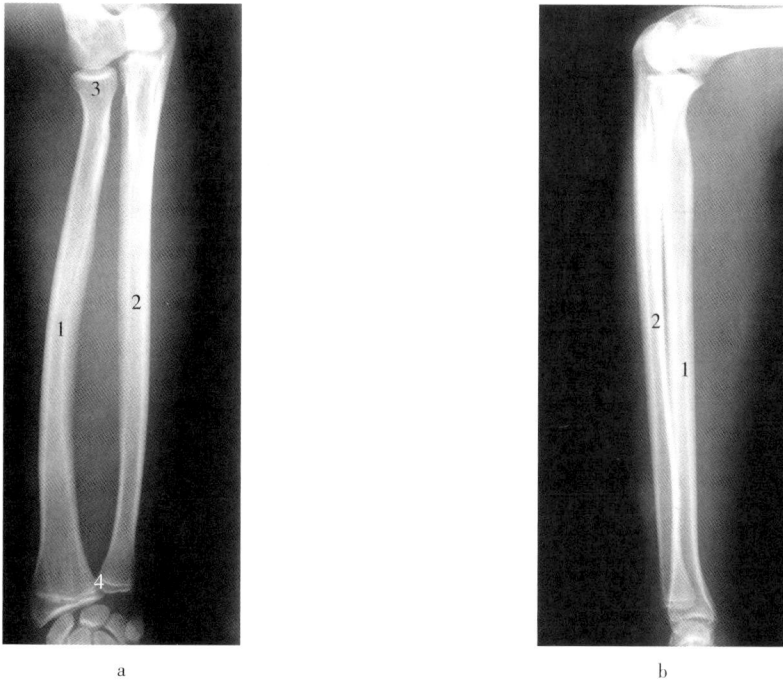

a

b

**图 1 – 16  正常前臂照片**

a. 正位，b. 侧位，示：1. 桡骨干；2. 尺骨干；3. 桡骨头；4. 下桡尺关节

## 四、手腕部

正常手腕部影像解剖见图 1 - 17 ~ 图 1 - 24。

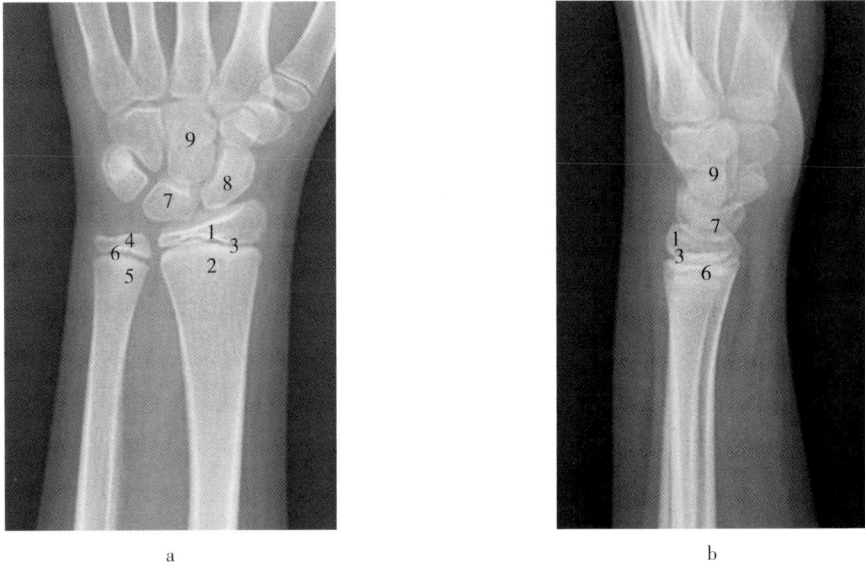

**图 1 - 17  正常儿童腕关节照片（男，12 岁）**

a. 正位，b. 侧位，示：1. 桡骨远端骨骺；2. 桡骨远端干骺端；3. 桡骨远端骨骺板；
4. 尺骨远端骨骺；5. 尺骨远端干骺端；6. 尺骨远端骨骺板；7. 月骨；8. 舟骨；9. 头状骨

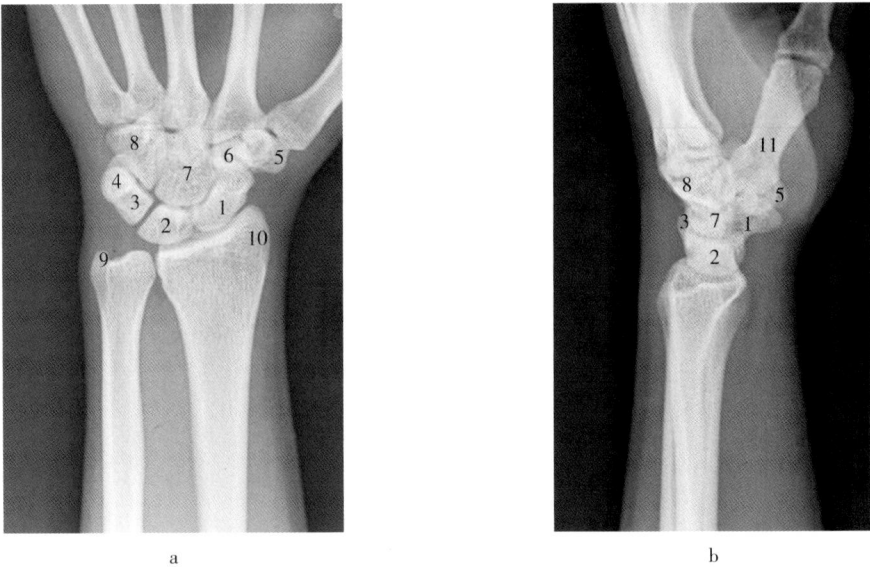

**图 1 - 18  正常成人腕关节照片**

a. 正位，b. 侧位，示：1. 舟骨；2. 月骨；3. 三角骨；4. 豌豆骨；5. 大多角骨；
6. 小多角骨；7. 头状骨；8. 钩骨；9. 尺骨茎突；10. 桡骨茎突；11. 第 1 掌骨

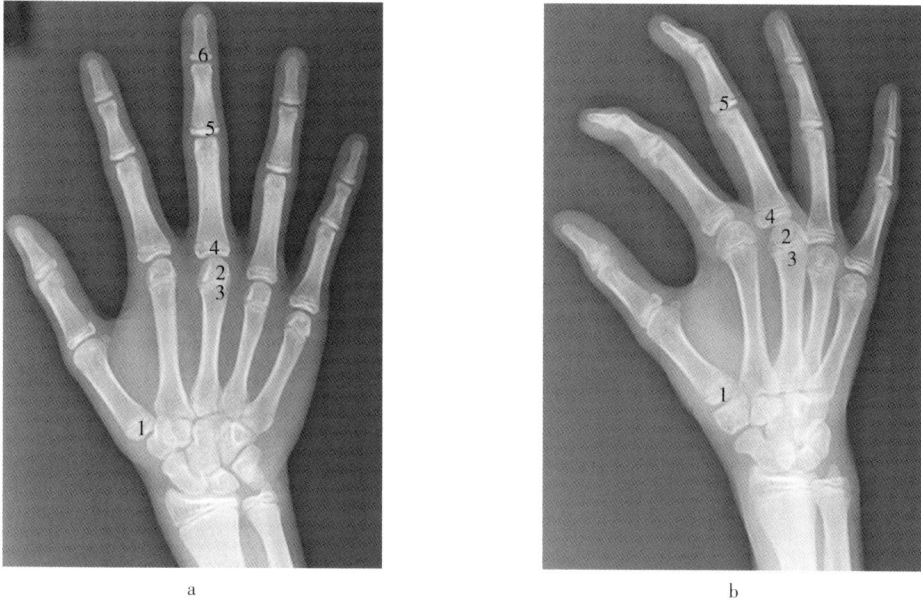

**图 1-19 正常儿童手部照片（男，15 岁）**

a. 正位，b. 斜位，示：1. 第 1 掌骨骨骺；2. 第 3 掌骨骨骺；3. 第 3 掌骨干骺端；
4. 第 3 指近节指骨骨骺；5. 第 3 指中节指骨骨骺；6. 第 3 指远节指骨骨骺

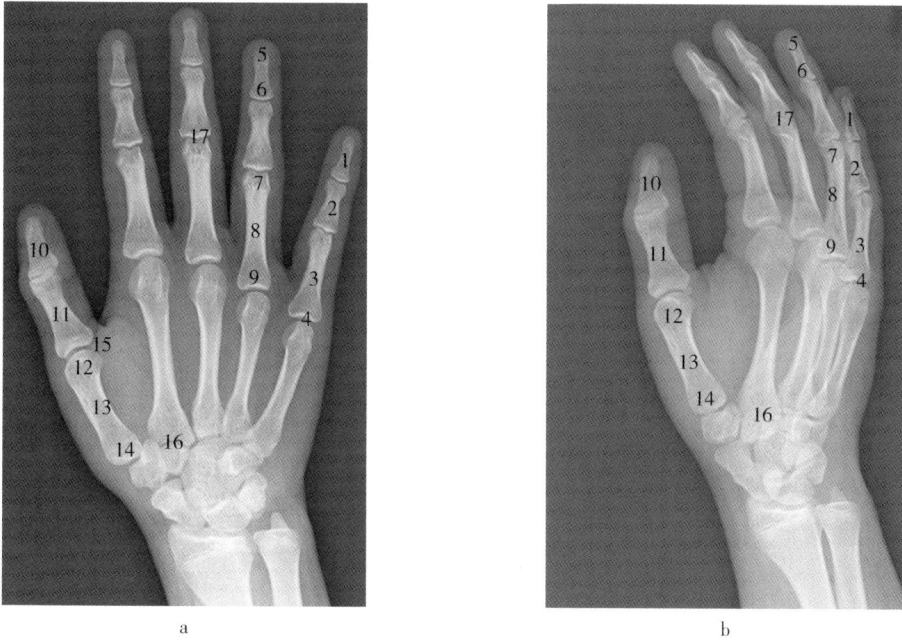

**图 1-20 正常成人手部照片**

a. 正位片，b. 斜位片，示：1. 末节指骨；2. 中节指骨；3. 近节指骨；4. 掌指关
节；5. 指骨甲粗隆；6. 末节指骨基底部；7. 指骨头部；8. 指骨干；9. 指骨基底
部；10. 拇指末节指骨；11. 拇指近节指骨；12. 掌骨头部；13. 掌骨干；14. 掌
骨基底部；15. 籽骨；16. 掌腕关节；17. 近侧指间关节

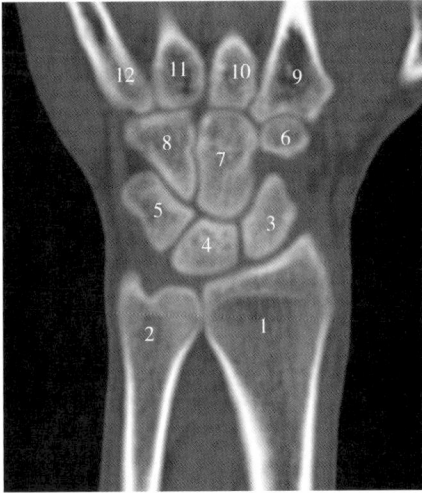

**图 1 – 21　正常腕部经头状骨层面
CT 冠状位重建图像**

1. 桡骨；2. 尺骨；3. 舟骨；4. 月骨；5. 三角骨；6. 小多角骨；7. 头状骨；8. 钩骨；9. 第 2 掌骨；10. 第 3 掌骨；11. 第 4 掌骨；12. 第 5 掌骨

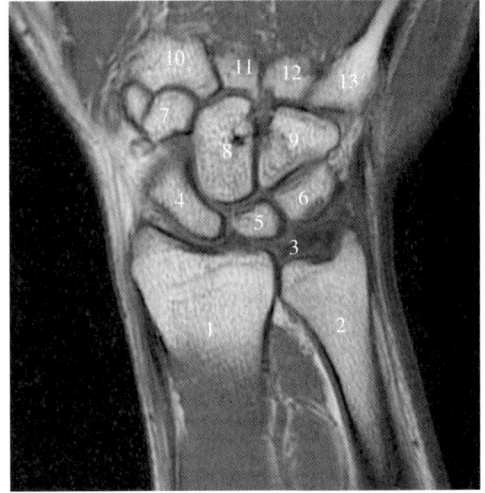

**图 1 – 22　正常腕部经头状骨层面
MRI 冠状位 T$_1$WI 图像**

1. 桡骨；2. 尺骨；3. 三角纤维软骨；4. 舟骨；5. 月骨；6. 三角骨；7. 小多角骨；8. 头状骨；9. 钩骨；10. 第 2 掌骨；11. 第 3 掌骨；12. 第 4 掌骨；13. 第 5 掌骨

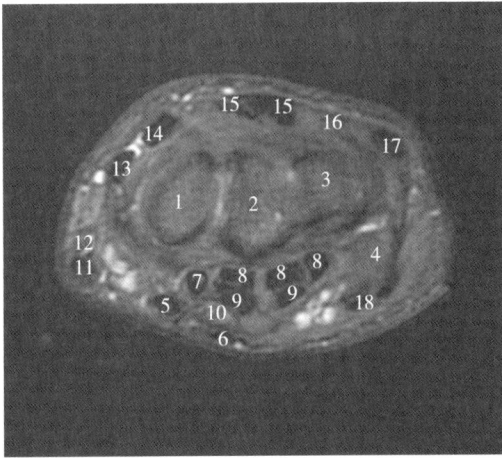

**图 1 – 23　正常腕部经月骨层面
MRI 横轴位抑脂 T$_2$WI 图像**

1. 舟骨；2. 月骨；3. 三角骨；4. 豌豆骨；5. 桡侧腕屈肌腱；6. 掌长肌腱；7. 拇长屈肌腱；8. 指总深屈肌腱；9. 指总浅屈肌腱；10. 正中神经；11. 拇长展肌腱；12. 拇短伸肌腱；13. 桡侧腕长伸肌腱；14. 桡侧腕短伸肌腱；15. 指总和示指伸肌腱；16. 小指伸肌腱；17. 尺侧腕伸肌腱；18. 尺侧腕屈肌腱

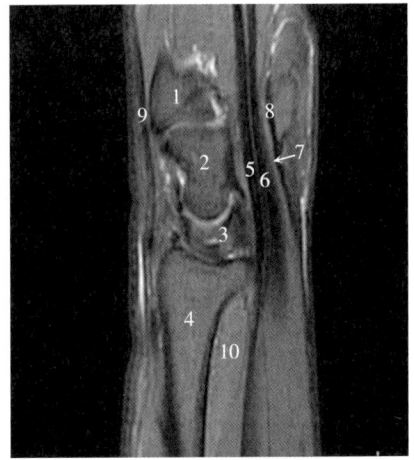

**图 1 – 24　正常腕部经正中神经层面
MRI 矢状位抑脂 T$_2$WI 图像**

1. 第 3 掌骨；2. 头状骨；3. 月骨；4. 桡骨；5. 指深屈肌腱；6. 指浅屈肌腱；7. 正中神经；8. 屈肌支持带；9. 指伸肌腱；10. 旋前方肌

## 五、髋关节

正常髋关节影像解剖见图 1 – 25 ~ 图 1 – 31。

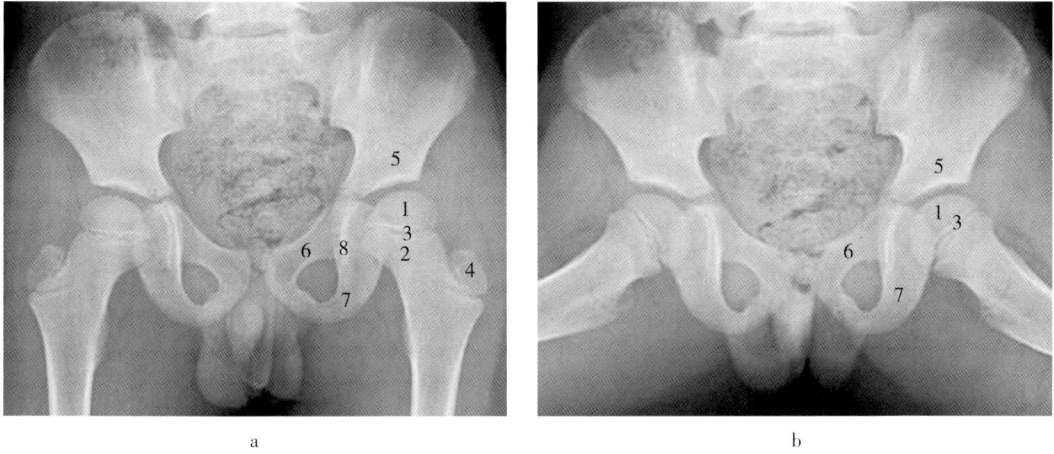

图 1 – 25 正常儿童髋关节照片（男，9 岁）

a. 正位片，b. 蛙位片，示：1. 股骨头骨骺；2. 干骺端；3. 骨骺板；4. 大转子骨骺；5. 髂骨体；6. 耻骨上支；7. 坐骨支；8. 泪滴

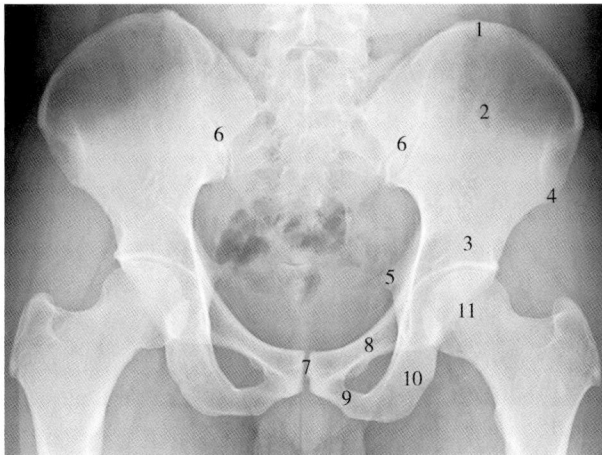

图 1 – 26 正常成人骨盆正位片

1. 髂嵴；2. 髂骨翼；3. 髂骨体；4. 髂前下棘；5. 坐骨棘；6. 骶髂关节；7. 耻骨联合；8. 耻骨上支；9. 耻骨下支；10. 坐骨支；11. 股骨头

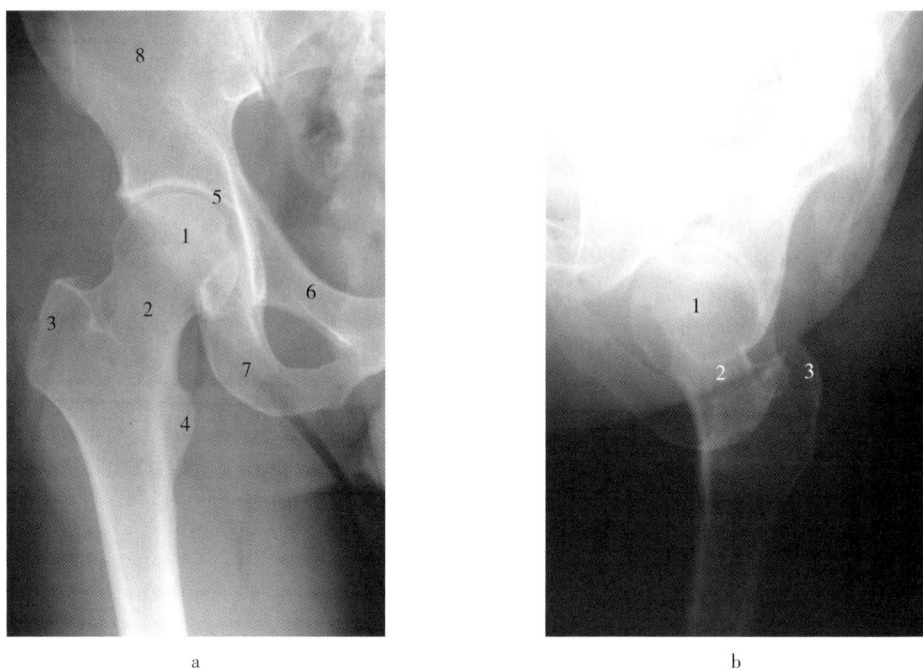

**图 1 - 27　正常成人髋关节照片**

a. 正位片，b. 侧位片，示：1. 股骨头；2. 股骨颈；3. 股骨大转子；4. 股骨小转
子；5. 髋臼；6. 耻骨上支；7. 坐骨支；8. 髂骨

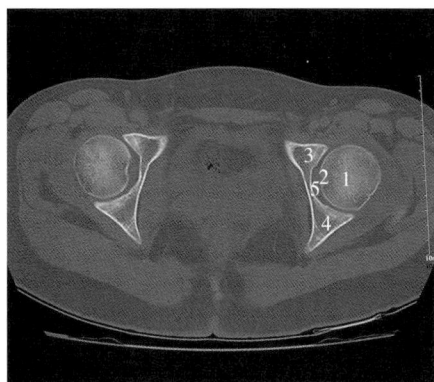

**图 1 - 28　正常髋关节经股骨头凹**
**层面 CT 横轴位图像**

1. 股骨头；2. 股骨头凹；3. 髋臼前柱；
4. 髋臼后柱；5. 髋臼窝

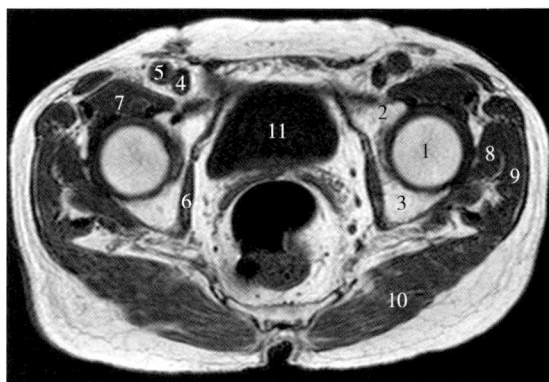

**图 1 - 29　正常髋关节经股骨头中心**
**层面 MRI 横轴位 T$_1$WI 图像**

1. 股骨头；2. 耻骨；3. 坐骨；4. 股静脉；5. 股动
脉；6. 闭孔内肌；7. 髂腰肌；8. 臀小肌；9. 臀中
肌；10. 臀大肌；11. 膀胱

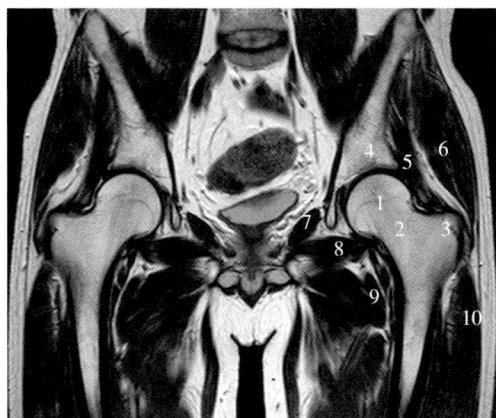

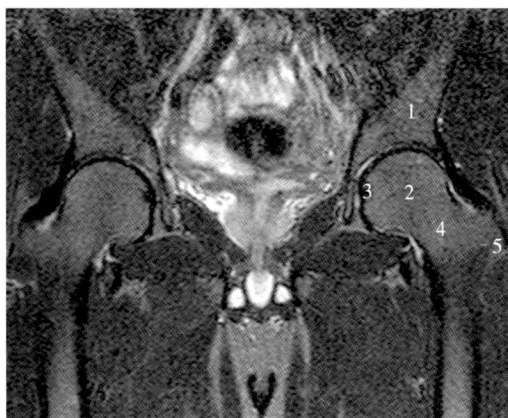

**图 1-30　正常髋关节经股骨头中心**
**层面 MRI 冠状位 T₂WI 图像**

**图 1-31　正常髋关节经股骨头中心**
**层面 MRI 冠状位抑脂 T₂WI 图像**

1. 股骨头；2. 股骨颈；3. 股骨大转子；4. 髂骨；5. 臀小肌；6. 臀中肌；7. 闭孔内肌；8. 闭孔外肌；9. 股内侧肌；10. 股外侧肌

1. 髂骨；2. 股骨头；3. 股骨头凹；4. 股骨颈；5. 股骨大转子

## 六、膝关节

正常膝关节影像解剖见 图 1-32 ~ 图 1-39。

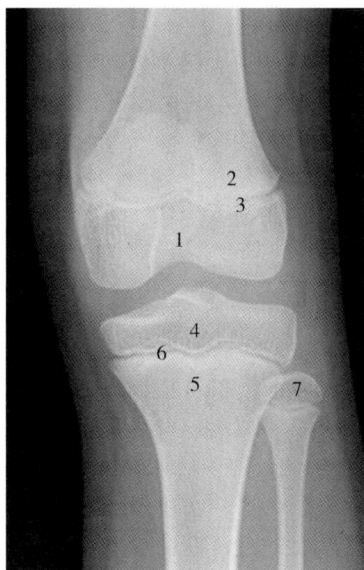

a

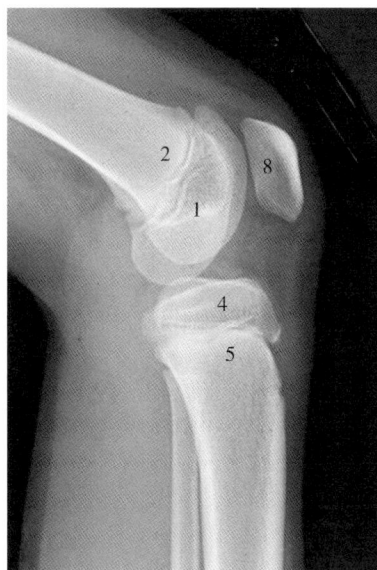

b

**图 1-32　正常儿童膝关节照片（女，9 岁）**

a. 正位片，b. 侧位片，示：1. 股骨远端骨骺；2. 股骨远端干骺端；3. 股骨远端骨骺板；4. 胫骨近端骨骺；5. 胫骨近端干骺端；6. 胫骨近端骨骺板；7. 腓骨小头骨骺；8. 髌骨

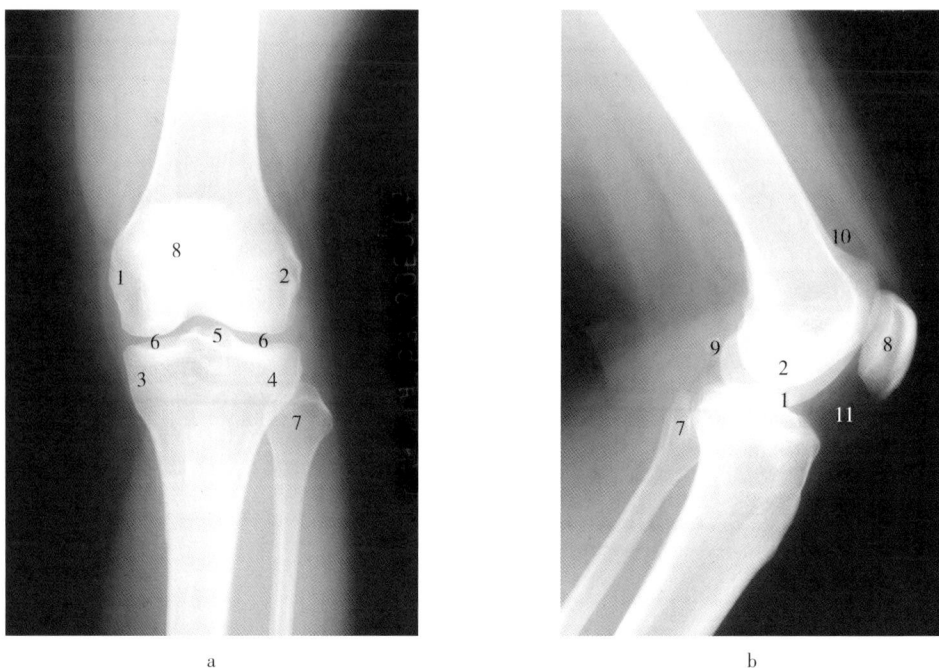

**图 1-33　正常成人膝关节照片**

a. 正位片，b. 侧位片，示：1. 股骨内髁；2. 股骨外髁；3. 胫骨内髁；4. 胫骨外髁；5. 胫骨髁间隆突；6. 关节间隙；7. 腓骨小头；8. 髌骨；9. 腓肠豆骨；10. 髌上囊；11. 髌下脂肪垫

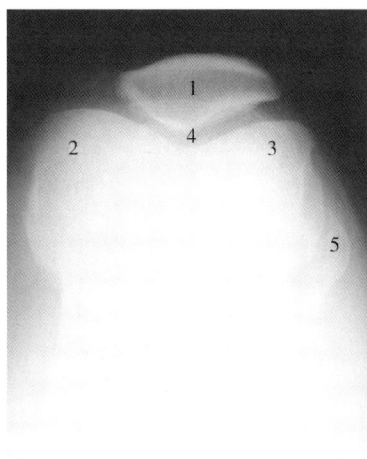

**图 1-34　正常髌骨轴位片**

1. 髌骨；2. 股骨内髁；3. 股骨外髁；4. 股髌关节间隙；5. 腓骨小头

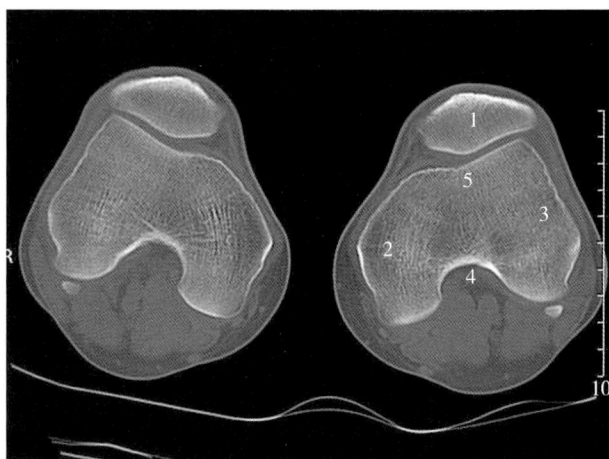

**图 1-35　正常膝关节经髌骨层面 CT 图像**

1. 髌骨；2. 股骨内侧髁；3. 股骨外侧髁；4. 股骨髁间凹；5. 股骨滑车

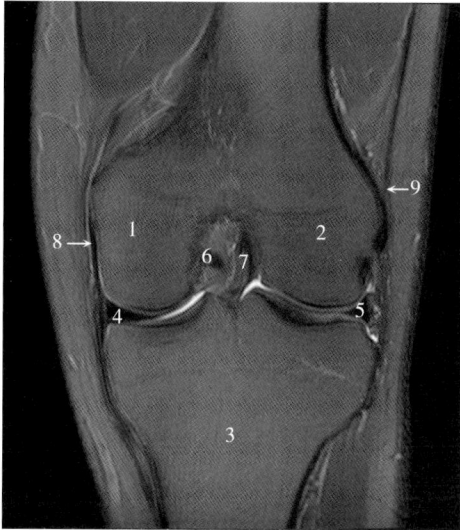

**图 1-36 正常膝关节经前后交叉韧带层面 MRI 冠状位抑脂 PDWI 像**

1. 股骨内侧髁；2. 股骨外侧髁；3. 胫骨；4. 内侧半月板；5. 外侧半月板；6. 后交叉韧带；7. 前交叉韧带；8. 内侧副韧带；9. 髂胫束

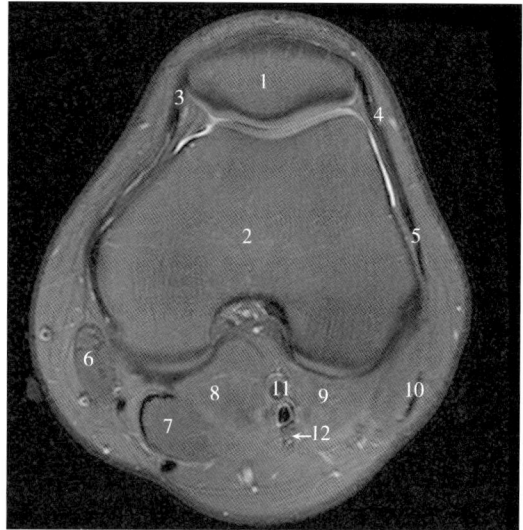

**图 1-37 正常膝关节经股髌关节层面 MRI 横轴位抑脂 T₂WI 图像**

1. 髌骨；2. 股骨；3. 内侧支持带；4. 外侧支持带；5. 髂胫束；6. 缝匠肌；7. 半膜肌；8. 腓肠肌内侧头；9. 腓肠肌外侧头；10. 股二头肌肌腱；11. 腘动脉；12. 胫神经

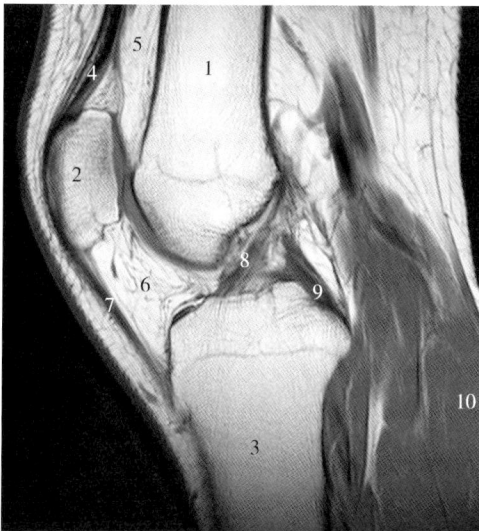

**图 1-38 正常膝关节经前交叉韧带层面 MRI 矢状位 T₁WI 图像**

1. 股骨；2. 髌骨；3. 胫骨；4. 股四头肌肌腱；5. 髌上囊；6. 髌下脂肪垫；7. 髌韧带；8. 前交叉韧带；9. 后交叉韧带；10. 腓肠肌内侧头

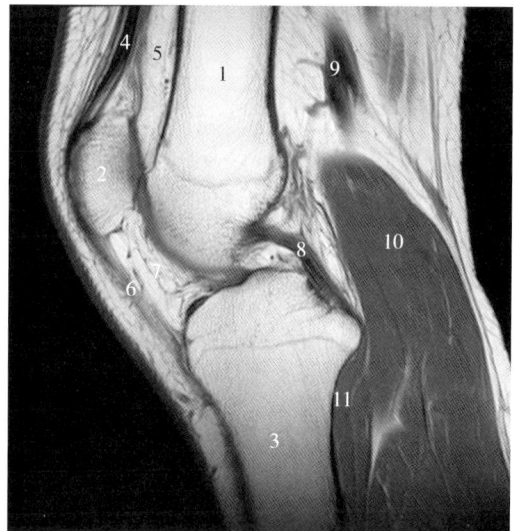

**图 1-39 正常膝关节经后交叉韧带层面 MRI 矢状位 T₁WI 像**

1. 股骨；2. 髌骨；3. 胫骨；4. 股四头肌肌腱；5. 髌上囊；6. 髌韧带；7. 髌下脂肪垫；8. 后交叉韧带；9. 半膜肌；10. 腓肠肌内侧头；11. 腘肌

# 七、小腿

正常小腿影像解剖见图 1 – 40。

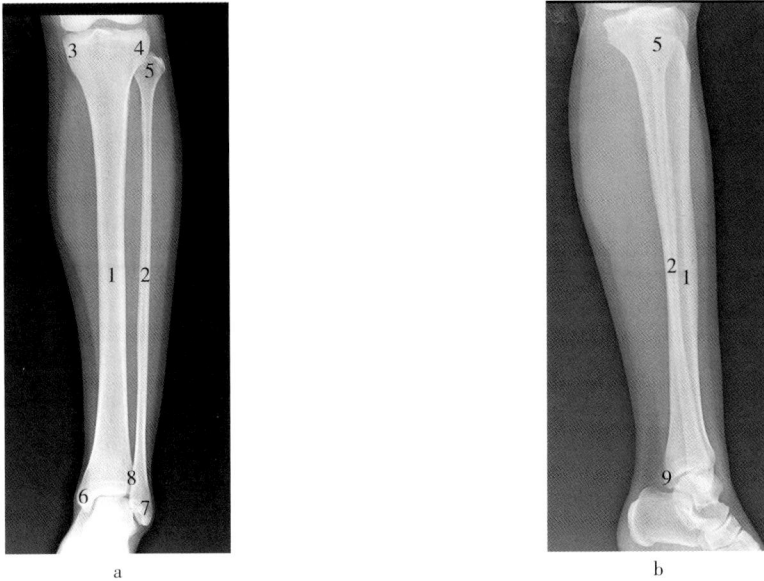

**图 1 – 40　正常成人小腿照片**

a. 正位片，b. 侧位片，示：1. 胫骨干；2. 腓骨干；3. 胫骨内髁；4. 胫骨外髁；
5. 腓骨小头；6. 内踝；7. 外踝；8. 下胫腓联合；9. 后踝

# 八、足踝部

正常足踝影像解剖见图 1 – 41 ~ 图 1 – 53。

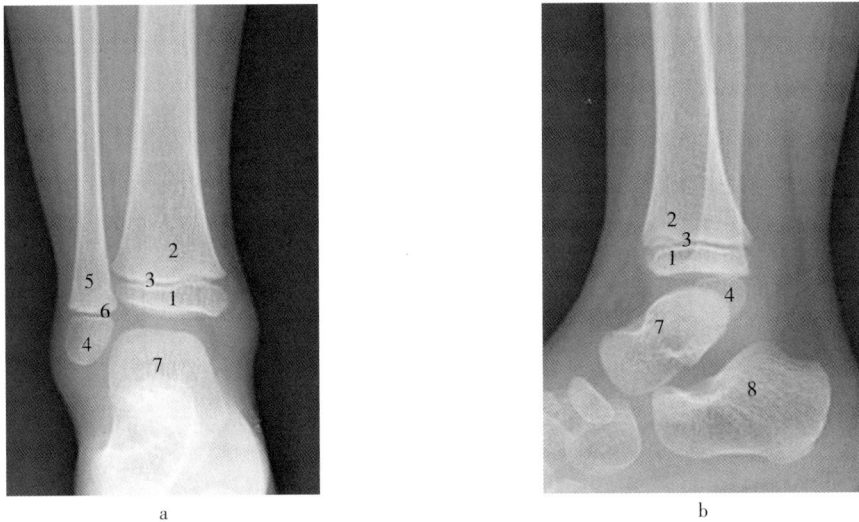

**图 1 – 41　正常儿童踝关节照片（男，5 岁）**

a. 正位片，b. 侧位片，示：1. 胫骨远端骨骺；2. 胫骨远端干骺端；3. 胫骨远端骨骺
板；4. 腓骨远端骨骺；5. 腓骨远端干骺端；6. 腓骨远端骨骺板；7. 距骨；8. 跟骨

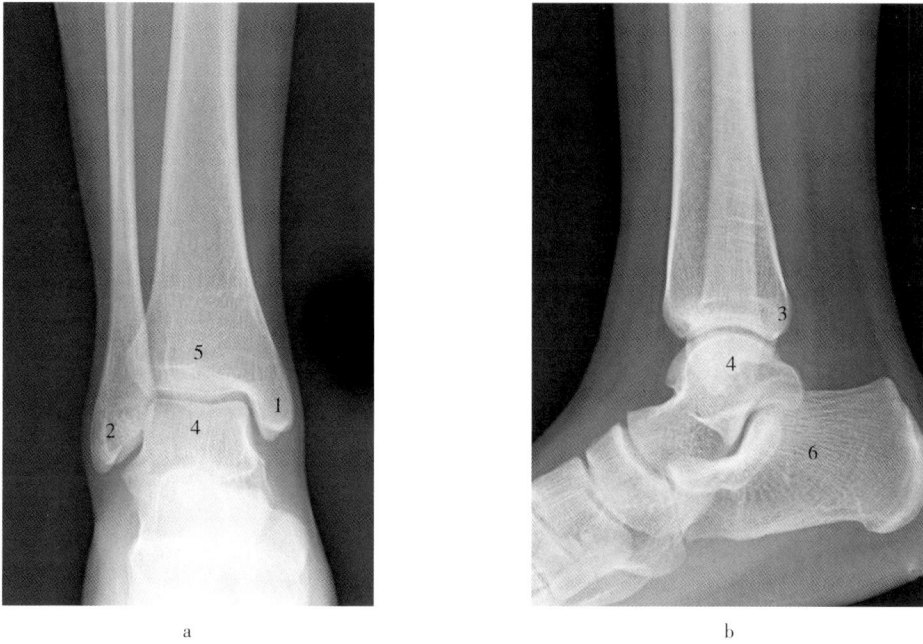

**图 1 - 42　正常成人踝关节照片**

a. 正位片，b. 侧位片，示：1. 内踝；2. 外踝；3. 后踝；4. 距骨；5. 胫骨远端；6. 跟骨

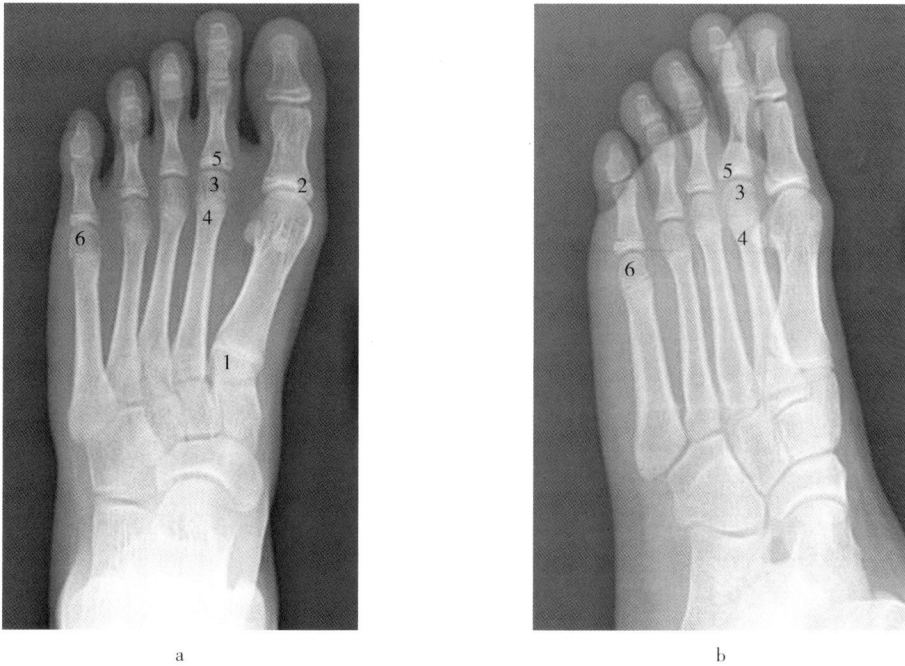

**图 1 - 43　正常儿童足部照片（女，13 岁）**

a. 正位片，b. 斜位片，示：1. 第 1 跖骨近端骨骺；2. 拇趾近节趾骨骨骺；3. 第 2 跖骨远端骨骺；4. 第 2 跖骨远端干骺端；5. 第 2 趾近节趾骨骨骺；6. 第 5 跖骨远端骨骺

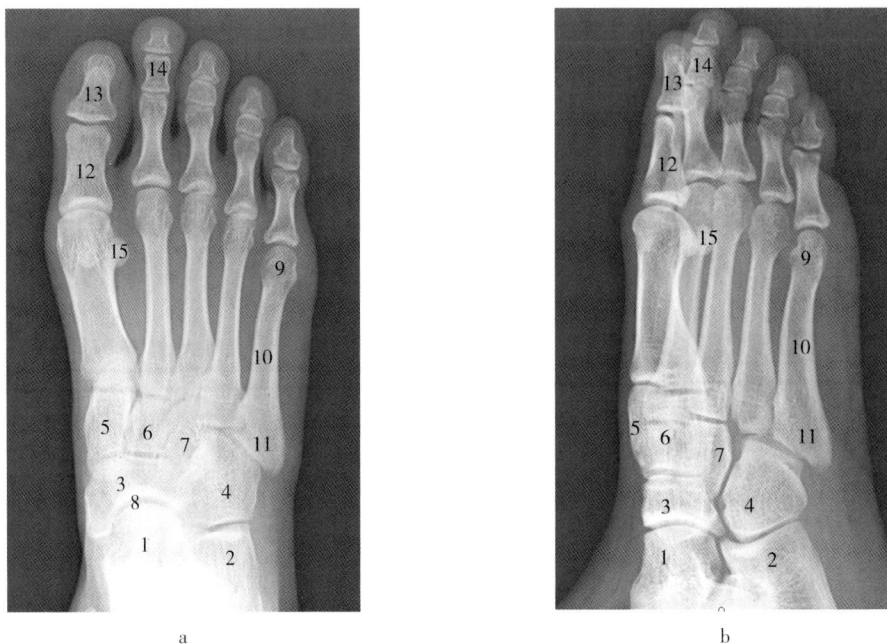

**图 1-44　正常成人足部照片**

a. 正位片，b. 斜位片，示：1. 距骨；2. 跟骨；3. 舟骨；4. 骰骨；5. 内侧楔骨；6. 中间楔骨；7. 外侧楔骨；8. 距舟关节；9. 第 5 跖骨头；10. 第 5 跖骨干；11. 第 5 跖骨基底部；12. 拇趾近节趾骨；13. 拇趾远节趾骨；14. 第 2 趾中间节趾骨；15. 籽骨

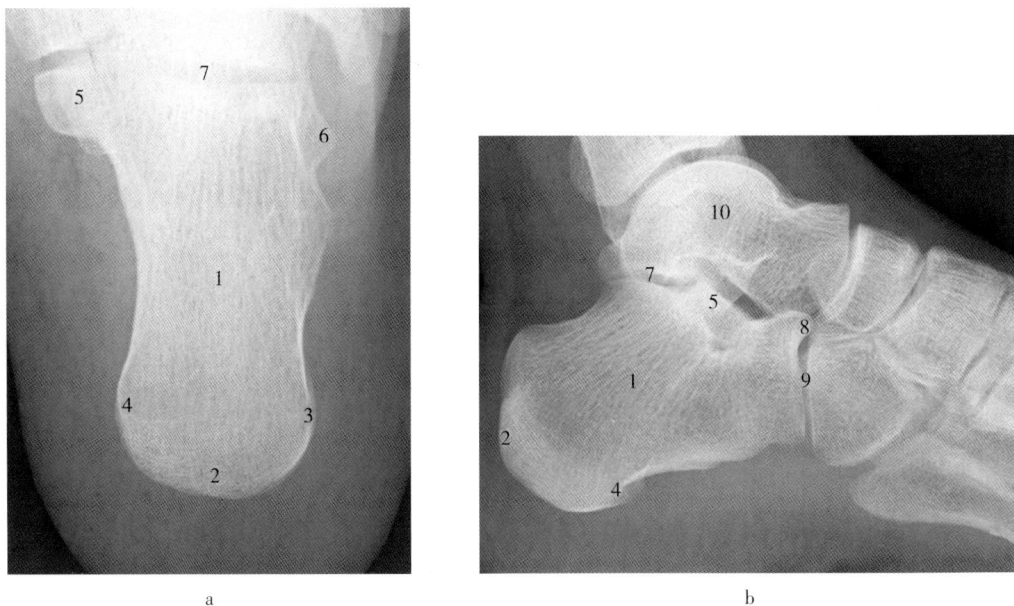

**图 1-45　正常成人跟骨照片**

a. 轴位片，b. 侧位片，示：1. 跟骨体；2. 跟骨结节；3. 跟骨外侧突；4. 跟骨内侧突；5. 载距突；6. 滑车突；7. 跟距关节；8. 跟骨前突；9. 跟骰关节；10. 距骨体

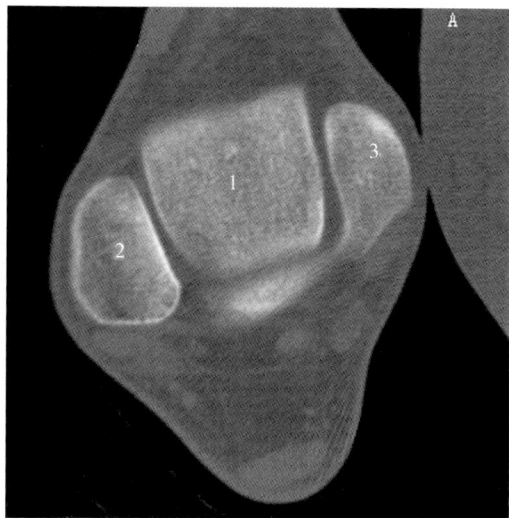

**图1-46　正常踝关节经内外踝层面CT图像**

1. 距骨；2. 外踝；3. 内踝

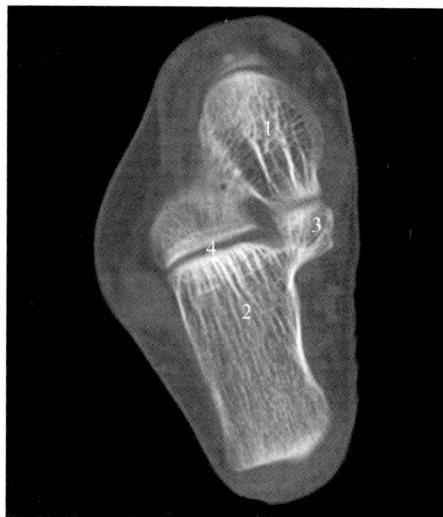

**图1-47　正常踝关节经跟距关节层面CT图像**

1. 距下关节；2. 跟骨；3. 载距突；4. 跟距关节

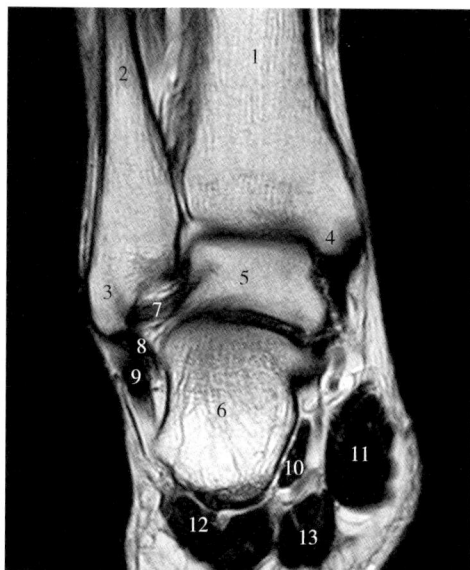

**图1-48　正常踝关节经距腓后韧带**
**层面MRI冠状位 $T_1$WI图像**

1. 胫骨；2. 腓骨；3. 外踝；4. 内踝；5.
距骨；6. 跟骨；7. 距腓后韧带；8. 腓骨短
肌肌腱；9. 腓骨长肌肌腱；10. 足底方肌；
11. 拇展肌；12. 小趾展肌；13. 趾短屈肌

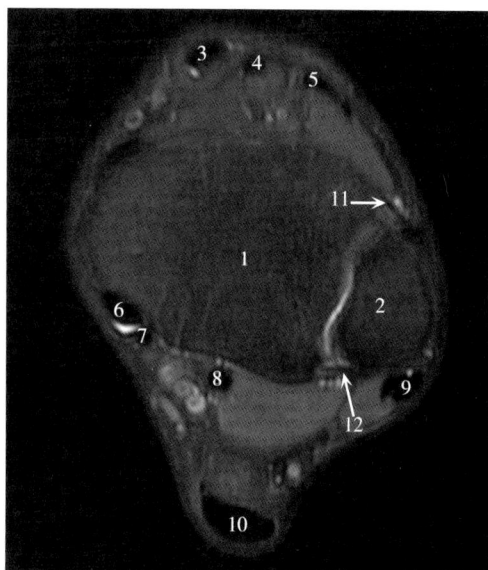

**图1-49　正常踝关节经下胫腓关节**
**层面MRI横轴位抑脂 $T_2$WI图像**

1. 胫骨；2. 腓骨；3. 胫骨前肌腱；4. 拇长伸
肌腱；5. 趾长伸肌腱；6. 胫骨后肌腱；7. 趾
长屈肌腱；8. 拇长屈肌腱；9. 腓骨长肌肌腱；
10. 跟腱；11. 下胫腓前韧带；12. 下胫腓后
韧带

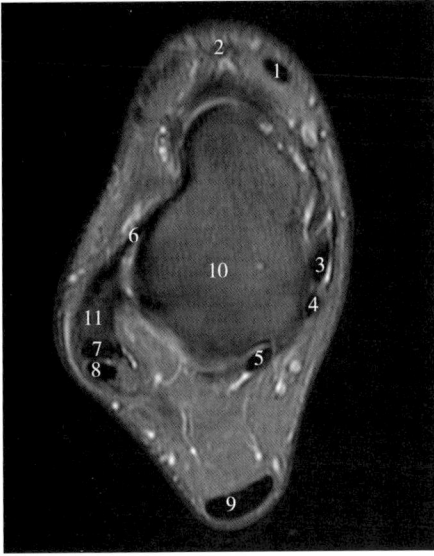

**图 1－50　正常踝关节经距腓前韧带**
**层面 MRI 抑脂 T$_2$WI 图像**

1. 胫骨前肌肌腱；2. 蹞长伸肌腱；3. 胫骨后肌腱；4. 趾长屈肌腱；5. 蹞长屈肌腱；6. 距腓前韧带；7. 腓骨长肌肌腱；8. 腓骨短肌肌腱；9. 跟腱；10. 距骨；11. 腓骨

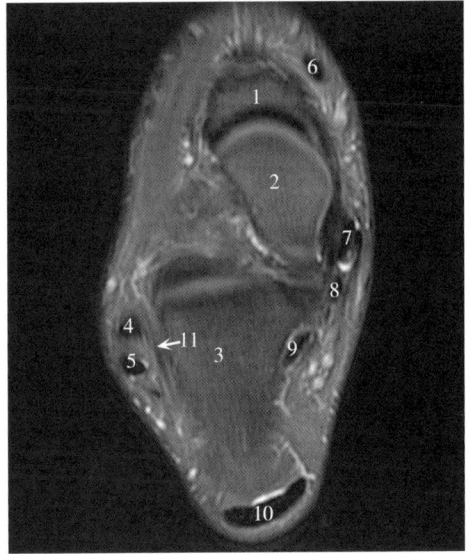

**图 1－51　正常踝关节经跟腓韧带**
**层面 MRI 抑脂 T$_2$WI 图像**

1. 舟骨；2. 距骨；3. 跟骨；4. 腓骨短肌肌腱；5. 腓骨长肌肌腱；6. 胫骨前肌；7. 胫骨后肌；8. 趾长屈肌腱；9. 蹞长屈肌腱；10. 跟腱；11. 跟腓韧带

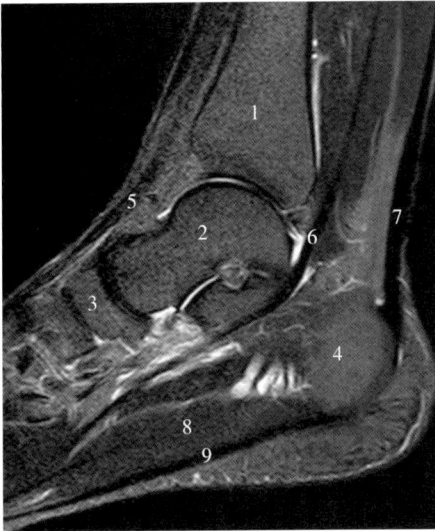

**图 1－52　正常踝关节经蹞长屈肌腱**
**层面 MRI 抑脂 T$_2$WI 图像**

1. 胫骨；2. 距骨；3. 舟骨；4. 跟骨；5. 蹞长伸肌腱；6. 蹞长屈肌腱；7. 跟腱；8. 趾短屈肌；9. 足底腱膜

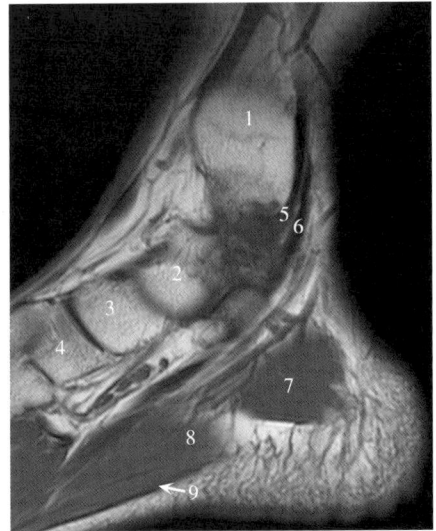

**图 1－53　正常踝关节经胫骨后肌腱**
**MRI 矢状位 T$_1$WI 图像**

1. 胫骨；2. 距骨；3. 舟骨；4. 内侧楔骨；5. 胫骨后肌腱；6. 趾长屈肌腱；7. 足底方肌；8. 趾短屈肌；9. 足底腱膜

# 九、颈椎

正常颈椎影像解剖见图 1-54~图 1-60。

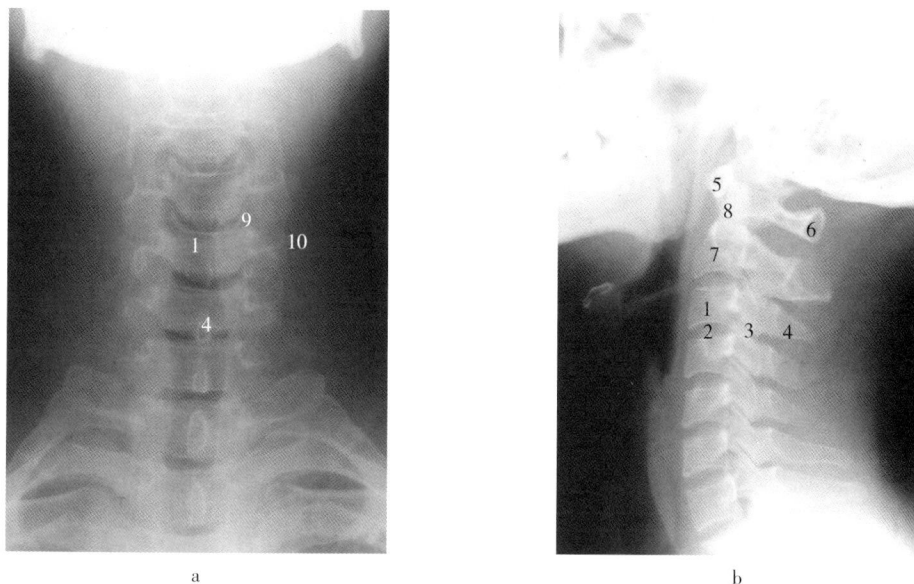

**图 1-54　正常颈椎照片**

a. 正位片；b. 侧位片，示：1. 椎体；2. 椎间隙；3. 椎小关节；4. 棘突；5. 寰椎前结节；6. 寰椎后结节；7. 枢椎体；8. 齿状突；9. 钩突；10. 横突

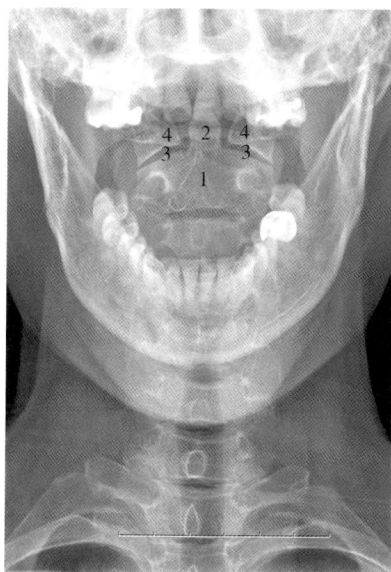

**图 1-55　正常寰枢椎张口位照片**

1. 枢椎体；2. 齿状突；3. 寰枢关节；4. 寰椎侧块

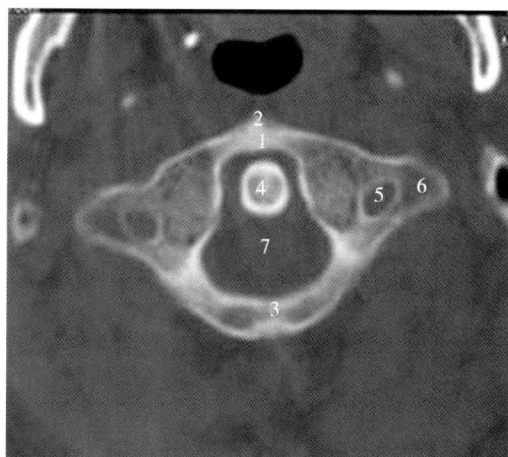

**图 1-56　颈椎经寰枢关节层面 CT 图像**

1. 寰椎前弓；2. 寰椎前结节；3. 寰椎后弓；4. 枢椎齿状突；5. 寰椎横突孔；6. 寰椎横突；7. 脊髓

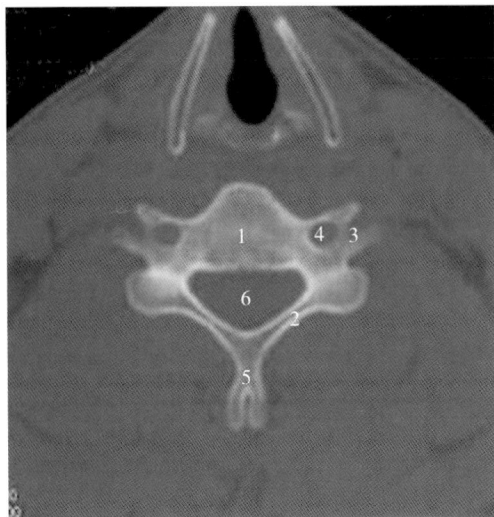

**图 1-57　颈椎经第 5 颈椎椎弓层面 CT 图像**

1. 颈 5 椎体；2. 第 5 颈椎椎板；3. 颈 5 椎横突；4. 颈 5 椎横突孔；5. 颈 5 椎棘突；6. 椎管

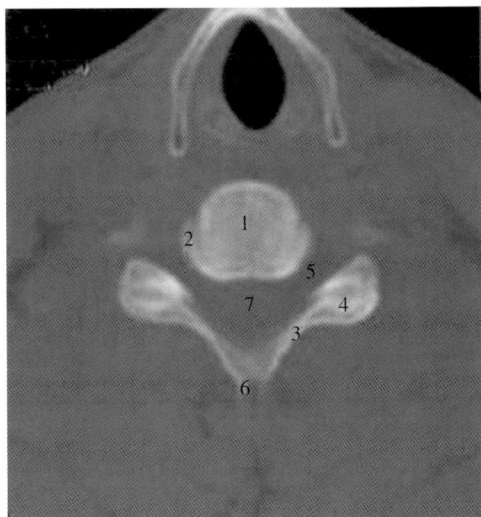

**图 1-58　颈椎经第 5 颈椎椎间孔上部层面 CT 图像**

1. 椎间盘；2. 钩突；3. 椎板；4. 下关节突；5. 椎间孔；6. 棘突；7. 椎管

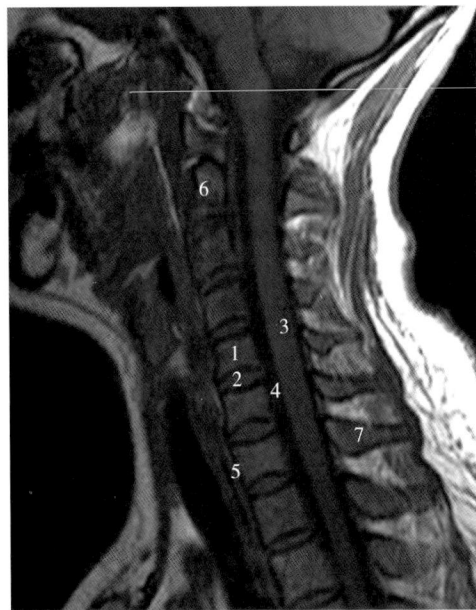

**图 1-59　颈椎 MRI 矢状位 T₁WI 图像**

1. 颈 5 椎体；2. 颈 5~6 椎间盘；3. 颈段脊髓；4. 蛛网膜下腔；5. 前纵韧带；6. 枢椎椎体；7. 颈 7 椎棘突

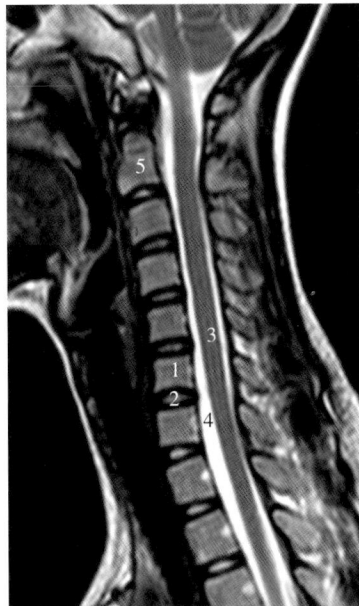

**图 1-60　颈椎 MRI 矢状位 T₂WI 图像**

1. 颈 6 椎体；2. 颈 6~7 椎间盘；3. 颈段脊髓；4. 蛛网膜下腔；5. 枢椎椎体

# 十、腰椎

正常腰椎影像解剖见图 1-61~图 1-67。

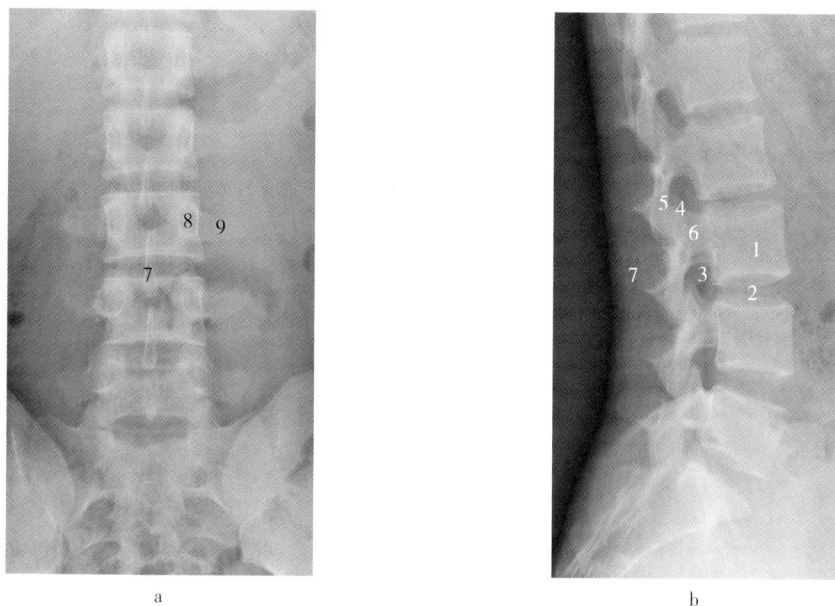

**图 1-61 正常腰椎照片**

a. 正位片，b. 侧位片，示：1. 椎体；2. 椎间隙；3. 椎间孔；4. 上关节突；5. 下
关节突；6. 椎弓；7. 棘突；8. 椎弓根；9. 横突

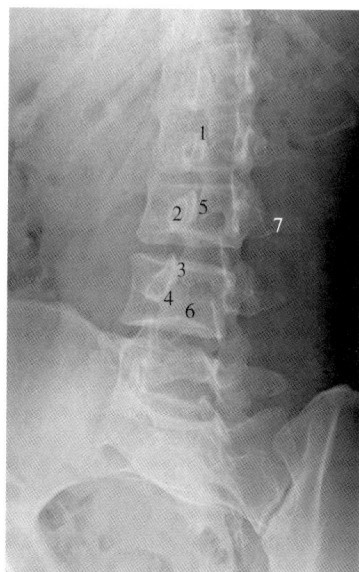

**图 1-62 正常腰椎斜位照片**

1. 上关节突；2. 椎弓根；3. 椎间小关节；
4. 椎弓峡部；5. 下关节突；6. 椎板；7. 横突

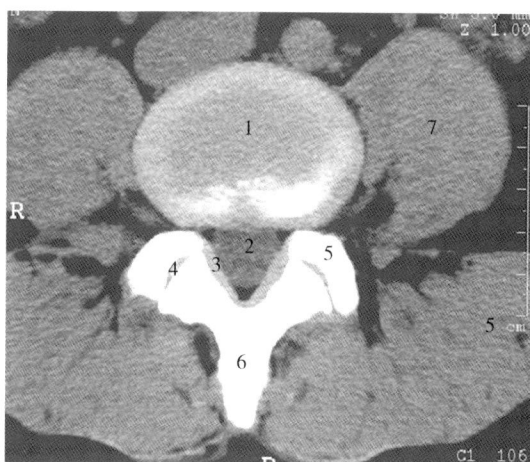

**图 1-63 正常腰椎经腰 4~5 椎间盘层面 CT 图像**

1. 椎间盘；2. 硬脊膜囊；3. 黄韧带；4. 关节突关
节；5. 上关节突；6. 棘突；7. 腰大肌

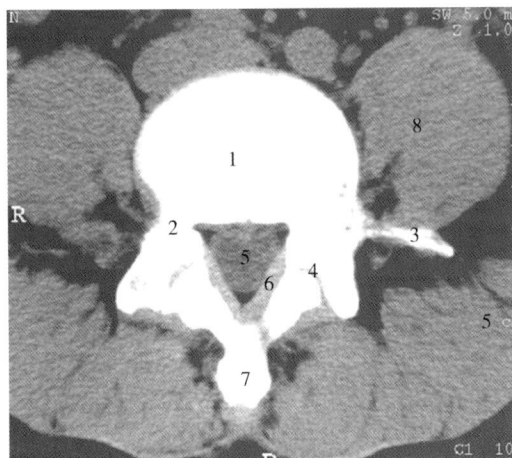

**图 1－64　正常腰椎经腰 4 椎体终板层面 CT 图像**

1. 椎体终板；2. 椎弓根；3. 横突；4. 椎小关节；

5. 硬脊膜囊；6. 黄韧带；7. 棘突；8. 腰大肌

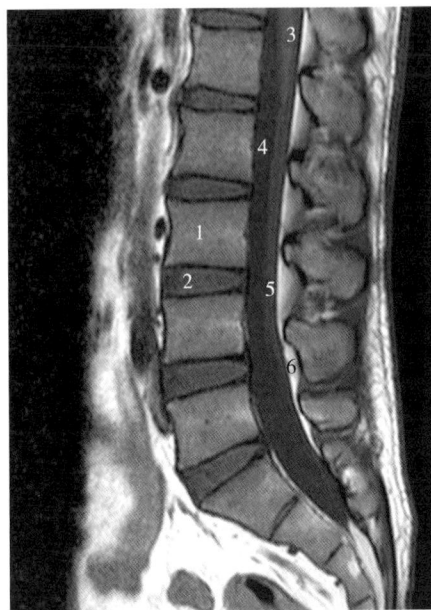

**图 1－65　正常腰椎 MRI 矢状位 T$_1$WI 图像**

1. 腰 3 椎体；2. 腰 3～4 椎间盘；3. 脊髓；

4. 蛛网膜下腔；5. 马尾神经；6. 硬膜外脂肪

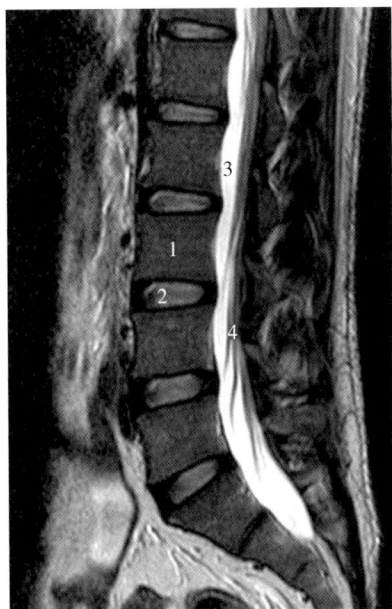

**图 1－66　正常腰椎 MRI 矢状位 T$_2$WI 图像**

1. 腰 3 椎体；2. 腰 3～4 椎间盘；3. 蛛网膜下腔；4. 马尾神经

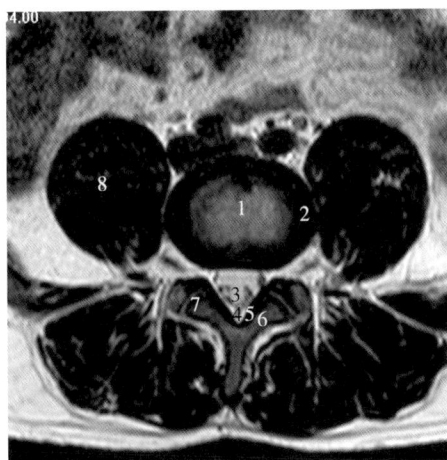

**图 1－67　正常腰椎经腰 4～5 椎间盘 MRI 横轴位 T$_2$WI 图像**

1. 髓核；2. 纤维环；3. 马尾神经；4. 硬膜外脂肪；5. 黄韧带；6. 椎板；7. 下关节突；8. 腰大肌

# 十一、骶尾椎

正常骶尾椎影像解剖见图 1 –68 ~ 图 1 –71。

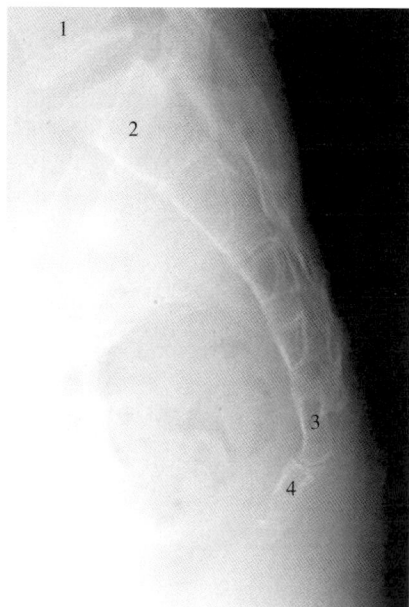

**图 1 –68　正常骶尾椎侧位片**

1. 第 5 腰椎；2. 第 1 骶椎；3. 第 5 骶椎；4. 第 1 尾椎

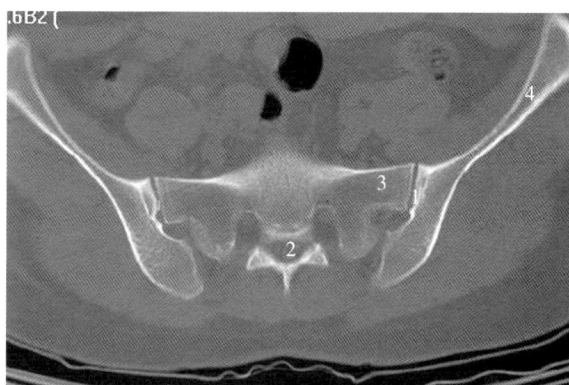

**图 1 –69　正常骶髂关节横轴位 CT 图像**

1. 骶髂关节间隙；2. 骶管；3. 骶骨翼；4. 髂骨体

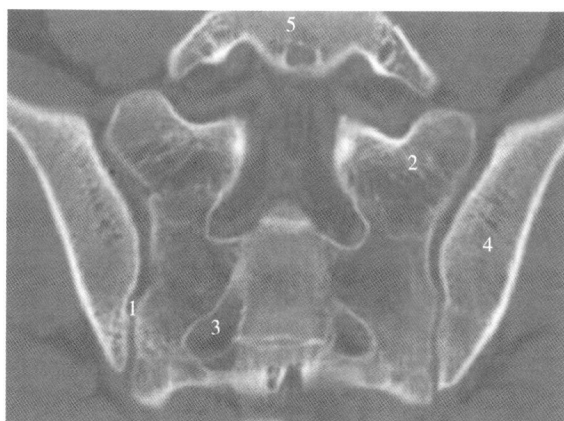

**图 1 –70　正常骶髂关节斜冠状位重建 CT 图像**

1. 骶髂关节；2. 骶骨翼；3. 骶孔；4. 髂骨；5. 第 5 腰椎

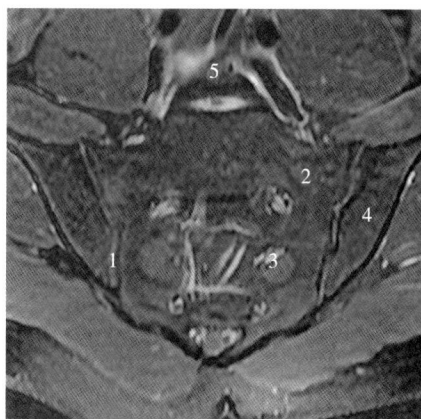

**图 1 –71　正常骶髂关节斜冠状位 MRI 抑脂 T$_2$WI 图像**

1. 骶髂关节；2. 骶骨翼；3. 骶孔；4. 髂骨；5. 第 5 腰椎

## 十二、胸部

正常胸部影像解剖见图 1 − 72。

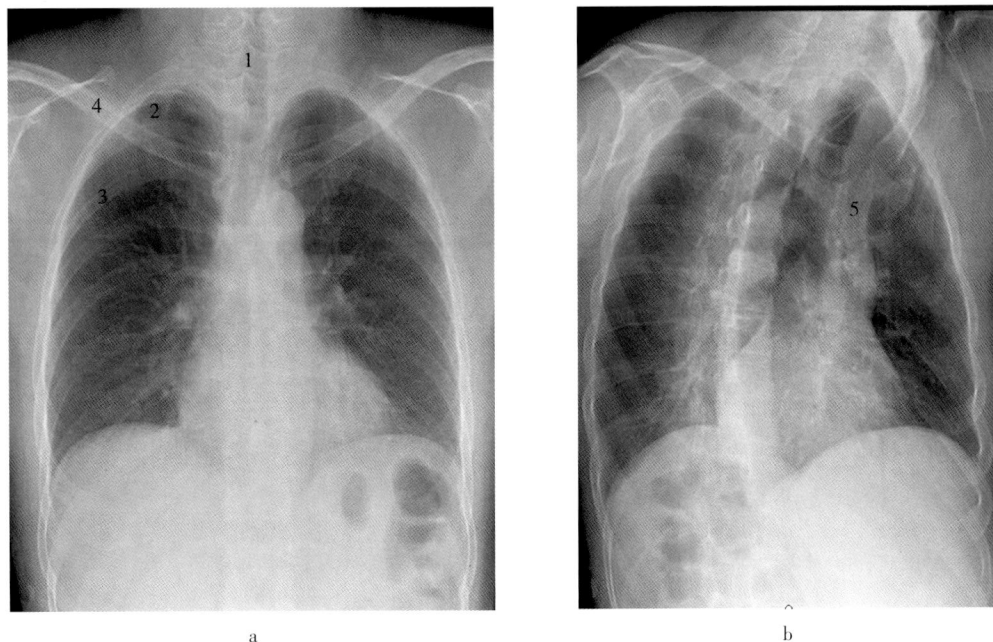

**图 1 −72  正常胸部照片**

a. 正位片，b. 斜位片，示：1. 第 1 胸椎；2. 右胸第 1 前肋；3. 右胸第 5 后肋；
4. 锁骨；5. 胸骨

# 第二节  正常骨关节 X 线测量

## 一、肩关节测量

**1. 肱骨颈干角**

（1）测量方法  在肩关节正位片，分别画肱骨干和肱骨颈轴线，两线相交内侧的夹角称为肱骨颈干角（图 1 − 73），正常为 130° ~ 140°。

（2）临床意义  肱骨颈干角小于 130° 为肩内翻，大于 140° 为肩外翻。

**2. 肩结节肱干角**

（1）测量方法  肩关节正位片上，在肱骨大结节与肱骨头上缘间作一连线，再作肱骨干轴线，两线相交内侧的夹角为肩结节肱干角（图 1 − 74 ），正常为 130° ~ 140°。

（2）临床意义  肩结节肱干角小于 130° 为肩内翻，大于 140° 为肩外翻。

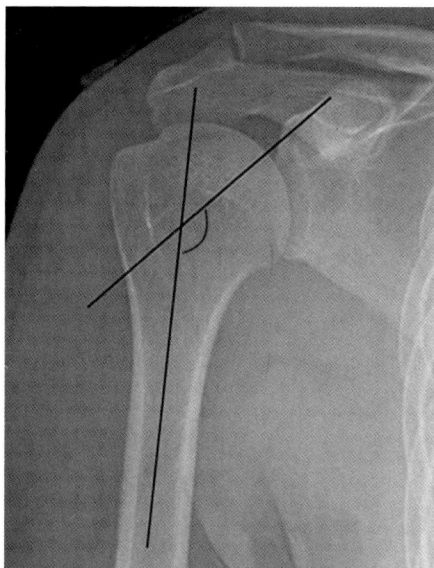

图 1 - 73　肱骨颈干角

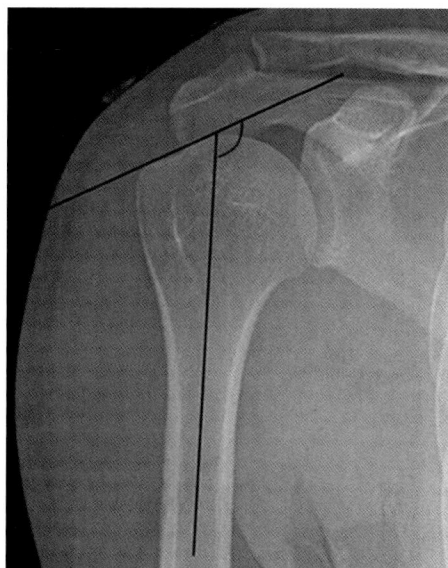

图 1 - 74　肩结节肱干角

## 二、肘关节测量

**1. 肱骨角**

（1）测量方法　在肘关节正位片上，分别画肱骨干纵轴线与肱骨远端关节面的切线，两线相交外侧的夹角为肱骨角（图 1 - 75），正常为 83°～85°。

（2）临床意义　肱骨角减小为肘外翻，肱骨角增大为肘内翻。

**2. 携带角**

（1）测量方法　在肘关节正位片上，分别画肱骨纵轴线与尺骨纵轴线，两线相交所形成的下方夹角为携带角（图 1 - 76），正常为 5°～20°。

（2）临床意义　携带角增大为肘外翻，减少为肘内翻。

**3. 肱骨髁间角**

（1）测量方法　在肘关节正位片上，分别画肱骨髁间连线与肱骨远端关节面连线，两线的夹角为肱骨髁间角（图 1 - 77），正常为 10°～15°。

（2）临床意义　肱骨髁间角对肱骨髁上骨折复位有参考价值。

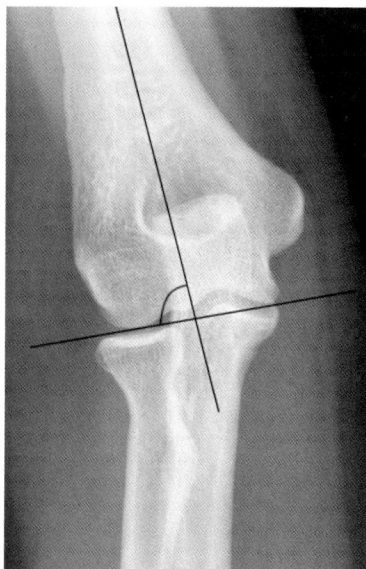

图 1 - 75　肱骨角

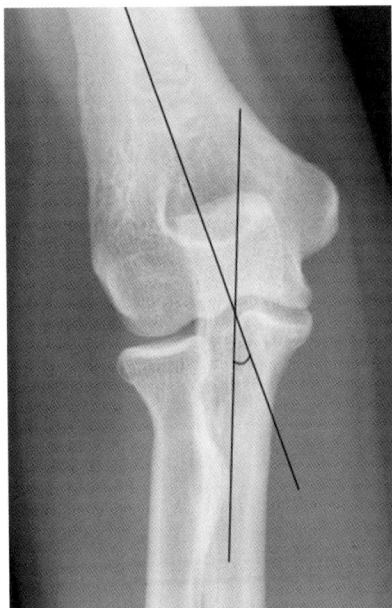

图 1-76　携带角

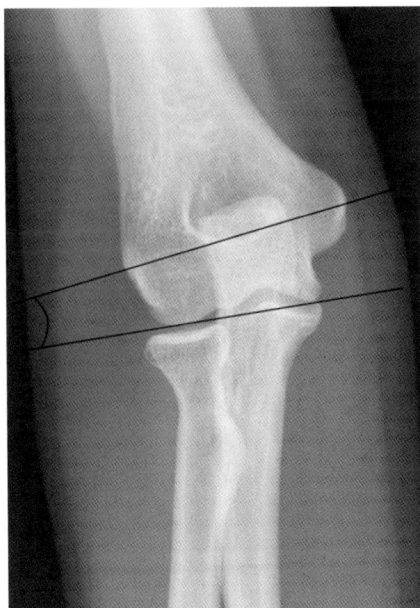

图 1-77　肱骨髁间角

**4. 肱骨远端前倾角**

（1）测量方法　在肘关节侧位片上，画肱骨纵轴线，并通过肱骨小头中心画直线，两线相交所形成的下方夹角为肱骨远端前倾角（图 1-78），正常为 25°~45°。

（2）临床意义　肱骨髁上伸展型骨折，肱骨远端前倾角角度减少；屈曲型骨折，肱骨远端前倾角角度增大。

**5. 桡骨头延长线**

（1）测量方法　在儿童肘关节正侧位片上，画桡骨头纵轴线并使之延长，正常此线必通过肱骨小头中心（图 1-79）。

（2）临床意义　桡骨头延长线不通过肱骨小头中心，提示桡骨头存在脱位。

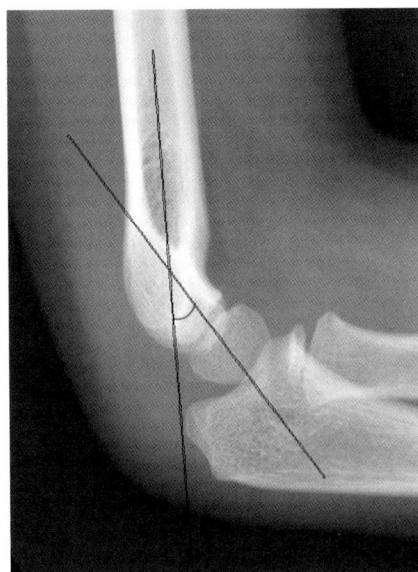

图 1-78　肱骨远端前倾角

**6. 肱骨外上髁皮质延长线**

（1）测量方法　在儿童肘关节正位片上，作肱骨外上髁至桡骨干骺端外缘连线，正常肱骨小头化骨核位于此线之内且与尺骨上端阴影部分相重叠（图 1-80）。

（2）临床意义　若肱骨小头化骨核靠近或超越出此线，可考虑肱骨外髁骨骺向外滑脱。

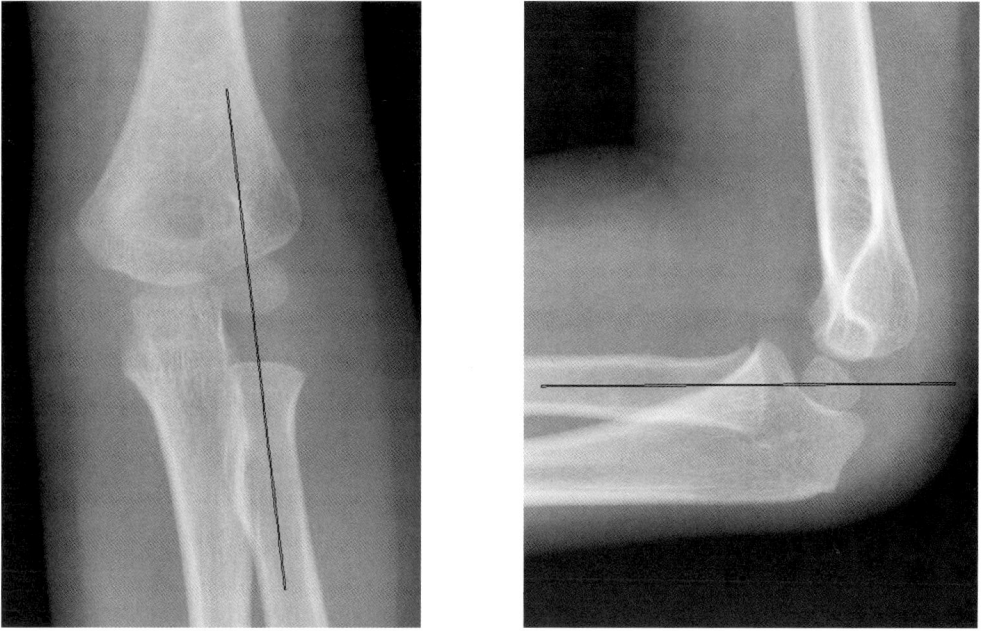

图 1 - 79　桡骨头延长线

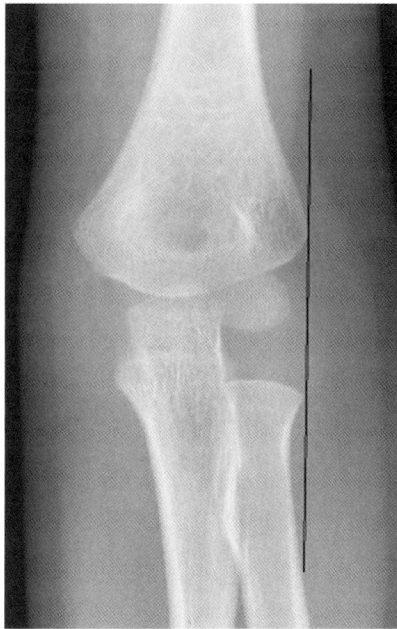

图 1 - 80　肱骨外上髁皮质延长线

## 三、手腕部测量

**1. 桡骨前倾角**

（1）测量方法　在腕关节侧位片上，通过桡骨远端关节面前缘作桡骨纵轴的垂线，此线与关节面切线所成的夹角为桡骨前倾角（图 1 - 81），正常为 10°~15°。

（2）临床意义　Colles 骨折，桡骨前倾角变小；Smith 骨折，桡骨前倾角增大。

**2. 桡骨内倾角**

（1）测量方法　在腕关节正位片上，作桡骨关节面的内缘与桡骨纵轴的垂直线，再作桡骨关节面的切线，两线所成的夹角为桡骨内倾角（图 1 - 82），正常为 20°~25°。

（2）临床意义　Colles 骨折和 Smith 骨折，桡骨内倾角均变小。

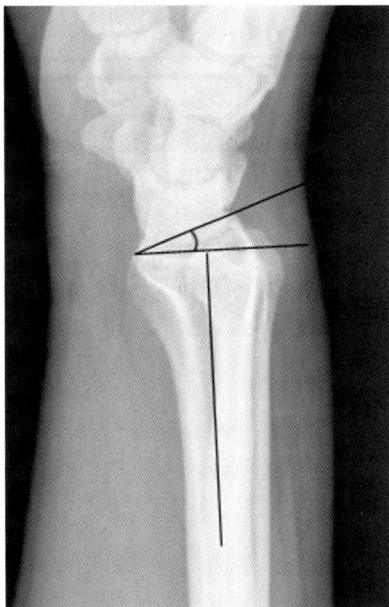

图 1 - 81　桡骨前倾角

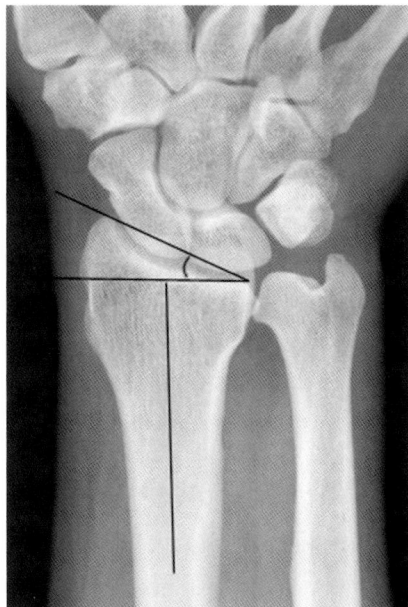

图 1 - 82　桡骨内倾角

**3. 腕骨角**

（1）测量方法　在腕关节正位片上，作舟骨外缘与月骨外缘的连线，再作三角骨外缘与月骨外缘的连线，两线所成的夹角为腕骨角（图 1 - 83），正常为 130°。

（2）临床意义　腕骨角减小见于 Madelung 畸形患者。

**4. 尺腕角**

（1）测量方法　手自然伸直腕关节正位片，画月骨及三角骨外缘切线，再画尺骨远端关节面切线，上述两条直线所成的夹角，称为尺腕角（图 1 - 84），正常值为 21°~51°，平均 35.4°。

（2）临床意义 尺腕角的测量，对腕关节骨折及脱位的诊断和治疗有一定帮助。

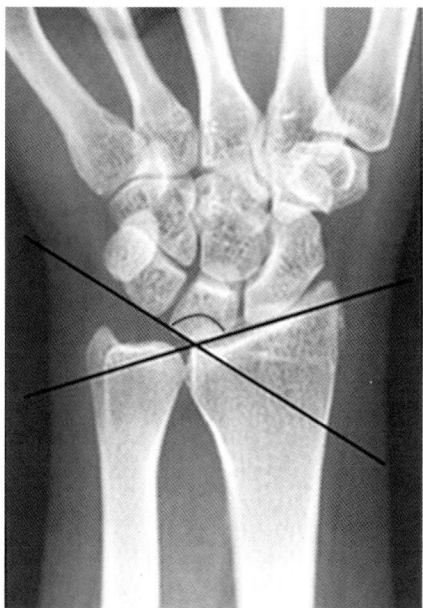

图 1-83 腕骨角

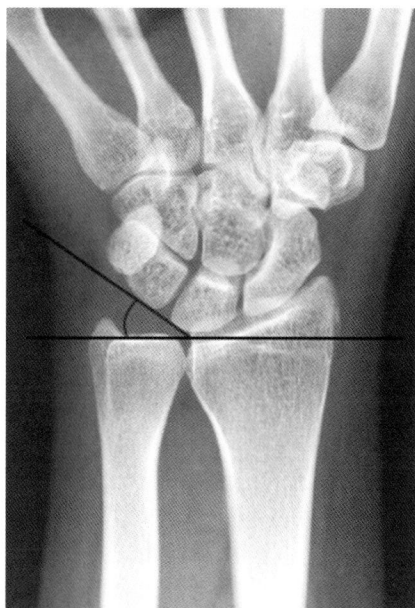

图 1-84 尺腕角

**5. 下桡尺关节间隙**

（1）测量方法 在腕关节后前位片上，尺骨远端桡骨侧面至桡骨远端尺骨侧面切迹之间的距离，即为下桡尺关节间隙（图 1-85），正常值为 0.5 ~ 2.5mm，平均为 1.38mm。

（2）临床意义 下桡尺关节间隙增宽，提示下桡尺关节存在脱位。

**6. 掌骨征**

（1）测量方法 在手正位片上，通过第 4、5 掌骨头作切线，此线的延长线应位于第 3 掌骨头以上，若此线与第 3 掌骨头相交，则为掌骨征阳性（图 1-86b）。

（2）临床意义 掌骨征阳性者，多见于先天性性腺发育不全、假性甲状腺功能减退等。

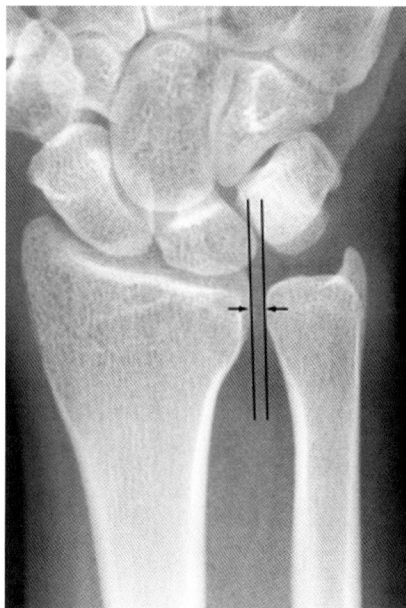

图 1-85 下桡尺关节间隙

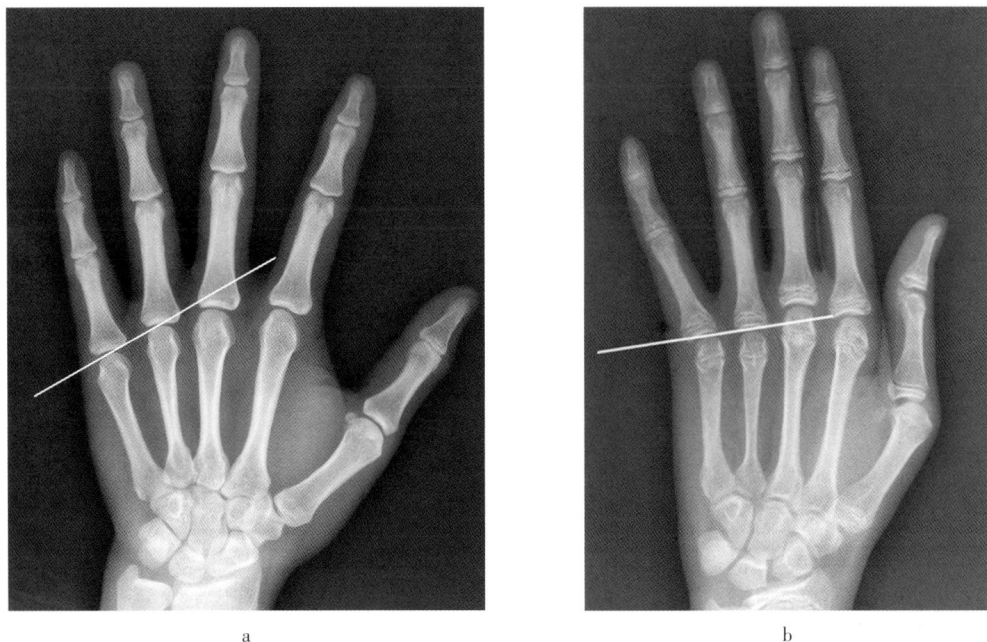

a

b

**图 1-86　掌骨征**

a. 掌骨征阴性；b. 掌骨征阳性

# 四、髋关节测量

**1. 股骨颈干角**

（1）测量方法　在髋关节正位片上，分别画股骨干轴线和股骨颈轴线，两线相交内侧的夹角为股骨颈干角（图 1-87），正常值为 110°～140°。

（2）临床意义　股骨颈干角大于 140°为髋外翻，小于 110°为髋内翻。

**2. 股骨前倾角**

（1）测量方法　在髋关节侧位片上，分别画股骨干和股骨颈纵轴线，两线的夹角为股骨前倾角（图 1-88），新生儿正常为 35°左右，成人为 15°～20°，平均 12.31°。

（2）临床意义　股骨颈骨折者，股骨前倾角变小。

**3. 沈通（shenton）线**

（1）测量方法　在成人髋关节正位片上，沿闭孔

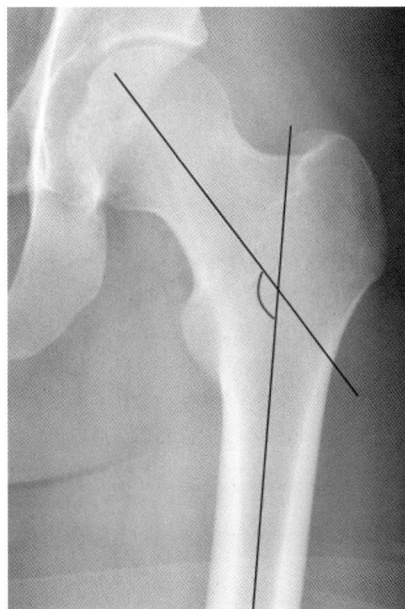

**图 1-87　股骨颈干角**

上缘和股骨颈内下缘画一弧形连线，称沈通线（图1－89）。正常该线为一光滑连续弧形曲线。

（2）临床意义　沈通线不连续，提示髋关节脱位或股骨颈错位骨折。

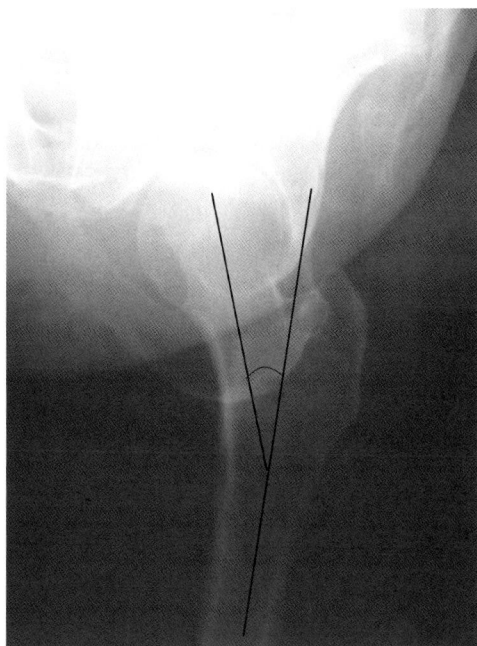

图1－88　股骨前倾角

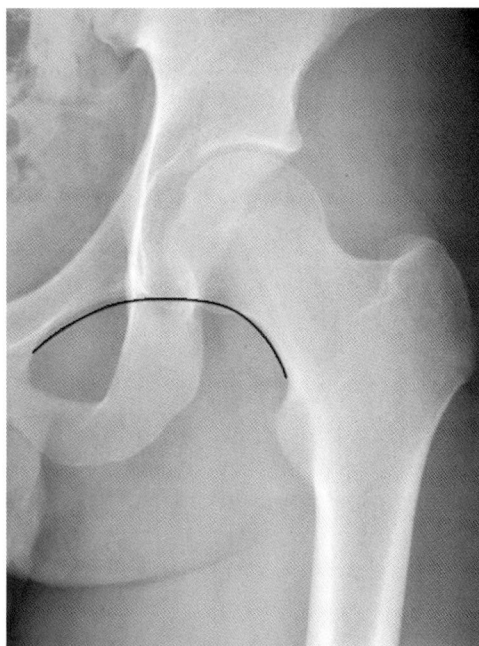

图1－89　沈通线

**4. 髂颈（Calve）线**

（1）测量方法　在成人髋关节正位片，于髂前下嵴下方于髂骨外缘及股骨颈外缘作连线，称髂颈线，正常该线为光滑连续弧形曲线（图1－90）。

（2）临床意义　髂颈线不连续，提示髋关节脱位或股骨颈错位骨折。

**5. 帕金（Perkin）方格**

（1）测量方法　骨盆正位片，经过双侧髋臼"Y"形软骨中心画水平线AB，再通过两侧髋臼外上缘引垂线CD和EF，AB线与CD、EF线分别相交，两侧髋关节各分为四个区域称帕金方格（图1－91），正常时，股骨头骨骺中心位于内下区域内。

（2）临床意义　当股骨头骨骺则位于外上区

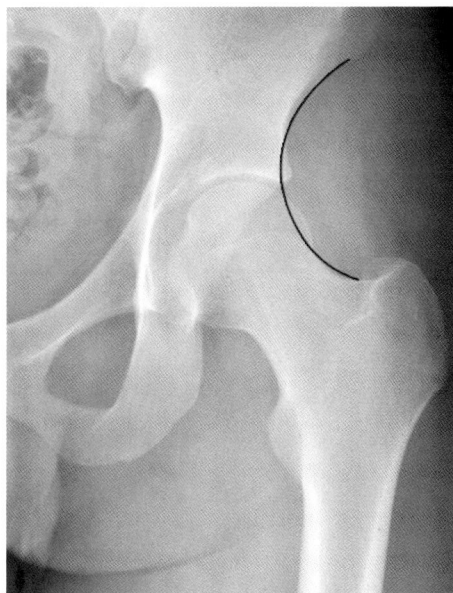

图1－90　髂颈线

域，提示髋关节发育性脱位。

**6. 髋臼角**

（1）测量方法　骨盆正位片，两侧"Y"形软骨中心连线与髋臼面上下缘连线所形成的夹角，称髋臼角（图 1 –92a）。正常值：新生儿为 30°，1 岁以后不应超过 25°，2 岁为 20°，成人为 10°。

（2）临床意义　先天性髋关节脱位时髋臼变浅，髋臼角增大。

**7. 髂骨角**

（1）测量方法　髂前下棘和髋臼外上缘间连线与"Y"形软骨水平线的夹角，称髂骨角（图 1 –92b），新生儿为 55°，正常值：范围在 43°～67°。

（2）临床意义　髂骨角角度减少即为异常。

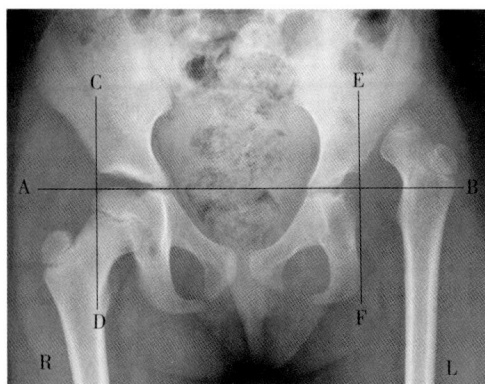

图 1 –91　帕金方格

R. 正常；L. 发育性髋关节脱位

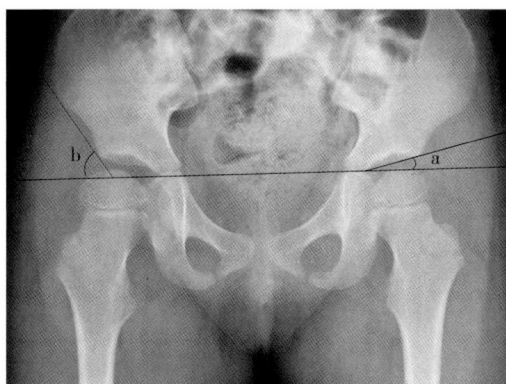

图 1 –92　髋臼角与髂骨角

a. 髋臼角；b. 髂骨角

**8. 骨骺角**

（1）测量方法　骨盆正位片，通过股骨上端骨骺线的直线，与通过两侧"Y"形软骨的连线的夹角，称骨骺角（图 1 –93）。正常值为 20°～35°。

（2）临床意义　髋内翻时此角增大。

**9. 夏普（Sharp）角**

（1）测量方法　在骨盆正位片上，双侧泪滴下缘连线与泪滴下缘至髋臼上缘连线的夹角（图 1 –94），正常值为 33°～38°。

（2）临床意义　此角大于 40°，可诊断为髋臼发育不良。

**10. 中心边缘（CE）角**

（1）测量方法　骨盆正位片，股骨头中心至髋

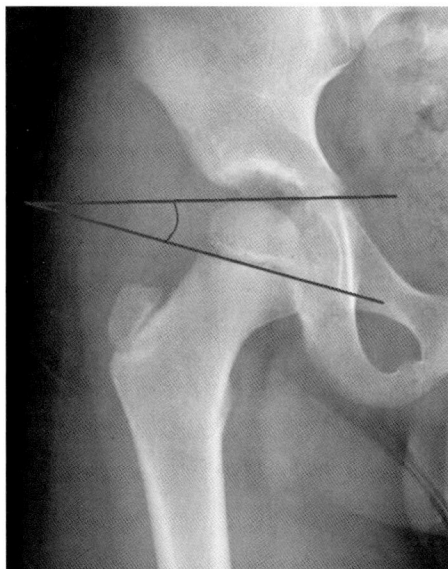

图 1 –93　骨骺角

臼外上缘的连线，与经股骨头中心的垂线所形成的夹角，称中心边缘角或 CE 角（图 1 - 95）。正常值为 2 岁 22°，4 岁 28°，6 岁 30°，15 岁 35°。CE 角表示髋臼与股骨头的位置关系。

（2）临床意义　当髋臼发育不良，髋关节脱位、股骨头外移及股骨头形状改变时，此角变小。

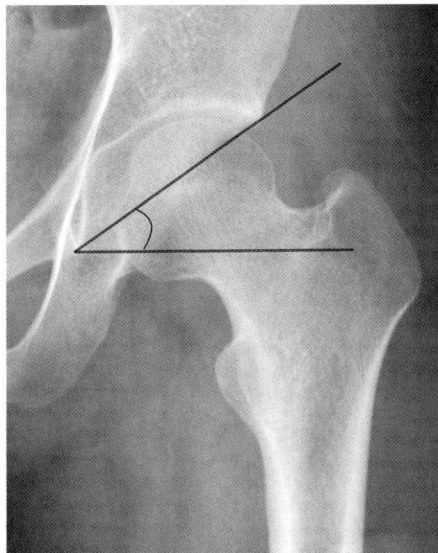

图 1 - 94　夏普角

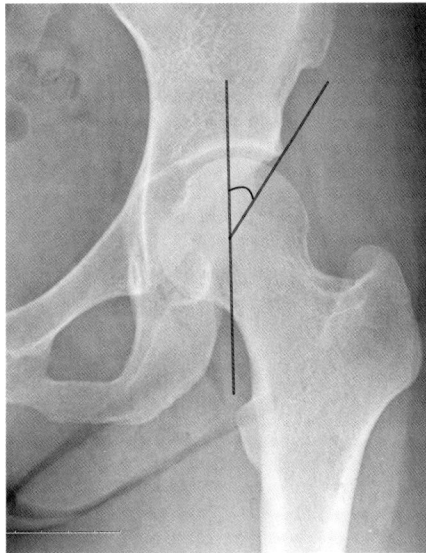

图 1 - 95　中心边缘角

### 11. 髋臼覆盖率

（1）测量方法　股骨头受髋臼覆盖部分的横径（A）除以股骨头的横径（B），即为髋臼覆盖率（图 1 - 96），其正常值应大于 0.75。

（2）临床意义　髋臼覆盖率低，见于髋臼发育不良。

### 12. α 角

（1）测量方法　在髋关节侧位上，股骨头同心圆中点和股骨头非球面起始处的连线与股骨头颈轴线的夹角（图 1 - 97a），正常 α 角 <50°。

（2）临床意义　α 角 > 50°，是诊断髋关节撞击综合征的临界值。α 角越大，越容易发生前上方股骨头颈与髋臼唇的撞击。

### 13. 偏心距

（1）测量方法　在髋关节侧位片上，股骨颈切线与股骨头前缘切线两条平行线间的距离，称为偏心距（图 1 - 97b），正常为 11.6mm。

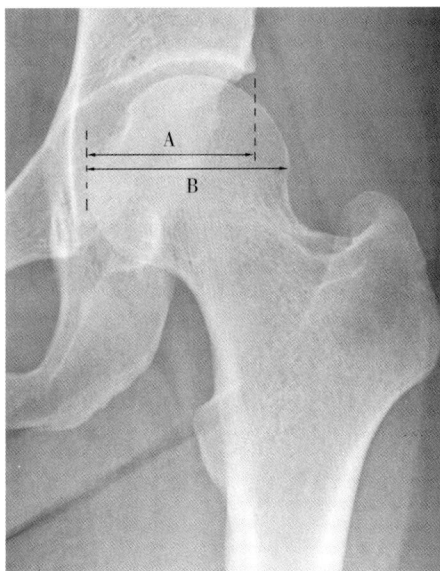

图 1 - 96　髋臼覆盖率

（2）临床意义　头颈交界处偏心距减小 <7.2mm，容易引起髋关节撞击。

**14. 波魏尔（Pauwel）角**

（1）测量方法　在骨盆正位片上，通过两侧髂前上棘作一水平线，然后再画股骨颈骨折线的延长线，两线相交所成的夹角，称波魏尔角（图1－98）。

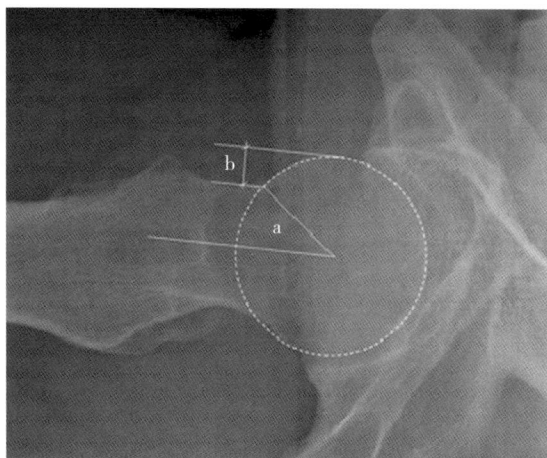

图1－97　α角与偏心距

a. α角；b. 偏心距

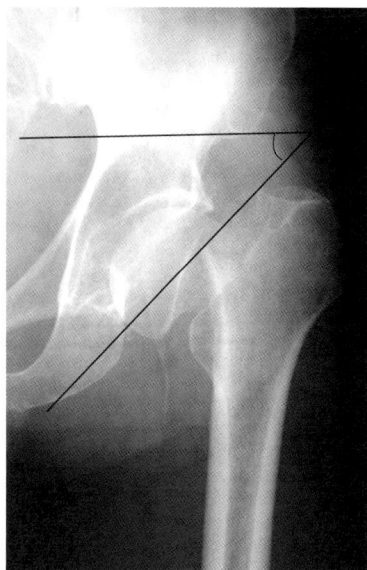

图1－98　波魏尔角

（2）临床意义　此角小于30°者，为外展型骨折，骨折易愈合；大至30°～90°者，为内收型骨折，需手术纠正。

**15. 林顿（Linton）角**

（1）测量方法　在髋关节正位片上，先画与股骨干纵轴线垂线，再画股骨颈骨折线的延长线，两线相交形成的夹角，称林顿角（图1－99）。

（2）临床意义　此角小于30°者，为外展型骨折，骨折易愈合；大至30°～90°者，为内收型骨折，需手术纠正。

# 五、膝关节测量

**1. 股骨角**

（1）测量方法　在膝关节正位片上，分别画股骨纵轴线与股骨远端关节面的切线，两线相交在股骨远端外侧的夹角，称为股骨角（图1－100）。正常为75°～85°。

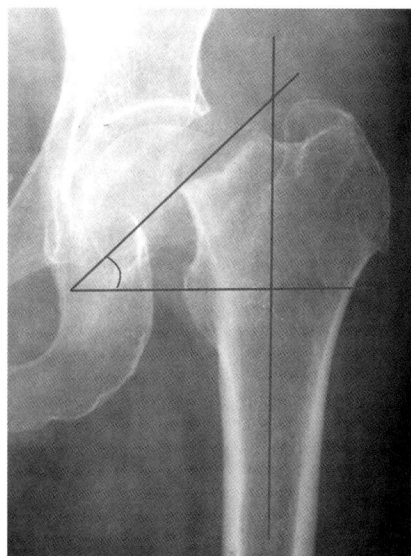

图1－99　林顿角

（2）临床意义　股骨角失常可见于股骨髁上骨折及膝内、外翻。

**2. 股骨髁干角**

（1）测量方法　在膝关节侧位片上，分别画股骨纵轴线和股骨髁纵轴线，两线相交形成的在股骨远端后侧的夹角，称为股骨髁干角（图1-101），其正常为90°~110°。

（2）临床意义　股骨髁干角大于115°为膝反屈。

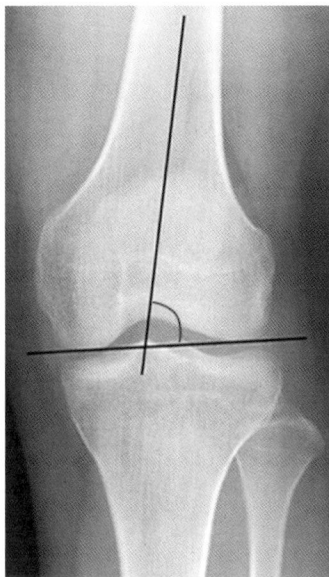

图1-100　股骨角

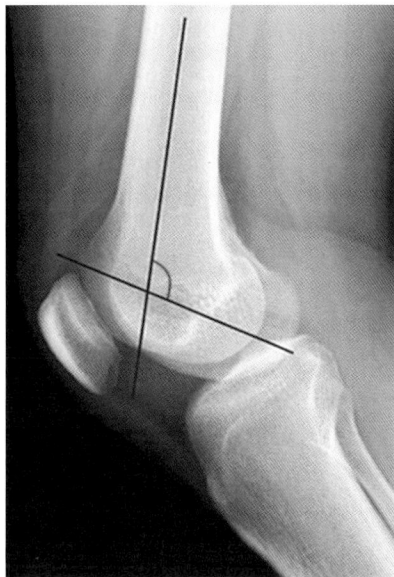

图1-101　股骨髁干角

**3. 胫骨角**

（1）测量方法　在膝关节正位片上，分别画胫骨纵轴线与胫骨近端关节面的切线，两线相交在胫骨近端外侧的夹角，称为胫骨角（图1-102）。正常为85°~100°。

（2）临床意义　胫骨角增大为膝内翻，减小为膝外翻。

**4. 胫骨骨干角**

（1）测量方法　在膝关节侧位片上，分别画胫骨纵轴线和胫骨关节面前后切线，两线相交形成的在胫骨上后方的夹角，称为胫骨骨干角（图1-103），其正常值小于90°。

（2）临床意义　胫骨骨干角大于90°为膝反屈。

**5. 胫骨平台后缘延长线**

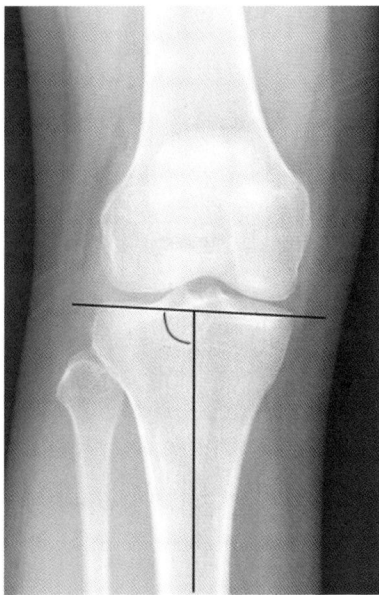

图1-102　胫骨角

（1）测量方法　在膝关节侧位片上，于胫骨平台后缘最远一点，沿纵轴画一与胫骨后面骨皮质相平行的直线，再将此线向上延长，正常股骨髁后缘距此线前后不超过 0.5 cm（图 1 – 104）。

（2）临床意义　借此线可测定膝交叉韧带撕裂发生的关节前、后脱位和脱位程度。

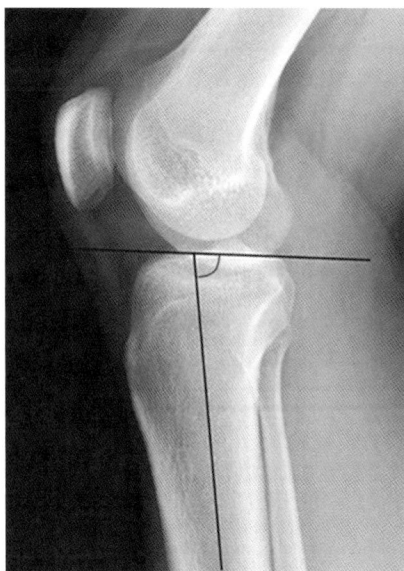

图 1 – 103　胫骨骨干角

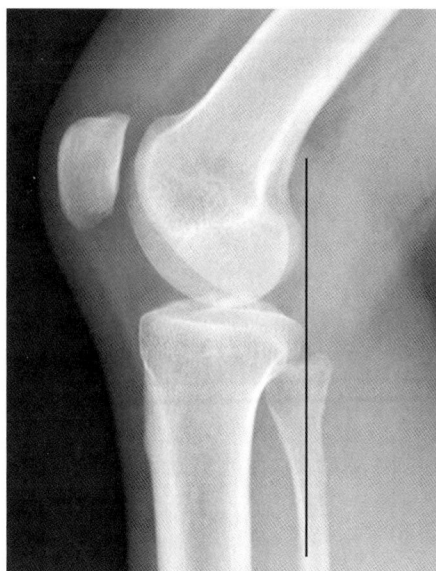

图 1 – 104　胫骨平台后缘延长线

# 六、足踝部测量

**1. 胫骨中轴线**

（1）测量方法　在踝关节正位片上，胫骨中轴线应通过距骨关节面的中心，且与胫距关节面的水平线相互垂直（图 1 – 105）。

（2）临床意义　若胫骨中轴线未通过距骨关节面的中心，提示踝关节向外或向内脱位；若胫骨中轴线不与胫距关节面的水平线垂直形成一定角度，提示存在足内翻或外翻。

**2. 胫踝角**

（1）测量方法　在踝关节正位片上，分别作距骨关节面和胫内踝关节面的切线，此两线于内方的夹角，称为胫踝角（图 1 – 106）。平均正常值53°。

（2）临床意义　踝内翻此角度减小，外翻则增大。

**3. 腓踝角**

（1）测量方法　在踝关节正位片上，分别作距骨关节面

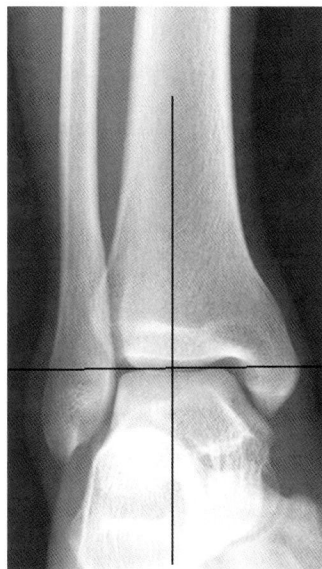

图 1 – 105　胫骨中轴线

和腓外踝关节面的切线，此两线于外方的夹角，称为腓踝角（图 1 – 107）。平均正常

值52°。

（2）临床意义 踝内翻此角度增大，外翻则减小。

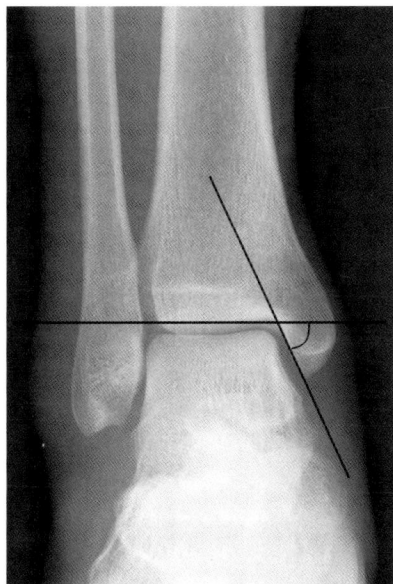

图1-106 胫踝角

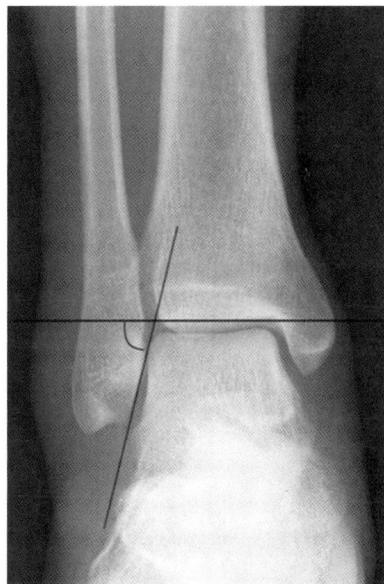

图1-107 腓踝角

### 4. 跟骨结节关节角

（1）测量方法 在跟骨侧位片上，先在跟骨后上缘至跟距关节后上缘画一直线，再在跟距关节后上缘至跟骰关节上缘画直线，此二线的后方夹角称为跟骨结节关节角（图1-108），亦称贝累氏角，正常值25°~42°。

（2）临床意义 跟骨骨折时，跟骨结节关节角变小。

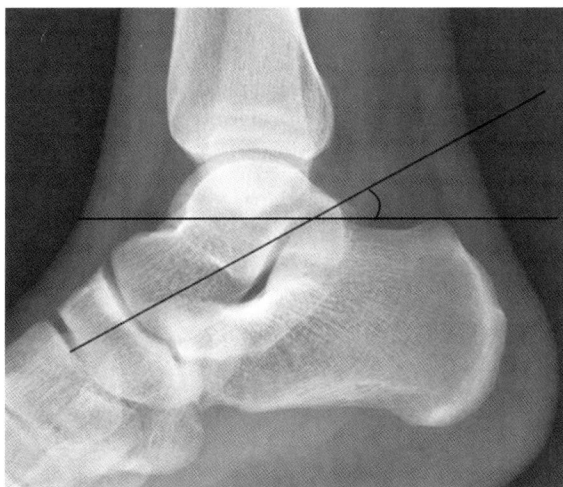

图1-108 跟骨结节关节角

**5. 跟骨轴位角**

（1）测量方法　在跟骨轴位片上，分别在跟骨内外缘的隆起部各画一切线，此两条切线的夹角称为跟骨轴位角（图1-109），其正常值为17°。

（2）临床意义　跟骨轴位角增大，可见于跟骨粉碎性骨折。

**6. 拇趾外翻角**

（1）测量方法　在足部正位片上，分别画第1跖骨纵轴线和拇趾近节趾骨纵轴线，此两线下方的夹角称为拇趾生理外翻角（图1-110），其正常值为10°~20°。

（2）临床意义　第1跖、趾骨轴线交角若大于20°，为病理性拇趾外翻。

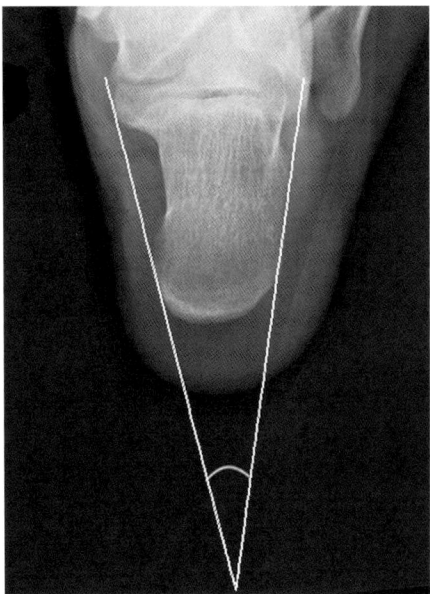

图1-109　跟骨轴位角

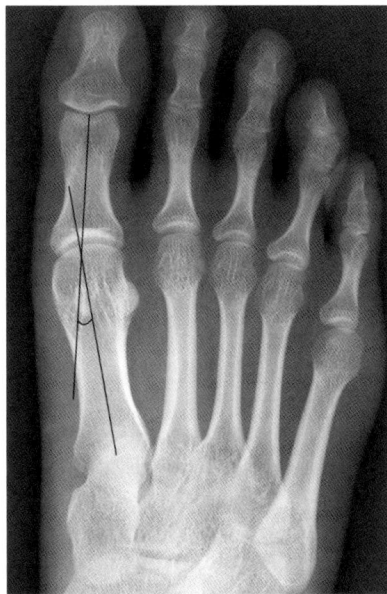

图1-110　拇趾外翻角

# 七、脊柱测量

**1. 颈椎生理曲度测量**

（1）测量方法　在颈椎侧位片上，从枢椎齿状突的后上缘至第七颈椎后下缘作直线a，通过各颈椎椎体后缘作弧线b，测量直线与弧线之间的最大距离c，即为颈椎生理曲线的弧弦距。正常值为（12±5）mm（图1-111）。

（2）临床意义　生理曲度减少或消失，多见于颈椎退行性变、寰枢椎关节脱位、颈椎屈曲损伤等，生理曲度加大，多见于前纵韧带撕裂等。

**2. 齿状突前间隙**

（1）测量方法　在颈椎侧位片上，测量寰椎前结节后缘至齿状突前缘的距离，即为齿状突前间隙（图1-112）。正常值为0.7~3 mm，一般为1~3mm。

（2）临床意义　齿状突前间隙大于3mm，提示寰椎向前脱位。

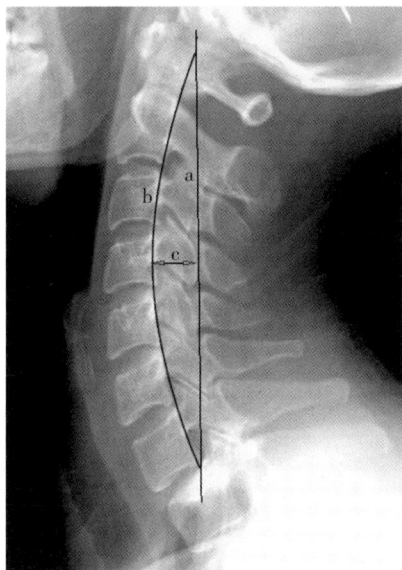

图 1-111　颈椎生理曲度测量

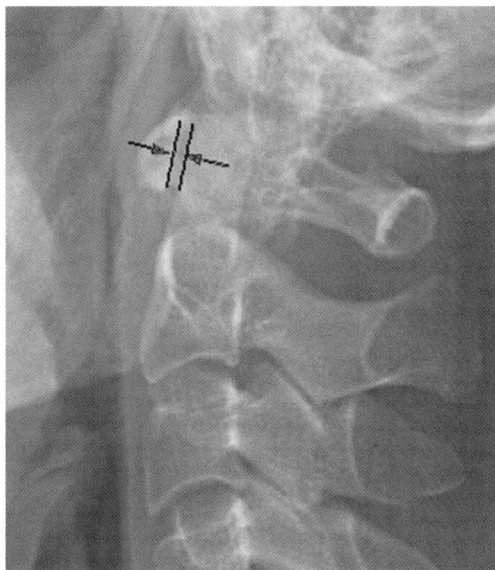

图 1-112　齿状突前间隙

**3. 寰椎轴线与寰底线关系测量**

（1）测量方法　在正位片上，从寰椎两侧块的最外缘作连线 ab，称寰底线。再在寰底线的中点作垂线 cd，称为寰椎轴线，正常时寰椎轴线应与齿状突中心线相重合。（图 1-113）

（2）临床意义　若寰椎轴线不与齿状突中心线相重合，提示齿状突向左或向右移位。

**4. 腰骶角**

（1）测量方法　在腰骶椎侧位片上，沿第 1 骶椎椎体上缘作一直线，并向前后延伸，此线与水平线所成的交角称为腰骶角（图1-114）。正常值为 34°～42.5°。

（2）临床意义　若腰骶角大于正常值，可视为腰骶部不稳，易致劳损而引起腰痛。

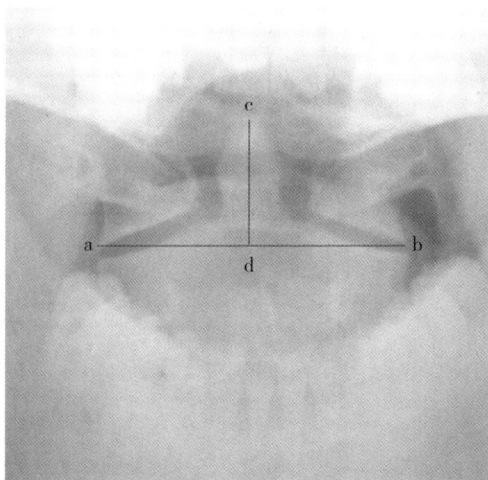

图 1-113　寰椎轴线与寰底线关系测量

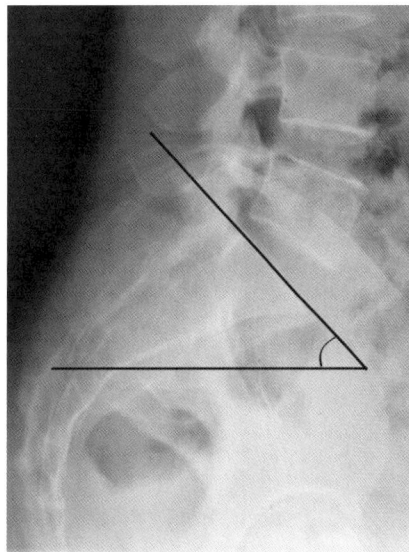

图 1-114　腰骶角

### 5. 承重线测量

（1）测量方法　在腰椎侧位片上，通过第 3 腰椎下缘中心向下引一垂线，此垂线即为承重线（图 1-115）。观察承重线与第 1 骶椎面的关系，测量第 1 骶椎前上角与承重线间的距离。承重线落在第 1 骶椎面上，或落在第 1 骶椎体前上角的前方 1.2cm 以内，均属正常。

（2）临床意义　若承重线在第 1 骶椎体前上角的前方 1.25cm 以上时，则提示可能有腰椎不稳。若超过 2.5cm 时，则对腰椎不稳的诊断更有价值。

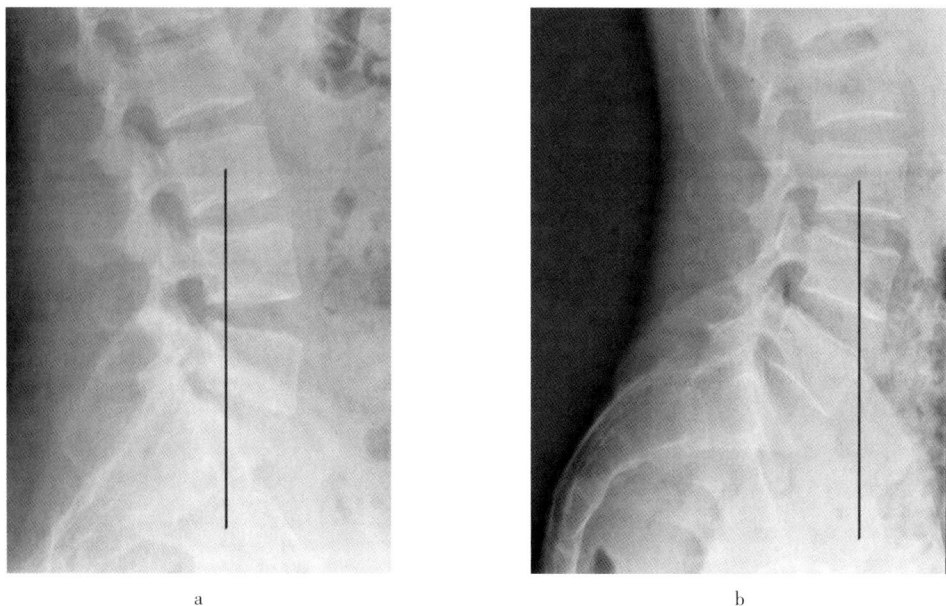

a      b

图 1-115　承重线测量

a. 正常；b. 腰椎不稳

# 参考文献

［1］黄耀华. 髋关节影像诊断学［M］. 2 版. 北京：人民卫生出版社，2018.

［2］程晓光，张东坡. 骨关节磁共振影像解剖图谱［M］. 北京：北京大学医学出版社，2016.

［3］李明华，姚伟武. 正常关节磁共振解剖图谱［M］. 上海：上海科学技术出版社，2010.

［4］徐文坚，刘吉华，肖德贵，译. 骨放射学——正常与早期病理表现的界定［M］. 济南：山东科学技术出版社，2005.

［5］肖慧，吕琦，涂小煌，等译. 正常 X 线变异图谱［M］. 福州：福建科学技术出版社，2005.

［6］刘树伟. 人体断层解剖学图谱［M］. 济南：山东科学技术出版社，2003.

［7］徐爱德，徐文坚，刘吉华. 骨关节 CT 和 MRI 诊断学［M］. 济南：山东科学技术出版社，2003.

［8］汤健. 骨科临床测量［M］. 合肥：安徽科学技术出版社，2002.

［9］秦登友，王震寰，赵莉. 实用断层影像解剖学［M］. 北京：人民军医出版社，2001.

［10］李晓光，张明. 实用骨与关节 X 线测量［M］. 济南：山东科学技术出版社，1996.

［11］刘蕙芳，高鸿举，曹导源，等. 临床 X 线测量［M］. 济南：山东科学技术出版社，1982.

## 第二章

# 骨关节常见易引起误诊的正常解剖及变异

## 一、肩与上臂

1. 肩胛骨体部有时可以看到放射状的滋养血管沟，不可误认为是骨折线（图2-1）。

2. 肩峰端骨骺可以有多个化骨核，形态也可以不规则，不要误认为骨折（图2-2）。

3. 在锁骨胸骨端下缘往往可以见到一个菱形的骨质凹陷，为锁骨菱形窝，可以单侧或双侧出现，有时边缘毛糙，类似侵蚀破坏（图2-3）。

4. 锁骨的喙突结节有时可以与肩胛骨的喙突可形成桥状融合，也可形成假关节，称为锁骨喙突假关节（图2-4）。

5. 锁骨解剖形态为"S"状，当肩关节向前合拢投照锁骨正位时，锁骨中段弯曲部呈现重叠，颇似骨质皱褶，此情形易误诊为骨折（图2-5）。

6. 儿童期肱骨近端骺板软骨于外旋位呈"人"字形，极易诊为外科颈骨折，诊断时须注意此骺线特点（图2-6）。

7. 肱骨近端内侧有时可见局限性弧形凹陷，注意勿误认为病变（图2-7）。

8. 当肩关节处于内旋位时，肱骨头与肩峰距离增大，尤其老年人，因关节囊松弛，此种情况会更明显，注意勿误认为肩关节脱位（图2-8）。

9. 肱骨中上段外侧出现不规则骨性隆起，为三角肌粗隆形成，勿误认为骨膜增生或其他病变（图2-9）。

10. 肱骨髁上突为起于肱骨骨干下1/3前内侧的钩状突起，勿误诊为骨软骨瘤（图2-10）。

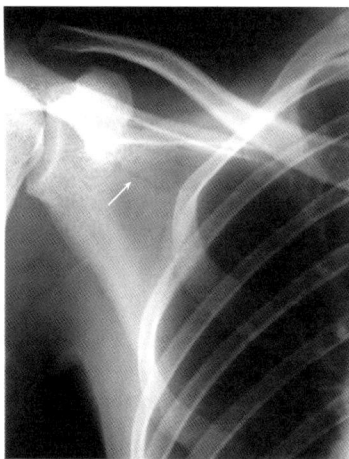

图2-1 肩胛骨滋养血管沟

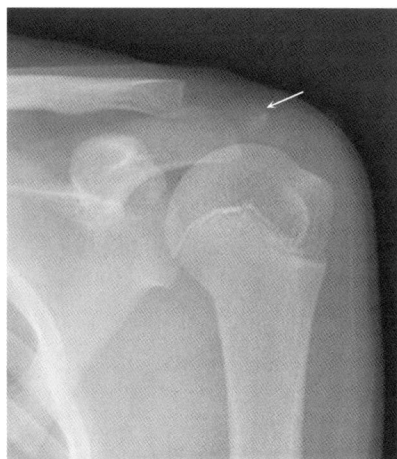

图2-2 肩峰形态不规则的骨骺

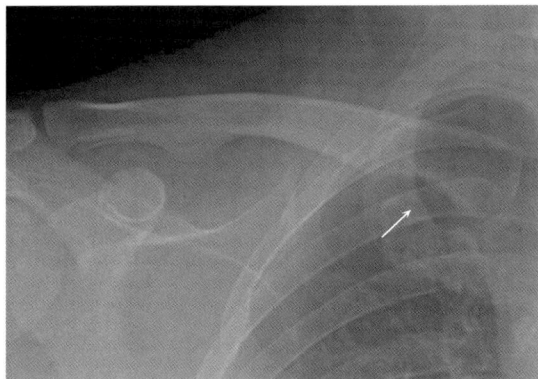

图 2 - 3　锁骨菱形窝

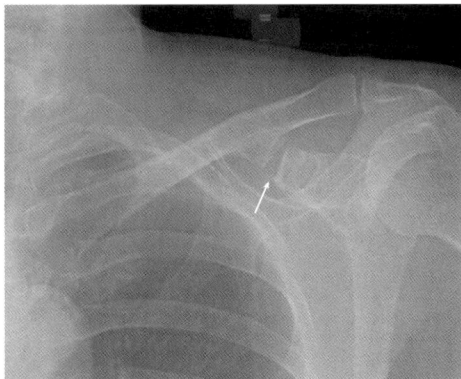

图 2 - 4　锁骨喙突假关节

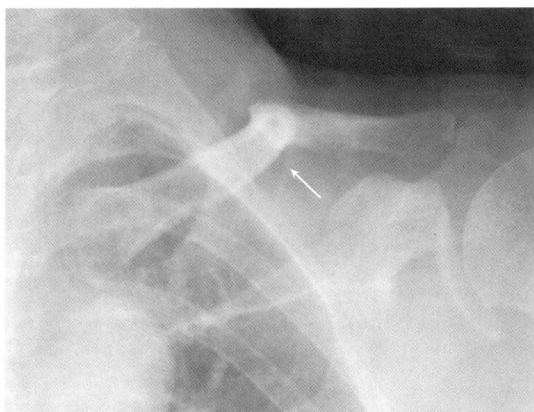

图 2 - 5　非标准正位投照造成的锁骨假性骨折

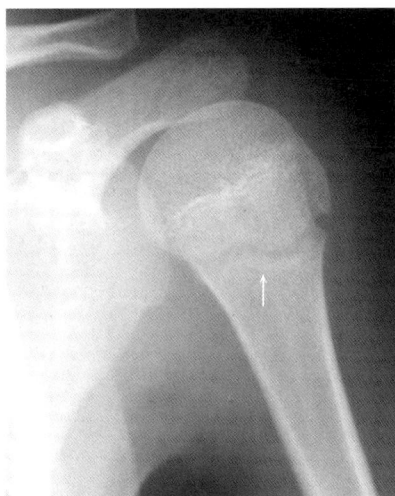

图 2 - 6　肱骨近端外旋位骨骺板正常表现

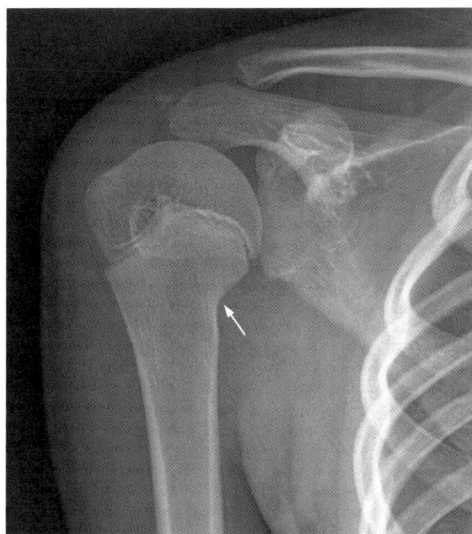

图 2 - 7　肱骨近端上切迹

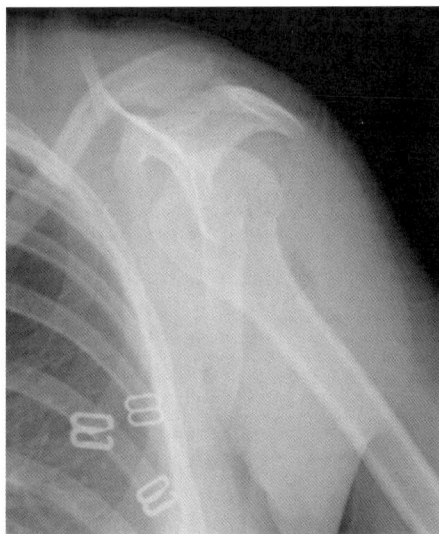

图 2 - 8　肩关节内旋位投照造成的类似肩关节脱位影像

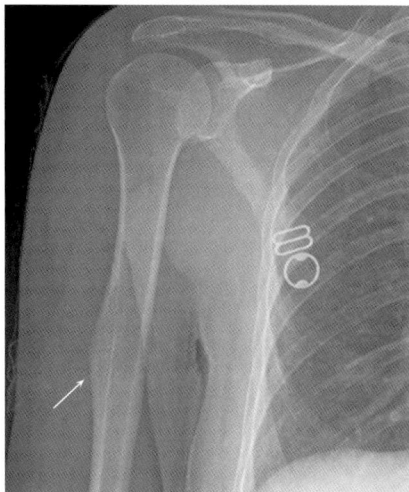

图 2 - 9　肱骨三角肌粗隆影

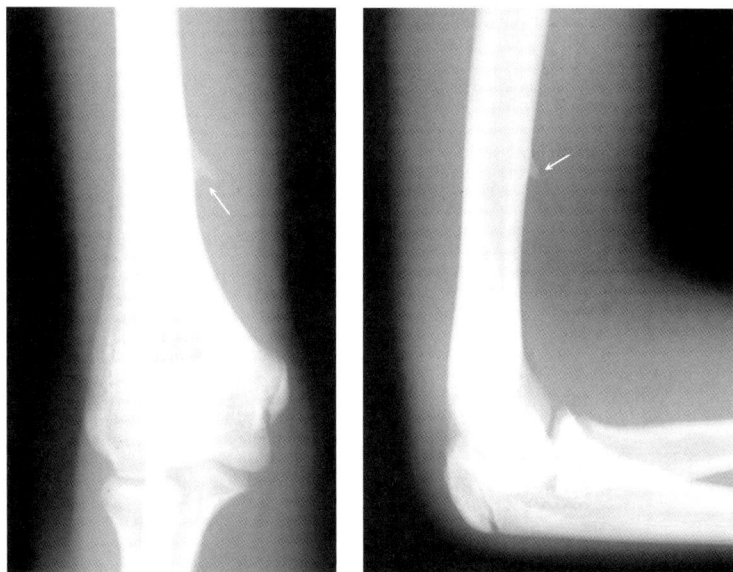

图 2 - 10　肱骨髁上突

## 二、肘与前臂

1. 肘部化骨核最为复杂，肱骨滑车化骨核常为不规则的多个小化骨核，尺骨鹰嘴化骨核亦可为多个，并且边缘不整齐，桡骨和肱骨的化骨核偶尔亦不规则（图 2 - 11）。

2. 内上髁骨骺闭合不全，表现为紧贴肱骨内髁内侧的骨化影，边缘光滑，注意勿误认为内上髁陈旧性骨折（图 2 - 12）。

3. 肱骨鹰嘴窝的骨壁有时很薄，在正位片上显得比较透亮，有时甚至骨壁缺如而成为一个空洞，称为滑车上孔（图 2 - 13）。

4. 肘髌骨系尺骨鹰嘴二次化骨核未与尺骨融合，遗留在肱三头肌腱内的一种籽骨，位于肘关节后方，类似髌骨的骨块，有时可误诊为尺骨鹰嘴撕脱骨折（图2-14）。

5. 尺骨鹰嘴未完全融合的骨骺线，可形成一裂隙，不要误认为骨折（图2-15）。

6. 桡骨结节的皮质较薄，海绵骨较多。在轻度旋前位时结节和骨干重叠，表现为椭圆形透亮区，勿误认为囊状破坏（图2-16）。

7. 桡骨滋养血管沟从内下向外上走行，穿过骨皮质形成一边缘光滑的裂隙，勿误认为骨折线（图2-17）。

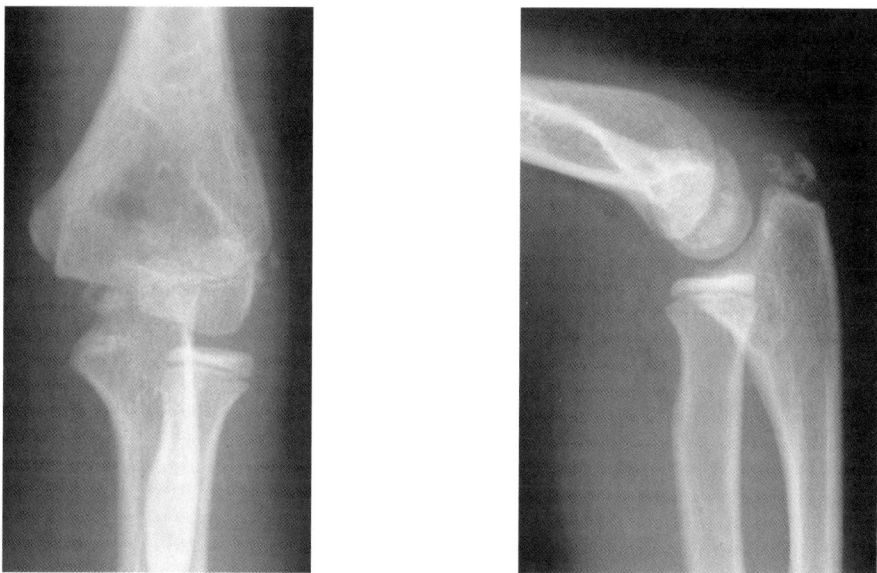

图 2-11 肘部不规则化骨核（男，13岁）

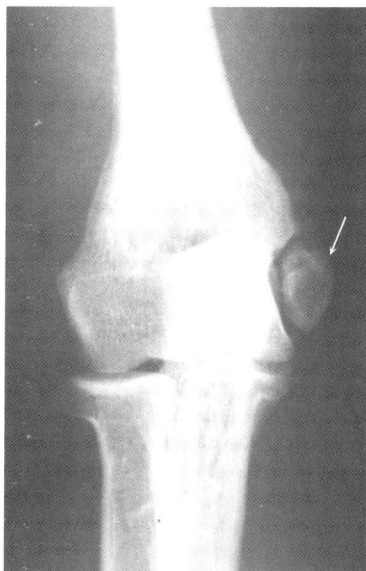

图 2-12 肱骨内上髁未闭合骨骺

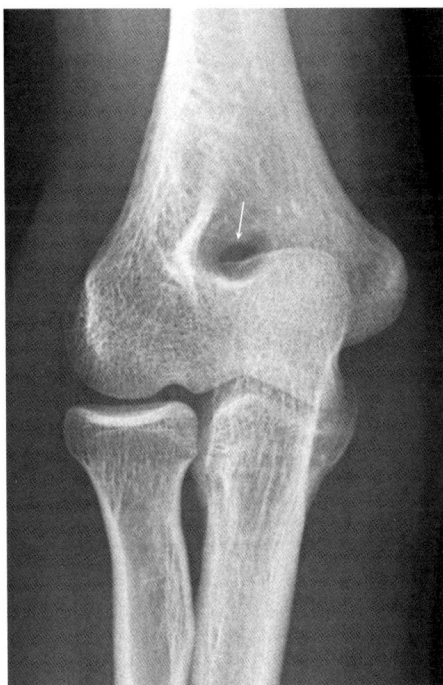

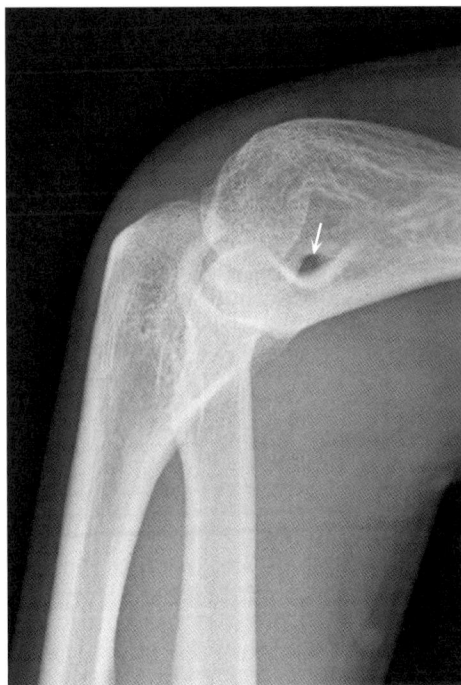

图 2 – 13　肱骨滑车上孔

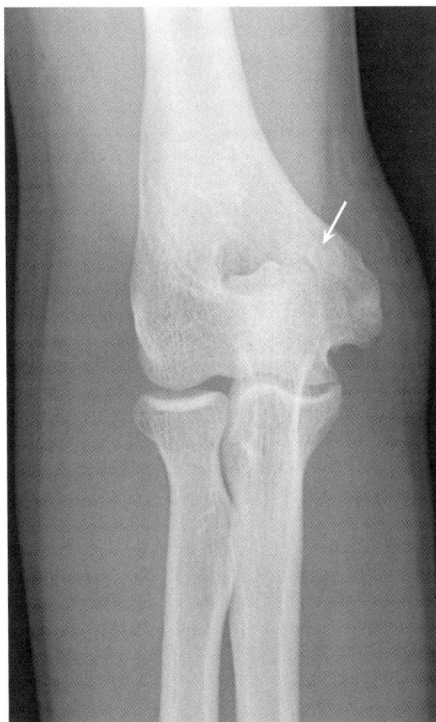

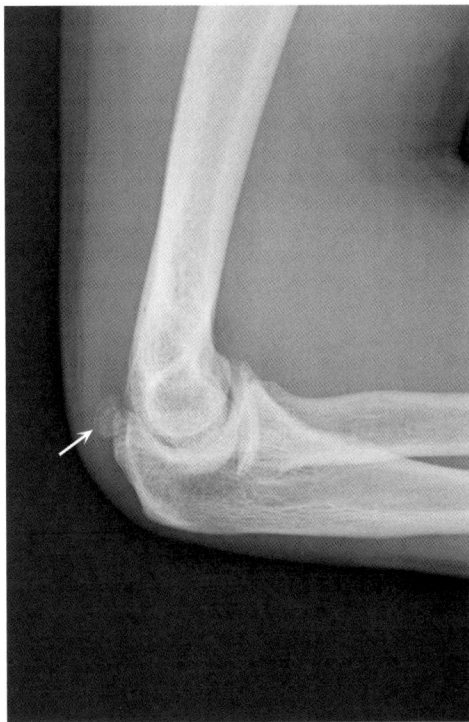

图 2 – 14　肘髌骨

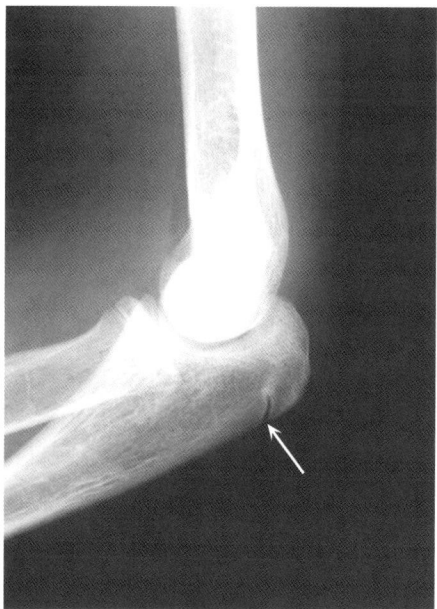

图 2 - 15 尺骨鹰嘴未完全融合的骨骺线

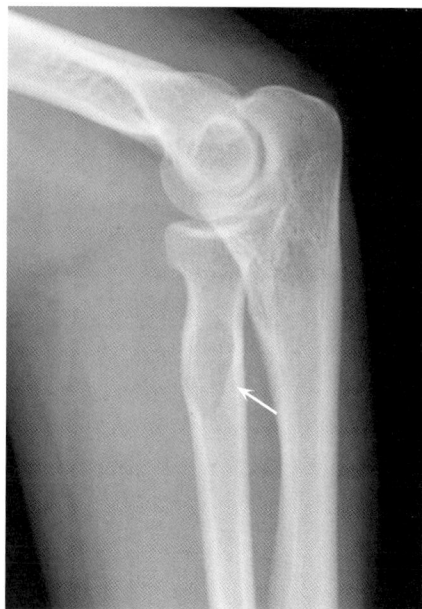

图 2 - 16 桡骨结节透亮区

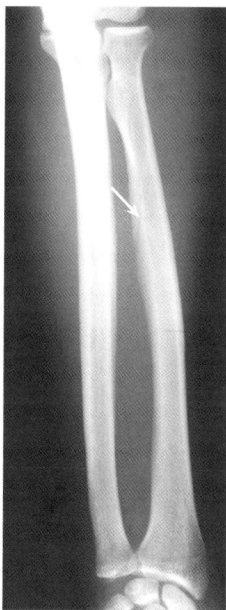

图 2 - 17 桡骨滋养血管沟

# 三、手与腕

1. 末节指骨的远端可呈骨赘样增生，边缘欠整齐，属正常变异（图 2 - 18）。

2. 第 5 指末节和中节指骨可能短小，大多数属正常变异（图 2 - 19）。

3. 拇指的近节和其他手指的中节指骨可见到小的边缘锐利的卵圆形缺损，此为骨干的滋养孔，勿误认为骨囊肿或破坏性病灶（图2-20）。

4. 第1掌骨和大多角骨之间的关节间隙较宽，不要误认为关节半脱位。

5. 在一些正常儿童中，指骨骨骺中心的密度深浅不一，有的呈骨硬化密度，有的则很浅淡，可单个或多个出现，这些均属正常现象（图2-21）。

6. 掌指间及指间部可见有籽骨，国人多在第1掌指关节处有籽骨，其他部位如拇指指间关节籽骨较少出现，注意勿误认为撕裂骨折（图2-22）。

7. 尺骨茎突未愈合骨骺，勿误认为骨折（图2-23）。

8. 尺骨远端骨骺可见裂隙，属正常变异，不要误诊为骨折（图2-24）。

9. 月骨后上方可见小骨性密度影，边缘光滑，为月骨上小骨（图2-25），属正常变异，勿误诊为三角骨背侧缘骨折。

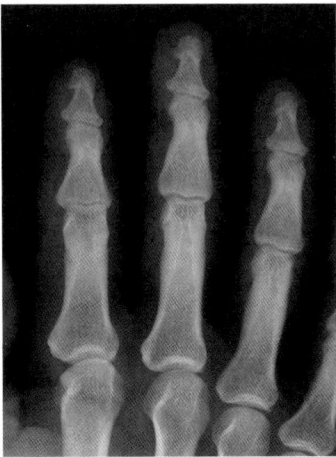

图2-18　末节指骨的远端呈骨赘样增生，边缘欠整齐，为正常变异

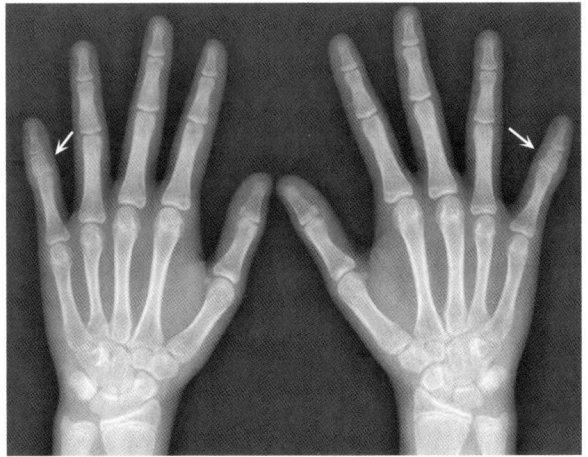

图2-19　第5指末节和中节指骨短小，属正常变异

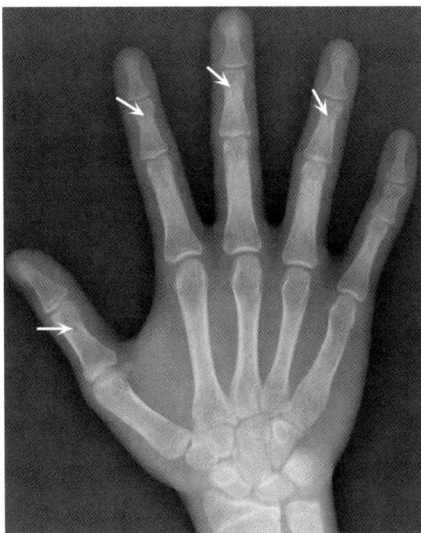

图2-20　正常指骨滋养动脉孔

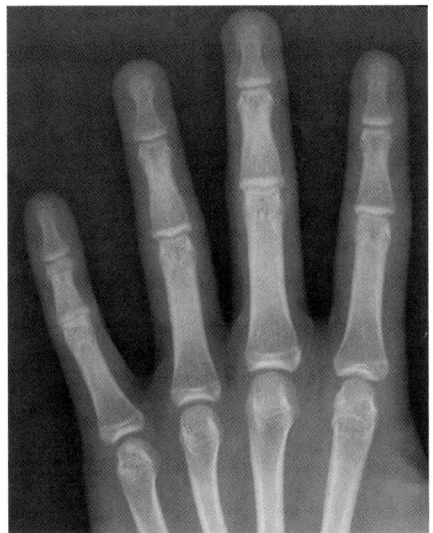

图2-21　骨质硬化之指骨骨骺

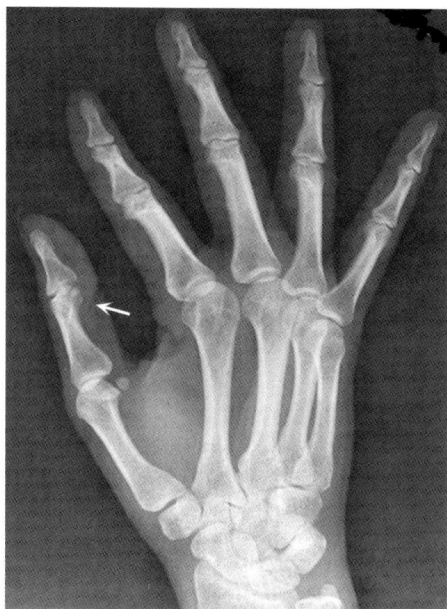

图 2-22　拇指指间关节籽骨

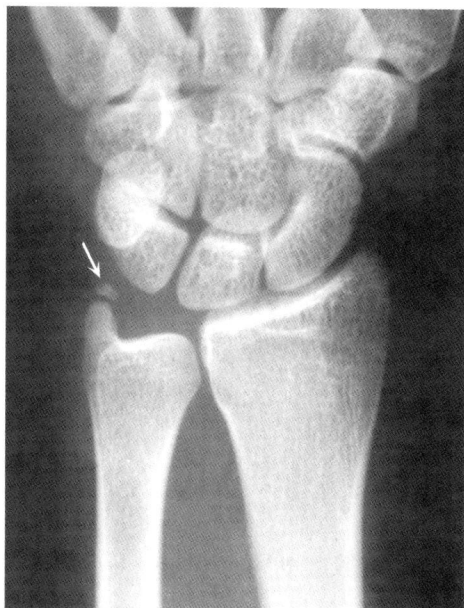

图 2-23　尺骨茎突未愈合骨骺

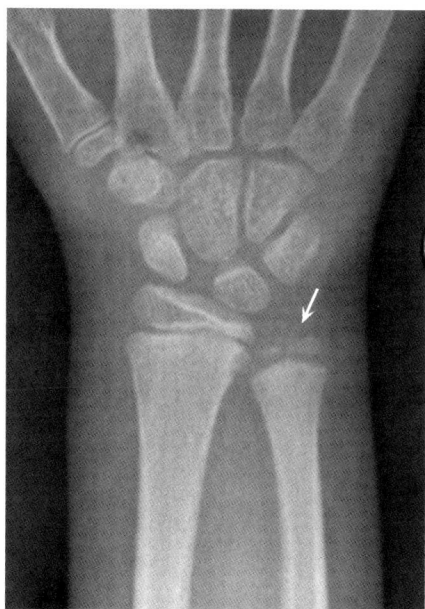

图 2-24　尺骨远端骨骺裂隙

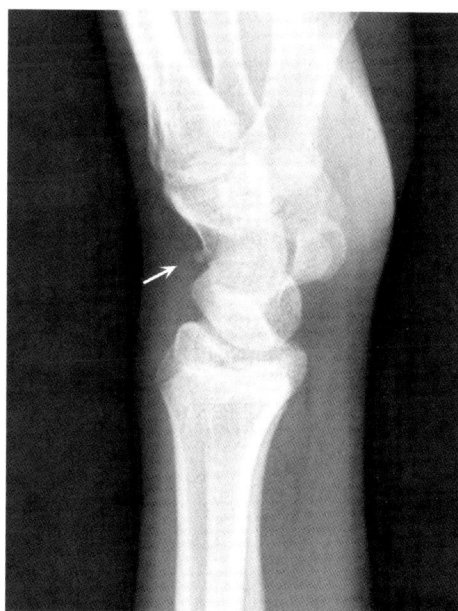

图 2-25　月骨上小骨

## 四、髋与大腿

1. 股骨头凹，在正位片上呈一小的半圆形内凹（图 2-26），在旋转屈曲位时，表现为股骨头中心的一个小圆形透亮区。

2.7～12 岁发育期儿童髋臼顶高低不平，呈锯齿状，此为正常现象（图 2－27）。

3. 股骨转子间可见条状及斑点状骨小梁，不要误认为骨梗死（图 2－28）。

4. 股骨大小转子的化骨核可为多个，形态可不规则。

5. 股骨头颈部、转子间或髂骨有时可见一边缘清楚呈圆形或卵圆形致密影，称为骨岛（图 2－29、图 2－30），系骨松质内局限性骨质生长变异，勿误认为异常。

6. 髋臼顶囊性变异系髋臼顶软骨下承重区单侧或双侧小类圆形囊状影，MRI 呈长 $T_1$、长 $T_2$ 信号（图 2－31），不与关节腔相通，属正常变异，勿误以为髋关节侵蚀病变。

7. 臀肌粗隆线在股骨侧位片上，股骨上段后面臀肌粗隆呈凹凸粗糙不整或较光滑，是臀大肌的附着点，为正常变异，不要误认为骨膜增生（图 2－32）。

8. 在正位片上，14～18 岁时髋臼外上缘可能出现多余的化骨核，呈三角形或卵圆形，有时可分裂成 3～4 个小块，称髋臼缘骨（图 2－33）。

9. 骶髂关节旁沟（图 2－34）即解剖学上的耳前沟，位于小骨盆腔后缘，骶髂关节下方髂骨侧表现为半圆形或浅弧形切迹，为骶髂韧带附着处，也是女性骨盆特征之一，此切迹有时也可出现于骶髂关节的骶骨侧。

10. 在髂骨翼部有时可见呈放射状及"Y"形血管沟影（图 2－35）。

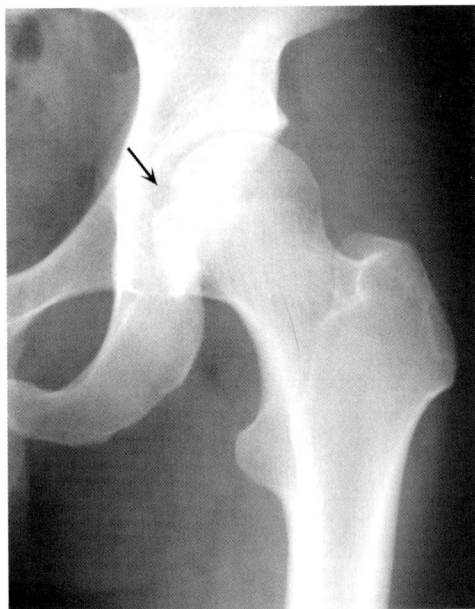

图 2－26　正常股骨头凹

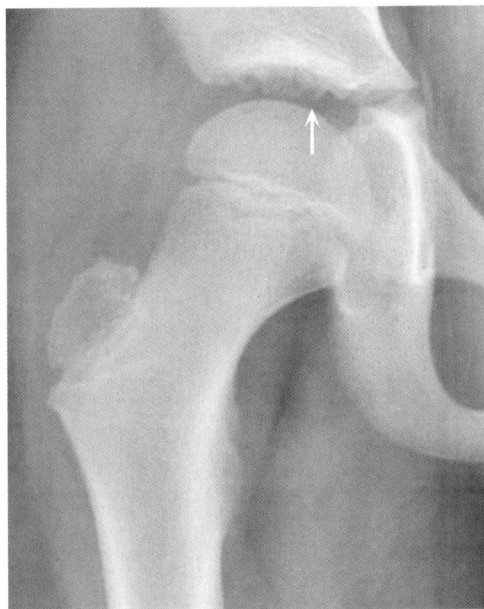

图 2－27　发育期髋臼顶呈锯齿状

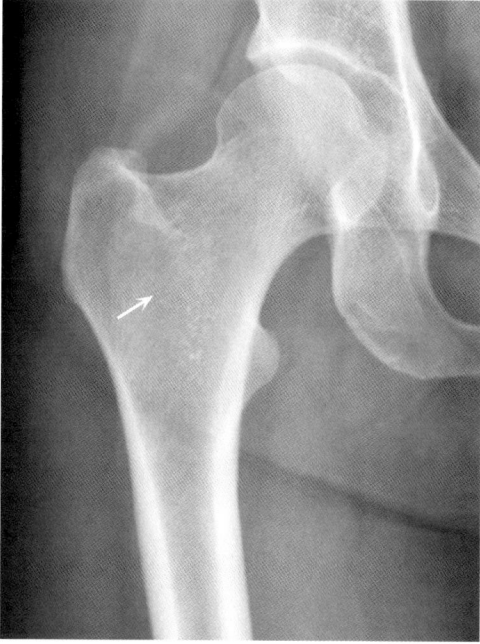

图 2 - 28　股骨转子间斑点状骨小梁

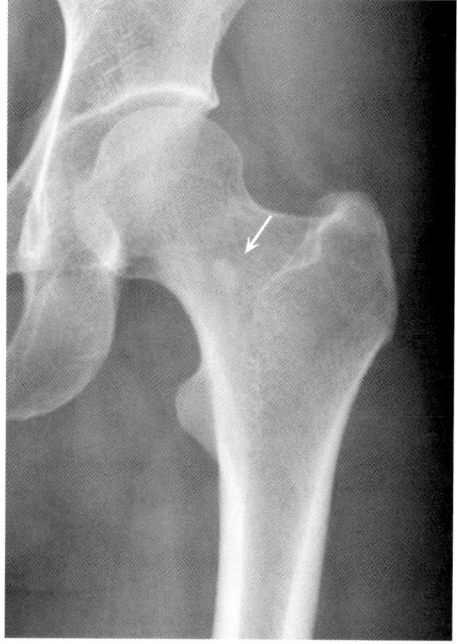

图 2 - 29　股骨颈骨岛

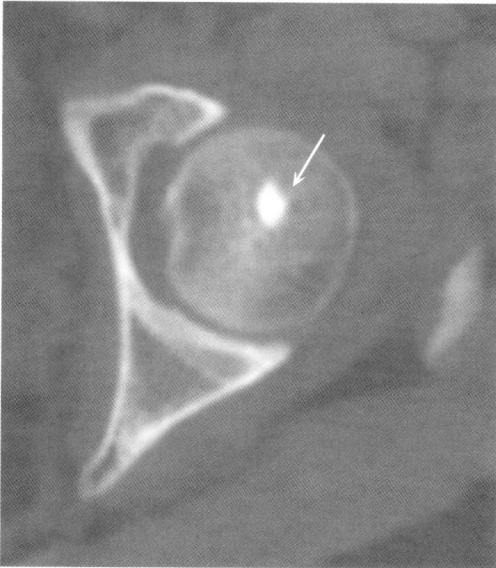

图 2 - 30　股骨头骨岛

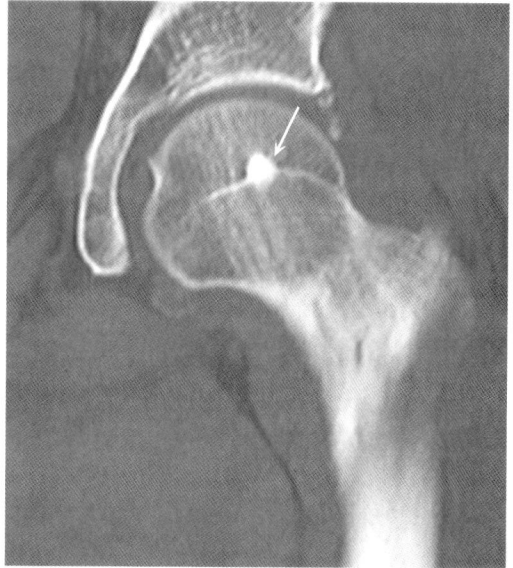

a

b

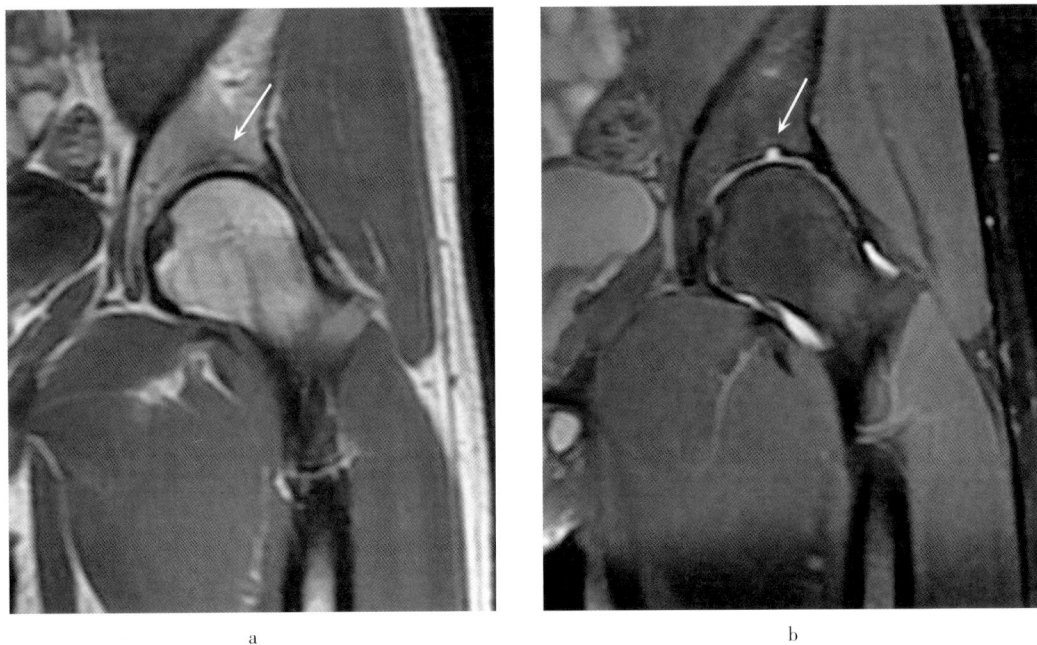

图 2-31 髋臼顶囊性变异

a. MRI 矢状位 $T_1WI$；b. 冠状位抑脂 $T_2WI$，示左侧髋臼顶小囊性异常信号影（白箭头），呈长 $T_1$、长 $T_2$ 信号，边缘清楚，未与关节腔相通

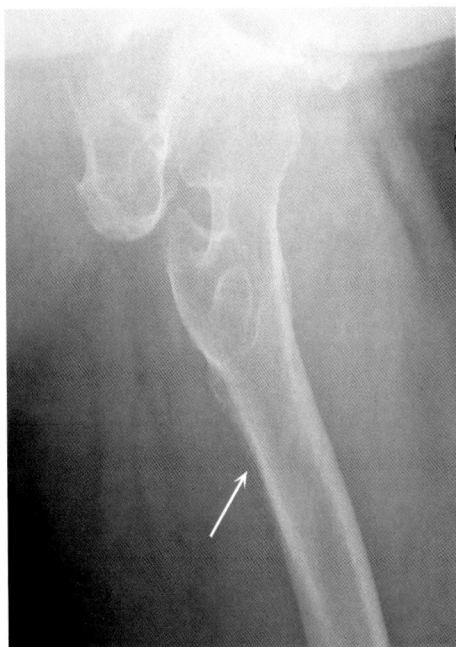

图 2-32 臀肌粗隆线

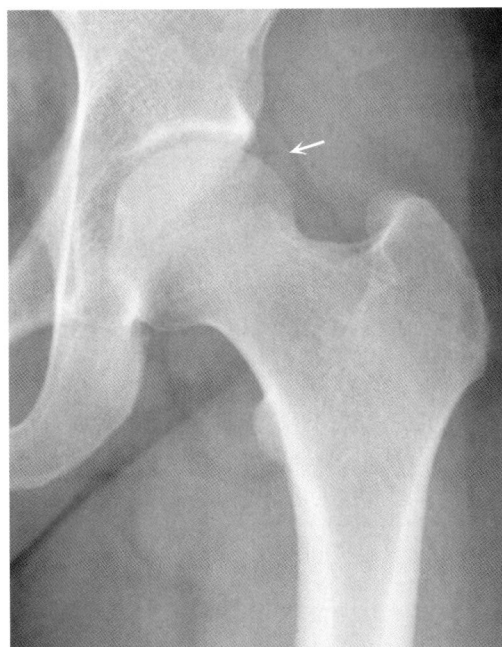

图 2-33 髋臼缘骨

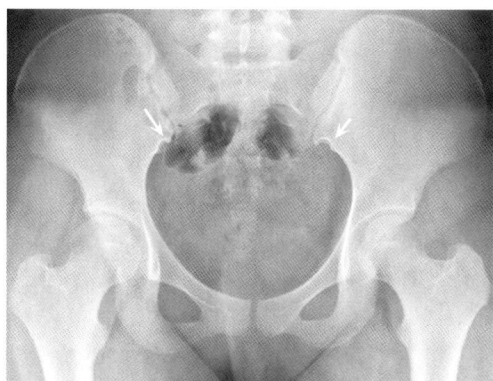

图 2 - 34　双侧骶髂关节旁沟

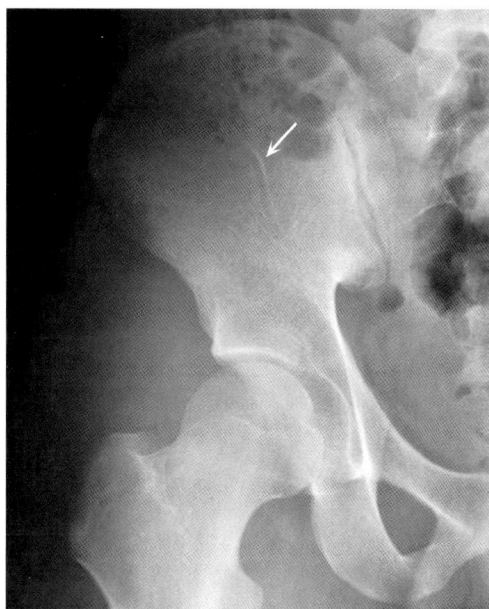

图 2 - 35　髂骨翼血管沟影

## 五、膝与小腿

1. 在胫骨轻度外旋的前后位片上，胫骨粗隆在胫骨外侧皮质旁，形成丘状骨性突起，不要误认为皮质增厚（图 2 - 36）。

2. 胫骨结节约于 11～15 岁之间骨化，其正常变异很多，化骨核的结构形态多样，有时是胫骨近端化骨核的一部分，有时是单独存在或呈分节状，注意勿误认为骨折（图 2 - 37）。

3. 在 2～6 岁之间，股骨远端骨化核生长极快，内外髁边缘常显示不规则，胫骨近端化骨核也有同样的情况（图 2 - 38）。

4. 腓肠豆骨是腓肠肌鞘里的一个籽骨，在前后位片上与外侧髁骨重叠，有时不显影，侧位片上在膝关节后方软组织内，其出现率极高（图 2 - 39）。

5. 髌骨可出现多个骨化中心，因此在儿童期可能呈不规则的颗粒状。若多个骨化中心不愈合，可形成二分髌骨（图 2 - 40）、或三分髌骨（图 2 - 41）。

6. 髌骨外侧上方背侧关节面下可见边界清楚的类圆形骨质缺损透亮区（图 2 - 42），可能为髌骨骨化异常所致，属正常变异，勿误认为退变性囊肿或肿瘤病变。

7. 发育期髌骨下极副骨化中心可类似骨折影像，注意勿误诊为骨折（图 2 - 43）。

8. 腓骨近端干骺端处比目鱼肌附着点造成的"牵曳"改变，勿误认为骨软骨瘤（图 2 - 44）。

9. 胫骨近端内侧有时可看到鹅足骨刺（图 2 - 45），勿误认为骨软骨瘤。

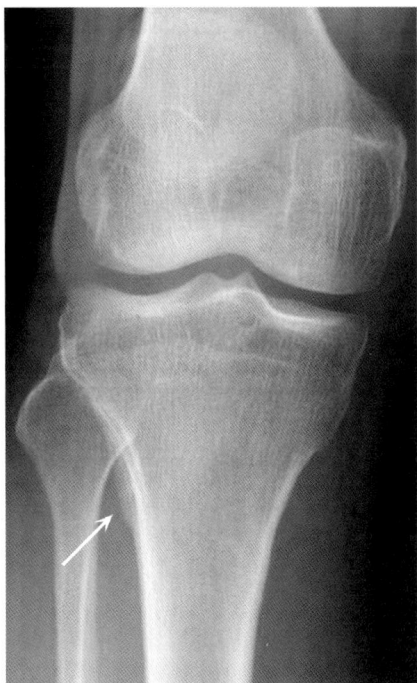

图 2 - 36　胫骨粗隆

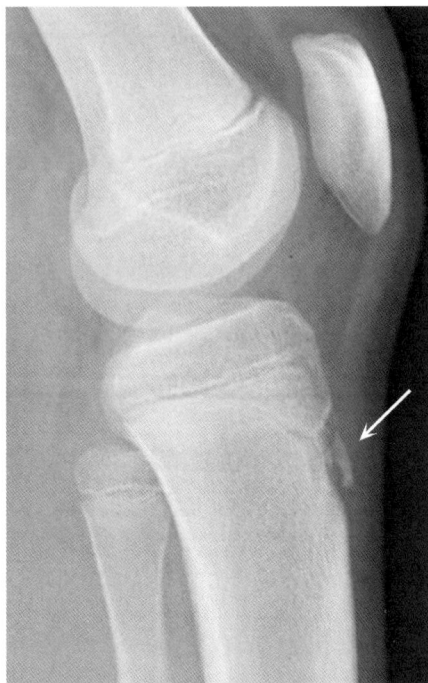

图 2 - 37　胫骨结节骨骺

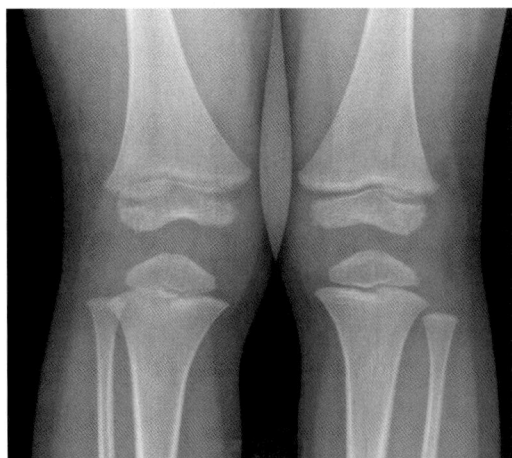

图 2 - 38　股骨远端不规则化骨核

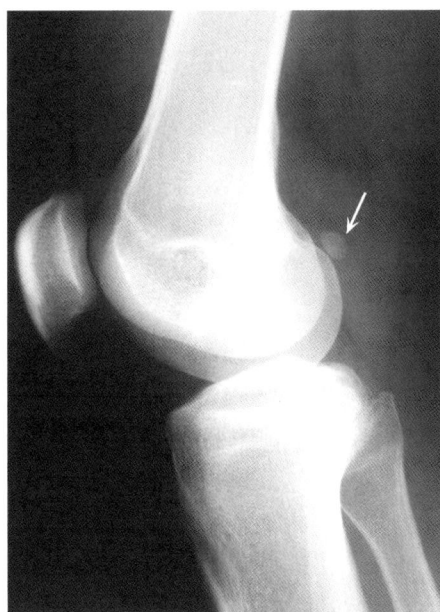

图 2 - 39　腓肠豆骨

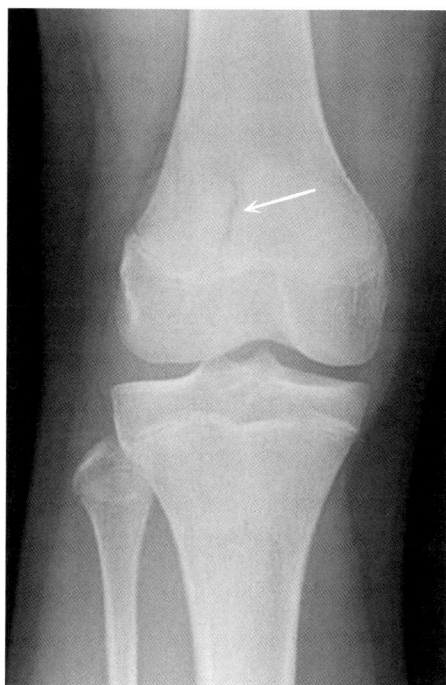

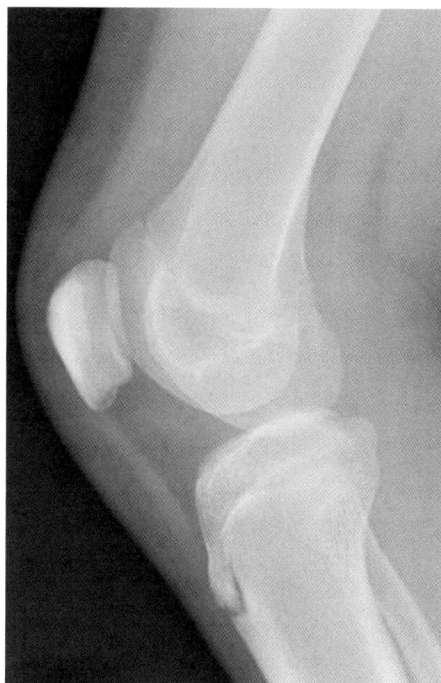

图 2 - 40　二分髌骨

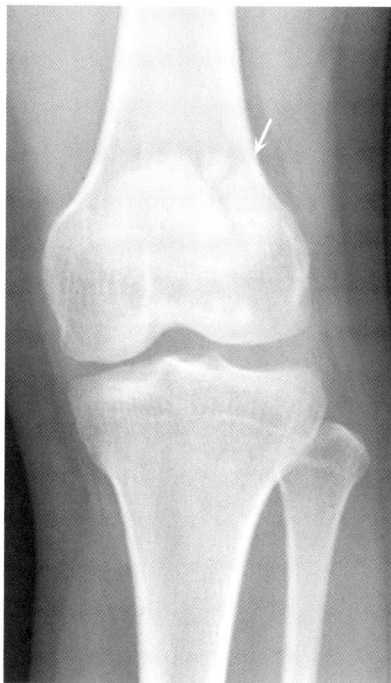

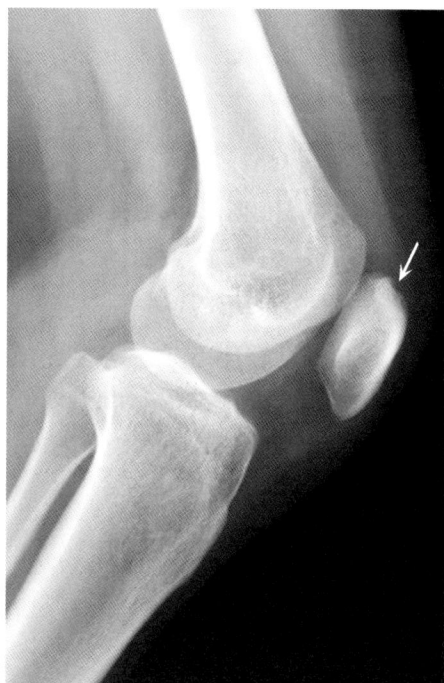

图 2 - 41　三分髌骨

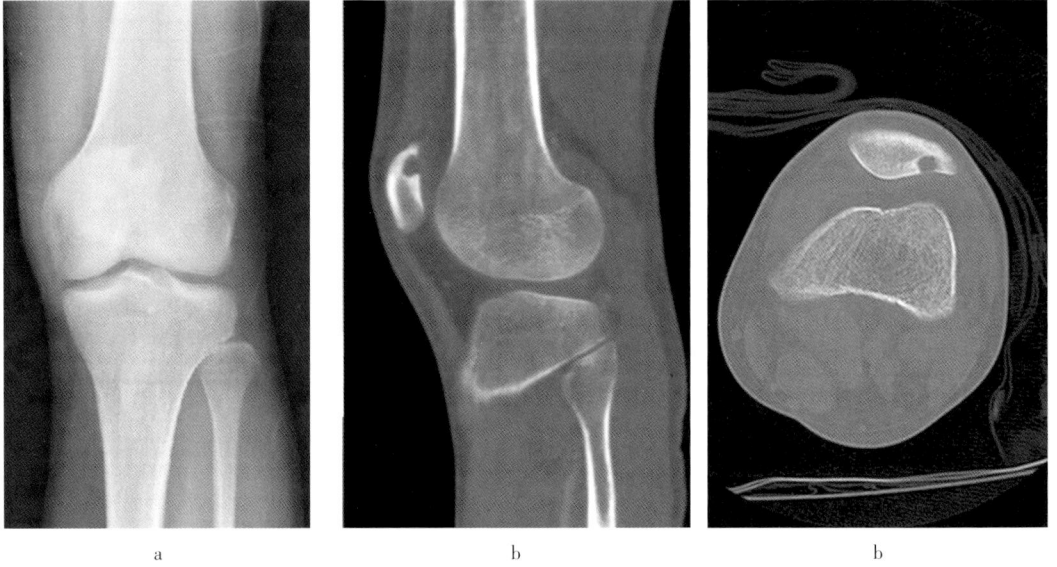

a                      b                      b

图 2 - 42 髌骨背侧缺损

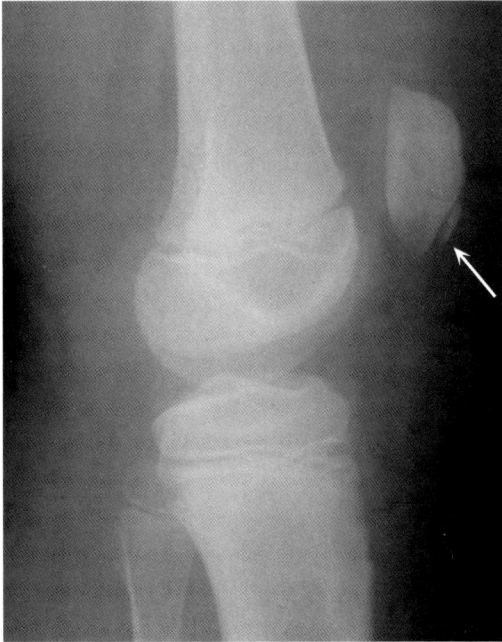

图 2 - 43 髌骨下极副骨化中心

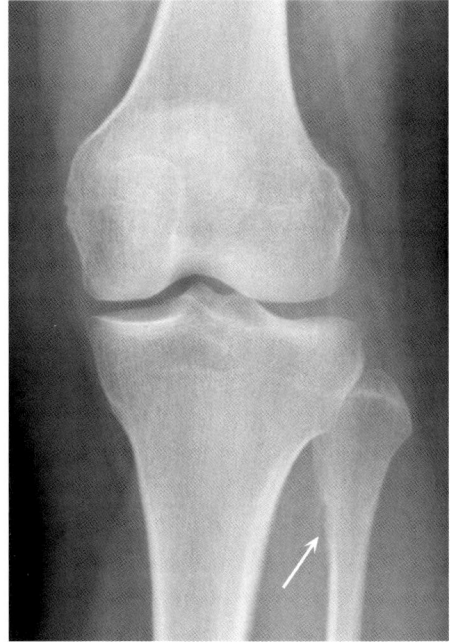

图 2 - 44 比目鱼肌"牵曳"改变

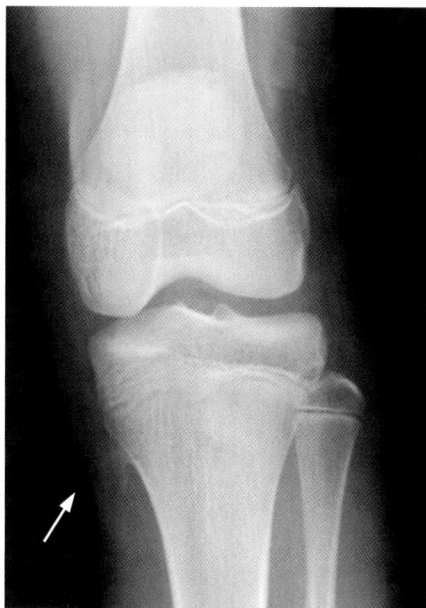

图 2 - 45　鹅足骨刺（白箭）

# 六、踝与足

1. 胫骨远端内踝下方出现一个单独分离的化骨核，称为胫下骨（图 2 - 46）。

2. 胫骨远端前缘出现的化骨核，称为胫距骨（图 2 - 47）。

3. 腓骨远端外踝下方出现的单独分离的化骨核，称为腓下骨（图 2 - 48）。

4. 距骨前缘可见一鸟嘴样骨性突起，为距骨嘴，不要误认为骨软骨瘤（图 2 - 49）。

5. 距骨后结节下缘可出现一副骨，称为距骨后三角骨，注意勿误认为距骨后突骨折（图 2 - 50）。

6. 跟骨体可出现囊状透亮区，称跟骨窦，注意勿误认为骨囊肿（图 2 - 51）。

7. 胫外骨位于舟骨的近距骨侧，多数呈双侧性，少数呈单侧性（图 2 - 52）。

8. 足舟骨有多个骨化中心组成，不要误认为舟骨缺血性坏死（图 2 - 53）。

9. 骰骨后外侧常见到大小不等的副骨，称为腓籽骨，不要误诊为骨折（图 2 - 54）。

10. 跟骨骨骺密度可呈一致性增高，为正常表现，勿误认为缺血性坏死（图 2 - 55）。

11. 第一趾跖关节处常有一个或两个籽骨，一个籽骨有时可分为两半，称为二分籽骨，不可误认为骨折（图 2 - 56）。

12. 第 5 跖骨近端二次骨化中心呈薄片状向外翘起，多两侧对称出现，勿误认为骨折或骨骺分离（图 2 - 57）。

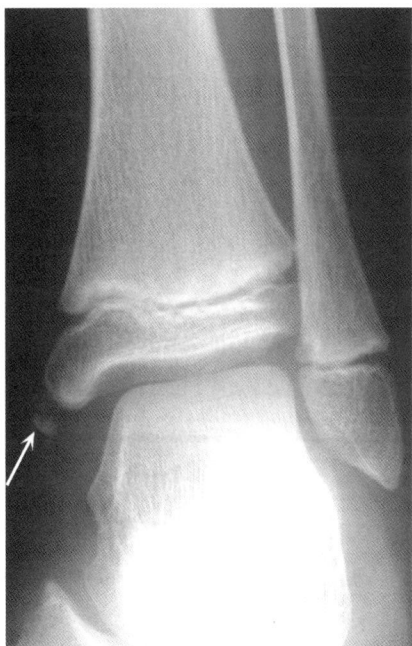

图 2 - 46　胫下骨

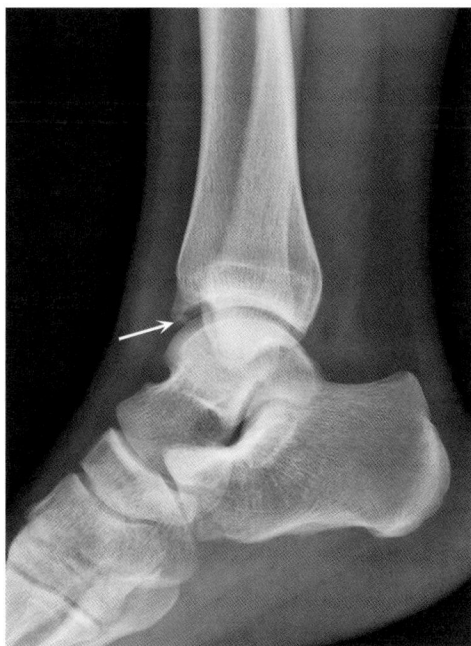

图 2 - 47　胫距骨

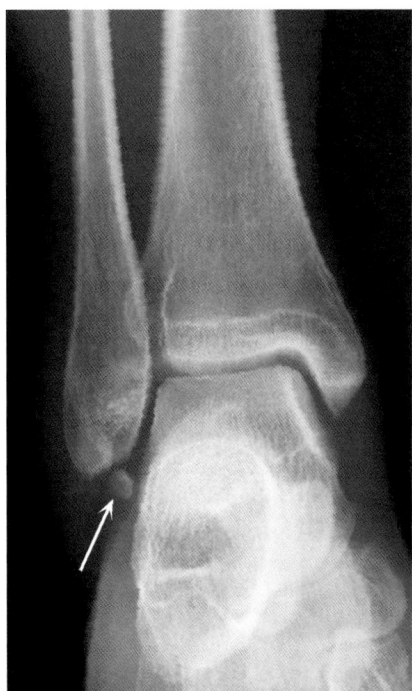

图 2 - 48　腓下骨

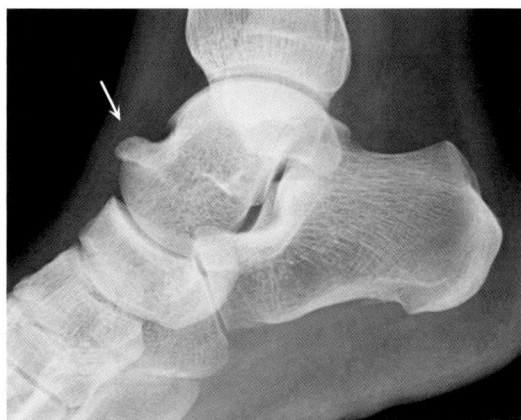

图 2 - 49　距骨嘴

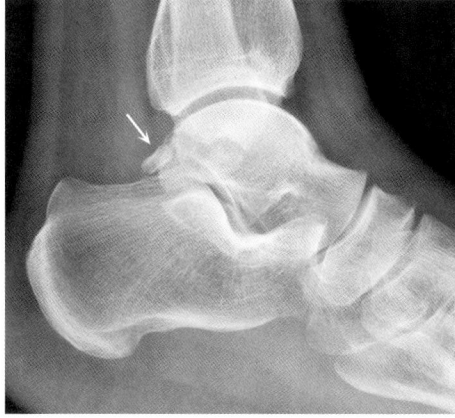

图 2 - 50　距骨后三角骨

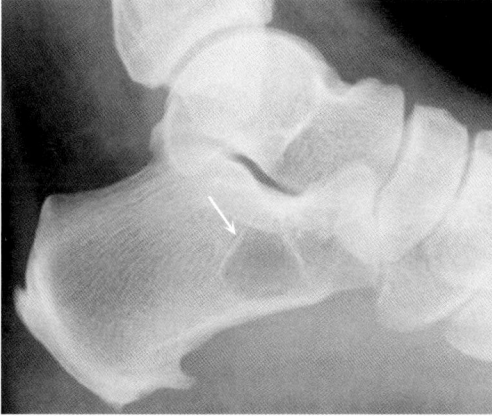

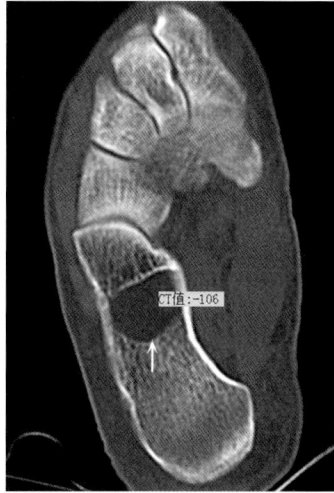

图 2 - 51　跟骨窦

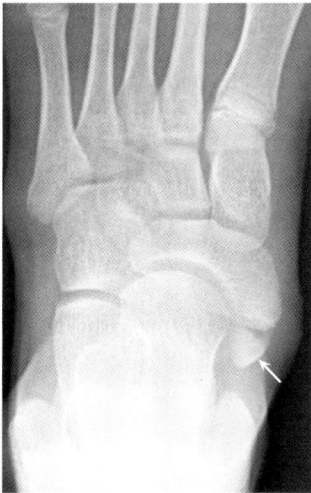

图 2 - 52　胫外骨

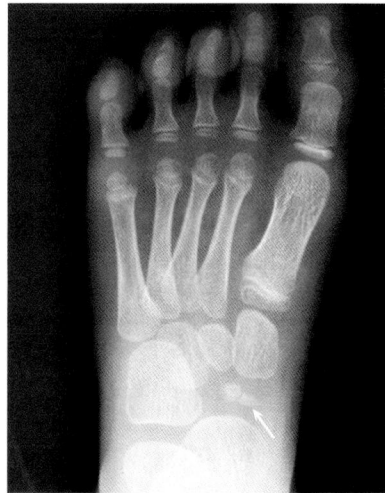

图 2 - 53　多个骨化中心组成的足舟骨

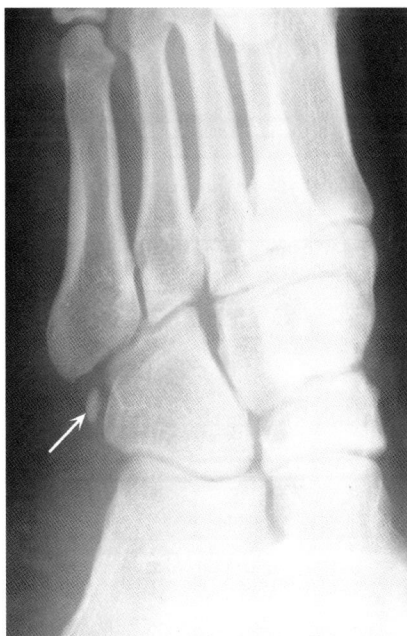

图 2-54　腓籽骨

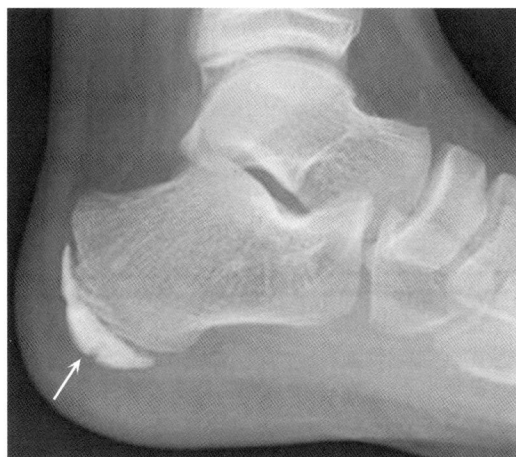

图 2-55　跟骨致密的骨骺

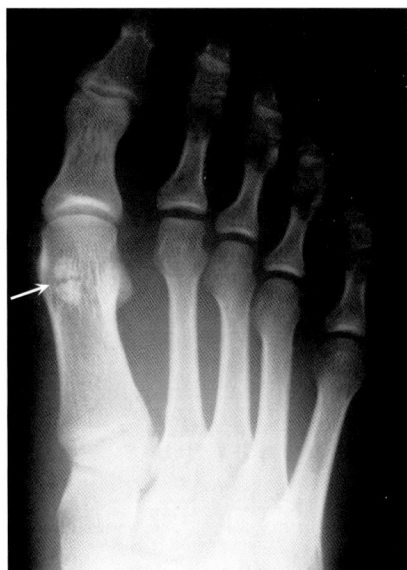

图 2-56　二分籽骨

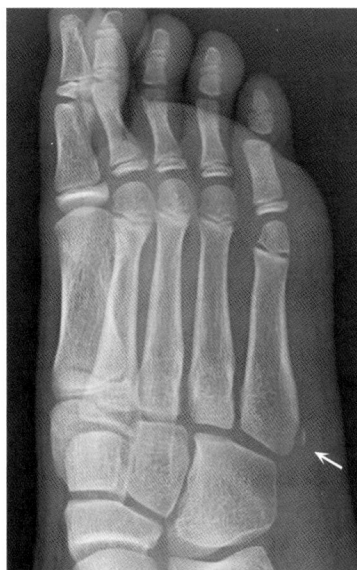

图2-57　第 5 跖骨基底部正常骨骺

# 七、脊柱

1. 成年以前，颈椎侧位片上，有时椎体前部可呈轻度楔形，不要误诊为压缩骨折（图 2-58）。

2. 在侧位片上，第 12 胸椎和第 1 腰椎体可能有轻度的楔状变形，不要误诊为椎体压缩骨折（图 2 - 59）。

3. 婴幼儿脊柱椎体呈椭圆形，前后有横行的血管沟影（图 2 - 60）。

4. 椎体永存骨骺，系椎体前上角或前下角多余的圆形小骨块，勿误诊为撕裂骨折（图 2 - 61）。

5. 第 3 骶椎以下椎板缺如，称之为骶管裂，不要误认为脊柱裂。

6. 尾椎向前成角，有时与骶骨的角度近于 90°，不要误认为脱位（图 2 - 62）。

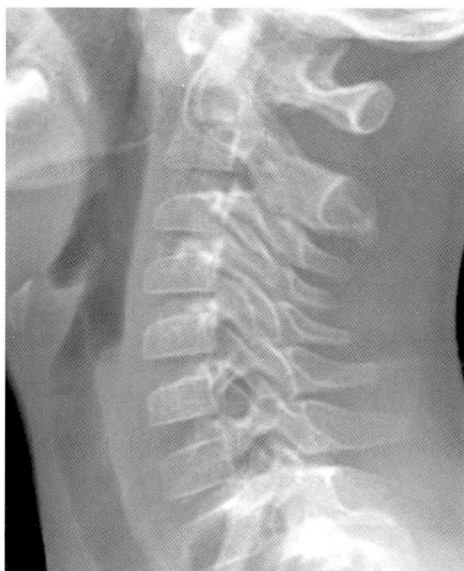

图 2 - 58　发育期颈椎体正常楔状变形

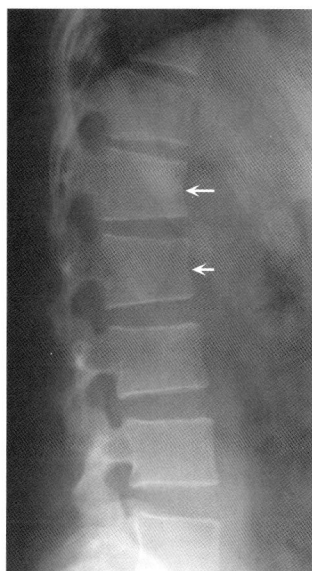

图 2 - 59　正常椎体生理性楔状变形

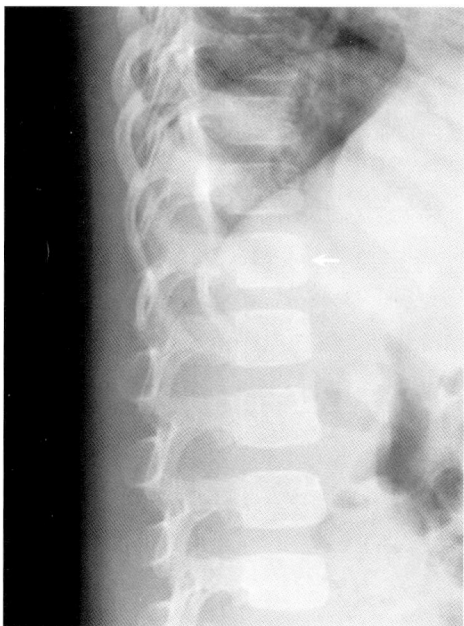

图 2 - 60　正常儿童椎体血管

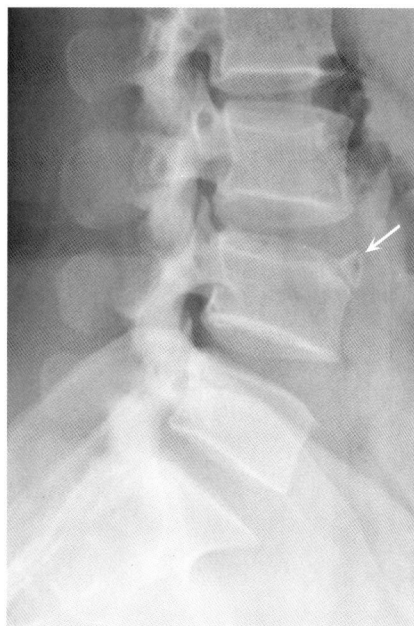

图 2 - 61　永存骨骺

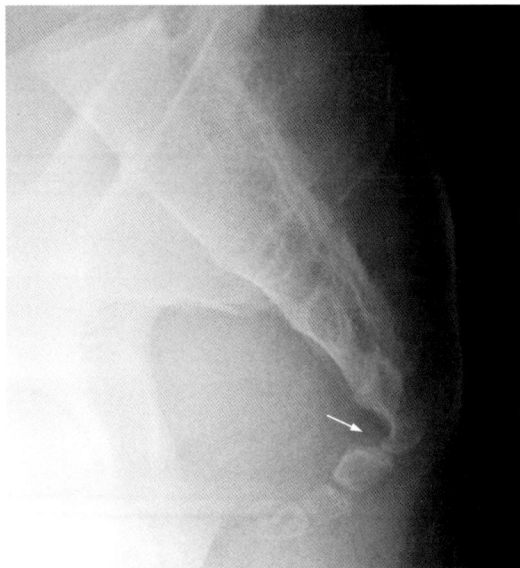

图 2-62　钩状尾椎

# 参考文献

[1] 徐文坚, 刘吉华, 肖德贵, 译. 骨放射学——正常与早期病理表现的界定 [M]. 济南: 山东科学技术出版社, 2005.

[2] 肖慧, 吕琦, 涂小煌, 等译. 正常 X 线变异图谱 [M]. 福州: 福建科学技术出版社, 2005.

[3] 刘东风, 吴振华. 骨与关节影像鉴别诊断指南 [M]. 北京: 人民军医出版社, 2005.

[4] 黄耀华. 骨关节创伤 X 线诊断手册 [M]. 北京: 中国医药科技出版社, 2004.

[5] 曹来宾. 骨与关节 X 线诊断学 [M]. 济南: 山东科学技术出版社, 1991.

[6] 巫北海. X 线解剖图谱正常、变异 [M]. 重庆: 科学文献出版社重庆分社, 1985.

[7] 李景学, 孙鼎元. 骨关节 X 线诊断学 [M]. 北京: 人民卫生出版社, 1982.

## 第三章

# 骨关节和软组织基本病变影像学表现

## 第一节 骨骼基本病变

### 一、骨质疏松

骨质疏松是指在单位体积内的骨量减少而骨组织的化学成分无改变。在组织学上见骨皮质变薄，哈弗斯管扩大，骨小梁数目减少。是成骨与破骨间失去平衡，破骨作用超过成骨作用的结果。

【影像表现】

X线主要表现为骨密度减低和骨小梁稀疏。在长骨可见骨小梁变细、减少、间隙增宽，骨皮质出现分层和变薄。在脊椎可见椎体内结构呈纵行小梁影，周围骨皮质变薄，严重时椎体内小梁结构消失，椎体变扁，上下缘内凹，椎间隙呈梭形增宽，椎体呈鱼椎状（图3-1，图3-2）。

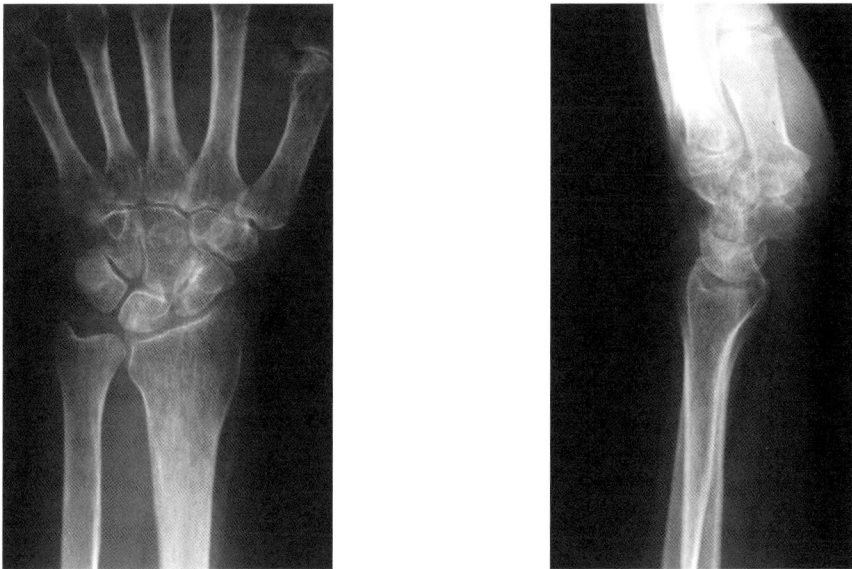

**图3-1 骨质疏松**

X线平片，示腕关节诸骨骨质密度减低，骨小梁稀疏，皮质变薄

CT 表现与平片所见大致相同，因无影像重叠，骨松质中骨小梁变细、减少、间隙增宽和骨皮质变薄征象更明确（图 3-3）。

MRI 上由于骨质疏松后骨松质内小梁变细、数量减少、哈弗斯管扩张和黄骨髓增多，在 $T_1WI$ 和 $T_2WI$ 上信号增高；骨皮质则变薄且出现较高信号区。

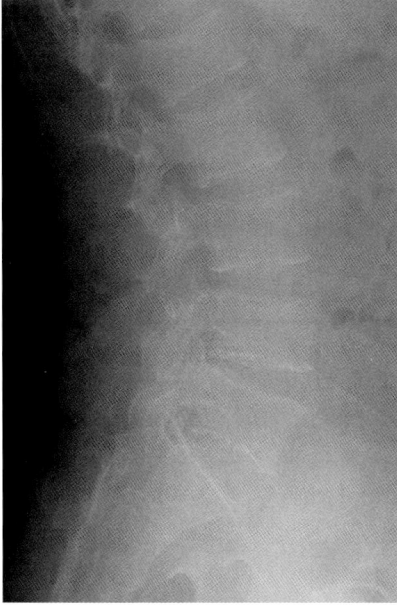

**图 3-2　骨质疏松**

X 线平片，示腰椎各椎体及附件骨质密度减低，骨小梁稀疏，皮质变薄

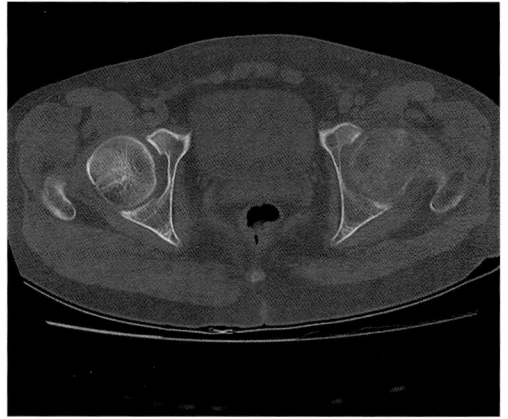

**图 3-3　骨质疏松**

CT 平扫，示左髋关节构成骨密度减低，骨小梁变细，皮质变薄

## 二、骨质软化

骨质软化是指单位体积内类骨质钙化不足。骨的有机成分正常，钙盐含量降低，骨质变软。多见于钙磷代谢障碍和维生素 D 缺乏症。

【影像表现】

X 线主要表现为骨密度减低，骨皮质变薄，骨小梁变细、减少，骨结构显示模糊，由于骨质变软，承重骨常发生各种变形，并出现假骨折线（图 3-4，图 3-5）。

CT 表现与 X 线表现基本相同。

MRI 很少用于诊断骨质软化。

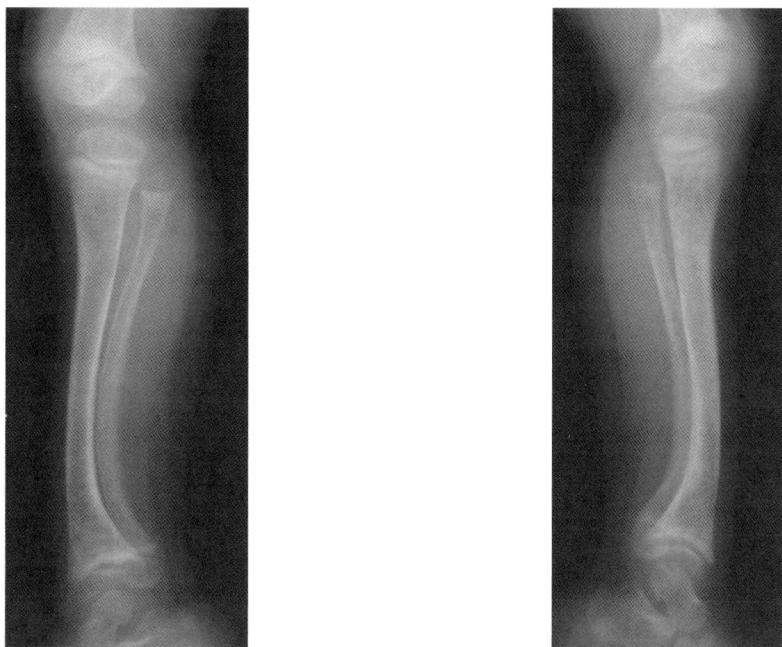

**图 3 - 4　骨质软化**

X 线平片，示胫、腓骨弯曲变形，密度减低，骨纹模糊，干骺端增宽毛糙

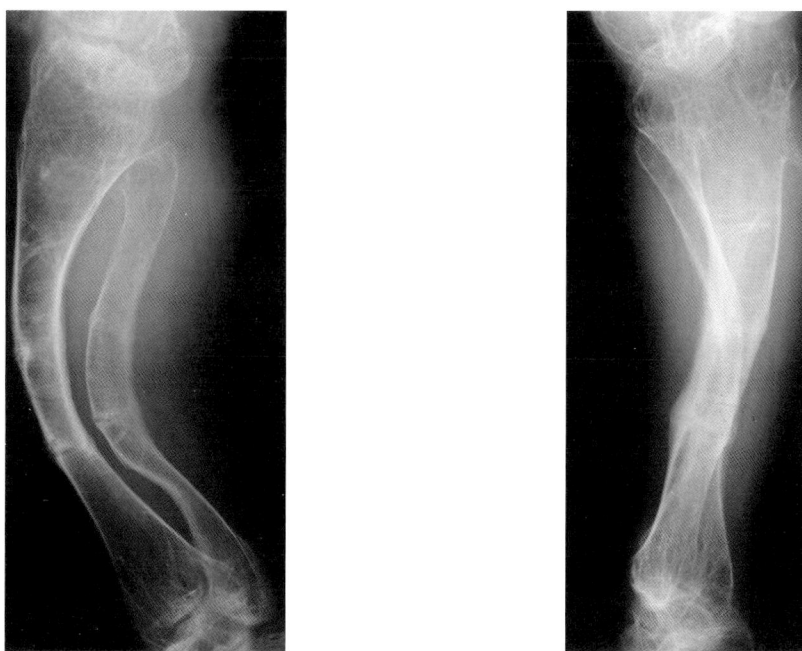

**图 3 - 5　骨质软化**

X 线平片，示胫、腓骨弯曲变形，密度减低，骨纹模糊，并见假骨折线

## 三、骨质破坏

骨质破坏是局部骨质被病理组织所代替而造成的正常骨组织缺失。可见于炎症、肉芽组织、肿瘤或肿瘤样病变等。

【影像表现】

X线表现为局部骨质密度减低、骨小梁稀疏，正常骨结构消失。松质骨破坏，早期表现为局限性骨小梁缺损；骨皮质破坏，早期发生于哈弗斯管，造成管腔扩大，呈筛孔状，骨皮质内、外表层均破坏时呈虫蚀状；骨破坏严重时骨皮质和松质骨呈大片缺失（图3-6）。

CT上骨皮质破坏，表现为骨皮质出现小透亮区，或骨皮质内、外表面呈不规则虫蚀状改变，骨皮质变薄或出现缺损。松质骨破坏，早期骨破坏的CT表现为骨小梁稀疏，局限性骨小梁缺损区多呈软组织密度，逐渐发展为斑片状甚至大片状缺损（图3-7）。

MRI上骨皮质破坏表现与CT相似，破坏区周围的骨髓因水肿呈模糊的长 $T_1$、长 $T_2$ 信号，松质骨破坏表现为高信号的骨髓被较低信号或混杂信号的病理组织取代（图3-8）。

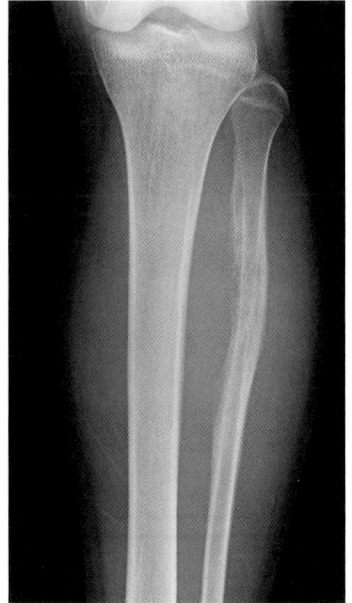

**图3-6  骨质破坏**

X线平片，示腓骨上段侵蚀性破坏，边缘不清

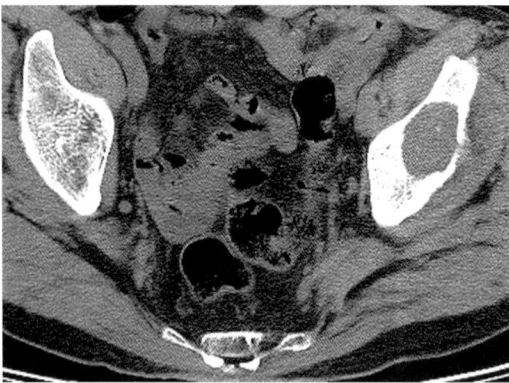

**图3-7  骨质破坏**

CT平扫，示左髂骨骨质破坏，并为软组织所取代

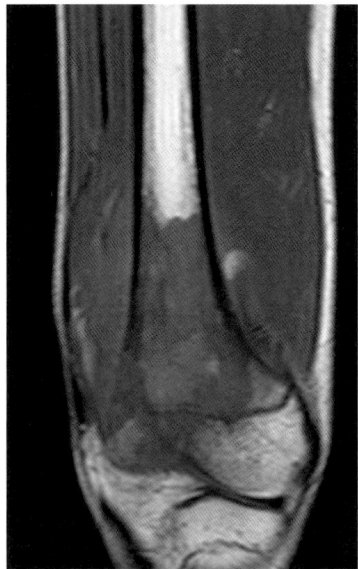

**图3-8  骨质破坏**

MRI冠状位 $T_1WI$，示股骨上段高信号的骨髓被较低信号的病理组织取代

## 四、骨质增生硬化

骨质增生硬化是指单位体积内骨量的增多。组织学上可见骨皮质增厚、骨小梁增粗、增多，是成骨增多或破骨减少或两者同时并存所致。可见于慢性骨髓炎、成骨性转移瘤和氟中毒等。

### 【影像表现】

X线表现为骨质密度增高，骨小梁增粗、增多、增密，骨皮质增厚致密，明显者难于分清骨皮质与骨松质，伴有或不伴有骨骼增大。发生于长骨可见骨干增粗、骨髓腔变窄或消失（图3-9）。

CT表现与X线平片相似，即骨质密度增高，骨小梁增粗、增多、增密，骨皮质增厚致密（图3-10）。

MRI上增生硬化骨质 $T_1WI$ 和 $T_2WI$ 均呈低信号，增生的骨小梁间骨髓组织相对较小，与正常骨松质相比呈较低信号（图3-11）。

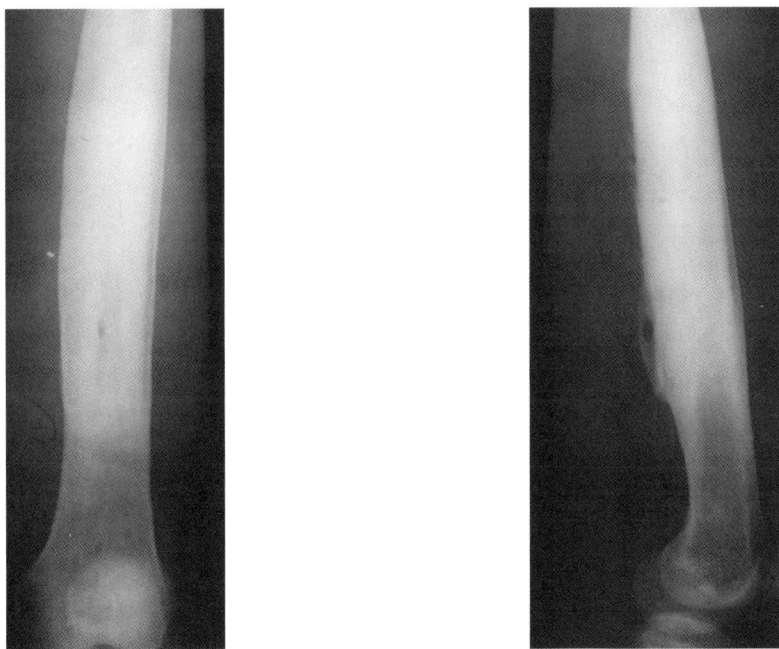

**图3-9 骨质增生硬化**

X线平片，示股骨轮廓增粗，密度增高，髓腔消失

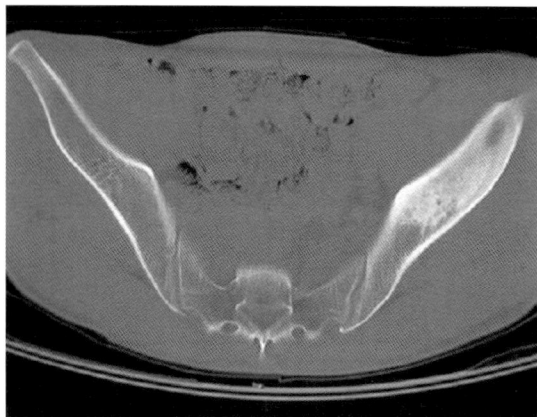

图 3 - 10　骨质增生硬化

平扫 CT，示左髂骨骨质密度增高，骨小梁密集，境界清楚

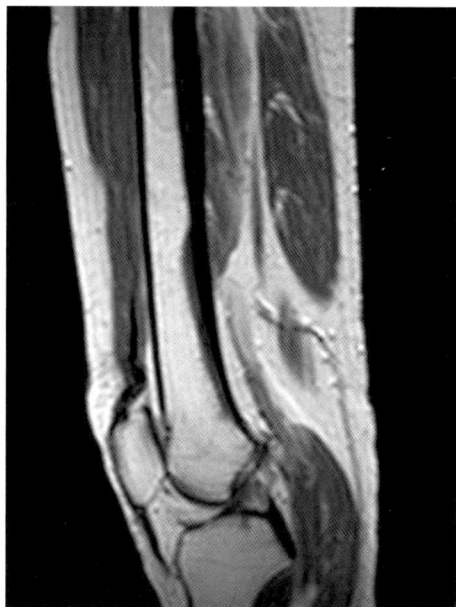

图 3 - 11　骨质增生硬化

MRI 矢状位 $T_1WI$，示股骨下段后缘骨质增生、硬化呈低信号

## 五、骨膜反应

骨膜反应又称骨膜增生，是因骨膜受到刺激，骨膜内层的成骨细胞活动增加所产生的骨膜新生骨。骨膜增生通常表示有病变存在，多见于炎症、肿瘤、外伤和骨膜下出血等。

### 【影像表现】

X 线早期表现为一段长短不定、与骨皮质平行的细线状致密影，与骨皮质间可见 1 ~ 2mm 宽的透亮间隙；进一步发展，骨膜增生可因新生骨小梁排列形式不同而有多种表现，常见骨膜增生形态有线型、成层型、垂直型、散射型和花边型等。一般炎症所致的骨膜反应较广泛，肿瘤引起的较局限，骨膜新生骨可重新被破坏，破坏区两端残留骨膜反应呈三角形或袖口状，称 Codman 三角，常为恶性肿瘤的征象（图 3 - 12、图 3 - 13、图 3 - 15、图 3 - 16、图 3 - 17）。

CT 表现为某一层面或多层骨膜增生。

MRI 显示骨膜新生骨在各序列均为低信号（图 3 - 14），不能显示骨膜新生骨的精细的形态和结构。

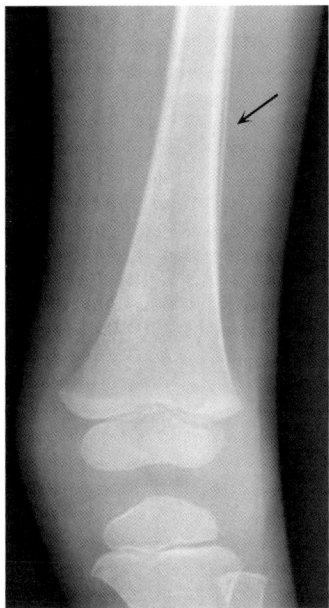

**图 3 - 12 骨膜反应**

X 线平片，示股骨外侧可见与骨皮质平行的
线样致密影，与皮质间有较窄的透明间隙

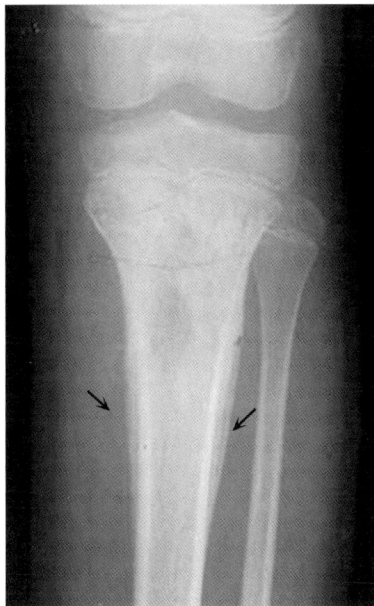

**图 3 - 13 骨膜反应**

X 线平片，示胫骨上段周围可见葱
皮样骨膜反应

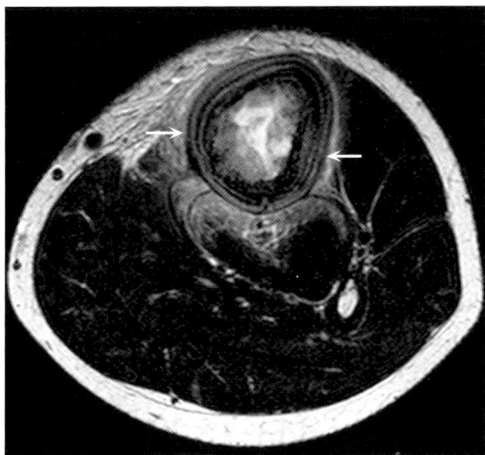

**图 3 - 14 骨膜反应**

MRI 横轴位 $T_2WI$，示胫骨上段层状骨膜反应

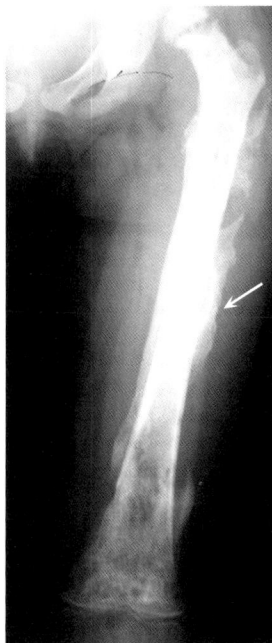

**图 3 - 15 骨膜反应**

X 线平片，示股骨周围可见花
边状骨膜反应

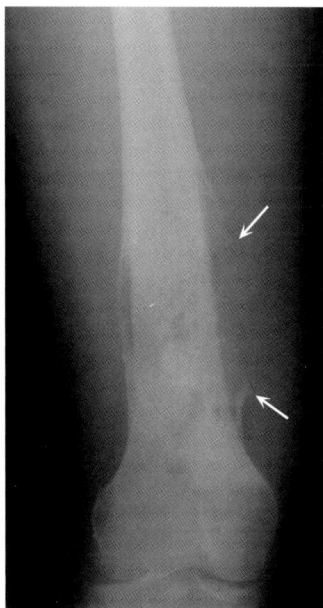

**图 3 - 16　Codman 三角**

X 线平片，示股骨周围可见骨膜反应，外侧骨膜反应被截断，残存部分呈袖口状

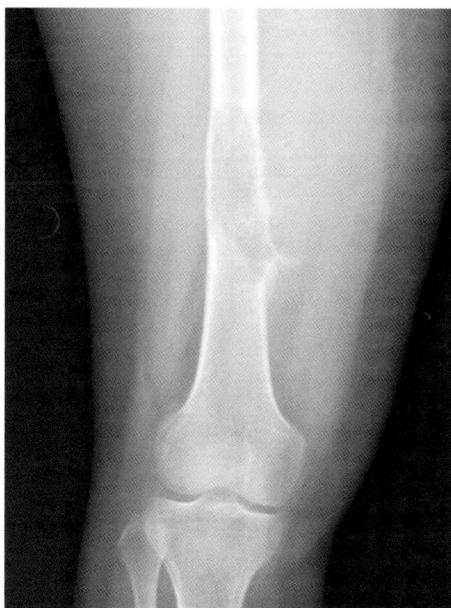

**图 3 - 17　骨膜反应**

CT 平扫，示右股骨中下段尤因肉瘤所致骨质破坏，破坏区内侧可见针状骨膜反应伴软组织肿块

# 六、骨质坏死

骨质坏死是指骨组织局部代谢停止，细胞成分死亡，坏死的骨质称为死骨。组织学上见骨细胞死亡、消失，形成坏死的原因主要是血液供应中断。

【影像表现】

X 线平片早期无阳性表现。1~2 个月后在周围骨质被吸收密度降低，或在周围肉芽组织的衬托下，坏死骨呈相对局限性密度增高。随后坏死骨组织被压缩，新生肉芽组织侵入并清除死骨，死骨内部出现骨质疏松区和囊变区（图 3 - 18、图 3 - 19）。

CT 上骨坏死早期表现为骨小梁结构紊乱，其中见点状、片状高密度影，随后其密度逐渐增高，晚期死骨变形、碎裂。正常骨结构消失（图 3 - 20）。

MRI 显示骨质坏死早于 X 线平片和 CT，在骨形态和密度未变化之前，坏死骨病灶MRI 上形态多不规则，$T_1WI$ 上信号不均匀减低，$T_2WI$ 上病灶呈中到高信号。坏死区的外围在 $T_1WI$ 和 $T_2WI$ 上均有一低信号带，为新生骨质硬化带。病变外侧有时还可见到高信号的肉芽组织和软骨化生组织的修复带。晚期坏死区出现纤维化和骨质硬化，在 $T_1WI$ 和$T_2WI$ 均呈低信号（图 3 - 21）。

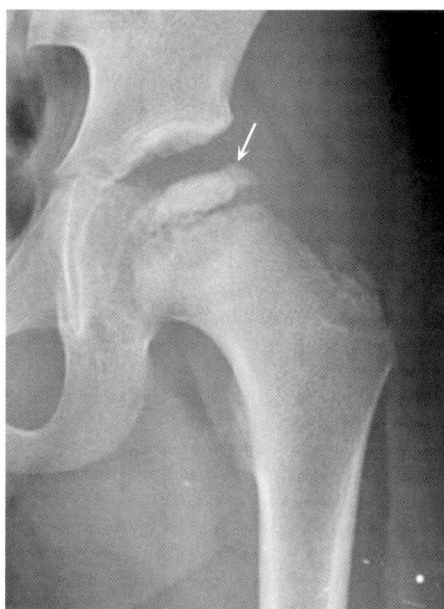

**图 3 - 18　骨质坏死**

X 线平片，示左股骨头骨骺变扁，体积变小，密度增高

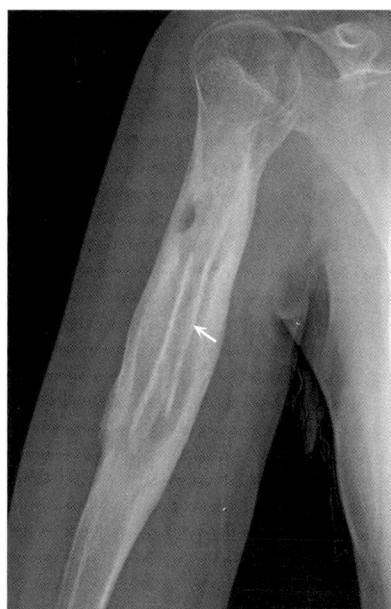

**图 3 - 19　骨质坏死**

X 线平片，示右肱骨密度增高，其中可见条状死骨影

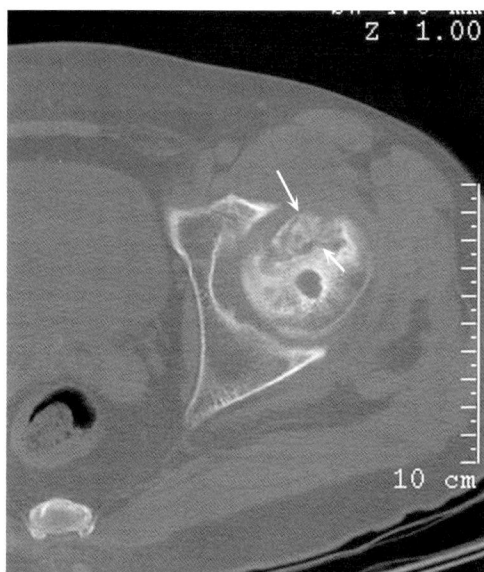

**图 3 - 20　骨质坏死**

CT 平扫，示左股骨头密度增高并夹杂囊变，于囊性透亮区内可见死骨影

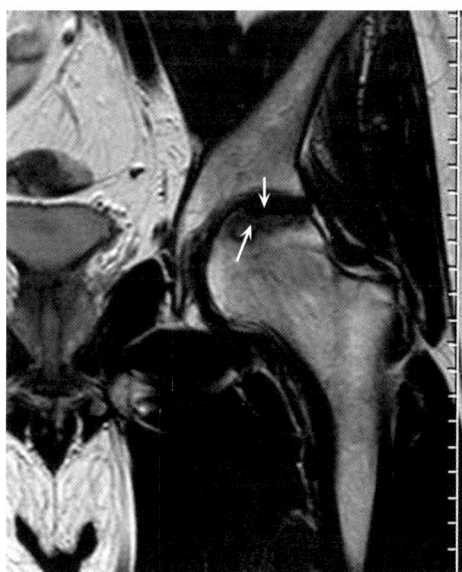

**图 3 - 21　骨质坏死**

MRI $T_2WI$，示左股骨头缺血坏死，坏死区信号不均匀，周围为低信号带环绕

## 七、软骨钙化

软骨钙化分为生理性和病理性。如肋软骨钙化可发生生理性钙化，而瘤软骨钙化则为病理性。软骨钙化影的出现标志着骨内或骨外有软骨组织或瘤软骨的存在。

【影像表现】

X 线平片上软骨钙化表现为颗粒状、环状或半环状高密度影，中心密度可减低，或呈磨玻璃状，数量不等。良性病变的软骨钙化密度较高，环形影清楚、完整。恶性病变的软骨钙化密度减低、边缘模糊、环形影欠完整，钙化量也较少（图 3 - 22）。

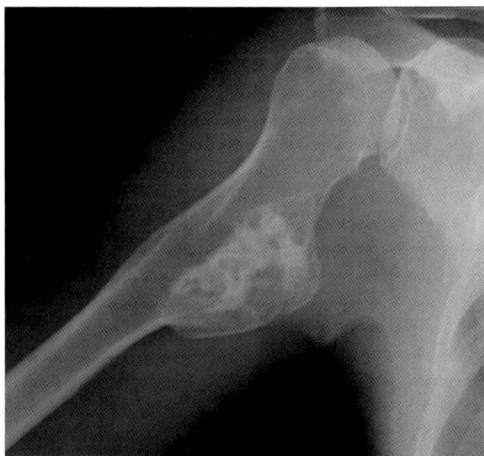

**图 3 - 22　软骨钙化**

X 线平片示肱骨近端骨软骨瘤内有点、片状钙化

CT 表现与 X 线平片基本相似，但由于避免了组织重叠，能更好显示钙化的细节，同时 CT 由于密度分辨率较高，可显示 X 线平片不能显示的钙化。多平面重组图像及三维成像可以形象地显示软骨钙化的范围、部位及与周围骨和其他组织的关系（图 3 - 23，图 3 - 24）。

MRI 上瘤软骨钙化在 $T_1WI$ 和 $T_2WI$ 上一般均呈低信号。

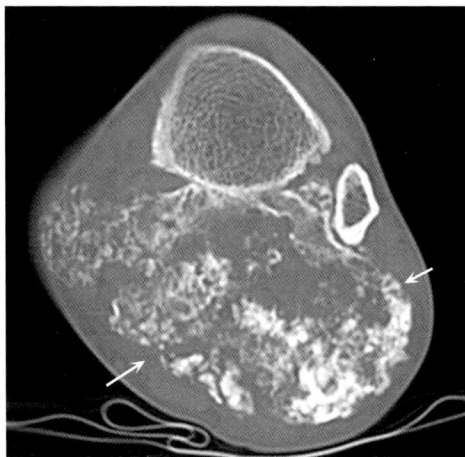

**图 3 - 23　软骨钙化**

CT 平扫，示胫骨远端骨软骨瘤内有多数较高密度环状、半环状及斑点状钙化

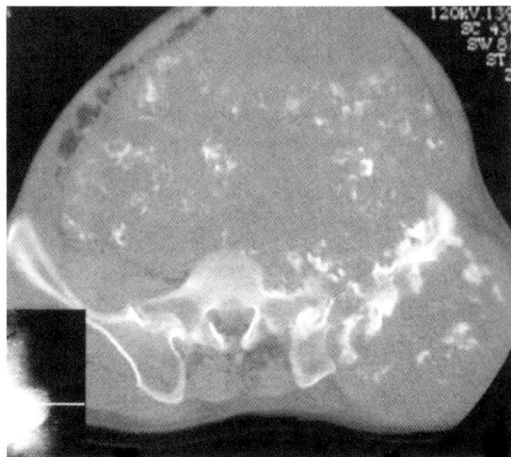

**图 3 - 24　软骨钙化**

CT 平扫，示左髂骨软骨肉瘤骨质破坏区及肿块内有边缘模糊密度稍高斑点状、半环状钙化

# 第二节　关节基本病变

## 一、关节肿胀

关节肿胀多由于关节腔或关节囊及其周围软组织充血、水肿、出血和炎症所致。

【影像表现】

X 线表现为关节周围软组织影膨隆，脂肪垫和肌肉间脂肪层移位变形或模糊消失，整个关节区密度增高，大量关节积液可见关节间隙增宽（图 3 – 25）。

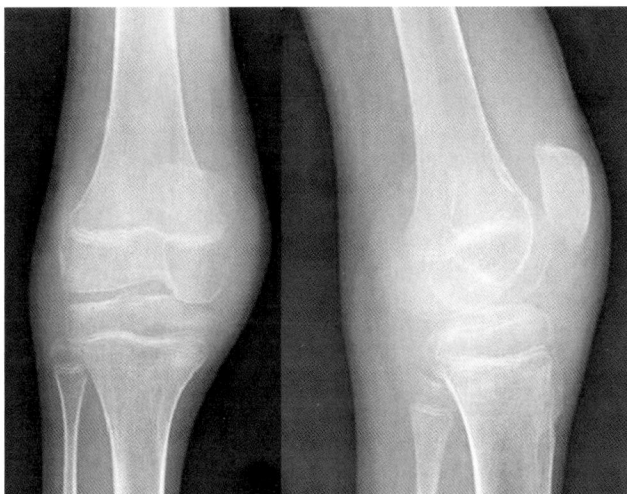

**图 3 – 25　关节肿胀**

X 线平片，示膝关节周围软组织肿胀、膨隆，密度增高，层次模糊不清

CT 显示关节周围软组织肿胀优于 X 线平片，能直接显示关节腔内的液体和关节囊的增厚（图 3 – 26）。

MRI 在显示关节腔内的液体、关节囊的增厚方面更优于 CT，关节积液 $T_1$WI 呈低信号，$T_2$WI 呈高信号（图 3 – 27）。

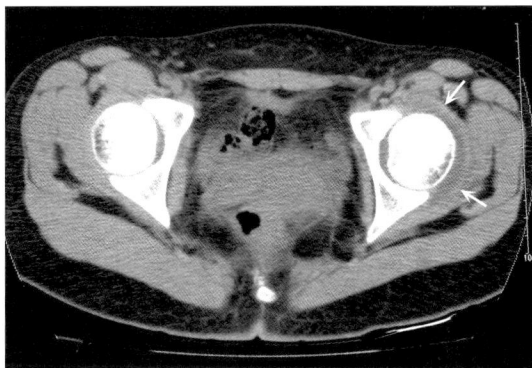

**图 3 – 26　关节肿胀**

CT 平扫，示左髋关节周围软组织肿胀、膨隆，呈环形低密度区

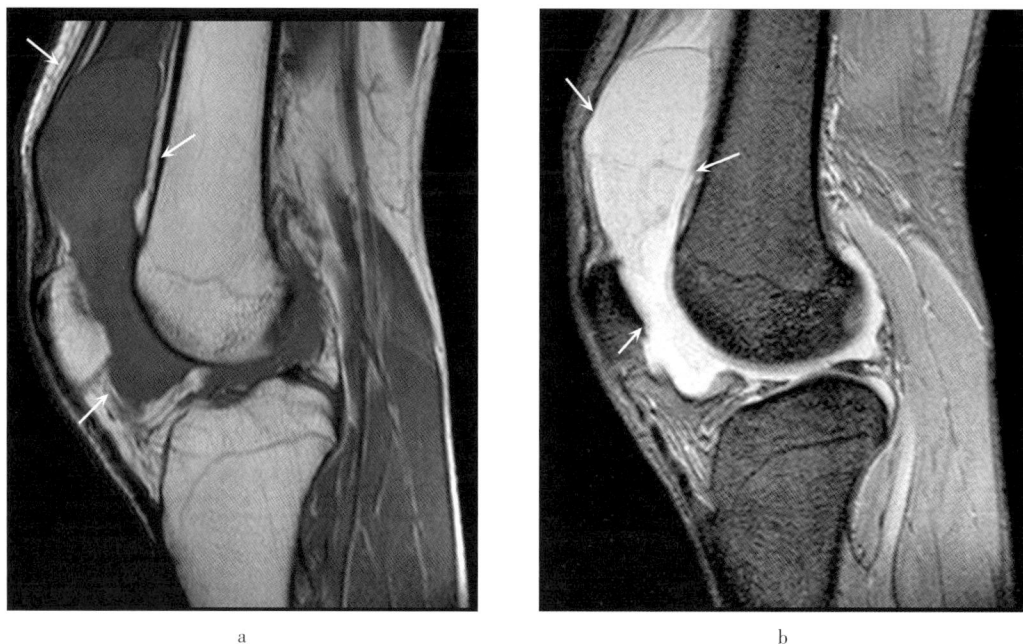

图 3－27　关节肿胀（积液）

a. 膝关节矢状位 $T_1WI$，b. 矢状位 $T_2WI$，示膝关节肿胀，关节内积液于 $T_1WI$ 呈低信号，$T_2WI$ 呈高信号

## 二、关节间隙异常

关节间隙异常包括关节间隙增宽、变窄或宽窄不均。关节炎症、创伤性积液可引起关节间隙增宽。关节软骨广泛磨损、坏死、脱落可引起关节间隙变窄。局部关节软骨细胞增殖与软骨细胞变性、坏死的因素同时存在，可造成关节间隙宽窄不均。

【影像表现】

X 线平片显示关节面间距离增宽或变短，此外，可发现局部骨质的改变（图 3－28、图 3－29）。

CT 与 X 线平片大致相似，同时可发现造成改变的某些原因。

MRI 基本与 X 线平片和 CT 相似，也可发现造成改变的某些原因。可发现导致关节间隙增宽的关节积液，并可较早发现关节软骨的改变，还可发现滑膜的病变。

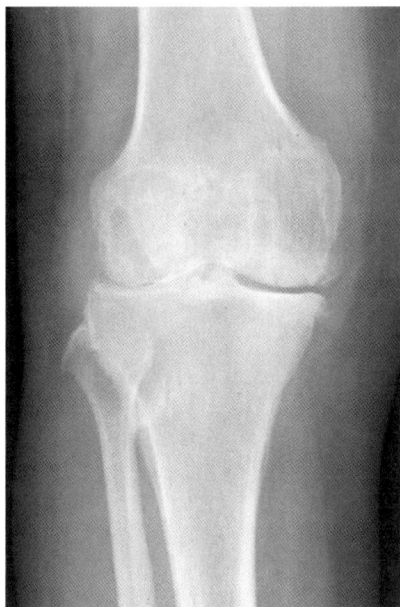

**图 3 - 28 关节间隙狭窄**

X 线平片，示股胫关节间隙变窄伴边
缘骨质增生

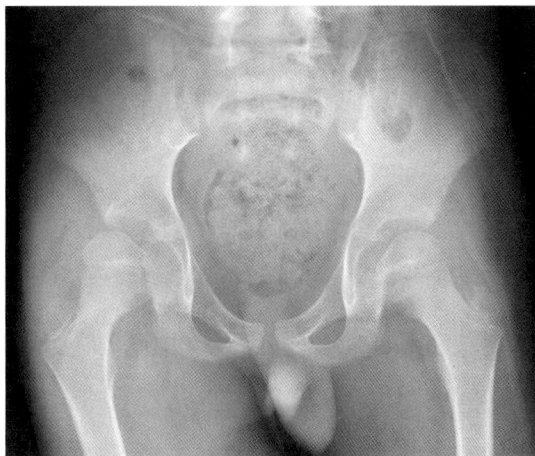

**图 3 - 29 关节间隙增宽**

X 线平片，示右侧髋关节间隙较对侧增宽

# 三、关节破坏

关节破坏是指关节软骨及其下方的骨质
被病理组织侵犯、代替。

【影像表现】

X 线平片早期当破坏累及关节软骨时，
仅见关节间隙狭窄，当累及关节面骨质时根
据不同病因表现为不同形态的骨破坏和
缺损。

CT 与平片基本相似，但能较早发现细小
的骨质破坏（图 3 - 30）。

MRI 能早期发现关节软骨的改变，亦能
发现骨质破坏。

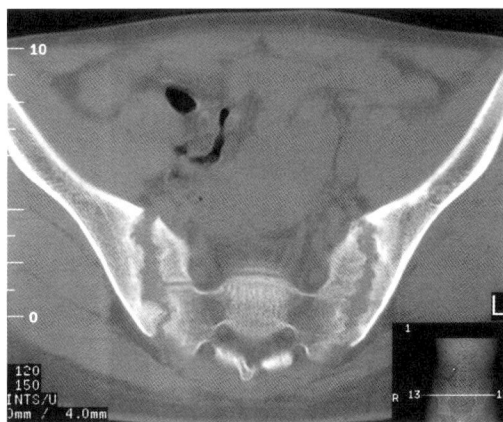

**图 3 - 30 关节破坏**

CT 平扫，示双侧骶髂关节面骨质侵蚀破坏，
边缘模糊不清

## 四、骨性关节面骨硬化

骨性关节面骨硬化即骨性关节面增厚、硬化，常在关节软骨退变、坏死的基础上，继发骨性关节面反应性骨质增生硬化，表面常凹凸不平，关节间隙宽窄不均。

### 【影像表现】

X 线平片及 CT 可显示关节软骨下骨板和（或）关节软骨钙化带增生硬化（图 3 - 31、图 3 - 32）。

MRI 上骨性关节面增厚及关节面下骨质增生在 $T_1WI$ 和 $T_2WI$ 上均呈低信号。

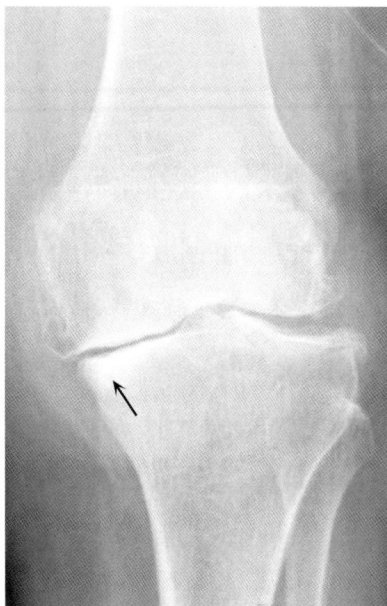

图 3 - 31　骨性关节面骨硬化

X 线平片，示膝关节骨性关节面增厚硬化

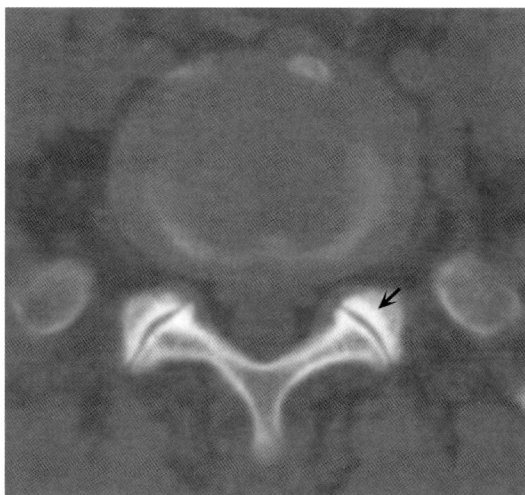

图 3 - 32　骨性关节面骨硬化

CT 平扫骨窗，示双侧椎间小关节骨性关节面增厚硬化

## 五、关节边缘骨赘

关节边缘骨赘为关节边缘的骨刺、骨唇及骨桥样骨质增生硬化，可来自关节盂唇软骨的骨化，也可因滑膜的软骨化生、骨化而形成。

### 【影像表现】

X 线及 CT 可显示出关节退行性变的各种骨赘形态、密度及生长方式（图 3 - 33、图 3 - 34）。

MRI 上骨赘表面皮质显示为低信号、其内骨髓呈高信号。

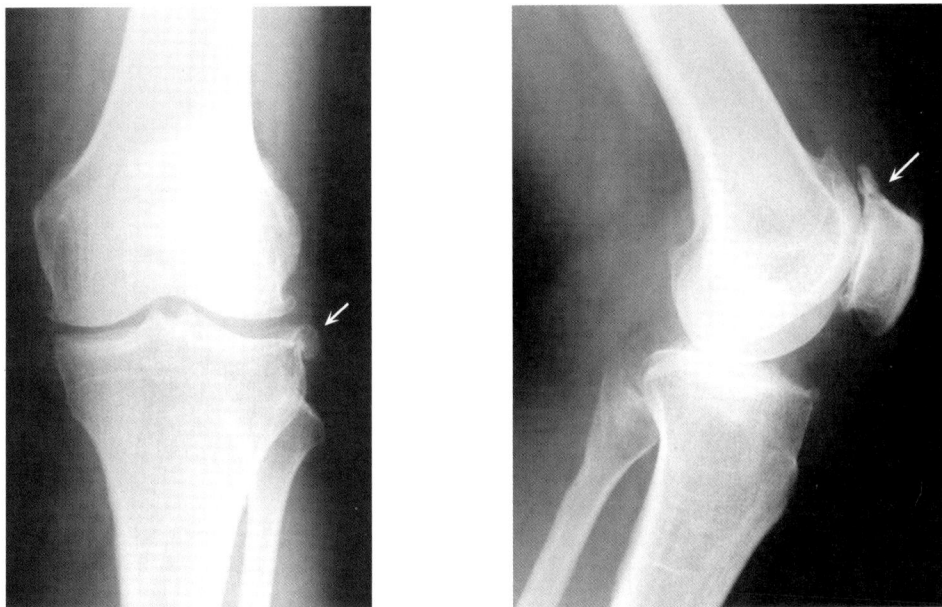

**图 3 - 33　关节边缘骨赘**

X 线平片，示股胫关节外侧相对缘及髌骨后角边缘骨赘形成

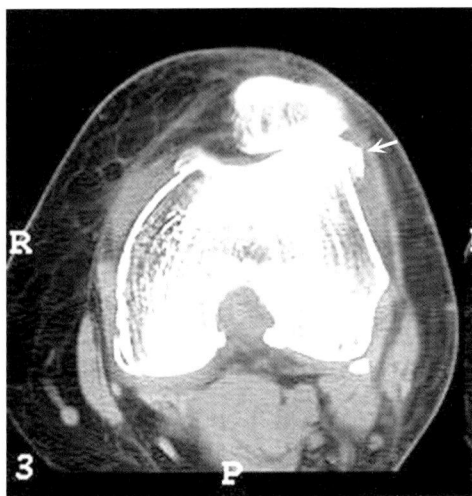

**图 3 - 34　关节边缘骨赘**

CT 平扫，示股髌关节对合不良，同时可见关节边缘骨赘形成

# 六、骨性关节面下囊性变

骨性关节面下囊性变指退行性关节病时滑液通过破坏的软骨性及骨性关节面渗入骨端，形成囊样破坏区，或类风湿关节炎等关节炎性疾病因血管翳、肉芽组织侵蚀、破坏形成的骨性关节面下囊状病变。

**【影像表现】**

X 线表现为骨性关节面下局部骨质消失或邻近骨性关节面的单个或多个囊状透亮区，周边常有反应性硬化（图 3 - 35）。

CT 表现与平片相似，但能显示关节面下囊性变的内部结构（图 3 - 36）。

MRI 上骨性关节面下囊性变 $T_1WI$ 呈低信号、$T_2WI$ 呈高信号，大小不等，边缘清楚。

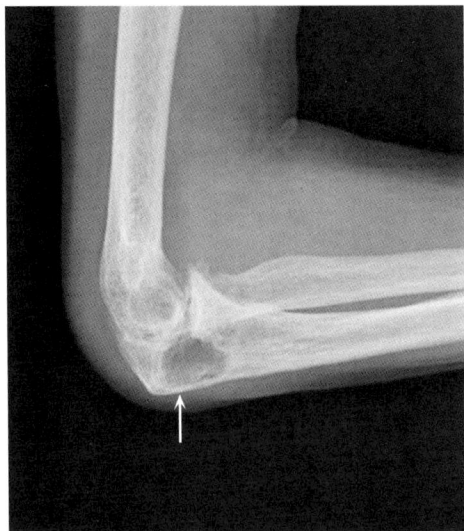

图 3 - 35　骨性关节面下囊性变

X 线平片，示尺骨近端关节面下卵圆形囊性透亮区，边界清楚

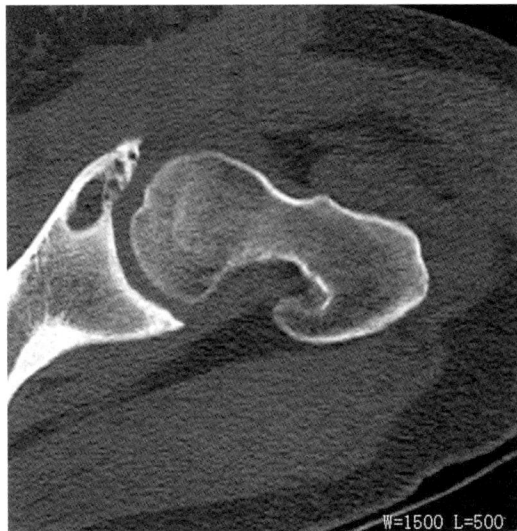

图 3 - 36　骨性关节面下囊性变

CT MPR 重建像，示左髋臼关节面下不规则囊状破坏透亮区，其中骨小梁消失，边界清楚

# 七、关节内游离体

关节内游离体又称关节鼠，是指关节内游离的骨、软骨或骨软骨性肿块。骨端撕裂的骨碎片，由滑膜面脱离的滑膜性骨软骨瘤等进入关节内，均可成为游离体。游离体可以是骨、软骨或滑膜性的，在关节内可完全游离，也可有一个软组织蒂。游离体可单发或多发。

**【影像表现】**

X 线平片显示关节内形态各异、大小不等的骨性或有钙化的软骨性游离体，但看不到软骨性或重叠部位的游离体（图 3 - 37）。

CT 可显示各种类型的和各种部位的游离体（图 3 - 38）。

MRI 上骨性或钙化的游离体 $T_1WI$ 和 $T_2WI$ 均呈低信号，未钙化软骨游离体于 $T_1WI$ 呈等信号，$T_2WI$ 呈低信号（图 3 - 39）。

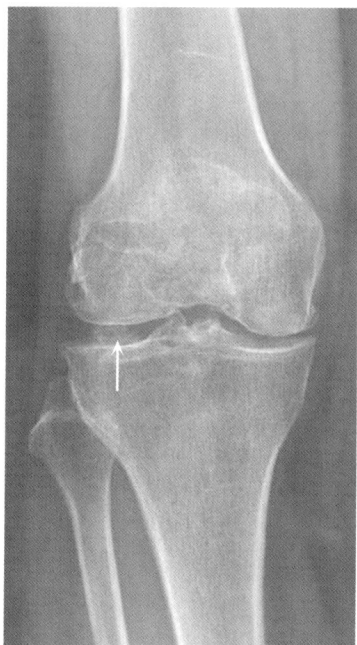

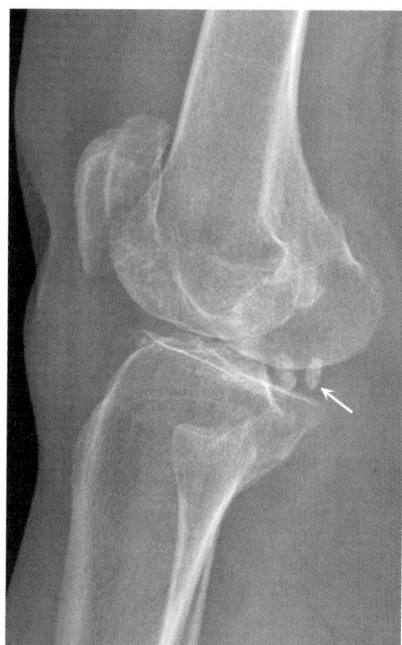

**图 3 – 37  关节内游离体**

X 线平片，示膝关节间隙内多枚小结节游离体

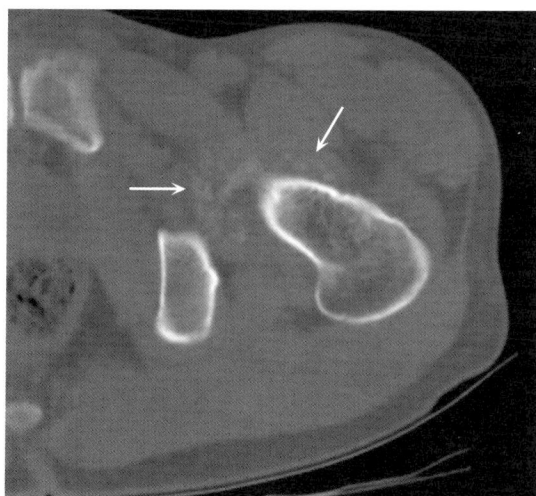

**图 3 – 38  关节内游离体**

CT 平扫，示左髋关节间隙内多枚游离体

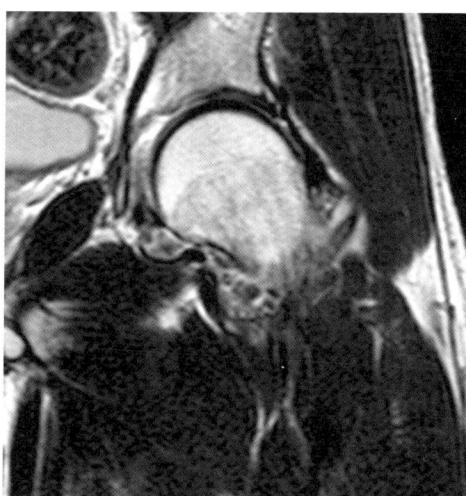

**图 3 – 39  关节内游离体**

MRI T$_2$WI，示左髋关节多枚游离体，呈低信号

## 八、关节软骨钙化

关节软骨钙化为关节盘、关节半月板、椎间盘及耻骨联合等处关节软骨的钙质异常沉着。

【影像表现】

X 线平片显示相应关节软骨区线状、片状、点状或分层状致密影（图 3 - 40）。

CT 表现与 X 线大致相同。

MRI 一般不用于关节软骨钙化的检查。

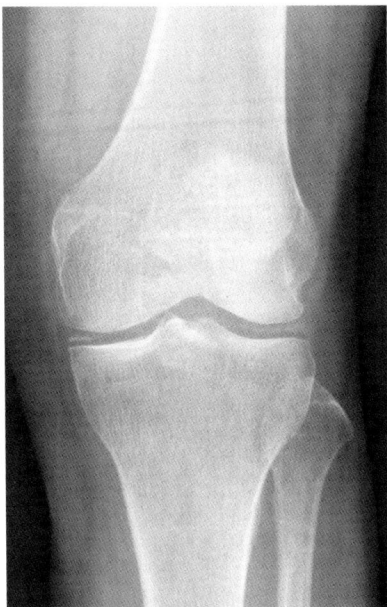

图 3 - 40　关节软骨钙化

X 线平片，示膝关节半月板钙化

## 九、关节脱位

关节脱位是指构成关节的骨端位置改变或距离增宽，不能回到正常状态的病理状态。根据程度分为全脱位和半脱位，从病因上可分为外伤性脱位、先天性脱位和病理性脱位。

【影像表现】

X 线平片可以显示骨端位置关系的改变或距离增宽（图 3 - 41）。

CT 图像避免了组织的重叠，易于显示一些平片难于发现或显示不佳的关节脱位。多平面重组更清晰显示关节结构和关节改变。三维重建图像可以整体显示骨性关节结构（图 3 - 42）。

MRI 不但可显示关节脱位，还可以直观显示关节脱位的合并损伤如关节内积血、积液，囊内、外韧带和肌腱断裂以及关节周围的软组织损伤。

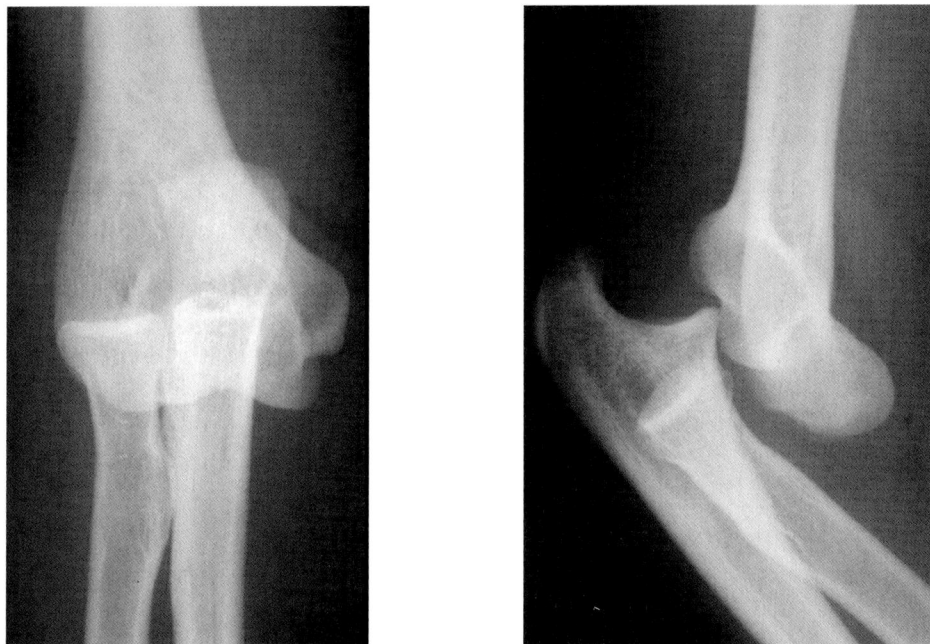

**图 3 - 41 关节脱位**

X 线平片，示肘关节关系失常，桡、尺骨近端相对肱骨近端向后上方移位

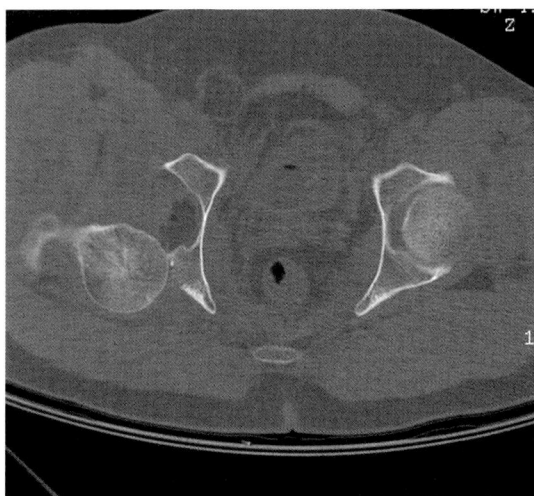

**图 3 - 42 关节脱位**

CT 平扫，示右髋关节位置关系失常，股骨头脱出髋臼向后方移位

## 十、关节内骨折

关节内骨折是指外伤性或病理性骨折累及关节。

【影像表现】

X线平片显示骨折线累及关节组成骨（图3-43）、骨端骨折、关节塌陷，骨折片陷入骨内或撕脱游离于关节腔内。病理性骨折除骨折征象外，尚有原病变引起的骨质改变。

CT与X线平片表现相似，但CT发现隐匿骨折、重叠部位的骨骼骨折优于X线平片（图3-44）。

MRI显示骨折线不如CT，但可清晰显示骨折周围出血、水肿和软组织损伤。

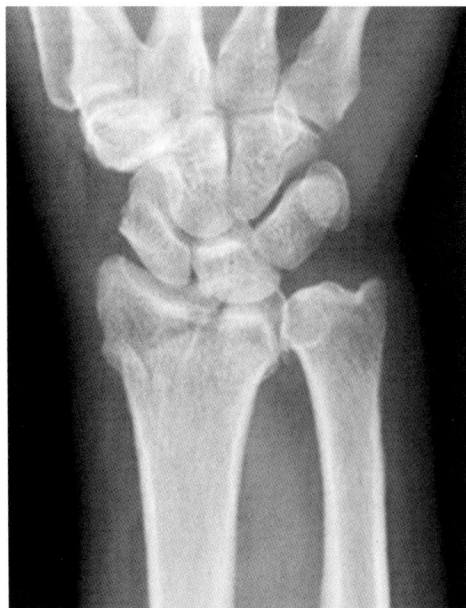

图3-43　关节内骨折

X线平片，示桡骨远端骨折涉及关节面

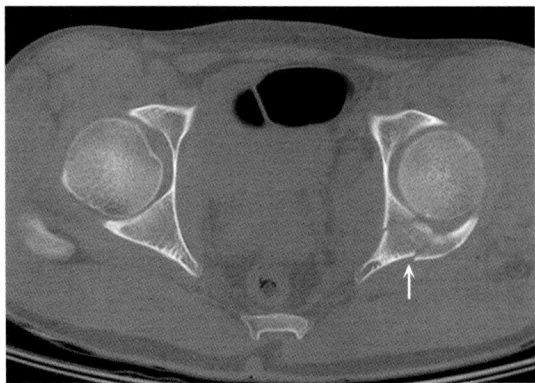

图3-44　关节内骨折

CT平扫，示左髋关节后壁骨折累及关节面

## 十一、关节强直

关节强直是指骨或纤维组织连接于相应关节面间的病理变化，可分骨性强直和纤维性强直两种。

**【影像表现】**

X 线平片上骨性强直表现为关节间隙明显变窄或消失，并有骨小梁通过关节连接两侧骨端（图 3 - 45），多见于感染性关节炎愈合后和类风湿关节炎晚期。强直性脊柱炎椎旁韧带骨化形成竹节椎也属于骨性强直范畴（图 3 - 46）。纤维性强直也是关节破坏的后果，虽然关节活动消失，但 X 线片上仍可见狭窄的关节间隙，且无骨小梁贯穿（图 3 - 48），常见于关节结核。纤维性强直的诊断要结合临床，不能仅靠 X 线确诊。

CT 与平片表现基本相似，亦表现为关节间隙消失并有骨小梁连接两侧骨端，须对各个层面仔细观察才能对关节强直情况作出全面的评价（图 3 - 47）。

MRI 显示骨性强直不如 CT，当关节软骨完全破坏，关节间隙消失，骨髓信号和骨小梁贯穿于关节骨端。纤维性强直时关节间隙仍可存在，但关节骨端有破坏，骨端间可有高、低混杂的异常信号。

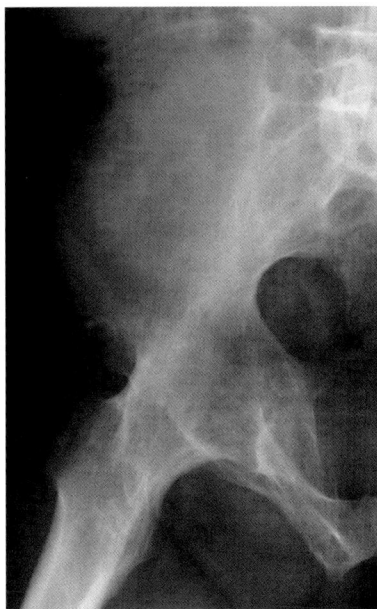

**图 3 - 45　关节骨性强直**

X 线平片，示右侧骶髂及髋关节间隙消失，关节骨端为骨组织所连接

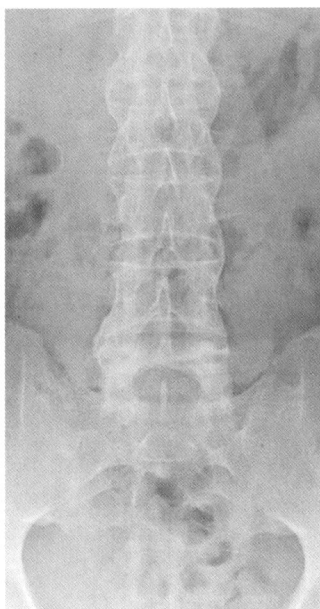

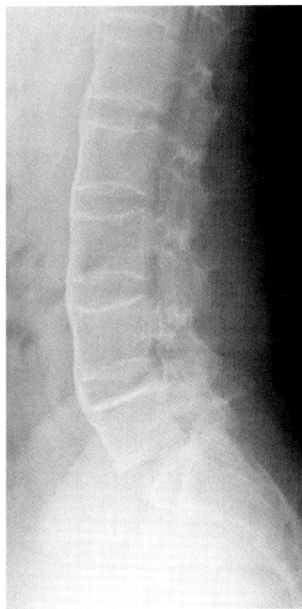

**图 3 - 46　关节骨性强直**

X 线平片，示双侧骶髂关节及椎小关节间隙消失，关节骨端为骨组织所连接，同时前纵韧带、横突间韧带及黄韧带广泛骨化，呈竹节样改变

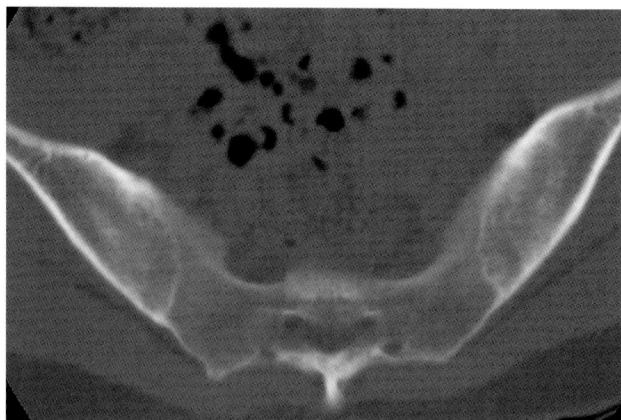

**图 3 - 47　关节骨性强直**

CT 平扫，示两侧骶髂间隙消失，关节骨端为骨组织所连接

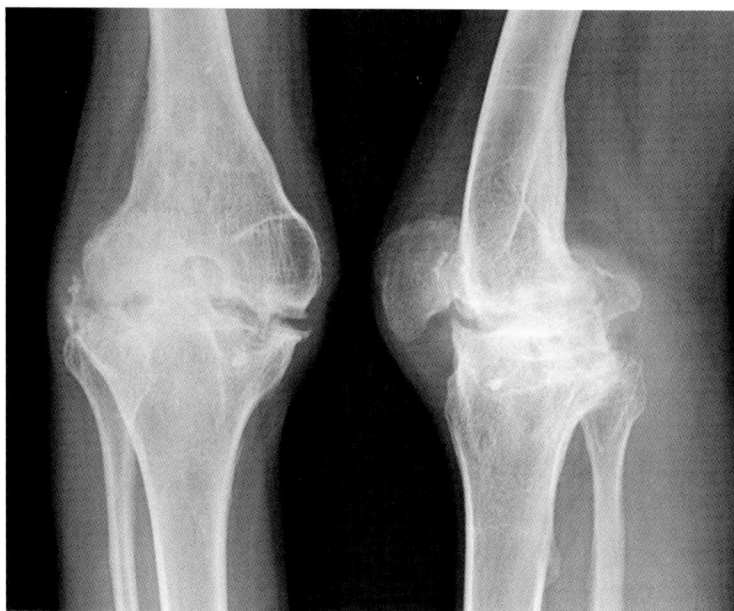

**图 3 - 48　关节纤维性强直**

右膝关节屈伸功能消失，既往有膝关节结核病史。

X 线平片，示右股胫关节间隙狭窄，未见明显骨小梁贯穿关节面

# 十二、关节内气体

关节内气体可因直接穿通伤或产气杆菌感染而发生，关节受到异常牵拉时，关节内压下降，体液或血液中气体亦可进入关节腔内。

**【影像表现】**

X 线平片及 CT 上显示关节腔内气体影，在低密度的关节内气体衬托下，可显示出半

月板、关节盘等（图 3 – 49、图 3 – 50）。

MRI 的各脉冲序列上均呈低信号。

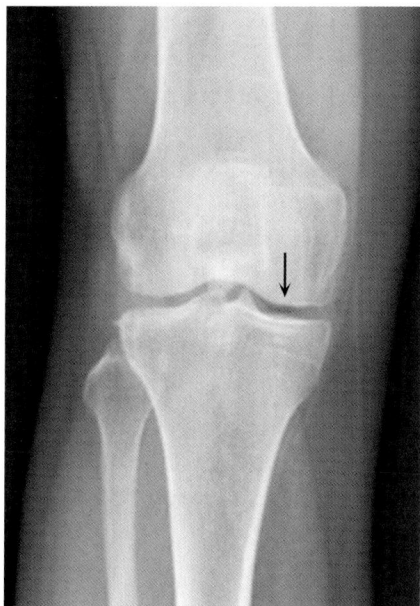

图 3 – 49　关节内气体

X 线平片，示膝关节内侧间隙内低密度气体影

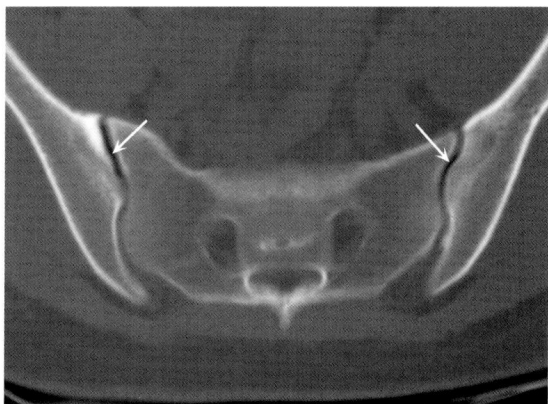

图 3 – 50　关节内气体

CT 平扫，示两侧骶髂关节内密度较低的气体影

# 第三节　软组织基本病变

## 一、软组织肿胀

软组织肿胀指软组织（肌肉、肌间脂肪和皮下脂肪）充血、水肿、渗出和（或）炎性细胞浸润。

**【影像表现】**

X 线平片所见病变部位密度略高于邻近正常软组织。由炎症或水肿引起的软组织肿胀，其皮下脂肪层内可出现网状结构影，皮下组织与肌肉境界不清，肌间隙模糊，软组织层次不清。脓肿的边界可较清楚，邻近肌束受压可移位。结核性脓肿可发生钙化。血肿边界可锐利清晰或模糊不清。

CT 优于 X 线平片，表现为局部肌肉肿胀、肌间隙模糊，邻近皮下脂肪层密度增高并可出现网状结构影，脓肿的边界较清楚并可见其内有液体密度影。血肿表现为边界清晰或模糊不清的高密度影（图 3 – 51）。

MRI 优于 CT，能清晰分辨血肿、水肿及脓肿。水肿及脓肿呈长 $T_1$、长 $T_2$ 信号。血肿根据形成时期不同呈现不同信号，常呈短 $T_1$、长 $T_2$ 信号。

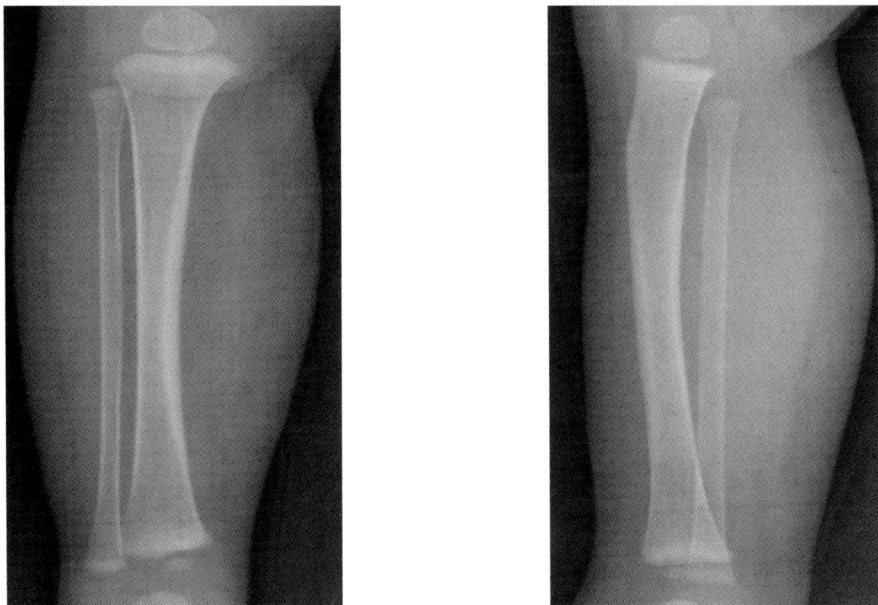

**图 3 - 51　软组织肿胀**

X 线平片，示小腿周围软组织肿胀膨隆，皮下脂肪层内可出现网状结构影，皮下组织与肌肉境界不清

## 二、软组织肿块

软组织肿块指各种软组织起源的良、恶性肿瘤或肿瘤样病变引起的结节或团块。

【影像表现】

X 线平片上良性肿瘤多边界清楚，邻近软组织可受压移位，邻近骨表面可出现压迫性骨吸收及反应性骨硬化。恶性者边缘模糊，邻近骨表面骨皮质受侵袭（图 3 - 52）。

CT 对软组织肿块的观察优于 X 线，CT 可分辨肿块密度均匀或不均匀，常能清楚显示边界，能辨认其内是否含有脂成分，有无液化、坏死及有无钙化、骨化。增强扫描可提供更详细信息。如可区别肿块与邻近组织、区分肿瘤与瘤周水肿，了解肿瘤血供情况及其内有无液化、坏死，了解肿瘤与周围血管关系（图 3 - 53）。

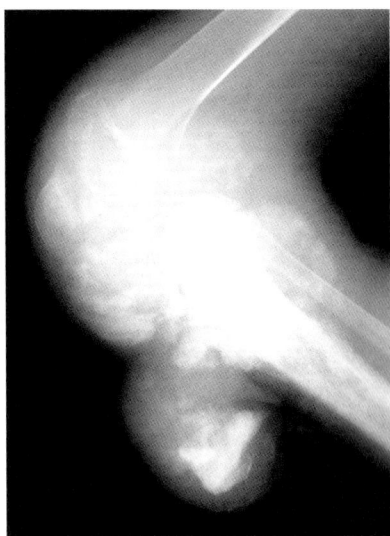

**图 3 - 52　软组织肿块**

X 线平片，示膝关节周围边界不清软组织肿块，部分向外突出

MRI 密度分辨率高，肿块信号均匀或不均匀，多呈长 $T_1$、长 $T_2$ 信号，其内液化坏死呈 $T_1$ 更低、$T_2$ 更高信号。有时可见液 - 液平面。上层为液体信号，下层为坏死组织或血

液信号；脂肪成分呈短 $T_1$、中等 $T_2$ 信号，采用脂肪抑制序列后其信号降低（图 3 - 54）。

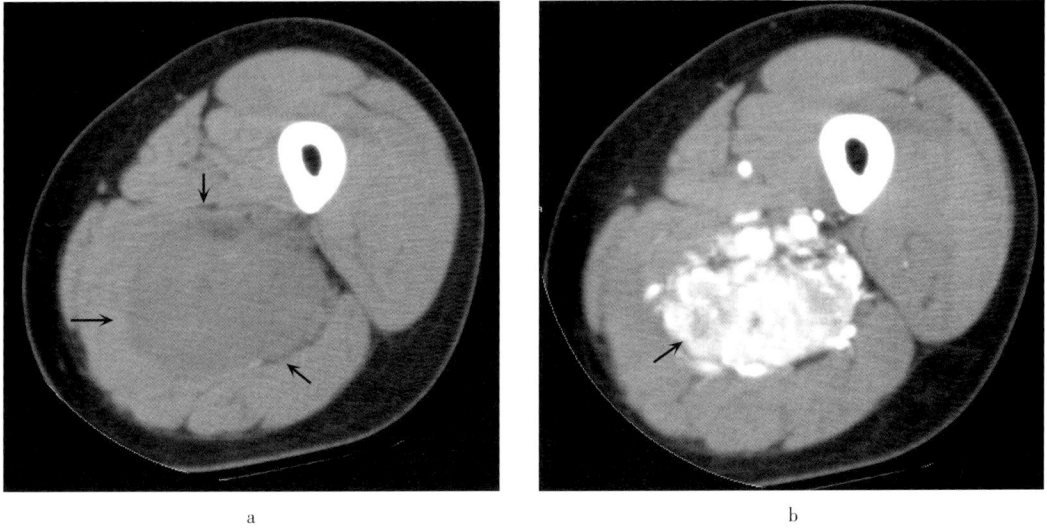

a

b

**图 3 - 53　软组织肿块**

a. CT 平扫，b. 增强扫描，示大腿软组织内软组织肿块（骨外骨肉瘤），增强后呈显著不均匀强化

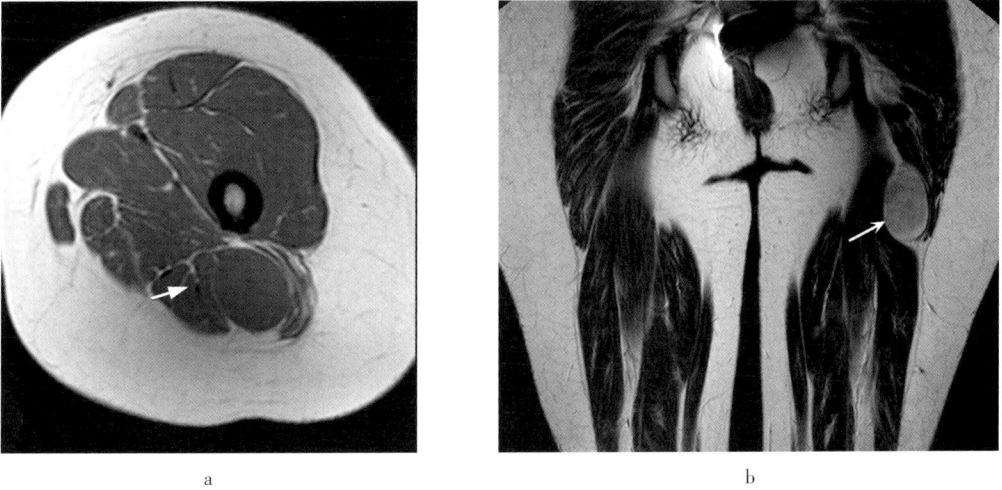

a

b

**图 3 - 54　软组织肿块**

a. MRI 横轴位 $T_1WI$，b. 冠状位 $T_2WI$，示左侧大腿上段后外侧肌层间见类圆形异常信号肿块（神经鞘瘤），$T_1WI$ 呈等肌信号，$T_2WI$ 呈不均匀高信号，边界清晰，边缘可见高信号环围绕，股骨骨质未见异常信号改变

## 三、软组织钙化和骨化

软组织钙化和骨化指发生于软组织内正常结构或病变组织的钙化和骨化。可因出血、退变、坏死、结核、肿瘤、寄生虫感染、血管病变等引起，可发生在肌肉、肌腱、关节囊、血管、淋巴结等处。

**【影像表现】**

X线和CT上软组织钙化多表现为环形、半环形或点状高密度影；软组织的骨化影可见于骨化性肌炎和来自骨膜和软组织内的骨肉瘤，前者常呈片状，并可见成熟的骨结构，即可见骨小梁甚至骨皮质；后者多表现为云絮状或针状（图3-55、图3-56、图3-57）。

MRI上体积较小的钙化、骨化多难以显示。簇集或体积较大的钙化或骨化各序列均低于肌肉信号（图3-58）。

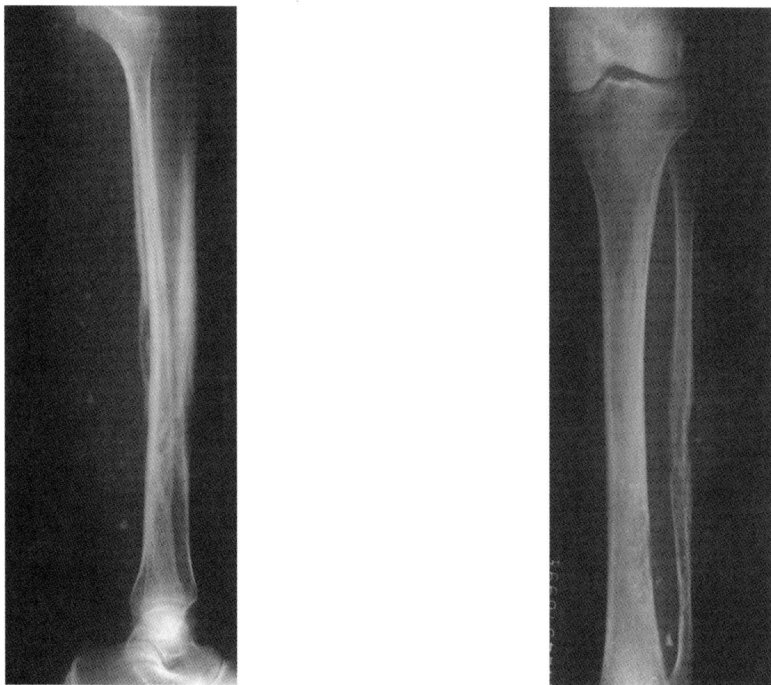

**图3-55 软组织钙化**

X线平片，示小腿软组织内多枚圆形钙化影

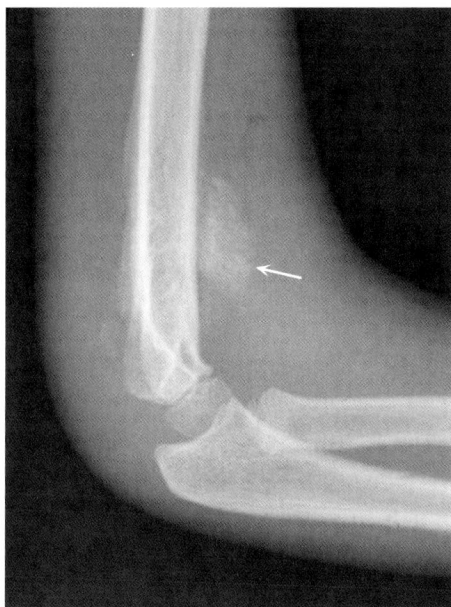

图 3-56 软组织骨化

X 线平片，示肱骨远端片状骨化影，其中可见骨小梁结构

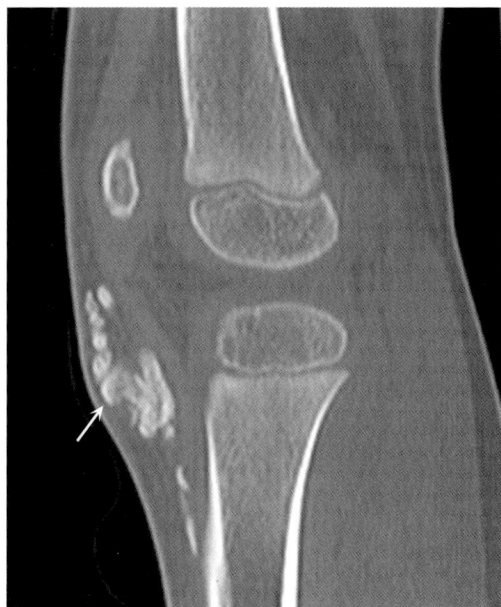

图 3-57 软组织钙化

CT 重建像，示髌韧带前方多枚钙化影

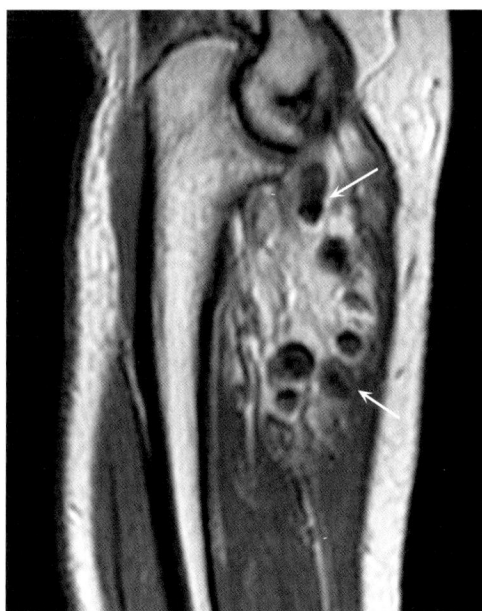

图 3-58 软组织钙化

MRI T$_2$WI，示肘关节前方类圆形低信号钙化影（软组织血管瘤）

## 四、软组织内积气

软组织内积气指软组织内出现气体积聚，可因外伤、手术或产气杆菌感染引起。

### 【影像表现】

X线平片呈形状不一的很低密度影（图3-59、图3-60）。

CT与X线表现相似，但能敏感准确显示软组织内少量的气体，CT值小于-200HU，边界清楚。

MRI上软组织内积气在各种序列均呈明显的低信号。

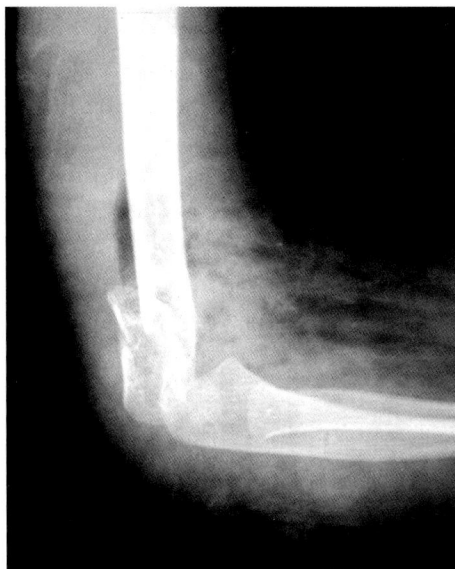

图3-59　软组织内积气

X线平片，示软组织间隙内气体影

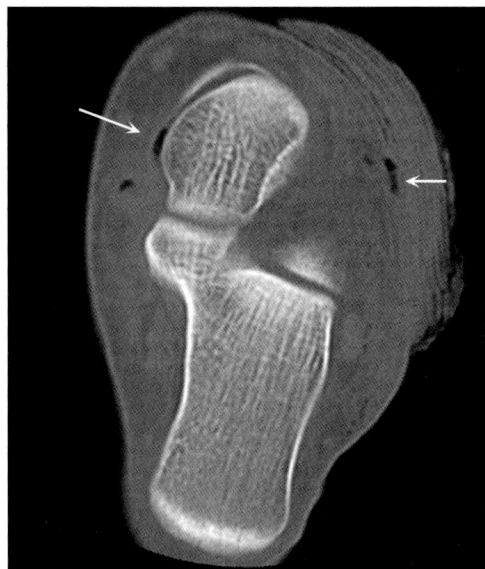

图3-60　软组织内积气

CT平扫，示距骨周围软组织间隙内气体影

## 参考文献

［1］韩萍，于春水. 医学影像诊断学［M］.4版. 北京：人民卫生出版社，2016.

［2］王子轩，刘吉华，曹庆选，等. 骨关节解剖与疾病影像诊断［M］. 北京：人民卫生出版社，2009.

［3］金征宇. 医学影像学［M］. 北京：人民卫生出版社，2005.

［4］祁吉. 医学影像诊断学［M］. 北京：人民卫生出版社，2002.

［5］陈志刚. 关节病影像诊断学［M］. 西安：陕西科学技术出版社，1999.

# 第四章 骨关节先天及发育性疾病

## 一、移行椎

移行椎为始于胎生早期、间叶性原椎分节不全或分节过多等错分节所造成的畸形，包括胸椎腰化、腰椎骶化、骶椎腰化、骶椎尾化、尾椎骶化。

【临床表现】

通常无症状，部分患者可有腰痛或神经根刺激症状。

【影像要点】

**1. 胸椎腰化** 是指 X 线平片上显示 6 节腰椎，而胸椎数目少 1 节。

**2. 腰椎胸化** 是指 X 线平片上显示 13 节胸椎，而腰椎则少 1 节。

**3. 腰椎骶化** 第 5 腰椎移行为骶椎，腰椎数目变为 4 节，而骶椎则多 1 节成为 6 节。

**4. 骶椎腰化** 第 1 骶椎与骶骨其余部分分开，使第 1 骶椎向上移行为腰椎，而成为 6 节腰椎。

移行椎的影像见图 4 – 1 和图 4 – 2。

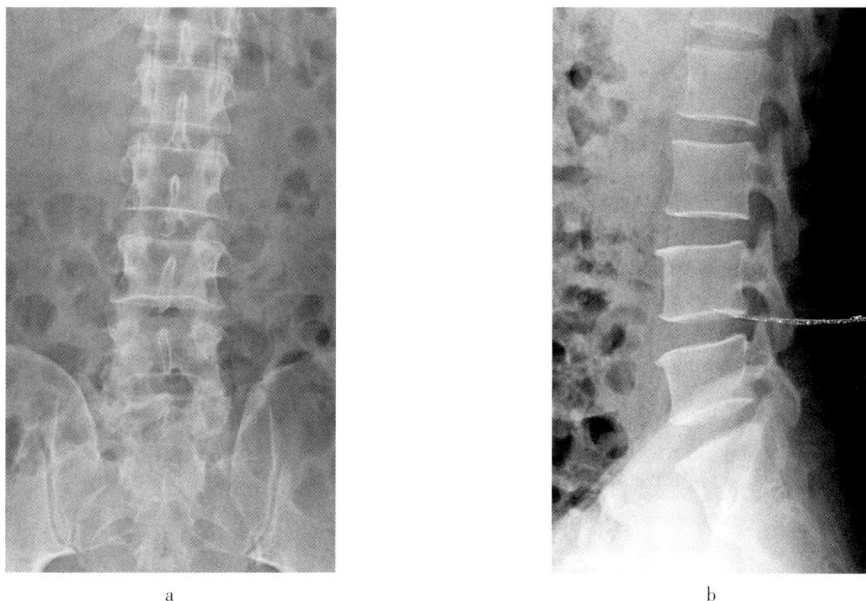

a                                    b

**图 4 – 1 腰椎骶化**

a. 腰椎正位片，b. 腰椎侧位片，（a～b）示第 5 腰椎与骶骨融合为一体，腰椎数目减为 4 节，同时该椎体椎板未融合呈脊椎裂

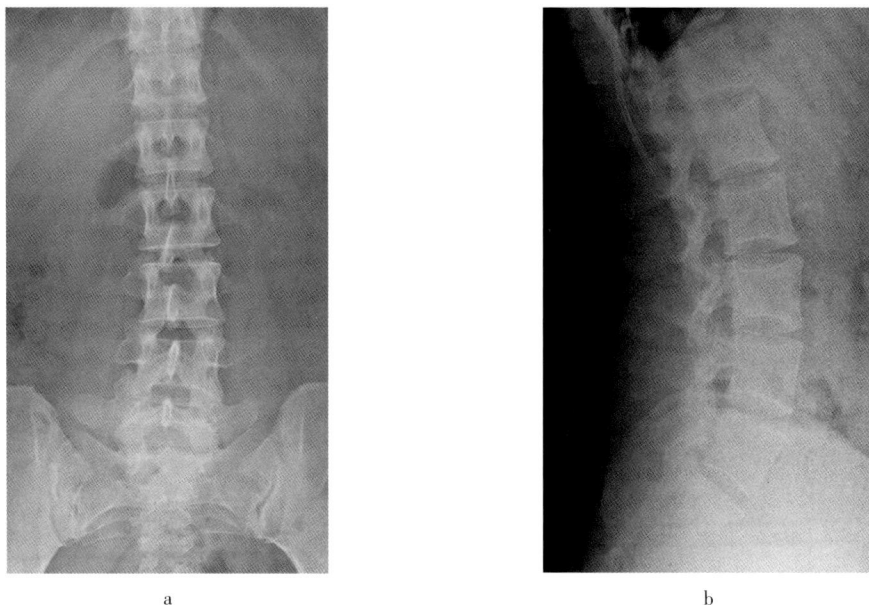

a          b

**图 4 - 2　骶椎腰化**

a. 腰椎正位片，b. 腰椎侧位片，示第 1 骶椎与骶骨分离，成为第 6 节腰椎

# 二、椎弓崩裂症

椎弓崩裂症又称椎弓峡部裂，是指椎弓峡部先天性发育缺陷造成椎弓峡部骨质缺损，以第 5 腰椎最常见，约占 90%，第 4 腰椎次之，少数发生于上腰椎及下颈椎。

## 【临床表现】

多见于青壮年，以男性多见。下腰部进行性疼痛伴下肢放射痛。

## 【影像要点】

### （一）平片

1. 峡部裂隙多为双侧，少数为单侧。

2. 正位环形椎弓根影的下方可见透亮裂隙。

3. 侧位裂隙在椎弓根后下方自后上斜向前下。

4. 腰椎斜位片上"狗颈"断裂，可见线样透亮裂隙。

5. 椎体不同程度前滑脱或后滑脱。

6. 伴有椎体骨质增生及椎间隙变窄等改变。

### （二）CT

1. 椎弓峡部骨连续性中断，裂隙增宽，边缘硬化。

2. 有椎体滑脱者可见双边征。

3. 椎体边缘不同程度增生。

4. 相应椎间盘变性或突出，硬膜囊及马尾受压。

## （三）MRI

除显示椎体滑脱、椎弓峡部裂外，还可显示椎间盘及椎管内改变。

椎弓崩裂症的影像见图 4 - 3 ～ 图 4 - 5。

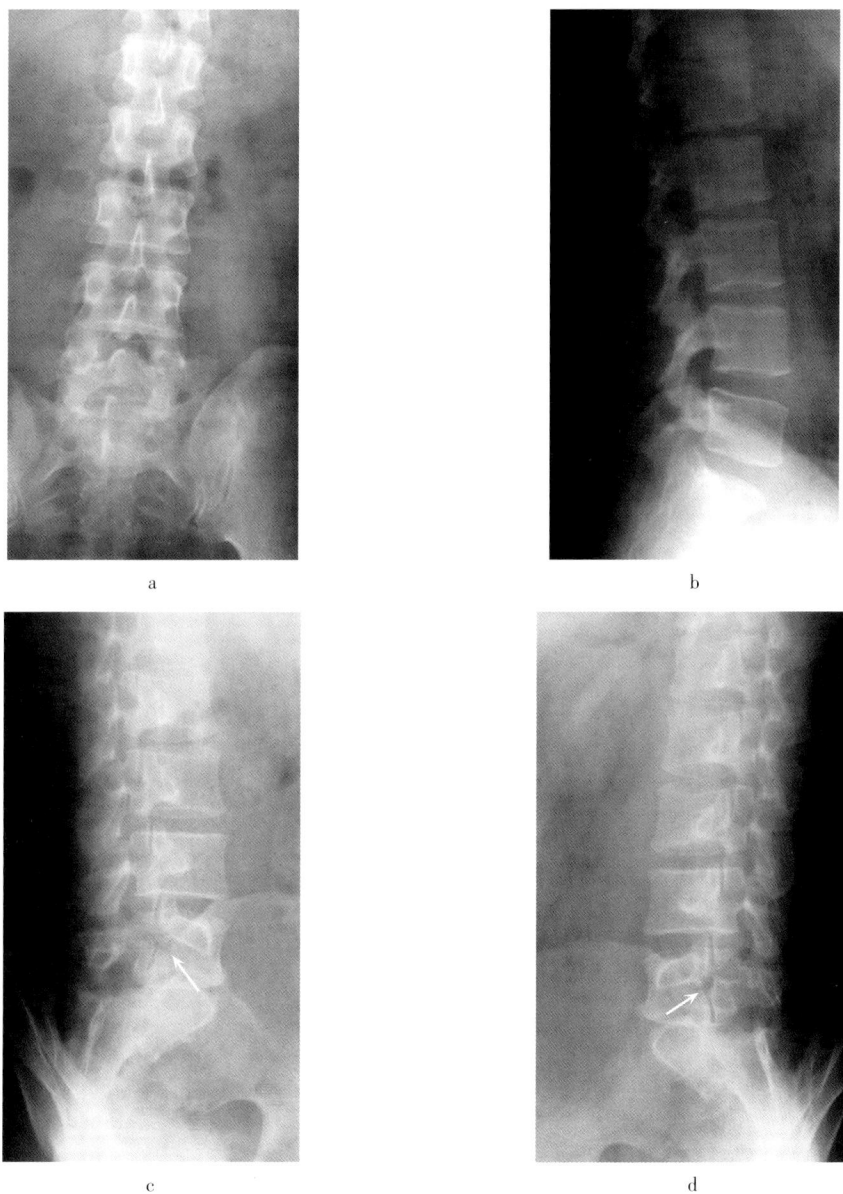

a

b

c

d

**图 4 - 3　第 5 腰椎椎弓峡部裂**

a. 腰椎正位片，示骨质未见明显异常；b. 腰椎侧位片，示第 5 腰椎椎弓峡部变窄，似见骨质中断；c. 腰椎左斜位片，d. 腰椎斜位片，（c～d）示第 5 腰椎椎弓"狗颈"可见骨质中断裂隙（白箭头），该椎体未见滑脱改变

a

b

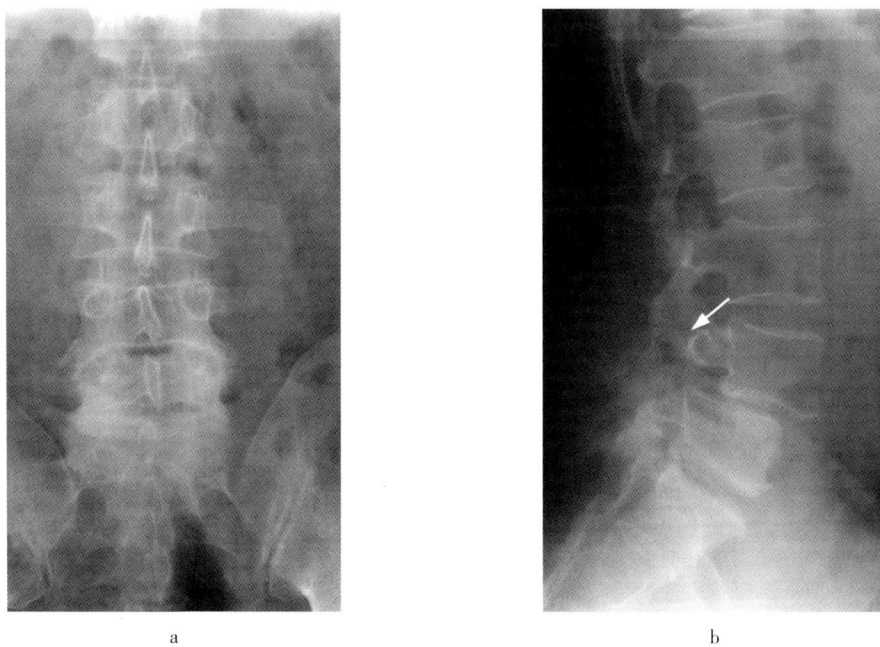

**图 4 - 4　第 4 腰椎椎弓峡部裂伴椎体前滑脱**

男，55 岁，腰痛伴双下肢麻木 4 年余。a. 腰椎正位片，b. 腰椎侧位片，（a~b）示第 4 腰椎椎弓峡部骨质中断裂隙（白箭头），相应椎体向前滑移，腰$_{4~5}$椎间隙变窄

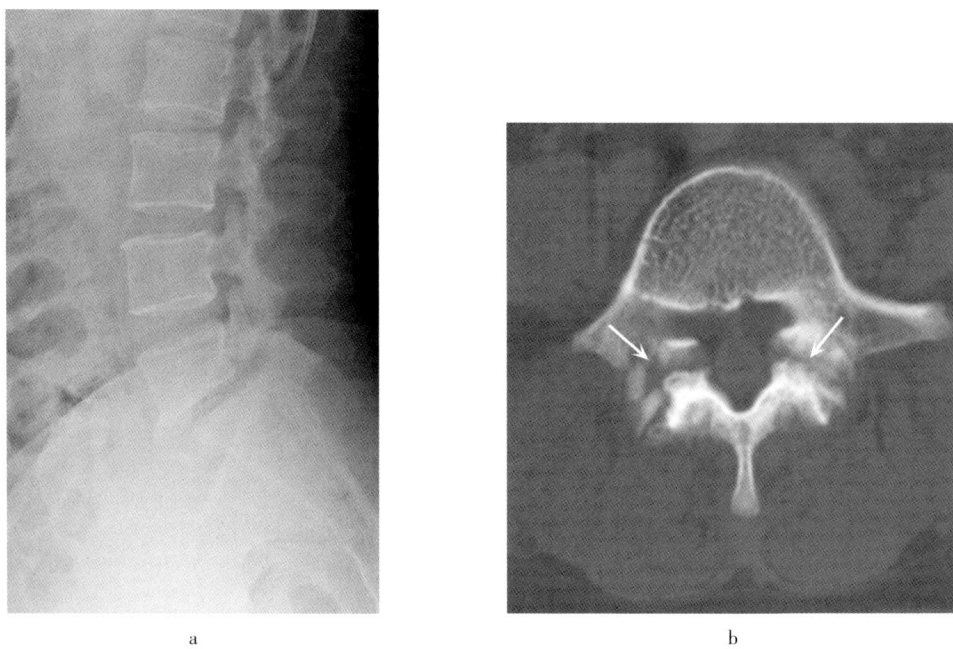

a

b

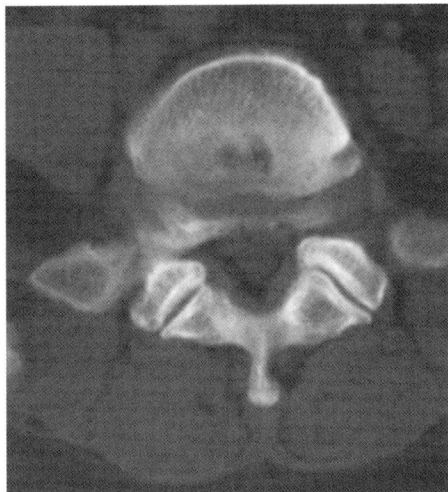

c

**图 4 - 5　腰 5 椎弓峡部裂伴椎体前滑脱**

a. 腰椎侧位片，示腰 5 椎弓峡部骨质中断裂隙，相应椎体向前滑移；b ~ c. CT 平
扫骨窗，示经腰 5 椎弓根有对称裂隙（白箭头），该椎体向前滑脱形成双边征

## 三、脊柱裂

脊柱裂系两侧椎板未愈合，而在椎突区产生不同程度的裂隙。椎板部分或全部缺损，
棘突畸形或缺如，好发于腰骶部，其次是颈椎，常累及一个或数个椎体。根据椎管内容
物有无疝出，可将脊柱裂分为隐性和显性两种，而隐性脊柱裂最为常见。

**【临床表现】**

隐性脊柱裂一般无临床症状。显性脊柱裂在体后正中线上有囊性肿块，有压痛，有
波动，于嚎哭或屏气时更显膨出，神经系统症状不一，可有下腰部痛及运动神经症状。

**【影像要点】**

1. 隐性脊柱裂前、后位平片显示椎弓根距增宽，左、右椎板不联合，中间为一透明
之裂隙，可宽可窄。

2. 有时在裂隙中见一棱形骨块为游离棘突。

3. 显性脊柱裂因有脊髓膜膨出，除有上述之骨骼表现外，局部尚可见软组织肿块影。
脊柱裂的影像见图 4 - 6 ~ 图 4 - 8。

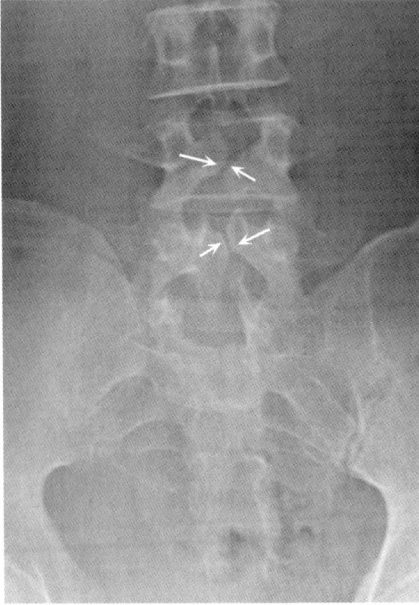

**图4-6　隐性脊柱裂**

腰骶部正位片，示腰4、5椎及骶1椎椎板未融合，形成裂隙

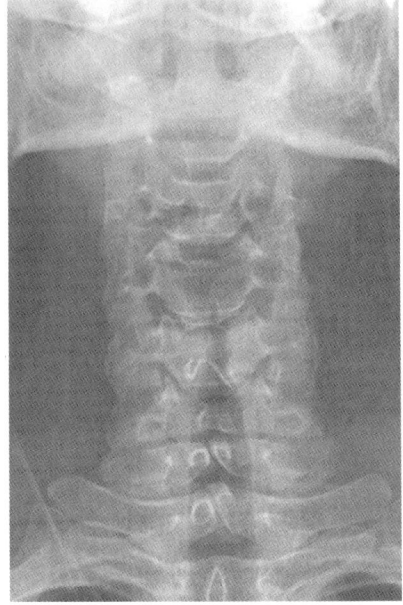

**图4-7　隐性脊柱裂**

颈椎正位片，示颈7椎及胸1椎棘突椎板未融合

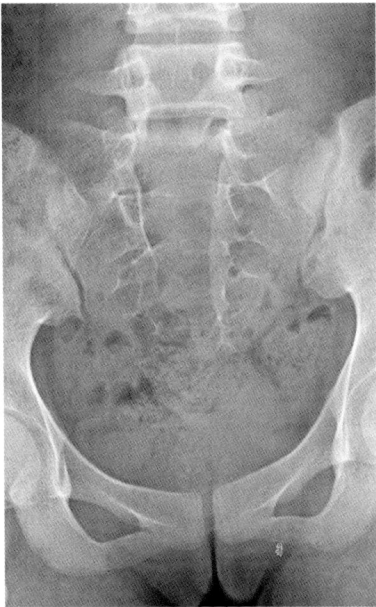

a

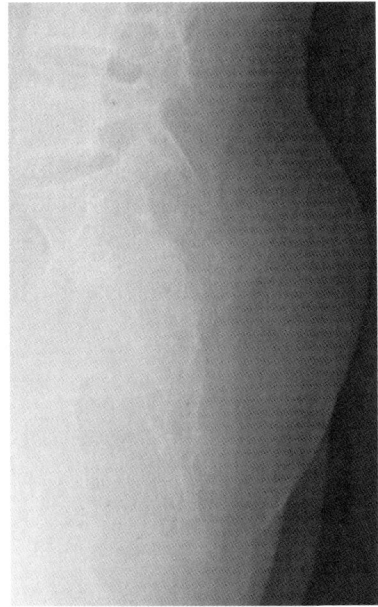

b

c

d

e

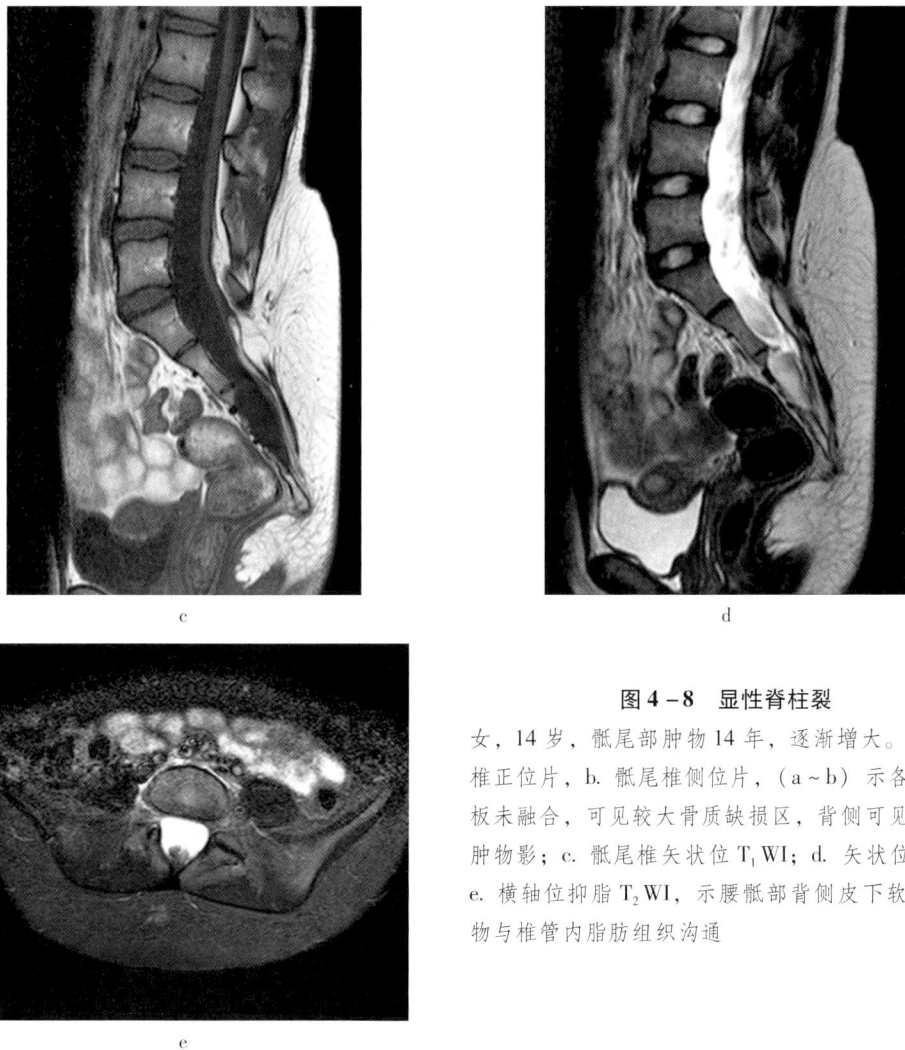

**图4-8 显性脊柱裂**

女，14岁，骶尾部肿物14年，逐渐增大。a. 骶尾椎正位片，b. 骶尾椎侧位片，（a～b）示各骶椎椎板未融合，可见较大骨质缺损区，背侧可见软组织肿物影；c. 骶尾椎矢状位 $T_1WI$；d. 矢状位 $T_2WI$；e. 横轴位抑脂 $T_2WI$，示腰骶部背侧皮下软组织肿物与椎管内脂肪组织沟通

# 四、半椎体

半椎体系胚胎发育过程中前后或左右的一半骨化或软骨化中心未发育所致，据此可分为侧半椎体和前后半椎体两种类型。

【临床表现】

临床多以脊椎侧弯或后凸畸形就诊，躯干可比同龄人短小，患处活动略受限。

【影像要点】

1. 胚胎时期，椎体由间充质形成软骨时，有两个左右成对的四个软骨的骨化中心。若其中一对不发育或其中一个骨化中心不发育，则可形成侧半椎体、前半椎体或后半椎体。

2. 出生时，半椎体较小，呈圆形或椭圆形，偏于一侧。在发育过程中，由于负重影响，可变成尖端向内的楔形，故又称楔形椎。

3. 半椎体可累及一个或数个椎体。半椎体邻近的椎体常显示一侧性代偿性增大及不同程度的脊椎侧弯畸形。

半椎体的影像见图4-9、图4-10。

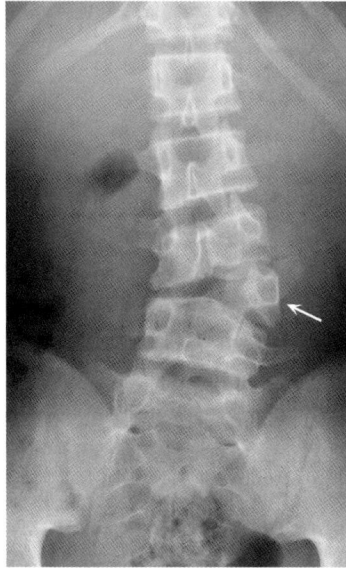

**图4-9　半椎体**

腰椎正位片，示腰4椎左侧半椎体畸形（白箭头），右侧结构缺如，腰段脊柱侧弯

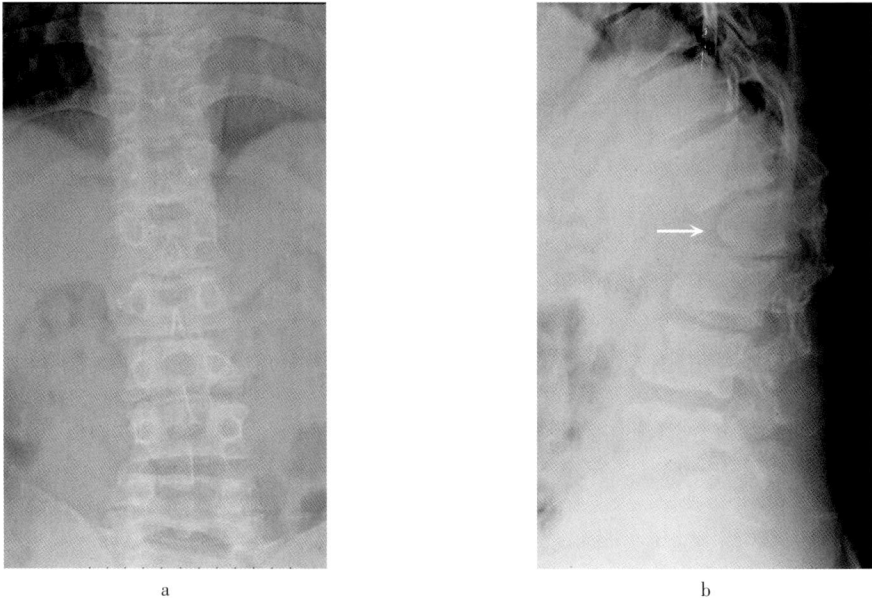

a

b

**图4-10　半椎体**

男，21岁，腰痛7年，运动后症状加剧。a. 腰椎正位片，b. 腰椎侧位片，（a～b）示腰2椎后半椎体呈尖端向前的子弹样（白箭头），骨结构正常，边缘骨皮质完整，脊椎后突畸形

## 五、蝴蝶椎

蝴蝶椎也称裂椎，是指胚胎发育过程中，椎体两侧成对的骨化中心未能正常愈合，形成两个尖端相对的半椎体，形似蝴蝶，故又名蝴蝶椎。多由残存椎体纵裂引起，或同时伴有残存椎体冠状裂。

【临床表现】

椎体后凸不明显，但可伴发脊髓脊膜膨出等畸形。

【影像要点】

1. 正位片上椎体分为左右两半，或由两个楔形半椎体所组成，相邻椎体可代偿性生长，向蝴蝶中央部凸入。

2. 侧位片上椎体呈方形或前缘变扁，邻近椎间隙正常或狭窄。

3. 常并脊柱侧弯及后凸畸形。

蝴蝶椎的影像见图 4 – 11、图 4 – 12。

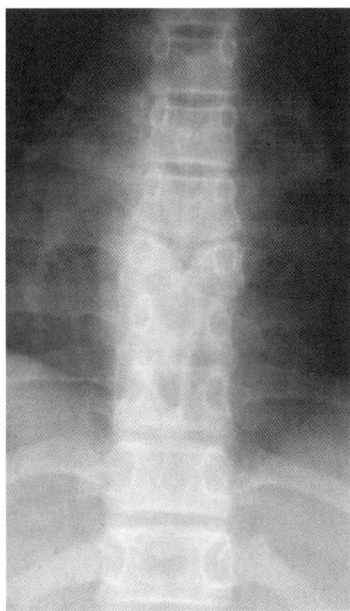

a

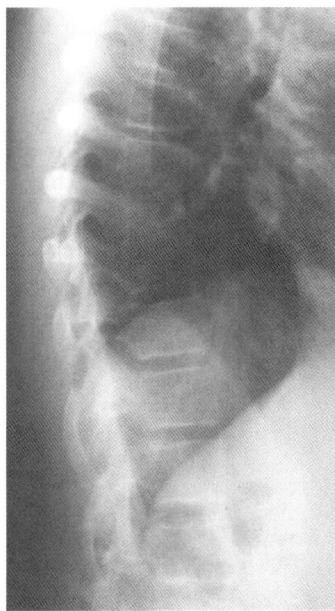

b

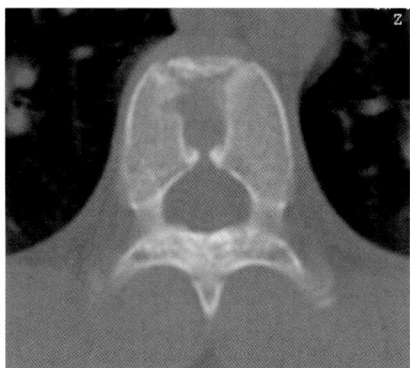

图 4 – 11　蝴蝶椎

a. 胸椎正位片，示胸 8 椎体中央缺损呈矢状裂，椎体分为左右两个不相连的楔形骨块，相邻胸 7、9 椎体代偿性生长，向蝴蝶中央部凸入；b. 胸椎侧位片，示该椎体前缘变扁，邻近椎间隙变窄；c. CT 横轴位，示椎体中间不连形成较宽透亮裂隙

c

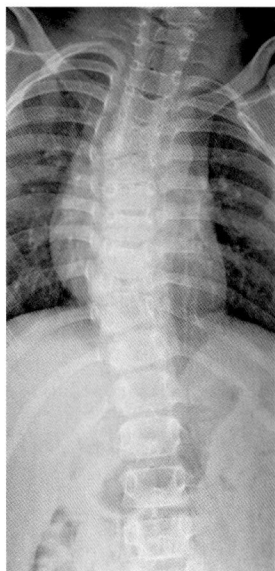

a

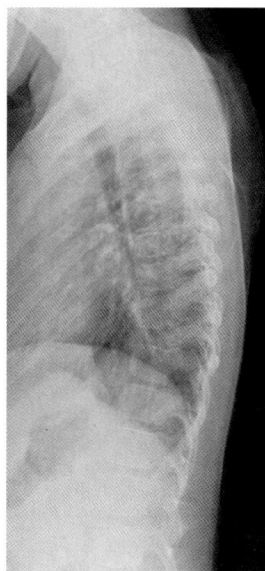

b

图 4 – 12　蝴蝶椎

男，8 岁，发现脊椎侧凸畸形 8 年。a. 胸椎正位片，b. 胸椎侧位片，（a ~ b）示胸 4、9 椎中央矢状裂分为左右两半，相邻椎体代偿增大，胸段脊椎呈右侧凸

# 六、阻滞椎

阻滞椎是指脊椎的先天性骨性融合现象，属脊柱畸形，系因胚胎期的间叶原椎分节障碍所致。常累及两个或更多脊椎节，最好发于腰椎及颈椎，而胸椎少见。

## 【临床表现】

临床多无症状，少数因颈项痛或局部活动受限就诊。

## 【影像要点】

1. 两个或两个以上椎体完全性骨性联合；或者仅限于椎体、椎弓的一部分骨联合。

2. 受累椎体之前后径变短且前面凹陷，而总高度不变。

3. 在骨性合并的两个椎体间，相当于椎间隙部变细，如黄蜂腰状。

4. 受累部椎间孔变小，椎板也小，椎管矢状径可较邻近正常部分者大，棘突部分或完全性联合。

5. 若受累椎仅一侧发生骨性联合，可出现脊柱侧弯畸形。

阻滞椎的影像见图 4 – 13、图 4 – 14。

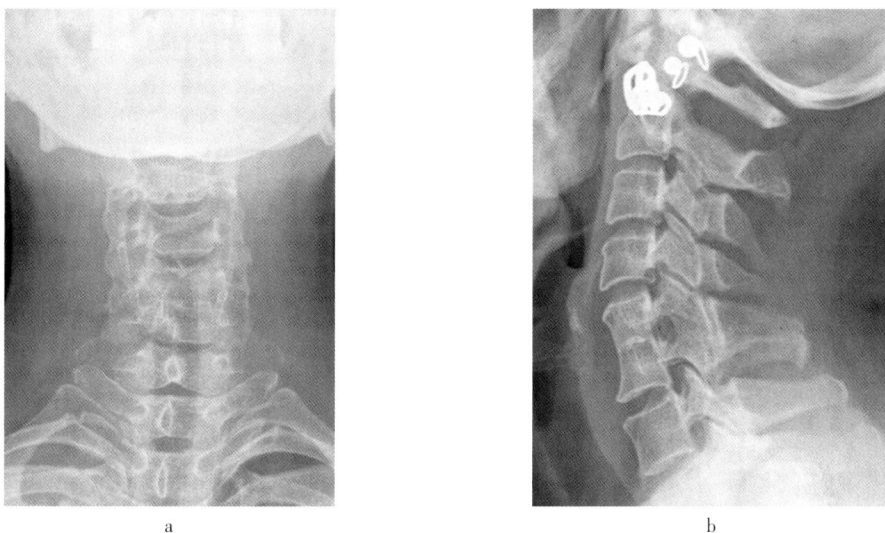

**图 4 – 13　阻滞椎**

a. 颈椎正位片，b. 颈椎侧位片，（a～b）示第 5、6 颈椎椎体及椎弓完全融合，相当于椎间隙部变细，呈蜂腰状

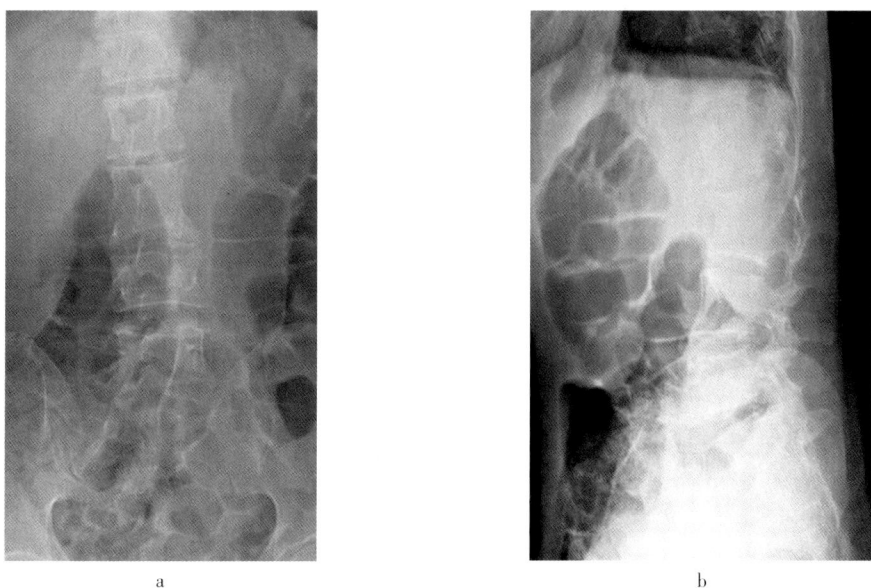

**图 4 – 14　阻滞椎**

a. 腰椎正位片，b. 腰椎侧位片，（a～b）示腰 2、3 椎体融合成一块，相当于椎间隙部变细

## 七、水平骶椎

水平骶椎系先天性畸形，侧位显示腰骶部极度前弯，骶椎上面向前，骶椎上部几乎呈水平方向。

### 【临床表现】

腰骶部不稳，易劳损，临床上常有头痛或骶部痛。

### 【影像要点】

1. 在正位像上，骶骨投影变短。

2. 第 3 腰椎承重线前移，不落在骶椎上。

3. 正常人腰骶角的正常值为 34°~42.5°，水平骶椎时，此角度增大。

水平骶椎的影像见图 4 – 15 。

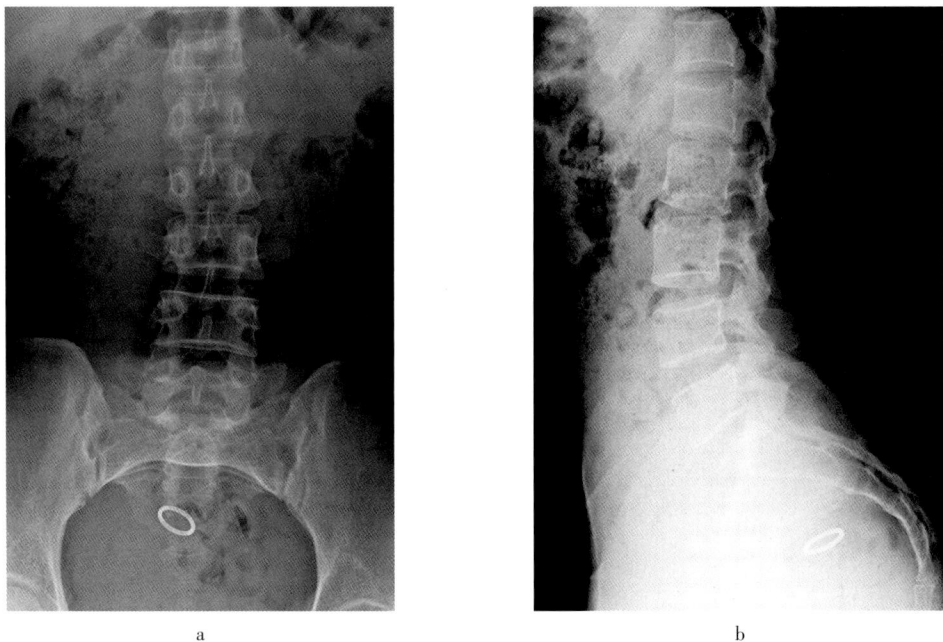

a

b

**图 4 – 15　水平骶椎**

女，33 岁，腰骶部酸痛不适就诊。a. 腰骶椎正位片，示骶骨投影变短；b. 腰骶椎侧位片，示腰骶部显著前弯，腰骶角增大，骶椎上面面向前，骶椎上部几乎呈水平方向

## 八、原发性脊柱侧弯

原发性脊柱侧弯也称特发性脊柱侧弯，原因不明，可能与遗传有关。

### 【临床表现】

好发于青少年，女性多于男性，男女比例约为 1 : 2。一般在 6~7 岁开始发病，常在青春发育期发病，起初畸形较轻，进展缓慢；后快速进展至青春发育结束，多数患者成年期发展缓慢，部分进展停止。

**【影像要点】**

1. 脊柱侧弯患者，均应摄直立前、后位及侧位片，最好包括脊柱全长或至少包括胸椎到髂骨翼，投照中心线应通过侧弯的顶点。

2. 原发性脊柱侧弯多发生在胸椎上部及胸椎段，多凸向右侧。

3. 脊柱侧弯一般呈"S"形，有三个弯曲，中间的一个为原发侧弯，上下两个为代偿侧弯。有时可有四个弯曲，当中的两个为原发侧弯部位。

4. 原发侧弯部位的椎间隙左右不等宽，凸侧宽，凹侧窄，椎体向凹侧倾斜及向凸侧移位。

5. 病程持久者，可出现椎间盘退行性改变。

6. 若脊柱扭转，凸侧椎弓根向内侧移位，凹侧的椎弓根则显影不清，甚至消失，棘突亦向凹侧移位。

7. 测量脊柱侧弯角度有两种方法：（1）Cobb 法：在前后位照片上沿原发侧弯的上端椎体的上缘和下端椎体的下缘各划一条直线，两线的夹角或垂直于上述二线的两垂直线的交角即为侧弯角度，这种方法适于测量侧弯角度大于50°者。（2）Ferguson 法：原发侧弯两端的椎体中心点和侧弯顶点椎体中心之连线的交角，这种方法适于测量侧弯角度小于50°者。

原发性脊柱侧弯的影像见图4－16。

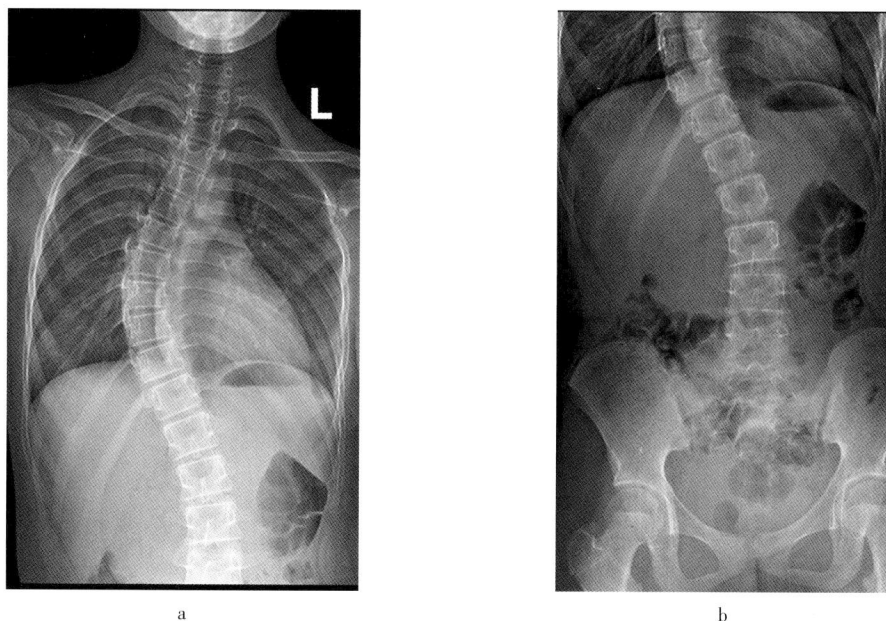

**图4－16　原发性脊柱侧弯**

a. 胸段脊椎正位片，b. 腰段脊椎正位片，（a～b）示脊柱以胸8、9椎为中心右侧弯，椎体无畸形

## 九、先天性肩胛骨高位症

先天性肩胛骨高位症又称 Sprengel 畸形，系因胚胎时期肩胛骨下降过程发生障碍所致。

【临床表现】

一般单侧发病，女性发病略高于男性。双侧肩胛骨不对称，患侧较健侧升高，肩外展上举功能障碍和疼痛。肩胛骨与下颈椎间可扪及骨桥及纤维软骨索状物。

【影像要点】

1. 患侧肩胛骨发育较小，位置高，肩胛骨内上角超过第 7 颈椎横突以上，甚至可达颅枕部。

2. 肩胛骨内缘向中线移位，肩胛盂浅而平，肩锁关节位置亦高。

3. 肩胛骨与下颈椎棘突间有肩椎骨骨桥相连。

4. 同侧锁骨发育较细且直，常伴颈椎半椎体、椎体缺如、胸廓变小和不对称等畸形。

先天性肩胛骨高位症的影像见图 4 – 17 。

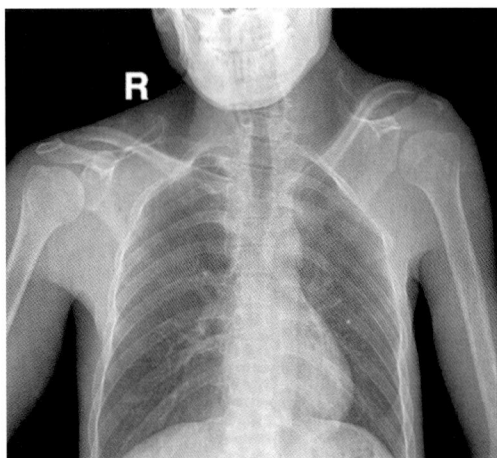
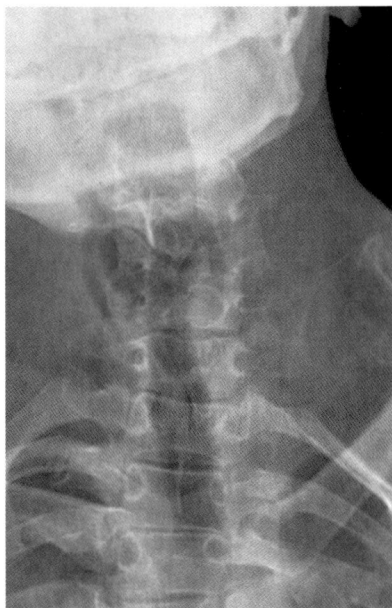

a                b

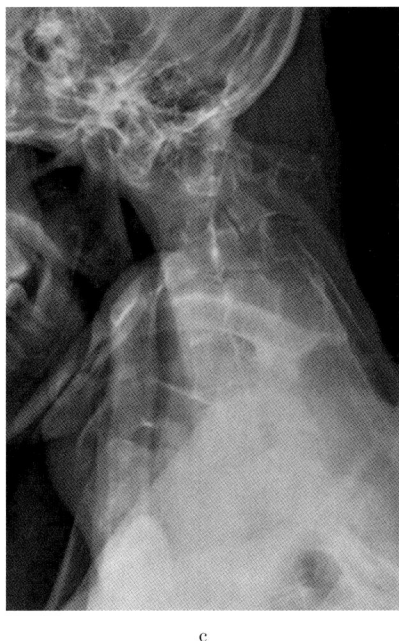

c

**图 4 - 17　先天性肩胛骨高位症**

a. 胸部正位片，示左侧肩胛骨位置上升，内上角超过第 7 颈椎横突以上，肩胛盂
浅而平，肩锁关节位置亦高；b. 颈椎正位片，c. 颈椎侧位片，（b～c）示部分颈
椎融合，椎间隙变窄至融合

# 十、先天性上桡尺骨联合

先天性上桡尺骨联合指尺、桡骨近端骨性联合的一种先天性畸形，有遗传倾向。

## 【临床表现】

多见于男性，单侧或双侧发病，临床表现为前臂旋转功能障碍。

## 【影像要点】

1. 尺、桡骨近端之间有骨桥样骨性联合，桡骨头消失。

2. 由于近端融合，桡骨生长主要向远侧，桡骨干变粗、弯曲，同尺骨分离或交叉，
尺骨变细。

先天性上桡尺骨联合的影像见图 4 - 18 。

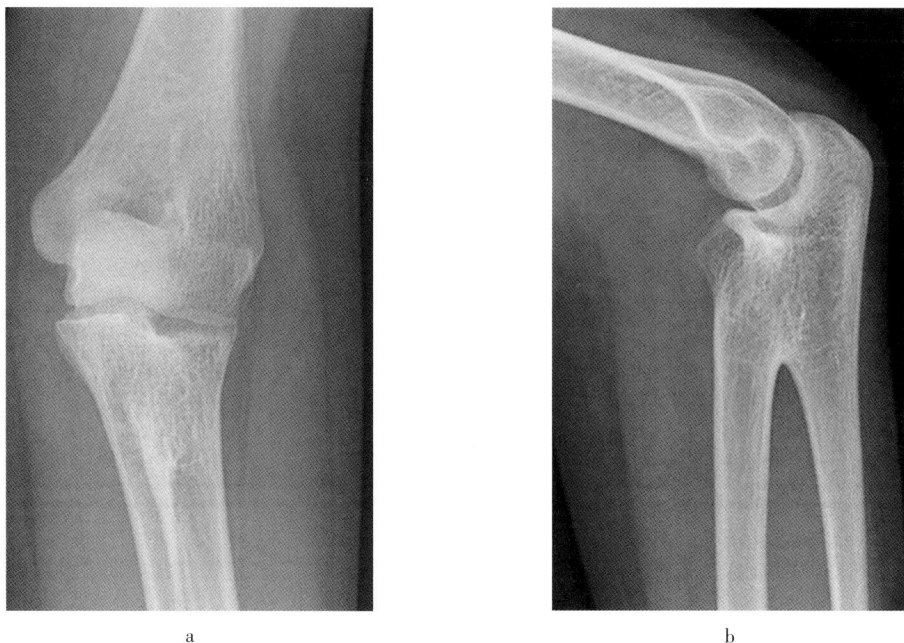

a                                          b

**图 4 - 18    先天性上桡尺骨联合**

女，19 岁，左肘关节活动功能受限。a. 左肘正位片，b. 左肘侧位片，（a～b）示
左桡、尺骨上端之间有骨桥样骨性联合，肘关节伴外翻畸形

# 十一、Madelung 畸形

Madelung 畸形系因桡骨远端内侧骨骺发育障碍，而外侧骨骺及尺骨发育正常，当骨骺及骨干继续生长时，桡骨向外后方凸弯，骨下端关节倾斜，引起的下桡尺关节向后半脱位及腕部畸形。

【临床表现】

多发于女性，多见 6～13 岁发病。1/3 病例有遗传性，为常染色体显性遗传。常双侧发病，且常为对称性。特征表现为手背向后背屈且尺骨茎突异常突出，致手与前臂的外形呈刺刀样畸形，肘、腕关节活动受限。

【影像要点】

1. 桡骨变短，向外侧、背侧弯凸，以远端明显，使尺骨茎突显著突出，由于桡骨向外侧弯曲，故下桡尺关节间隙增宽。

2. 桡骨远端关节向尺侧、掌侧倾斜，而月骨向桡侧半脱位，为其特征性变化。

3. 桡尺骨远端关节之间的角度变小，常为锐角。近排腕骨也失去正常弧度，呈锥形排列，测量腕骨角变小。

Madelung 畸形的影像见图 4 - 19 。

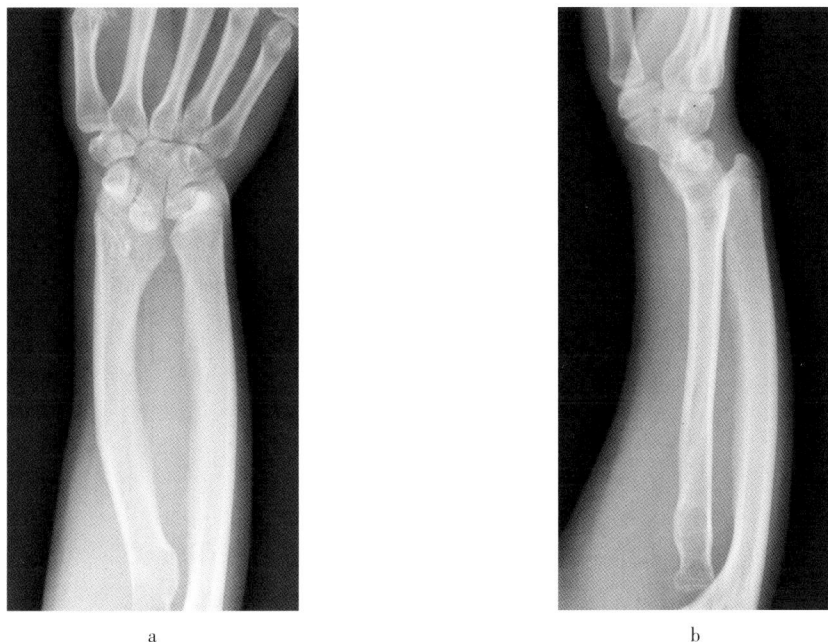

**图 4 - 19　Madelung 畸形**

a. 右前臂正位片，b. 右前臂侧位片，（a～b）示右侧桡骨弯曲缩短，远端关节面向掌侧、尺侧倾斜，尺骨相对过长，近排腕骨呈锥形排列

# 十二、并指（趾）畸形

并指（趾）畸形并指亦称蹼状指（趾），系胚胎时期指（趾）间不分离所致，大多数属常染色体显性遗传。

【临床表现】

男性较女性多见，单侧或双侧均可发生。患指呈并指畸形，外观臃肿，指甲相连，功能可受限。

【影像要点】

1. 常发生于中、环指之间及第 2、3 趾之间，亦可多指（趾）合并，拇指与拇趾极少累及。

2. 可为单纯性软组织融合，亦可两个并列指（趾）骨呈部分或完全性骨性融合。

3. 常合并多指（趾）、短指（趾）等畸形。

并指（趾）畸形的影像见图 4 - 20 。

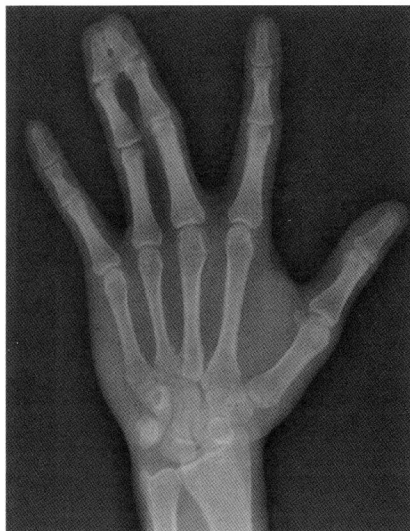

**图 4 - 20　并指畸形**

右手正位片，示右手第 3、4 指软组织融合，伴末节部分骨性融合

## 十三、发育性髋关节脱位

发育性髋关节脱位是小儿较多见的先天性畸形，病因尚不十分明了，可能与胚胎骨发育过程中软骨血循环障碍及软骨发育障碍有关，或与髋臼、韧带及肌腱的发育不良有关。髋臼软骨发育障碍，髋臼变浅，因而极易造成脱位。股骨头脱位后，造成关节囊、韧带、血管被牵拉或挤压，又加重了股骨头及韧带和关节囊的血供困难，互为因果，加重了本病。本病以单侧发病多见，约为3/4，左侧较右侧多见。

### 【临床表现】

女性多发，约为男性的5~10倍。脱位前期无症状。全脱位患儿症状较明显，单侧表现跛行，双侧者左右摇摆鸭步。体检发现患肢缩短，患侧臀部皱褶加深、增多，会阴部加宽，骨三角凹陷。骨外展受限，Trendelenburg征阳性。牵拉小腿时，股骨头如"打气筒样"上下移动。

### 【影像要点】

**（一）平片**

1. 髋臼上缘倾斜度增加，髋臼穹隆部变浅呈碟形，骨性髋臼角加大，可达50°~60°。

2. 股骨头骨骺出现晚于健侧，且较健侧为小，其外形不规整，并稍变扁。

3. 股骨头骨骺向外上方移位，头骺位于Perkin方格的外上象限区内。

4. 股骨颈缩短，内缘凹陷，股骨前倾角增大，严重者前倾明显，可使大转子突向髋臼侧。

5. 患侧股骨发育细小，骨盆发育小，骨盆向健侧倾斜。

**（二）CT**

1. 髋臼外上缘水平层面与髋臼面形态改变，外缘内凹，局部缺损；髋臼浅，呈板状。

2. 股骨头外形明显变小，形态可为不规则状，或出现裂纹及密度高低不均和局部缺损等变化。

3. 髋臼对股骨头包容度变小，股骨头与泪滴间距增宽，三维重建显示股骨头向外上方脱位。

**（三）MRI**

1. 髋臼变浅，上缘平坦，呈碟形。

2. 髋臼顶软骨短缩、肥厚。

3. 股骨头骺较健侧小，严重者可出现不规则变形，同时股骨头向外上方移位。

4. 关节囊肥厚、变形，股骨头韧带拉长、肥厚。

发育性髋关节脱位的影像见图4-21~图4-23。

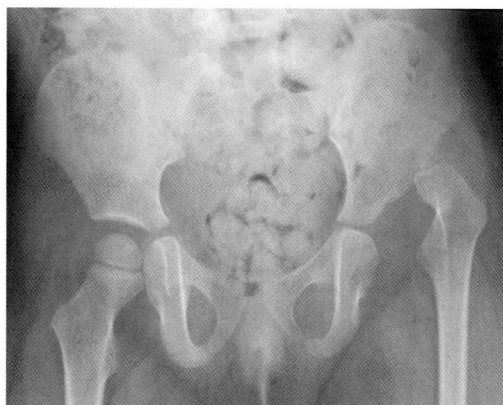

**图 4 - 21　左侧发育性髋关节脱位**

女，3 岁，跛行 1 年余。双髋正位片，示左侧髋臼变浅，髋臼角增大，股骨头骺发育小，向外上方移位，头骺位于 Perkin 方格的外上象限内

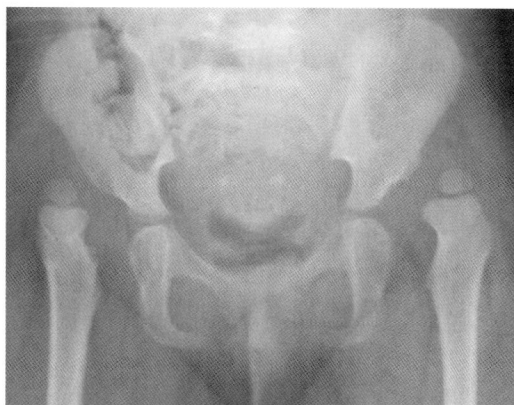

**图 4 - 22　双侧发育性髋关节脱位**

女，2 岁，发现跛行半年。双髋正位片，示双侧髋臼上缘倾斜度加大，股骨头骨骺变小，并脱出髋臼向外上方移位

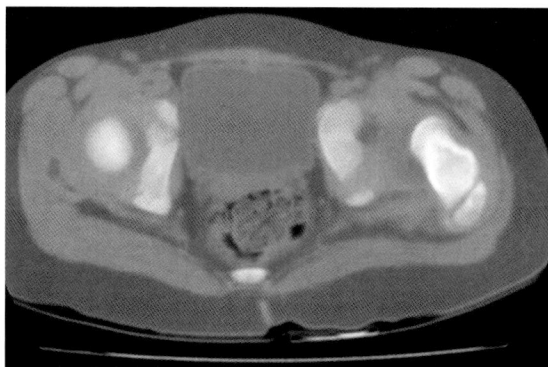

a

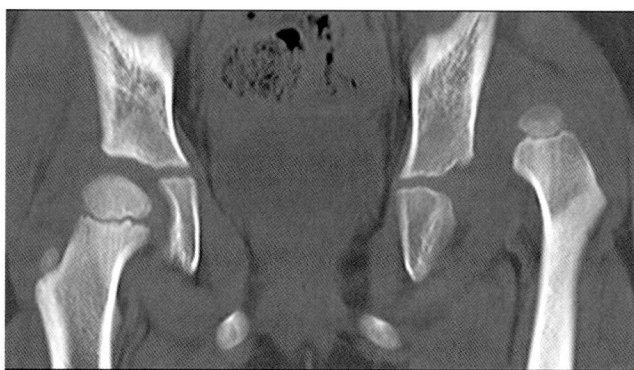

b

**图 4 - 23　左侧发育性髋关节脱位**

女，8 岁，左下肢跛行 7 年。a. CT 轴位平扫，b. CT 冠状位重建，(a ~ b) 示左髋臼变浅，髋臼角加大，股骨头骺变小，并向上外方移位

## 十四、先天性髋内翻

先天性髋内翻又称发育性髋内翻，为股骨近端少见的发育异常。病因尚不清楚，多数学者认为系股骨颈内侧骨化进程受扰所致。本病有家族遗传史，单侧发病多于双侧，女孩发病率较男孩高。

### 【临床表现】

患儿开始行走前一般无症状。会走路后逐渐产生症状，以无痛性跛行为主。患髋乏力易疲劳，偶有局部酸痛并向膝部放射。患儿身材矮小、腰椎过度前屈。双侧病变步态呈鸭步，大转子向外上突出。体检发现患肢缩短、肌肉萎缩。由于臀中、小肌松弛，屈氏征阳性，患髋外展、内收、旋转受限。随年龄的增长内翻畸形逐渐加重。

### 【影像要点】

1. 骨盆正位片显示股骨颈变短并近于水平位，颈干角变小，约呈直角。

2. 骨骺角增大，Shenton 线保持连续。

3. 股骨颈的骺软骨板增厚，周围骨质密度不均匀增高；股骨头内下方近颈部可见一三角形骨块，呈倒"V"形透光区，其内侧为股骨头下骺板。

4. 股骨头位置相对下移，大转子位置相对上升，股骨头大小、形态无改变。

先天性髋内翻的影像见图 4-24、图 4-25。

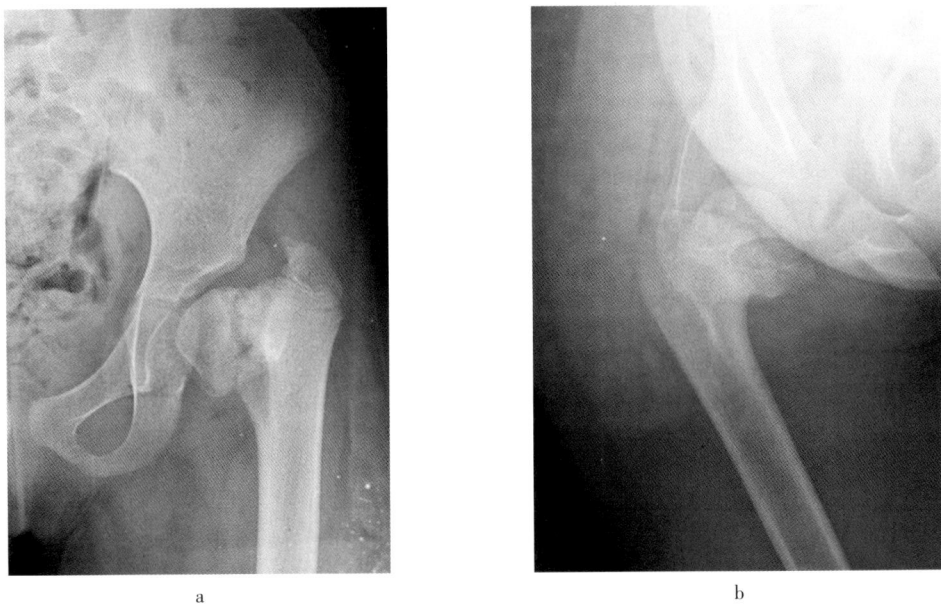

**图 4-24 左侧先天性髋内翻**

女，8岁，发现跛行步态，双下肢不等长两年。a. 左髋正位片，b. 左髋侧位片，(a~b) 示左股骨颈变短并呈水平位，颈干角变小呈直角，股骨头前倾向内下移位，大转子相对上升，髋臼变浅，股骨头密度尚正常

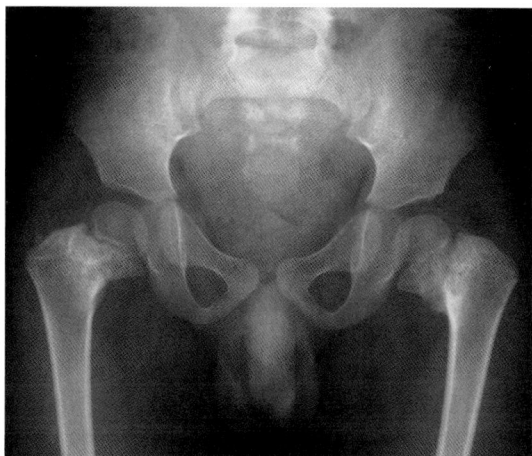

**图 4 – 25　双侧先天性髋内翻**

男，5 岁。发现双下肢变短就诊。双髋正位片，示双侧股骨颈干角变小，骨骺角增大，股骨头内下方近颈部可见一三角形骨块，呈倒"V"形透光区，股骨颈周围骨质密度不均匀增高，股骨头位置相对下移，大转子位置相对上升，股骨头大小形态无改变

# 十五、髋臼发育不良

髋臼发育不良系因髋臼发育缺陷造成髋臼对股骨头的覆盖不良，主要表现为髋臼外上方和前方缺损，髋臼变浅，髋关节中心外移。由于髋臼对股骨头覆盖率降低，髋臼和股骨头关节面对合关系不正常，最后导致关节面的接触应力增高，关节软骨退变而引起骨性关节炎。

**【临床表现】**

患者多于 30 岁左右因髋关节不适或疼痛就诊。初期症状轻微，多表现为患髋疲劳感、酸胀及隐痛，活动后加重，活动范围不受限。以后症状逐渐加重，出现跛行和外展受限感。体检患侧大转子位置稍高，外展略受限，"4"字试验可阳性。因股骨头遮盖少而不稳者，Trendelenburg 试验可为阳性。

**【影像要点】**

**（一）平片**

1. 髋臼发育浅小或浅平，髋臼覆盖率降低，股骨头的负重点外移。

2. 髋关节的内侧间隙加宽，关节半脱位或全脱位。

3. Sharp 角变大，臼顶变短，髋臼的最高点外移。

4. 髋臼顶外侧缘骨质发育不良，臼盖嘴消失，臼盖白线呈外高内低之斜线。

5. 继发性骨关节炎和股骨头坏死等改变。

## （二）CT

1. 髋臼前断面角变小，后断面角小于正常。

2. 股骨头顶部层面见不到顶唇，且前、后唇变短。

3. 伴发关节退行性改变，可见关节间隙变窄，关节面硬化、不规则，关节面下囊变，髋臼前唇和上部边缘骨刺形成以及股骨头稍向前方移位。

## （三）MRI

1. 髋臼窝浅平，冠状位示 Sharp 角增大，横断位前断面角及后断面角皆变小。

2. 顶唇或（和）前、后唇短小。

3. 髋臼前上缘骨质增生，呈短 $T_1$ 及混杂短 $T_2$ 低信号。

4. 髋臼前上缘或上缘软骨下可见单囊或多囊灶，呈长 $T_1$ 或稍长 $T_1$ 低信号、长或稍长 $T_2$ 信号，抑脂像上呈高信号。

髋臼发育不良的影像见图 4 - 26 ～图 4 - 30。

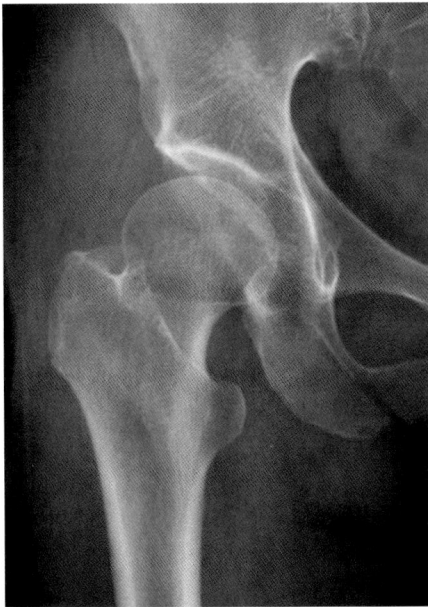

**图 4 - 26　右侧髋臼发育不良**

右髋正位片，示右侧髋臼变浅，Sharp 角增大，CE 角变小

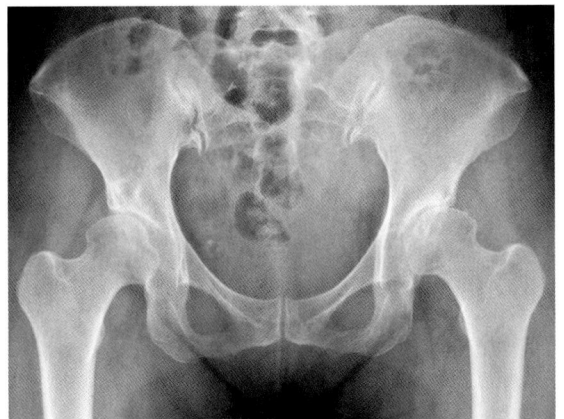

**图 4 - 27　双侧髋臼发育不良**

双髋正位片，示双侧髋臼发育浅小，髋臼角增大，臼顶变短，髋臼最高点外移，髋关节内侧间隙加宽，沈通线欠连续，双髋关节呈半脱位，髋臼囊变透亮区，提示合并骨性关节炎

a b

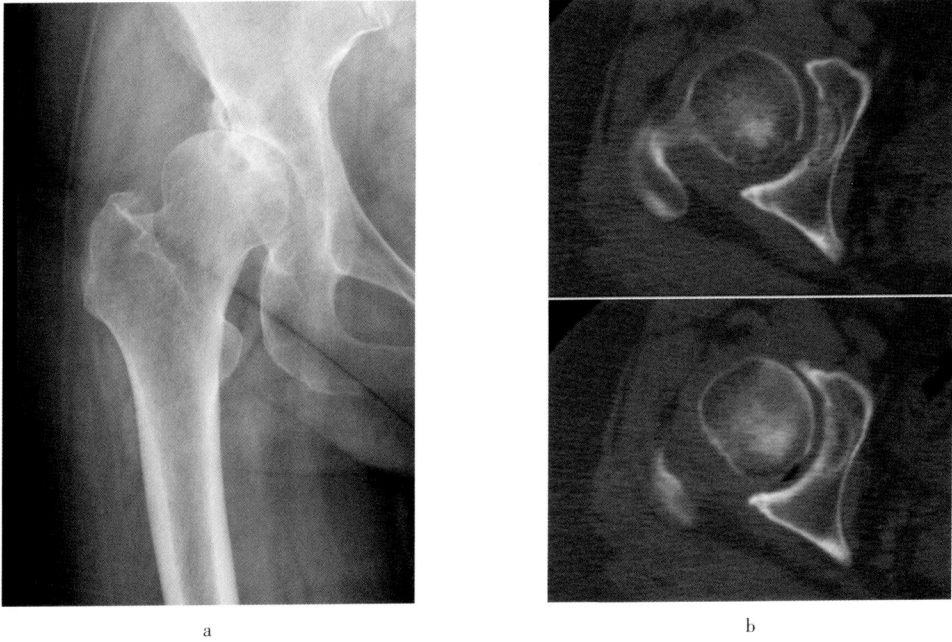

**图 4 – 28 右侧髋臼发育不良**

a. 右髋正位片，示右髋臼变浅，髋顶变短，股骨头稍变扁并外上方移位，间隙变窄，髋臼缘骨质增生、硬化，股骨头周围骨质增生；b. CT 轴位平扫，示髋臼前后唇变短，同时更清楚显示股骨头关节面下囊变，周围骨赘形成及髋臼骨质增生、硬化情况

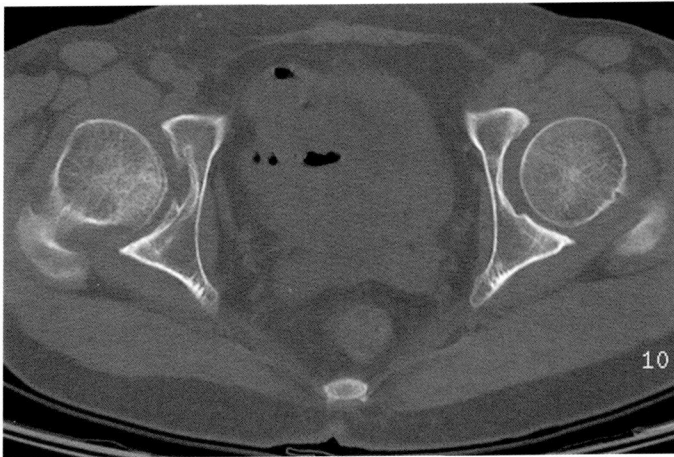

**图 4 – 29 双侧髋臼发育不良**

CT 平扫，示双侧髋臼前断面角变小，头臼包容差，髋臼及股骨头轻度骨质增生

a

b

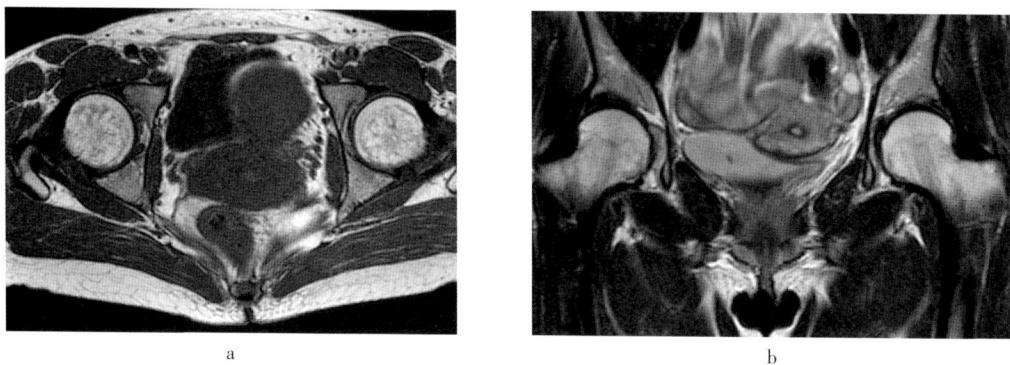

**图 4 – 30 双髋臼发育不良**

a. 双髋 MRI 横轴位 $T_1WI$ ，b. 冠状位 $T_2WI$，（a~b）示双侧髋臼变浅，前断面角变小

# 十六、先天性膝内翻

先天性膝内翻又称弓形腿或"O"形腿，系因胫骨上端骨骺内侧发育迟缓所致。

## 【临床表现】

病人站立时，两膝不能靠拢。

## 【影像要点】

1. 膝关节向内成角畸形，胫骨平台关节面向内倾斜，股骨内髁发育小。

2. 膝关节正位片，测量胫骨角增大。

先天性膝内翻的影像见图 4 – 31。

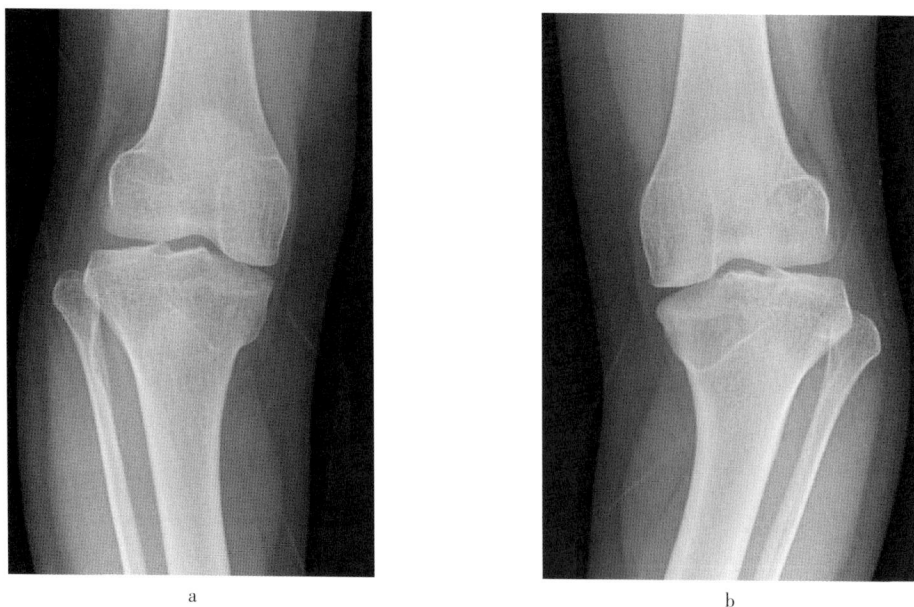

a

b

**图 4 – 31 先天性膝内翻**

女，24 岁，双膝内翻畸形多年。a. 右膝正位片，b. 左膝正位片，（a~b）示两侧胫骨平台关节面向内倾斜，胫骨角增大，膝关节向内成角畸形

## 十七、先天性胫骨弯曲

先天性胫骨弯曲是一种非常少见的先天性畸形，发病原因不清，一般认为可能是由于胎儿时期在子宫内的位置不正所致。

**【临床表现】**

一般出生时即发现小腿向后凸起，若成角度会引起下肢短缩，伴有活动功能障碍。

**【影像要点】**

1. 胫骨中下段交界处弯曲，向前或向后弯曲，常同时合并向内或向外弯曲，干骺端骨质及骨骺形态正常。

2. 向前弯曲者，凹侧骨皮质增厚，骨髓腔变窄，凸侧皮质变薄；向内或后弯曲者常合并足外翻，可出现同侧腓骨细小或部分缺如。

3. 常合并病理性骨折或因骨折愈合不良导致的假关节形成。

先天性胫骨弯曲的影像见图 4-32。

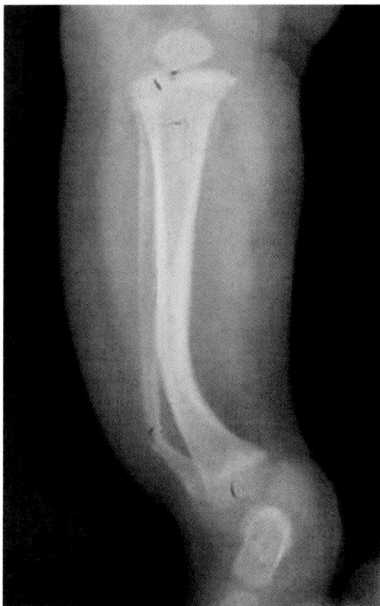

**图 4-32  先天性胫骨弯曲**

右小腿侧位片，示右胫、腓骨下段向前弯曲，凹侧骨皮质增厚

## 十八、先天性胫骨假关节

儿童先天性胫骨假关节是一种罕见的儿童先天性发育畸形，其发生率占新生儿的 1/15 万。其病因、病理及发病机制目前尚不明确，可能与 Ⅰ 型神经纤维瘤存在密切关系。

**【临床表现】**

本病多见于婴幼儿及儿童，男、女均可发病，性别及左、右侧别无差异，发病以单侧为主，少数可双侧受累，发病部位常位于小腿中下 1/3 交界处，患儿常有向前成角畸形伴假关节样活动，局部或全身有咖啡样色素斑或结节样神经纤维瘤。

**【影像要点】**

1. 假关节多发生在胫骨中下 1/3 交界处，骨端髓腔变细，断面封闭硬化无骨痂生长。

2. 胫骨向前或向外侧成角畸形，两断端变尖或远侧断端变尖，嵌入杯口状增宽的近侧端内，类似假关节。

3. 常合并腓骨下段弯曲或假关节形成。

先天性胫骨假关节的影像见图 4-33、图 4-34。

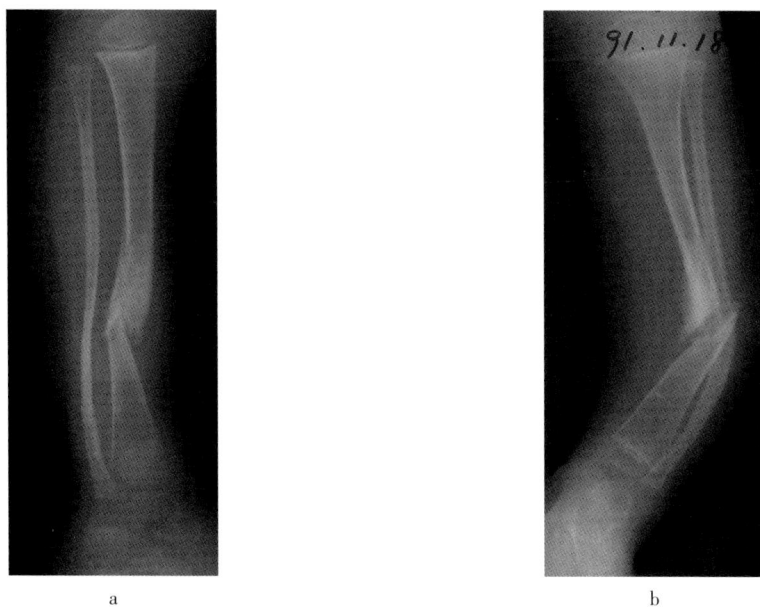

图 4-33　先天性胫骨假关节

a. 右小腿正位片，b. 右小腿侧位片，（a～b）示右胫骨中下段骨质中断，近端增宽，髓腔变细、硬化，远端变尖与近端形成假关节，断端主要向外成角，无骨痂形成，腓骨下段弯曲、变细

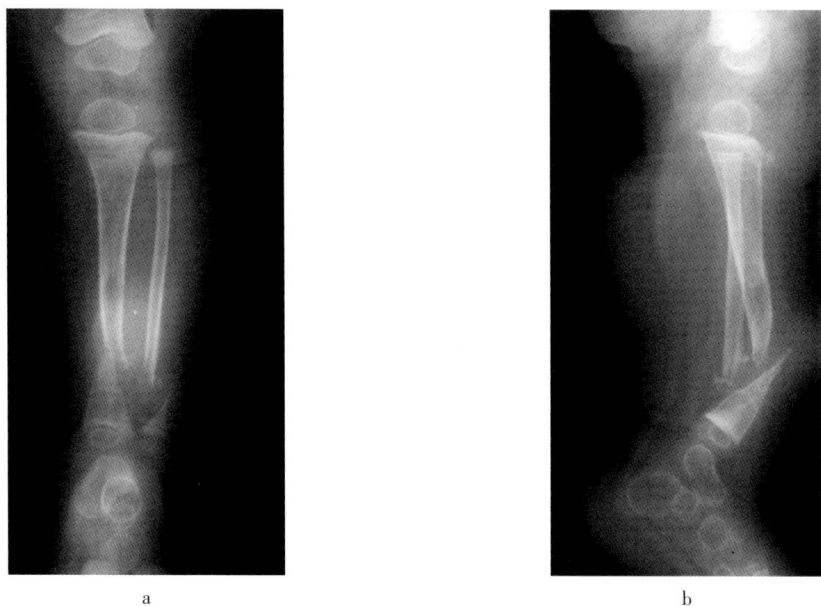

图 4-34　先天性胫骨假关节

a. 左小腿正位片，b. 左小腿侧位片，（a～b）示左胫骨中下 1/3 交界处骨质不连接，两断端变尖，并向前成角，腓骨下段亦见类似改变

## 十九、马蹄内翻足

马蹄内翻足为常见的先天性足部畸形，多有家族遗传现象。

### 【临床表现】

本病男孩多见，多数出生时即存在。一侧或两侧均可发生。临床有三种畸形表现：①整个足依其长轴内翻，足内侧缘向上、外侧缘向下；②踝关节跖屈呈马蹄足；③前足内收（跖内翻）。

### 【影像要点】

1. 跗骨发育不良及位置异常。

2. 距骨扁而宽，距骨中轴线远离第 1 跖骨。

3. 舟骨变短而阔，向内上后方移位。

4. 跟骨短而宽，向内翻转及向后上方移位，几乎与胫骨相接触。

5. 侧位跟骨、距骨轴线接近平行，跟距角几乎为 0°。

6. 距骨颈正常向内转约 20°～40°，即正位时跟骨与距骨间角度，马蹄内翻足的距骨颈可内转 50°或更多。

7. 跟骨中轴线与第 4 跖骨中轴线不一致，而互相成角。

8. 跖骨互相靠拢重叠，诸跖骨纵轴线交集于跟骨端。

马蹄内翻足的影像见图 4 – 35。

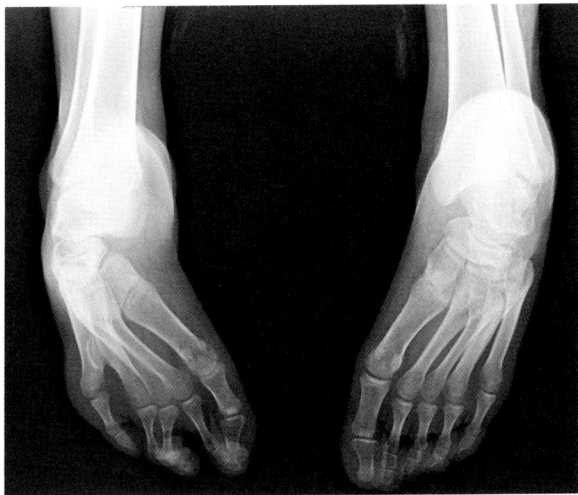

**图 4 – 35　马蹄内翻足**

双足正位片，示双足后段内翻伴有跖屈和前足旋后畸形，距骨中轴线远离第 1 跖骨

## 二十、拇趾外翻

蹞趾外翻系指第 1 跖骨与第 1 趾节骨纵轴线相交所成角度超过 20°。

### 【临床表现】

好发于成年人，主要表现为拇趾外翻畸形和疼痛，在临床上应以拇外翻超过 25°，挤压第 2 趾、第 1 跖骨头处有拇囊炎且疼痛诊断。

### 【影像要点】

1. 第 1 跖骨头远离第 2 跖骨，向内侧旋转，拇趾外翻向腓侧。

2. 跖骨及拇趾轴线相交成角超过 20°，常伴第 2 跖骨骨干粗大。

拇趾外翻的影像见图 4 - 36。

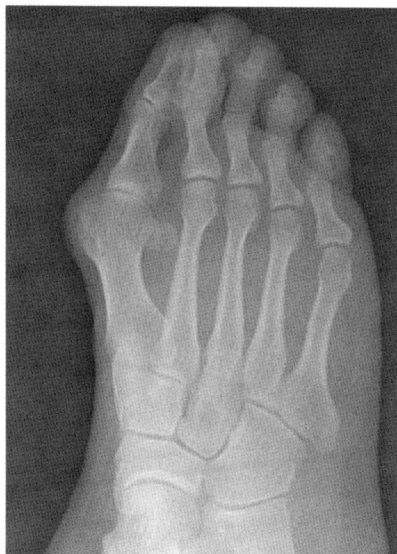

**图 4 - 36　右拇趾外翻**

右足正位片，示右足第 1 跖骨头远离第 2 跖骨，向内侧旋转，拇趾外翻向腓侧

## 二十一、跟骨距骨桥

跟骨距骨桥为跟骨载距突向后上方增大，与距骨内结节向下增大的骨块相连而形成的一种先天性畸形。此两骨有时完全融合，有时借软骨或纤维组织相连或互相形成关节。根据两骨块有否骨性连接而分完全型骨桥和不完全型骨桥两种类型。

### 【临床表现】

小儿时期少有症状，10 岁左右出现症状。主要表现为局部疼痛，足部内、外翻受限。内踝下部可扪及骨性硬块。

### 【影像要点】

**1. 完全型骨桥**

（1）骨块呈骨性连接，骨桥间没有间隙。

（2）正位或轴位片上，跟骨和距骨内侧有一相连的骨性物突出，位于内踝下方。

（3）侧位片上跟骨载距突和距骨内结节部位，出现一增大的舌形骨块，从后上斜向前下将跟骨和距骨连在一起。

**2. 不完全型骨桥**

（1）为跟骨载距突和距骨内结节两畸形骨块由软组织、纤维组织连接，或形成关节。

（2）常规投照位置有时不能确诊，需摄不同角度的轴位片或借助 CT 检查。

（3）正位片和轴位片上可见跟骨和距骨间有一细小裂隙。

（4）侧位上可见跟骨和距骨间有异常骨块影，骨块间有间隙。

跟骨距骨桥的影像见图4－37、图4－38。

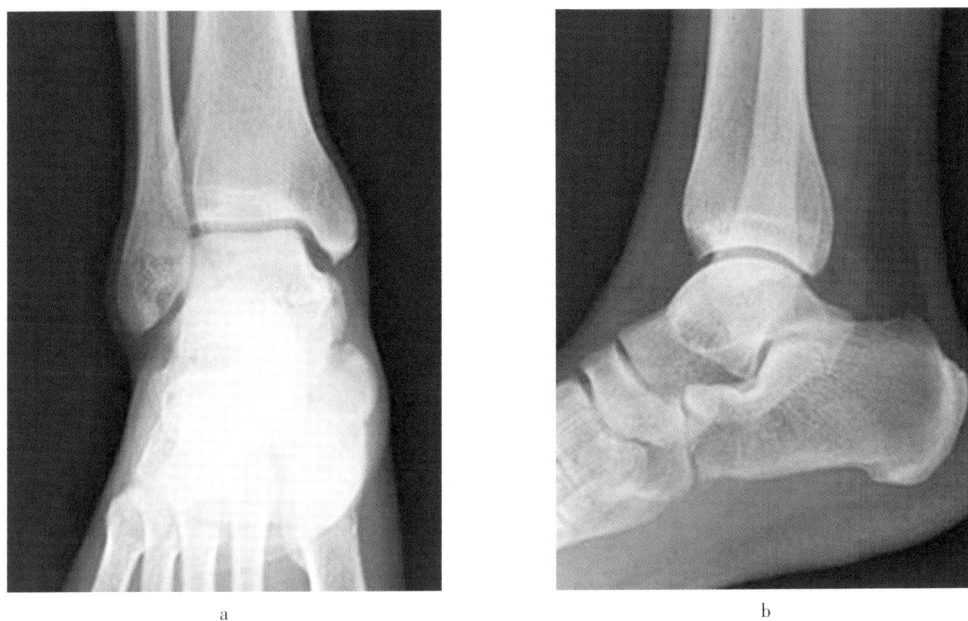

a

b

**图4－37　跟骨距骨桥（完全型）**

a. 右踝关节正位片，示右跟骨与距骨内侧可见相互融合的骨性突出；b. 右踝关节侧位片，示跟骨载距突向后上方增大与距骨内结节向下增大的骨块融合

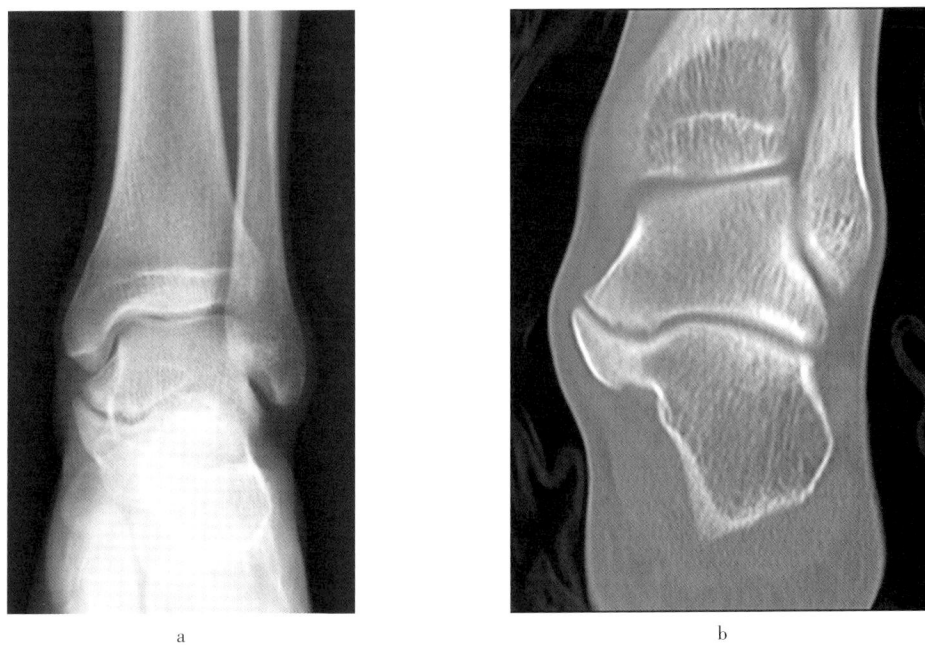

a

b

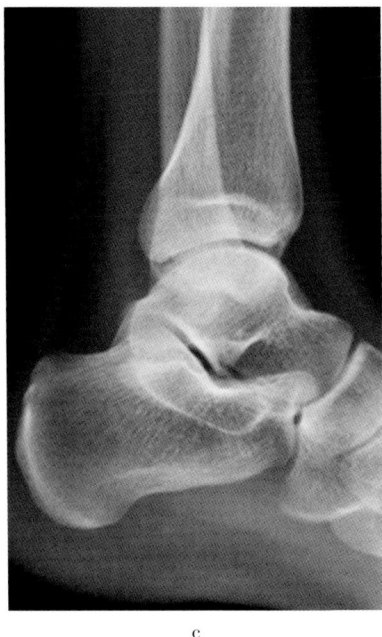

c

**图 4 - 38　跟骨距骨桥（不完全型）**

a. 左踝关节正位片；b. 左踝关节 CT 冠状位重建，(a～b) 示左距骨、跟骨内侧面向内突出，两者之间可见透亮间隙；c. 左踝关节侧位，示左跟骨载距突向后上方增大，与距骨内结节向下增大的骨块相连形成关节

# 参考文献

［1］黄耀华. 髋关节影像诊断学［M］. 2 版. 北京：人民卫生出版社，2018.

［2］黄耀华. 实用骨关节影像诊断图谱［M］. 北京：中国医药科技出版社，2010.

［3］王子轩，刘吉华，曹庆选，等. 骨关节解剖与疾病影像诊断［M］. 北京：人民卫生出版社，2009.

［4］谭远超. 骨伤科读片技术［M］. 北京：人民卫生出版社，2008.

［5］杜凡，汪卫中. X 线诊断袖珍手册［M］. 北京：人民军医出版社，2008.

［6］吉士俊. 小儿髋关节外科［M］. 北京：人民卫生出版社，2005.

［7］王云钊. 中华影像医学［M］. 北京：人民卫生出版社，2002.

［8］吉士俊，潘少川，王继孟. 小儿骨科学［M］. 济南：山东科学技术出版社，2000.

［9］曹来宾. 实用骨关节影像诊断学［M］. 济南：山东科学技术出版社，1998.

［10］张保付. 先天性胫骨弯曲 1 例［J］. 医学影像学杂志，2015，25（11）：1980.

［11］张欣，李永亮，郑雷. 先天性胫骨假关节 2 例［J］. 医学影像学杂志，2012，22（10）：1631.

［12］高红丽，银忠. 先天性肩胛骨高位症的影像学表现［J］. 中国现代医药杂志，2011，13（03）：99 - 100.

［13］安秋军，袁风梅，韩卫平，等. 成人髋臼发育不良性骨关节病的影像研究［J］. 医学影像学杂志，2008，18：104～105.

［14］高振华，盛璞义．小儿骨关节疾病影像学［J］．中国实用儿科杂志，2007，22：155～160.

［15］薛远亮，刘斌，王世山．发育性髋关节脱位的影像学研究［J］．中国中西医结合影像学杂志，2007，5：290～293.

［16］刘卫东．先天性髋关节脱位［J］．中国矫形外科杂志，2004，12：1731～1733.

［17］张德昌，王志纯，马贵，等．成人髋臼结构不良 CT 应用价值［J］．实用放射学杂志，2002，18：40～42.

［18］谢玉川，陶风海，刘显强，等．成人髋臼发育不良的 X 线诊断［J］．中国矫形外科杂志，1998，5：268～269.

［19］刘元伟，孙吉兰，刘美玲，等．先天性髋内翻的 X 线诊断（附 15 例分析）［J］．滨州医学院学报，1996，19：62.

［20］Anda S，et al. Computed tomography measurements of the acetabulum in adult dysplastic hips：Which level is appropriate？［J］Skeletal Radio，1991，20：267.

## 第五章　骨发育障碍性疾病

### 一、成骨不全

成骨不全亦称脆骨病、洛布斯坦病等，为一种具有先天遗传性和家族性、表现为全身结缔组织的疾病，主要累及骨、巩膜、内耳、皮肤、韧带、肌腱和筋膜等。

【临床表现】

多见于幼年儿童，主要症状是多发性骨折、蓝色巩膜和耳聋，偶有肌肉无力，关节韧带松弛发生脱位和生长、发育迟缓等。

【影像要点】

**1. 基本征象**　包括多发性骨折、骨皮质变薄和普遍性骨质疏松，四肢骨细而长，常伴有严重的弯曲畸形。

**2. 四肢长管状骨**　分粗短型和细长型，前者发病较早，特点为长管状骨变短增粗，伴有多发性骨折和弯曲畸形，骨皮质变菲薄，骨密度明显减低；发病较迟者病变较轻，骨干明显变细，并且弯曲畸形，常伴有多发骨折，并可形成球形骨痂，少数病例还可见假骨折线。

**3. 颅骨**　呈短头型，颅骨变薄，可部分未骨化。囟门和骨缝闭合延迟，有许多缝间骨，以顶枕区最多。

**4. 脊椎**　椎体密度减低，上、下面双凹变形，呈鱼椎骨样，椎间隙相对较宽，常伴后突畸形。

**5. 骨盆**　骨盆呈扁平或不规则形，髋臼内陷。

**6. 肋骨**　呈普通密度减低，肋骨呈异常曲度，易骨折。

成骨不全的影像见图 5 – 1、图 5 – 2。

【鉴别诊断】

本病需与佝偻病、软骨发育不全和呆小病等鉴别。

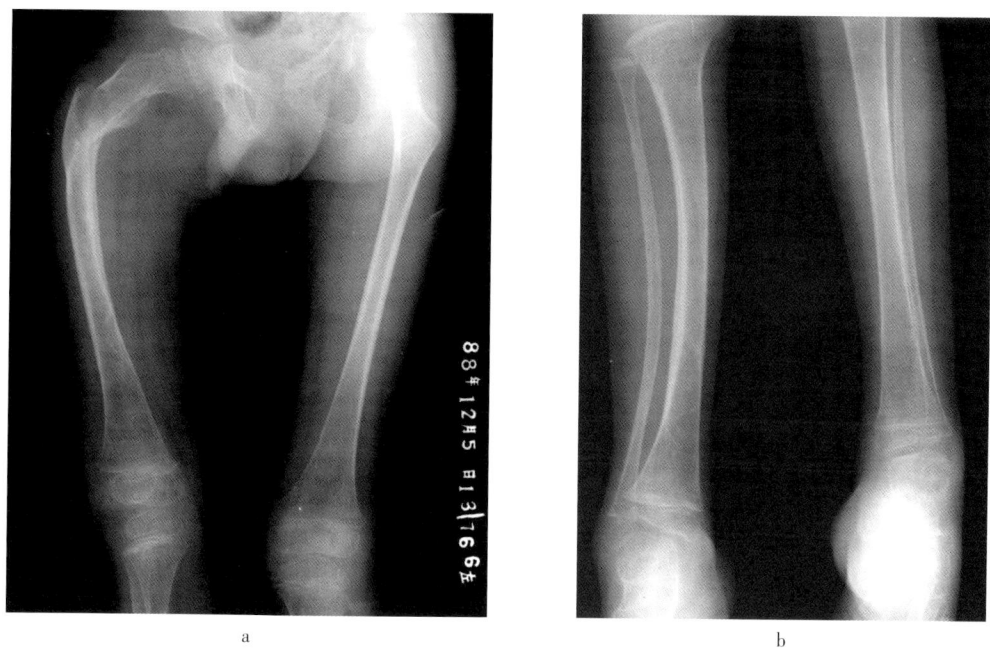

a

b

**图 5-1 成骨不全**

男，6岁。右下肢功能障碍 5 天，既往有多次骨折病史。a. 双侧股骨正位片；b. 双侧小腿正位片，（a~b）示双侧股骨及胫、腓骨骨质普遍密度减低，骨纹纤细，皮质变薄，股骨上段骨折并向外弯曲，右胫、腓骨弯曲变形

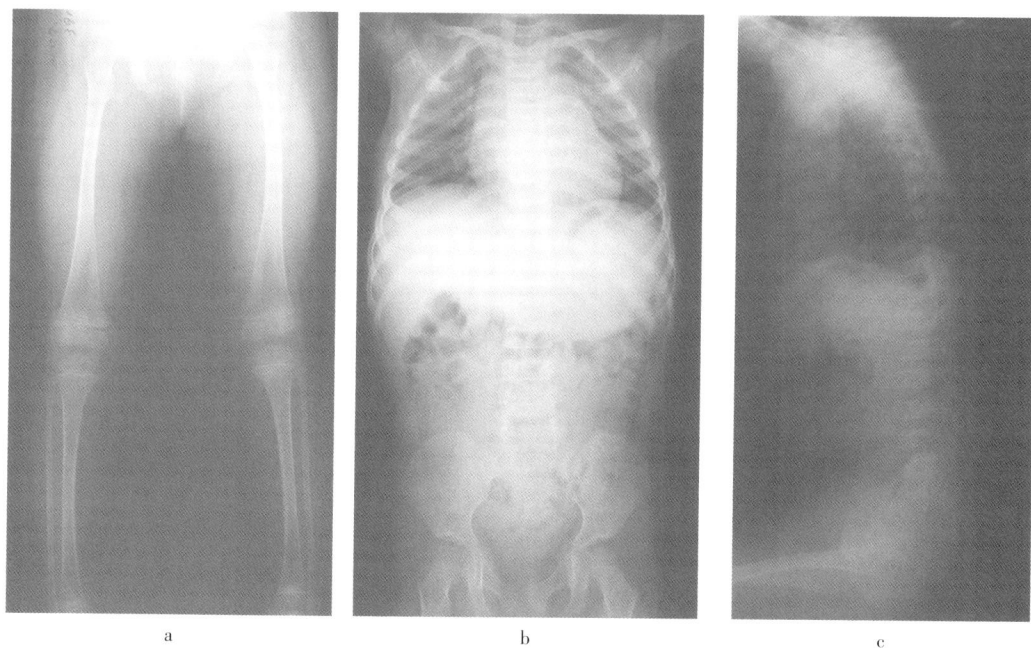

a

b

c

**图 5-2 成骨不全**

a. 双下肢正位片，示两侧股骨及胫、腓骨变细，密度降低，皮质变薄；b. 胸腰椎正位片，c. 胸腰椎侧位片，（b~c）示胸腰椎骨质疏松，部分椎体压缩骨折呈楔状变形

## 二、软骨发育不全

软骨发育不全又称软骨发育不良，系一种常染色体显性遗传的全身性、对称性软骨发育障碍，为短肢型侏儒最多见的一种。主要病理改变为软骨内成骨障碍，影响骨的长轴生长，而膜内成骨不受影响，故骨横径生长仍正常，颅底软骨内成骨亦发育障碍，有遗传性和家族性。

### 【临床表现】

男性较多，2~3岁开始发病并显露症状。一般智力不受影响。全身呈典型的短肢型侏儒，四肢粗短弯曲，躯干相对较长，站立时手不过髋，手指宽度短粗等长，伸直呈"三叉戟"状。头颅相对较大，前额凸出，鼻根塌陷。胸腰后突，下肢呈"O"形弯曲，髋内或外翻，行走如鸭步。

### 【影像要点】

1. 所有软骨内成骨的部位均可出现异常，但以四肢长骨变化最明显。

2. **管状骨** 四肢长骨变短和弯曲，皮质增厚，干骺端增宽，呈不规则喇叭状，并有倾斜，骨骺出现延迟，可呈碎裂状。

3. **脊柱** 脊柱轻度后突成角，椎体较小，前缘呈楔状或弹头状，后缘凹陷，椎弓根变短，椎弓根距从腰1椎至腰5椎逐渐变小。

4. **颅骨** 颅底变短，颅穹窿扩大，前额后枕和下颌相对突出，枕大孔缩小成漏斗状，斜坡加深，鼻根塌陷。

5. **骨盆** 骨盆狭窄，髂翼呈方形，髂骨底部显著变短，髋臼变平，小骨盆腔横径变长，呈"香槟酒杯"状。

6. 肋骨短小，胸骨短且宽，肩胛骨角不锐利，肩胛盂浅小。

软骨发育不全的影像见图5-3、图5-4。

### 【鉴别诊断】

本病需与假性软骨发育不全和软骨发育低下鉴别。

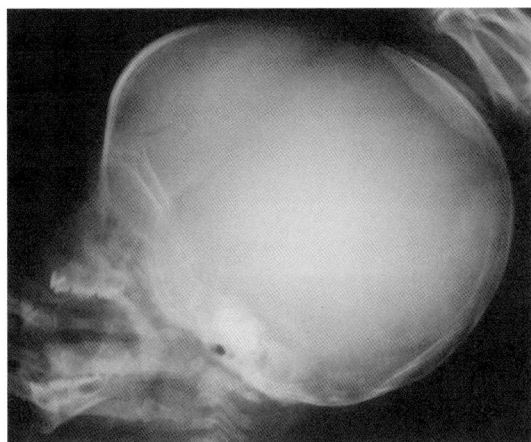

a

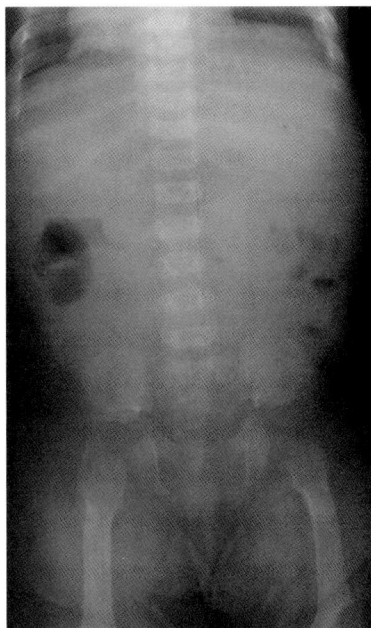

b

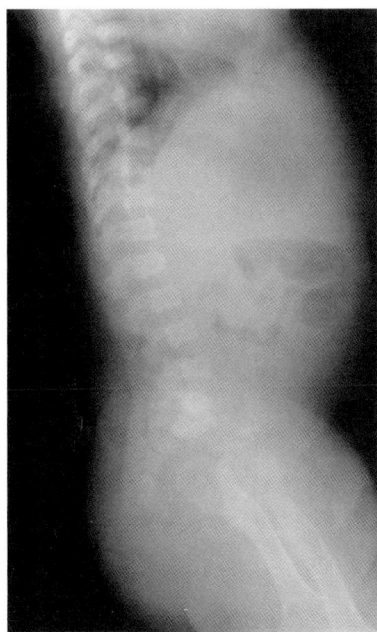

c

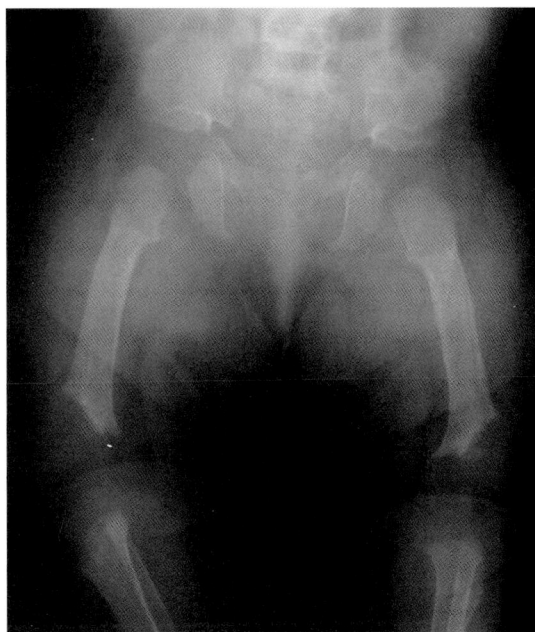

d

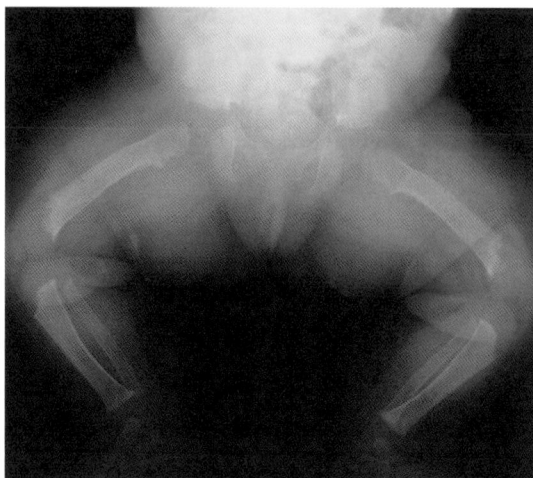

e

**图5-3　软骨发育不全**

a. 颅骨侧位片，示颅底变短，颅穹窿扩大，前额、后枕和下颌相对突出，枕大孔缩小成漏斗状，斜坡加深，鼻根塌陷；b. 胸腰椎正位片，c. 胸腰椎侧位片，（b~c）示脊柱轻度后突成角，椎体较小，椎弓根距从腰1~腰5椎逐渐变小，椎弓根变短；所见髂翼呈方形，髂骨底部显著变短，髋臼变平，小骨盆腔横径变长，呈"香槟酒杯"状。d. 双下肢正位片，e. 双下肢侧位片，（d~e）示股骨、胫、腓骨变短，皮质增厚，干骺端增宽呈不规则状并有倾斜

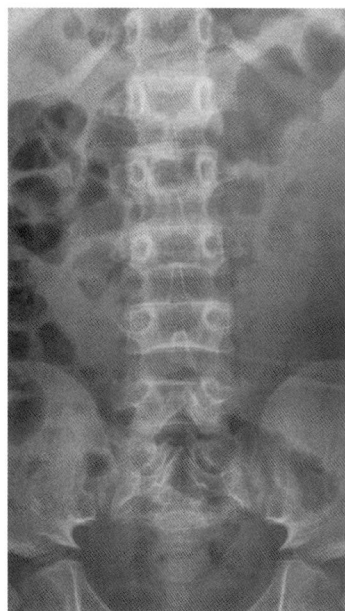

a

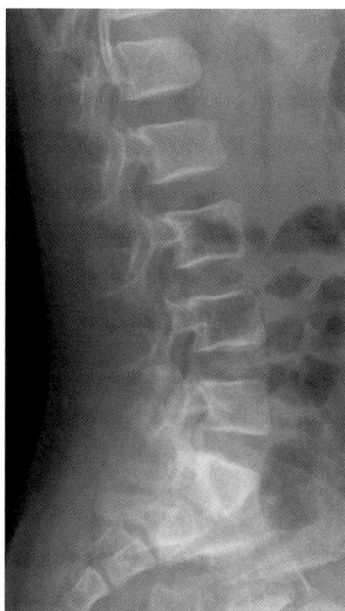

b

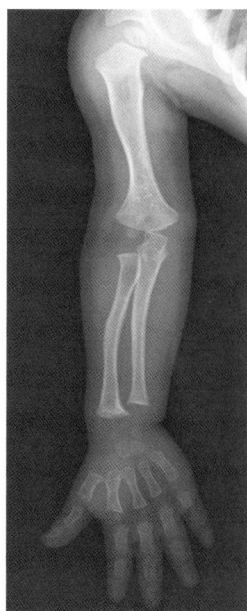

c

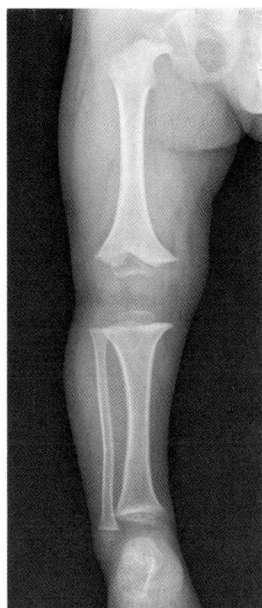

d

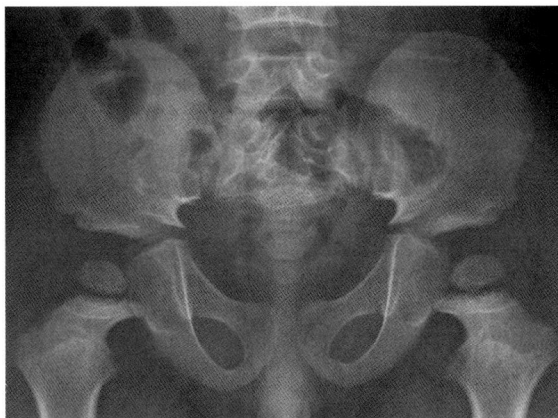

e

**图 5 - 4　软骨发育不全**

男，4 岁，发现身材矮小就诊。a. 腰椎正位片，b. 腰椎侧位片，（a～b）示部分椎体前缘呈楔状，后缘凹陷，椎弓变短，椎弓距由腰 1～5 逐渐变小。c. 右上肢正位片，示右肱骨及桡、尺骨骨干粗短，骨皮质增厚，右手掌骨及指骨均变短。d. 右下肢正位片，示右股骨及胫骨骨干粗短，骨皮质增厚，干骺端增宽，股骨远侧干骺端呈喇叭口样外展。e. 骨盆正位片，示骨盆狭窄，髂翼小而变方，髋臼顶呈水平位，坐骨大切迹狭小，小骨盆腔横径变长，呈"香槟酒杯"状。f. 头颅侧位片，示颅底变短，颅穹窿扩大，前额后枕相对突出

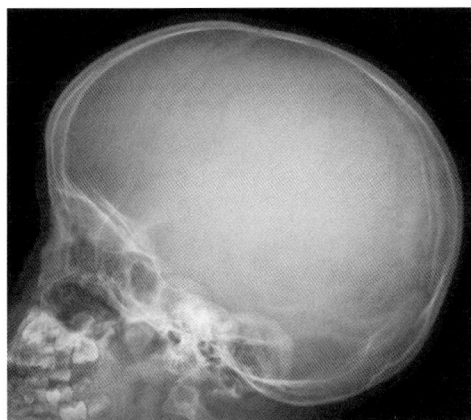

f

# 三、假性软骨发育不全

假性软骨发育不全又名假性软骨发育不全性结构不良，为罕见的软骨发育障碍性疾病，系常染色体显性及隐性遗传，发病机制目前尚不清楚，有人认为可能与酶的缺陷有关，属软骨发育障碍的一种移行型。

## 【临床表现】

该病有家族遗传性，出生正常，患儿头面部正常，无三叉手畸形，短肢表现不明显。开始学走路后生长发育迟滞，以四肢为主，短肢型侏儒，下肢弯曲，步态蹒跚呈鸭摆状，四肢关节膨大，下肢畸形明显，有的患儿出现膝内翻和（或）膝外翻，活动受限。脊柱

曲度可变形,成年患者早期出现退行性骨关节病。智力正常,实验室检查未见异常。

## 【影像要点】

1. 四肢管状骨对称性粗短变形,愈向远端愈明显。

2. 骨骺出现延迟,小而不规则。干骺端增宽,向外扩张,两侧形成侧刺,尤以股骨远端更为明显,骺线不规则,中央凸,与侧刺之间出现凹陷,使干骺端呈"山"字形。

3. 有时股骨远侧干骺端也出现轻度"V"形凹陷,三角形骨骺陷入其中。而其他长骨干骺端多呈"V"形凹陷。由于骨骺和干骺端的异常生长而导致膝内翻,甚至膝反屈。

4. 手的掌、指骨和足的跖、趾骨短而粗。

5. 椎体变平,上下缘骨骺不规则,椎体前缘舌状突出,椎弓根间距正常。

6. 骨盆发育小,髋臼变浅,坐骨大切迹变浅但不及软骨发育不全明显,可有髋内翻畸形。

7. 颅骨及面骨正常。

假性软骨发育不全的影像见图 5 - 5。

## 【鉴别诊断】

本病需与软骨发育不全鉴别。

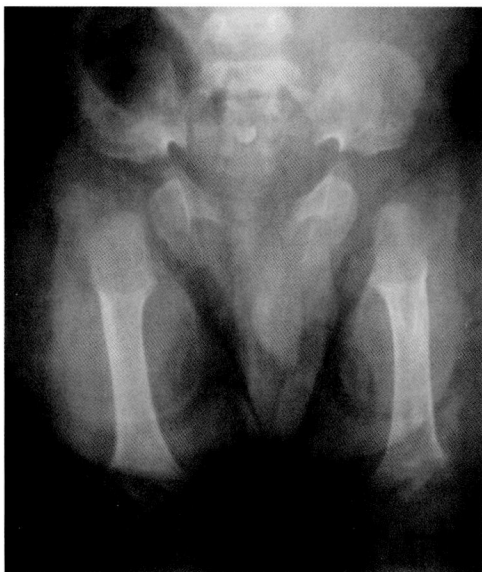
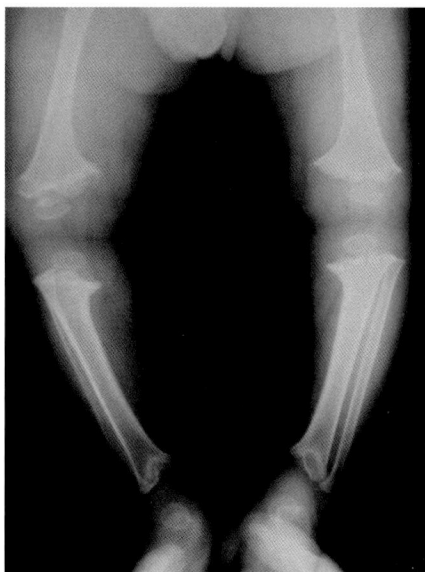

a                                                       b

c

d

e

f

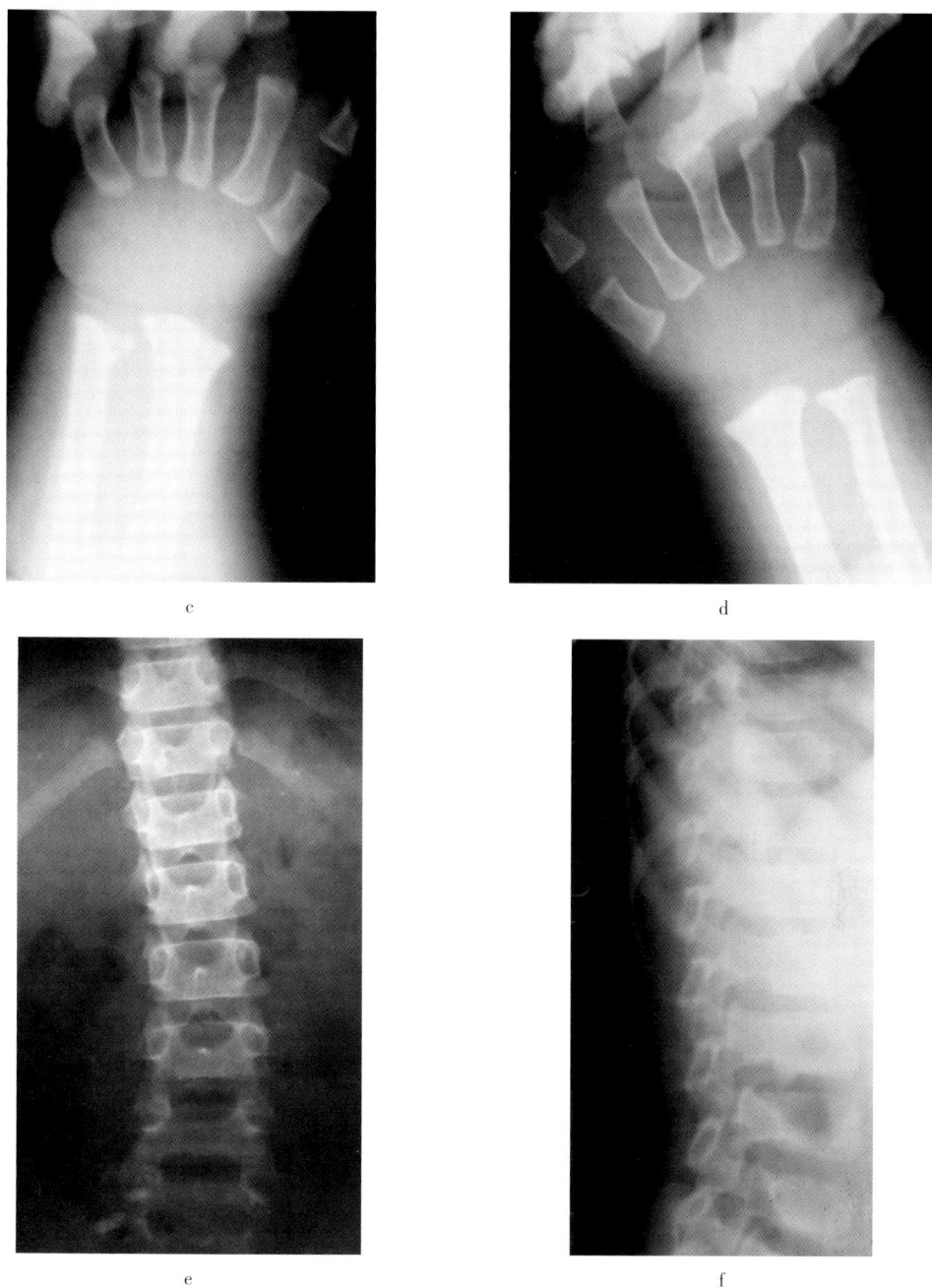

**图 5 - 5 假性软骨发育不全**

a. 双髋正位片，b. 双膝正位片，（a～b）示双侧髂骨翼外展，体部短，坐骨大切迹变小，双侧股骨、胫、腓骨增粗变短，干骺端增宽，双膝关节呈内翻畸形。c. 左手正位片，d. 右手正位片，（c～d）示双手诸腕骨未见异常。e. 腰椎正位片，f. 腰椎侧位片，（e～f）示胸腰椎变扁，椎弓根间距正常

## 四、多发性骨骺发育不良

多发性骨骺发育不良又称 Catel 病，是一种少见的遗传性骨软骨发育不良性疾病，系先期钙化带的软骨细胞不成熟和数量减少而导致骨化障碍。其特征性改变是多个关节对称性受累，尤其双侧髋关节受累最常见。

### 【临床表现】

约 50% 为家族性发病，多为常染色体显性遗传，临床常以身材矮小就诊。

### 【影像要点】

1. 病变仅侵犯骨骺软骨，不累及干骺端和脊柱。
2. 所有管状骨骨骺及腕、跗骨骨骺两侧对称性受累。
3. 骨骺出现延迟、变扁变小、形态不规整，可呈碎裂状或斑点状，但无硬化。
4. 管状骨粗短，干骺端相对正常。

多发性骨骺发育不良的影像见图 5 – 6。

### 【鉴别诊断】

本病需与点状骨骺、晚发型脊柱骨骺发育不良等鉴别。

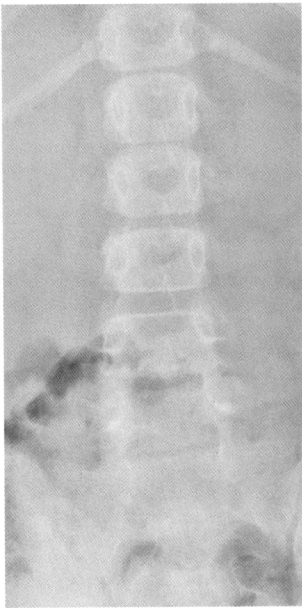

a

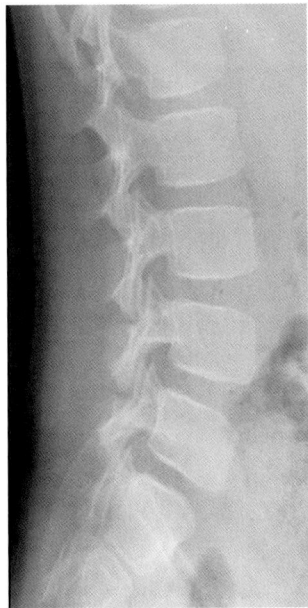

b

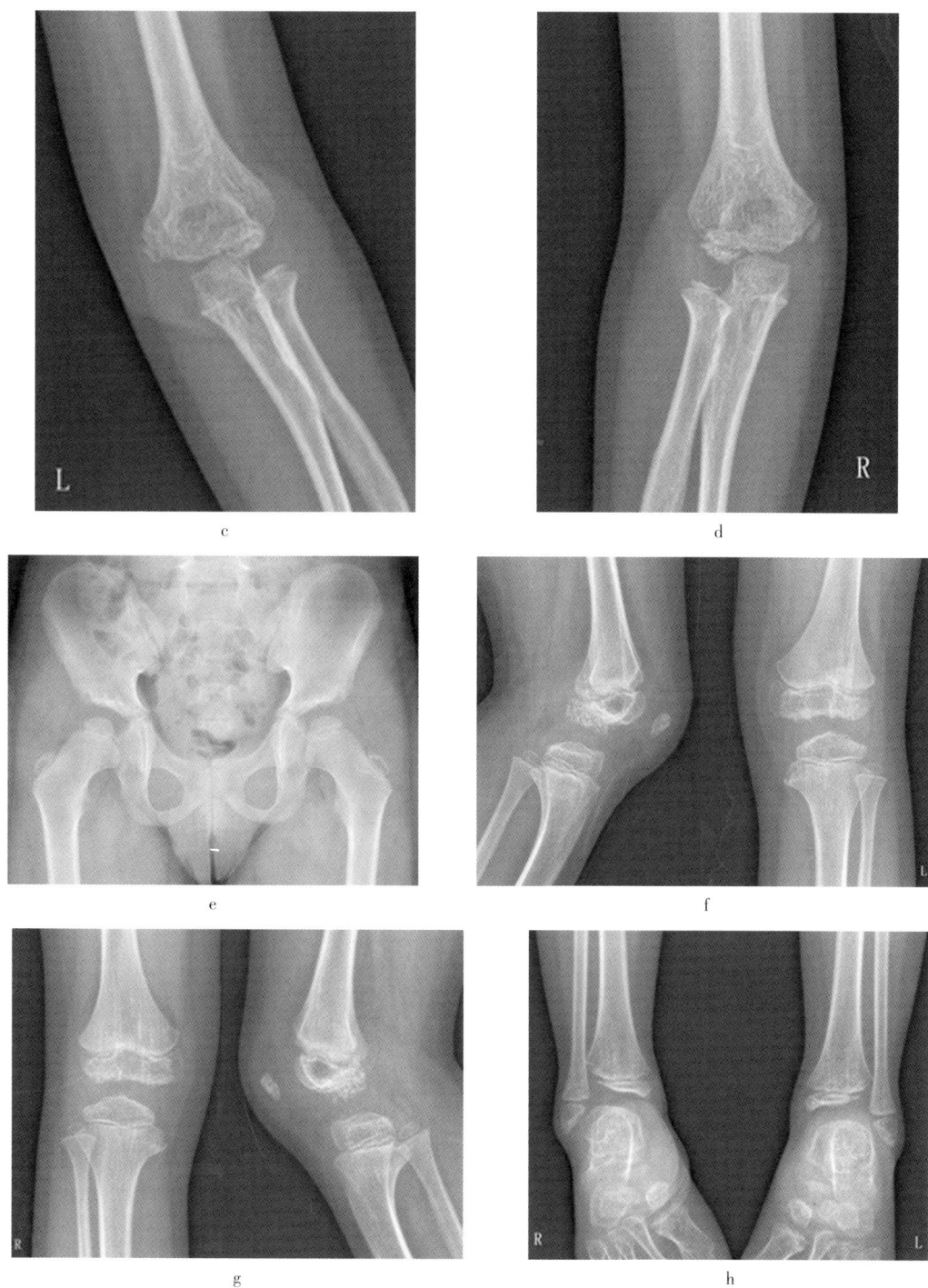

**图 5-6　多发性骨骺发育不良**

a. 腰椎正位片，b. 腰椎侧位片，（a~b）示腰椎各椎体及附件大小形态未见异常，未见异常密度改变。c. 左肘关节正位片，d. 右肘关节正位片，e. 骨盆正位片，f. 左膝关节正侧位片，g. 右膝关节正侧位片，h. 双踝关节正位片，（c~h）示双髋关节、双膝关节及双踝关节各个骨骺形态变小，部分边缘欠光整，干骺端未见异常

## 五、先天性钙化性软骨营养不良

先天性钙化性软骨营养不良又称点状骨骺发育不良、点状骨骺等，是一种罕见的婴儿先天性骨骺发育不良性疾病，以骨骺的多发、散在、点状钙化为特征。病因不明，有家族发病倾向，属常染色体隐性遗传性疾病。

### 【临床表现】

本病女性多见。胎儿期开始发病，新生儿时即很明显，大多数病例在出生后 1 年内发现。婴儿虚弱，容易感染，常因感染而在 2 岁以内死亡。病儿一个或多个肢体变短，罕有对称性，以肱骨、股骨明显。可发生髋、膝和肘关节挛缩性屈曲，可伴发马蹄内翻足、先天性髋脱位、头颅畸形、脾裂、心脏畸形和智力障碍等。

### 【影像要点】

1. 本病最常受累的部位是髋、膝、肩和腕关节。

2. 骨骺正常骨化之前可见多数大小不等的点状钙化影，干骺端不规则增宽。

3. 除大关节骨骺呈点状钙化外，手、足、脊椎、骨盆骨、髂骨附近和关节周围组织也可出现点状钙化。

4. 股骨和肱骨呈非对称性粗短畸形。

先天性钙化性软骨营养不良的影像见图 5-7。

### 【鉴别诊断】

本病需与呆小病、干骺软骨发育异常等鉴别。

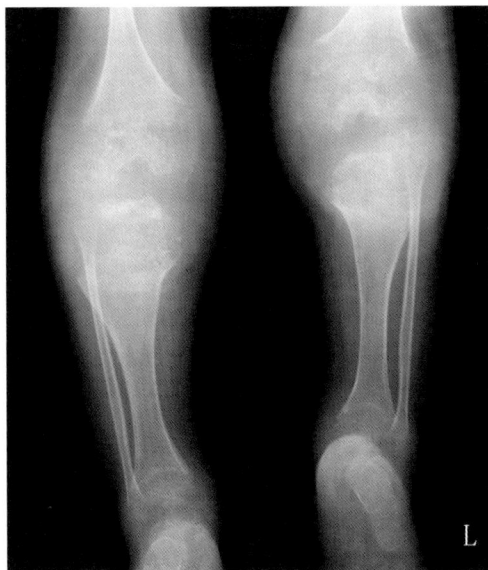

a

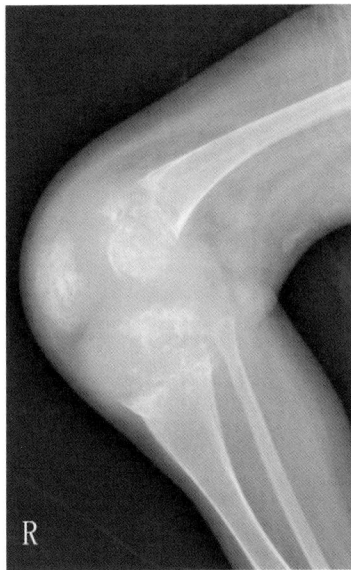

b

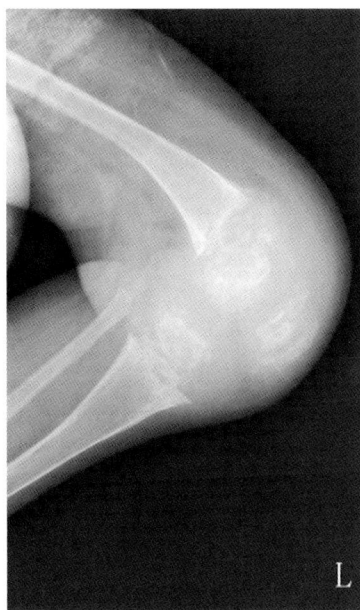

**图5-7　先天性钙化性软骨营养不良**

a. 双侧胫、腓骨正位片；b. 右膝侧位片；c. 左膝侧位片，（a~c）示双下肢股骨远端、胫骨近、远端骨骺呈多发状钙化点，边缘锐利，干骺端增宽，胫骨粗短畸形

# 六、半肢骨骺发育异常

半肢骨骺发育异常也称 Trevor 病，是由于骺软骨生长发育紊乱造成的病变，发病率为1/10万，多发生在一侧肢体，且骨骺内侧多见，双侧发病也有报道，多见于下肢，罕见于上肢。

## 【临床表现】

发病年龄多见于2~14岁，男女比例约3∶1，临床常以无痛性硬性肿物或局部畸形就诊，有时表现跛行、失用性肌萎缩、膝内翻或外翻，关节交锁、双下肢不等长。血生化检验正常。

## 【影像要点】

1. 常见发生部位依次为股骨远端、胫骨近端、距骨、跗舟骨、第1楔状骨，常侵及半侧骨骺，多发者常侵及同一肢体同侧，内侧多于外侧。

2. 病变部位骨骺偏侧过度增厚、增大骨骺在早期可有数个骨化中心，以后骨化中心逐渐融合呈不规则，多中心的不透光区伴有斑片状钙化、骨化。

3. 发生在跗骨或腕骨者，可表现为不规则分叶状骨性隆突，或不规则的骨增大，有块状钙化、骨化阴影，少数孤立的骨化中心可形成额外骨骺。

4. 病变的基底多与关节面相延续，二次骨化中心较对侧出现早。

半肢骨骺发育异常的影像见图5-8。

## 【鉴别诊断】

本病需与多发性骨骺发育不良鉴别，后者全身骨骺变小，无单侧发病倾向。

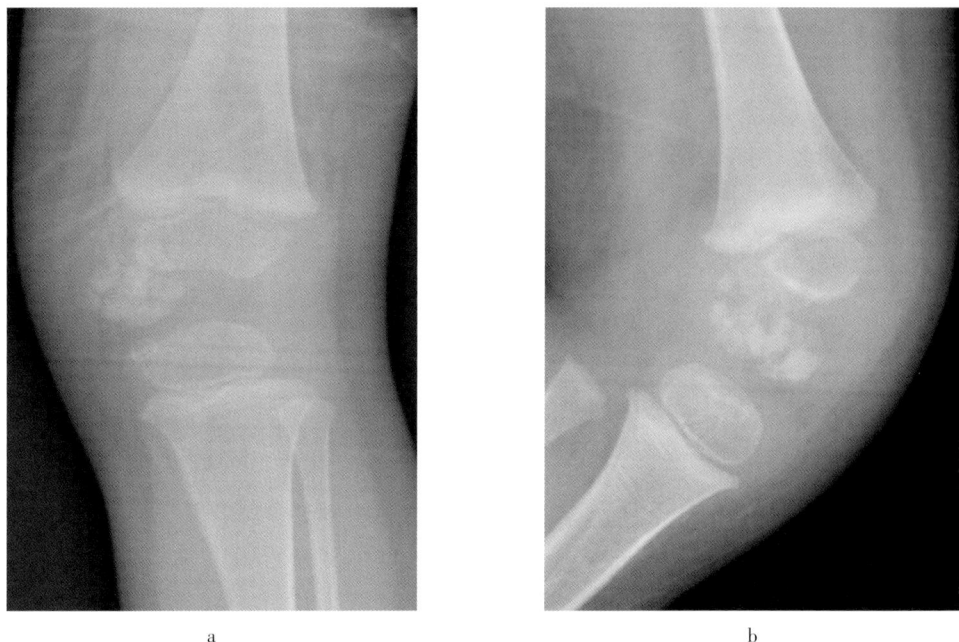

图 5 - 8　半肢骨骺发育异常

a. 左膝关节正位片，b. 左膝关节侧位片，示左股骨远端骨骺内侧呈偏心性不规则增大，其内可见斑块状钙化，膝关节呈外翻畸形

# 七、晚发型脊椎骨骺发育不良

晚发型脊椎骨骺发育不良是一种少见的脊柱和四肢大关节骨骺软骨化骨障碍而引起的短躯干型侏儒，分 X 性联型、常染色体显性或隐性遗传型及伴进行性关节病型。目前认为本病可能为原胶原蛋白基因突变所致，该致病基因位于 X 染色体的短臂末梢，致病后使软骨成骨受到影响，从而导致脊椎骨骺及长骨骨骺的不发育或发育落后，形成了短躯干侏儒的典型身材、脊椎骨的驼峰状改变。

## 【临床表现】

X 性联型为 X 连锁隐性遗传，临床仅见于男性，出生时正常，5～10 岁后生长发育障碍，青春期后明显。身材略矮，脊柱侧弯，腰部和髋部疼痛，活动受限。智力和性发育正常。常染色体显性或隐性遗传型临床男女均可，临床表现与 X 性联型相似。伴进行性关节病型为常染色体隐性遗传，其特点是对称性骨骺、干骺增大伴进行性骨关节病。患者多在 10 岁前出现异常，步态蹒跚，短躯干和下肢屈曲致身材矮小、四肢关节对称性增大。疼痛及活动障碍，双手病变多从近侧指间关节开始，逐渐累及远侧指间关节，受累关节有挛缩或屈曲变形。血液生化检查均正常。

**【影像要点】**

**1. 晚发型脊椎骨骺发育不良（X 性联型）**

（1）胸、腰椎椎体普遍变扁，横径增宽，椎体前部上下角凹陷，而中后部凸隆，呈"驼峰"样改变，尤其下胸椎及腰椎明显，椎弓根发育正常。

（2）骨盆变小，盆腔狭长，髂骨翼小、变方，骶骨耳状面发育不良，耻骨支及坐骨支相对增大呈直立状。双侧髋臼外上缘唇状突出，致髋臼深而不规则，髋臼缘增生硬化。

（3）股骨头发育小，关节面变平不规则，股骨颈短而粗，颈干角变小，呈髋内翻畸形。

（4）股骨外髁发育小，股骨髁间窝变浅平，胫骨髁间嵴变钝、消失。

（5）踝关节面变浅，内踝发育小，踝关节间隙狭窄，距骨颈变短，距骨关节面肥大。

（6）胸廓前后径和左右径均增宽呈桶状胸改变。

**2. 晚发型脊椎骨骺发育不良（常染色体显性和隐性遗传型）**

（1）椎体普遍变扁，无 X 性联型的椎体中部上下缘隆起，病变可累及整个脊柱，也可仅限于胸椎。

（2）四肢关节改变与 X 性联型大致相仿。

**3. 晚发型脊椎骨骺发育不良伴进行性关节病**

（1）椎体普遍变扁，横径和前后径增大，中后部圆凸或呈楔形，边缘硬化不规则，椎间隙变窄，椎弓根变短致椎管变窄，椎间小关节增生硬化。

（2）骨盆狭小，骶髂关节、耻骨联合、髋关节间隙变窄，关节面硬化囊变，股骨头和大小转子骨骺增大、扁平，股骨颈粗短。

（3）肩、肘、膝和踝关节骨端增粗、增大，骨质增生。

（4）手足短管状骨骨质疏松，干骺和骨端增大，边缘呈尖角状突出，关节间隙变窄，边缘硬化，少数有关节屈曲畸形。

晚发型脊椎骨骺发育不良的影像见图 5 - 9。

**【鉴别诊断】**

本病需与多发性骨骺发育不良鉴别。

a

b

c

d

e

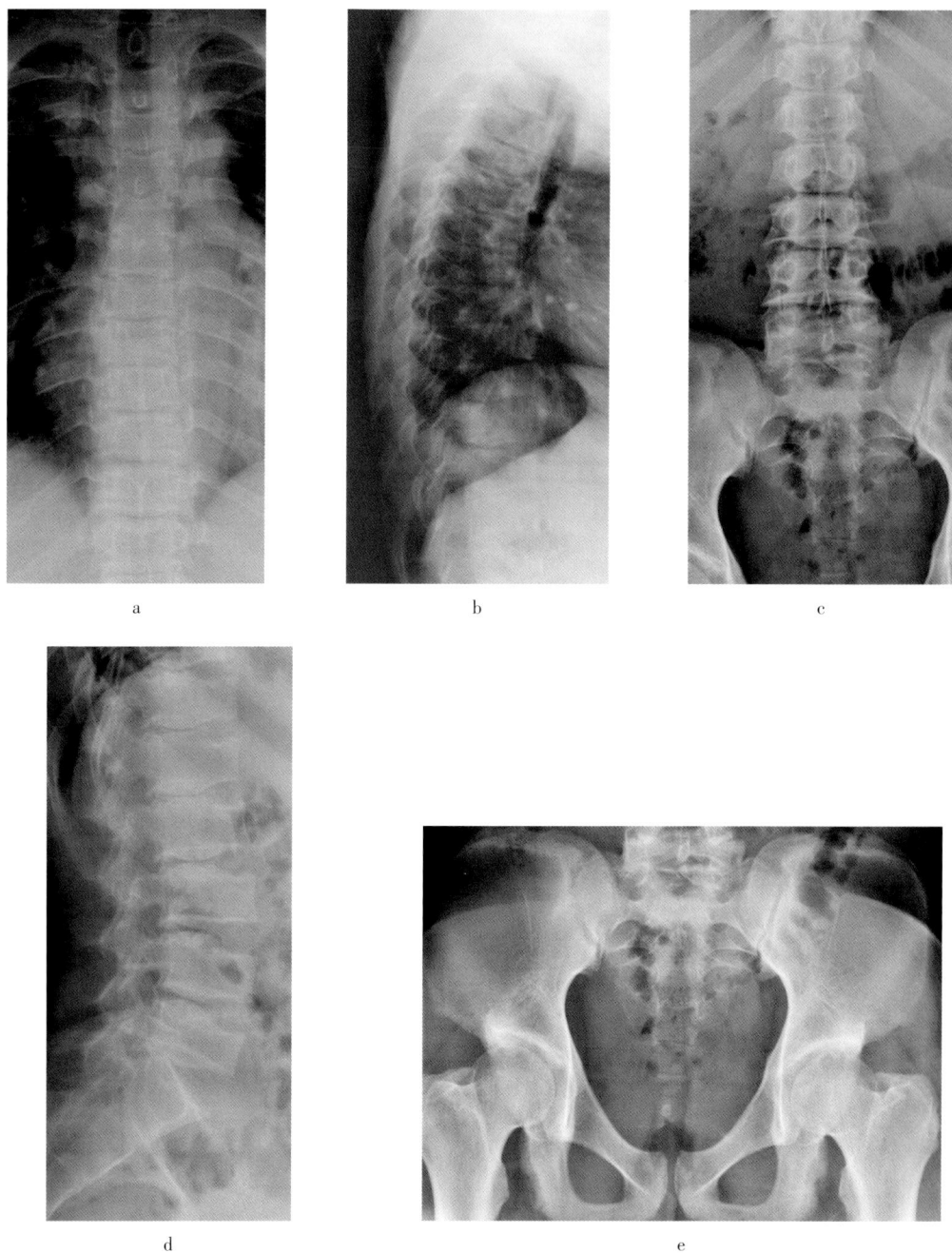

**图 5 - 9　晚发型脊椎骨骺发育不良（X 性联型）**

男，16 岁，腰部疼痛伴活动受限多年。a. 胸椎正位片，b. 胸椎侧位片，c. 腰椎正位片，d. 腰椎侧位片，（a~d）示胸、腰椎椎体普遍变扁，横径增宽，椎体前部上下角凹陷，而中后部凸隆，呈"驼峰"样改变；e. 骨盆正位片，示骨盆变小，盆腔狭长，髂骨翼变方，耻骨及坐骨支相对长

# 八、干骺端软骨发育不良

干骺端软骨发育不良为全身管状骨干骺端软骨化骨障碍，可能因骺板缺血导致软骨细胞不规则增生所致。病理上干骺端软骨细胞黏液水肿，基质可见钙化，骺板不规则增宽。根据发病时间和遗传方式可分为 Schmid 型、Jansen 型和 McKusick 型，其中以 Schmid 型最常见。

## 【临床表现】

Schmid 型出生时难以发现，一般 5 岁后出现症状。身材矮小，步态不稳，常见髋内翻和膝内翻，腰椎前突，臀部后翘，智力正常。Jansen 型出生时即见四肢短小，呈短肢侏儒畸形，肢体弯曲，手足短粗；前额突出，眼眶增宽，智力低下。McKusick 型主要表现为短肢侏儒，肢体缩短及手指粗短，下肢弯曲，关节松弛；站立时呈蹲猿状；毛发、眉毛与睫毛稀疏纤细，常发生早秃。

## 【影像要点】

**1. Schmid 型**

（1）长骨干骺端增宽呈杯口状，重者呈"V"字形凹陷，边缘不规则，伴有透亮区和小钙化点，骨骺呈椎形陷入。

（2）股骨近端改变较为特征，干骺端膨大凹陷，先期钙化带边缘不规则伴有钙化。

（3）股骨颈粗短，颈干角呈髋内翻畸形。

（4）短管状骨有类似改变。

**2. Jansen 型**

（1）病变主要累及长骨干骺端，尤以髋、膝、踝部改变明显。

（2）干骺端杯口状增宽，边缘不规则，其内可见斑点状、环状钙化。

（3）骨骺正常，可陷入凹陷的干骺端内，骨干变短弯曲。

（4）短管状骨和肋骨前端可有类似改变。

（5）颅底短，伴有增生、硬化；脊柱大致正常。

**3. McKusick 型**

（1）长管状骨缩短，宽度正常，干骺端扇形张开，边缘不规则伴有钙化。

（2）骨骺正常，与干骺愈合后骨端仍膨大。

（3）腓骨较胫骨长引起踝部畸形。

（4）双手掌骨干骺端杯口状增宽，相应的骨骺呈"椎形"。

（5）指骨可提前愈合引起短指畸形。头颅和脊柱正常。

干骺软骨发育不良的影像见图 5 - 10。

## 【鉴别诊断】

Schmid 型干骺端软骨发育不良需与多发内生软骨瘤鉴别。

a

b

c

d

e

f

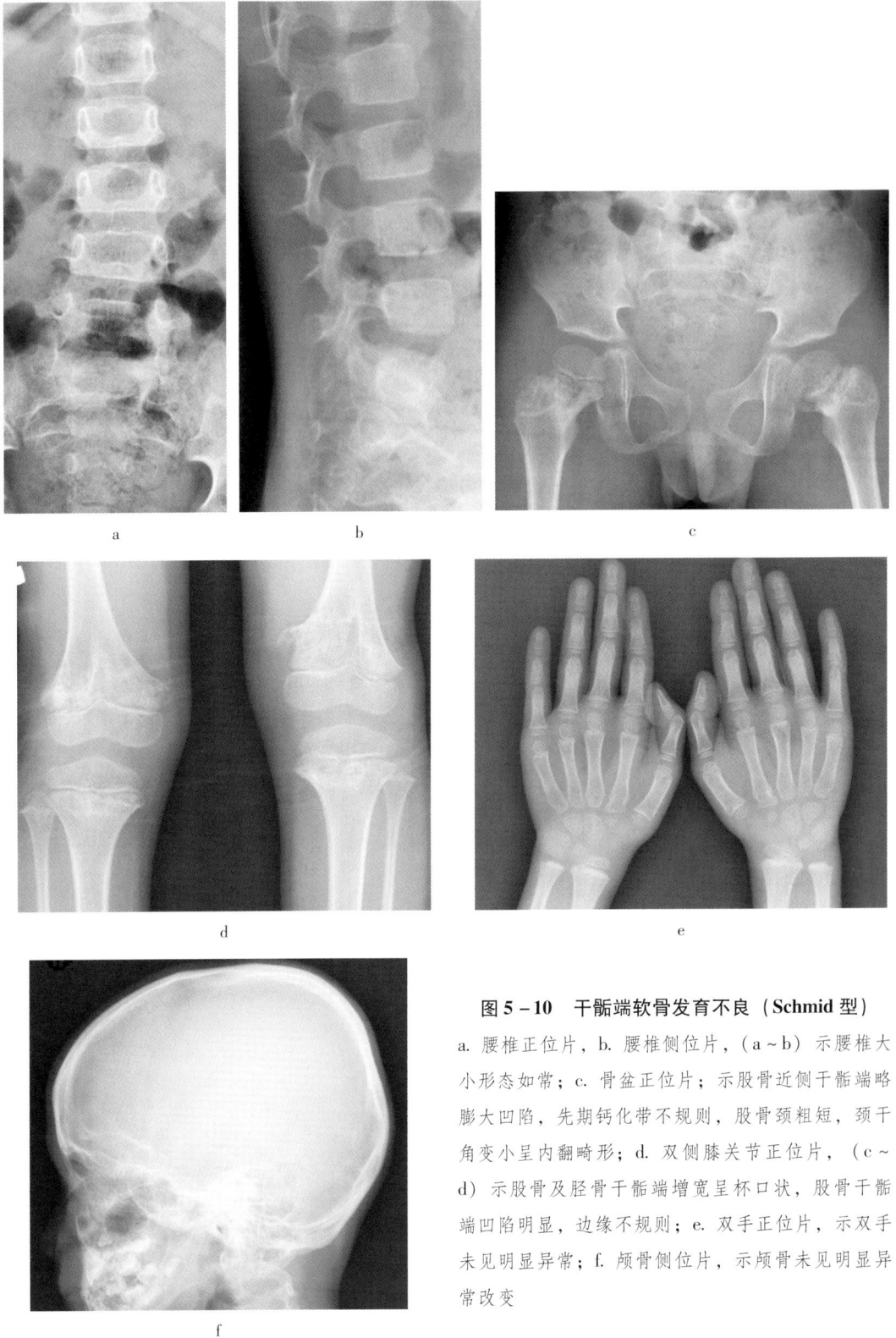

**图 5 - 10　干骺端软骨发育不良（Schmid 型）**

a. 腰椎正位片，b. 腰椎侧位片，（a~b）示腰椎大小形态如常；c. 骨盆正位片；示股骨近侧干骺端略膨大凹陷，先期钙化带不规则，股骨颈粗短，颈干角变小呈内翻畸形；d. 双侧膝关节正位片，（c~d）示股骨及胫骨干骺端增宽呈杯口状，股骨干骺端凹陷明显，边缘不规则；e. 双手正位片，示双手未见明显异常；f. 颅骨侧位片，示颅骨未见明显异常改变

## 九、进行性骨干发育异常

进行性骨干发育异常又称骨干硬化症或 Camurati – Engelmann 病等，是一种累及长骨骨干的硬化性发育异常，为常染色体显性遗传，病因不明。其特征为长骨骨干对称性的梭形增大及硬化。

【临床表现】

发生于婴儿或青年，男性稍多于女性。患儿出牙延迟，走路晚而且不稳，有特殊的摇摆步态。随着病情进展，出现腿痛及头痛且逐渐加重。病人易乏力、消瘦、干瘪、有营养不良的表现。头增大，前额突出。由于颅底骨板增生、硬化，可压迫脑神经产生眼萎缩、耳聋等症状。由于骨髓腔减小，造血功能障碍，使肝脾发生代偿性肿大。

【影像要点】

1. 胫骨、股骨、腓骨、肱骨、尺骨、桡骨及头颅为常见受累部位，手及足骨少见。

2. 长骨骨干呈梭形增粗，骨皮质增厚，内外缘不规则，以骨干中段为主，骨骺不受累，髓腔变窄。

3. 颅底硬化，颅骨普遍增厚，密度增高，板障消失，以额、枕部显著。

4. 副鼻窦和乳突气化不良或闭塞。

进行性骨干发育异常的影像见图 5 – 11、图 5 – 12。

【鉴别诊断】

本病需与肥大性骨关节病鉴别，后者骨膜增生累及骨干，且以骨干中段明显，通常不会导致骨髓腔狭窄。

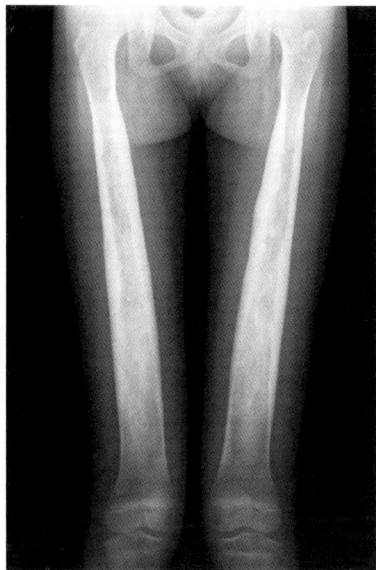

a

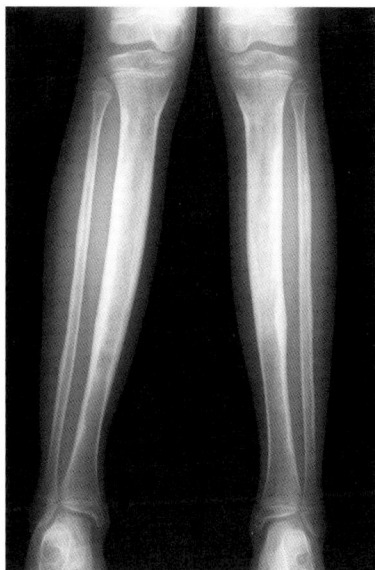

b

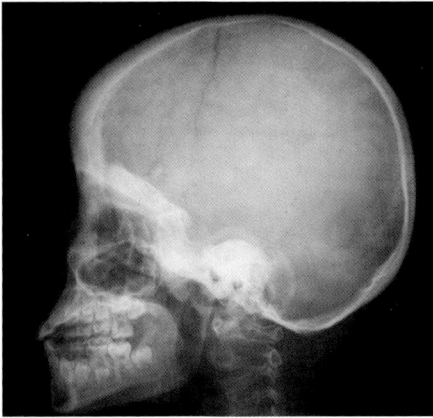

c

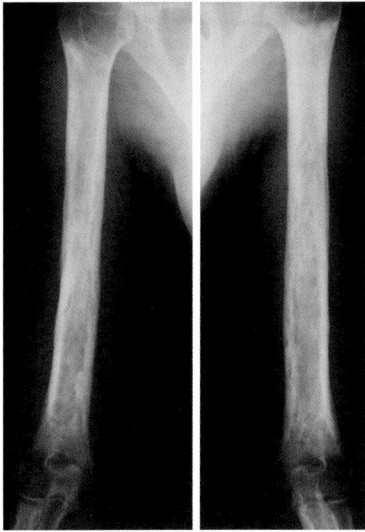

a

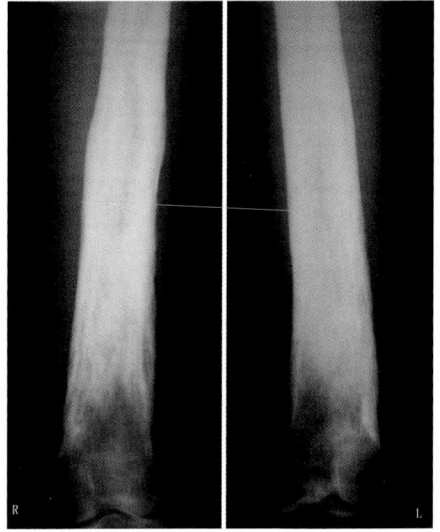

b

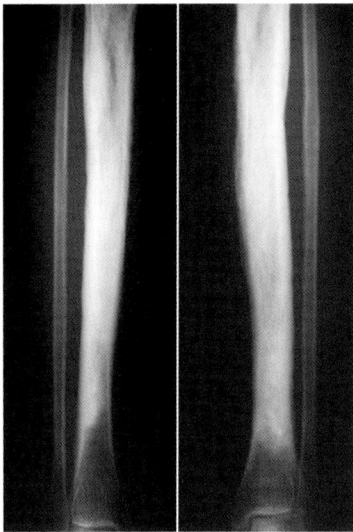

c

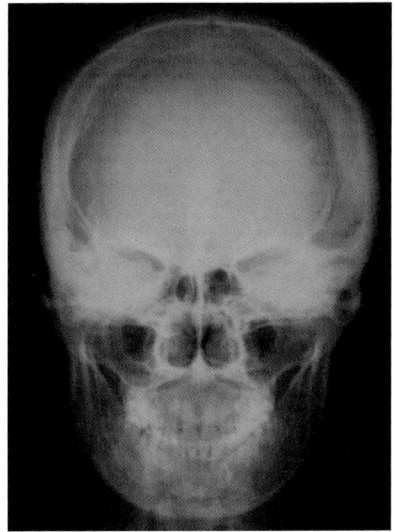

d

**图5-11　进行性骨干发育不良**

a. 双侧大腿正位片；b. 双侧小腿正位片，（a~b）示双侧股骨及胫、腓骨干中段骨对称性梭形增粗，骨皮质增厚，内缘不规则，骨骺及干骺端未见异常；c. 头颅侧位片，示颅底增生硬化，额骨增厚，密度增高，板障消失

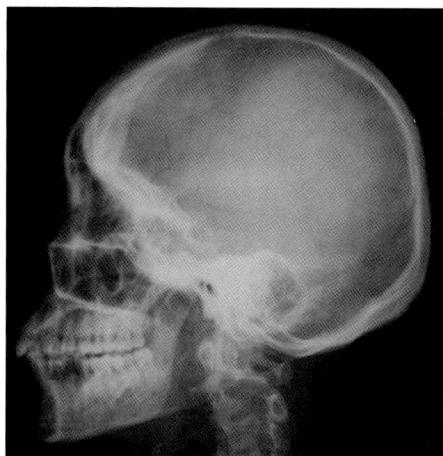

**图 5 – 12　进行性骨干发育不良**

女，38 岁，轻度贫血，有进行性耳聋。a. 双侧肱骨正位片；b. 双侧股骨正位片；c. 双侧胫、腓骨正位片，（a～c）示双侧肱骨、股骨及胫骨对称性增粗，骨皮质增厚，内缘不规则，骨端未见异常；d. 头颅正位片，e. 头颅侧位片，（d～e）示颅底硬化，颅骨普遍增厚，密度增高，板障消失，以额、枕部显著

e

# 十、泛发性骨皮质增厚症

泛发性骨皮质增厚症又称 van Buchem 病或骨内膜性骨增生症，系一种具有家族遗传倾向的全身性骨骼广泛硬化的疾病。

## 【临床表现】

早期临床多无症状，常因其他原因偶然被发现。由于颅底神经孔狭窄压迫神经可导致面神经麻痹、听力和视觉异常。

## 【影像要点】

1. 颅盖骨及颅底一致性明显增厚、硬化，板障消失，下颌骨均匀性密度增高。

2. 肋骨、锁骨普遍对称性骨皮质增厚，髓腔闭塞。

3. 骨盆呈弥漫性骨质硬化，以髋臼周围硬化较明显。

4. 脊椎及附件骨密度增高硬化，但以附件为主。

5. 管状骨骨干皮质增厚，髓腔变窄，但周径不增加，干骺端不受累。

泛发性骨皮质增厚症的影像见图 5 – 13、图 5 – 14。

## 【鉴别诊断】

本病需与石骨症鉴别，后者全身骨密度增高呈象牙质样，具有夹心椎、骨中骨和髂骨翼年轮样或同心扇形表现。

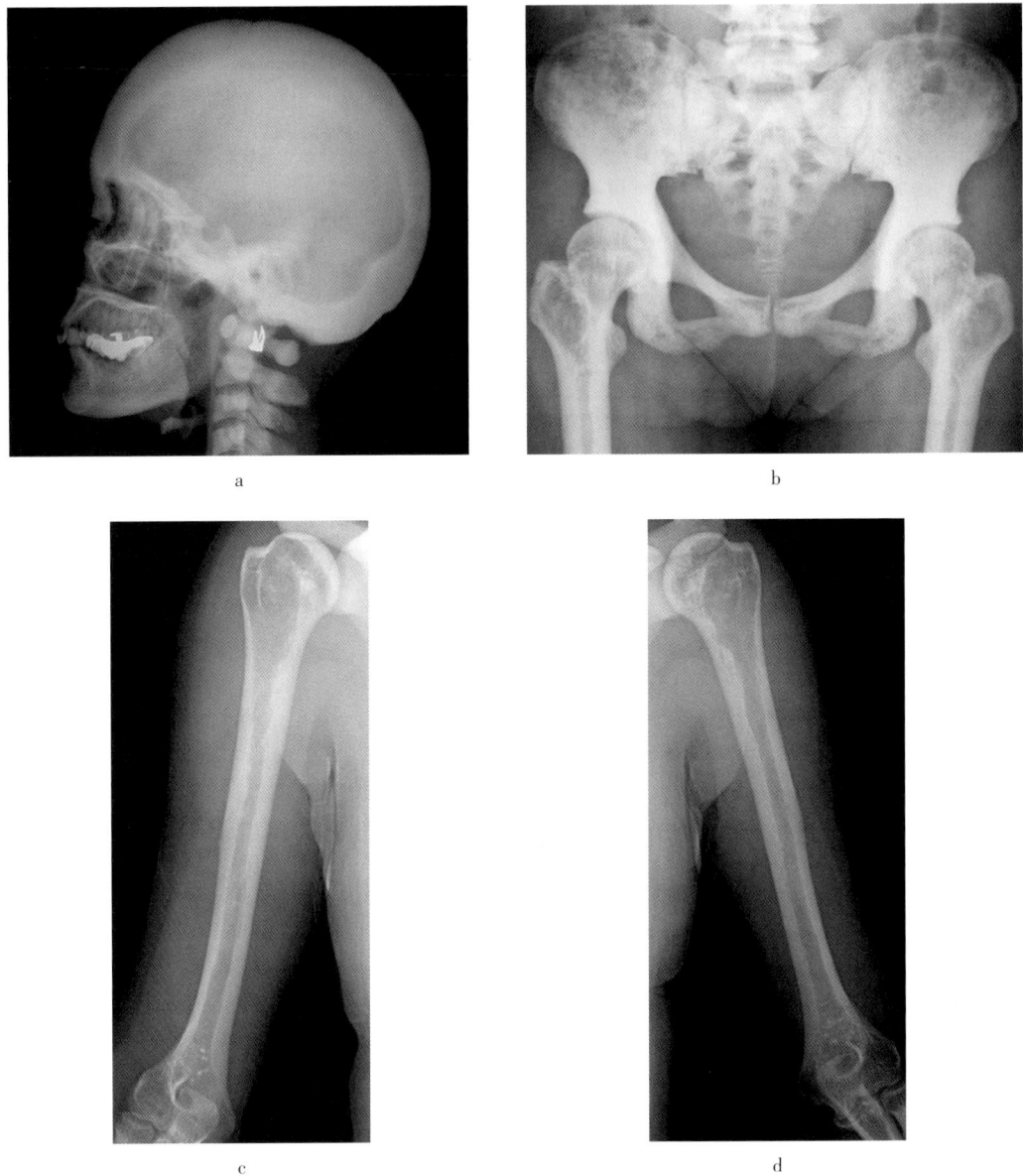

图 5 – 13　泛发性骨皮质增厚症

　　a. 头颅侧位片，示颅盖骨内、外板显著增厚，板障变窄、消失，颅底增厚硬化，下颌骨及所见颈椎体均匀密度增高；b. 骨盆正位片，示骨盆骨密度增高，骨纹致密，两侧股骨皮质增厚，髓腔相对变窄，骨干周径未见增粗；c. 右侧肱骨正位片，d. 左侧肱骨正位片，示肱骨皮质增厚，髓腔狭窄

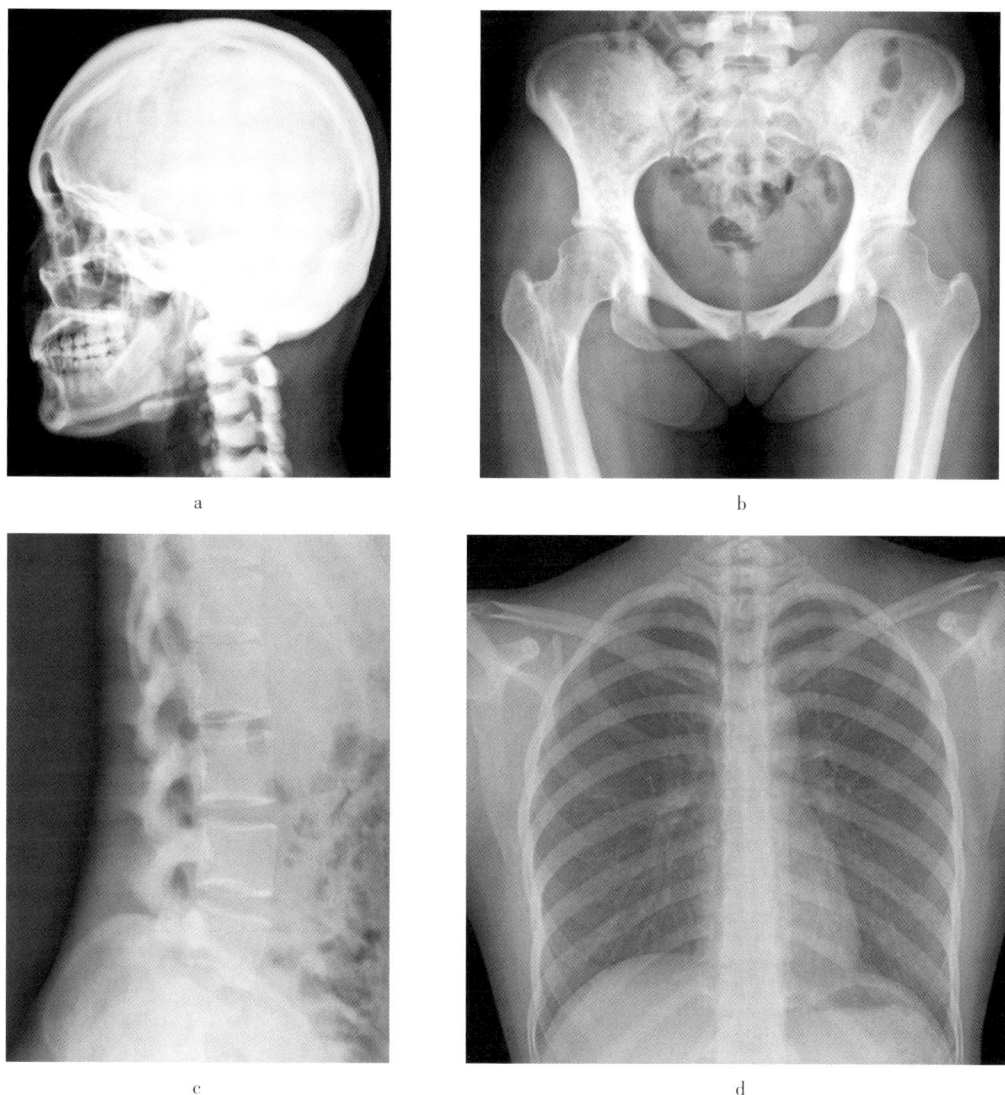

图 5-14　泛发性骨皮质增厚症

a. 头颅侧位片，示颅骨内、外板增厚，密度增高，颅底增厚、硬化，下颌骨及颈椎体和附件密度增高；b. 骨盆正位片，示骨盆骨诸骨可见斑片状骨质硬化，两侧股骨上段皮质增厚，髓腔变窄，而股骨头未见异常；c. 腰椎侧位片，示腰椎附件骨质硬化，椎体未见异常改变；d. 胸部正位片，示锁骨及肋骨皮质增厚，髓腔变窄

## 十一、多发性骨干硬化症

多发性骨干硬化症是一种十分罕见的体质性骨病，以长骨骨干部的梭形增宽、骨皮质增厚及髓腔变窄为其特征。1949 年 Ribbing 首次报告本病，故也称 Ribbing 病。目前病

因仍不明确，多数学者认为是一种常染色体隐性遗传性疾病。

### 【临床表现】

常于青春期前后发病，且多发生于青春期后，临床表现主要为四肢深部轻微的疼痛和肿胀，实验室检查血象、血沉及生化等多为正常。

### 【影像要点】

1. 本病 X 线表现仅局限于长骨骨干，骨骺及干骺端不出现病变，无骨质的破坏。

2. 病变为多发性，开始侵犯单侧股骨或单侧胫骨，随着病情进展，可发展为双侧均受累，显示出对称性的趋向。

3. 由于骨干部的皮质向内、外侧增生变厚，长骨骨干呈梭形增粗，骨小梁变粗，骨密度增高，髓腔变窄，可出现部分髓腔完全闭塞。

多发性骨干硬化症的影像见图 5 - 15。

### 【鉴别诊断】

本病主要与慢性硬化性骨髓炎、髓内骨干硬化症、泛发性骨皮质增厚症及进行性骨干发育异常等鉴别。

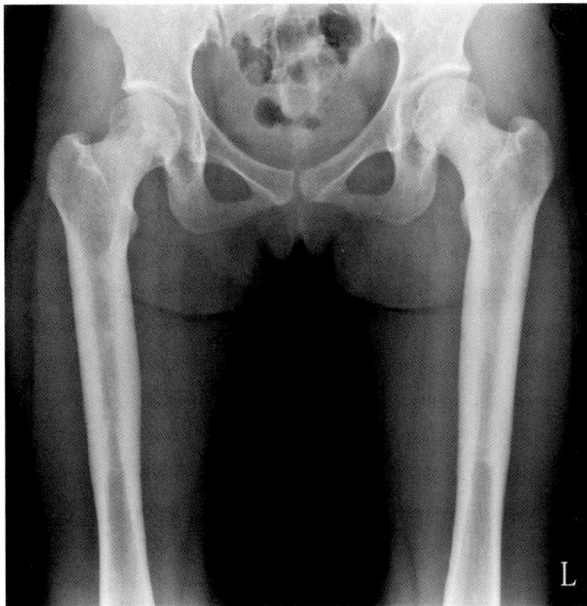

a

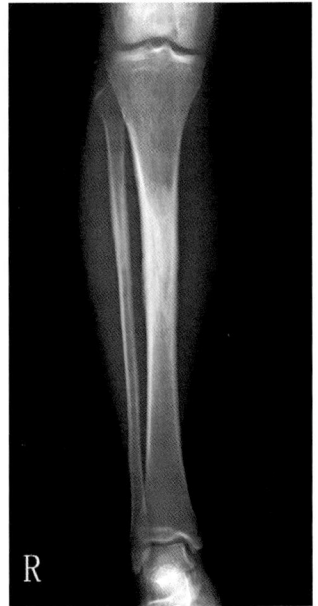

b

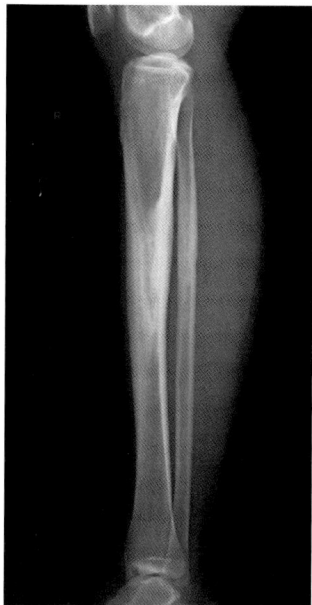

**图 5 - 15　多发性骨干硬化症**

a. 双侧股骨正位片，示双侧股骨干中上段骨干增粗，密度增高，皮质增厚，髓腔变窄；b. 右小腿正位片，c. 右小腿侧位片，（b~c）示右侧胫、腓骨中上段骨干密度增高，皮质增厚，髓腔变窄

c

# 十二、颅骨锁骨发育不良

颅骨锁骨发育不良又称颅骨锁骨发育异常，是十分罕见的先天骨骼发育畸形，属常染色体显性遗传性疾病。1766 年 Morand 最先报道，1897 年 Marie 与 Sainton 等命名，即 Marie - Sainton 综合征，国内偶见散发病例报道。最新研究表明该病可能与 RUNX2 基因类型和位点的变异有关。

## 【临床表现】

本病临床症状少，多因胸部其它疾病检查而发现。主要表现头大面小，前额及顶部突出，双颞径增宽。肩关节活动过大，两肩可移至胸前相互靠拢，胸廓上窄下宽；智力正常。实验室检查：一般血、尿、粪便常规检查正常。

## 【影像要点】

1. 头颅呈方头畸形，颅顶横径大而颅底相对狭小，囟门增大、闭合延迟。颅缝较宽，可见较多缝间骨，副鼻窦常发育不全并常有出牙延迟或缺如。

2. 一侧或双侧锁骨全部或部分缺如，或中部缺损；肩胛骨小而呈高位。

3. 常合并其他骨骼异常，主要是长骨、骨盆、脊柱的骨化延迟。

颅骨锁骨发育不良的影像见图 5 - 16。

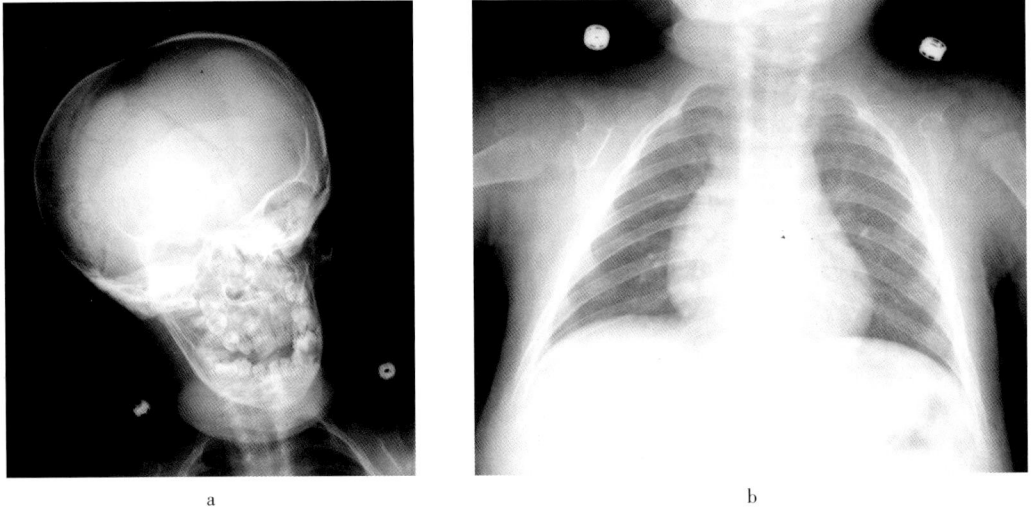

图 5 - 16　颅骨锁骨发育不良

a. 头颅正位片，示颅骨较颜面骨大，颅板变薄，颅骨横径增大，颅缝增宽，并见
多个缝间骨；b. 胸部正位片，示两侧锁骨完全缺如，胸廓上窄下宽呈圆锥状

# 十三、石骨症

石骨症又称大理石病，是一种少见的泛发性骨质硬化性病变。病因尚不清，多数学者认为系由于正常破骨活动减弱，使钙化的软骨和骨样组织不能被正常吸收而蓄积，致骨质明显硬化且变脆。常为家族性，可为常染色体显性或隐性遗传。

## 【临床表现】

分幼儿型和成年型，前者症状较重，后者较轻。骨质脆性增加，易骨折，颅底骨质加厚，可压迫脑神经。常合并顽固性副鼻窦炎，牙齿发育畸形，鸡胸。肝、脾及淋巴结肿大。进行性贫血及血小板减少。酸性磷酸酶常增高，碱性磷酸酶正常。

## 【影像要点】

1. 颅骨普遍致密，板障消失，以颅底蝶骨最明显。

2. 长、短管状骨质致密，有密度增高的横行带，髓腔消失，干骺端膨胀呈四方形或杵状，内有深浅交替横行条纹。

3. 骨盆诸骨密度增高，髂骨翼可见致密硬化与稀疏透明相间的弧形带影，呈年轮样或同心扇形表现。

4. 椎体表现为椎体上下骨板增厚致密，中间层为正常相对低密度之松质骨，呈"夹心面包"样改变。

5. 掌、跖、指中常有骨中骨现象。

石骨症的影像见图 5 - 17 ~ 图 5 - 19。

## 【鉴别诊断】

幼儿型石骨症应与重金属及骨质硬化型白血病鉴别，而成年型石骨症需与成骨型骨转移瘤及氟骨症鉴别。

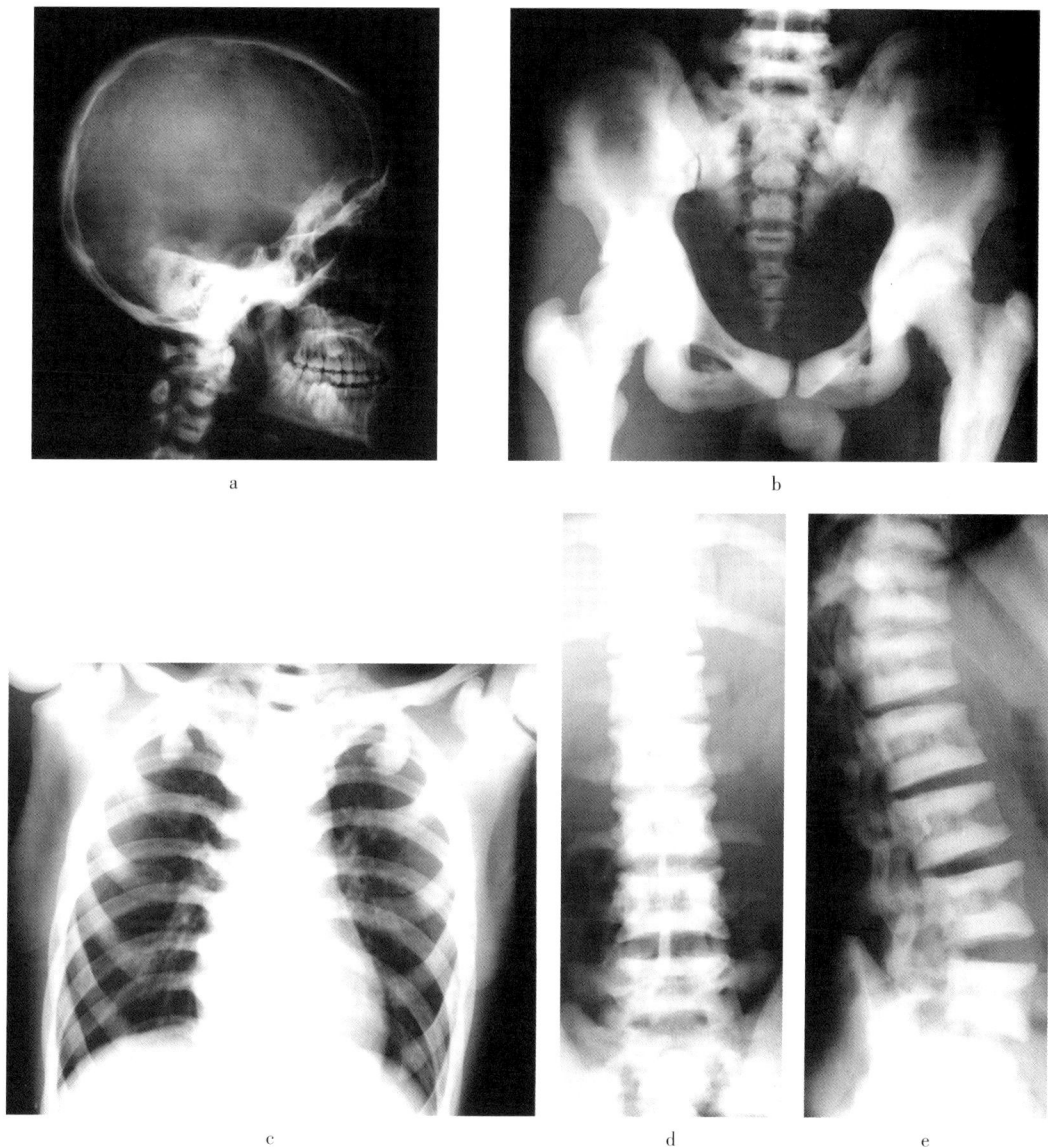

**图 5-17　石骨症**

a. 头颅侧位片，示颅骨密度增高，板障消失，颅底增厚硬化，蝶鞍浅小，乳突及气窦发育差或硬化。b. 骨盆正位片，示骨盆诸骨密度增高，髂骨翼可见致密硬化与稀疏透明相间的弧形带影，呈年轮样表现；c. 胸部正位片，示胸部肋骨骨皮质增厚，髓腔变窄消失、肩胛骨及锁骨骨质亦见普遍增生硬化；d. 腰椎正位片，e. 腰椎侧位片，（d～e）示脊椎椎体上、下终板显著硬化，而中央区密度较低，呈"夹心面包"样表现，椎间隙无明显改变

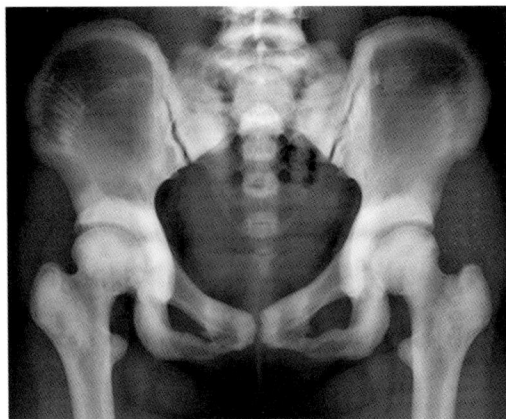

a

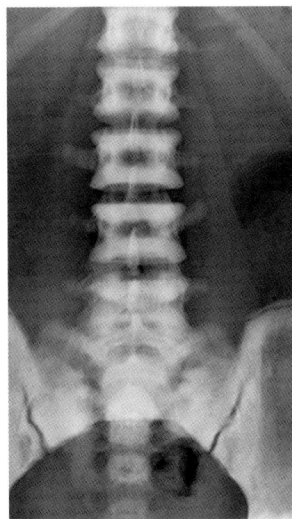

b

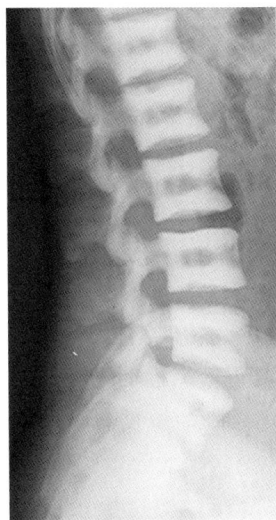

c

**图 5－18 石骨症**

a. 骨盆正位片，示骨盆诸骨密度增高，髂骨翼可见致密硬化与稀疏透明相间的弧形带影，呈同心扇形表现；b. 腰椎正位片，c. 腰椎侧位片，（b～c）示脊椎椎体上、下终板显著硬化，而中央区密度较低，呈"夹心面包样"表现

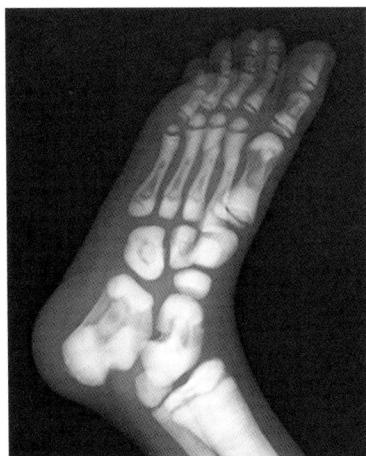

**图 5－19 石骨症**

左足斜位片，示左足诸骨密度显著增高，各个跗骨、跖骨、趾骨以及跟骨可见骨中骨表现

## 十四、蜡油样骨病

蜡油样骨病为罕见的骨质硬化性疾病，好侵犯单一肢体，增生之骨质自上而下沿骨干一侧向下流注，很像蜡烛之蜡泪故名。

临床表现：

各组年龄都可发生，男性多见。多有局部钝痛，检查时单肢偏侧性增粗弯曲或变短。

【影像要点】

1. 根据骨增生的分布部位可分单骨、多骨和单肢三型。

2. 好发四肢管状骨，下肢较上肢多见。多侵犯单一肢体的一骨或数骨，双侧者少，短骨或扁平骨亦少。

3. 早期长骨偏侧性皮质增生，表面凹凸不平，密度极高，骨小梁消失，似烛油流过。

4. 病变进展，骨质增生过多，堆积如肿块，使骨外形异常，骨纵轴弯曲成角与变粗，并有广泛性骨膜新骨形成。

5. 骨骺、短管状骨与扁平骨亦有斑点，片状或条纹状致密影，但轮廓无改变。

6. 关节多不影响，关节附近软组织可见异位骨化，关节面保持光滑。

蜡油样骨硬化的图像见图5-20、图5-21。

【鉴别诊断】

本病需与硬化性骨髓炎、成骨型骨肉瘤及石骨症等鉴别。

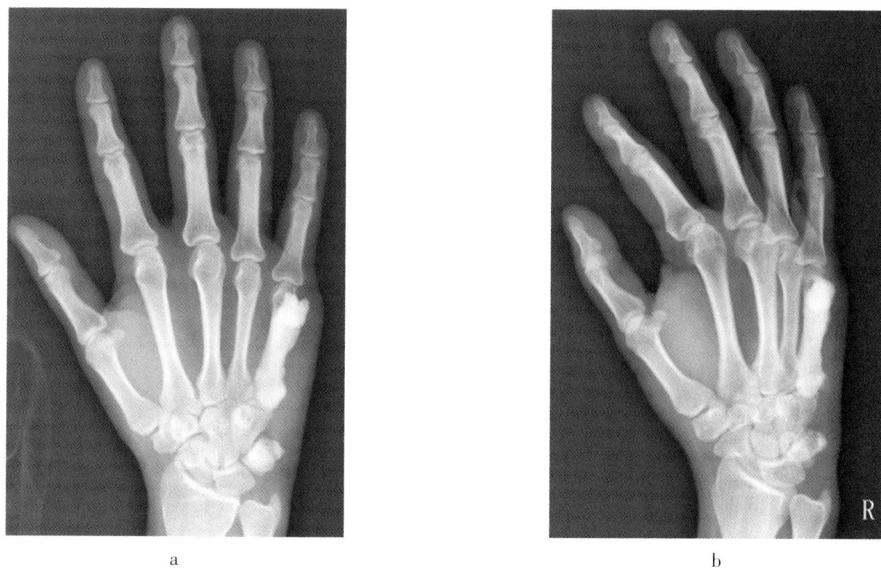

**图5-20　蜡油样骨病（单骨型）**

*a. 右手正位片，b. 右手斜位片，（a~b）示右手第5掌骨象牙质样骨质增生，表面凹凸不平，边界清楚*

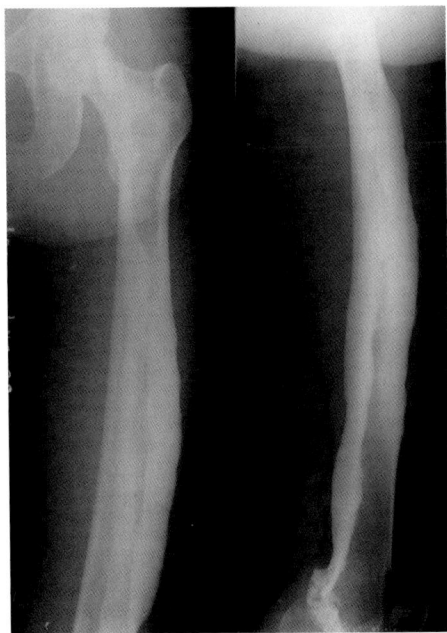

a

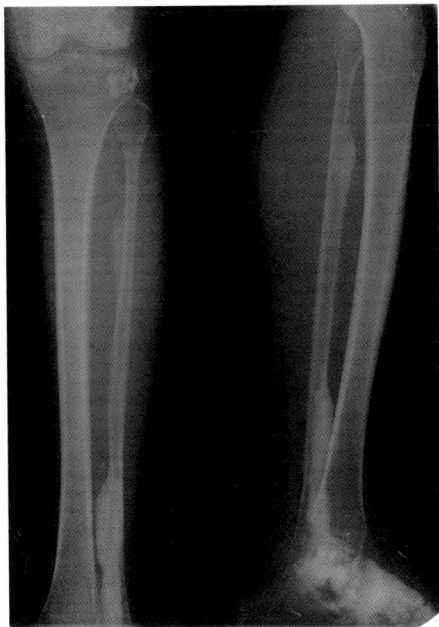

b

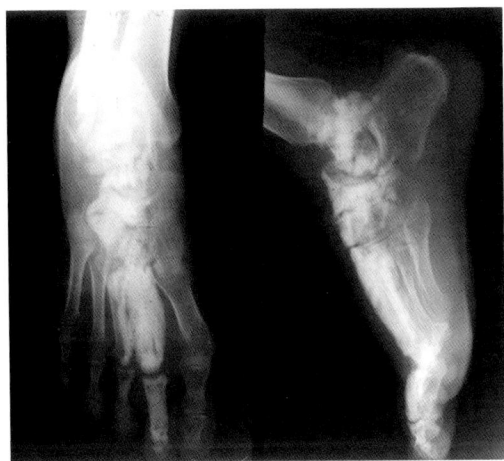

c

**图 5-21　蜡油样骨病（单肢型）**

a. 左股骨正、侧位片，示左股骨广泛骨皮质增厚、硬化，密度显著增高，呈象牙样；b. 左小腿正、侧位片，示左腓骨中上段及下段皮质表面斑块状高密度影；c. 左足正、侧位片，示左距骨及楔骨斑点状致密骨影，第 2、3 跖骨表面可见不规则骨质增生硬化，病变与正常骨分界清楚

# 十五、婴儿骨皮质增生症

　　婴儿骨皮质增生症是一种少见的婴儿时期以侵犯骨骼及邻近肌肉筋膜为特点的骨肌系统疾病，1945 年由 Caffey 命名，故又称 Caffey 病，病因至今仍不十分明确，可能与遗传、感染以及胶原组织的变态反应等有关。

## 【临床表现】

本症有明显的年龄限制，一般发病均为 5 个月以内的婴儿。主要症状是烦躁，突发性哭闹，反复发热。病变处肿胀，且有触痛，但患处皮肤无红热表现。实验室检查急性期多有白细胞升高，血沉加快，碱性磷酸酶升高。本症持续时间长短不一，一般多在几个月内自愈，6～9个月后完全恢复正常，对生长发育无影响。

**【影像要点】**

1. 病变常对称性累及长骨骨干、下颌骨、锁骨及肋骨，以胫骨及尺、桡骨最为多见。

2. 早期软组织肿胀，继而出现层状、丘状及带状等形态多样的骨膜增生，致使骨皮质增厚，骨干增粗，髓腔变窄，但干骺、骨骺及关节保持正常。

3. 锁骨病变常始于一侧，最终对称发病。肩胛骨因大量骨膜增生导致畸形增大。

4. 恢复期增厚的骨皮质逐渐修复变薄，髓腔逐渐恢复正常。

婴儿骨皮质增生症的影像见图5－22。

**【鉴别诊断】**

本病需与外伤后骨膜下出血、婴儿骨髓炎、早发先天梅毒、维生素A中毒等进行鉴别。

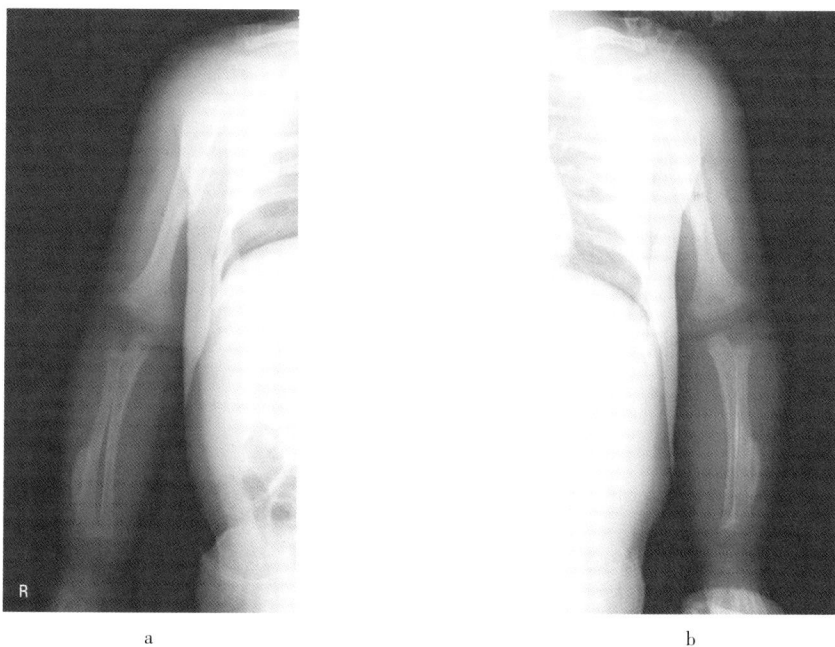

a          b

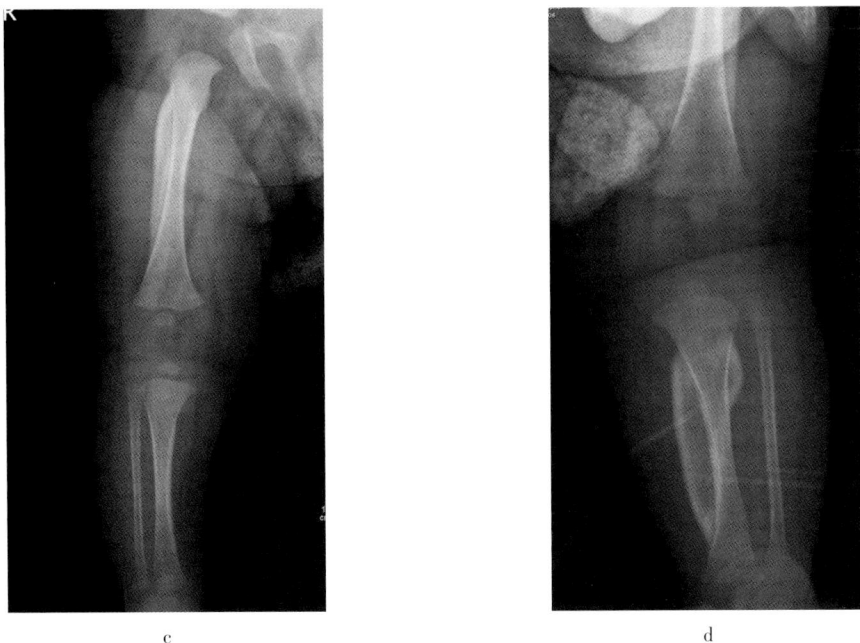

**图 5 - 22　婴儿骨皮质增生症**

a. 右上肢正位片，b. 左上肢正位片，示双侧肱骨及桡骨干带状骨膜增生；c. 右
下肢正位片，d. 左下肢正位片，示双侧股骨干及左胫骨干可见带状骨膜增生

# 十六、骨斑点症

骨斑点症又称骨斑驳症，为罕见的常染色体显性遗传家族性骨病，病因迄今不明。

## 【临床表现】

任何年龄均可发病，男性多于女性。临床多无特殊症状或体征，多系偶然发现；部
分病例可伴疼痛或合并皮肤纤维瘤。

## 【影像要点】

1. 病灶主要位于手、足、骨盆及长骨干骺端，长骨骨干多不受侵犯，脊椎、肋骨受
累较少。

2. 骨海绵质内出现多发的小圆形、椭圆形骨硬化斑点状阴影，边界较清晰，常对称
分布。

3. 骨硬化斑大小不一，可由数毫米至1cm，大者可达5cm，较大的病灶其长轴与骨干
长轴相一致。

4. 儿童随年龄增长斑点可增大、融合，新斑点骨出现，旧斑点骨消失。

骨斑点症的影像见图 5 - 23。

## 【鉴别诊断】

本病需与成骨型骨转移瘤、条纹状骨病及骨岛鉴别。

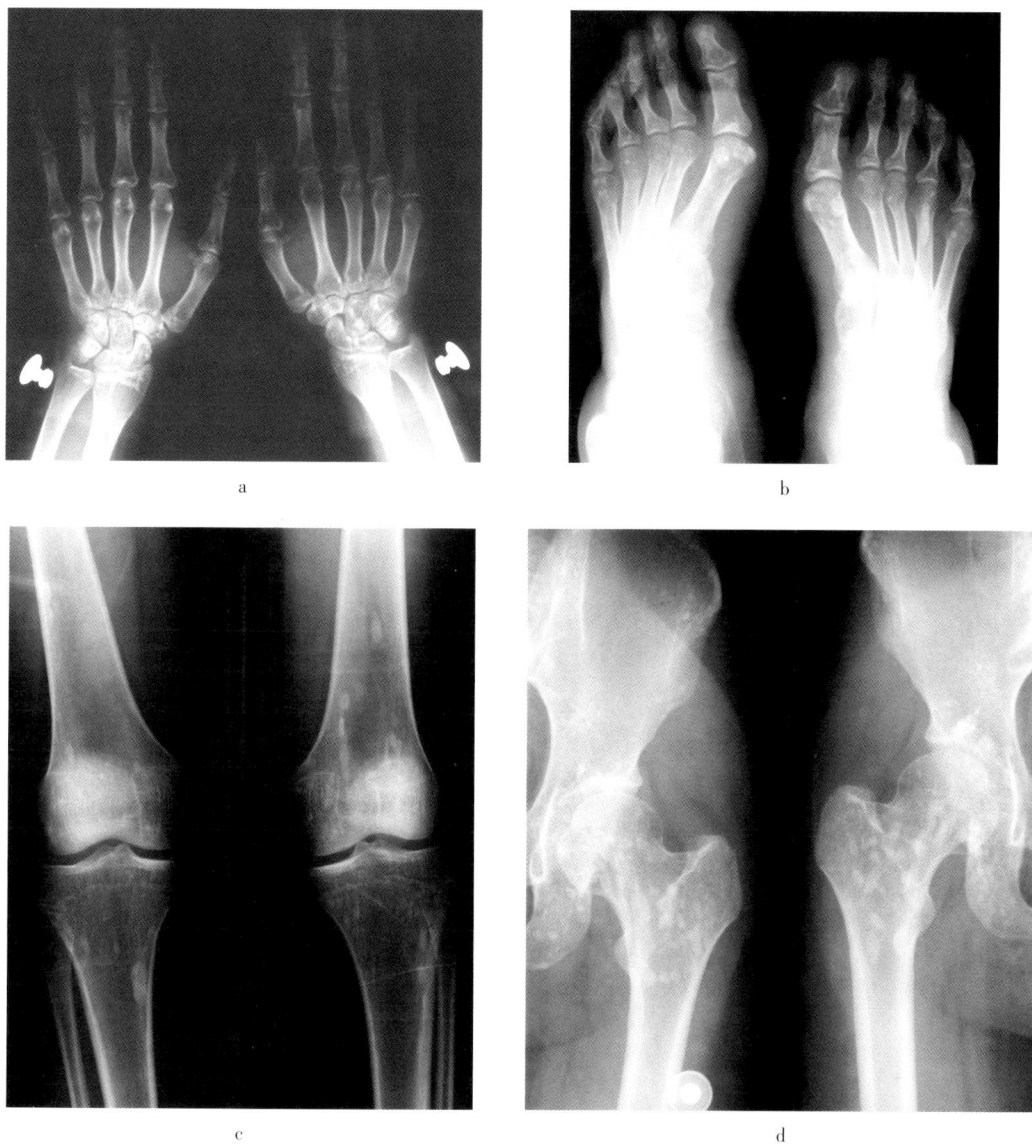

**图 5 - 23　骨斑点症**

a. 双手腕正位片；b. 双足正位片；c. 双膝正位片；d. 双髋正位片，示双侧桡骨
远端、诸腕骨、双足距趾骨、双侧股骨近、远端、胫骨近端及骨盆诸骨可见多发
大小不等、类圆形硬化斑点影，边界清晰，股骨颈部分病灶呈与股骨颈长轴相一
致的长条状

## 十七、条纹状骨病

条纹状骨病又称 Voorhoeve 病，为一种罕见的病因未明的骨病变，可能与骨斑点症及蜡油样骨病有关，有家族发病倾向，属常染色体显性遗传。

### 【临床表现】

任何年龄均可发病，临床上常无任何症状，多为偶然发现，有的病人可有关节附近不适，或因发现前额扩大等颅面畸形而就诊。

### 【影像要点】

1. 长管状骨可见与重力线或骨小梁平行的、规则条纹状致密影从骨骺、干骺端伸向骨干，条纹之间骨质可有骨质疏松表现。

2. 髂骨表现为致密条纹呈扇形分布，并向髂骨翼辐射。

3. 脊柱、肋骨、颅骨可呈斑片状致密硬化。

4. 腕、跗骨的病变可呈斑点状。

条纹状骨病的影像见图 5 - 24、图 5 - 25。

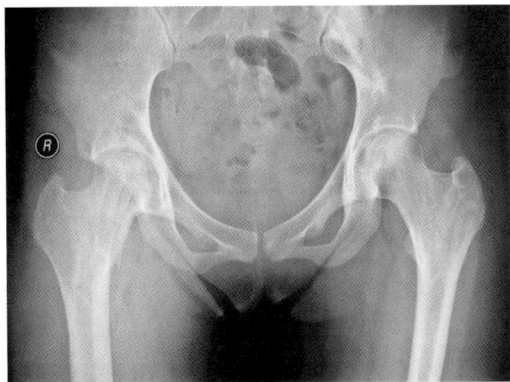

a

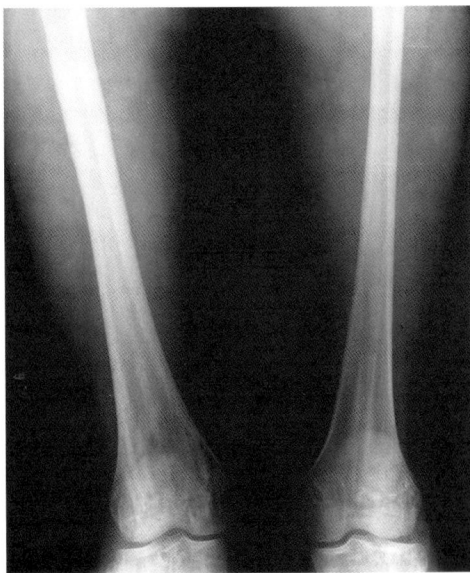

b

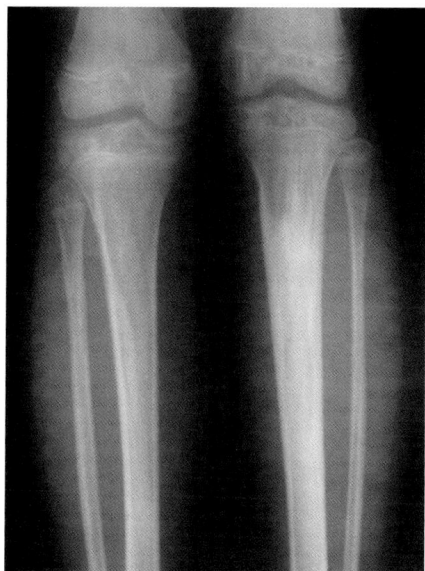

c

**图 5 – 24　条纹状骨病**

a. 骨盆正位片，示双侧股骨近端病变累及头颈部，其条纹状致密影与股骨颈张力骨小梁走行一致，而髂骨隐约可见条纹状致密影向髂翼辐射；b. 双侧股骨正位片；c. 双侧小腿正位片，（b～c）示双侧股骨下段、胫骨上段纵向致密条纹，由骨骺、干骺端向骨干延伸

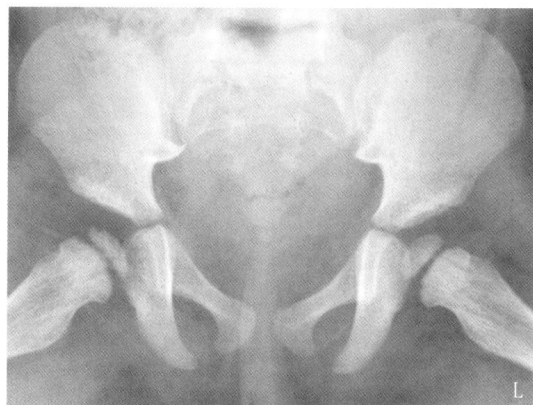

a

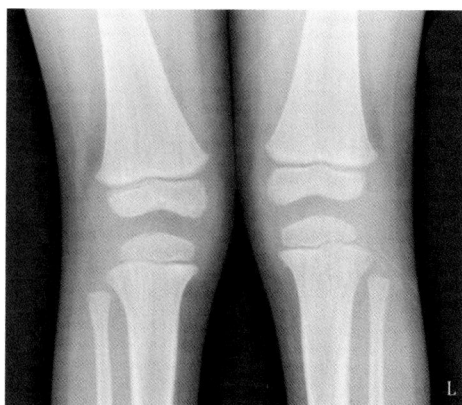

b

**图 5 – 25　条纹状骨病**

a. 双髋蛙位片，b. 双膝正位片，（a～b）示髂骨翼可见扇形的条状密度增高影，由髂骨翼基底部向边缘处辐射，双侧股骨近端、股骨下段及胫骨上段可见平行于骨干的条纹状致密影，呈双侧对称性，骨皮质和骨骼形态保持正常。此外，右股骨头骨骺尚可见缺血性坏死表现

# 十八、对称性长骨扩展症

对称性长骨扩展症又称蒲艾病、家族性干骺发育不良，系一种罕见的遗传性骨发育障碍性疾病。病理机制可能为干骺软骨内化骨过程中骨的重建和塑形障碍所致。

## 【临床表现】

多在儿童时期发病，临床上除身材比同龄者高大和因骨端肿大致关节活动受限外，无其他表现，部分患者伴膝关节外翻畸形。

【影像要点】

1. 病变可累及全身，但以长骨受累为著。

2. 长骨干骺端及其邻接的骨干呈对称性扩张，似烧瓶样改变，局部骨质密度减低，骨小梁稀疏、模糊，皮质菲薄。

3. 短骨和扁骨受累也表现为对称性粗大和肥厚。

4. 双侧肋骨普遍增粗，锁骨内侧段增宽，骨小梁模糊。

5. 骨盆狭长，耻骨走行陡峭，坐骨肥厚致闭孔对称性狭小。

对称性长骨扩展症的影像见图 5 - 26。

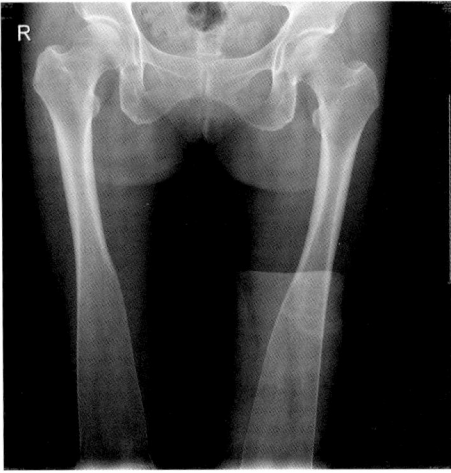

a

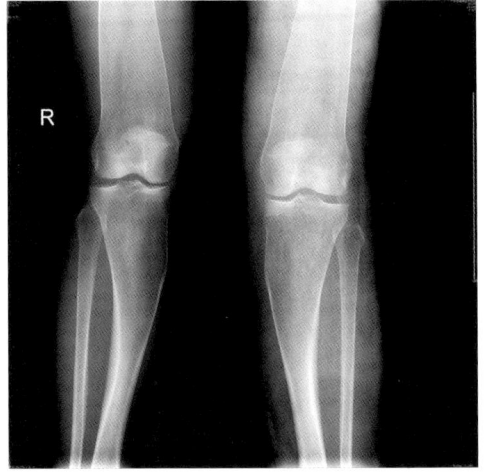

b

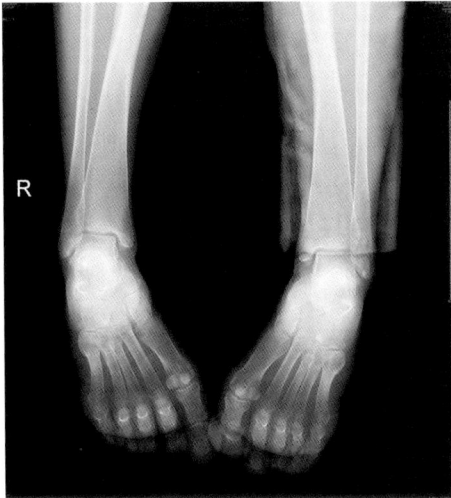

c

**图 5 - 26 对称性长骨扩展症**

a. 双大腿正位片，b. 双膝正位片，c. 双踝正位片，（a～c）示双侧股骨下段、胫骨上、下段干骺端及其邻接的骨干呈对称性扩张，似烧瓶样改变，局部骨质密度减低，骨小梁稀疏、模糊，皮质菲薄

# 十九、马方综合征

马方综合征又称蜘蛛指（趾），是一种常染色体显性遗传的结缔组织疾病，病变主要累及中胚叶的骨骼、心脏、肌肉、韧带和结缔组织。

## 【临床表现】

发病年龄多在 10 岁以下，性别无差异。四肢指（趾）细长，先天性心脏病和眼球晶状体脱出为临床特征表现。肌肉发育差，肌张力减弱，关节韧带松弛，关节过度伸展。

## 【影像要点】

1. 全身长骨伸长，其伸长比例自肩至指，自髋至趾逐渐增加，尤其是掌跖及近节指（趾）骨特别长。

2. 骨干变细，皮质普遍变薄，骨小梁纤细，骨骺出现早，但愈合延迟，掌骨指数增大达 8.5 ~ 10.5。

3. 下颌骨细长，胸廓及脊椎后突畸形，但椎体骨质无改变。

4. 并发先天性心脏病及主动脉瘤的相应表现。

马方综合征的影像见图 5 – 27。

## 【鉴别诊断】

本病需与巨人症鉴别，后者骨骼长度和宽度成比例增大，结合蝶鞍改变及实验室生长激素升高不难鉴别。

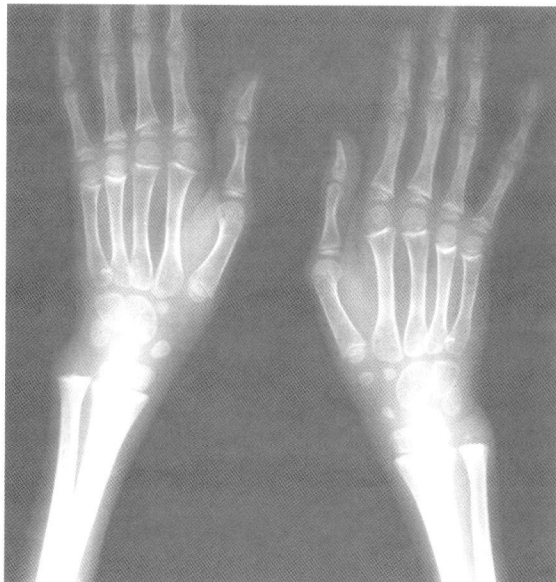

a

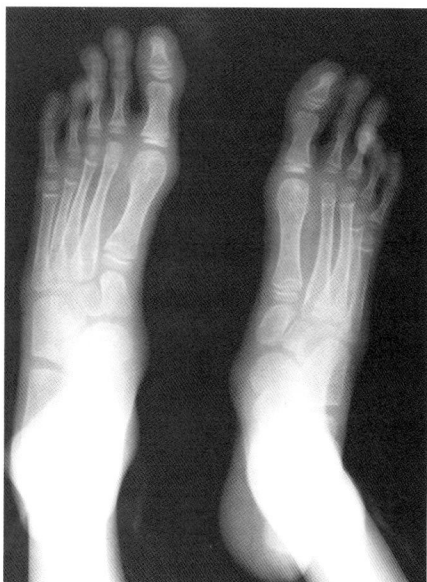

b

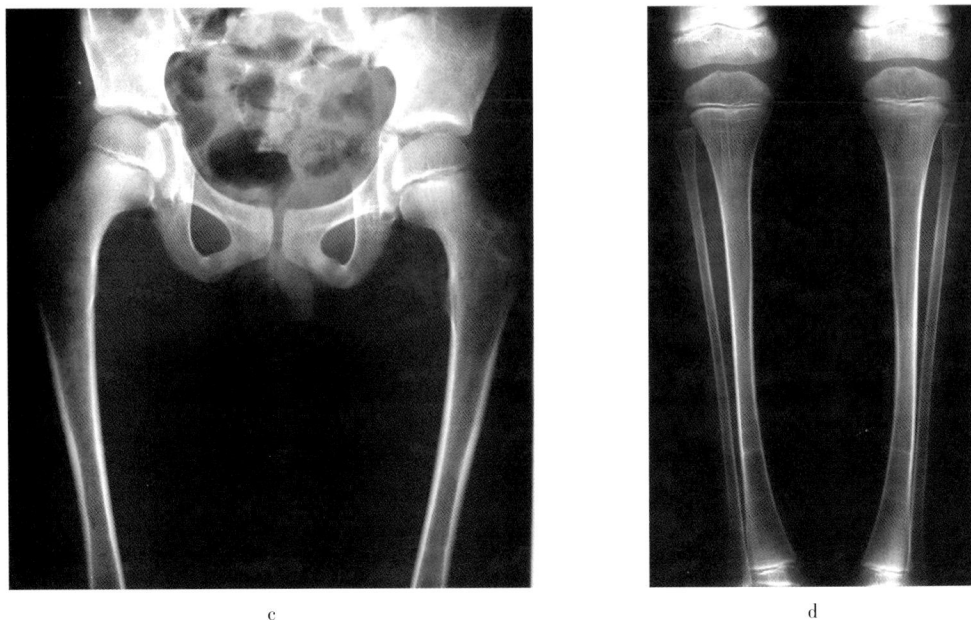

c

d

**图 5 - 27　马方综合征**

a. 双腕正位片，b. 双足正位片，c. 双髋正位片，d. 双小腿正位片，（a～d）示双侧掌、跖骨及近侧指、趾骨细长，皮质普遍变薄，骨小梁纤细，掌骨指数增大，双侧股骨及胫骨、腓骨骨干变细，皮质变薄，密度减低

# 二十、皮肤骨膜肥厚症

皮肤骨膜肥厚症又称特发性或原发性肥大性骨关节病，病因不明，大多认为与遗传有关，可能为常染色体显性遗传。临床以皮肤粗糙，面部起皱纹，手指及小腿的对称增粗为显著特点。

## 【临床表现】

发病年龄为 3～30 岁，常少儿时起病，青春期加重，达一定程度后自行静止。临床主要表现为杵状指（趾），手足粗大如铲状，小腿及前臂增粗，四肢及面部皮肤变粗、增厚，伴有多汗、多脂、粉刺及色素沉着。

## 【影像要点】

1. 四肢骨骨膜增生及骨干增粗，呈对称性，以胫、腓骨和尺、桡骨为主。

2. 骨膜早期呈锯齿状，随病程进展相互连接呈层状，病变以骨干远端最明显，且渐向近端蔓延，一般不累及骨骺和干骺端。

3. 四肢骨干、掌骨和跖骨增粗，增粗骨骼皮质与髓腔分界清楚，髓腔结构正常；而各关节、第 1 掌骨和末节指（趾）骨结构正常。

4. 手指指（趾）端软组织增厚、肿胀，呈杵状，末端骨质吸收变尖。

皮肤骨膜肥厚症的影像见图 5 – 28、图 5 – 29。

## 【鉴别诊断】

本病需与继发性肥大性骨关节病鉴别。

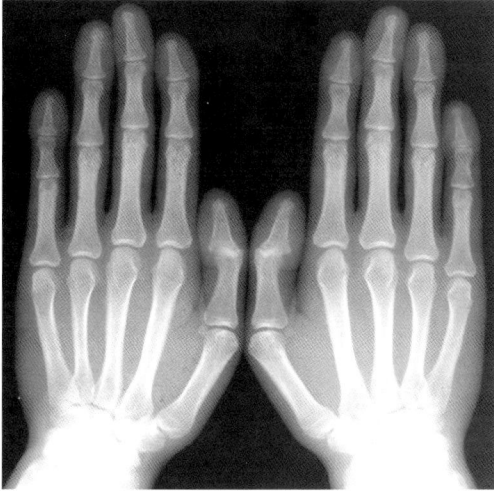

a

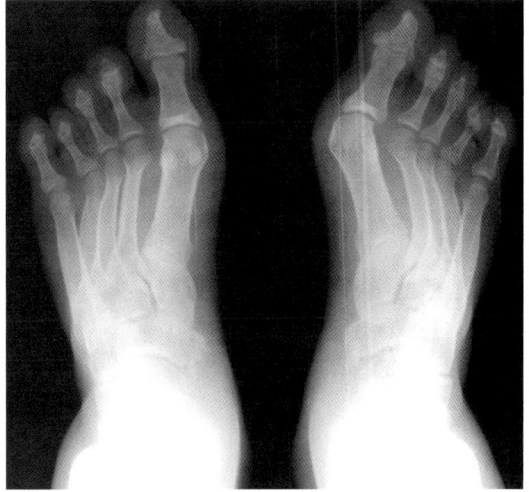

b

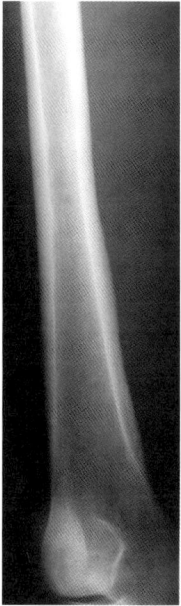

c

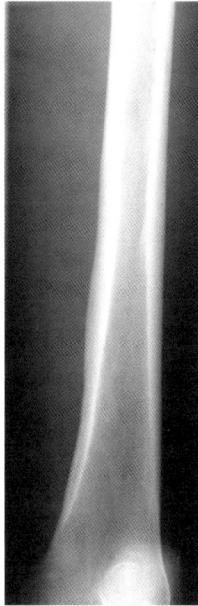

d

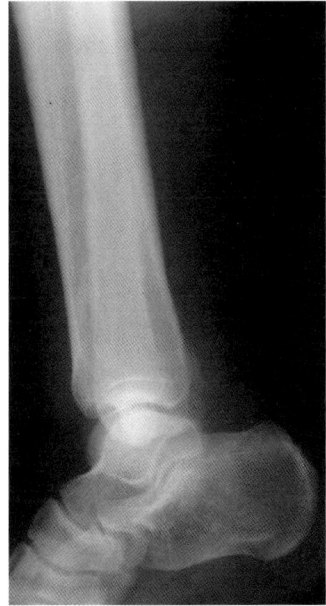

e

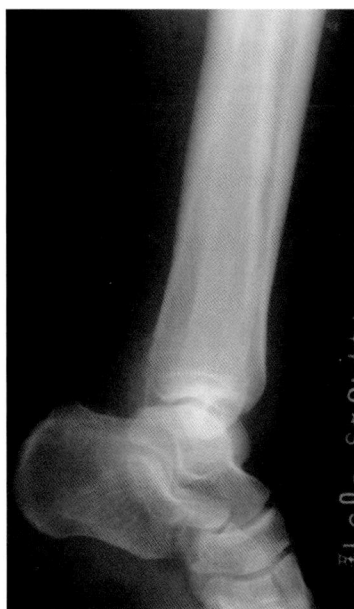

**图 5 – 28　皮肤骨膜肥厚症**

男，23 岁，体检发现双手杵状指就诊。a. 双手正位片；b. 双足正位片，（a～b）示双手指及双足趾末节呈杵状，指骨和趾骨末端吸收变尖；c. 右股骨正位片；d. 左侧股骨正位片；e. 右侧胫、腓骨下段侧位片，f. 左侧胫、腓骨下段侧位片，（c～f）示双侧股骨及胫、腓骨皮质均向外增厚，髓腔稍变窄

f

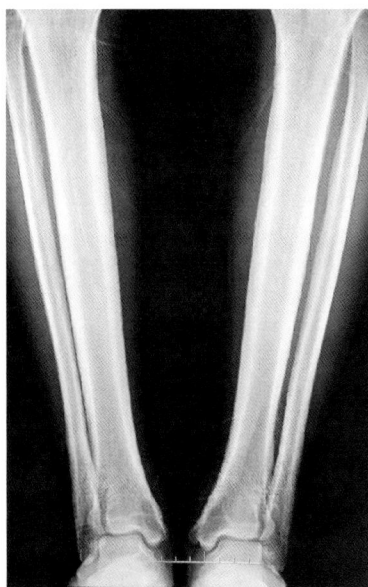

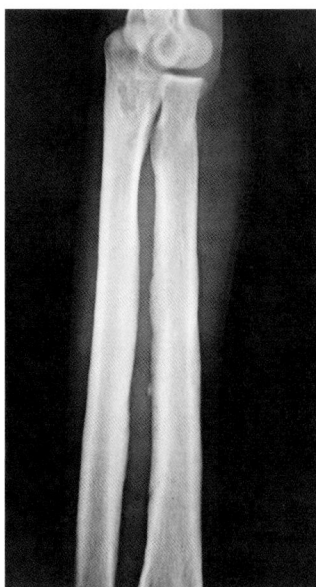

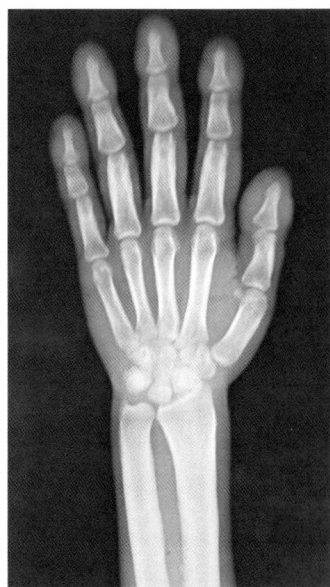

a　　　　　　　　　　　b　　　　　　　　　　　c

**图 5 – 29　皮肤骨膜肥厚症**

a. 双侧胫、腓骨正位片，b. 左前臂侧位片，c. 左手腕正位片，（a～c）示双侧胫、腓骨、左桡尺骨及掌指骨皮质增厚，除累及骨干外也累及骨端，骨髓腔未变窄，同时左手末端增粗呈杵状

# 二十一、Turner 综合征

Turner 综合征又称先天性卵巢发育不全，是一组性染色体异常所造成的卵巢发育不全，并出现女性第二性征发育不良或完全不发育和某些先天畸形的病症。

## 【临床表现】

表现型为女性。原发性闭经，外阴幼稚型，生殖器及乳房不发育，阴毛、腋毛稀少或缺如。患者身材矮小，面容呆板。半数以上颈部皮肤松弛，从耳后乳突部到肩峰，呈蹼状。盾状胸，后发际低，肘外翻。乳头位于锁骨中线外，两侧乳头距离远，第 4、5 掌骨较短。部分患儿伴有先天性主动脉缩窄或肾脏发育异常。实验室检查：尿中促性腺激素升高，血中雌激素低下。

## 【影像要点】

1. 骨化中心在正常年龄出现，但骨骺融合晚，直到 20 岁以后始缓慢融合。
2. 掌骨征及腕骨征阳性。
3. 普遍性骨质疏松，尤以手、足、脊椎诸骨最为明显。
4. 指骨优势，第 4 指骨远、近节长度之和超第 4 掌骨 3mm 以上。
5. 肘外翻，表现为肱骨滑车关节面向桡侧倾斜，携带角增大。
6. 胫骨内髁关节面变平而下陷外翻，胫骨内髁较正常大，向下移，超过胫骨内平台。
7. 脊柱骨化不良、侧弯、驼背，类似骨软骨炎，可见许莫结节。
8. 小骨盆入口呈男性型，耻骨弓角小，骶坐切迹缩小。
9. 颅底凹陷，基底角大于 140°，蝶鞍较小，呈桥状。

Turner 综合征的影像见图 5 - 30。

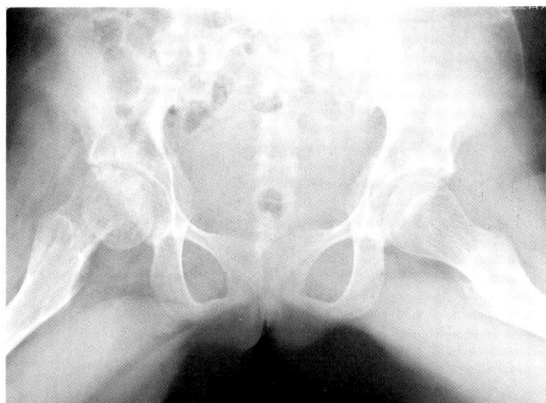
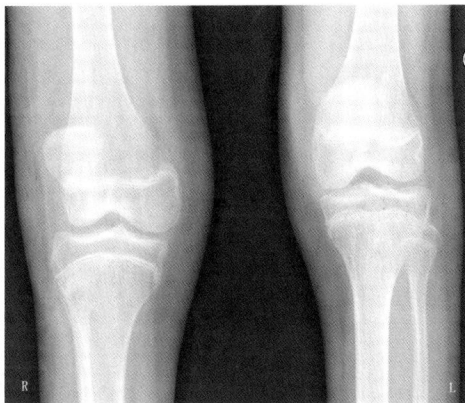

a　　　　　　　　　　　　　　　　b

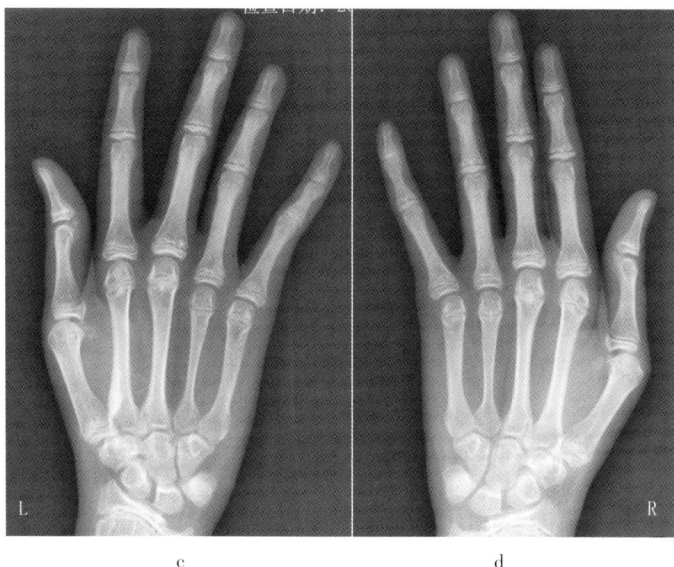

图 5－30　Turner 综合征

a. 双髋蛙位片，b. 双膝正位片，c. 左手正位片，d. 右手正位片，示双髋、双膝、双手普遍密度减低，骨骺闭合延迟，右股骨头骨骺滑脱，骨盆入口呈男性型，坐骨切迹变小，股骨内侧髁增大，掌骨征阳性

# 参考文献

［1］黄耀华. 肌骨系统影像诊断实战经验集要［M］. 北京：中国医药科技出版社，2019.

［2］黄耀华. 髋关节影像诊断学［M］. 2 版. 北京：人民卫生出版社，2018.

［3］梁碧玲. 骨与关节疾病影像诊断学［M］. 北京：人民卫生出版社，2016.

［4］王子轩，刘吉华，曹庆选，等. 骨关节解剖与疾病影像诊断［M］. 北京：人民卫生出版社，2009.

［5］刘怀军. 骨科医师读片手册［M］. 石家庄：河北科学技术出版社，2004.

［6］徐德永. 实用体质骨病学［M］. 北京：人民卫生出版社，1998.

［7］郭巨灵. 临床骨科学［M］. 北京：人民卫生出版社，1989.

［8］曹庆选，徐文坚，刘红光，等. 体质性骨病影像诊断图谱［M］. 北京：人民卫生出版社，2012.

［9］刘文村，刘触灵，陈俊莲，等. 对称性长骨扩展症 1 例［J］. 医学影像学杂志，2019，29（08）：1366.

［10］梁琼鹤，杨明，管红梅. 半肢骨骺发育异常的影像学表现［J］. 临床放射学杂志，2018，37（03）：486－489.

［11］蔡杨庭，黄耀华，郑晓辉，等. 多发性骨干硬化症一例［J］. 临床放射学杂志，2018，37（11）：1945－1946.

［12］黄世廷，卜祥珍．婴儿骨皮质增生症的影像学诊断［J］．医学影像学杂志，2018，28（12）：2120－2122.

［13］田昭俭，姜法伟．泛发性骨皮质增厚症1例［J］．实用放射学杂志,1997（02）：53－54.

［14］田忠甫，郭斌，张新荣．假性软骨发育不全X线诊断［J］．江苏医药，2009，35（11）：1351－1352.

［15］王立英，蔡跃增．晚发型脊柱骨骺发育不良1例报道［J］．天津医科大学学报，2006（04）：586－587.

［16］金红花，程若勤，王化敏．条纹状骨病一例［J］．放射学实践，2009，24：872.

［17］齐燕，欧陕兴，钱民，等．成骨不全症临床及X线诊断［J］．临床放射学杂志，2009，28：1130～1133.

［18］姚凤明，俞振浩．骨斑点症的临床及影像学表现［J］．现代实用医学，2007，19：224～225.

［19］周万军，殷好治，常建美，等．骨斑点症的影像学表现（附6例报告及文献复习）［J］．放射学实践，2007，22：70～72.

［20］高振华，盛璞义．小儿骨关节疾病影像学［J］．中国实用儿科杂志，2007，22：155～160.

［21］刘国明，荆霞，董杰．多发骨骺发育不良临床影像学分析［J］．放射学实践，2006，21：868～869.

［22］王晓睿，刘鹏飞，刘志兰，等．蜡油骨病2例［J］．中国医学影像技术，2005，21：1288.

［23］贾云明，唐玉国，王建文．干骺发育不良二例［J］．中华放射学杂志，2003，37：188.

［24］崔二峰，徐爱民．点状骨骺1例报告［J］．实用放射学杂志，2003，19：549.

［25］严敏，刘佐贤．皮肤骨膜肥厚症（附7例报道并结合文献分析）［J］．中国医学影像技术，2001，17：1111～1112.

［26］曹若愚．多发性骨骺发育异常一例［J］．临床放射学杂志，2001，20：224.

［27］付志厚，刘晓平，周银．Schmid型干骺软骨发育异常5例报道［J］．罕少疾病杂志，2000，7：13～14.

［28］于代友，孙爱国．半肢骨骺发育异常1例报告［J］．实用放射学杂志，1998，14：381.

［29］马宝通，赵德胜，朱式仪．Morquio病二例报告［J］．中华骨科杂志，1997，17：280.

［30］田昭俭，姜法伟．泛发性骨皮质增厚症1例［J］．实用放射学杂志，1997，13：119～120.

［31］叶立娴．先天性钙化性软骨营养不良（附一例报告）［J］．临床放射学杂志，1987（03）：146－147.

# 第六章 骨关节创伤

## 第一节　上肢骨折

### 一、肩胛骨骨折

肩胛骨位置表浅，边缘较厚且坚固，体部骨质薄，但为肌肉所包围，故肩胛骨骨折较少见，约占全身骨折的 0.2%。骨折多为严重直接暴力打击所致。

**【临床表现】**

局部疼痛，肩关节活动障碍。局部皮肤可见瘀斑及血肿。骨折处压痛，有时可触及骨擦音。

**【影像要点】**

1. 按其骨折部位可分肩胛体骨折、肩胛颈骨折、肩胛盂骨折、肩峰骨折及喙突骨折，临床常为混合型骨折。

**2. 肩胛体骨折**　多为粉碎性骨折，肩胛骨体部骨折线可为斜行、纵行或星形，亦可贯通至肩胛冈。由于肩胛骨被肌肉、筋膜紧紧包裹，骨折移位多不明显。

**3. 肩胛颈骨折**　常同时伴有肩胛盂骨折，折线也可延伸及喙突、肩胛冈和肩胛体；正位片可见肩胛盂向内移位，肩部侧位可见肩胛盂向前方旋转移位。

**4. 肩胛盂骨折**　多为肱骨头向前方脱位撞击所致；正位因骨折片与肩胛盂重叠，不易发现，侧位可显示盂前游离骨折片。

**5. 肩峰骨折**　有两种表现：一种是由于肩锁关节韧带的牵拉，造成肩峰端撕脱骨折，骨折片与锁骨一起向上移位；另一种是由于三角肌的牵拉，肩峰端撕脱骨折并向外下方移位。

**6. 喙突骨折**　表现为喙突上小块撕脱骨折或基底部骨折，骨折无移位或向上移位。

7. 肩胛骨骨折的同时常合并肋骨骨折或锁骨骨折，严重的可并发血气胸。

肩胛骨骨折的影像见图 6 - 1 ~ 图 6 - 3。

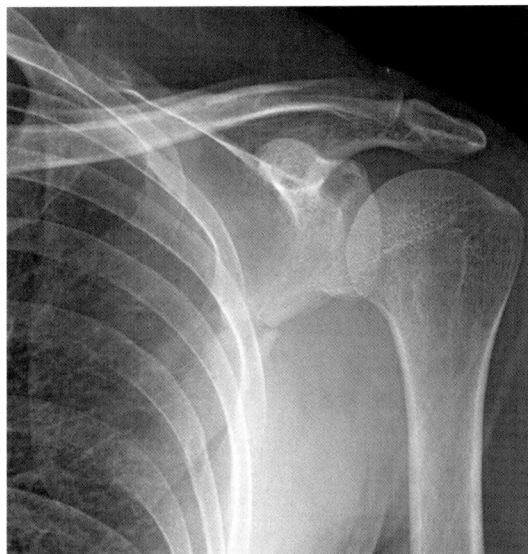

**图 6 - 1　左肩胛骨体骨折**

左肩正位片，示左肩胛骨体部横行骨折线，无明显移位

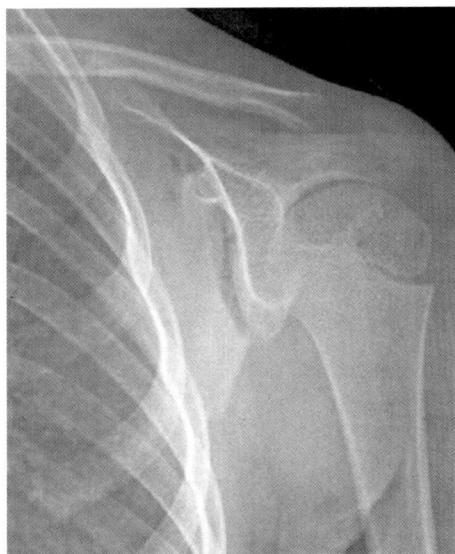

**图 6 - 2　左肩胛颈骨折**

左肩正位片，示左肩胛骨颈部骨折，折端略分离

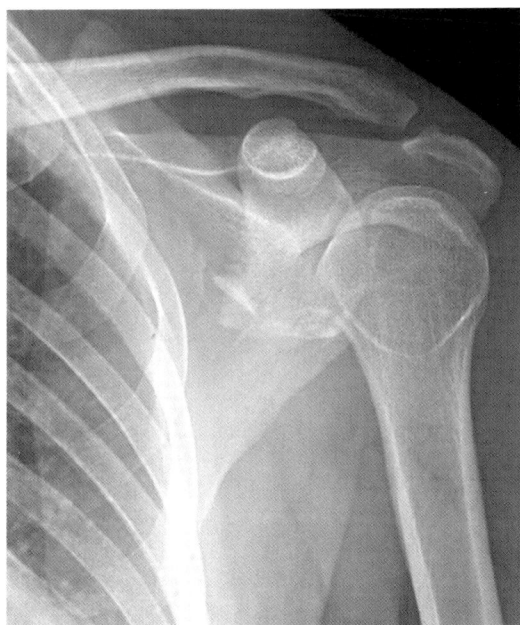

a

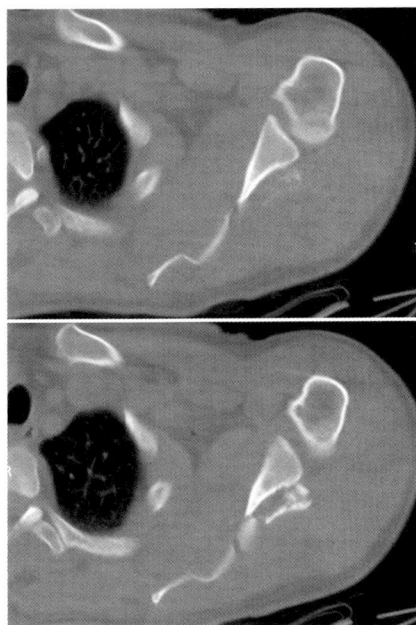

b

**图 6 - 3　左肩胛骨体骨折**

a. 左肩正位片，示左肩胛骨粉碎性骨折，骨折片分离重叠；b. CT 平扫，更清楚显示骨折片移位情况

## 二、锁骨骨折

锁骨位于胸廓顶部前方，全长位于皮下，易遭受外力而发生骨折。多由间接外力引起，任何作用于手、肘及肩部的外力向胸部传导均可发生锁骨骨折。

### 【临床表现】

多见于青壮年及儿童。患肩下垂，头偏向伤侧，骨折部位软组织肿胀、剧痛，伤肢不能自主用力上举和后伸，手臂内收紧贴胸壁和活动受限。局部压痛，骨折移位显著者骨折端畸形，可触及骨折端。

### 【影像要点】

1. 按骨折表现分错位型、粉碎型和青枝型。

2. 锁骨中1/3或中外1/3交界处骨折多见，其次是肩峰端，胸骨端少见。

3. 错位型骨折表现为近端向上移位，远端向下、向内移位，折端缩短重叠。

4. 粉碎型骨折与错位型表现相似，折端间可见一粉碎、直立骨折片。

5. 青枝型骨折表现为皮质皱褶及不同程度的成角畸形，成角严重者，可出现肩关节内收畸形。

锁骨骨折的影像见图6-4~图6-8。

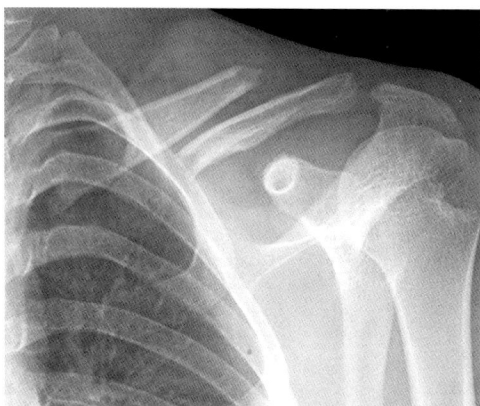

**图6-4 左锁骨骨折（错位型）**

左锁骨正位片，示左锁骨中1/3短斜行骨折，近端向上移位，而远端向下、向内移位，两折端错位重叠

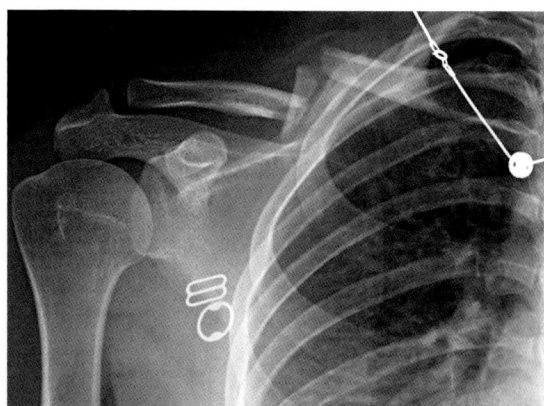

**图6-5 右锁骨骨折（粉碎型）**

右锁骨正位片，示右锁骨中1/3骨折，除近、远折端上下错位外，折端间见一直立骨折片

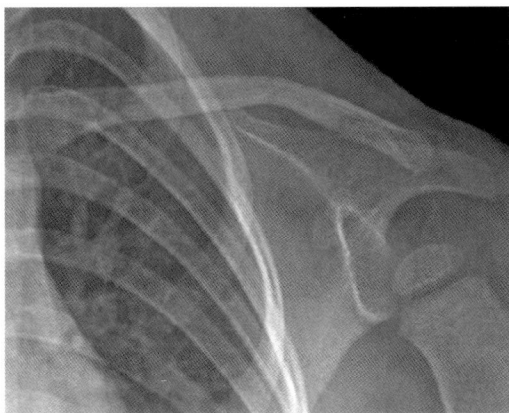

**图6-6　左锁骨骨折（青枝型）**

左锁骨正位片，示左锁骨中外1/3交界处皮质皱褶，折端向上成角

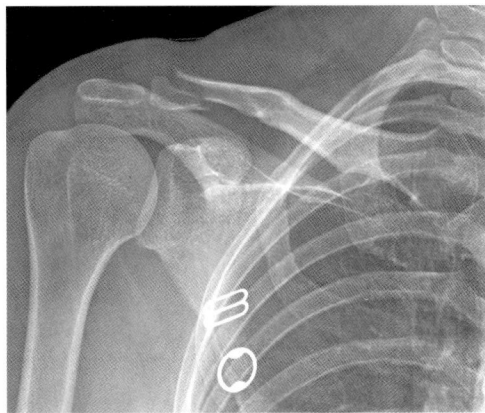

**图6-7　右锁骨肩峰端骨折**

右锁骨正位片，示右锁骨肩峰端骨折，折端分离，肩锁关节未见脱位

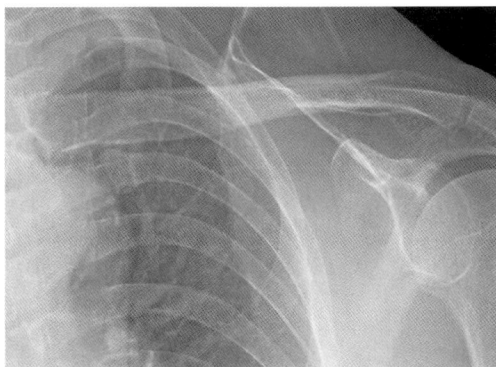

a

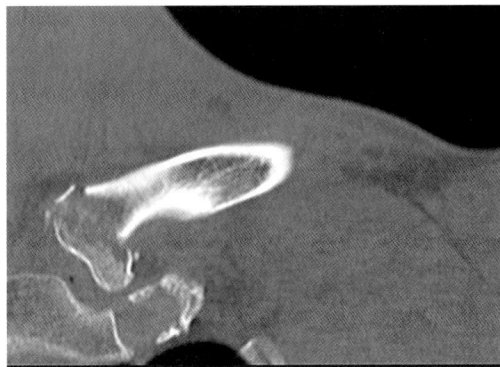

b

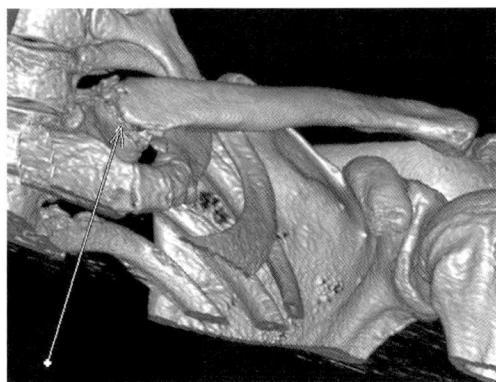

c

**图6-8　左锁骨胸骨端骨折**

a. 左锁骨正位片；b. CT平扫；c. CT三维重建，（a～c)示左锁骨胸骨端骨折，轻度错位，胸锁关节未见脱位

## 三、肱骨外科颈骨折

肱骨外科颈位于解剖颈下2～3cm，即肱骨大结节之下，胸大肌止点之上，也就是肱骨干坚质骨与肱骨头松质骨交接处，最易发生骨折，故名为外科颈骨折。

## 【临床表现】

好发于中年和老年人。患肩局部肿胀，疼痛，以活动伤肢时尤剧；前、内侧常出现瘀斑。骨折有错位时，上臂较健侧略短，可有外展或内收畸形。大结节下部骨折处有明显压痛，肩关节活动受限。

## 【影像要点】

**1. 依创伤机制和表现**　可分为无移位型、外展型、内收型、伸展型和屈曲型五种类型骨折。

**2. 无移位型骨折**　包括成人的裂纹和无移位嵌入型骨折，儿童则为青枝骨折，表现为骨皮质的成角或皱褶。

**3. 外展型骨折**　正位片显示内侧皮质分离，外侧皮质重叠或嵌插，两折端向内成角；穿胸位片示折端无向前或向后移位及成角。

**4. 内收型骨折**　正位片显示外侧皮质分离，内侧皮质重叠或嵌插，两折端向外成角；穿胸位片示折端无向前或向后移位及成角。

**5. 伸展型骨折**　正位片无侧方移位；穿胸位片则显示骨折远端向前移位，肱骨头后倾，折端向前成角。

**6. 屈曲型骨折**　骨折较少见，正位片显示远折端无侧方移位；穿胸位片则显示骨折远端向后上方移位，折端向后成角畸形且折端前缘可见骨折片。

肱骨外科颈骨折的影像见图6-9~图6-11。

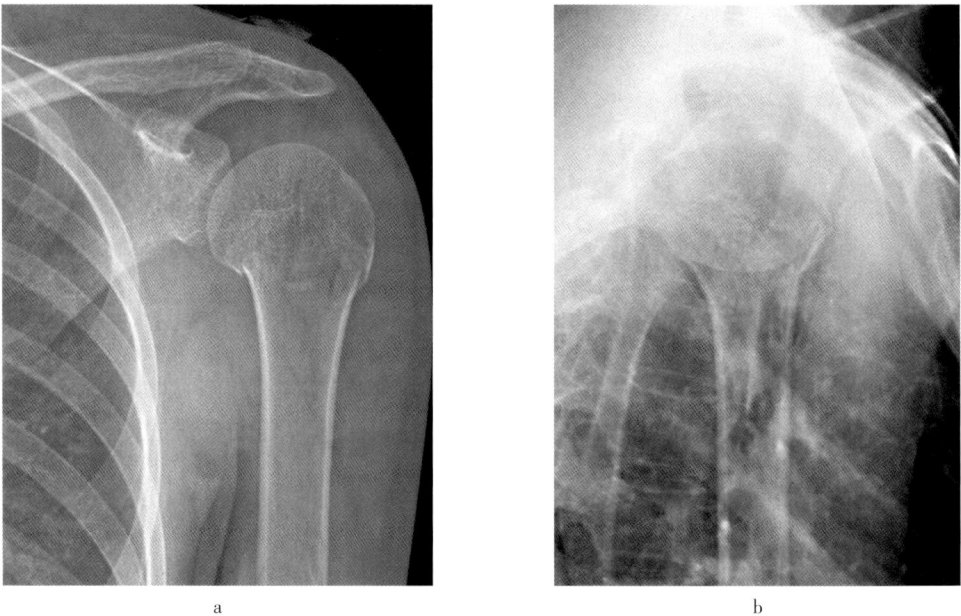

a　　　　　　　　　　　　　　　b

**图6-9　左肱骨外科颈骨折（无移位型）**

a. 左肩正位片；b. 左肩穿胸位片，（a~b）示左肱骨外科颈骨折，折端嵌入无移位，关节未见脱位

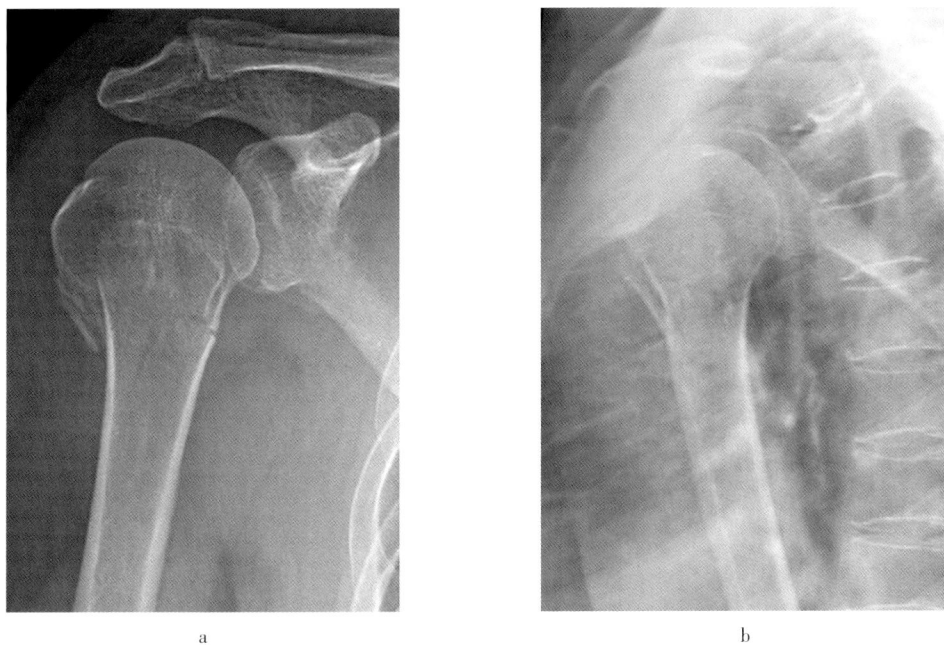

**图 6 – 10　右肱骨外科颈骨折（外展型）**

a. 右肩正位片；b. 右肩穿胸位片，（a～b）示右肱骨外科颈骨折，折端外侧嵌入，内侧略分离

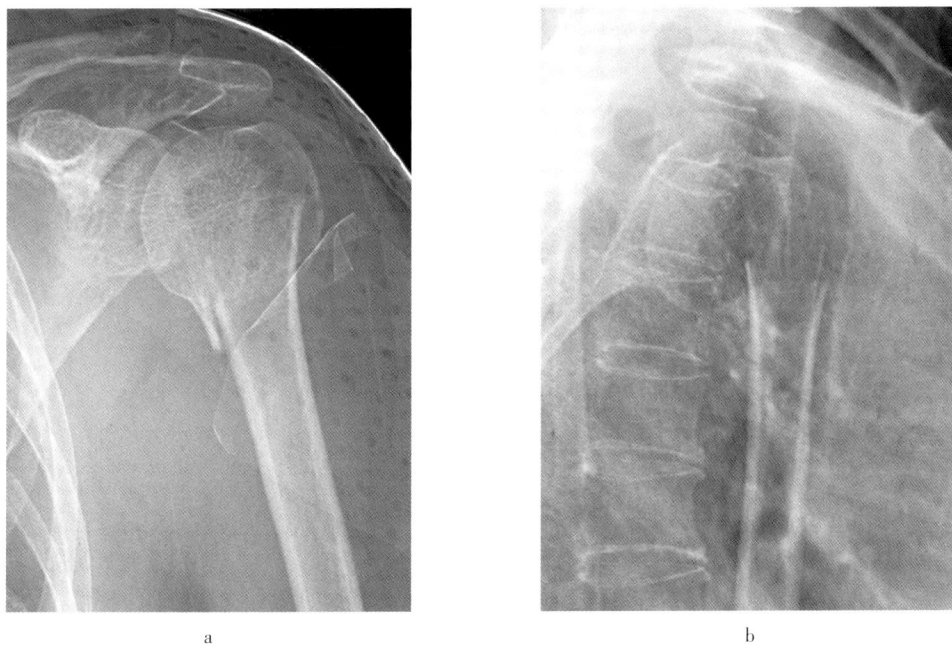

**图 6 – 11　左肱骨外科颈骨折（后伸型）**

a. 左肩正位片；b. 左肩穿胸位片，（a～b）示左肱骨外科颈骨折，远折端向前移位，折处主要向前成角

## 四、肱骨解剖颈骨折

肱骨解剖颈骨折较为罕见，多为老年患者，由于此部骨折后肱骨头血液供应易遭受损害，常导致肱骨头缺血性坏死。

### 【临床表现】

肩部疼痛肿胀、活动障碍，肱骨头部压痛明显，明显骨折移位者，可出现肩部畸形。

### 【影像要点】

1. 根据移位程度分轻度移位骨折和重度移位骨折两种类型。

2. 肱骨头折裂，不移位或有明显的移位，可伴有无移位的大、小结节线状骨折。

3. 轻度移位骨折，骨折移位不大于1cm，折端成角不大于45°；重度移位骨折，骨折移位大于1cm，折端成角大于45°。

肱骨解剖颈骨折的影像见图6-12。

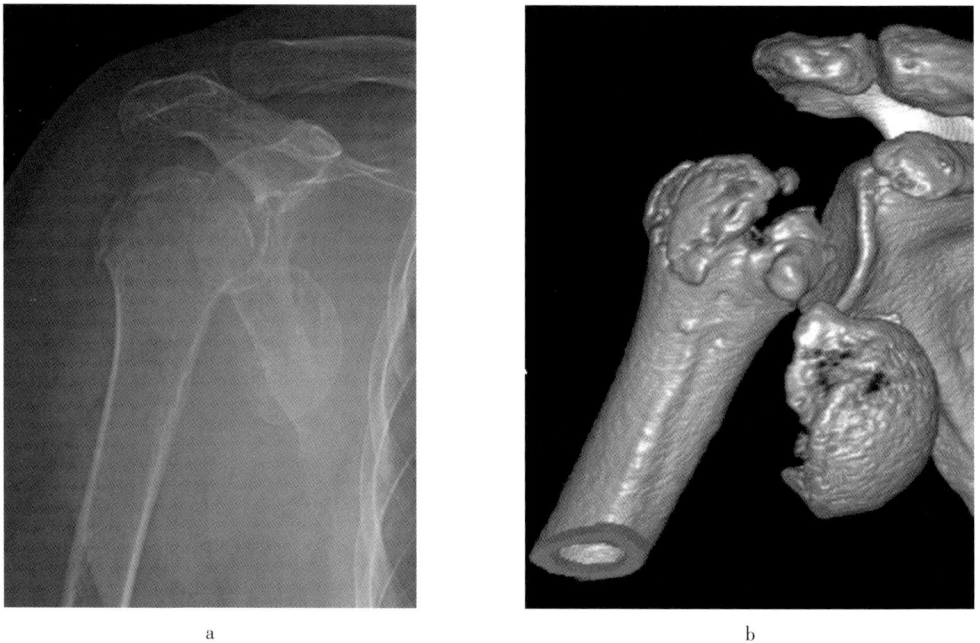

a                                          b

**图6-12 右肱骨解剖颈骨折**

a. 右肩正位片，b. 右肩三维重建，（a~b）示右肱骨解剖颈骨折，肱骨头移位至肱骨内下方

## 五、肱骨干骨折

肱骨干骨折指肱骨外科颈以下1~2cm至肱骨髁上2cm之间的骨折，好发于中段，其次为下段，上段最少。中下1/3骨折易合并桡神经损伤，下1/3骨折易发生骨不连。

## 【临床表现】

好发于 30 岁左右的壮年。骨折局部肿胀，可有短缩、成角畸形，局部压痛剧烈，有异常活动及骨擦音，上肢活动受限。合并桡神经损伤时，出现腕下垂和伸拇及伸掌指关节功能丧失。

## 【影像要点】

1. 按骨折部位分三角肌止点以上骨折、三角肌止点以下骨折及下 1/3 骨折。

2. 依暴力不同，骨折可呈横行、斜行、螺旋形或粉碎性。

3. **三角肌止点以上骨折**　近折端受胸大肌、背阔肌牵拉向前内方移位，远折端受三角肌牵拉向外上方移位。

4. **三角肌止点以下骨折**　近折端受三角肌、喙肱肌的牵拉向外前方移位，远折端受肱二头肌、三头肌的收缩向上移位，致断端重叠缩短。

5. **肱骨干下 1/3 骨折**　移位与暴力方向、前臂及肘关节的位置有关，多数有成角移位。

肱骨干骨折的影像见图 6-13、图 6-14。

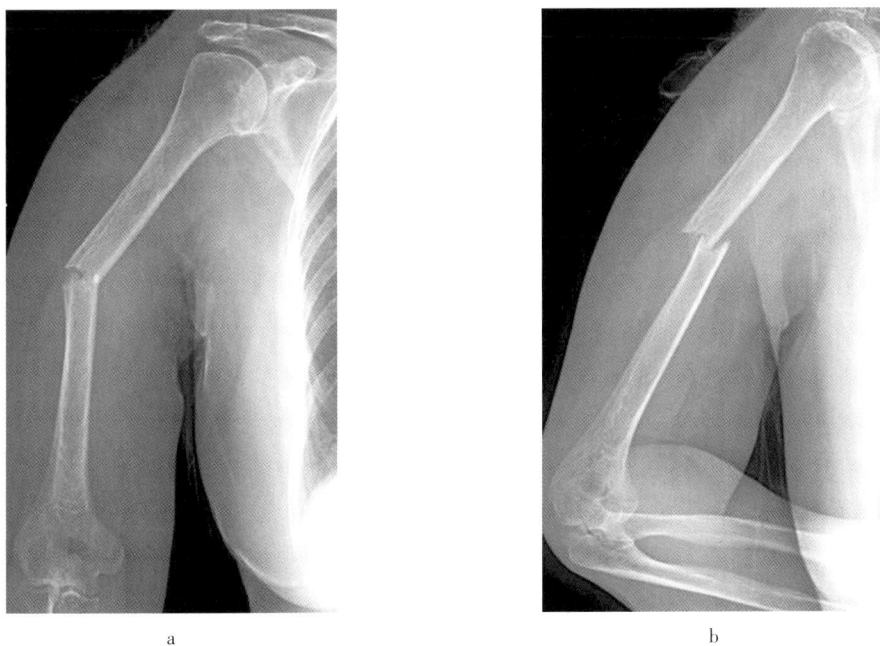

a　　　　　　　　　　　　　　　　　　　　b

**图 6-13　右肱骨中段粉碎性骨折**

*a. 右肱骨正位片，b. 右肱骨侧位片，（a~b）示右肱骨干中段骨折，远折段向内侧移位，折处向外成角*

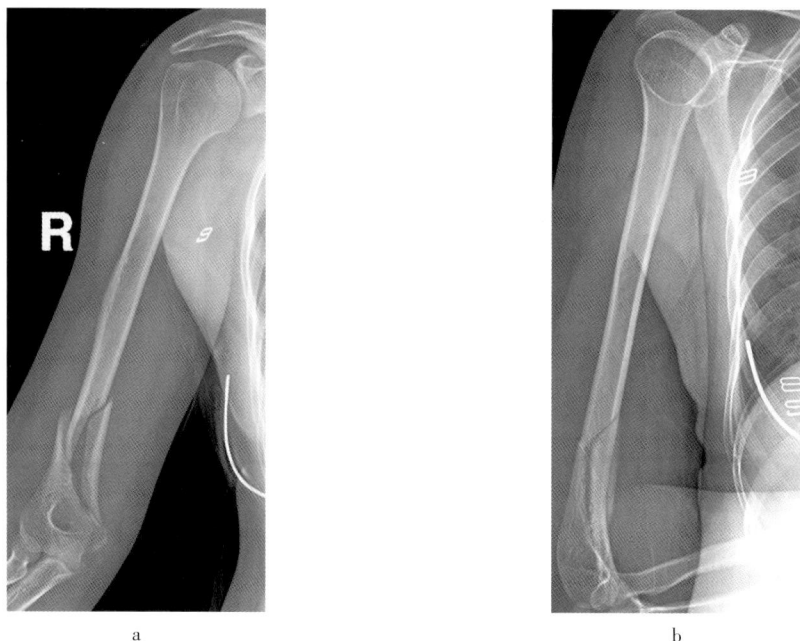

图 6 - 14　右肱骨下段粉碎性骨折

a. 右肱骨正位片，b. 右肱骨侧位片，示右肱骨干下段粉碎性骨折，骨折处向外成角，骨折片轻度分离

# 六、肱骨髁上骨折

肱骨髁上骨折发生在肱骨髁与肱骨干之间相对薄弱的部分，是最常见的肘部损伤，约占肘部骨折的30%～60%。

## 【临床表现】

多见于儿童。有外伤史，伤后局部疼痛、肿胀及畸形明显，肘关节活动障碍，检查时有骨擦音及假关节活动，伸直型骨折肘关节呈屈曲位，肘前窝饱满并向前突出，肘部后突畸形，肘后三点关系正常。

## 【影像要点】

**1. 骨折分类**　根据创伤机制和表现分为伸直型、屈曲型和青枝型骨折三种类型。

**2. 伸直型骨折**　骨折线通过鹰嘴窝及其上方，骨折线方向多呈前下至后上，少数呈横行或粉碎性，也可纵行延至肱骨下段；远折端向后移位，骨折段向前成角；依远折端向内或向外移位分尺偏型和桡偏型。

**3. 屈曲型骨折**　骨折线多为斜行呈后下至前上，少数呈横行；骨折段向后成角或不明显；远折端向前移位，一般移位程度较轻；依远折端向内或向外移位分尺偏型和桡偏型。

**4. 青枝型骨折**　骨折端无明显错位，仅表现为局部皮质皱褶、凹陷、凸起或骨小梁扭曲、中断；侧位可见鹰嘴窝和喙突窝构成的"X"形致密白线断裂或成角；前倾角增大或变小；脂肪垫征阳性。

肱骨髁上骨折的影像见图6－15～图6－19。

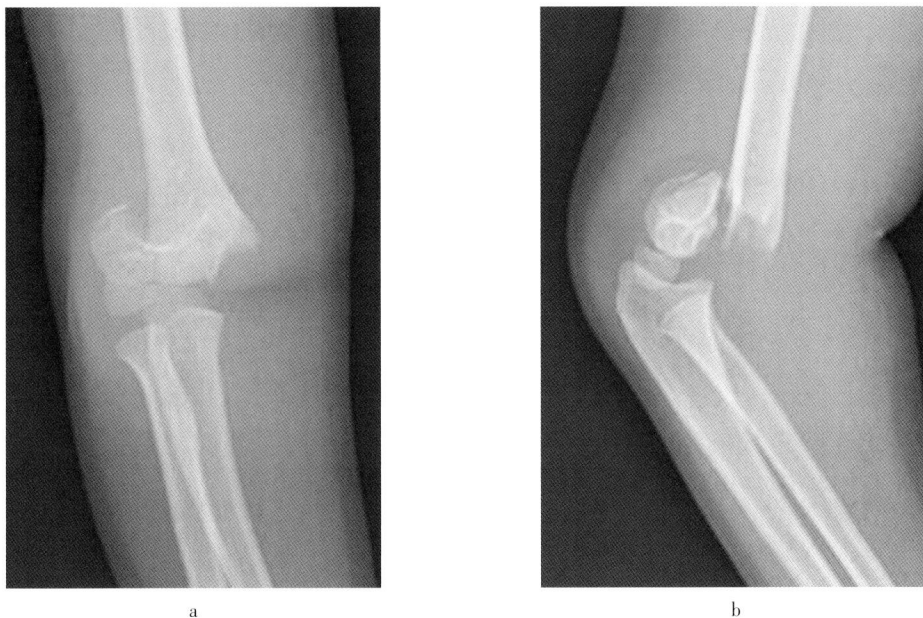

a

b

**图6－15　右肱骨髁上骨折（伸直型桡偏型）**

a. 右肘正位片，b. 右肘侧位片，（a～b）示右肱骨远端髁上骨折，折线斜行呈前下至后上，折端向前内侧成角，远折段向后并向桡侧移位

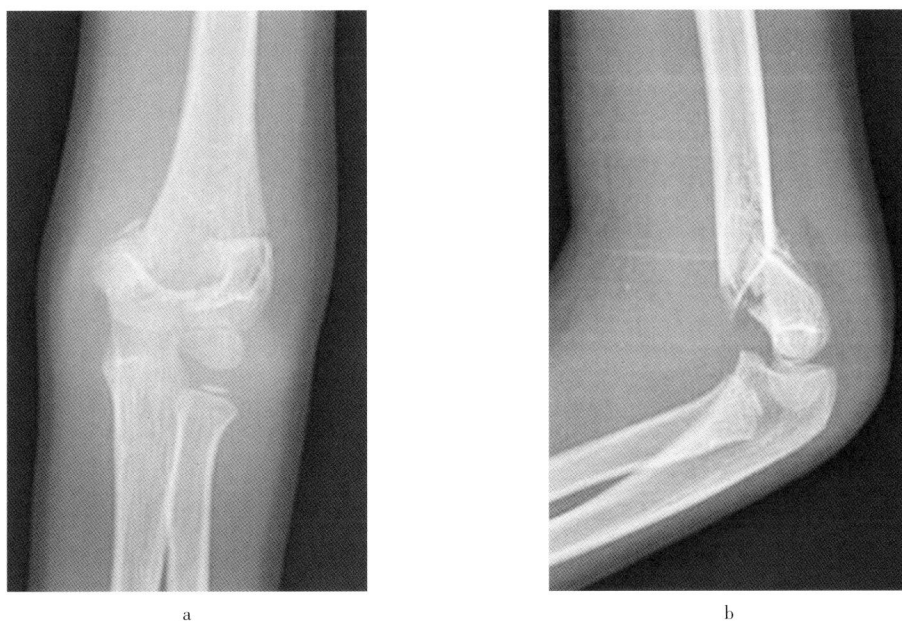

a

b

**图6－16　右肱骨髁上骨折（伸直型尺偏型）**

a. 右肘正位片，b. 右肘侧位片，（a～b）示右肱骨远端髁上骨质中断，折线前下至后上，远折端呈尺偏，并向后移位，折处向前成角

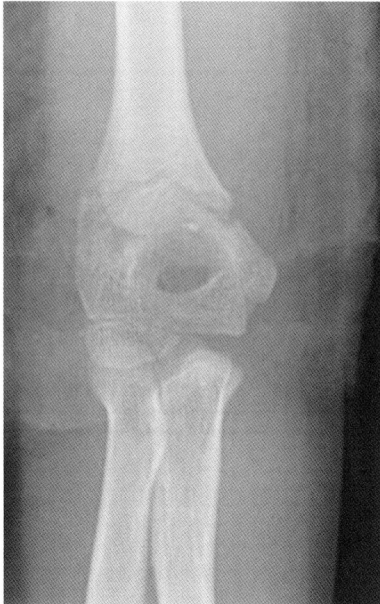
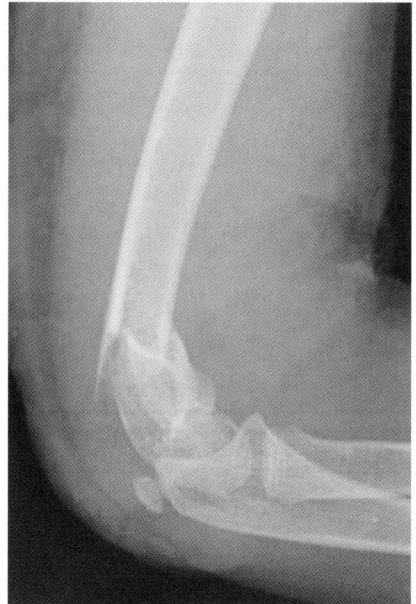

a

b

**图 6 – 17 右肱骨髁上骨折（屈曲型）**

a. 右肘正位片，b. 右肘侧位片，（a~b）示右肱骨远端髁上骨折，折线由后下至前上斜行，移位不明显，折端向后成角

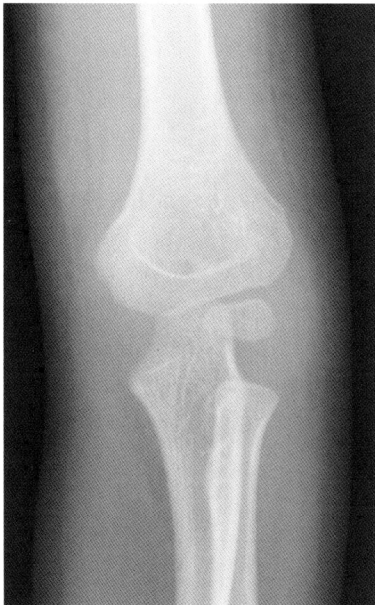
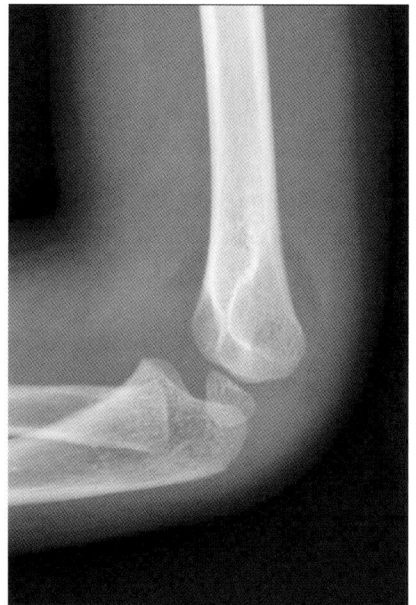

a

b

**图 6 – 18 左肱骨髁上骨折（青枝型）**

a. 左肘正位片，b. 左肘侧位片，（a~b）示左肱骨远端髁上外侧骨小梁扭曲，鹰嘴窝局部皮质皱褶，邻近软组织肿胀，脂肪垫可见移位

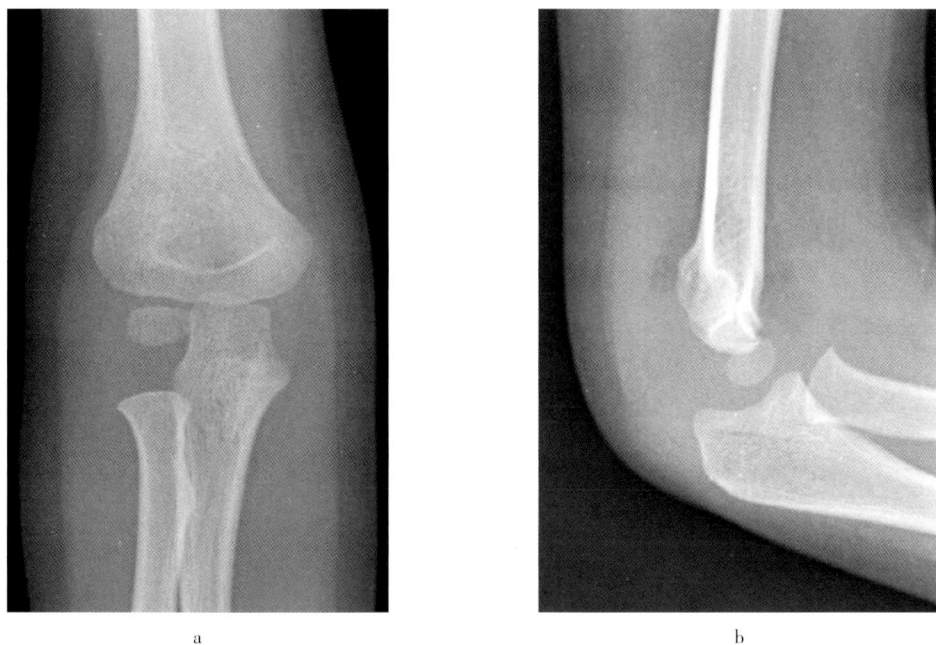

图 6 – 19 右肱骨髁上骨折（青枝型）

a. 右肘正位片，b. 右肘侧位片，（a～b）示右肱骨远端髁上内侧骨小梁扭曲，局部皮质皱褶，鹰嘴窝皮质中断，邻近软组织肿胀，鹰嘴窝脂肪垫向后移位

## 七、肱骨髁间骨折

肱骨髁间骨折是肘关节一种严重损伤，约占全身骨折的 0.47%，因骨折侵袭关节，治愈后常遗留不同程度的肘关节功能障碍。

### 【临床表现】

多发生于成人，罕见于儿童。伤后肘关节严重肿胀和疼痛。因髁间移位、分离致肱骨髁变宽，尺骨向近端移位使前臂变短。鹰嘴部向后突出，肘关节呈半屈曲位，伸屈受限。肱骨下端压痛，有反常活动及骨擦音，肘后三角关系改变。

### 【影像要点】

1. 骨折线从肱骨两髁之间纵行向上，将两髁劈为两半，又在肱骨两髁之上发生横断骨折，整个骨折线呈"T"形或"Y"形。

2. 正位片，示肱骨髁向尺侧偏斜，肱骨干向桡侧移位，在肱骨内髁上方有时可见一三角形骨折块。

3. 劈裂之两肱骨髁向两侧分离，并有骨块旋转。

4. 侧位片根据肱骨髁向后或向前移位分伸直型和屈曲型两种类型。

肱骨髁间骨折的影像见图 6 – 20。

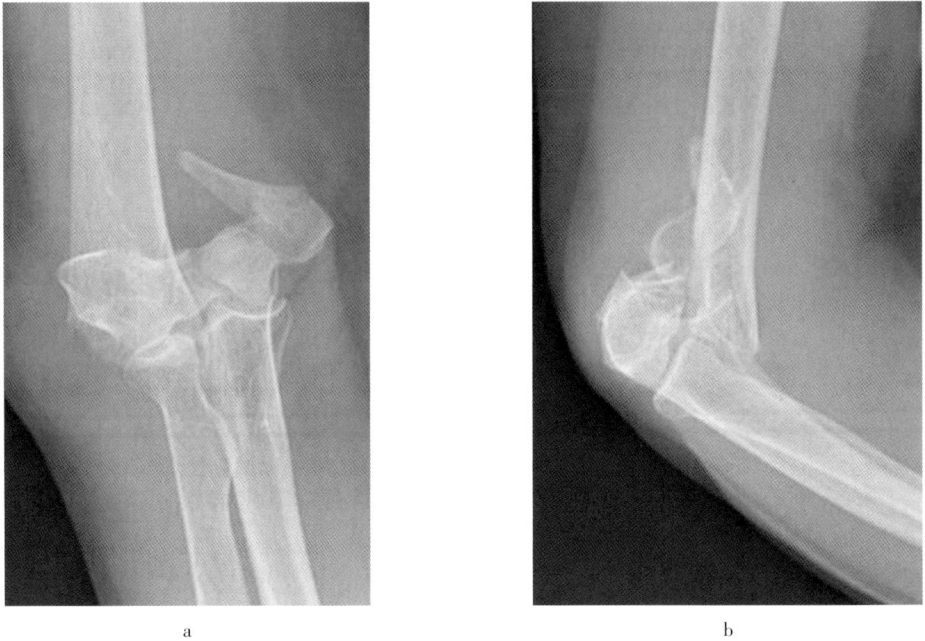

a
b

**图 6 – 20　右肱骨髁间骨折**

　　a. 右肘正位片，b. 右肘侧位片，（a～b）示右肱骨髁间纵行骨折，髁上骨折
　　呈前下至后上斜行，内髁上方可见三角形骨折块，远端向后、向内移位，折
　　处向前成角

# 八、肱骨内上髁骨折

　　肱骨内上髁骨折，成人较儿童少见。跌倒时前臂屈肌腱猛烈收缩牵拉或肘部呈外翻应力均可造成骨折，常伴有屈肌腱和尺侧副韧带的损伤。

## 【临床表现】

　　肘部内侧肿胀压痛，可触及骨擦感。肘关节伸屈和旋转功能受限，如尺神经损伤，可出现尺神经支配区域感觉及运动障碍。

## 【影像要点】

　　1. 骨折多种多样，可为整个内上髁骨折，或内上髁的下缘或前面部分撕脱。

　　2. 依骨折片移位程度分为四度：Ⅰ度，骨折无移位或轻度分离移位；Ⅱ度，骨折片分离、移位可达肘关节间隙平面；Ⅲ度，骨折片嵌入关节内；Ⅳ度，内上髁骨折与肘关节脱位同时存在。

　　3. 肘内侧软组织可明显肿胀。

　　肱骨内上髁骨折的影像见图 6 – 21 ～ 图 6 – 23。

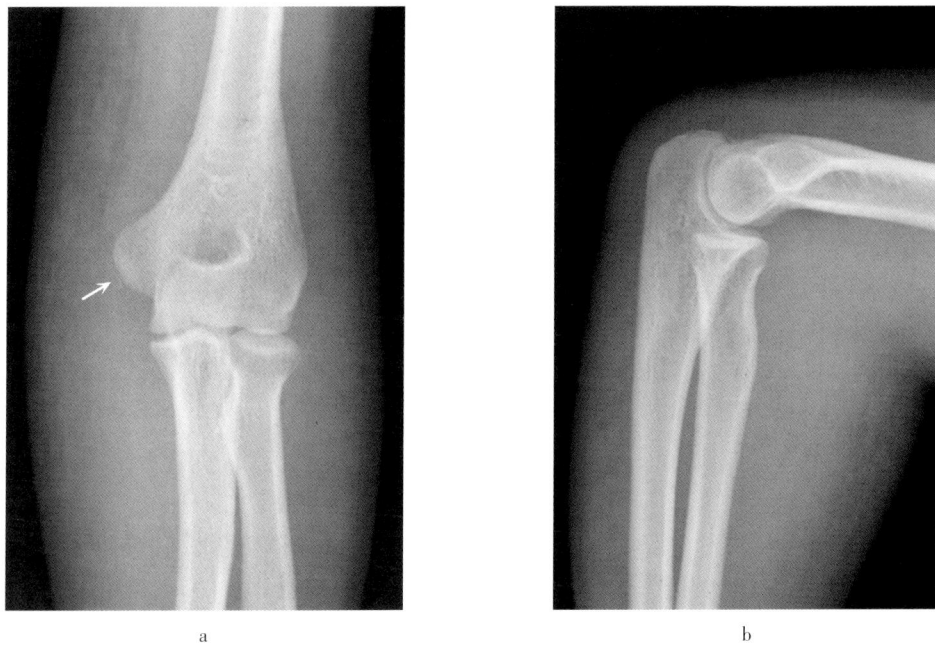

**图 6 - 21　左肱骨内上髁骨折（Ⅰ度）**

a. 左肘正位片，b. 左肘侧位片，（a～b）示左肱骨内上髁部分撕裂骨折，折片轻度分离、移位（白箭头）

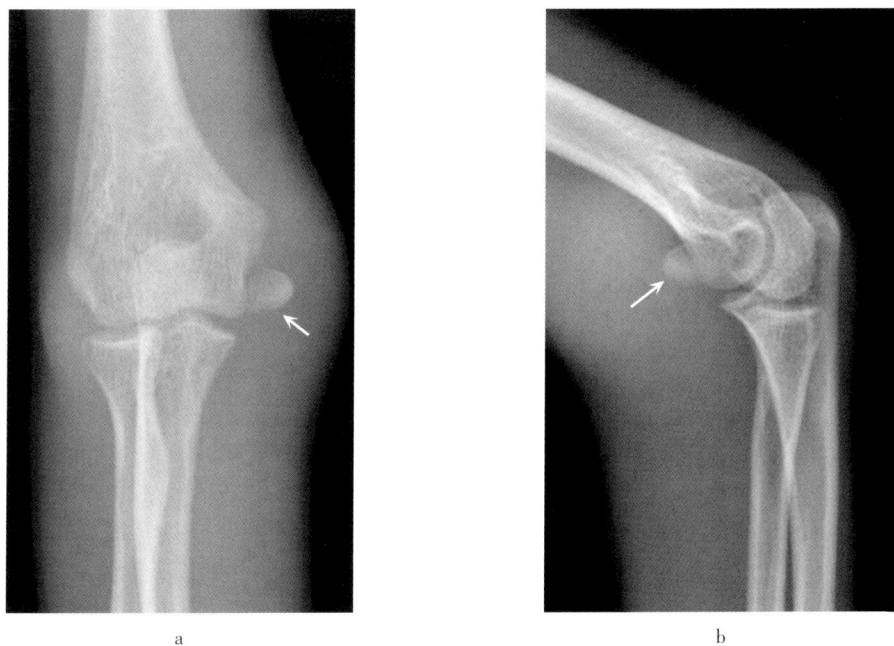

**图 6 - 22　右肱骨内上髁骨折（Ⅱ度）**

a. 右肘正位片，b. 右肘侧位片，（a～b）示右肱骨内上髁撕脱骨折，骨折块向下移位至肘关节间隙平面（白箭头）

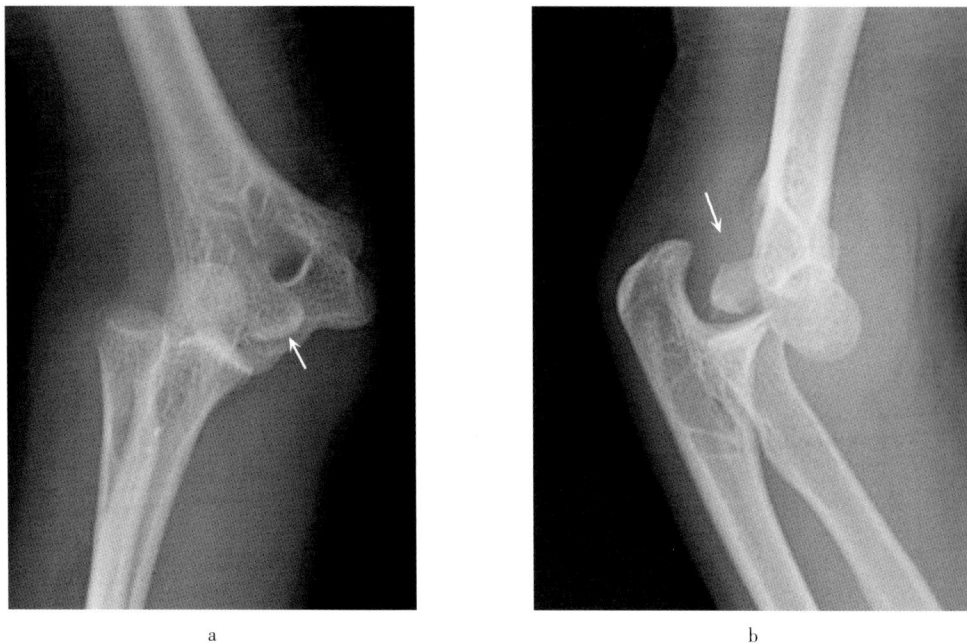

a                                    b

**图 6 – 23    右肱骨内上髁骨折合并肘关节脱位（Ⅳ度）**

a. 右肘正位片，b. 右肘侧位片，（a～b）示右肱骨内上髁撕脱骨折（白箭头），

骨折块向下移位进入关节内，肘关节呈后脱位

# 九、桡骨头骨折

桡骨头骨折是成人常见的肘部损伤，临床上因症状轻微，容易误诊，若不及时治疗，到后期易引起前臂旋转障碍或创伤性关节炎。

## 【临床表现】

局部疼痛，肘外侧轻度肿胀，桡骨头周围有明显的压痛。前臂旋转活动受限，前臂旋转时疼痛加剧，活动受限，有时出现骨擦音。

## 【影像要点】

**1. 裂纹骨折**    表现为桡骨小头线状骨折，骨折线多从外下斜向后上达关节面，骨折无移位。

**2. 塌陷骨折**    表现为桡骨头边缘的劈裂，骨折线从关节面斜行向下，侧位片显示骨折片在前方，有时也表现为桡骨头外侧部分塌陷骨折。

**3. 粉碎骨折**    桡骨头可碎裂成多枚骨折块，骨折块向周围不同程度移位。

桡骨头骨折的影像见图 6 – 24、图 6 – 25。

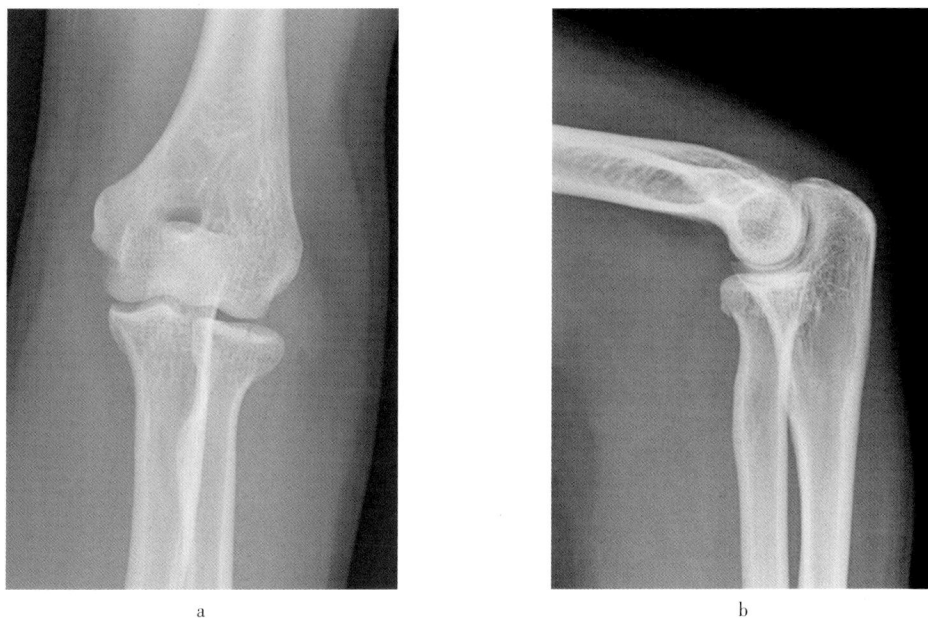

a

b

**图 6 - 24　左桡骨头裂纹骨折**

a. 左肘正位片，b. 左肘侧位片，（a～b）示左桡骨头骨质中断裂纹，折端无移位

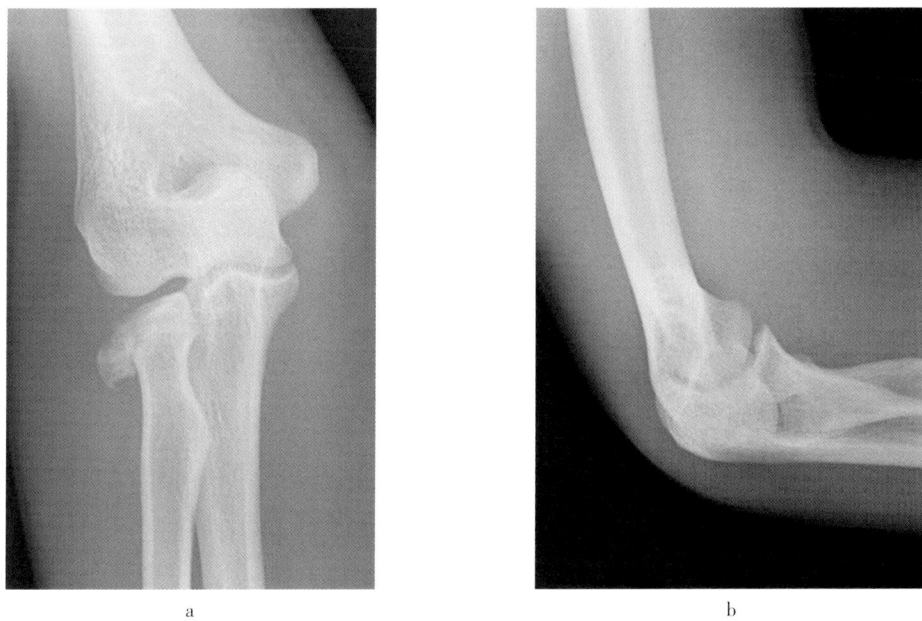

a

b

**图 6 - 25　右桡骨头塌陷骨折**

a. 右肘正位片，b. 右肘侧位片，（a～b）示右桡骨头外侧塌陷骨折，关节面向外倾斜

# 十、尺骨鹰嘴骨折

尺骨鹰嘴骨折是肘部常见损伤，占全身骨折的 1.17%，以成人多见，大多为波及半

月切迹的关节内骨折，因此精确的骨折复位是防止关节不稳和创伤性关节炎的有效措施。

### 【临床表现】

肘后部尺骨鹰嘴软组织明显肿胀，或有较大的血肿，压痛明显；关节屈伸时疼痛，活动障碍。

### 【影像要点】

1. 根据骨折 X 线改变分无移位骨折、撕脱骨折、横断或斜行骨折及粉碎性骨折四种类型。

**2. 无移位骨折**　表现为骨质中断裂纹或裂缝，多呈不完全性骨折，折处无移位及成角。

**3. 撕脱骨折**　多在接近三头肌腱止点处发生，骨折块通常较小，仅为三头肌腱止点处之一小骨片，骨折一般不累及关节。

**4. 横断或斜行骨折**　多为间接暴力所致，骨折呈横行或斜行，折线经过关节面，折端不同程度分离、移位。

**5. 粉碎性骨折**　多为直接暴力所致。折处可见多个骨折块，多伴有软组织损伤，并不同程度分离、移位，骨折不稳定，多合并肘关节前脱位。

尺骨鹰嘴骨折的影像见图 6 - 26、图 6 - 27。

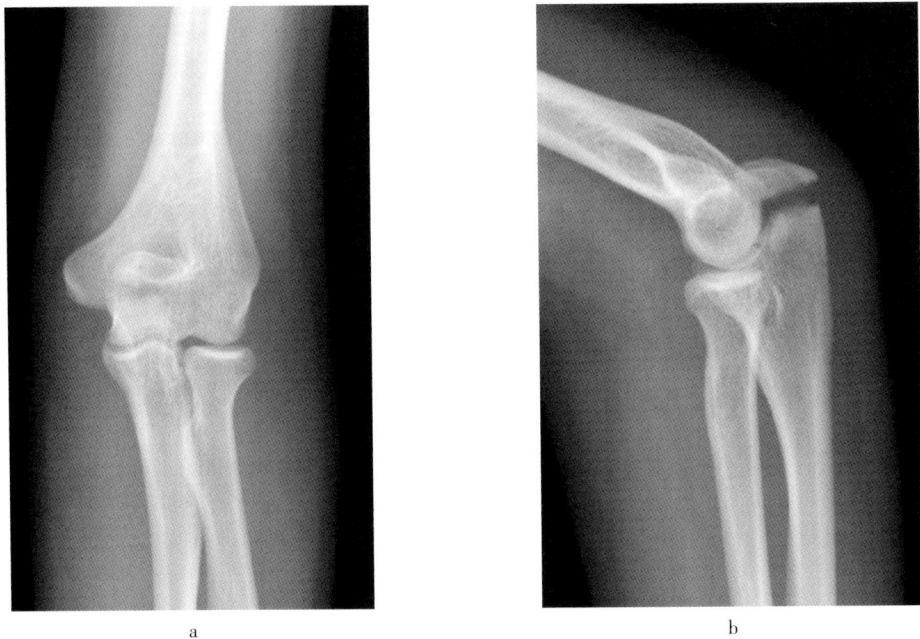

a　　　　　　　　　　　　　　　　　　b

**图 6 - 26　左尺骨鹰嘴横断骨折**

a. 左肘正位片，b. 左肘侧位片，（a～b）示左尺骨鹰嘴横断骨折，断端呈横行通过关节面，折块向上移位

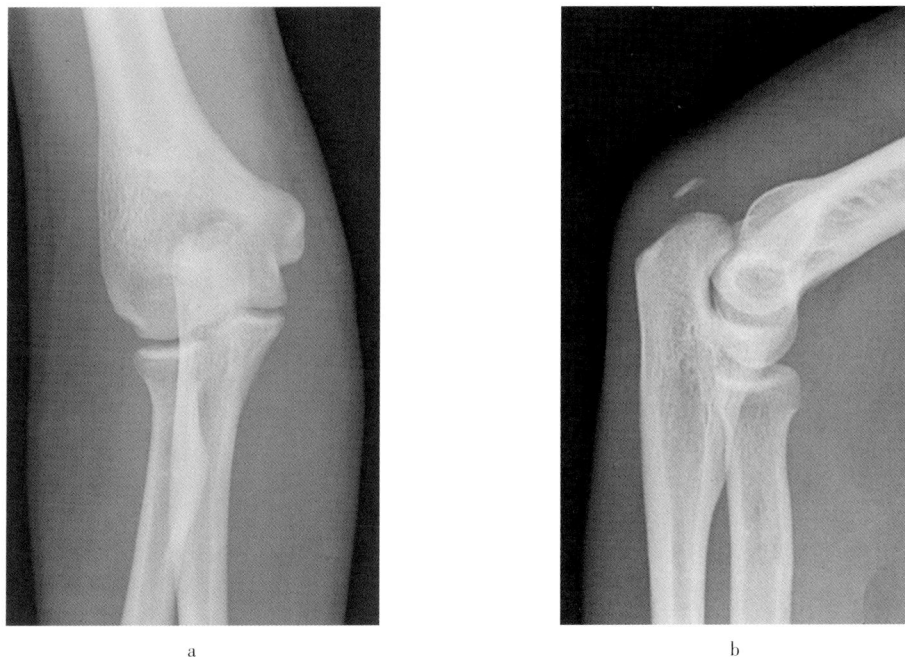

图 6 – 27    右尺骨鹰嘴撕脱骨折

a. 右肘正位片，b. 右肘侧位片，（a~b）示右尺骨鹰嘴三头肌腱止点处撕裂骨折，小骨折片分离、移位

# 十一、尺骨冠状突骨折

尺骨冠状突骨折较少见，多由于肘关节屈曲位着地时，尺骨冠状突与肱骨滑车撞击所致。

**【临床表现】**

肘部肿胀，屈伸受限，局部有压痛。

**【影像要点】**

1. 按 Regan – Morrey 分类可将尺骨冠状突骨折分为三种类型。

2. Ⅰ型　为冠状突顶部撕脱性骨折。

3. Ⅱ型　为骨折块所累及关节面少于冠状突关节面 1/2 的单一或复杂骨折。

4. Ⅲ型　为累及关节面大于冠状突关节面 1/2 的单一或复杂骨折。

尺骨冠状突骨折的影像见图 6 – 28。

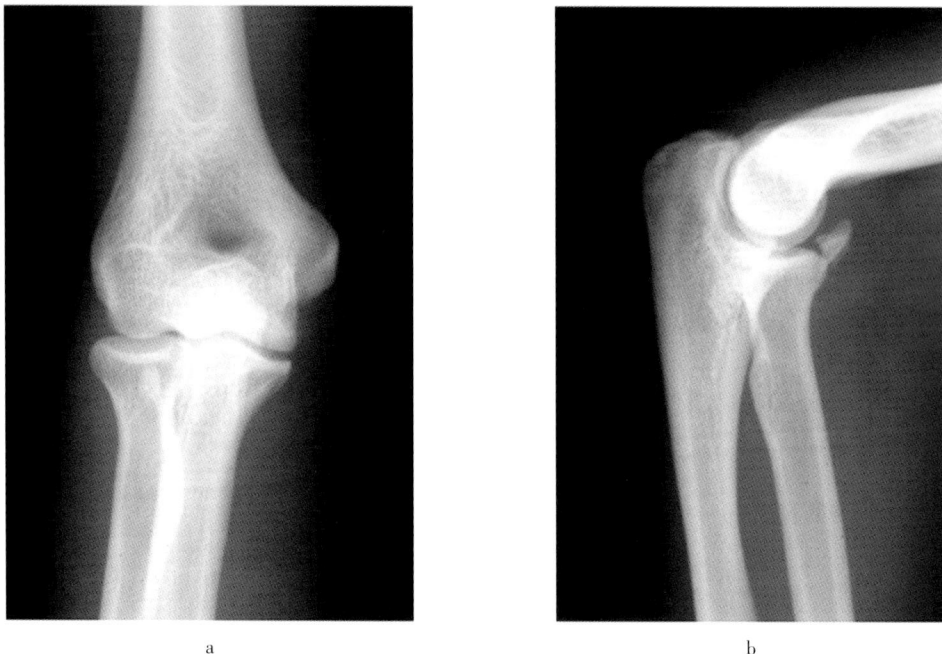

a                                          b

**图 6 – 28　右尺骨冠状突骨折**

a. 右肘正位片，b. 右肘侧位片，示右尺骨冠状突骨折，断端轻度分离移位，周围
软组织肿胀

# 十二、桡、尺骨干双骨折

前臂桡、尺骨干双骨折较为常见，约占全身骨折的 6%，以青少年多见。

## 【临床表现】

前臂肿胀，皮下瘀斑，常出现成角畸形；局部有压痛，旋转功能障碍；骨折有移位
时，可摸及骨折端，并可检出骨擦音。

## 【影像要点】

1. 成人骨折依暴力不同可呈横行、螺旋形、蝶形或粉碎性，儿童则多为青枝骨折。

2. 桡、尺骨骨折后断端可发生重叠、旋转、成角或侧方移位。

3. 桡、尺骨双骨折可合并上、下桡尺关节的脱位。

桡、尺骨干双骨折的影像见图 6 – 29。

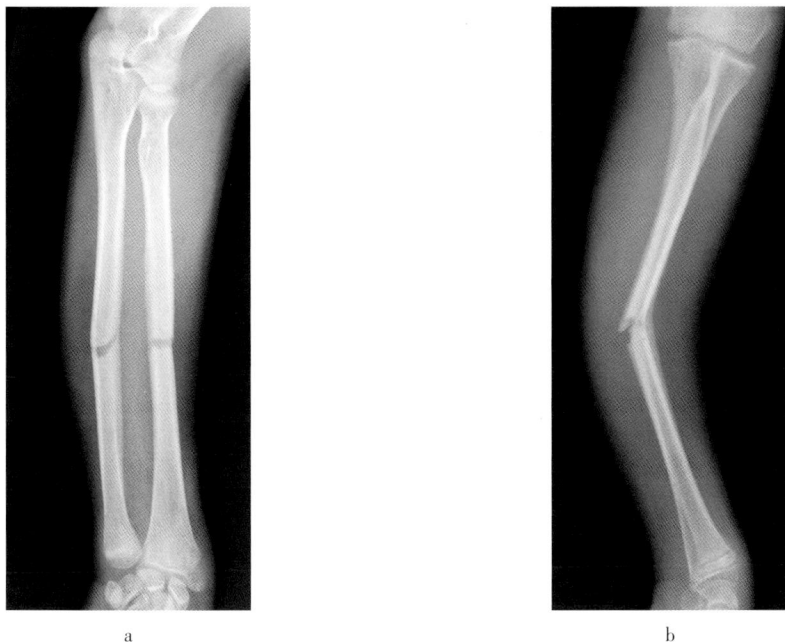

**图 6 - 29　左桡尺骨双骨折**

a. 左前臂正位片，b. 左前臂侧位片，（a ~ b）示左桡、尺骨中段双骨折，对位
好，但折端向前内侧成角

# 十三、Monteggia 骨折

Monteggia 骨折是指尺骨上 1/3 骨折合并桡骨头脱位的一种复合损伤，1814 年由 Monteggia 首先描述此种骨折，该骨折可见于各年龄组，但以儿童和青少年多见。

## 【临床表现】

肘关节及前臂均有明显肿胀、疼痛和压痛，患者不能活动肘关节和旋转前臂；尺骨
近 1/3 可触及到骨折端，肘前外侧或后外侧可触到脱位的桡骨头。

## 【影像要点】

1. 根据尺骨损伤的类型和桡骨头的位置，骨折分为伸直型、屈曲型、内收型和特殊
型四种类型。

**2. 伸直型骨折**　最常见，骨折发生于尺骨上 1/3，呈斜行或蝶形骨折，折端主要向前
成角，桡骨头向前脱位。

**3. 屈曲型骨折**　较少见，尺骨上 1/3 骨折，折端向后成角，桡骨头后脱位。

**4. 内收型骨折**　较多见，常见于儿童。骨折发生于尺骨近端，表现为喙突下纵行劈
裂骨折，折端向桡侧成角弯曲，桡骨头多向外呈半脱位。

**5. 特殊型骨折**　少见，桡骨头向前脱位，伴桡、尺骨干双骨折。

Monteggia 骨折的影像见图 6 – 30、图 6 – 31。

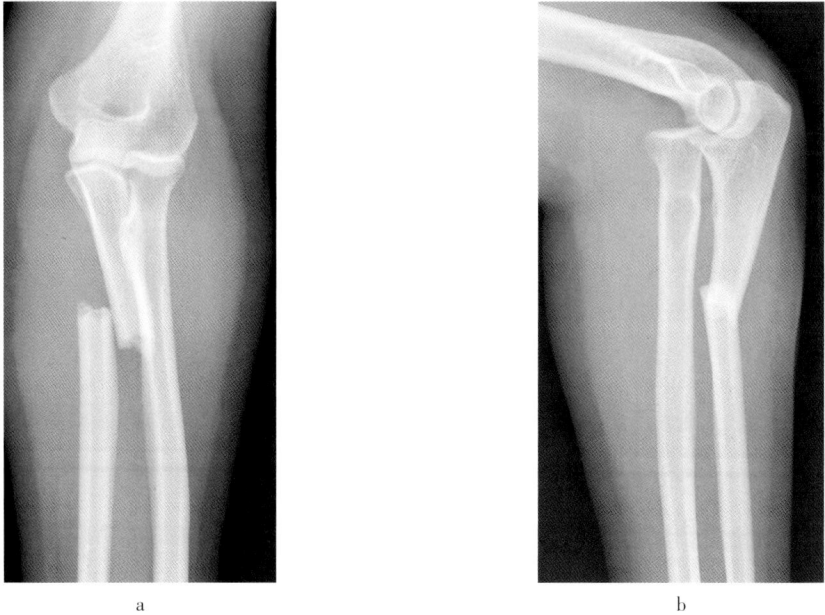

a

b

**图 6 – 30　Monteggia 骨折（伸直型）**

a. 左前臂上段正位片，b. 左前臂上段侧位片，（a～b）示左尺骨上 1/3 骨折，折端重叠错位并向前外成角，桡骨头向前方脱位

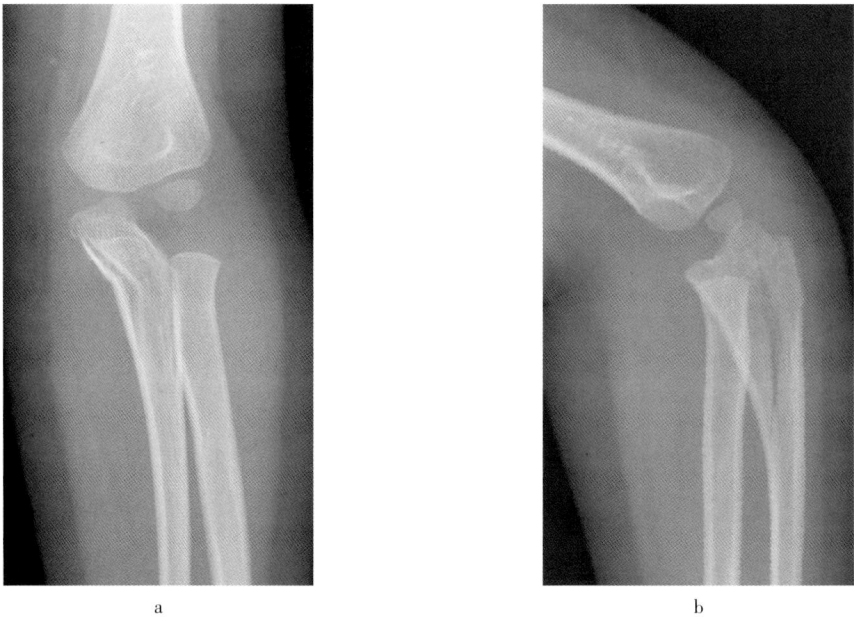

a

b

**图 6 – 31　Monteggia 骨折（内收型）**

a. 左前臂上段正位片，b. 左前臂上段侧位片，（a～b）示左尺骨近端青枝骨折并向外弯曲成角，桡骨头向外呈半脱位

## 十四、Galeazzi 骨折

Galeazzi 骨折指桡骨中下 1/3 骨折合并下桡尺关节脱位者，多数为腕背屈、手掌桡侧触地间接暴力造成。

### 【临床表现】

移位不显著的骨折仅有疼痛、肿胀和压痛，移位明显者，桡骨出现缩短和成角，下桡尺关节压痛，尺骨头突出。

### 【影像要点】

1. 骨折发生在桡骨中下 1/3 交界处，折线为横行或短斜行，多无严重粉碎，远折端向上移位与近端重叠，并向掌桡侧或尺背侧移位，下桡尺关节脱位。

2. 儿童可表现为桡骨下段青枝骨折，合并尺骨下端骨骺分离而非脱位。

3. 可合并尺骨干骨折或尺骨茎突骨折。

Galeazzi 骨折的影像见图 6 - 32。

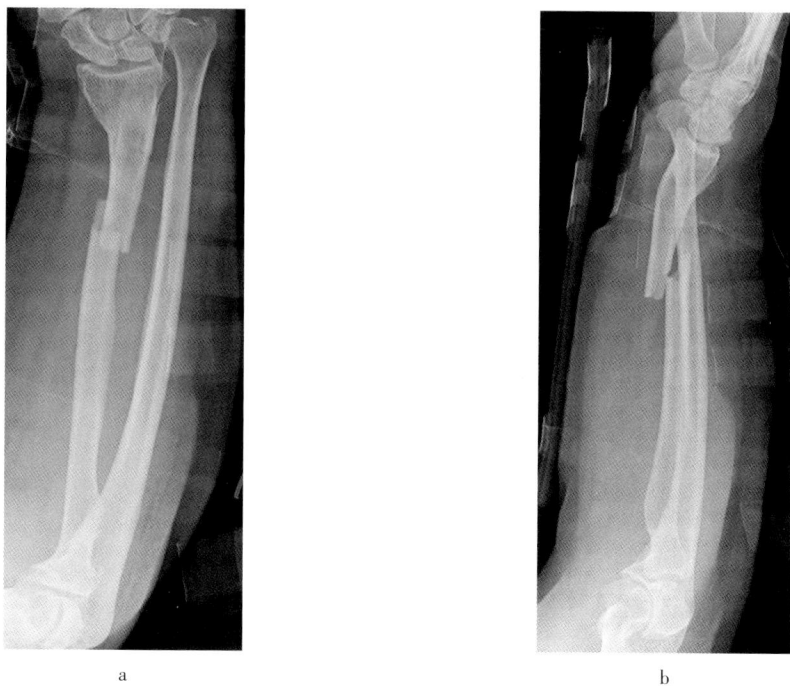

a          b

**图 6 - 32　Galeazzi 骨折**

a. 右前臂上段正位片，b. 右前臂上段侧位片，（a ~ b）示右桡骨下 1/3 骨折，远
折段向前内上方移位与近折段重叠，折处向前内侧成角，下桡尺关节脱位

# 十五、Colles 骨折

Colles 骨折指发生于桡骨远端的松质骨，且向背侧移位的伸直型损伤，是人体最常发生的骨折之一，多发生于中老年人。

## 【临床表现】

腕关节疼痛肿胀，常涉及手背及前臂下 1/3，骨折移位严重者，可出现餐叉样或刺刀样畸形，腕关节、前臂旋转运动和手指的活动均因疼痛而受限。

## 【影像要点】

1. 桡骨骨折多为横行，骨折向掌侧成角；远折端向背侧移位，背侧缘骨皮质嵌压，产生劈裂骨片，骨片直立可插入髓腔内。

2. 远折端向桡侧移位并绕纵轴外旋，骨折部嵌插、短缩、皮质重叠；前倾角及内倾角变小或消失。

3. 有时远端可裂成数块，折线伸入关节面，严重的关节面可塌陷。

4. 骨折同时常合并下桡尺关节脱位、尺骨茎突骨折、三角骨骨折或舟骨骨折。

Colles 骨折的影像见图 6 - 33 ~ 图 6 - 35。

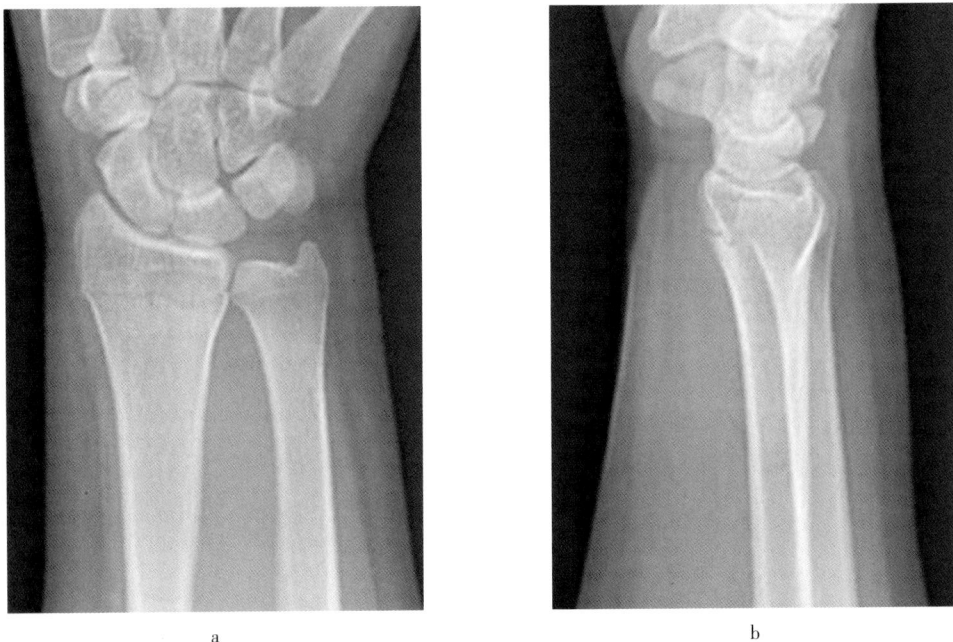

a                                    b

**图 6 - 33　Colles 骨折**

a. 右腕正位片，b. 右腕侧位片，(a ~ b) 示右桡骨远端横行骨折，折端无明显移位，折处向掌侧成角，前倾角消失呈负角

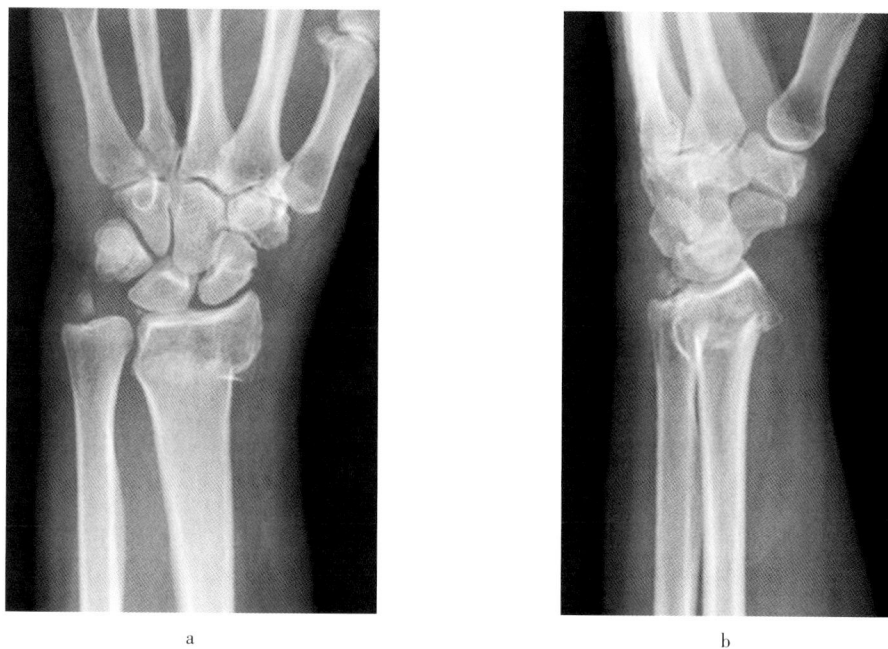

a

b

**图 6 - 34 Colles 骨折**

a. 左腕正位片，b. 左腕侧位片，(a~b) 示左桡骨远端横行骨折，远折端向背外侧轻度移位，折处向掌侧成角，同时尺骨茎突骨折

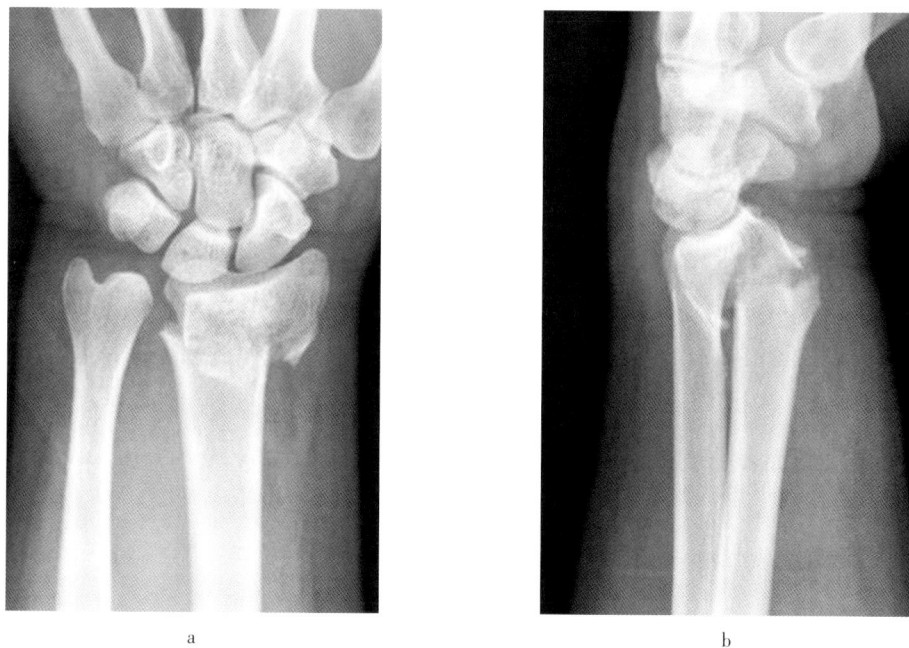

a

b

**图 6 - 35 Colles 骨折**

a. 左腕正位片，b. 左腕侧位片，(a~b) 示左桡骨远端横行骨折，折端向后外侧移位，折处向掌侧成角，下桡尺关节呈半脱位

## 十六、Smith 骨折

Smith 骨折亦称反 Colles 骨折，为发生于桡骨远端的屈曲型损伤。此骨折相对少见，多发生于老年人。

### 【临床表现】

伤后腕部肿胀、疼痛，并出现腕部铁铲样畸形；桡骨远端明显压痛，可有骨擦音，腕关节活动受限。

### 【影像要点】

1. 桡骨远端横行骨折或远端前缘劈裂骨折，与 Colles 骨折相反，远折端向掌侧及近侧移位，折端向背侧成角；前倾角增大。

2. 骨折线可通过关节面，腕关节可向前脱位。

3. 有时可并发尺骨茎突骨折。

Smith 骨折的影像见图 6-36。

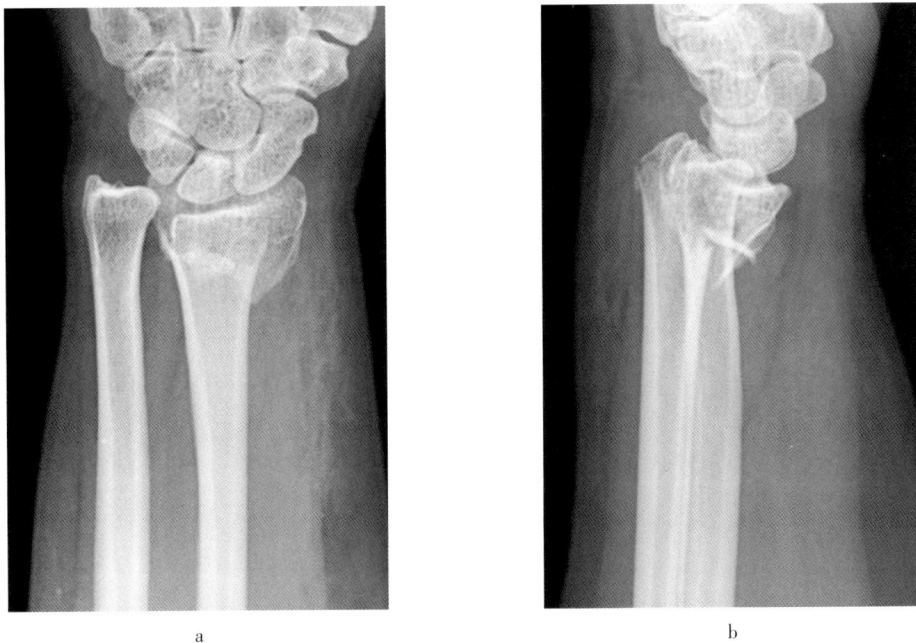

a

b

**图 6-36　Smith 骨折**

a. 左腕正位片，b. 左腕侧位片，（a～b）示左桡骨远端骨折，远折端向前外移位，前倾角加大

## 十七、Barton 骨折

Barton 骨折指桡骨远端涉及关节面的骨折，伴腕骨向掌侧或背侧脱位或半脱位。

**【临床表现】**

伤后骨折局部出现肿胀、疼痛、畸形似 Colles 骨折，压痛明显，腕关节活动受限，可有骨擦感。

**【影像要点】**

1. 根据骨折表现分为背侧型 Barton 骨折和掌侧型 Barton 骨折。

**2. 背侧型 Barton 骨折**　较多见。桡骨远端背侧缘撕脱骨折，撕脱之楔形骨折片与腕骨一起向背侧及近侧移位，腕关节呈半脱位状。

**3. 掌侧型 Barton 骨折**　少见。桡骨远端掌侧缘撕脱骨折，撕脱之楔形骨折片与腕骨一起向掌侧及近侧移位，腕关节呈半脱位状。

Barton 骨折的影像见图 6 – 37。

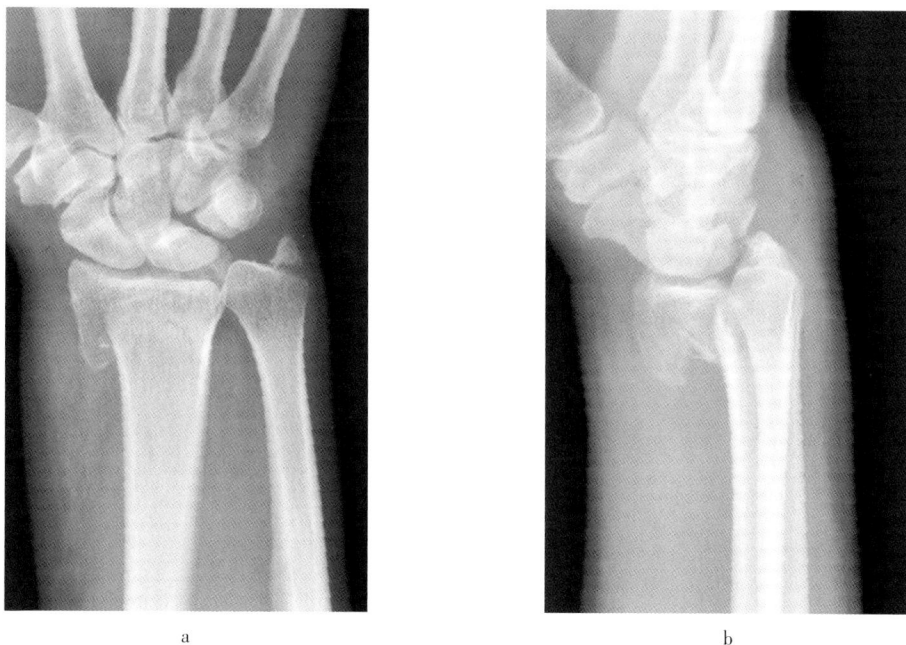

a

b

**图 6 – 37　Barton 骨折**

a. 右腕正位片，b. 右腕侧位片，（a ~ b）示右桡骨远端掌侧缘纵行骨折，撕脱之骨折块连同腕骨一起向掌侧及上外侧移位，腕关节呈半脱位状，尺骨茎突亦见骨折

## 十八、舟骨骨折

舟骨骨折是腕部最常见的创伤之一，由于属关节内骨折，除结节部有软组织韧带附着处血运丰富外，其他部分与桡骨、月骨、头状骨及大、小多角骨相关节，五个关节面均被覆关节软骨面，无血管进入，骨折愈合困难，近端容易发生缺血性坏死。

### 【临床表现】

多见于青壮年，儿童较少见。伤后腕部桡侧疼痛，腕部鼻烟窝变浅或消失，局部压痛明显，沿第一掌骨或第二掌骨有纵轴挤压痛或叩击痛。

### 【影像要点】

1. 按骨折部位分近段、腰部、远段和结节部骨折，其中腰部骨折较多见。

2. 骨折线呈横行或斜行，折端通常移位不明显。

3. 细微骨折早期可无明显表现，若腕舟脂肪垫征阳性应高度怀疑骨折存在。

舟骨骨折的影像见图6-38、图6-39。

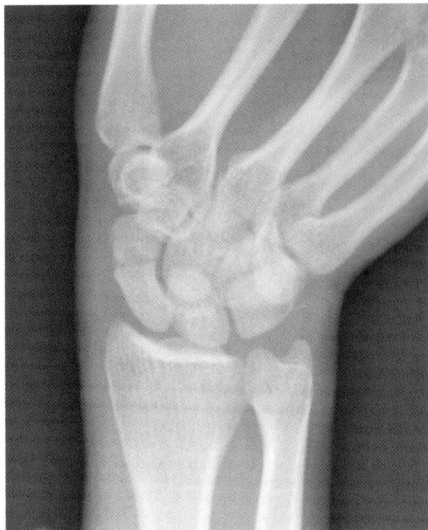

**图6-38 右腕舟骨骨折**

右腕舟骨位片，示右腕舟骨腰部骨质中断裂缝，断端无移位

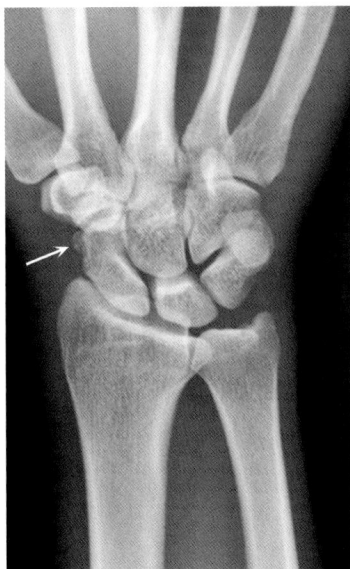

a

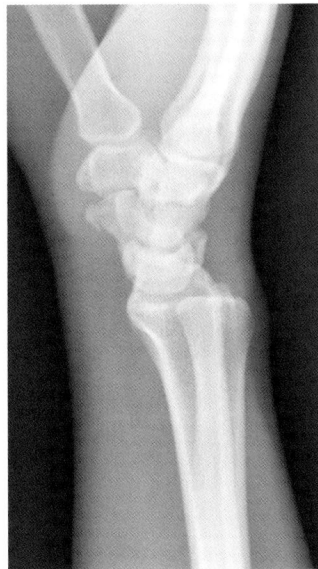

b

**图6-39 右腕舟骨结节部骨折**

a. 右腕正位片，b. 右腕侧位片，(a~b) 示右舟骨结节部骨折（白箭头），折端分离移位

# 十九、三角骨骨折

三角骨骨折仅次于舟骨骨折，占腕部骨折的20.4%。

## 【临床表现】

腕部背侧、桡骨茎突远端局限性压痛。

## 【影像要点】

1. 根据创伤机制及表现分背侧撞击型、掌侧撞击型、横折型和纵折型骨折四种类型。

**2. 背侧撞击型骨折** 常见。腕关节正位片不能见到骨折，只有侧位片才能显示，表现为三角骨背侧缘绿豆大小撕脱骨折片，可有约2mm分离间隙。

**3. 掌侧撞击型骨折** 在腕旋后30°的斜位片显示，于豆－三角骨关节的下方，三角骨掌侧缘，可见形态不规整骨块影。

**4. 横折型骨折** 常合并于过伸性腕骨骨折和月骨周围脱位，正位片可显示横行骨折线，侧位片由于相互重叠难以辨认。

**5. 纵折型骨折** 正位片可见纵行骨折线，或侧位片呈粉碎性骨折。

三角骨骨折的影像见图6－40。

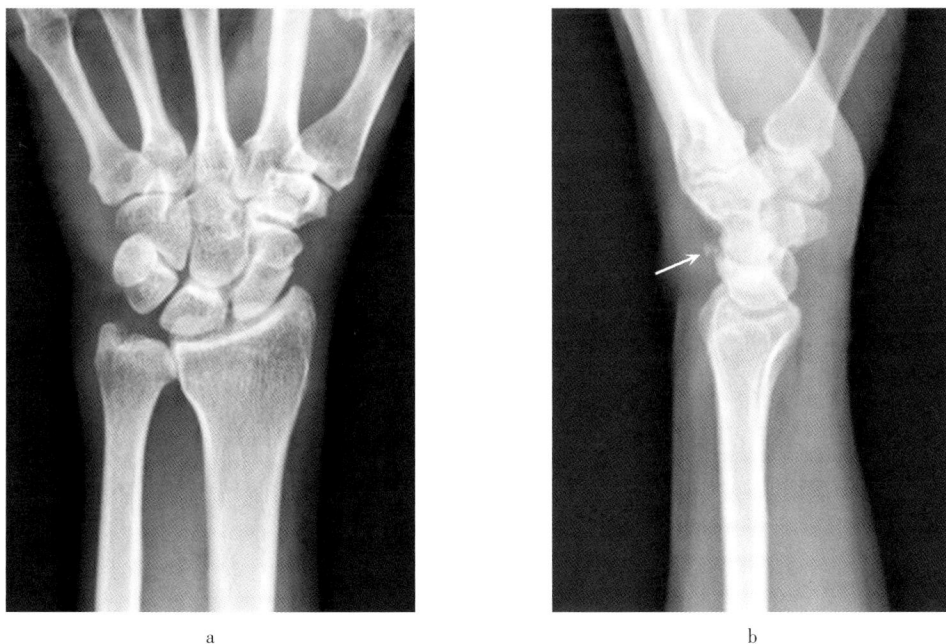

**图6－40 右腕三角骨骨折**

a. 右腕正位片，b. 右腕侧位片，（a～b）示右腕三角骨背侧缘撕裂骨折（白箭头），骨折片分离、移位

## 二十、Bennett 骨折

Bennett 骨折是指第 1 掌骨基部骨折脱位。

### 【临床表现】

第 1 掌骨向桡背侧突出，有压痛及拇指活动受限。

### 【影像要点】

1. 拇指掌骨近端凹形关节面一半骨折，一半脱位。

2. 骨折线通过腕掌关节，近端骨块呈三角形，和大多角骨关系不变，而外侧的骨折端则向桡侧和背侧脱位。

Bennett 骨折的影像见图 6 - 41。

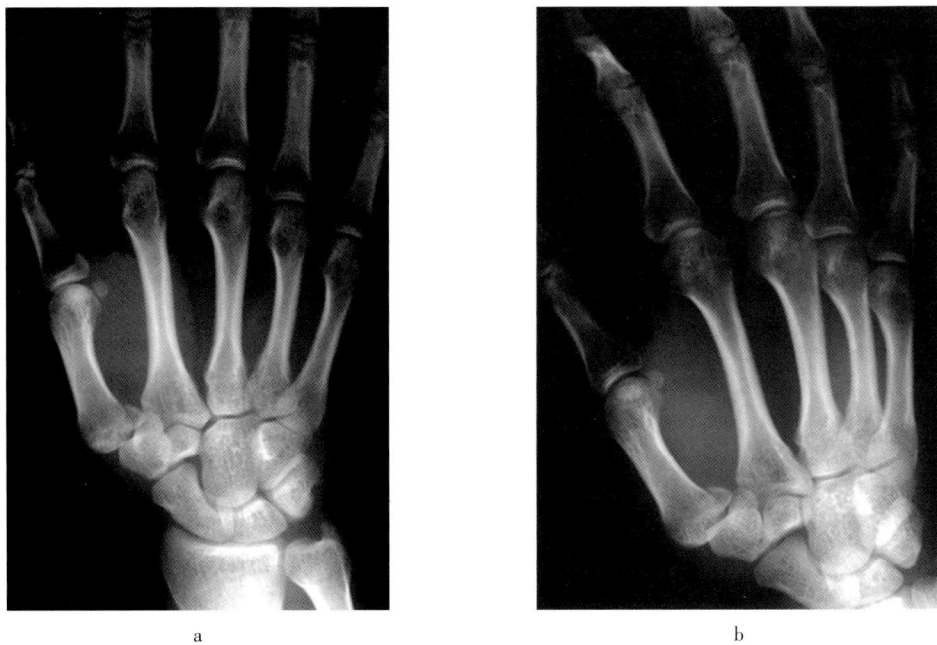

**图 6 - 41 Bennett 骨折**

a. 右手正位片，b. 右手斜位片，示右手第 1 掌骨基底部斜行骨折，骨折线由掌骨凹状关节面斜向基底部内侧，小骨折块在内侧，留在关节内，和大多角骨关系不变，而外侧远折端则向桡侧脱位

## 二十一、指骨骨折

指骨骨折在临床上很常见，占手部创伤的 68.73%。骨折多为直接压砸暴力引起。

### 【临床表现】

伤后局部肿胀、疼痛，有畸形、压痛、异常活动、骨擦音、骨擦感、纵向叩击痛、活动障碍等表现。

【影像要点】

1. 按部位分近节指骨骨折、中节指骨骨折、远节指骨骨折三种类型。

**2. 近节指骨骨折** 骨折近端受骨间肌的牵拉，向掌侧移位。远端受指总伸肌腱牵拉而向背侧移位，形成向掌侧成角畸形。

**3. 中节指骨骨折** 中节指骨基底骨折，骨折线在指浅屈肌腱附着点的近侧，因受指浅屈肌腱的牵拉，骨折远端掌屈，骨折处向背侧成角；若浅屈肌腱止点远侧骨折，近端被指浅屈肌腱牵向掌侧，骨折处向掌侧成角。

**4. 远节指骨骨折** 多为直接暴力所致，骨折呈粉碎性，但移位不多见；伸指肌腱断裂，则可引起基底背侧撕脱骨折。

指骨骨折的影像见图6－42、图6－43。

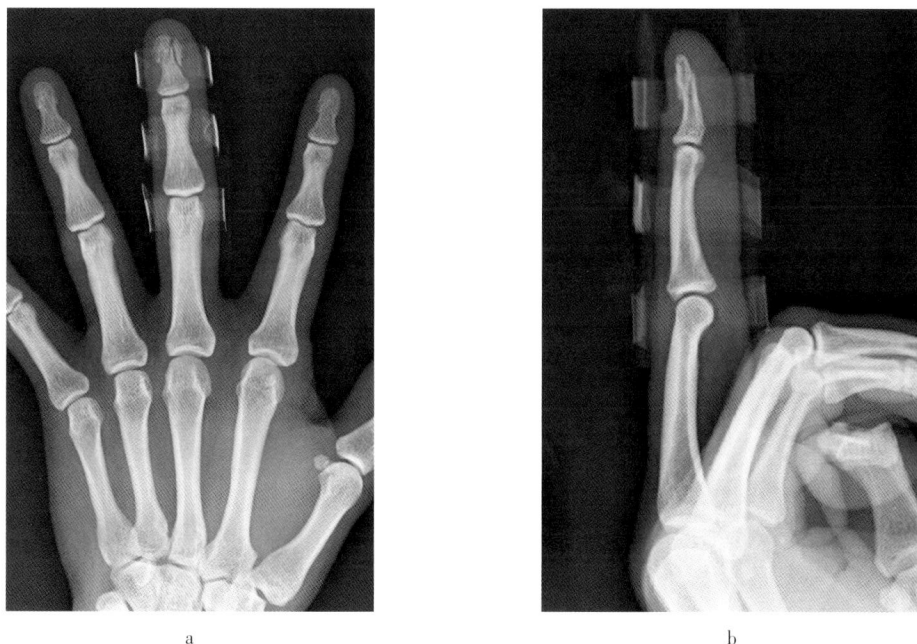

a

b

**图6－42 右手中指末节骨折**

a. 右手中指正位片，b. 右手中指侧位片，（a～b）示右手中指末节远端粗隆部骨折，无明显移位

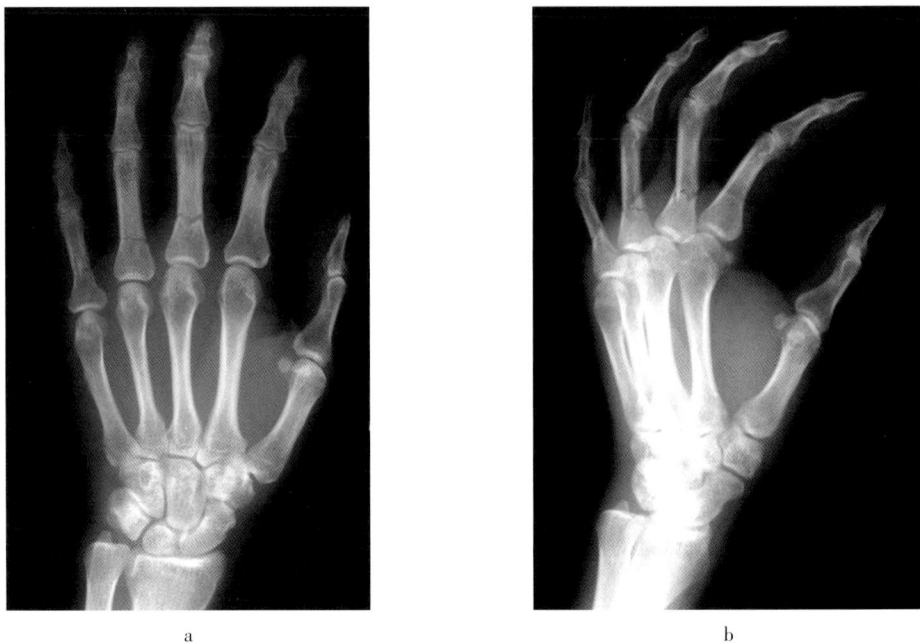

图 6 – 43　右手近节指骨多发骨折

a. 右手正位片，b. 右手斜位片，（a～b）示右手第 3、4、5 指近节指骨近端骨折，第 3 指折端向掌侧轻度成角，其余折端未见显著移位及成角

# 第二节　下肢骨折

## 一、股骨颈骨折

股骨颈骨折系股骨头下至股骨颈基底部之间的骨折，因骨折常使股骨头部主要供血来源中断，故容易发生股骨头缺血性坏死、骨折不愈合和创伤性关节炎。

【临床表现】

常见于 50 岁以上的老年人。伤后患肢疼痛、活动受限，少数可有休克的症状。患肢缩短，呈内收、外旋和屈曲畸形。

【影像要点】

1. 根据创伤机制分外展型和内收型骨折两种类型，依骨折线的部位分为头下、颈中段及颈基底部骨折三种类型。

**2. 外展型骨折**　也称嵌入型，骨折线较水平，与水平线形成的角度小，断端无明显错位，相互嵌入较为稳定。

**3. 内收型骨折**　也称错位型，其骨折线较垂直，与水平线形成的角度大，骨折端容易向外上方错位合并股骨头的多方向旋转。

股骨颈骨折的影像见图 6 - 44 ~ 图 6 - 47。

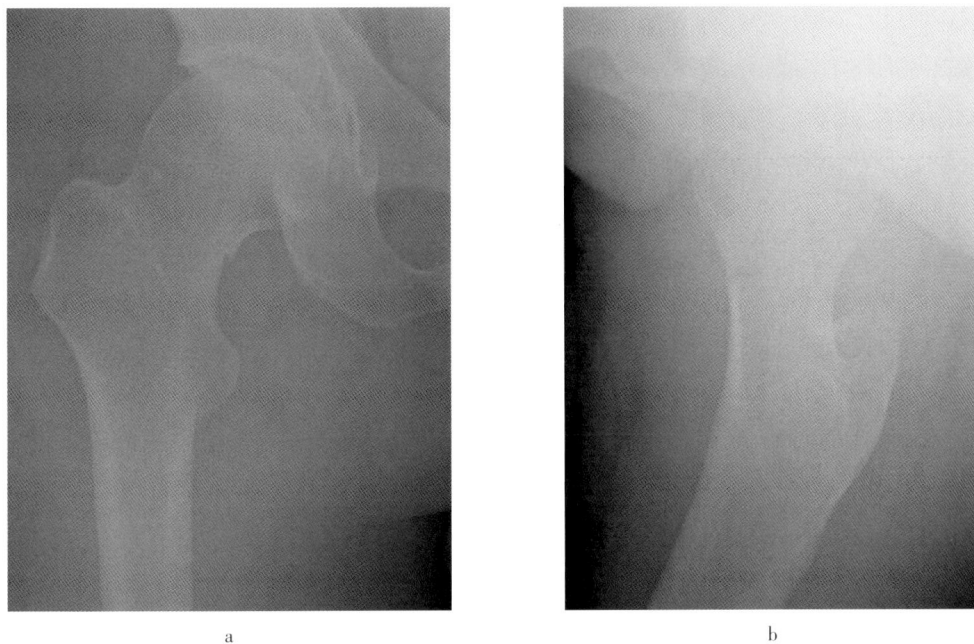

a

b

**图 6 - 44　右股骨颈骨折（嵌入型）**

a. 右髋正位片，b. 右髋侧位片，（a ~ b）示右股骨颈骨折，折线倾斜度不大，折端嵌入无错位

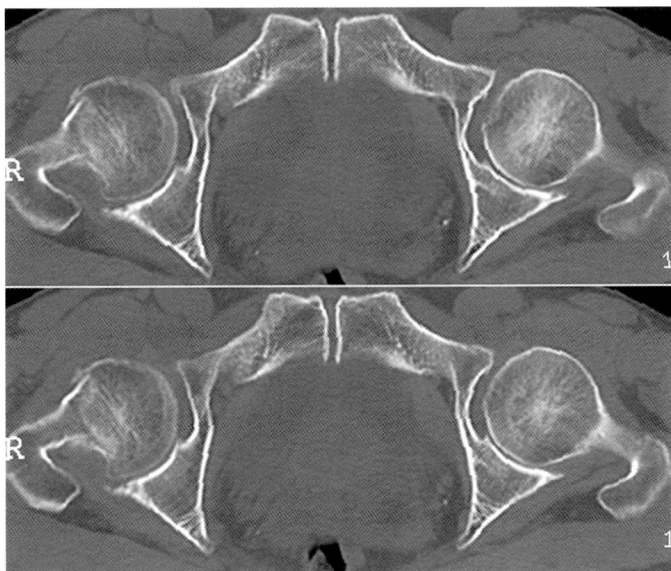

**图 6 - 45　右股骨颈骨折（嵌入型）**

CT 平扫，右股骨颈头下骨折，折端嵌入无明显错位，髋关节未见异常

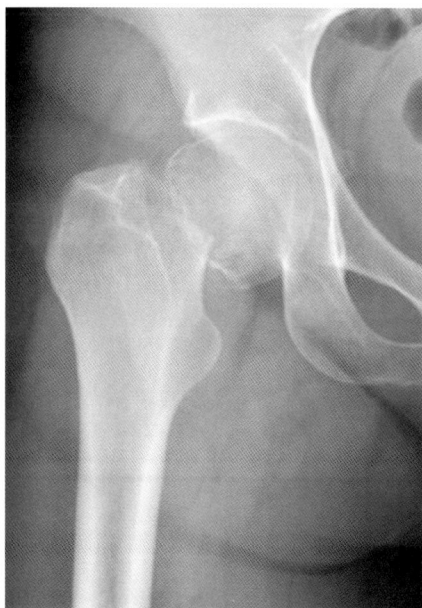
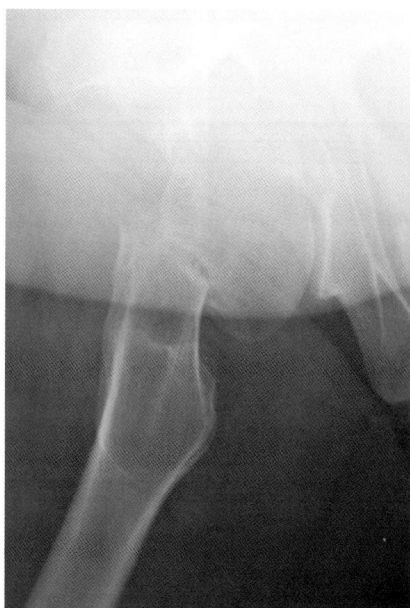

a b

**图 6 – 46 右股骨颈骨折（错位型）**

a. 右髋正位片，b. 右髋侧位片，（a～b）示右股骨颈头下部骨折，骨折线倾斜度
较大，折端错位，头外展后倾，股骨远端向上前外方移位

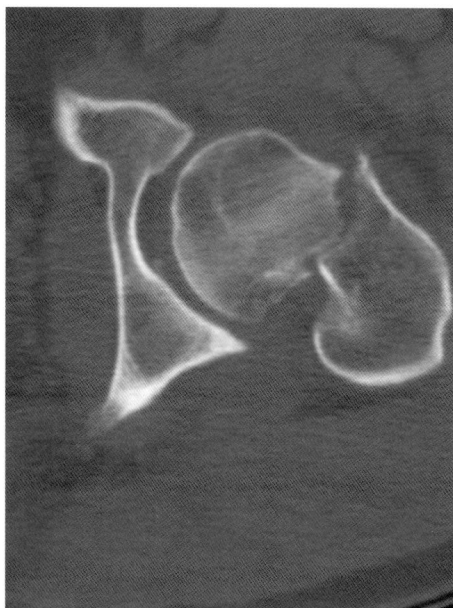
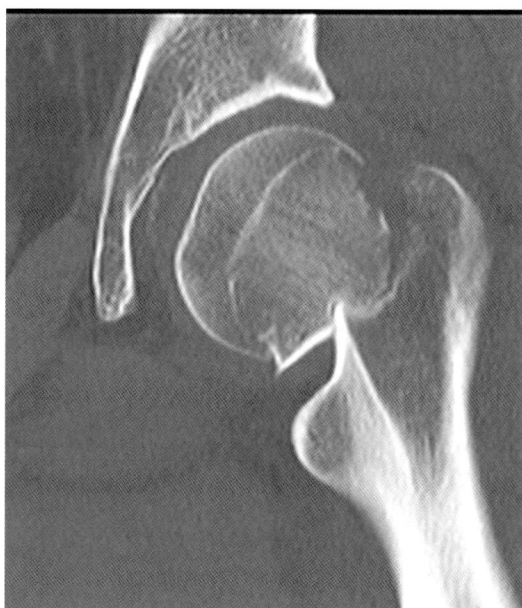

a b

**图 6 – 47 左股骨颈骨折（错位型）**

a. CT 平扫；b. 冠状位重建，（a～b）示左股骨颈头下部可见不规则骨折线，折端
错位内侧重叠，外侧分离，颈干角变小

## 二、股骨转子间骨折

股骨转子间骨折是老年人常见损伤，由于骨折部在囊外，血运较佳，骨折后较少发生不愈合和缺血性坏死。

### 【临床表现】

伤后不能站立行走，患肢缩短外旋；大转子升高，局部可见肿胀和瘀斑，压痛明显，下肢纵轴有叩击痛。

### 【影像要点】

**1. 分型** 根据骨折表现分顺转子间线型骨折和逆转子间线型骨折两种类型。

**2. 顺转子间线型骨折**

（1）骨折线通过股骨颈基底，或沿转子间线行进，不发生大、小转子骨折，骨折线表现为单纯的裂缝或骨折端外侧皮质裂开，内侧皮质嵌入，远侧骨折端稳定托住近侧骨折端，或仅有轻度髋内翻或骨折向前成角。

（2）骨折沿转子间线通过大、小转子骨折，但无大、小转子的分离，骨折上段头颈部外展外旋，股骨干呈内收，以致发生明显的髋内翻和骨折向外、向前成角畸形。

（3）骨折线通过股骨颈基底或转子间线，大转子横断骨折，小转子纵行骨折，大、小转子骨折块向上移位分离，有明显股骨干外旋和髋内翻。

（4）转子间骨折合并转子下骨折。

**3. 逆转子间线型骨折**

（1）骨折线方向与上述相反，从小转子向外下方到大转子下。

（2）由于骨折近端外展外旋，向外错位，骨折远端内收、向内向上移位，致骨折不稳定。

股骨转子间骨折的影像见图 6-48 ~ 图 6-51。

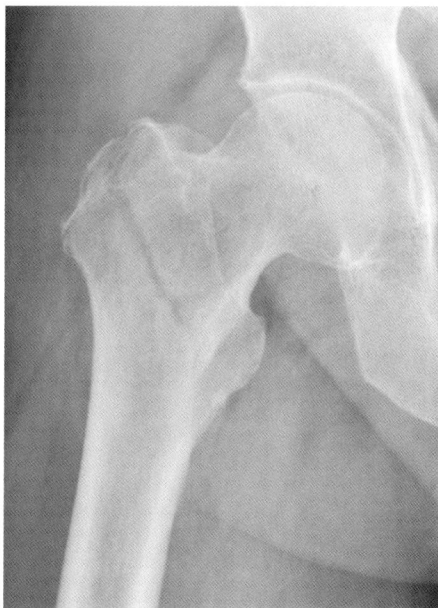

**图 6-48 右股骨转子间骨折（顺转子间线型）**

右髋正位片，示右股骨转子间可见骨折裂缝，骨折线从大转子向小转子斜行，折端无移位，颈干角无改变

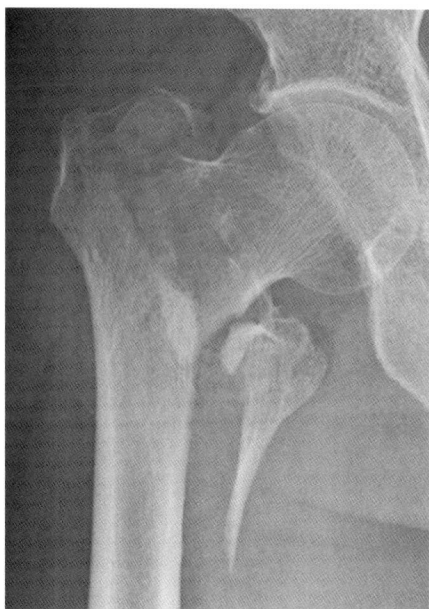

**图 6 - 49　右股骨转子间骨折（顺转子间线型）**

右髋正位片，示右股骨转子间骨折，折线斜行由大转子至小转子，同时小转子纵行骨折，骨折片向内移位，颈干角变小

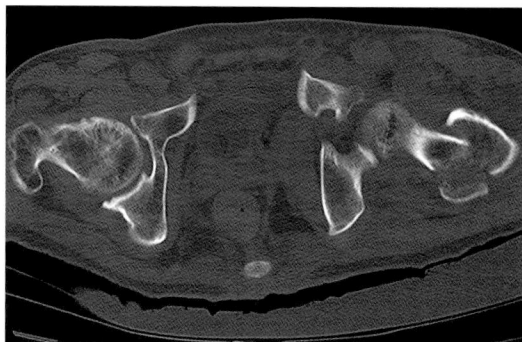

**图 6 - 50　左股骨转子间骨折（顺转子间线型）**

CT 平扫，示左股骨转子间骨折伴小转子骨折

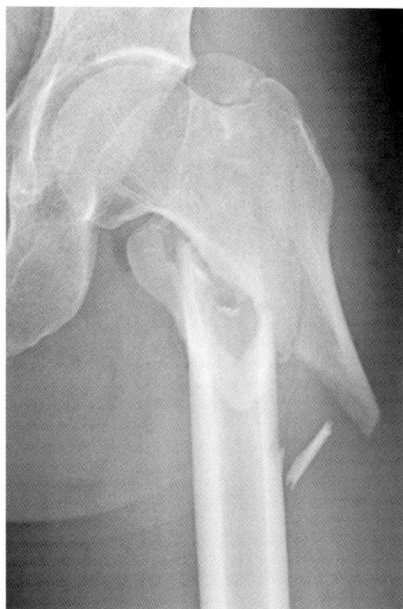

**图 6 - 51　左股骨转子间骨折（逆转子间线型）**

左髋正位片，示左股骨转子间斜行骨折，折线由小转子斜向外下方，近端稍外展，远折段向内上方移位，颈干角变小

## 三、股骨大转子骨折

单纯股骨大转子骨折较少见，肌力牵拉和直接外力打击均可造成骨折。

【临床表现】

伤后局部疼痛，保护性肌痉挛，跛行及大转子部压痛，有时可触及骨擦音。

【影像要点】

骨折可为线状、星状、粉碎性，偶尔可为撕脱骨折，由于附着于大转子的软组织保持完整，因此骨折片多无明显移位。

股骨大转子骨折的影像见图 6 – 52。

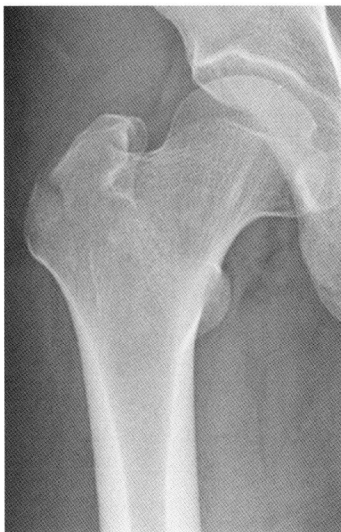

**图 6 – 52 右股骨大转子骨折**

右髋正位片，示右股骨大转子骨折，折端稍分离

## 四、股骨干骨折

股骨干骨折指自小转子至股骨髁以上部位的骨折，约占全身骨折的 6%。

【临床表现】

多发生于 20~40 岁的青壮年和 10 岁以下儿童，男多于女。一般有受伤史，伤后肢体剧痛、活动障碍、患肢短缩，局部肿胀、压痛，有异常活动及骨擦音。

【影像要点】

1. 股骨干中 1/3 最多见，上 1/3 次之，下 1/3 较少见。

2. 直接暴力骨折多为横断或粉碎性，间接暴力骨折为斜行或螺旋形，儿童多为青枝骨折。

3. 不同部位的骨折受周围肌肉的牵拉发生的错位具规律性：①股骨上 1/3 骨折：近折段受髂腰肌、臀中肌的作用向前方移位，并外展外旋，远折段受内收肌作用向内、后、上方错位。②股骨中 1/3 骨折：因内收肌的牵拉使骨折端向外成角。③股骨下 1/3 骨折：远折端受腓肠肌作用向后错位，断端向后成角。

股骨干骨折的影像见图 6 – 53。

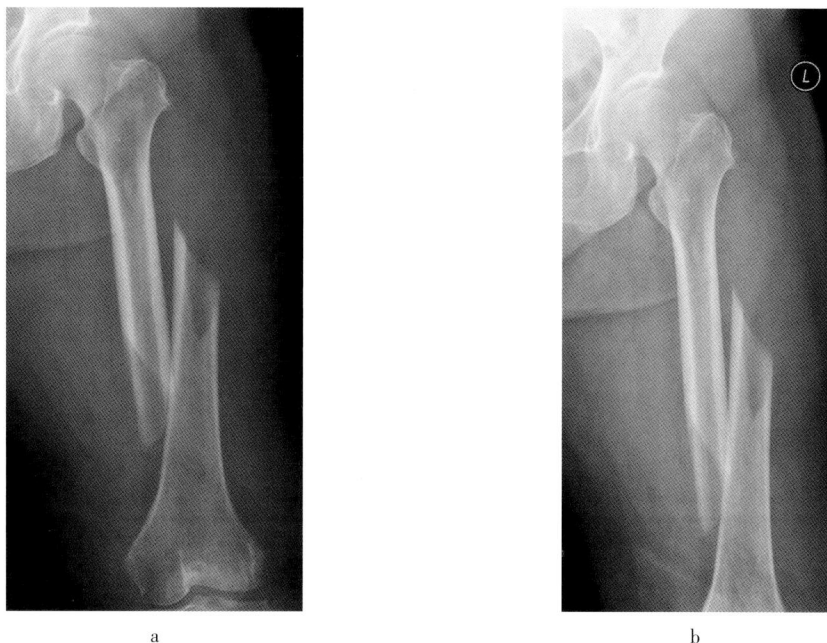

图 6 – 53    左股骨干骨折

a. 左股骨正位片，b. 左股骨斜位片，（a～b）示左股骨干中段螺旋形骨折，远折
段向外上方移位与近段重叠

## 五、股骨髁上骨折

股骨髁上骨折指发生在腓肠肌起点上 2～4cm 范围内的骨折。

### 【临床表现】

多发生于青壮年。常有明确的外伤史，伤后局部肿痛、畸形及异常活动，错位明显
者可扪及骨擦音。

### 【影像要点】

1. 根据创伤机制分为屈曲型和伸直型骨折两种类型。

**2. 屈曲型骨折**    骨折线多呈横断或斜行，如为斜行骨折，骨折线由后上斜向前下方，
骨折远端多向后屈曲移位，正常髁干角变小，成为锐角。

**3. 伸直型骨折**    骨折线呈横断或斜行，骨折线由前上斜向后下，骨折远端向前屈曲
移位，髁干角变大。

股骨髁上骨折的影像见图 6 – 54。

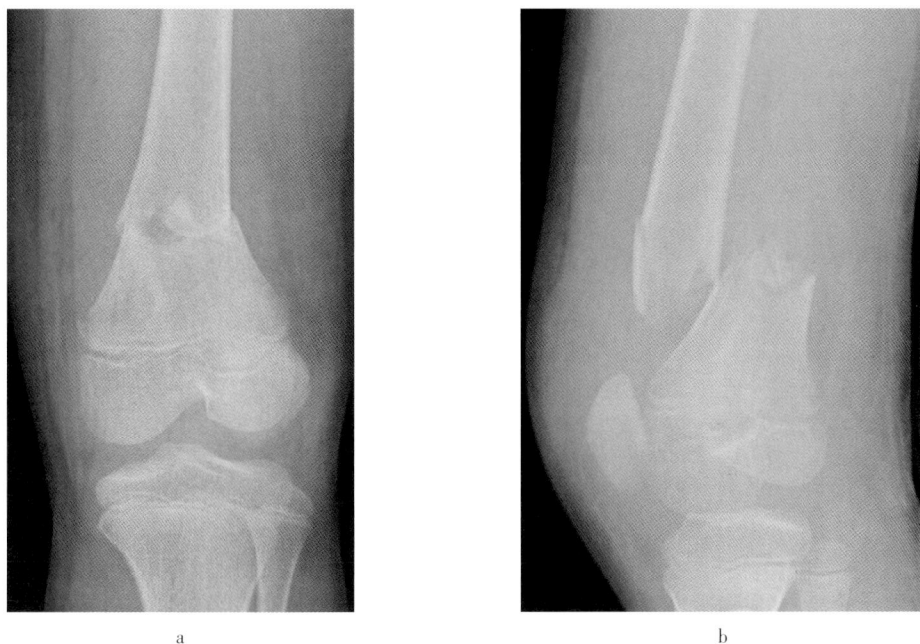

a                                              b

**图 6-54　左股骨髁上骨折（屈曲型）**

a. 左膝正位片，b. 左膝侧位片，（a~b）示左股骨髁上斜行骨折，折线呈前下至
后上，远折端向后上移位，折端间可见小骨折片，髁干角变小

## 六、股骨髁间骨折

股骨髁间骨折为股骨髁部少见骨折，因系关节内骨折，治疗必须使关节面光滑、完整，否则将出现膝关节不稳、关节活动受限以及创伤性关节炎等并发症。

### 【临床表现】

膝部疼痛、肿胀明显，关节内积血，内、外髁压痛和异常活动，并有骨擦音，膝关节不稳，功能丧失。

### 【影像要点】

1. 股骨髁间骨折都有股骨髁上骨折，如髁上骨折呈横断，再向两髁中间纵行劈裂，则呈"T"型骨折；如髁上骨折呈两斜面，再向两髁中间纵行劈裂，则呈"Y"型骨折。

2. 内、外髁两骨折块都不同程度向两侧分离、移位，使股骨髁关节距离增宽。远折端向后屈曲移位。

3. 关节腔内积液，髌下脂肪垫阴影模糊或消失，并发脂-血关节病时，髌上囊可见一脂-血液平面。

股骨髁间骨折的影像见图 6-55。

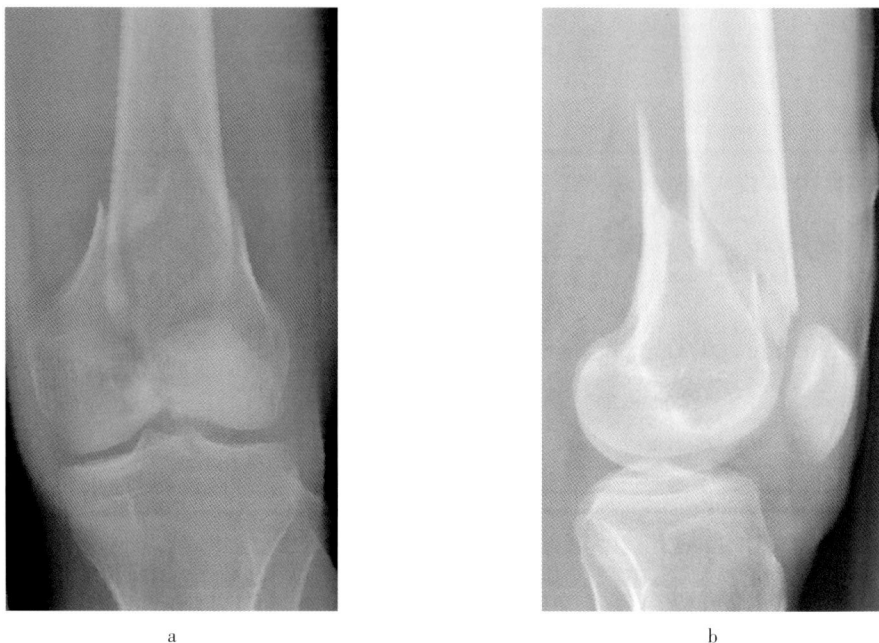

a                                            b

**图 6 - 55　左股骨髁间骨折**

a. 左膝正位片，b. 左膝侧位片，示左股骨远端髁间骨折，骨折线呈"Y"型，内、外髁向后上方轻度移位

# 七、股骨单髁骨折

股骨单髁骨折可发生于外侧髁或内侧髁，骨折虽不多见，但因系关节内骨折，故骨折的同时容易损伤关节滑膜囊，可发生肌肉、滑膜囊与骨粘连，直接影响膝关节功能。

## 【临床表现】

有明确外伤史；因关节内出血，关节可明显肿胀和疼痛；膝关节呈内翻或外翻畸形；合并腓总神经损伤者，可表现为足下垂及足趾和踝关节不能背伸。

## 【影像要点】

1. 间接外力自上而下冲击和伤力向下使膝关节外翻，可发生外髁骨折；相反，外力使膝内翻可发生内髁骨折。

2. 骨折可表现为矢状面纵裂骨折、冠状面骨折或粉碎性骨折。

3. 骨折块多向后上方移位，有时合并膝关节脱位。

股骨单髁骨折的影像见图 6 - 56、图 6 - 57。

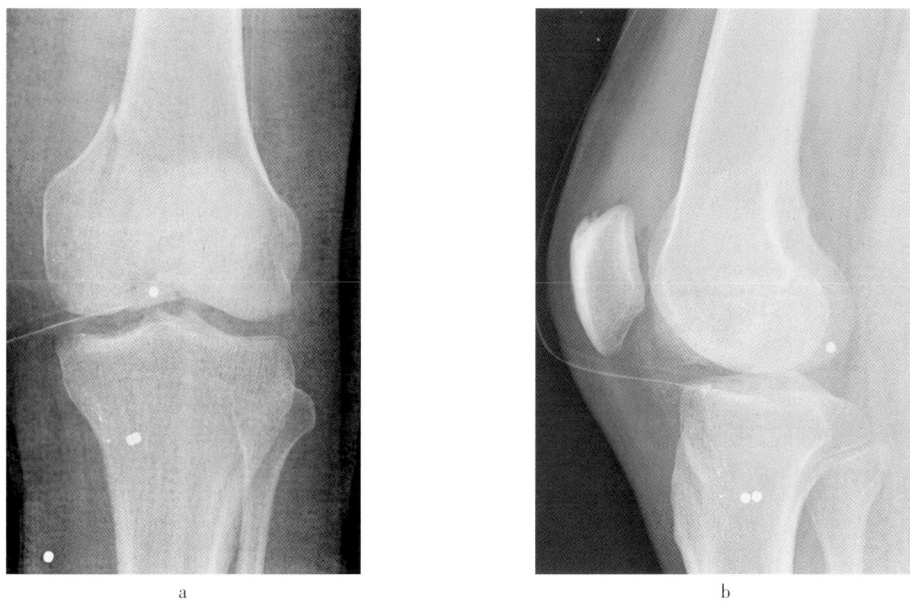

**图6-56　左股骨内侧髁骨折**

a. 左膝正位片，b. 左膝侧位片，（a～b）示左股骨内侧髁斜行骨折线，移位不明显

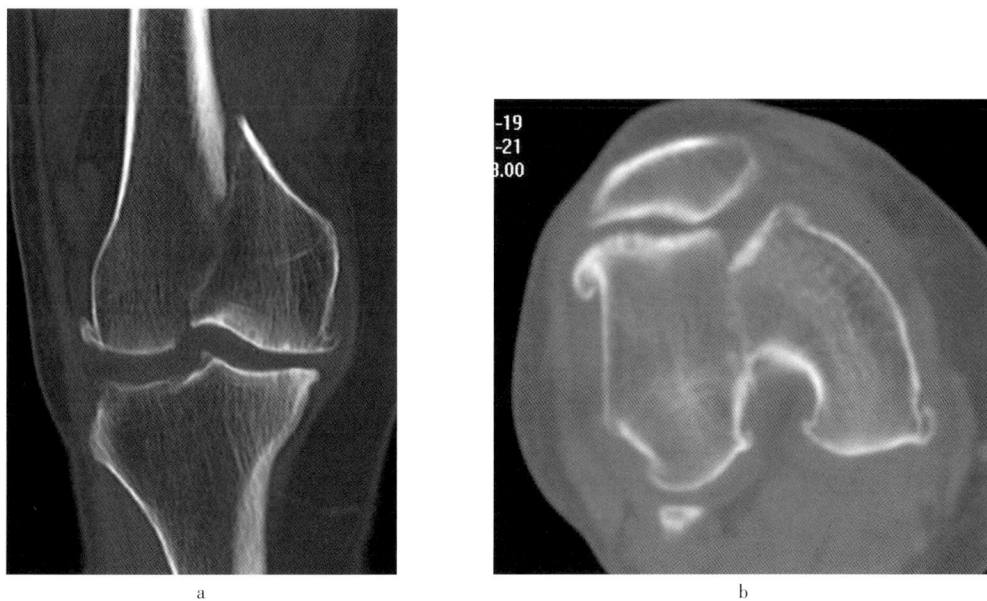

**图6-57　右股骨内侧髁骨折**

a. CT冠状位重建，b. CT平扫，示右股骨内侧髁斜行骨折线，累及关节面，骨折块稍移位

# 八、髌骨骨折

髌骨骨折比较常见，多见于青壮年，常因股四头肌猛烈收缩或直接撞击引起。髌骨骨折累及关节面，常伴有股四头肌扩张部撕裂和关节内血肿，易发生膝关节功能障碍及

创伤性关节炎。

## 【临床表现】

骨折后关节内大量积血，髌前皮下瘀血、肿胀，不能行走。髌骨相应部位压痛，患者不能主动伸膝，有时可摸及骨折裂隙。

## 【影像要点】

1. 根据骨折表现分横行骨折、纵行骨折、撕脱骨折和粉碎性骨折。

**2. 横行骨折** 多见于髌骨中段，为间接暴力所致，上方骨折块可随肌腱回缩而明显向上移位，两骨折块分离可达 4～5cm 以上，骨折下端有髌韧带固定，不发生移位。

**3. 纵行骨折** 侧位片不能显示骨折，通常于正位或轴位片显示骨折，多发生于髌骨外侧，表现为髌骨纵行裂缝，移位一般不明显。

**4. 撕脱骨折** 多发生于髌骨下极，移位不明显。

**5. 粉碎性骨折** 多为直接暴力所致，因受骨膜或附近腱膜保护，骨折多无显著移位。

6. 髌骨骨折常引起关节积血，表现为髌上囊膨隆，密度增高，髌下脂肪垫模糊、移位或消失。

髌骨骨折的影像见图 6 – 58、图 6 – 59。

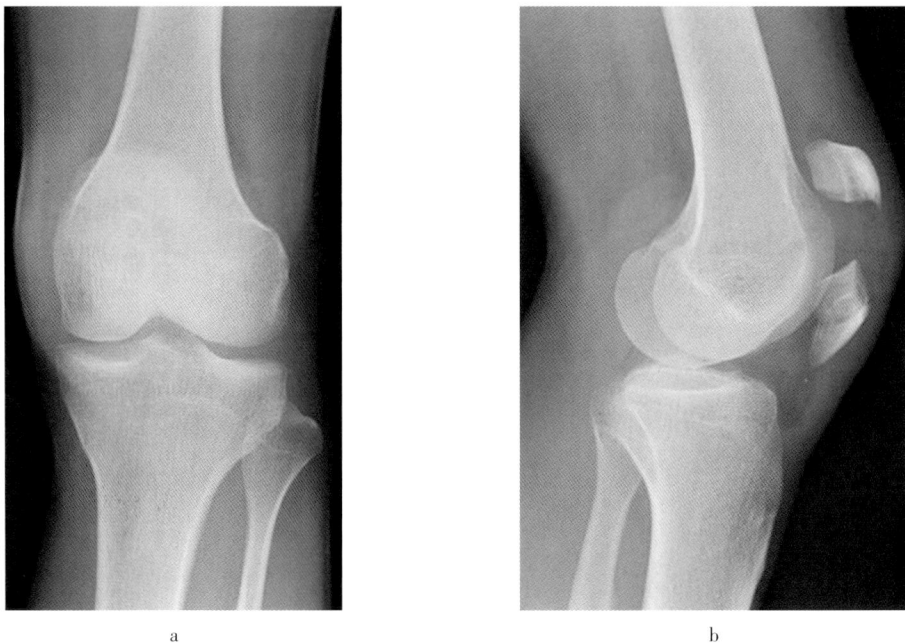

a

b

### 图 6 – 58 左髌骨横行骨折

a. 左膝正位片，b. 左膝侧位片，（a～b）示左髌骨横行骨折，折端明显分离，关节囊肿胀

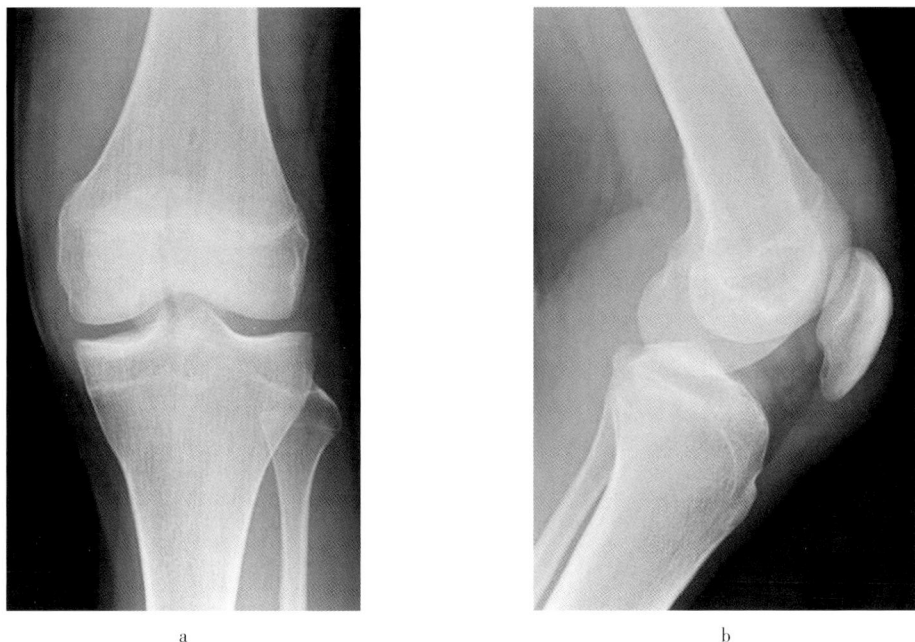

a
b

**图 6-59 左髌骨纵行骨折**

a. 左膝正位片，b. 左膝侧位片，（a~b）示左髌骨纵行骨折线，骨折无移位，周围软组织肿胀

# 九、胫骨外髁骨折

胫骨外髁骨折为胫骨髁部较常见骨折，主要因膝关节处于伸直位下肢负重状态时，其外侧遭受暴力打击或碰撞使膝关节强力外翻时引起，因骨折涉及关节面，容易并发创伤性关节炎。

## 【临床表现】

多见于青壮年男性。伤后小腿上端明显肿胀、疼痛，膝关节呈现外翻畸形，并有异常活动，合并腓总神经损伤者，可出现足下垂及小腿、足背前外侧痛觉消失。

## 【影像要点】

**1. 胫骨外髁劈裂骨折** 骨折块轻度向外下移位，不合并腓骨头、颈骨折，内侧副韧带完整。

**2. 胫骨外髁压缩骨折** 较常见，外髁垂直或斜行劈裂骨折，骨折块下移，有时移位明显，通常合并腓骨小头骨折，骨折线通过外侧平台中央，有时合并内侧副韧带断裂。

**3. 胫骨外髁劈裂粉碎骨折** 较少见，胫骨外髁劈裂骨折，股骨外髁嵌入劈裂骨块之间，外髁呈粉碎型向外侧移位，腓骨小头或颈合并骨折，有时内侧副韧带或交叉韧带亦同时损伤，可见明显膝外翻畸形。

胫骨外髁骨折的影像见图 6-60、图 6-61。

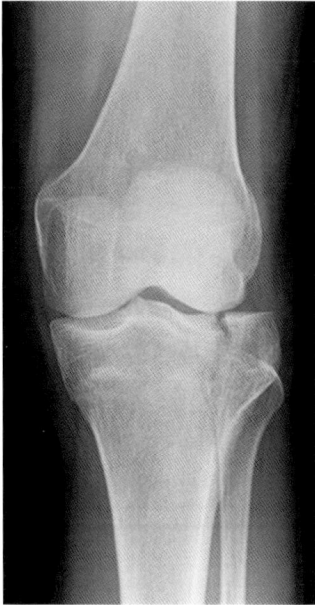
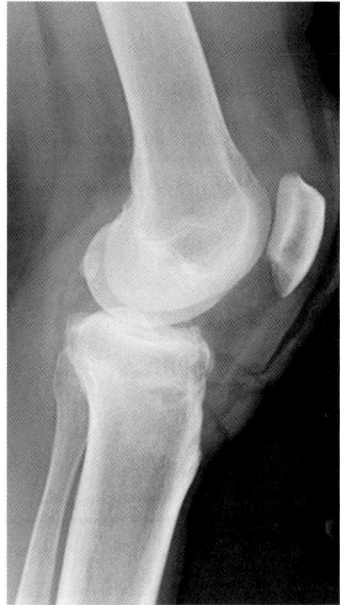

a                                          b

**图 6 – 60　左胫骨外髁骨折**

a. 左膝正位片，b. 左膝侧位片，（a～b）示左胫骨外髁纵行骨折线通过平台关节
面，折处轻度分离，关节面无塌陷

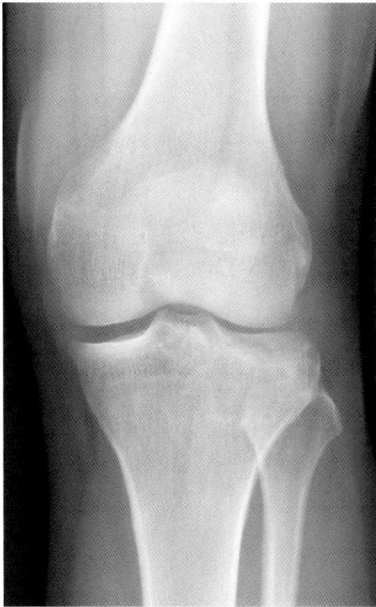
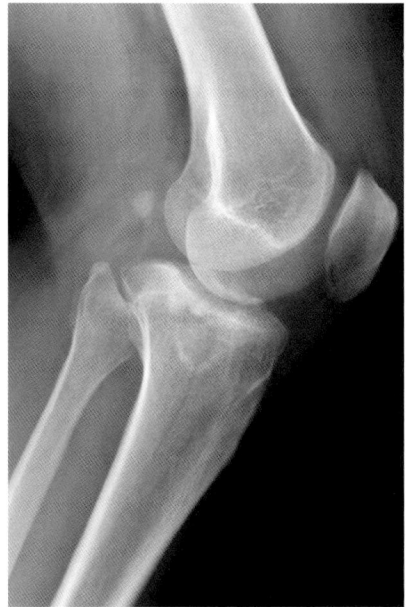

a                                          b

**图 6 – 61　左胫骨外髁骨折**

a. 左膝正位片，b. 左膝侧位片，（a～b）示左胫骨外髁平台关节面压缩骨折，关
节面稍塌陷

## 十、胫骨髁间隆突骨折

胫骨髁间隆突骨折临床较少见，好发于 8～13 岁青少年，骨折系撕脱性，为前交叉韧带下端附着处强力牵拉所致。

【临床表现】

伤后关节肿胀、疼痛，活动受限，胫骨前缘中点压痛，膝过伸试验阳性。

【影像要点】

1. 胫骨髁间隆突于前交叉韧带附着处撕脱骨折，骨折片常向上移位。

2. 关节内由于出血常显示髌下脂肪垫混浊，髌上囊肿胀、膨隆。

3. 根据骨折移位程度分三型：Ⅰ型，撕脱骨折仅轻度移位，即在前缘有轻度翘起；Ⅱ型，撕脱骨块移位较大，前 1/3～1/2 部分自平台分离，侧位可见一似鸟嘴样畸形；Ⅲ型，撕脱骨块完全自平台分离，可出现骨折块旋转或翻转。

胫骨髁间隆突骨折的影像见图 6 - 62。

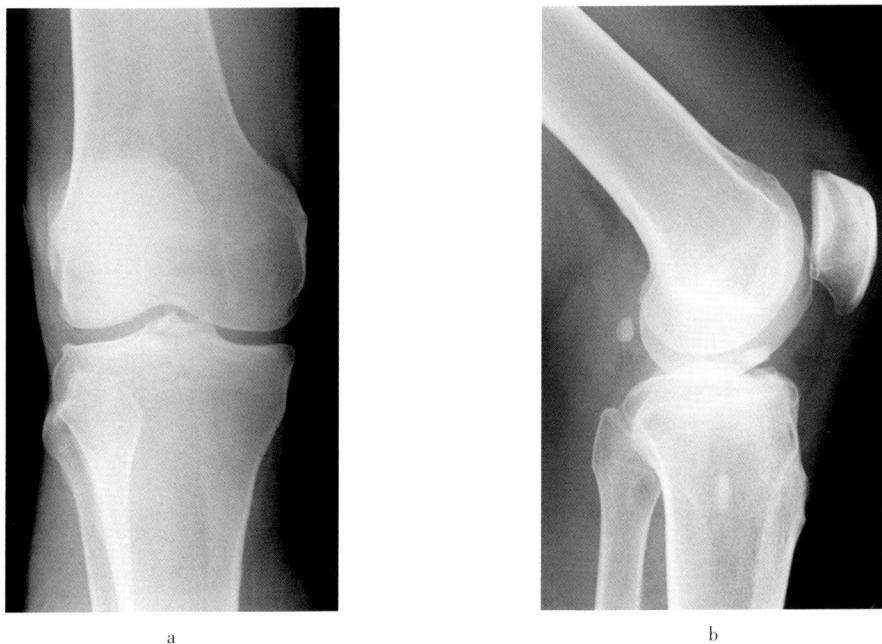

a

b

**图 6 - 62　右胫骨髁间隆突骨折**

a. 右膝正位片，b. 右膝侧位片，（a～b）示右胫骨髁间隆突骨折，骨折片向上分离、移位，髌上囊稍肿胀、膨隆

## 十一、胫、腓骨骨干骨折

胫、腓骨骨干骨折在全身长骨骨折中发生率较高，约占 10%，其中胫骨下段因血运较差，骨折后易出现迟缓愈合或不愈合并发症。

### 【临床表现】

伤后不能站立和行走，伤肢局部疼痛、肿胀，皮下淤血，触诊可有骨擦音，骨折严重者，伤肢可出现短缩和旋转畸形。

### 【影像要点】

1. 根据骨折表现分胫、腓骨干双骨折、胫骨干单骨折、腓骨干单骨折三种类型。

**2. 胫、腓骨干双骨折**　直接暴力为同一平面的横行、斜行或蝶形粉碎性骨折，断端向同方向成角，移位不明显；间接暴力所致骨折，一般腓骨骨折线较胫骨骨折线为高，表现为斜行或螺旋形，骨折端可发生重叠、成角或旋转畸形。

**3. 胫骨干单骨折**　骨折常在胫骨干中下 1/3 交界处，可表现为横行、斜行、螺旋形或粉碎性骨折。

**4. 腓骨干单骨折**　多见于腓骨干上段，可表现为横行、斜行或粉碎性。

5. 儿童胫、腓骨干损伤常表现为青枝骨折或裂纹骨折，裂纹骨折有时仅为一斜面或螺旋状裂纹，骨折端无移位。

胫、腓骨骨干骨折影像见图 6-63、图 6-64。

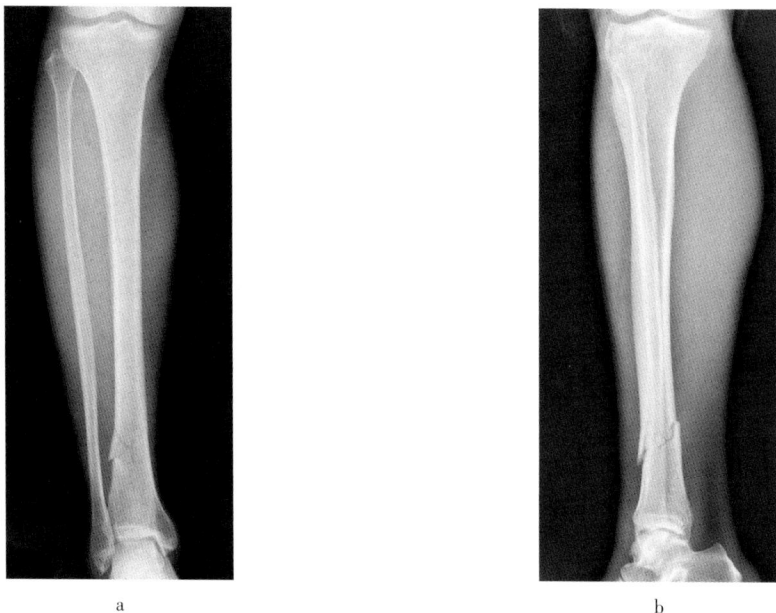

a

b

**图 6-63　右胫骨下段骨折**

a. 右小腿正位片，b. 右小腿侧位片，（a～b）示右胫骨下段斜行骨折，无明显移位及成角

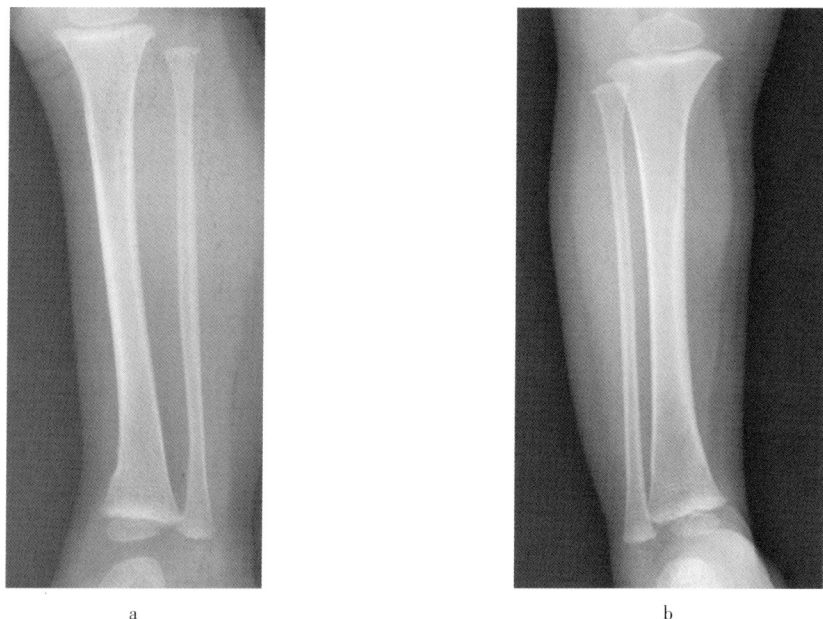

图 6-64  左胫骨下段青枝骨折

a. 左小腿正位片，b. 左小腿侧位片，(a~b) 示左胫骨下段局部骨小梁扭曲，皮
质凹陷成角

# 十二、踝骨骨折

踝部骨折是组成踝关节的内、外踝与胫骨下关节面的骨折，因受伤姿势不同，可造成内翻、外翻、外旋、纵向挤压等类型骨折，各类型骨折又均可分为单踝骨折、双踝骨折或三踝骨折，在所有骨折中，单踝骨折的发生率最高，其中又以单独的外踝骨折最常见。

## 【临床表现】

多发生于青壮年。伤后踝关节疼痛，局部肿胀、淤血、畸形，活动障碍。检查骨折处有局限性压痛，部分可闻及骨擦音。

## 【影像要点】

**1. 内翻型骨折**

（1）外踝骨折：骨折发生于联合部者，折线呈横行，断端向内移位，向外成角；骨折发生于联合部以下者，常于外踝末端内侧见一撕裂的小骨折片。

（2）内踝骨折：骨折位于胫骨下端关节面与内踝根部交界处，骨折线向内上方行进，几乎垂直，造成纵行劈裂骨折。距骨向内脱位时，内踝骨折端可明显向内上错位。胫骨远端内侧关节持重面压缩性骨折。

（3）后踝骨折：十分少见，只在伴有距骨后脱位时才产生。

**2. 外翻型骨折**

（1）内踝骨折：单纯的内踝骨折几乎都属于外翻损伤，骨折部位常见于内踝穴平面或以下，折线多为横行或向内上方斜行，内踝骨折块不同程度向外错位，并可嵌夹于内踝关节间隙内。

（2）腓骨于下胫腓联合上方或下方发生横行或斜行骨折，骨折线于正位片显示最清楚，由内下至外上方，远折端向外移位。

（3）距骨脱位：距骨向外脱位，内踝关节间隙增宽的程度与胫腓联合分离的程度完全一致。

（4）后踝骨折：少见，距骨向后、向外可发生后踝骨折。

**3. 外旋型骨折**

（1）腓骨远端于胫腓联合部或以上骨折，骨折线为斜行或蝶形，呈前下至后上走向，侧位片折线显示最清楚，而正位片则不易发现。

（2）内踝于内踝穴平面或以下发生撕脱骨折，折线呈横行，骨折块总向腓侧移位。

（3）后踝骨折：骨折线均呈纵行，侧位折线显示最清楚，骨块向上错位。

（4）关节脱位：单踝、双踝或三踝骨折均可发生距骨半脱位，一般是向外、向后脱位，其特点是内踝关节间隙极度增宽，但胫腓联合却无明显分离。

**4. 垂直压迫型骨折**

（1）胫骨远端粉碎性骨折，胫骨滑车面压缩。

（2）内、外踝骨折并向两侧分离，下胫腓联合也可发生分离。

（3）胫骨下关节面前缘或后缘受距骨冲击而骨折，距骨可向前或向后上脱位。

踝部骨折的影像见图 6-65 ~ 图 6-73。

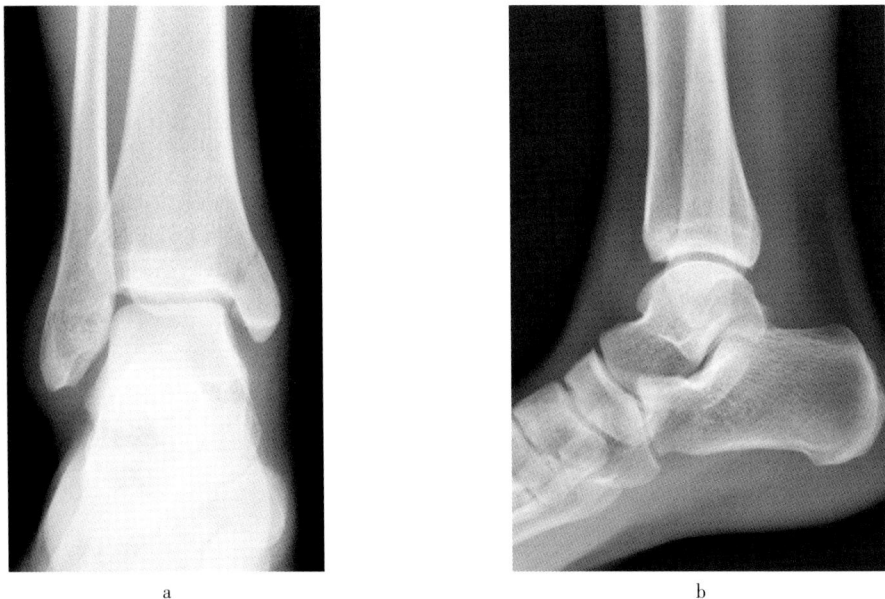

a                                        b

**图 6-65　右踝关节内翻骨折**

a. 右踝正位片，b. 右踝侧位片，（a~b）示右胫骨下端关节面与内踝根部交界处骨折，骨折线呈斜行向内上方行进，折端无移位

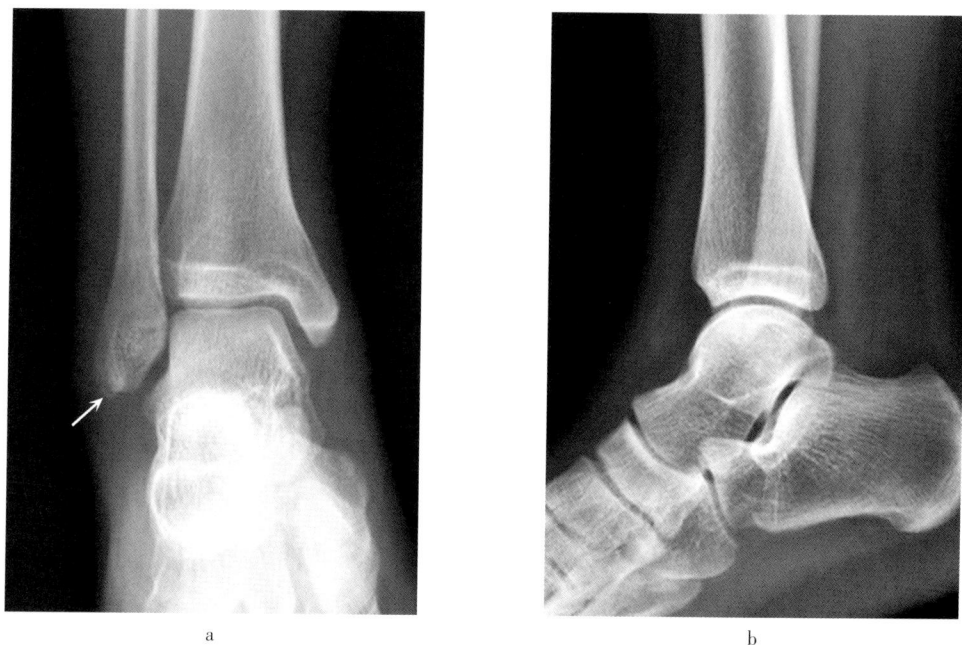

**图 6 - 66 右踝关节内翻骨折**

a. 右踝正位片，b. 右踝侧位片，（a～b）示右腓骨末端撕裂骨折（白箭头），骨折片轻度移位，软组织肿胀

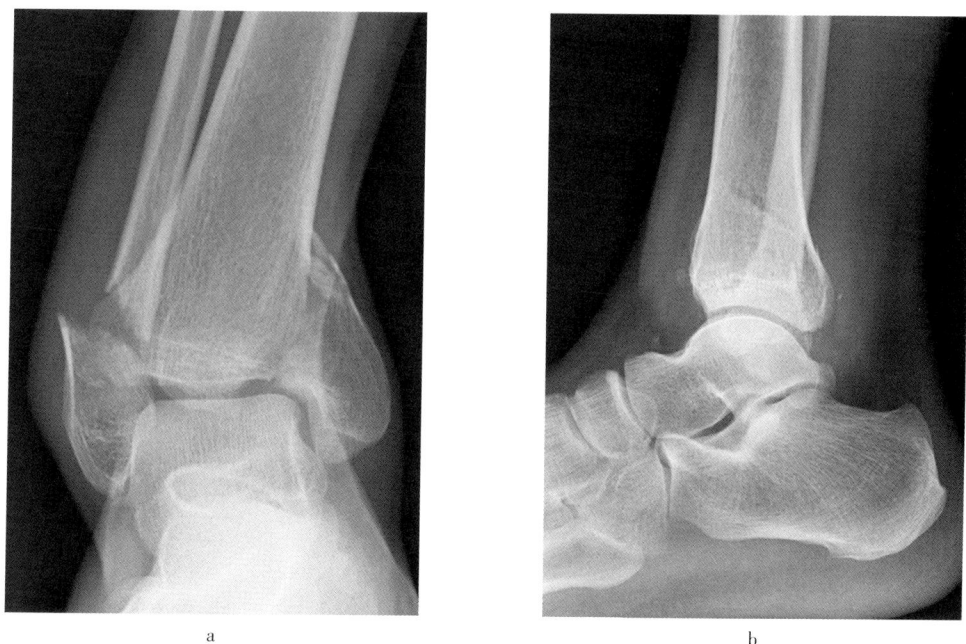

**图 6 - 67 右踝关节内翻骨折**

a. 右踝正位片，b. 右踝侧位片，（a～b）示右内踝于滑车角处骨折，折线垂直向上，外踝于联合部发生骨折，折线呈短斜行，骨折端向内倾斜、向外成角，距骨向内半脱位

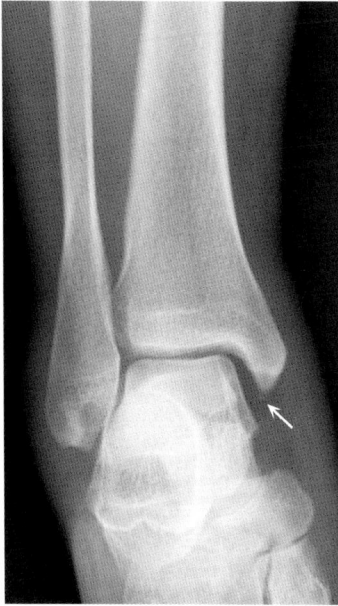
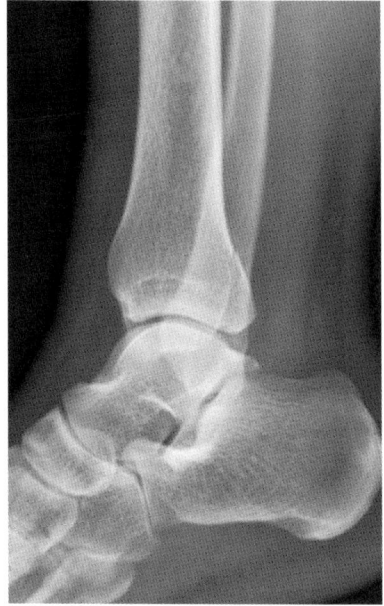

a                 b

**图 6 – 68　右踝关节外翻骨折**

a. 右踝正位片，b. 右踝侧位片，示右内踝末端小片撕裂骨折片（白箭头），同时后踝纵行骨折，无移位，邻近软组织肿胀

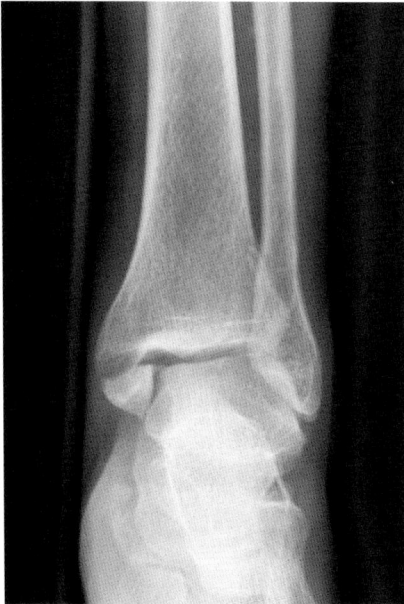
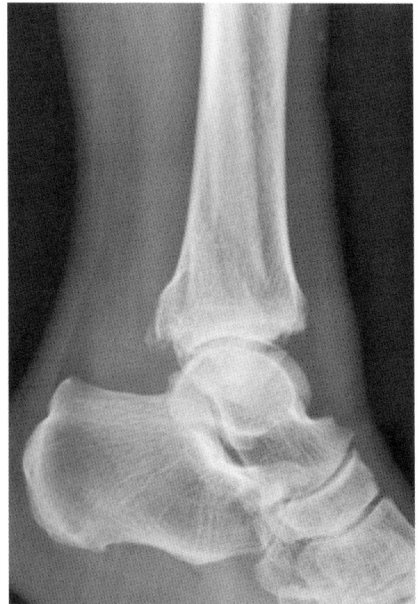

a                 b

**图 6 – 69　右踝关节外翻骨折**

a. 右踝正位片，b. 右踝侧位片，示右内踝骨折，骨折线呈横行，骨折端分离、移位

a

b

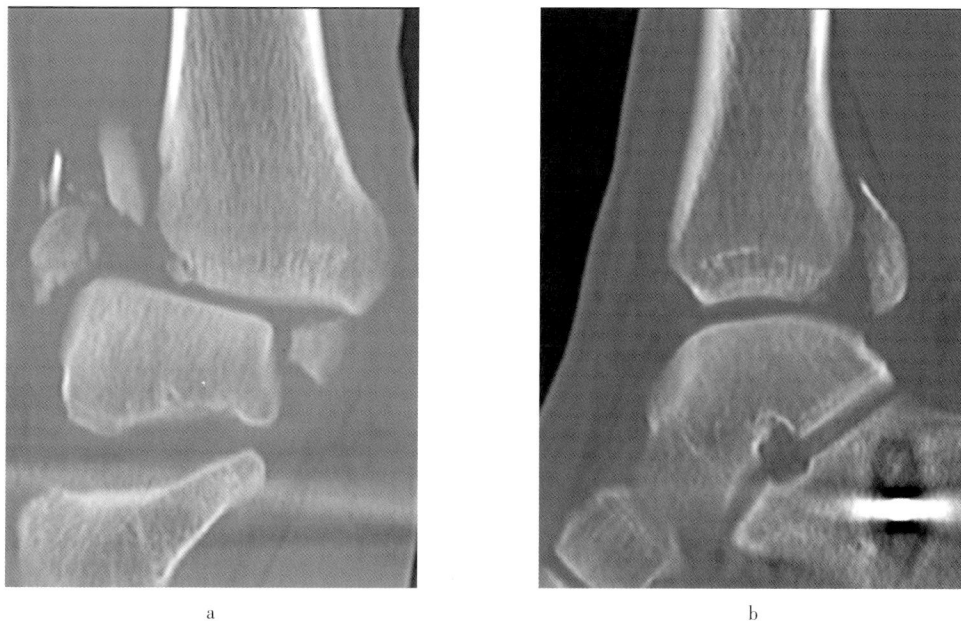

**图 6 – 70　右踝关节外翻骨折**

a. 右踝 CT 冠状位重建，b. 矢状位重建，（a ~ b）示右内踝横行骨折向外移位，外踝粉碎性骨折向外移位，后踝纵行骨折，骨折片向后下方移位，距骨向外移位呈半脱位

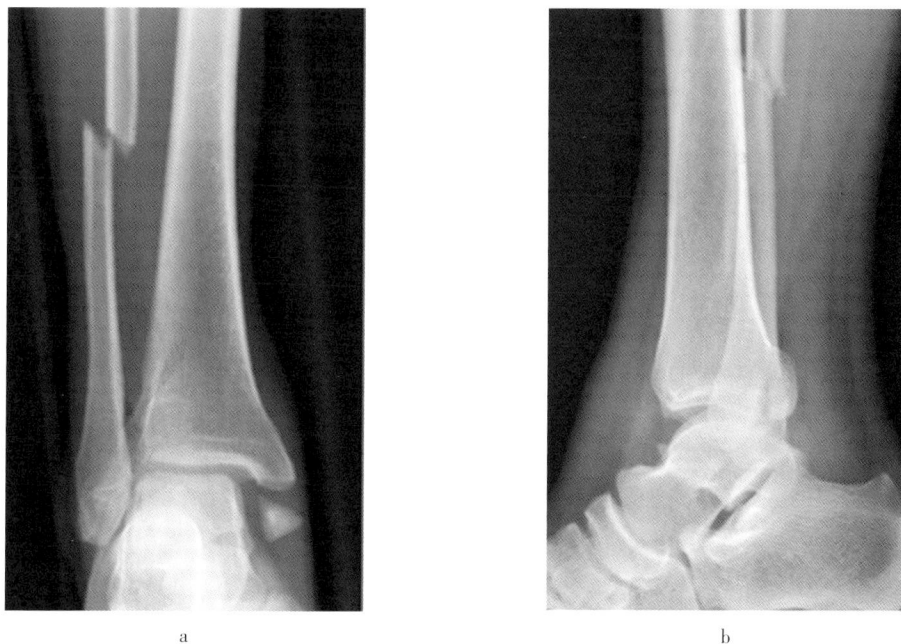

a

b

**图 6 – 71　右踝关节外翻损伤**

a. 右踝正位片，b. 右踝侧位片，（a ~ b）示右内踝横行骨折，折块向外下移位，腓骨下段斜行骨折，折线呈内下至外上，远折段也向外移位，距骨外移，后踝纵行骨折

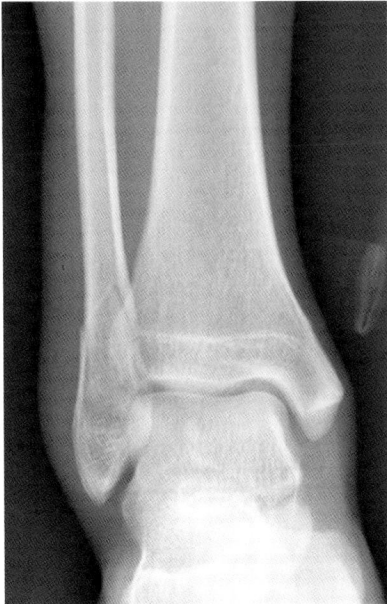
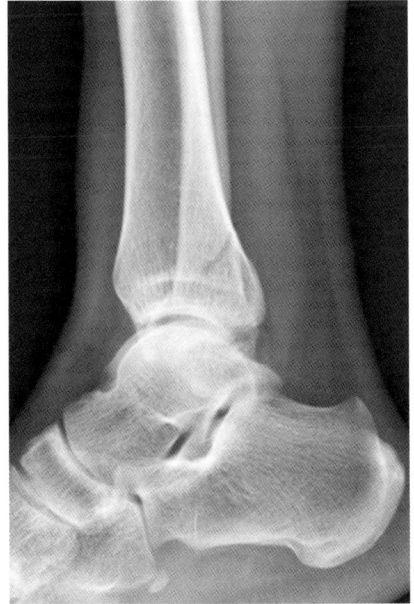

a                 b

**图 6 – 72　右踝关节外旋骨折**

a. 右踝正位片，b. 右踝侧位片，（a~b）示右腓骨远端于胫腓联合稍上方斜行骨折，折线由前下向后上斜行

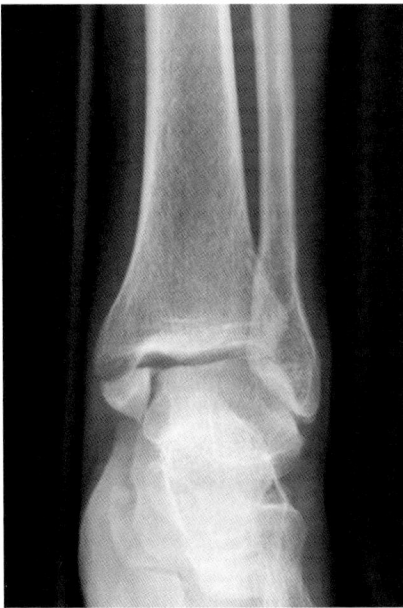
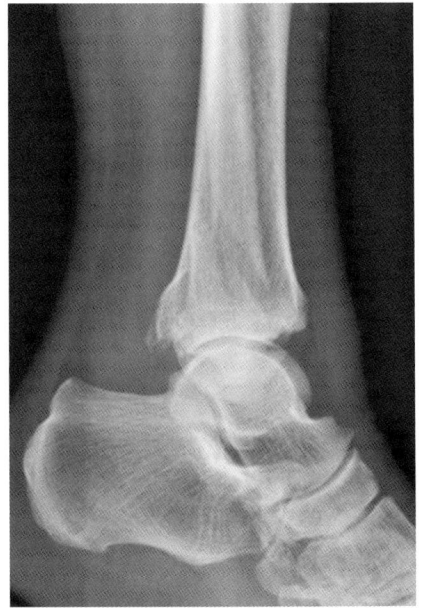

a                 b

**图 6 – 73　右踝关节外旋骨折**

a. 右踝正位片，b. 右踝侧位片，（a~b）示右腓骨远端于胫腓联合稍上方斜行骨折，折线由前下向后上斜行，胫骨内踝横行骨折，骨折块外移。距骨轻度向外半脱位

## 十三、跟骨骨折

跟骨骨折是足部常见损伤，多因伤员从高处坠落足跟着地而造成，除骨折外，常合并脊柱损伤。

【临床表现】

足跟部较正常增宽，肿胀、疼痛，内、外翻障碍，有时足纵弓变浅，踝部下移不能负重。

【影像要点】

**1. 距下关节外骨折**

（1）跟骨结节内侧突骨折：必须摄跟骨轴位片才能清楚显示骨折，仅有侧位片则容易漏诊；骨折移位一般不大，骨折线位于跟骨结节内侧部分，纵向行进，皮质断裂，明显者可有骨块移位。

（2）跟骨结节横行骨折：侧位片示跟骨结节撕脱，骨片翘起如张开的鸭嘴状并呈不同程度向后上移位。

（3）跟骨载距突骨折：以轴位片观察较好，可见载距突有纵行骨折线，骨块向下移位。

（4）跟骨前突骨折：是一种跟、骰、舟三角韧带撕脱性骨折。X线所见骨折块都较小，呈三角形小骨片，多数移位不大。

**2. 距下关节内骨折**

（1）外侧距下关节面塌陷骨折：轴位片骨折线通过距下关节面外侧，外侧距下关节面塌陷，跟骨体增宽，轴位角加大，侧位片显示跟骨后半部骨折，折块上移，跟骨角变小或呈负角。

（2）全距下关节面塌陷骨折：表现为距下关节面中心塌陷，跟骨结节上升，轴位片跟骨体增宽，体部外翻，跟骨结节关节角变小。

跟骨骨折的影像见图 6-74~图 6-77。

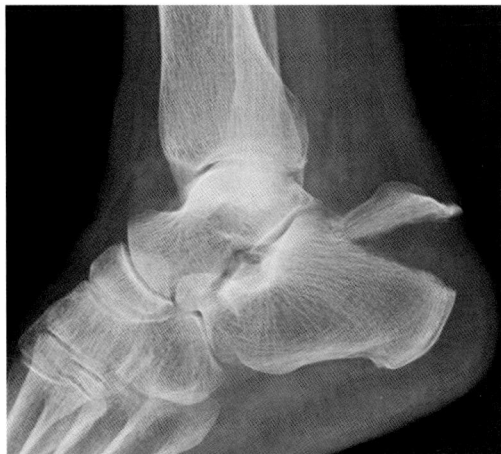

**图 6 - 74    右跟骨结节横行骨折**

右跟骨侧位片，示右跟骨结节横行骨折，跟骨
结节骨折片翘起呈鸭嘴状

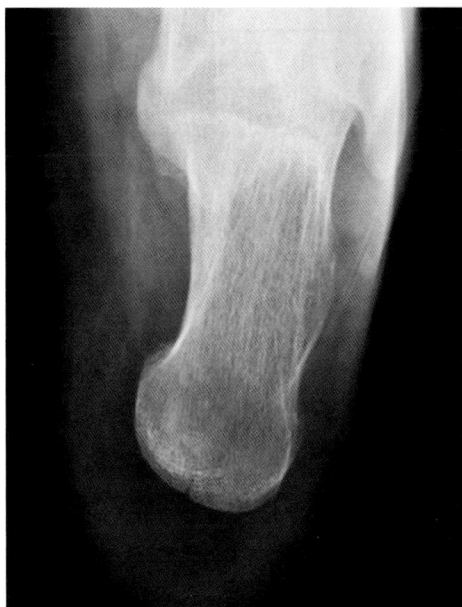

**图 6 - 75    右跟骨结节内侧突纵行骨折**

右跟骨轴位片，示右跟骨结节内侧突骨折，
折端轻度错位

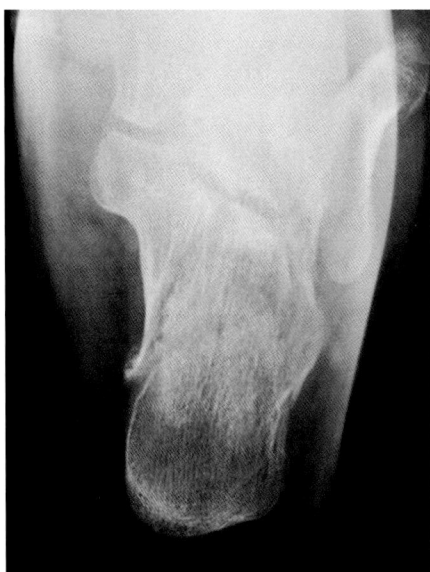

a

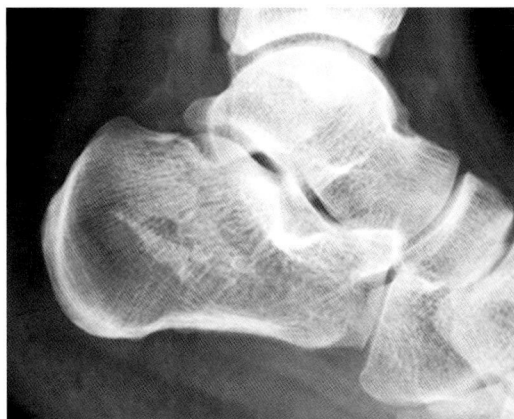

b

**图 6 - 76    右跟骨外侧距下关节面塌陷骨折**

a. 右跟骨轴位片，骨折线通过距下关节面外侧，外侧距下关节面轻度塌陷，跟骨体略
增宽，轴位角加大；b. 右跟骨侧位片，示右跟骨可见骨折线，跟骨结节关节角变小

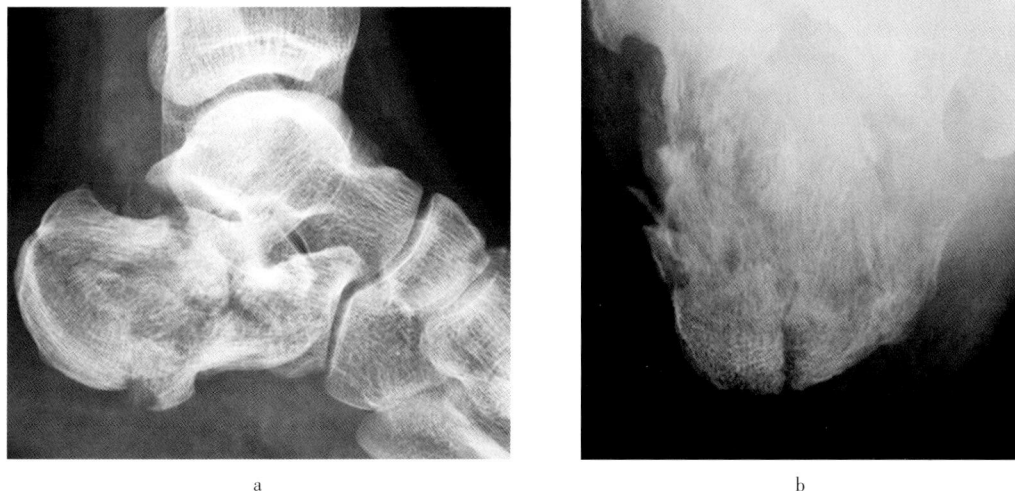

图 6 – 77 右跟骨全距下关节面塌陷骨折

a. 右跟骨侧位片，示右跟骨距下关节面中心塌陷，跟骨结节明显上翘，跟骨结节
关节角呈负角，足纵弓消失；b. 右跟骨轴位片，示右距下关节面塌陷，跟骨体增
宽，轴位角增大

# 十四、距骨骨折

距骨骨折比较少见，约占全身骨折的 2.68%，其中距骨颈骨折后常影响体部血供，容易出现骨折不愈合和距骨体缺血性坏死。

## 【临床表现】

有明显外伤史，伤后踝部剧痛，肿胀迅速且较严重，皮下淤血，功能丧失。

## 【影像要点】

1. 按骨折部位分距骨体骨折、距骨颈骨折、距骨头骨折、距骨后突骨折、距骨滑车骨折和距骨外突骨折六种类型。

**2. 距骨体骨折** X 线可见距骨后部压缩、塌陷骨折，滑车后部关节面下陷，形成阶梯状改变，骨折线为纵行、斜行或粉碎性。

**3. 距骨颈骨折** 骨折发生在颈体交界处，距骨体常向后、向内脱位，有时并发内踝骨折。

**4. 距骨后突骨折** 为足部强烈跖屈，距骨后突被胫骨后缘撞击或被跟骨冲击所致。X 线表现为距骨后突小块骨折，骨折片向后、向上移位。

**5. 距骨滑车骨折** 骨折发生在距骨滑车的内上角，是踝内翻时距骨滑车角与胫骨内侧关节面撞击所致。

6. 距骨全部骨质基本为关节软骨包围，血运差，因此距骨骨折特别是距骨体骨折后容易继发缺血性坏死。

距骨骨折的影像见图6-78、图6-79。

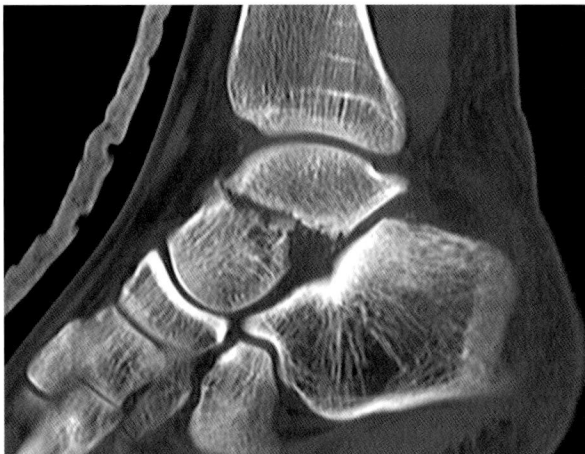

图6-78　右距骨体骨折

CT矢状位重建，示右距骨体斜行骨折，伴粉碎骨折片

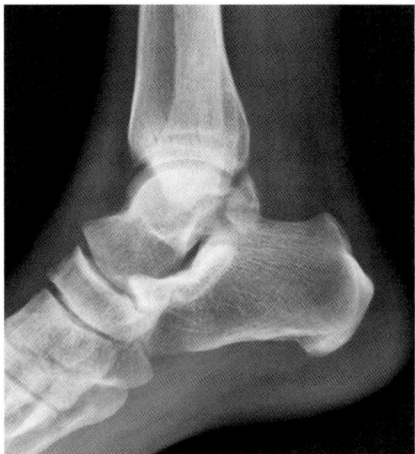

图6-79　右距骨后突骨折

右踝关节侧位片，示右距骨体后突纵行骨折，折端分离、移位

## 十五、足舟骨骨折

足舟骨骨折发生率较低，该骨骨折不但影响距舟关节甚至影响跗横关节，并可引起足内纵弓的改变。

【临床表现】

足背部肿胀、疼痛。纵向推挤1~3跖骨时，中跗部位剧烈疼痛。足部活动障碍，不能负重。

【影像要点】

1. 按骨折表现分为舟骨结节撕脱骨折、舟骨背侧缘骨折、舟骨横行骨折三种类型。

**2. 舟骨结节撕脱骨折** 多无明显移位。

**3. 舟骨背侧缘骨折** 多为撕脱骨折，骨折块多为小薄片。

**4. 舟骨横行骨折** 指舟骨体部的水平骨折。

足舟骨骨折的影像见图6-80、图6-81。

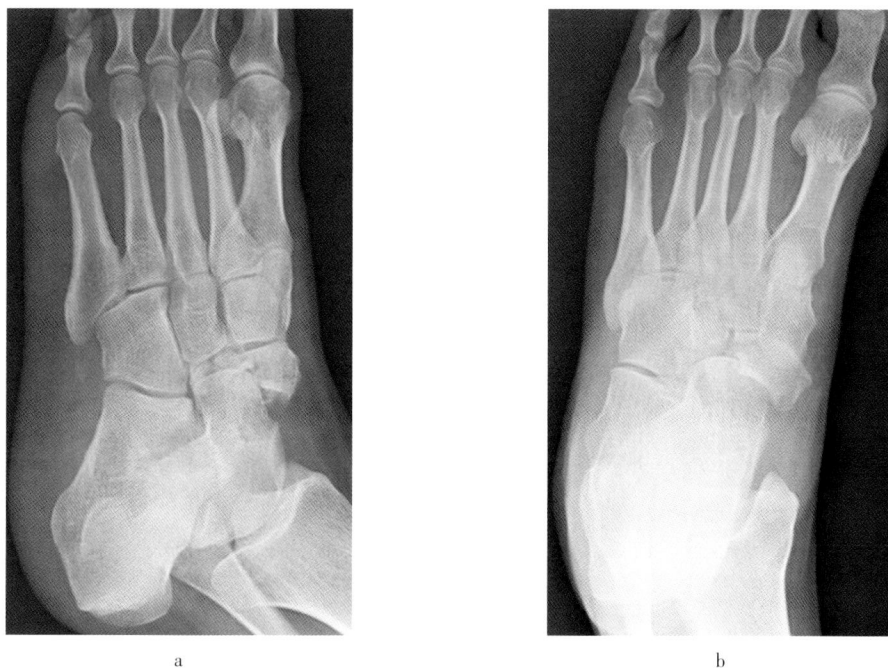

图 6 - 80　右足舟骨体部粉碎性骨折

a. 右足正位片，b. 右足斜位片，（a～b）示右足舟骨体部外侧粉碎性骨折，内侧骨折块向内侧方移位，距舟关节关系失常

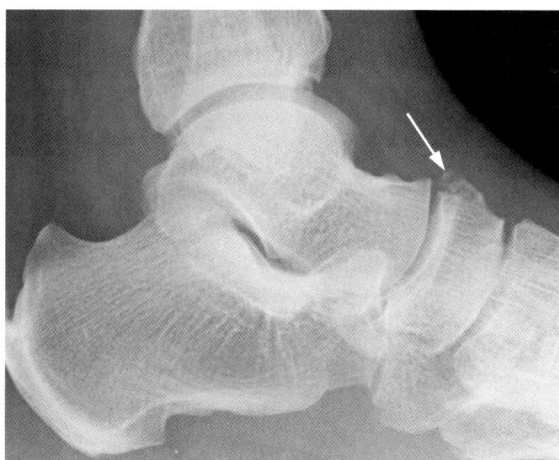

图 6 - 81　右足舟骨背侧缘骨折

右踝关节侧位片，示右足舟骨背侧缘撕裂骨折（白箭头），骨折片稍分离、移位

# 十六、跖骨骨折

跖骨骨折占足部骨折的首位，多因扭伤或重物砸伤所致。

**【临床表现】**

受伤后足部疼痛、肿胀，皮下瘀斑，足部短缩畸形，不能行走，检查可发现骨折部局限性压痛，有纵向叩击痛。

**【影像要点】**

1. 按骨折部位分为跖骨基底部骨折、跖骨干骨折和跖骨颈骨折三种类型。

**2. 跖骨基底部骨折** 大多为几个跖骨同时发生，但第5跖骨和第2跖骨骨折常可单独发生，且第5跖骨基底骨折很常见，骨折后多无明显移位。

**3. 跖骨干骨折** 较为多见，可单发也可多发，骨折呈横行、斜行、螺旋形或粉碎性，因屈肌及骨间肌牵拉，骨折多向背侧成角。

**4. 跖骨颈骨折** 也较常见，骨折后，因骨间肌的牵拉，跖骨头多向跖侧移位而向背侧成角。

跖骨骨折的影像见图6-82~图6-84。

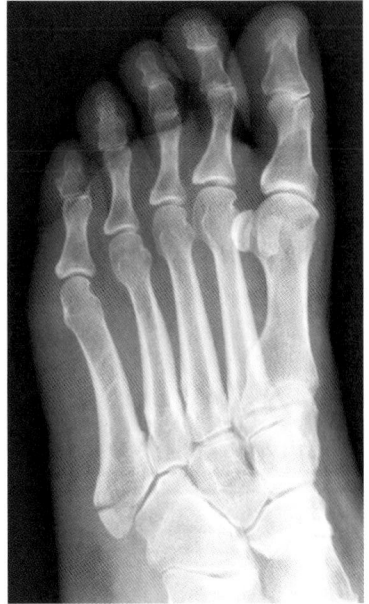

**图6-82 左第5跖骨基底部骨折**

左足正位片，示左足第5跖骨基底部横行骨折，折处分离

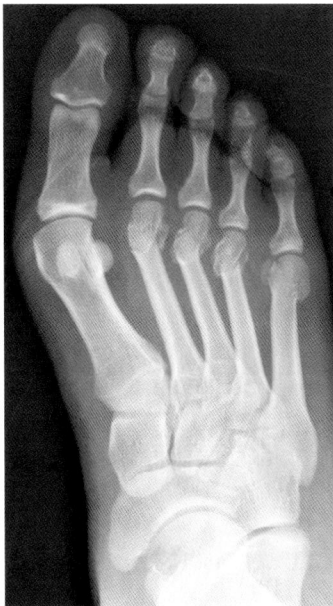

a

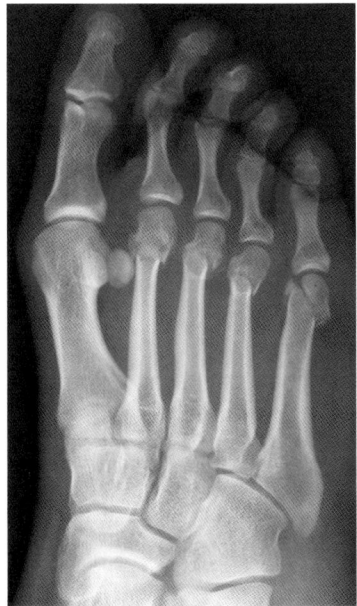

b

**图6-83 右足多发跖骨头颈骨折**

a. 右足正位片，b. 右足斜位片，(a~b) 示右足第2、3、4、5跖骨头颈部骨折，部分折端向内成角

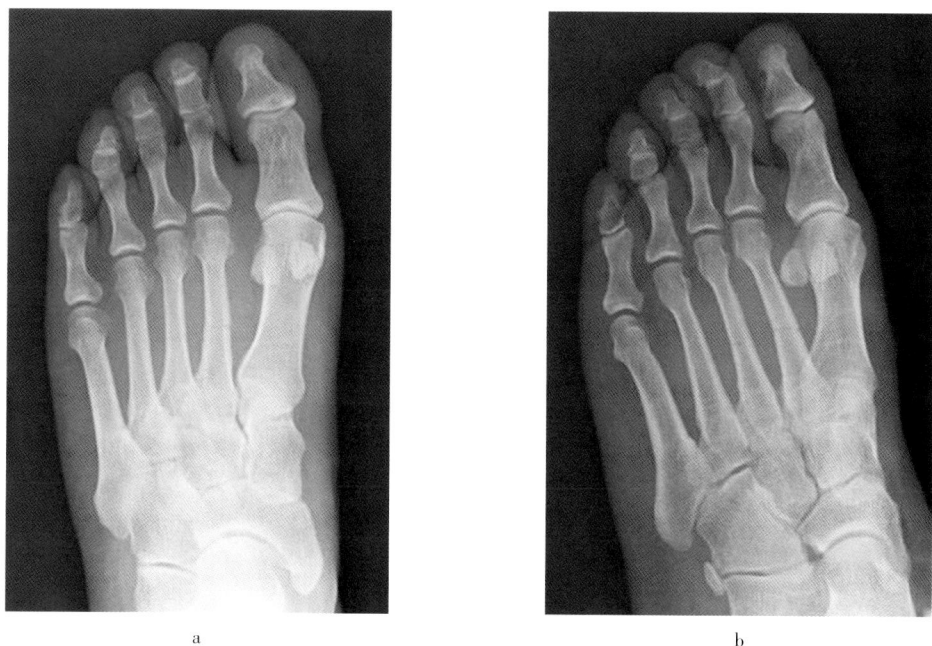

a　　　　　　　　　　　　　　　　b

**图 6 – 84　左足第 2 跖骨干骨折**

a. 左足正位片，b. 左足斜位片，示左足第 2 跖骨干骨折，骨折端无移位

# 十七、趾骨骨折

趾骨骨折较常见，多由重物压伤所致，常为粉碎性，且无明显移位，因趾骨在足的末端，比较暴露，外伤后易形成开放骨折。

## 【临床表现】

患趾疼痛肿胀，不能着地，甲下常有积血。

## 【影像要点】

1. 以拇趾骨骨折最多见，骨折可单发或多发，折线呈横行、斜行、纵行或粉碎性。

2. 骨折远端可发生旋转或侧方移位，近节趾骨骨折，因骨间肌和蚓状肌的牵引，骨折常向跖侧成角。

趾骨骨折的影像见图 6 – 85、图 6 – 86。

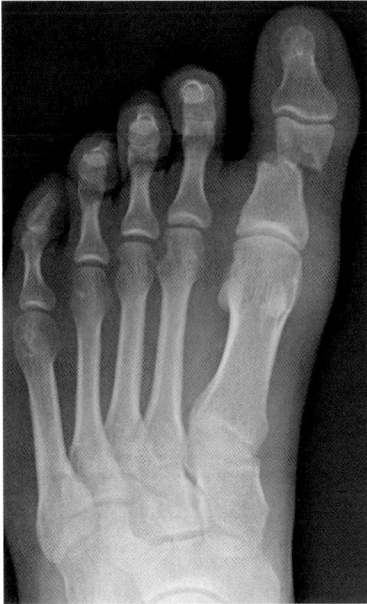
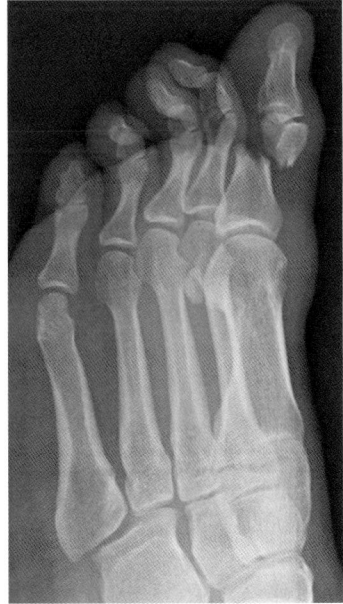

a        b

**图 6-85　左拇趾近节骨折**

a. 左足正位片，b. 左足斜位片，示左足拇趾近节体部骨折，骨折端错位

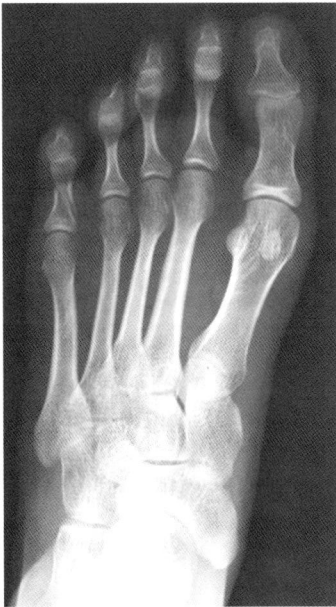
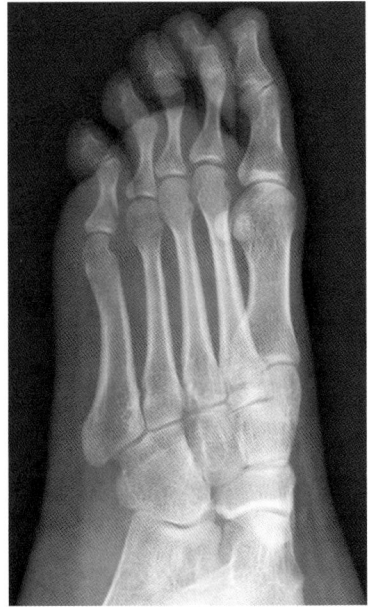

a        b

**图 6-86　左足第 5 趾近节骨折**

a. 左足正位片，b. 左足斜位片，示左足第 5 趾近节趾骨中段见斜行骨折透亮线，
骨折端无明显移位

# 第三节 胸部创伤

## 一、肋骨骨折

肋骨骨折的发病率占全身骨折中的第六位，最易发生于 30～40 岁，常由直接暴力或胸廓挤压所致，骨折可单独发生，也可合并胸腔内脏损伤、血气胸等。

【临床表现】

局部疼痛肿胀，咳嗽、深呼吸或躯干转动时疼痛加剧，局部有压痛，有时可扪及骨擦音，胸廓挤压征阳性。

【影像要点】

1. 骨折多发生于第 4～7 肋骨，并多见于腋部及背部。

2. 可为一根或几根肋骨骨折，或一根肋骨同时有 2～3 处折断。

3. 除单纯骨折外，肋骨骨折常并发邻近骨及胸、腹部内脏损伤，一般上胸肋骨骨折常合并肩胛骨、锁骨骨折及气胸或纵隔气肿，而下胸肋骨骨折则常合并肝脏或脾脏破裂。

肋骨骨折的影像见图 6-87～图 6-92。

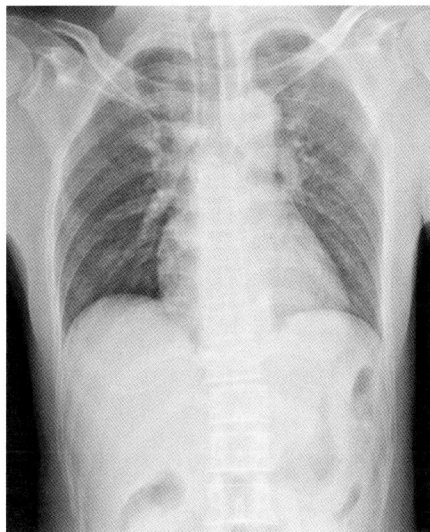

**图 6-87 左胸肋骨骨折**

胸部正位片，示左侧第 3 肋骨骨折，折端错位、重叠

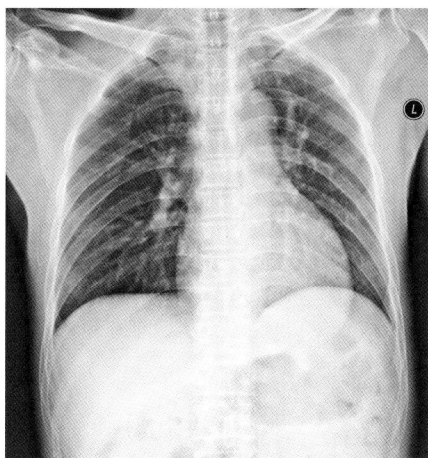

a

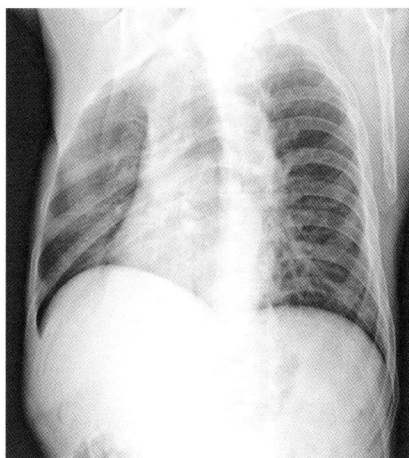

b

**图 6-88 左胸肋骨骨折**

a. 胸部正位片，示各肋骨未见骨折；b. 胸部斜位片，示左侧第 10 肋骨骨折

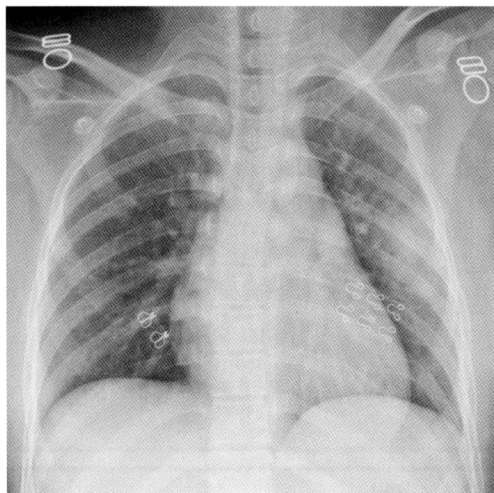

**图 6 - 89　肋骨骨折伴肺挫伤**

胸部正位片，示左侧第 3、4、8 后肋骨折，左肺中野可见斑片状模糊影

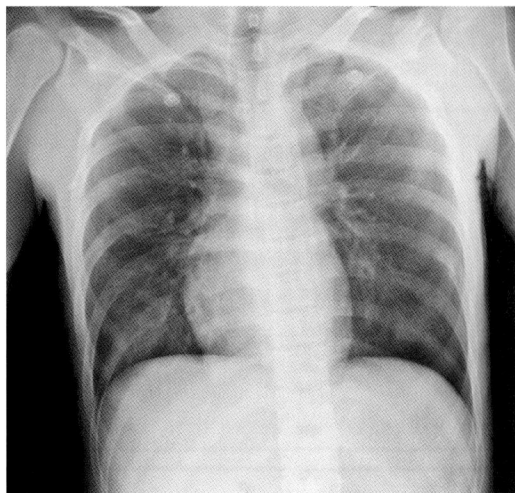

**图 6 - 90　肋骨骨折伴气胸**

胸部正位片，示左侧第 7 后肋骨折，左肺外带透亮度显著增高并见肺压缩边缘

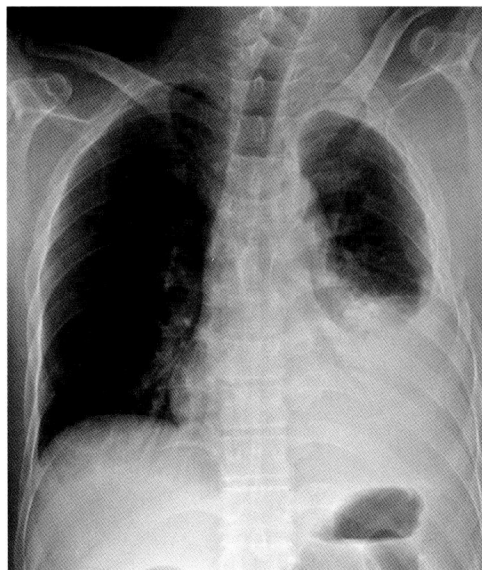

**图 6 - 91　肋骨骨折伴血胸**

胸部正位片，示左胸 4~8 肋骨骨折，同侧胸腔内可见中量血胸

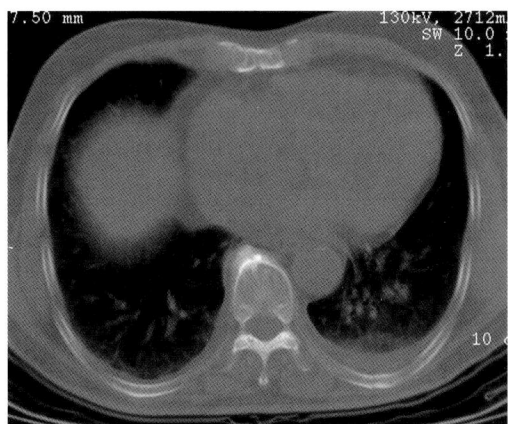

**图 6 - 92　肋骨骨折伴血胸**

CT 平扫，示左侧肋骨骨折，左、右胸可见半月状血胸

# 二、胸骨骨折

胸骨骨折为全身最少见骨折，单独骨折少见，多数与其他骨折并存，对此类患者除

应注意骨折一般表现外，还应留意有无胸部并发症，如气胸、胸腔积液、纵隔积气。

【临床表现】

局部疼痛、肿胀，压痛明显，合并肋骨骨折者可有相应症状和体征。

【影像要点】

1. 骨折可发生于胸骨任何部位，但大多在胸骨体上段或胸骨体、柄交界处附近。

2. 骨折线多呈横行，较少移位，若有移位，下骨折端多向前上方移位并与上骨折端重叠。

胸骨骨折的影像见图6-93。

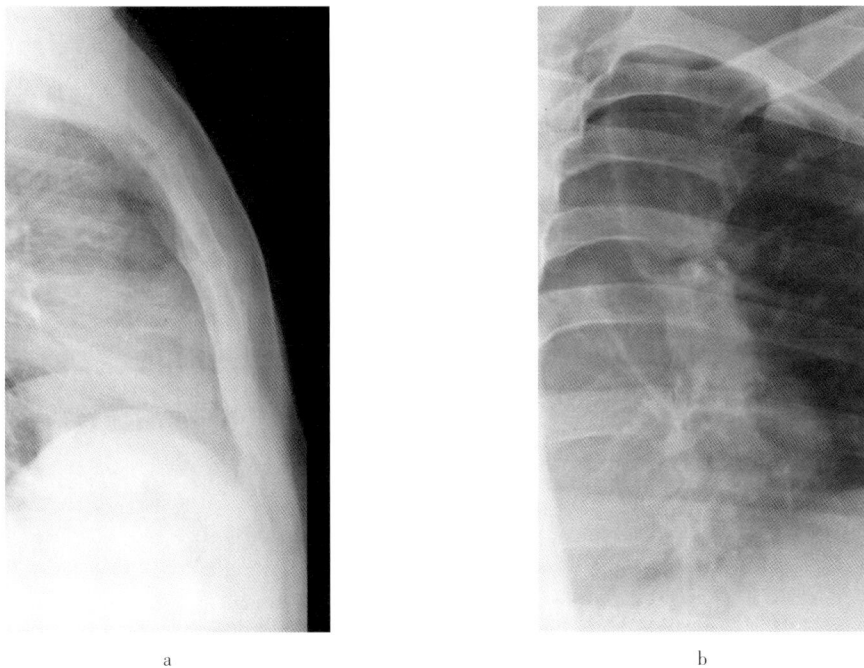

a             b

**图6-93 胸骨骨折**

a. 胸骨侧位片，b. 胸骨斜位片，（a~b）示胸骨体中段骨折，折端轻度移位

# 第四节　脊柱创伤

## 一、Jefferson 骨折

Jefferson骨折是指寰椎前后弓骨折，多由来自头顶部纵向挤压暴力所致。

## 【临床表现】

临床主要表现为颈部僵硬和枕下区域疼痛。

## 【影像要点】

### （一）平片

1. 张口正位片可见寰椎侧块向两侧移位，齿状突与两个侧块的距离加宽。

2. 侧位片上，寰椎前弓和齿状突的间距增大，若间距大于3mm，提示合并前弓骨折或横韧带撕裂。

3. 两侧块向两侧移位距离之和小于6.9cm，提示横韧带无损伤，若两侧块离心性分离移位大于6.9cm，提示横韧带断裂。

4. 侧位片显示咽后壁软组织肿胀。

### （二）CT

1. CT横轴位及三维重建可克服平片的局限性，较清晰显示骨折的部位及移位情况。

2. 根据骨折CT表现，Jefferson骨折可分典型骨折和变异型骨折，前者为颈1环四处骨折，后者分颈1环三处骨折、颈1环二处骨折和颈1环一处骨折。

Jefferson骨折的影像见图6-94。

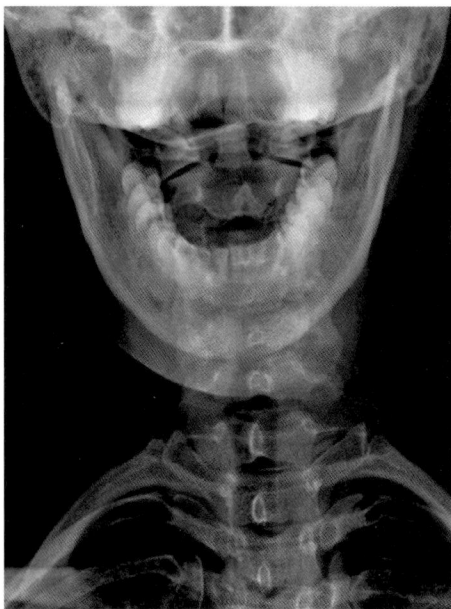
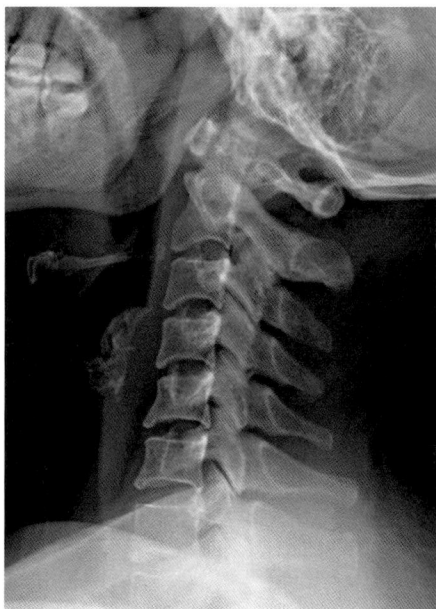

a  b

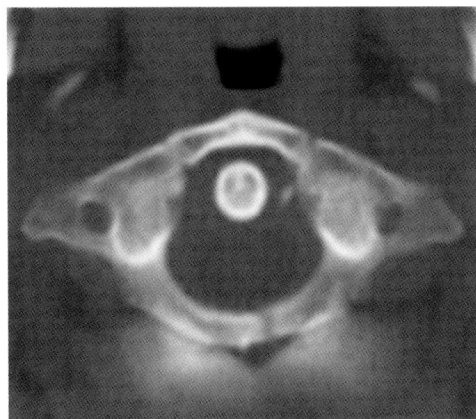

**图 6 - 94　Jefferson 骨折**

a. 寰枢关节开口位片，b. 颈椎侧位片，（a ~ b）示枢椎齿状突与两侧侧块间距欠对称，未见明显骨折，c. CT 横轴位，示寰椎前弓和后弓分别见两处和一处骨折

## 二、齿状突骨折

齿状突骨折是影响寰枢椎稳定性的严重损伤，当头部受到外力作用，突然过度伸展、向前屈曲或侧方屈曲时造成。

【临床表现】

有头向前屈或后伸外伤史。颈部明显疼痛，肌肉痉挛，活动受限。合并寰椎后脱位者有脊髓压迫症。

【影像要点】

（一）平片

1. 平片是诊断齿状突骨折基本的检查手段。常规检查应包括正、侧位和张口正位片。

2. 张口正位片显示齿状突尖部、腰部或基底部骨折，骨折线呈横行或斜行，折端可无移位或分离，侧位片可见折断的齿状突伴随寰椎向前或向后移位。

（二）CT

1. CT 能够提供没有组织重叠的横断面图像及三维重建图像，可直观地显示齿状突骨折的位置、骨折线走向及骨折端移位情况。

2. 根据 Anderson 及 D'Alonzo 分类法，齿状突骨折分三型：Ⅰ型，齿状突尖端翼状韧带附着部的斜行骨折；Ⅱ型，齿状突与枢椎椎体连接处骨折，即齿状突腰部骨折；Ⅲ型，枢椎体部骨折。

齿状突骨折的影像见图 6 - 95、图 6 - 96。

【鉴别诊断】

齿状突骨折需与齿状突基底部未闭合骨骺线鉴别。

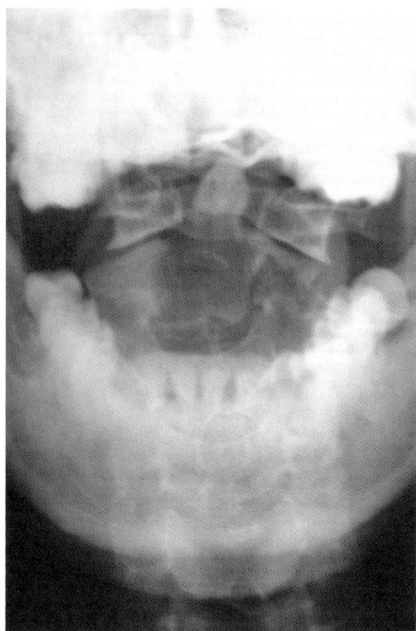

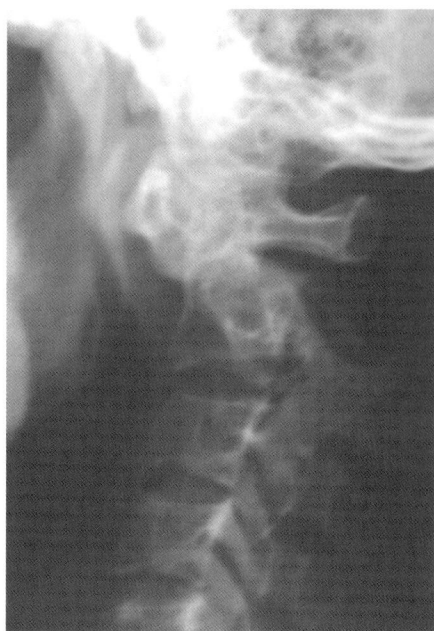

a

b

**图 6 - 95　齿状突骨折合并寰枢椎脱位**

a. 寰枢关节张口位片，示齿状突向左倾斜，齿状突与枢椎侧块距离不一致，呈左宽右窄；b. 寰枢关节侧位片，示齿状突前倾，齿体角大于 20°，寰椎随齿状突向前移位

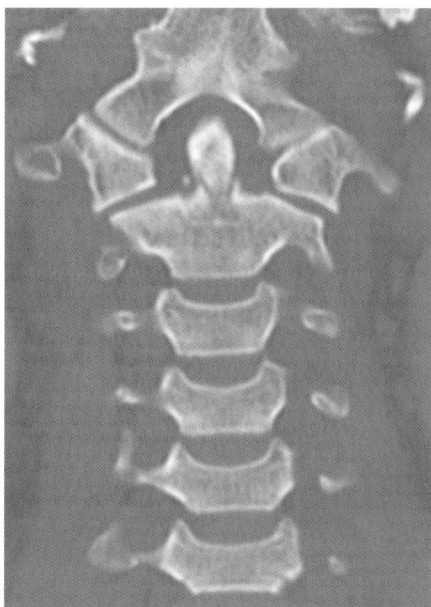

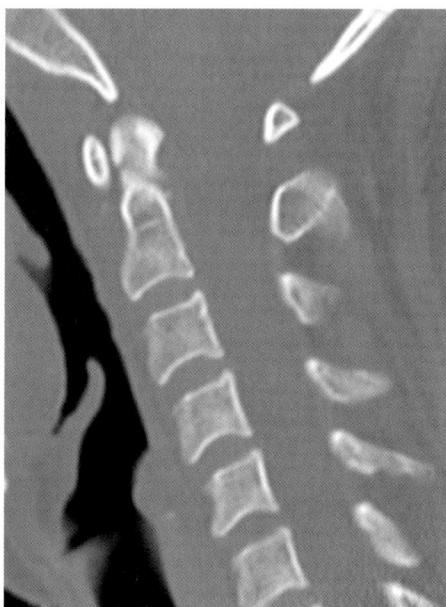

a

b

**图 6 - 96　齿状突骨折**

a. CT 冠状位重建，b. 矢状位重建，（a~b）示齿状突基底部骨折，断端无明显移位

# 三、Hangman 骨折

Hangman 骨折是指发生于枢椎椎弓根的骨折，又称创伤性枢椎滑脱，多因过度伸展和轴向压迫压缩负荷造成。

## 【临床表现】

有上颈椎超伸外伤史，枕颈部疼痛，活动受限，偶见一过性四肢麻痹。

## 【影像要点】

### （一）平片

1. 颈椎后前位片无阳性 X 线征象。

2. 侧位或斜位片显示枢椎椎弓根断裂，折线呈垂直或斜行，椎体和椎弓可分离或旋转移位，颈椎弧线不连续或轻度成角。

### （二）CT

1. CT 扫描是平片检查的重要补充，能够提供没有组织重叠的横断面图像及三维重建图像，可更清晰地显示骨折线、移位情况及与椎管的关系，有助于对骨折进行准确的分型。

2. 根据 Levine – Edwards 分类将 Hangman 骨折分三型：Ⅰ 型，无位移或椎间滑移小于 3mm 的骨折。Ⅱ 型，指椎间滑移大于 3mm，有轻度成角的骨折。Ⅱ A 型，指椎间成角明显，但滑移不明显的骨折。Ⅲ 型，指颈 2 椎峡部骨折伴有颈 2 椎和颈 3 椎后方小关节脱位的骨折。

Hangman 骨折的影像见图 6 –97。

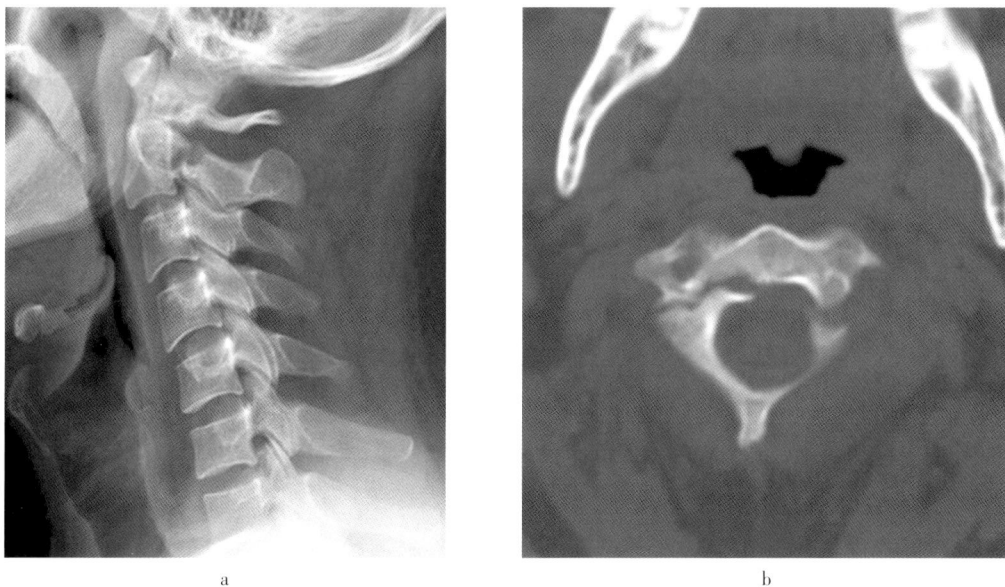

**图 6 – 97　Hangman 骨折**

a. 颈椎侧位片，b. CT 横轴位平扫，（a ~ b）示颈椎正常弯曲消失呈轻度弧形后
突，枢椎椎弓纵行断裂，累及椎体后缘，椎体与椎弓分离轻度向前滑脱

## 四、颈椎泪滴样骨折

颈椎泪滴样骨折是一种由屈曲和轴向压缩暴力联合作用，导致后部韧带复合体和椎间盘纤维环撕裂，受累脊椎向后错位进入椎管并引起前脊髓综合征的最严重、最不稳定的颈椎骨折。

【临床表现】

颈椎伸展屈曲功能受限，当合并脊髓损伤的时候，常出现不同程度的瘫痪或神经根疼痛。

【影像要点】

（一）平片

1. 椎体前下缘撕裂骨折，骨折块大小不一，可不同程度移位，椎体向椎管内移位。

2. 椎板及棘突间隙增宽，损伤节段后突畸形。

（二）CT

1. 常见贯穿椎体的矢状面骨折线，延伸至一侧或双侧椎板。

2. Korres 根据影像学上椎体前下缘骨折块大小、是否伴有椎体后缘的矢状面骨折线以及椎体向椎管内移位程度，将其分为四型：Ⅰ型，椎体前下缘 < 3 mm 的骨折，伴或不伴椎体后部骨折，但不伴椎体后方移位。Ⅱ型，椎体前下缘 > 3mm 的骨折，伴椎体后部骨折，但不伴椎体后方移位。Ⅲ型，根据椎体后方移位的程度分为 2 个亚型，移位 < 4mm 为 Ⅲa，移位 > 4mm 为 Ⅲb。Ⅳ型除以上所描述的骨折外，出现小关节交锁及上方椎体的前方移位。

（三）MRI

1. 与 CT 表现类似，可显示椎体骨折、关节突交锁。

2. 清楚显示韧带、脊髓等软组织损伤。

颈椎泪滴样骨折的影像见图 6 – 98。

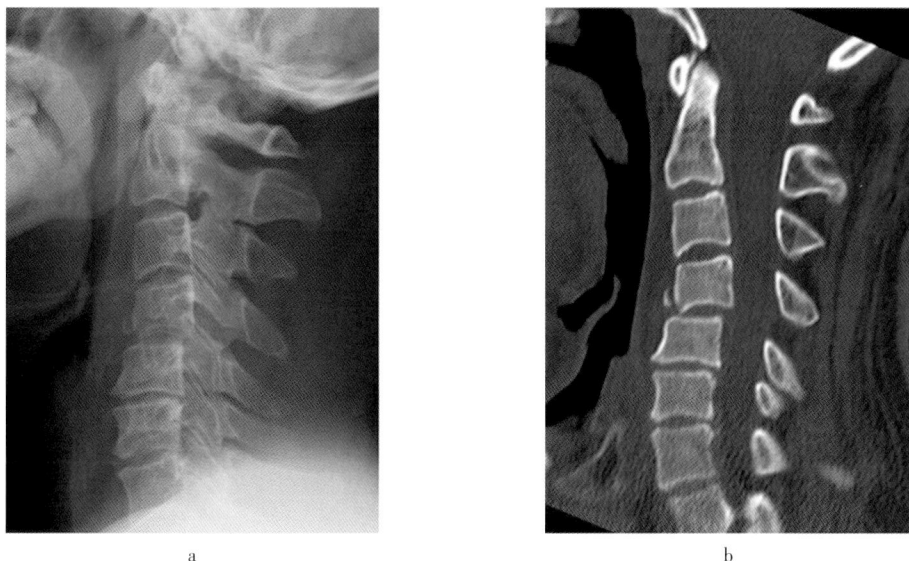

图 6 - 98　颈椎泪滴样骨折

a. 颈椎侧位片，b. CT 矢状位重建，（a～b）示颈椎生理曲度消失，呈轻度后凸，颈 4 前下角缘撕裂骨折，骨折片向前上移位，相应椎体向后错位，颈 4/5 椎小关节关系失常，咽后壁肿胀

## 五、单纯颈椎压缩骨折

单纯颈椎压缩骨折多见于颈 4～颈 6 椎体，主要为屈曲暴力伴垂直压缩外力的协同作用，导致受力节段的椎体相互挤压引起椎体楔形骨折。

【临床表现】

临床上主要以局部症状表现为主，疼痛使运动功能受限，有时头颈部呈前倾僵直状态，棘突和棘间隙有压痛。

【影像要点】

（一）平片

1. 颈椎曲度消失变直，严重者颈椎后突成角畸形。

2. 患椎前部压缩，整个椎体呈楔状变形，椎体密度增高。

3. 椎体后缘正常，椎管未累及，有时合并小关节突骨折。

（二）CT

1. 矢状位重建显示损伤椎体前部压缩，整个椎体呈楔形改变，椎体密度增高。颈椎出现后突成角畸形。

2. 颈椎椎管矢状径可因颈椎成角而减小，椎管后壁可拉长。

3. 部分病例可伴有椎间盘髓核向后方突出。

（三）MRI

1. 椎体顺列无变化，椎体后缘骨质连续。

2. 矢状位椎体呈楔状变形，受累椎体可见不均匀长 $T_1$、长 $T_2$ 改变。

3. 椎管无狭窄，邻近脊髓无受压变形及损伤改变。

单纯颈椎压缩骨折的影像见图 6 - 99、图 6 - 100。

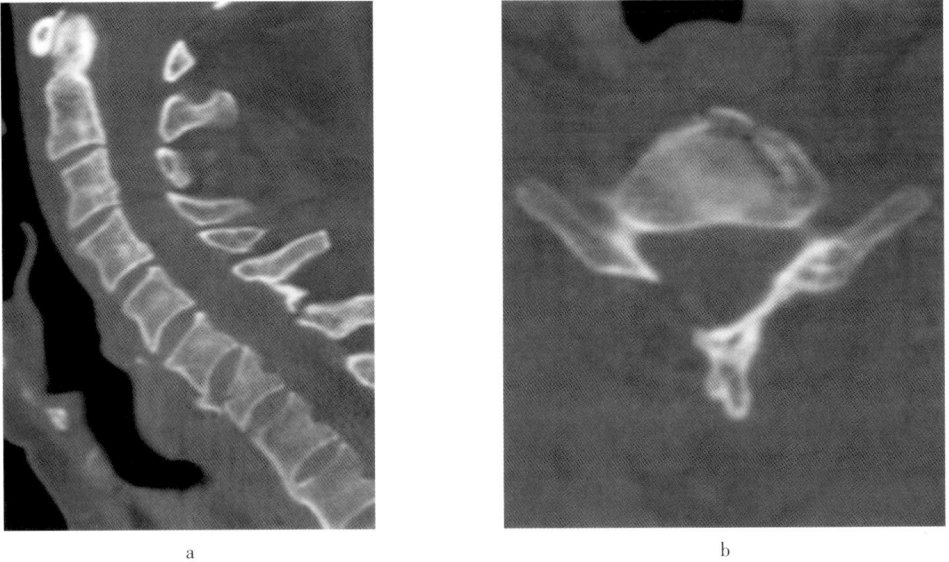

a            b

**图 6 - 99　单纯颈椎压缩骨折**

a. CT 矢状位重建，b. CT 平扫，示颈 7 椎体前部压缩呈楔状变形，椎体后缘正常，
椎管未累及

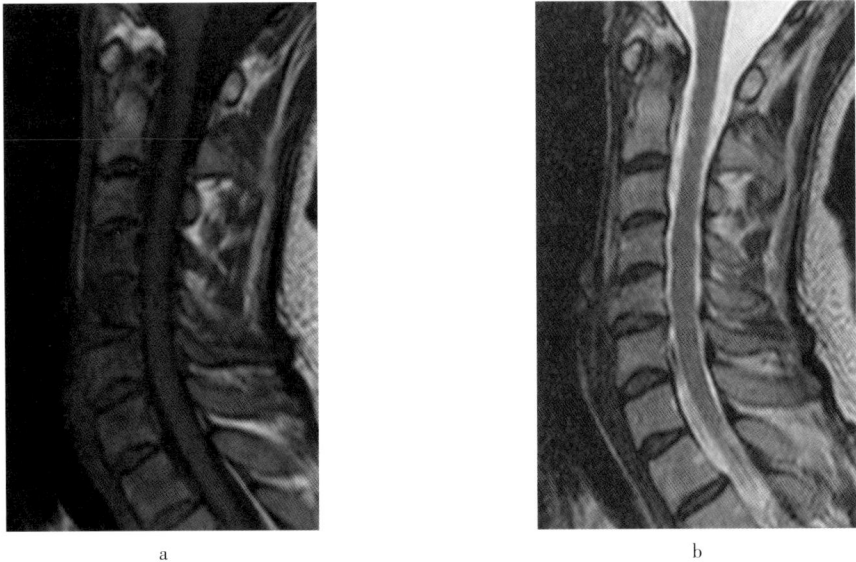

a            b

**图 6 - 100　单纯颈椎压缩骨折**

a. 颈椎 MRI 矢状位 $T_1WI$，b. 颈椎 MRI 矢状位 $T_2WI$，示颈 5 椎体前部变扁呈楔形改
变，受累椎体 $T_1WI$ 呈低信号，$T_2WI$ 呈稍高信号，椎体后部未见异常，未见脊髓受压

## 六、颈椎爆裂骨折

颈椎爆裂骨折也称垂直压缩骨折，是由垂直纵向暴力所致。当椎体爆裂时，由于前方和侧方均有坚强的前纵韧带包绕阻挡，爆裂骨折片较易向较为空虚的后方椎管内发生位移，挤压椎管和椎间孔，易引起脊髓损伤。

### 【临床表现】

颈部疼痛，压痛广泛，以损伤节的棘突和棘间压痛最明显，脊髓损伤平面以下感觉、运动和括约肌功能障碍。

### 【影像要点】

#### （一）平片

1. 正常颈椎的生理曲度消失。

2. 椎体粉碎性骨折，碎骨片向周围分离移位，向后突入椎管。

3. 椎弓、椎板和棘突等附件可同时合并骨折。

#### （二）CT

1. 椎体粉碎性骨折，骨折线呈矢状或冠状分开椎体，骨折碎片可向前突出颈椎前缘弧线，向后突入椎管。

2. 椎体高度变低，相应椎弓、椎板和棘突可同时合并骨折。

3. 脊髓变形，局部密度减低。

#### （三）MRI

1. 椎体碎裂变形，正常结构与外形消失，椎管断裂变形。

2. 矢状位示椎体不同程度移位，椎间盘碎裂伴后突，骨折区脊椎侧凸成角。

3. 急性骨折伴骨挫裂伤，受累椎体及附件可见长 $T_1$、长 $T_2$ 骨髓水肿信号。

4. 邻近脊髓受压变形、移位。

颈椎爆裂骨折的影像见图 6 – 101。

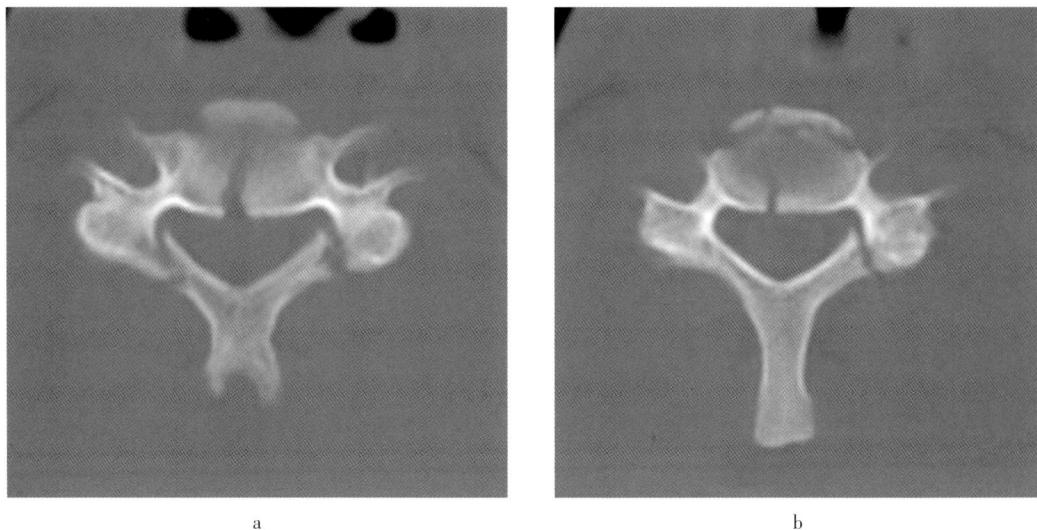

a            b

**图 6-101　颈椎爆裂骨折**

a. CT 平扫，b. CT 平扫，（a～b）示颈椎椎体粉碎性骨折，骨折线纵穿整个椎体，椎管轻度变形，双侧椎弓同时骨折

# 七、颈椎棘突骨折

颈椎棘突骨折也称铲土工骨折，临床较少见，主要由于颈椎过屈所致，有时合并椎体或其他附件骨折。

## 【临床表现】

伤后局部疼痛、肿胀和颈椎活动受限为主要表现，压痛局限于骨折处，有时可触及活动的棘突，肿胀较明显，范围也扩散到整个颈后部，并可见皮下淤血。

## 【影像要点】

1. 骨折多发生于颈 6、颈 7 椎棘突，骨折常为一个棘突，有时为两个棘突。

2. 骨折线自上斜向下方，骨折的棘突向下方移位并与上位棘突分离。

3. 常伴有棘间韧带和项韧带撕裂。

颈椎棘突骨折的影像见图 6-102。

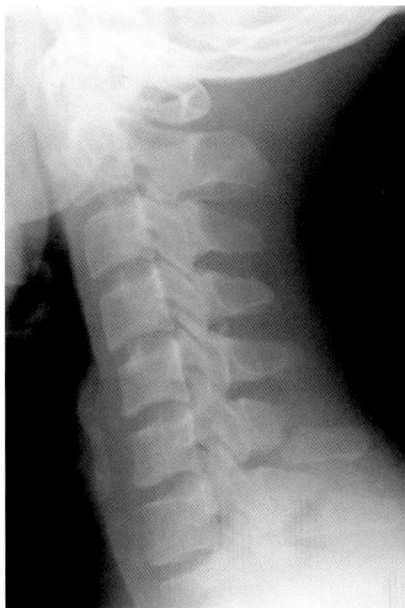

**图 6-102　颈椎棘突骨折**

颈椎侧位片，示颈 6、颈 7 椎棘突骨折，折端分离移位，颈椎生理弯曲消失、变直

## 八、胸、腰椎单纯压缩骨折

胸、腰椎单纯压缩骨折临床最为多见，通常由坠落伤、车祸、体育运动引起，主要为屈曲合并压缩暴力造成前柱损伤，根据弯曲方向可分为屈曲压缩和侧向压缩两种类型。

### 【临床表现】

有明确的外伤史，局部疼痛剧烈，不能站立，翻身困难，病人搬动时疼痛加重。腰背部活动受限，肌肉痉挛。骨折伤及脊髓或马尾神经者可出现损伤平面以下的感觉、运动和膀胱、直肠功能障碍。

### 【影像要点】

（一）平片

1. 侧位片显示椎体前缘受压变扁呈楔形，椎体中央可见骨小梁压缩的致密嵌压线。

2. 椎体前缘和两侧皮质断裂、成角、嵌入，而后柱高度不变，局部椎管不窄。

3. 正位片显示压缩的椎体密度增高，椎弓根距正常。

4. 屈曲应力严重时，可致棘上、棘间韧带断裂而表现为棘突间隙增宽。

5. 多无上、下关节突骨折。

（二）CT

1. 侧位定位像见椎体呈楔形变，少数后突成角畸形。

2. 横轴位显示椎体前半部骨皮质断裂，出现骨折线，或双边征，较重者骨折块向周边移位。

3. 脊椎后柱未累及，椎体后缘骨质连续，椎管无狭窄。

（三）MRI

1. 矢状位椎体呈楔状变形，受累椎体可见不均匀长 $T_1$、长 $T_2$ 信号改变。

2. 椎体生理曲度无变化，椎体后缘骨质连续。

3. 椎管无狭窄，邻近脊髓无受压变形及损伤改变。

胸、腰椎单纯压缩性骨折的影像见图 6 - 103 ~ 图 6 - 106。

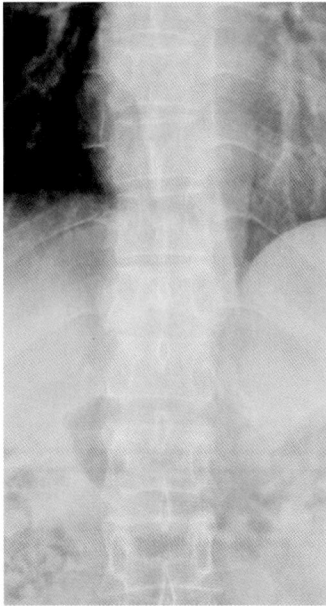
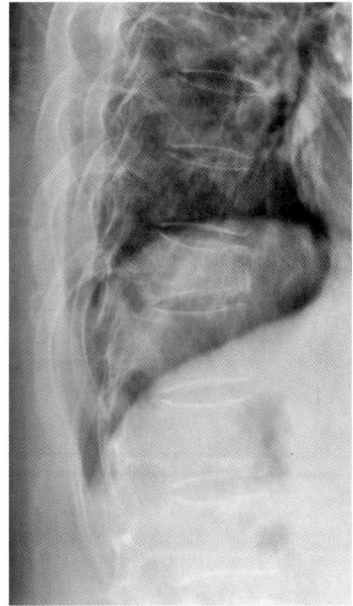

a                                                          b

**图 6 - 103    胸 11 椎压缩骨折**

a. 胸腰椎正位片，b. 胸腰椎侧位片，（a~b）示胸 11 椎体中度压缩，呈楔状变形，后柱高度不变，局部椎管无变窄

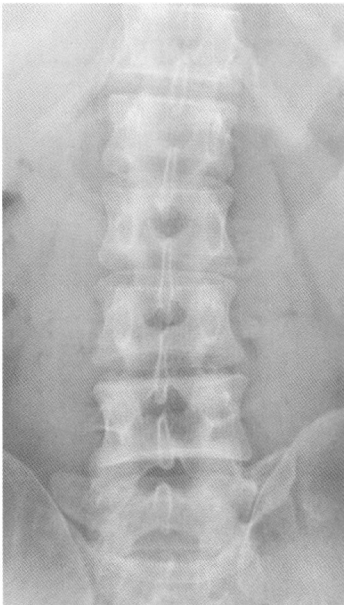
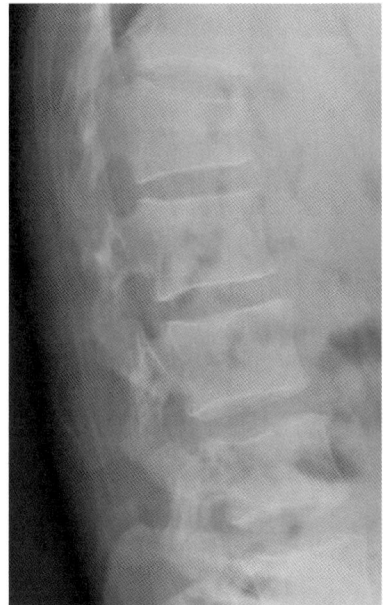

a                                                          b

**图 6 - 104    腰 1 椎压缩骨折**

a. 腰椎正位片，b. 腰椎侧位片，（a~b）示腰 1 椎体中度压缩呈楔形，中央见骨小梁压缩的致密嵌压线，后柱高度不变，局部椎管无变窄

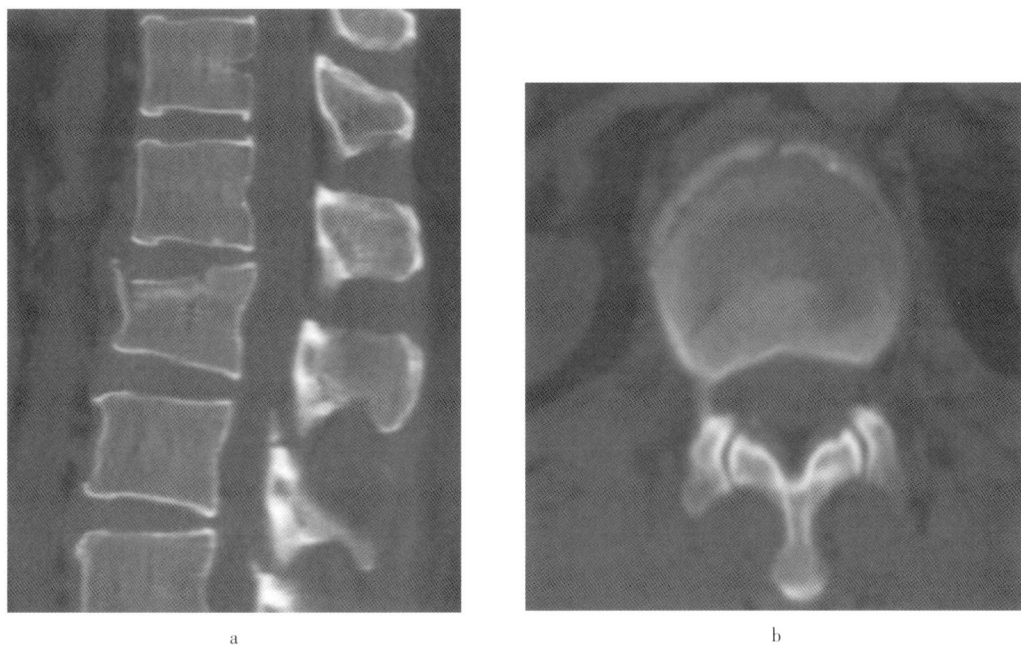

图 6-105 腰 2 椎压缩骨折

a. CT 矢状位重建，b. CT 平扫，（a~b）示腰 2 椎前部压缩呈楔状变形，而椎体后部未见异常，局部椎管无变形

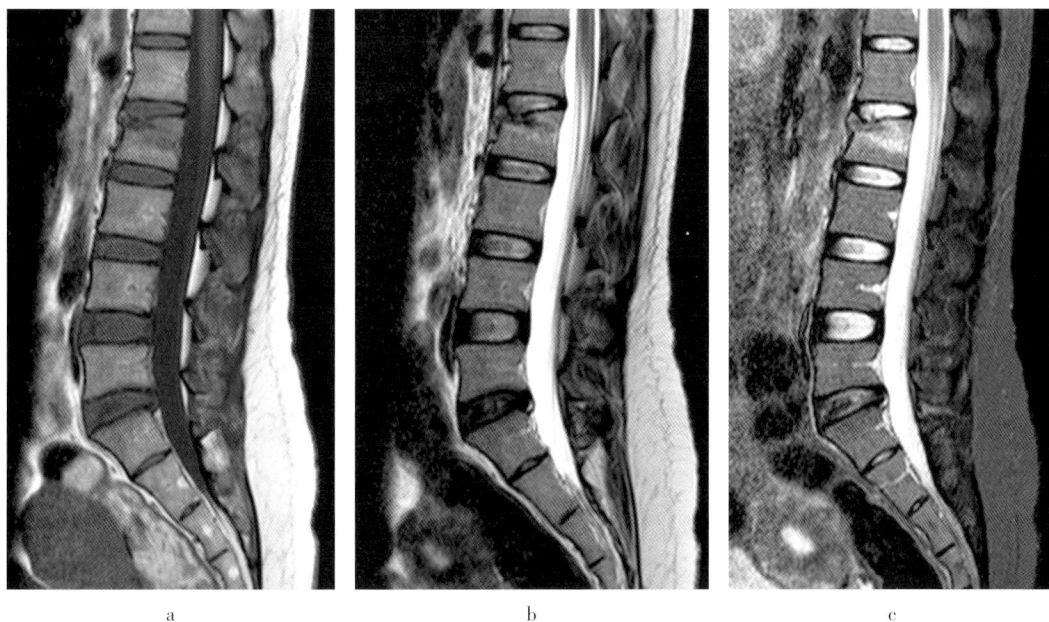

图 6-106 腰 2 椎压缩骨折

a. MRI 矢状位 $T_1WI$，b. 矢状位 $T_2WI$，c. 矢状位 $T_2WI$ 抑脂像，（a~c）示腰 2 椎体轻度压缩呈楔形，可见长 $T_1$、长 $T_2$ 信号，前上角可见分离骨碎片，局部椎管无变形，脊髓未见受压

# 九、胸、腰椎爆裂骨折

胸、腰椎爆裂骨折主要因垂直压缩性暴力或垂直压缩合并屈曲压缩应力，致前柱及中柱均受伤，椎体向四周膨出，呈爆裂状粉碎性骨折。

## 【临床表现】

有高处坠落或重物砸伤病史，伤后局部肿胀、畸形、叩压痛，伤及神经者可有感觉、肌力、反射、大小便等功能障碍。

## 【影像要点】

### （一）平片

1. 椎体明显压缩楔状变形，前部窄、后部宽，椎体变扁，边缘超出原椎体范围向四周扩展，椎体后上缘可突入椎管。

2. 椎弓向两侧分离，椎体后缘线断裂、弓形、成角、"S"状变形及一段后移。

3. 终板骨折，可发生横突、椎板骨折和小关节侧方分离。

4. 棘上、棘间韧带和小关节韧带撕裂，椎弓和小关节突骨折。

5. 棘突、关节突间距增宽，

6. 脊椎曲度消失，呈明显成角畸形。

### （二）CT

1. 椎体碎裂、分离、移位，椎弓根断裂，椎管变形，椎管内可见游离碎骨片。

2. 部分椎体上 1/2 为粉碎性骨折，下 1/2 为纵行或 "Y" 形骨折，并达椎体后缘皮质。

3. 椎体上缘后移的碎骨片均向前旋转，椎体终板向前下或前上移位，附件可同时骨折。

4. 脊髓变形，局部密度减低。

### （三）MRI

1. 椎体粉碎、变形，正常结构与外形消失，椎管断裂、变形。

2. 矢状位示椎体不同程度移位，椎间盘碎裂伴后突，骨折区脊椎成角畸形。

3. 急性骨折均伴有骨挫裂伤，故受累椎体及附件可见长 $T_1$、长 $T_2$ 骨髓水肿信号。

4. 邻近脊髓受压变形、移位或脊髓圆锥马尾神经损伤。

胸、腰椎爆裂骨折的影像见图 6-107~图 6-111。

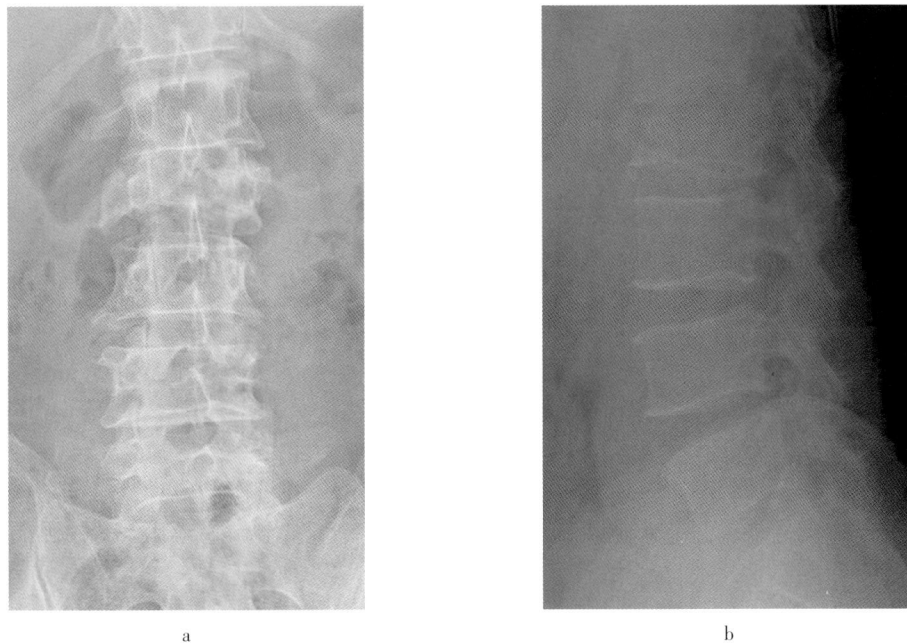

a

b

**图 6 - 107　腰椎爆裂骨折**

a. 腰椎正位片，b. 腰椎侧位片，（a～b）示腰 1 椎体楔状变形伴椎体后缘线后凸，椎弓距增大，局部椎管狭窄

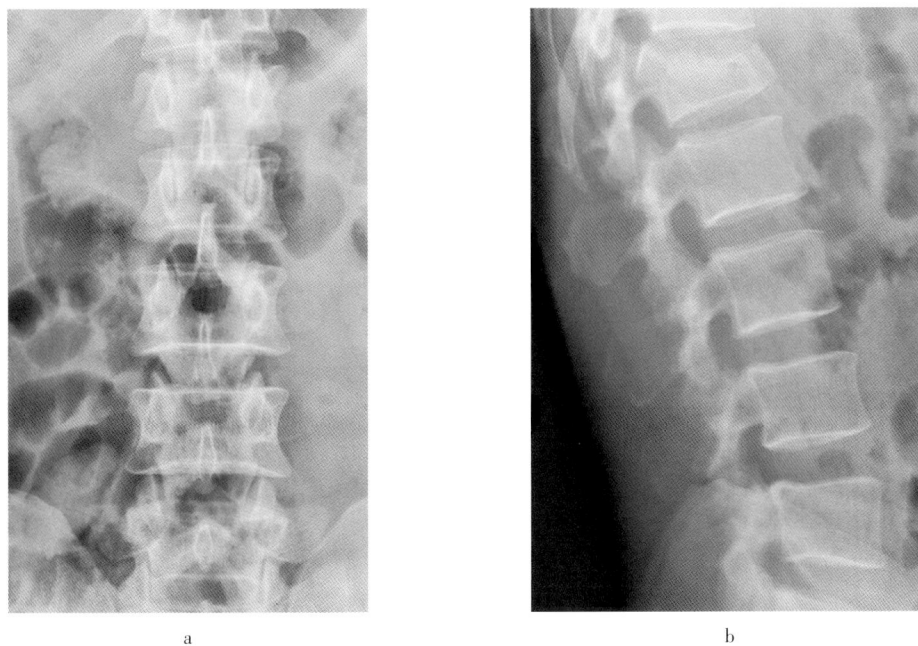

a

b

**图 6 - 108　腰 1 椎爆裂骨折**

a. 腰椎正位片，b. 腰椎侧位片，（a～b）示腰 1 椎体楔状变形，累及脊椎后柱，致该椎体后缘隆凸，相应平面椎管狭窄

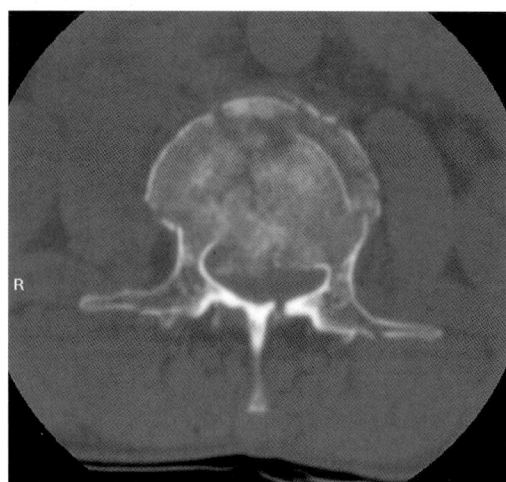

a

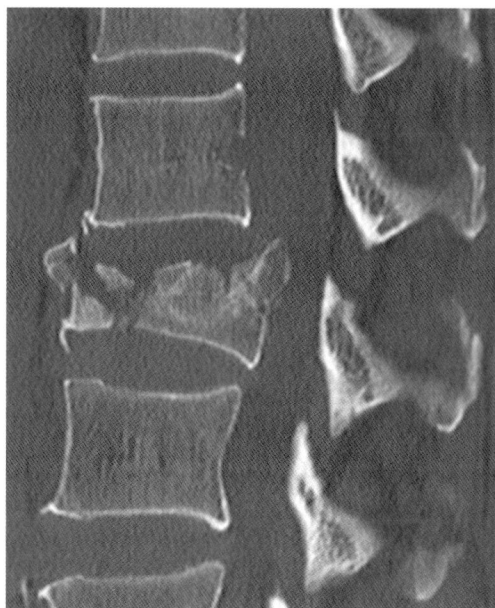

b

**图 6 - 109　腰椎爆裂骨折**

a. CT 横轴位平扫，b. 矢状位重建，（a ~ b）示腰 1 椎爆裂骨折，碎骨片向周围移位，骨碎片突入椎管致椎管狭窄，同时左侧椎板骨折及横突骨折

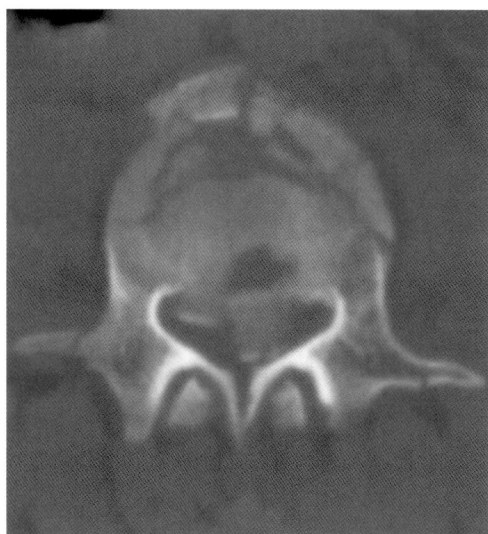

a

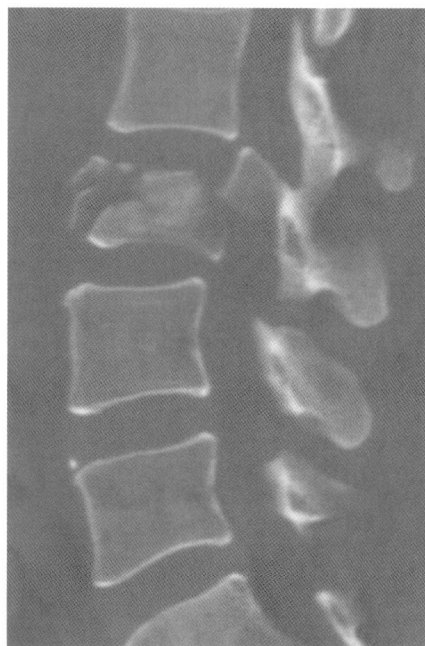

b

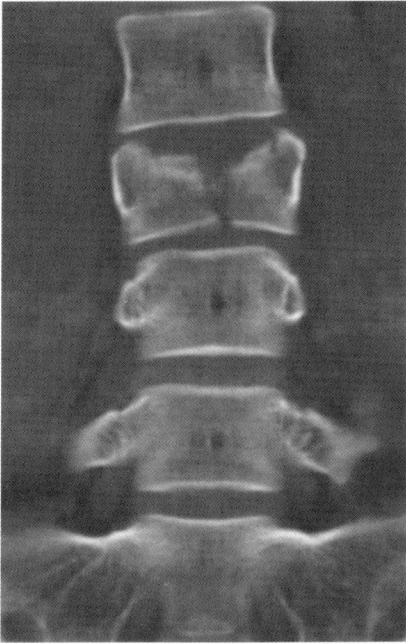

c

**图 6-110 腰椎爆裂骨折**

a. CT 横轴位平扫，b. 矢状位重建，c. 冠状位重建，
（a～c）示第 3 腰椎爆裂骨折，骨碎片向周围移位
并突入椎管，同时椎板及两侧横突骨折

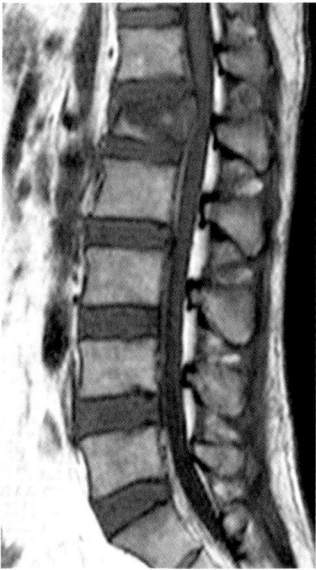

a

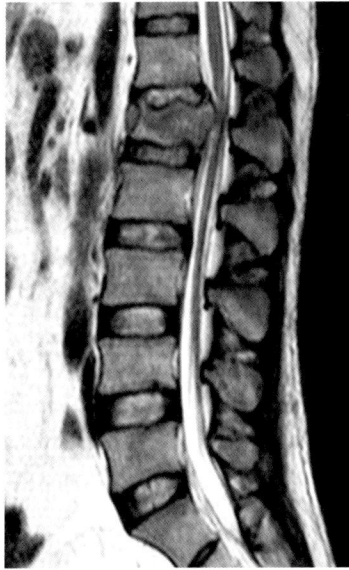

b

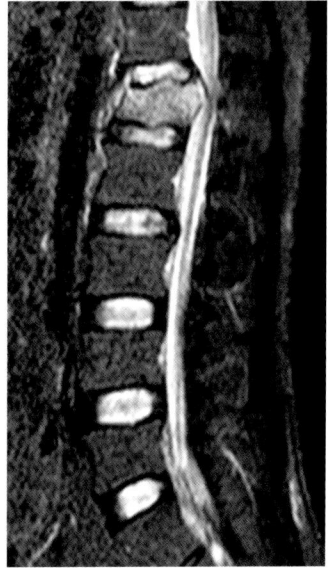

c

**图 6-111 腰 1 椎爆裂骨折**

a. MRI 矢状位 $T_1WI$；b. 矢状位 $T_2WI$；c. 矢状位 $T_2WI$ 抑脂像，（a～c）示腰 1 椎
体前部呈楔形，后部后凸向椎管方向移位，相应平面脊髓受压、损伤

# 十、Chance 骨折

Chance 骨折也称安全带型骨折，常见于交通事故中系安全带者，多发生于上腰椎，是横向极度屈曲剪切力造成的水平向骨折。

## 【临床表现】

损伤局部疼痛多较剧烈，翻身困难，伤处压痛明显，有叩击痛，可触及后突成角畸形。胸腰背肌肉痉挛，活动受限，重者不能站立或坐起。伴有神经损伤时，损伤平面以下可有感觉、肌力、反射、大小便等功能障碍。

## 【影像要点】

### （一）平片

1. 正位片可见横行穿过椎弓根的骨折线，导致一侧或双侧椎弓根不完整，伤椎与下位椎体棘突间隙增宽，相应椎体中部密度减低，呈"椎体中空"征。

2. 侧位片显示骨折线呈水平或近似水平经过椎体，后柱呈扇形张开、高度增加，前柱可有压缩，棘突间距增宽。

### （二）CT

1. 冠状位及矢状位重建显示横行穿过椎体、椎弓根的骨折线及椎体前柱楔形压缩骨折。

2. 横轴位连续层面则显示椎弓根逐渐模糊不清呈"椎弓根溶解"征。

### （三）MRI

1. 在 $T_2$ 加权像或 $T_2WI$ 抑脂像上，经典的 Chance 骨折可见典型"三明治"征，即骨折线的线性或三角形的低密度区（血肿）被两侧高密度区（脊髓水肿）所包绕，形成类似三明治的图像。

2. Denis 将 Chance 骨折分为 4 个亚型：Ⅰ型，一个水平，经骨性结构的安全带型骨折（即传统的 Chance 骨折）；Ⅱ型：一个水平，经韧带结构的安全带型骨折；Ⅲ型：两个水平，在中柱水平经骨性结构安全带型骨折；Ⅳ型：两个水平，在中柱水平经韧带结构的安全带型骨折。

Chance 骨折的影像见图 6 - 112。

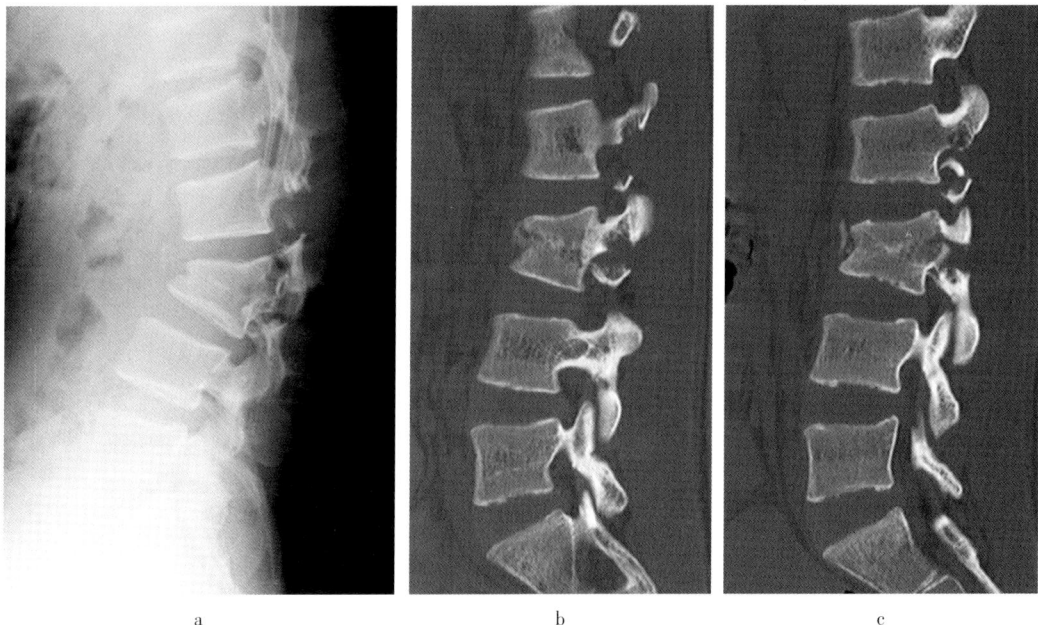

**图 6 – 112　Chance 骨折**

a. 腰椎侧位片；b. CT 矢状位重建；c. CT 矢状位重建，（a~c）示胸腰段脊椎明显
后突成角，腰 3 椎体中央可见由前向后呈水平向骨折线，向后延伸累及椎弓根，
同时腰 2~3 椎小关节骨折脱位

## 十一、胸、腰椎骨折脱位

胸、腰椎骨折脱位约占脊柱损伤的 20%，常累及三柱，属于高度不稳定骨折，约
75% 合并有神经损伤。

【临床表现】

有严重外伤史。患者伤后局部疼痛，腰背部肌肉痉挛，不能起立，翻身困难，感觉
腰部软弱无力。由于腹膜后血肿对自主神经的刺激，肠蠕动减慢，常出现腹胀、腹痛、
大便秘结等症状。受伤平面以下，双侧胸、腹部以下对称性感觉、运动、反射及大小便
等功能障碍。

【影像要点】

1. 发生于胸、腰连接处，损伤以脱位为主，椎体压缩楔形变不明显或仅有轻度的压
缩楔形变。

2. 椎体脱位明显，超出下一椎体上面一半以上，严重者上一椎体完全超出下一椎体
的前方。下一椎体可出现前缘骨折，骨折块随上一椎体向前移位。

3. 关节突、椎弓、椎板、棘突均可发生粉碎性骨折。

4. 关节突关节常半脱位、交锁。

胸、腰椎骨折脱位的影像见图 6 – 113。

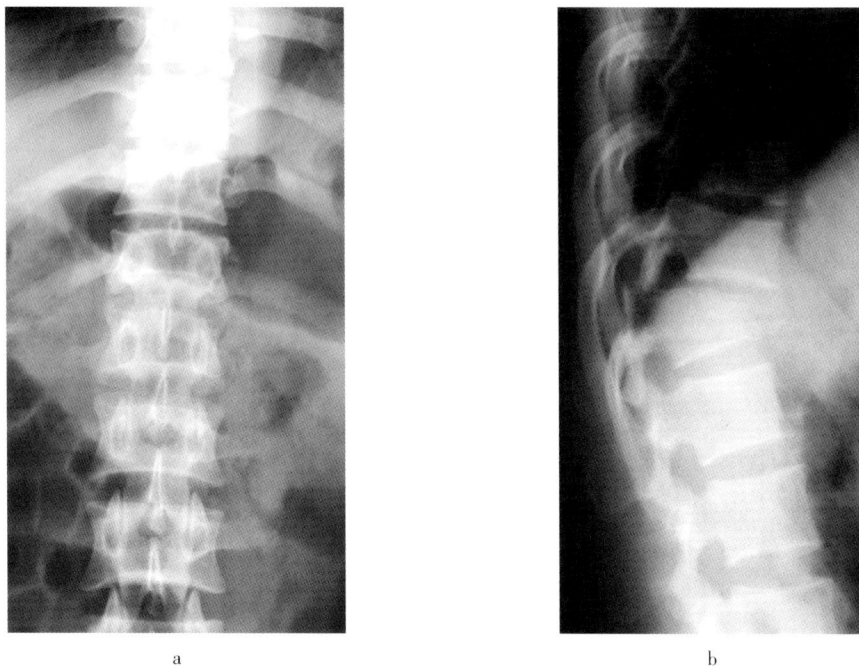

a                                                          b

**图 6 – 113　胸、腰椎骨折脱位**

a. 腰椎正位片，b. 腰椎侧位片，（a~b）示第 12 胸椎体压缩变扁并向后明显移
位，局部椎管扭曲变窄，其它椎体及附件未见异常

# 十二、腰椎横突骨折

腰椎横突骨折属腰椎附件骨折，在腰椎骨折中发病率仅次于椎体骨折。

【临床表现】

有明显外伤史。临床主要表现为局部疼痛、压痛、活动受限或伴有臀部放射痛。

【影像要点】

1. 多为一侧性，表现为 1 个或 5 个横突同时骨折。

2. 骨折线一般呈纵行，可无移位或明显移位分离。

腰椎横突骨折的影像见图 6 – 114、图 6 – 115。

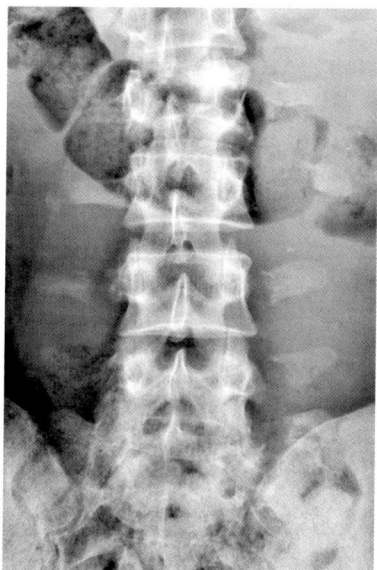

**图 6 – 114　腰椎横突骨折**

腰椎正位片，示第 3、4、5 腰椎双侧横突骨折，骨折不同程度分离、移位

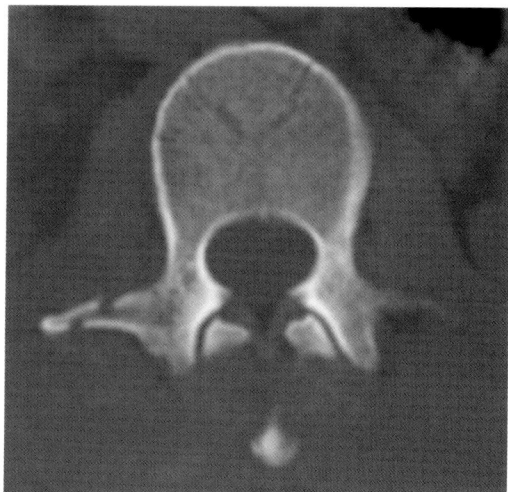

**图 6 – 115　腰椎横突骨折**

CT 平扫，示第 3 腰椎右侧横突骨折

# 十三、骶骨骨折

骶骨骨折较脊椎的颈、胸、腰椎为少，可单独发生，也可与骨盆的其他部位同时骨折，多为患者仰面滑倒，骶、尾骨着地直接撞击所致。

## 【临床表现】

骶部疼痛，不敢取坐位，行走时疼痛。局部压痛明显，一般无神经症状，有时可因牵拉或挤压骶神经干而引起下肢疼痛或坐骨神经痛症状。

## 【影像要点】

1. 多为横断骨折，骨折线常在第 2 骶椎或骶髂关节面以下。

2. 骨折线可横贯整个骶骨或偏向一侧，远端向前移位。

3. 少数骨折呈纵行，骨折线自第 1 骶椎上缘下行，通过各骶孔。

骶骨骨折的影像见图 6 – 116、图 6 – 117。

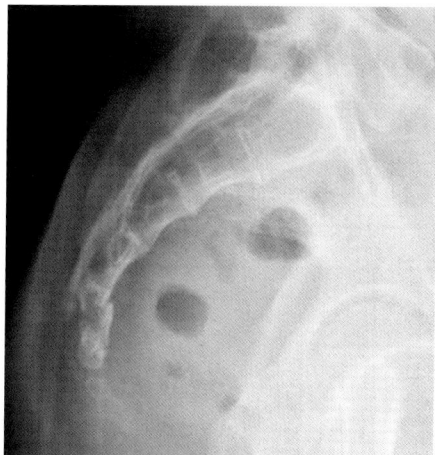

**图 6 – 116　第 5 骶椎骨折**

骶、尾椎侧位片，示第 5 骶椎横断骨折，远折端向前移位

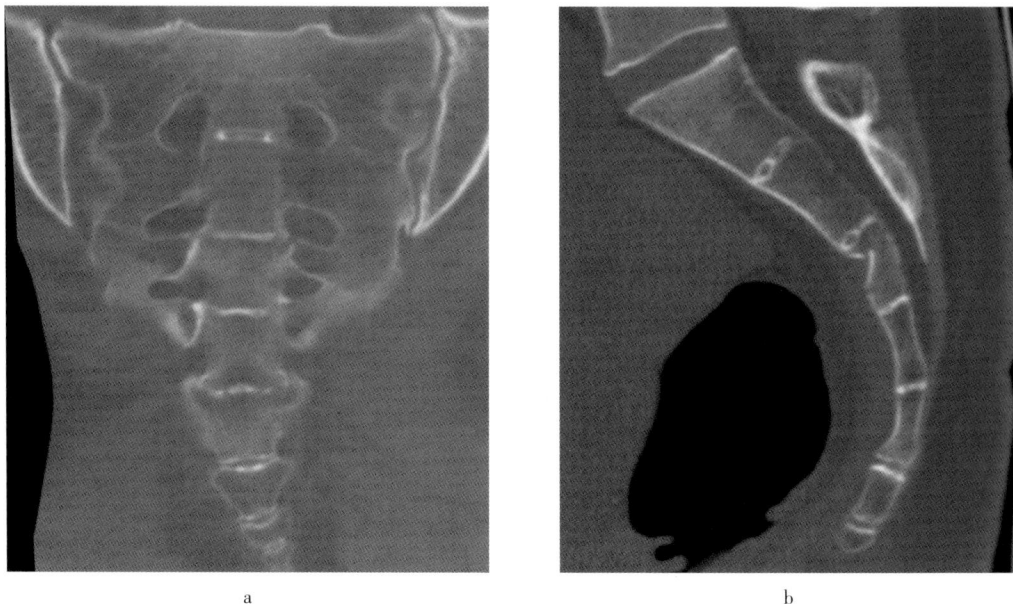

a           b

**图 6 – 117　第 3 骶椎骨折**

a. 骶、尾椎 CT 冠状位重建；b. 矢状位重建，（a～b）示第 3 骶椎前缘局部皮质凹陷、断裂

# 十四、尾骨骨折

尾骨骨折较骶骨骨折多见，多为跌倒坐地时，地面硬物直接撞击所致。

## 【临床表现】

伤后局部疼痛，常因尾部疼痛而不喜欢坐姿，肛门指诊除直接压痛外，触及尾骨末端时，可出现剧烈的间接压痛及张力性疼痛。

## 【影像要点】

1. 尾骨可见骨折裂纹，骨折断端远侧段常向前移位。

2. 局部软组织肿胀。

尾骨骨折的影像见图 6 – 118。

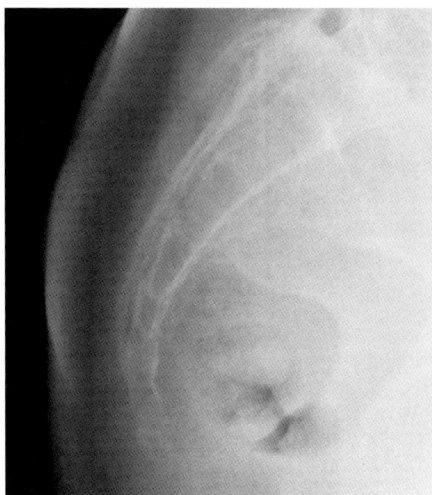

**图 6 – 118　第 1 尾椎骨折**

骶、尾椎侧位片，示第 1 尾椎骨折，前缘局部皮质轻度凹陷

# 第五节 骨盆损伤

## 一、髂骨翼骨折

髂骨翼骨折较少见，约占骨盆骨折的 6%。多由直接暴力所致，由于髂骨肌肉、韧带及腱膜附着较多，骨折移位较少。

### 【临床表现】

有侧方挤压或撞击伤史。骨折局部肿胀、疼痛；伤侧下肢活动受限、压痛，骨盆分离及挤压试验阳性，有时可触及骨折异常活动及骨擦音。

### 【影像要点】

1. 骨折可为线状或粉碎性，移位多不明显。

2. 骨折片重叠时为致密的线条状阴影。

3. 骨折面倾斜不平者常表现为模糊较宽的透亮带。

4. 骨折片旋转时，骨折块显示两层平行的致密骨皮质。

髂骨翼骨折的影像见图 6 - 119。

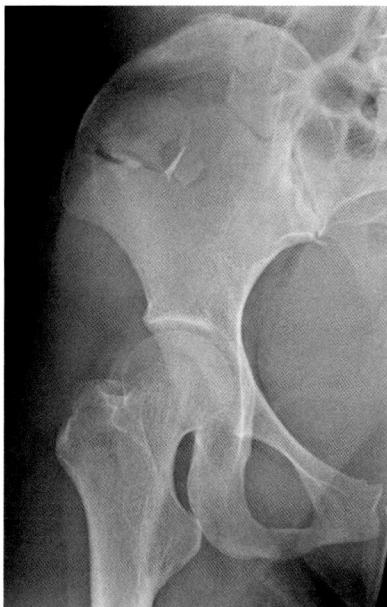

图 6 - 119　右髂骨翼骨折

右髂骨正位 X 线平片，示右髂骨翼骨折，可见分离骨折片

## 二、骨盆边缘部撕脱骨折

骨盆边缘部撕脱骨折为骨盆边缘部常见的运动损伤，占骨盆损伤的 15% 左右，多发生在儿童。常见的撕脱骨折包括髂前上棘撕脱骨折、髂前下棘撕脱骨折、髂嵴撕脱骨折及坐骨结节撕脱骨折等。

### 【临床表现】

好发于青少年，最多见于运动员及舞蹈演员。其病史中常有做某个动作时，突然发生骨盆区剧痛的过程。临床检查时，撕脱性骨折处有肿胀、触痛，髋关节活动受限，骨折片附着肌肉的主动和被动运动均产生疼痛。

### 【影像要点】

1. 髂前上棘、髂前下棘及坐骨结节等相应部位撕脱骨折。

2. 骨折片不同程度分离、移位。

骨盆边缘部撕脱的影像见图 6 – 120、图 6 – 121。

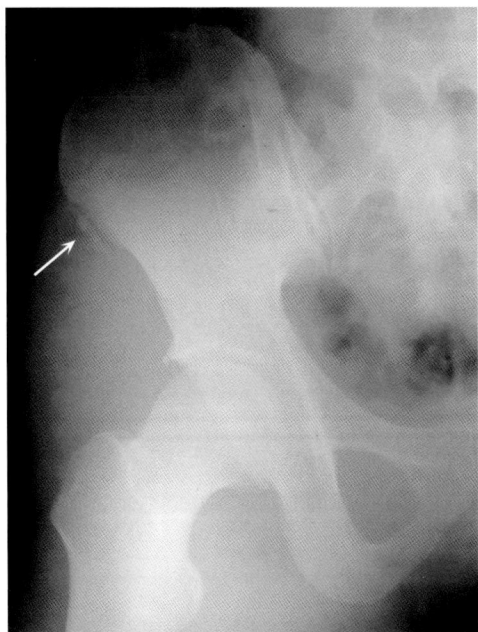

**图 6 – 120　右髂前上棘撕脱骨折**

右髂骨正位片，示右髂前上棘撕脱骨折（白箭头），骨折片轻度分离移位

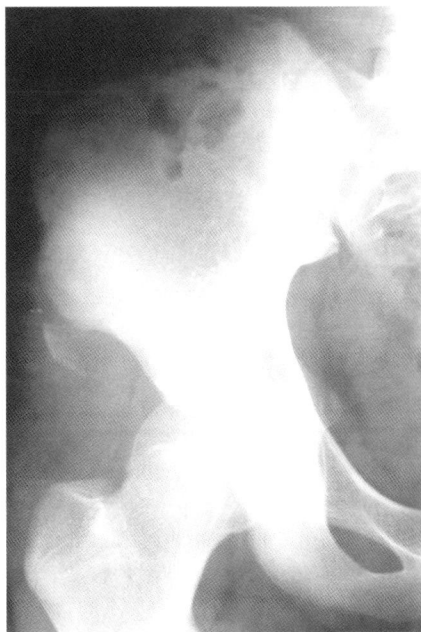

**图 6 – 121　右髂前下棘骨折**

右髂骨正位片，示右髂前下棘撕脱骨折，骨折片向下移位

## 三、单纯耻骨支或坐骨支骨折

单纯耻骨支或坐骨支骨折临床常见有耻骨或坐骨单支骨折、一侧耻骨上、下支骨折等，骨折线未贯穿骨盆环，移位不明显，通常未合并盆腔内脏损伤。

### 【临床表现】

耻骨单支骨折及单侧耻骨双支骨折，伤后耻骨支骨折局部出现肿胀、疼痛、压痛，骨盆挤压及分离试验时疼痛加重。骑跨骨折，骨折后局部肿胀、淤血、疼痛、压痛，骨盆挤压及分离试验阳性。

### 【影像要点】

1. 耻骨单支或单侧耻骨双支显示骨质断裂，折端不同程度错位。

2. 骨盆环前部轻度变形。

单纯耻骨支或坐骨支骨折的影像见图 6 – 122、图 6 – 123。

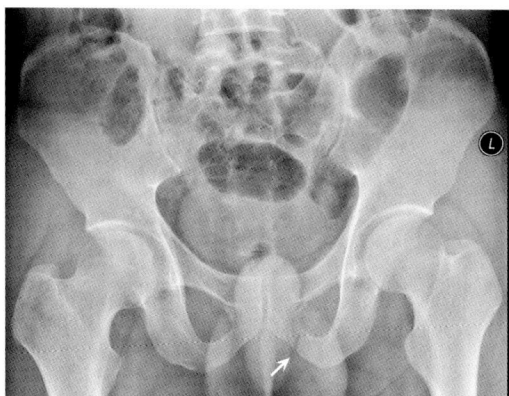

**图 6 – 122　左耻骨下支骨折**

骨盆正位片，示左耻骨下支骨折（白箭头），骨折端无移位

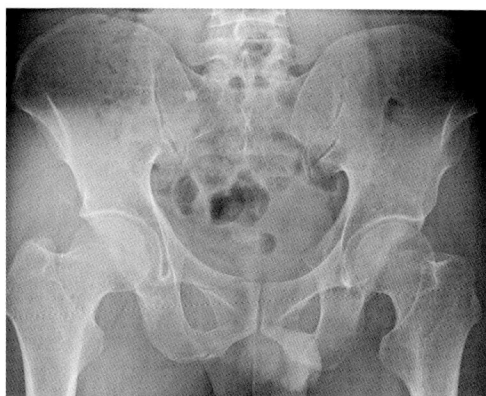

**图 6 – 123　右耻骨上下支骨折**

骨盆正位片，示右耻骨上、下支骨折，骨折端无移位

## 四、双侧耻骨上、下支骨折

双侧耻骨上、下支骨折也称跨骑骨折，多由骨盆侧方挤压所致。常合并尿道损伤。

【临床表现】

伤后骨盆前侧疼痛，活动受限，髋关节伸展活动时疼痛加剧，患者多不能站立及行走。耻骨压痛明显，骨盆分离及挤压试验阳性。合并尿道损伤者，可有排尿困难及尿潴留等尿道损伤症状。

【影像要点】

1. 双侧耻骨上、下支骨质中断，骨折端多有重叠或向后移位。

2. 骨盆环前部变形。

双侧耻骨上、下支骨折的影像见图6 – 124。

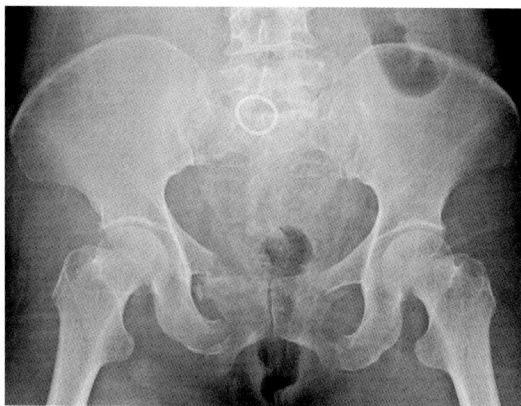

**图 6 – 124　双侧耻骨上、下支骨折**

骨盆正位片，示双侧耻骨上、下支骨折，骨折块下陷并向右侧移位

## 五、骨盆环前后联合损伤

骨盆环前后联合损伤表现为骨盆环前侧段耻、坐骨折或耻骨联合分离与后侧段骶髂关节脱位或关节附近骶骨或髂骨骨折，骨盆常发生变形。

### 【临床表现】

一般暴力较大，疼痛显著；骨盆部及会阴出现瘀斑和血肿；骨盆呈明显畸形，两侧不对称；骨盆压痛明显，骨盆分离及挤压试验阳性；合并尿道或膀胱损伤者，可有排尿困难及尿潴留，出血严重者常合并休克症状。

### 【影像要点】

**1. 分离型** 又称开书型。为前后方向外力挤压骨盆所致，表现为伤侧髋骨外翻外旋，与对侧相比，伤侧髂骨翼影像变宽，闭孔变小，骨折端互相分离，骨盆环显示张开变形。

**2. 压缩型** X线片显示骨盆压缩变形，骨盆向健侧翻转，骨折端重叠，伤侧髋骨内翻内旋，伤侧髂骨翼影像变窄，闭孔变大，耻骨联合向健侧移位或骨折端相互重叠。

**3. 垂直型** X线片示骨盆前侧耻骨上、下支骨折或耻骨联合分离与同侧或对侧骶髂关节脱位或骶、髂骨骨折，伤侧半个骨盆连同下肢向上移位。

**4. 中间型** 骨盆环前后环发生骨折或脱位，但骨盆无扭转变形。

骨盆环前后联合损伤的影像见图 6 – 125、图 6 – 126。

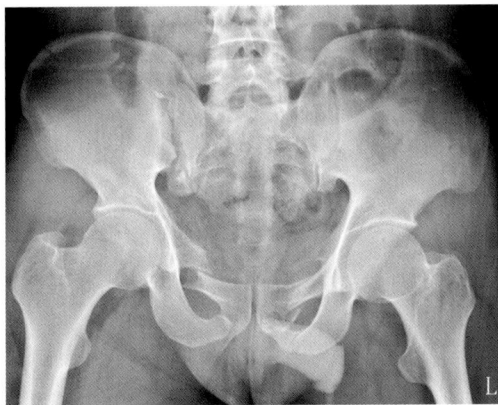

**图 6 – 125 骨盆环前后联合损伤**

*骨盆正位片，示右骶髂关节脱位，左、右耻骨上、下支骨折，右侧折端错位，同时右髂骨翼骨折*

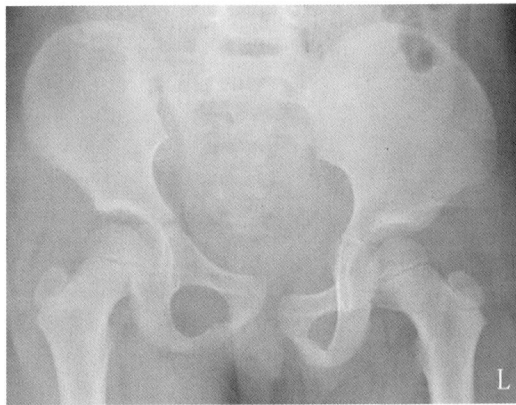

**图 6 – 126 骨盆环前后联合损伤**

*骨盆正位片，示右骶髂关节脱位，耻骨联合间隙增宽，右半骨盆向上外移位*

# 第六节　特殊类型骨折

## 一、疲劳性骨折

疲劳性骨折又称行军骨折，是由于正常外力反复作用于弹性、强度正常的骨骼而引起的骨折，为应力性骨折的一种类型。患者通常无明显外伤史，多见于战士、运动员、舞蹈演员或长期负重物的劳动者。

**【临床表现】**

患者疼痛出现前数周内有较大强度的运动史，如频繁的跳跃、中长跑和长距离行走。主要症状为病变部位的局限性疼痛，并随活动量增加而加重，休息后减轻。检查可见局部肿胀，有明显压痛点和骨干纵向叩击痛，晚期可触及梭形骨质增厚。

**【影像要点】**

（一）平片

1. 骨折好发于第 2 跖骨、胫骨上段、腓骨下段、跟骨、股骨头、耻骨支、坐骨支和肋骨等部位。

2. 早期显示局部骨皮质变薄，边缘模糊，呈灰色骨皮质征，小部分可见骨折线。

3. 修复期可见横行、斜行骨折线或与骨小梁垂直的线状增生硬化带，伴有不同程度、不同形态的骨膜反应，骨皮质增厚，局部可见鸟嘴状、丘状或球状骨痂堆积。

4. 愈合期骨膜增生和骨折线均消失，骨痂密度增高，局部骨质呈半球状隆起，形如纽扣。

（二）CT

1. 早期可显示横行或不同程度弯曲的骨折线，伴邻近软组织广泛肿胀。

2. 修复期可见骨折线或线状增生硬化带，内外膜反应性增生，骨皮质增厚，局部骨痂堆积。

3. 愈合期显示骨膜增生及骨折线均消失，骨痂密度增高，局部骨质呈半球状隆起。

（三）MRI

1. 早期骨髓局部或弥漫性水肿，周围软组织水肿，骨折线可见或不可见。

2. 修复期所有序列均可见骨折线，骨髓和软组织水肿不显著，断端髓腔及骨皮质周围可见长 $T_1$、短 $T_2$ 骨痂。

3. 愈合期骨折线消失，骨髓腔及周围软组织水肿消失，周围可见低信号隆起骨质。

疲劳骨折的影像见图 6－127 ~ 图 6－132。

## 【鉴别诊断】

本病需与胫骨骨样骨瘤、骨肉瘤及化脓性骨髓炎等鉴别。

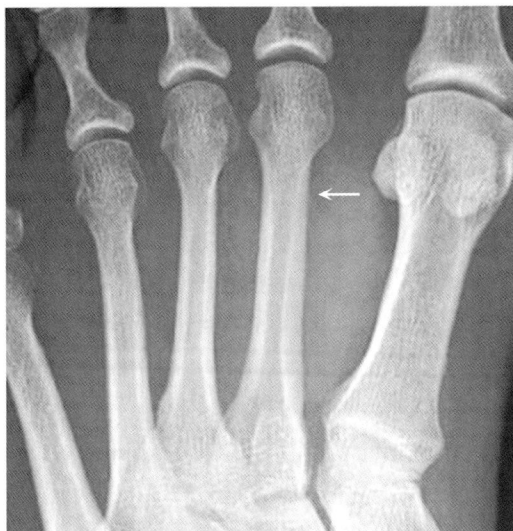

**图 6 – 127　左足第 2 跖骨疲劳性骨折**

左足正位片，示左足第 2 跖骨远端内侧局部皮质变薄，边缘模糊，未见骨折线（白箭头）

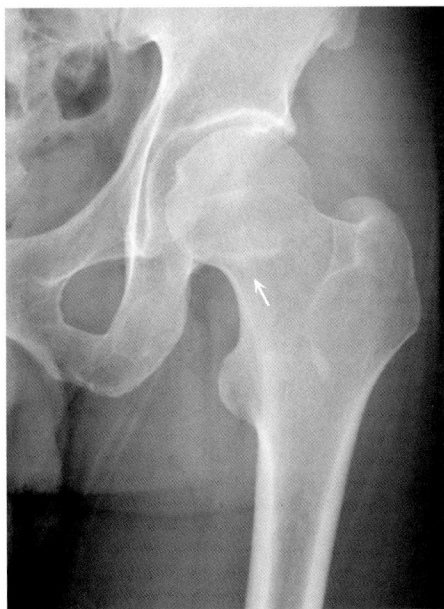

a

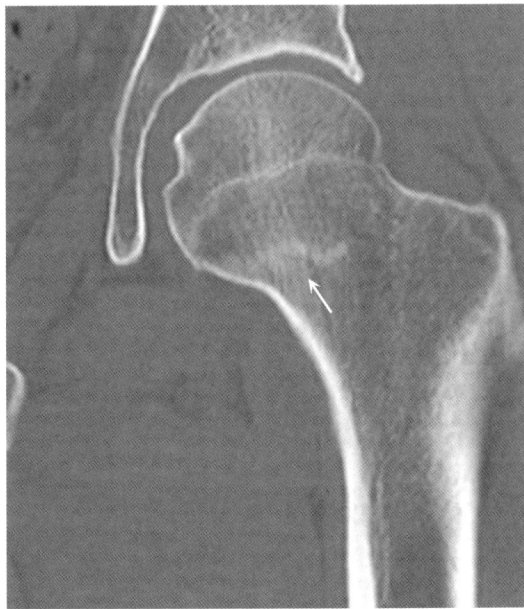

b

**图 6 – 128　左股骨颈疲劳性骨折**

a. 左髋正位片，b. 左髋 CT 冠状位重建，示左股骨颈内侧横行致密影（白箭头）

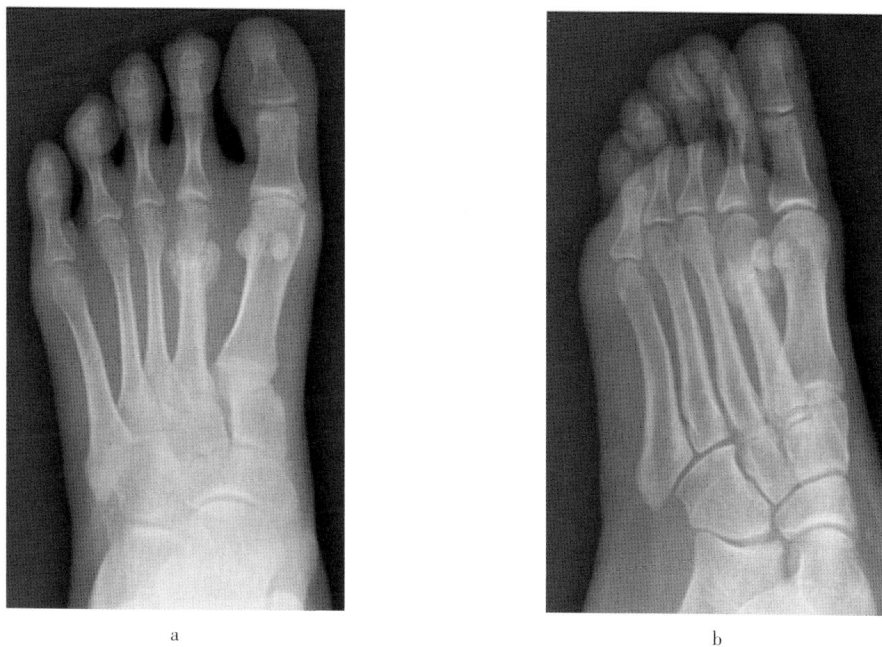

**图 6 – 129　左足第 2 跖骨疲劳性骨折**

a. 左足正位片，b. 左足斜位片，（a ~ b）示左第 2 跖骨体远端可见短斜行骨折线，周围可见球状骨痂堆积

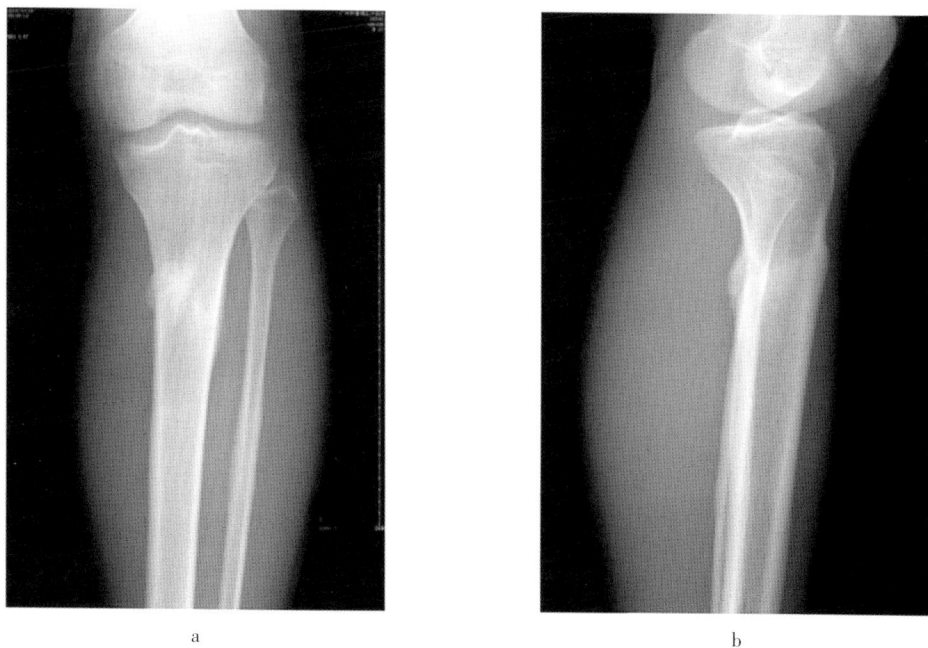

**图 6 – 130　左胫骨上段疲劳性骨折**

a. 左小腿正位片，b. 左小腿侧位片，（a ~ b）示左胫骨上段局部密度增高，内可见增生硬化线，周围可见丘状骨痂形成

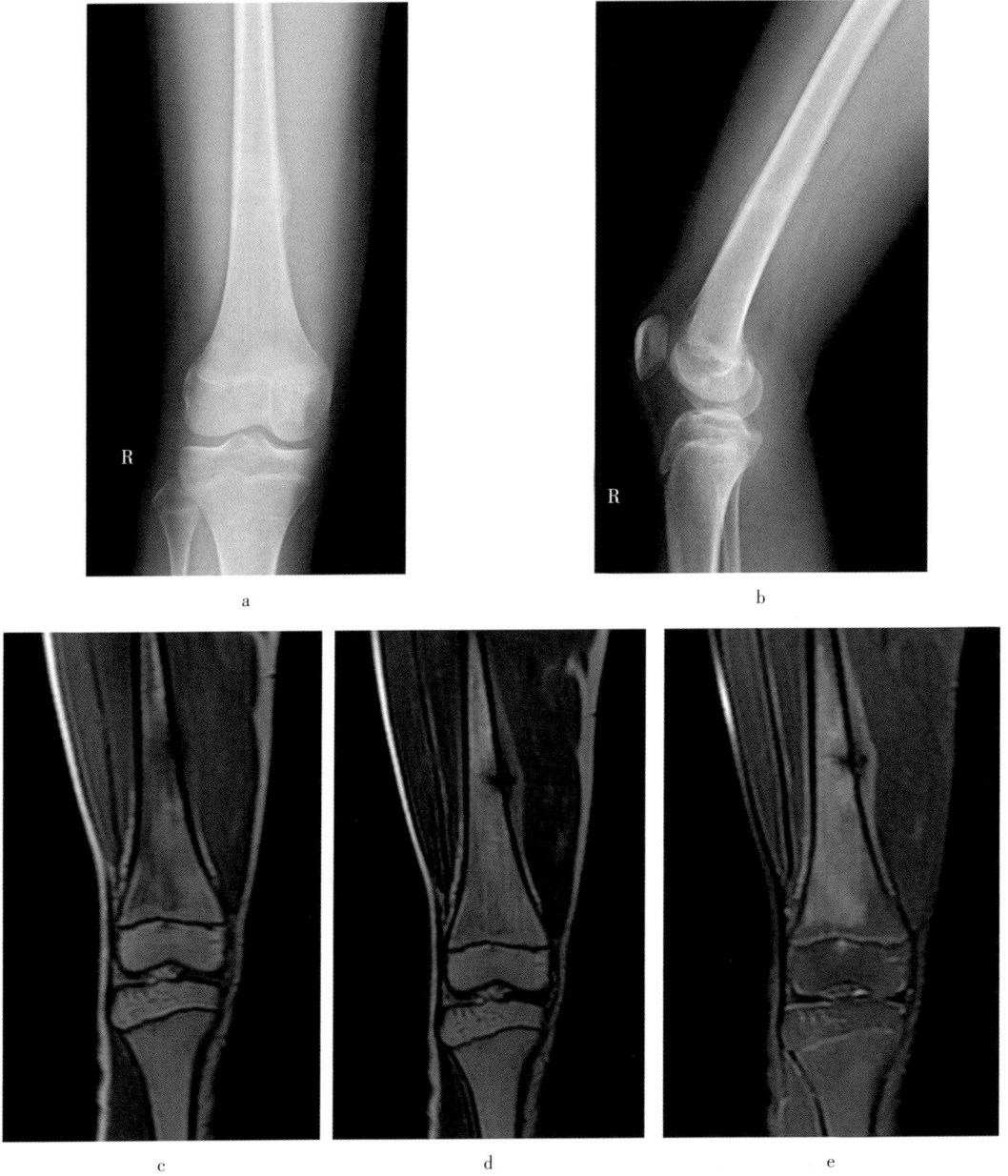

图 6－131　右股骨下段疲劳性骨折

a. 右股骨正位片，b. 右股骨侧位片，（a～b）示右股骨下段隐约见短斜行骨折线，前侧可见线状骨膜反应，内侧可见扁丘状骨痂形成。c. 右股骨 MRI 冠状位 $T_1WI$，d. 冠状位 $T_2WI$，e. 冠状位 $T_2WI$ 抑脂像，（c～e）示右股骨下段各序列均见低信号骨折线，折端内侧可见低信号骨痂形成，折端周围可见大片长 $T_1$、长 $T_2$ 骨髓及软组织水肿

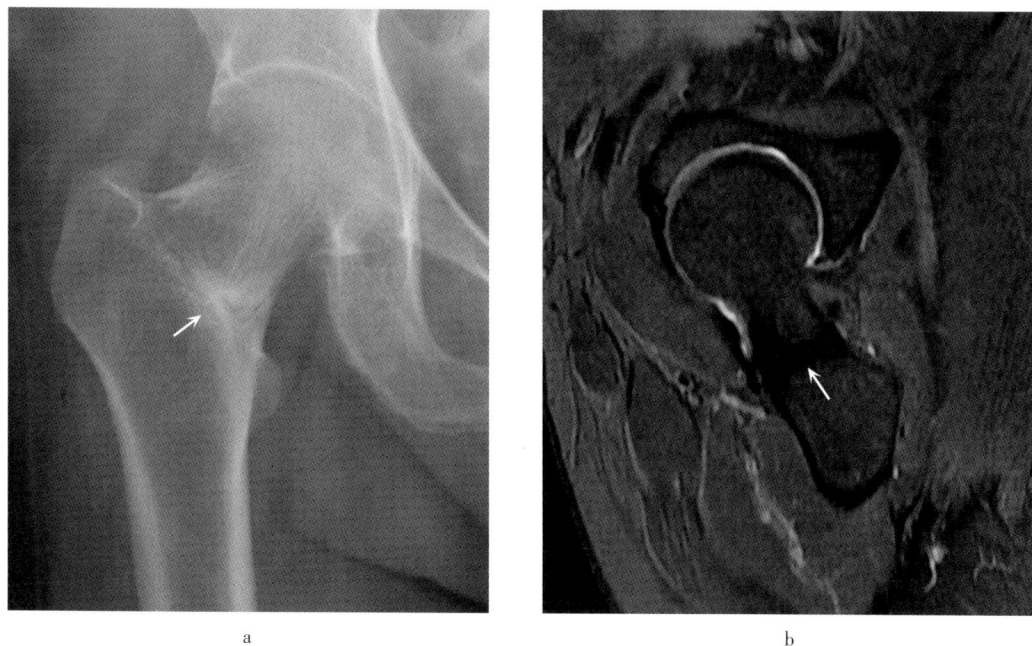

图 6 – 132　右股骨颈疲劳性骨折

a. 右髋正位片，示右股骨颈基底部内侧不规则致密带（白箭头）；b. MRI 矢状位 $T_2WI$ 抑脂像，示右股骨颈基底部可见带状低信号带（白箭头），周围未见水肿表现

## 二、灶性坏死性疲劳骨折

灶性坏死性疲劳骨折是指继发了小灶性缺血坏死的疲劳性骨折，最好发于胫骨中段前部，少数也可发生在耻骨等部位。形成原因主要是发生疲劳性骨折后又继续进行长时间剧烈运动，出现骨折——修复——再骨折——再修复的反复过程，骨内血管因反复损伤，形成微小血栓，最终导致局部骨组织缺血坏死。

【临床表现】

本病好发于新兵、学生，特别是新生军训和爱好剧烈运动的青少年，患肢疼痛，活动后加重，休息后缓解，局部可见骨折隆起，触之不活动，少数患者仅以胫骨高起就诊。

【影像要点】

（一）平片

1. 胫骨中段前部略偏外侧显示局限性实体样骨膜增生，增厚的骨皮质内可见楔形、小点状或小囊状溶骨灶，部分皮质表面可见轻度尖角样翘起。

2. 个别病例伴有横行骨折透亮线，曾有骨折线者，随诊复查可见骨折线形态随病程发生“由线到圆”变化，再由其内出现骨化，骨缺损缩小，最终愈合。

## （二）CT

1. 横轴位显示胫骨局部骨皮质增厚并伴有指甲盖样低密度灶，其内为棉絮样略高密度或磨玻璃密度，周边有薄层骨壳包绕。

2. 矢状位重建显示胫骨前部小类圆形低密度灶，周围骨质硬化和骨膜增生，骨皮质尖角样翘起。

## （三）MRI

1. 在梭形增厚的皮质内见小圆形异常信号，$T_1WI$ 呈中等信号，$T_2WI$ 及 $T_2WI$ 抑脂像呈高信号，其中隐约见低信号线。

2. 相邻髓腔及邻近软组织可见长 $T_1$、长 $T_2$ 水肿表现。

灶性坏死性疲劳骨折的影像见图 6-133、图 6-134。

## 【鉴别诊断】

本病需与胫骨骨样骨瘤及皮质脓肿鉴别。

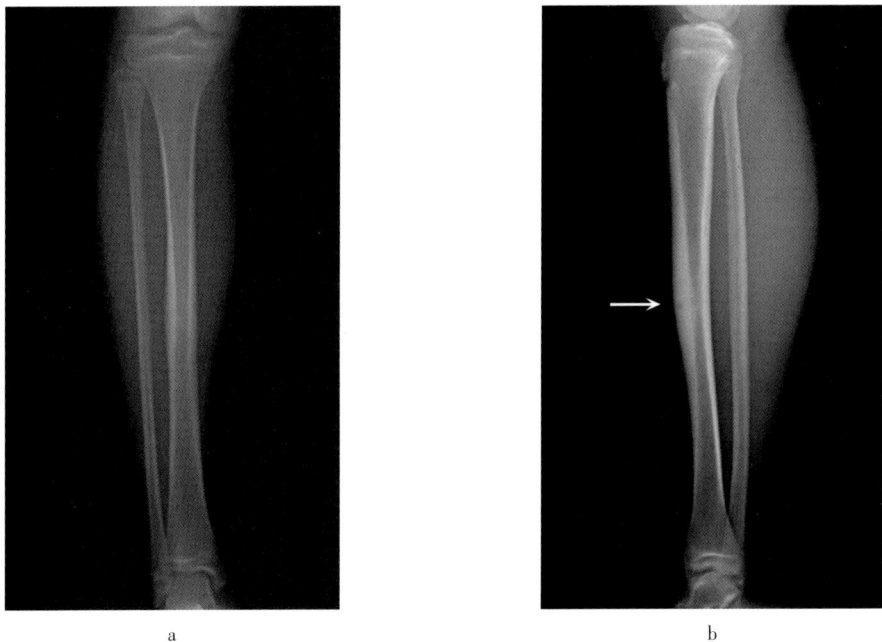

a    b

**图 6-133　右胫骨灶性坏死性疲劳骨折**

女，11 岁，发现右小腿肿物伴疼痛 1 年余。a. 右小腿正位片，b. 右小腿侧位片，
（a~b）示右胫骨中段前缘皮质增厚伴横行裂隙状骨折透亮影（白箭头）

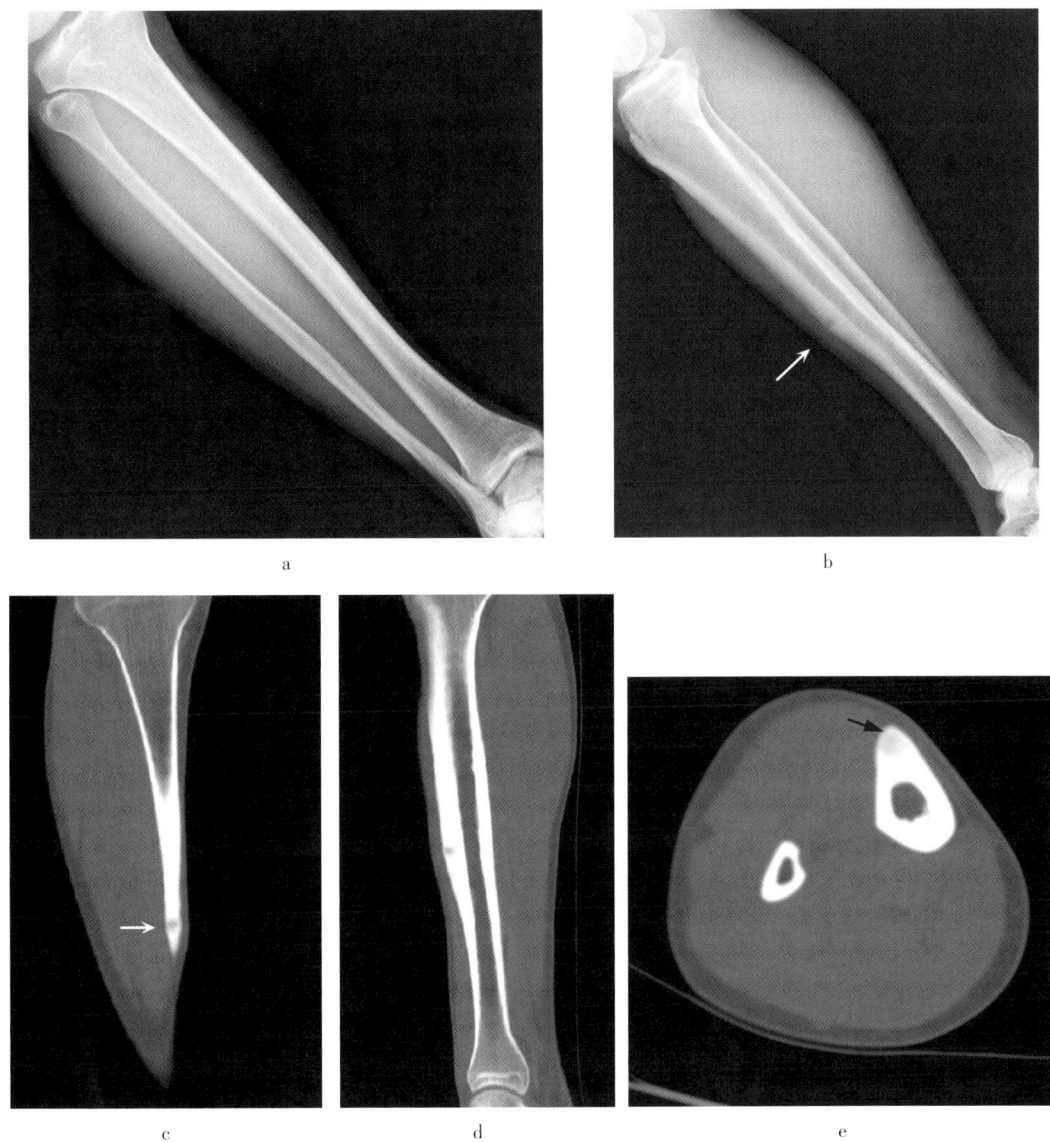

**图 6 - 134　右胫骨灶性坏死性疲劳骨折**

男，27 岁，发现右小腿肿物 1 年余。a. 右小腿正位片，b. 右小腿侧位片，（a～b）
示右胫骨中下段前缘皮质增厚伴裂隙状骨折透亮影（白箭头）；c. 右小腿 CT 冠状
位重建，d. 右小腿 CT 矢状位重建，e. 右小腿 CT 横轴位，（c～e）示右胫骨中下段
前缘皮质增厚伴裂隙状骨折线，折线内同时可见类圆形低密度溶解灶（黑箭头）

## 三、衰竭骨折

　　衰竭骨折也称机能不全骨折，是指当骨骼弹性抵抗力减低时，在受到未达到正常者
的疲劳的情况下就发生的骨折，为应力性骨折的一种类型。骨折常发生于各种原因导致
的严重骨质疏松或骨质软化的患者，或关节矫形术后重新练习走路的初期。衰竭性骨折

主要见于长管状骨端、骶骨、耻骨支、坐骨支及脊椎等松质骨部位。

【临床表现】

突然疼痛，继而出现局部肿胀、压痛等骨折体征，少数为做其他检查偶然发现。

【影像要点】

（一）平片及 CT

**1. 长管状骨**

（1）常见于股骨近端及胫骨近端。

（2）根据骨折累及部位分皮质骨型和松质骨型两型，前者表现为线样密度减低区或骨膜新生骨形成，断端一般不产生移位或成角畸形，后者主要累及长骨骨端，由于松质骨压缩，骨小梁嵌入、重叠以及内骨痂形成，骨折线主要表现为带状骨硬化。

（3）患骨伴有骨质疏松或骨质软化表现。

**2. 骶骨**

（1）骨折发生于单侧或双侧骶骨翼。

（2）正位片显示骶骨翼纵行骨折线或片状不均匀密度增高影，侧位片显示骶骨前缘骨皮质中断，近侧断端向前移位或轻微成角。

（3）可同时伴有耻骨支、坐骨支或髂骨骨折。

（4）骨盆诸骨常伴骨质疏松或骨质软化表现。

**3. 椎体**

（1）一个或多个椎体压缩变扁，终板变薄，边缘锐利，密度较椎体为高。

（2）椎间盘向椎体内疝入或向外膨出，椎体呈"鱼椎"样变。

（3）脊椎常同时伴有骨质疏松表现。

（二）MRI

**1. 长管状骨**

（1）显示骨折部位呈长 $T_1$、长 $T_2$ 骨髓水肿。

（2）皮质骨型表现为低信号的皮质断裂。

（3）松质骨型所有序列均呈线样或锯齿样带状低信号。

**2. 骶骨**

（1）一侧或双侧骶骨翼呈弥漫性长 $T_1$、长 $T_2$ 水肿信号，以骶 1 ~ 骶 3 水平为主。严重者可横向延伸至骶骨体部，使得双侧病变相连呈"H"形改变。

（2）在水肿异常信号中，可见蛇形或匍匐形弯曲走行的线样低信号。

（3）增强后骨髓水肿区呈不均匀强化，而骨折线无强化，仍呈长 $T_1$ 信号。

**3. 椎体**

（1）一个或多个椎体压缩变扁。

（2）压缩椎体呈长 $T_1$、长 $T_2$ 水肿信号。

衰竭骨折的影像见图 6 – 135 ~ 图 6 – 140。

## 【鉴别诊断】

长管状骨衰竭骨折需与外伤性骨折、病理性骨折等鉴别。骶骨衰竭骨折需与骨转移瘤、放疗后骨髓水肿及多发性骨髓瘤等鉴别。椎体衰竭骨折需与骨转移瘤、多发性骨髓瘤等鉴别。

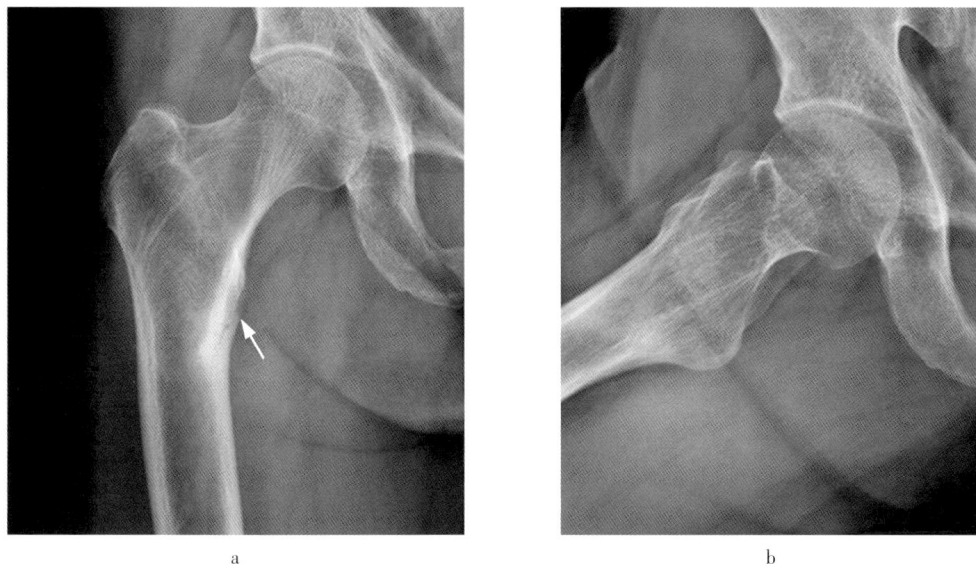

a

b

**图 6 – 135 股骨近端衰竭骨折**

a. 右髋正位片，b. 右髋蛙位片，（a～b）示右髋构成骨密度减低，股骨近端皮质隐约见骨折线伴骨质增生硬化（白箭头）

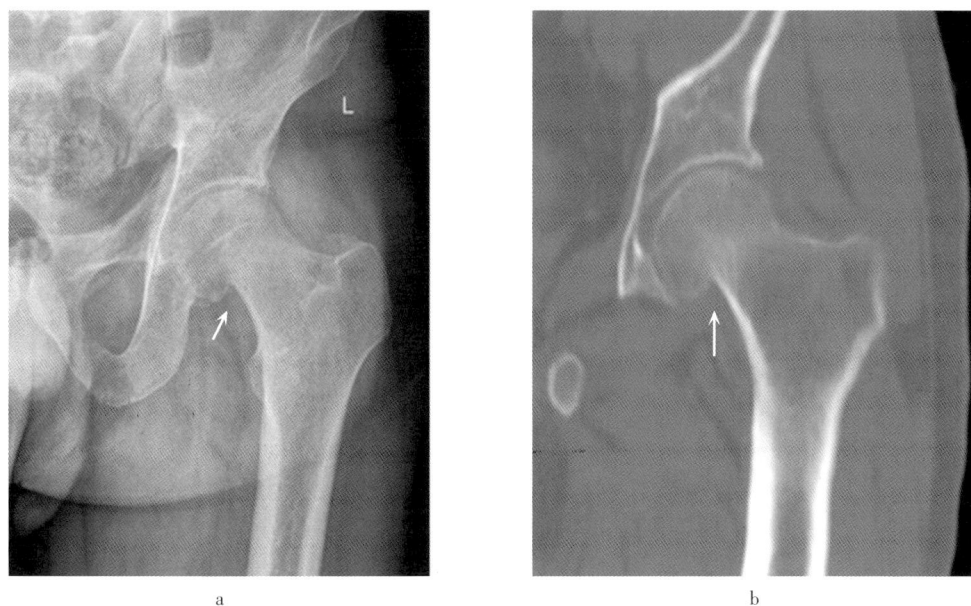

a

b

**图 6 – 136 左股骨颈衰竭骨折**

a. 左髋正位片，b. 左髋 CT 冠状位重建，（a～b）示左髋构成骨骨质疏松，股骨颈内侧皮质断裂，折端移位相嵌（白箭头）

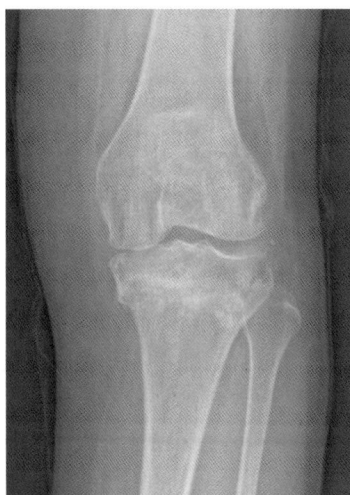

a

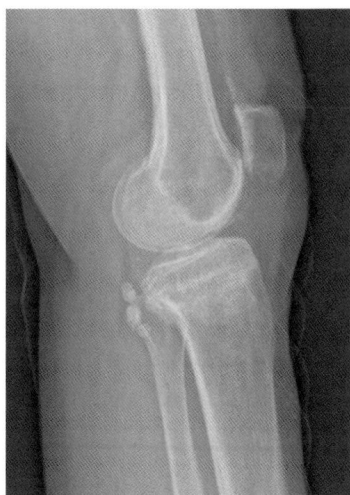

b

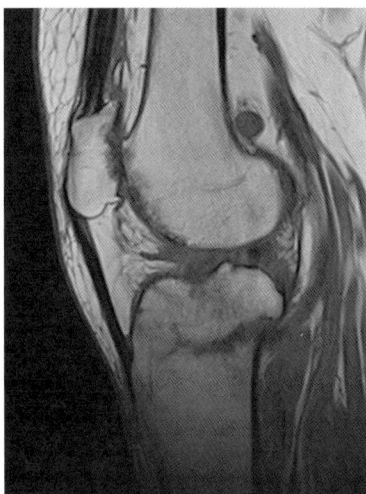

c

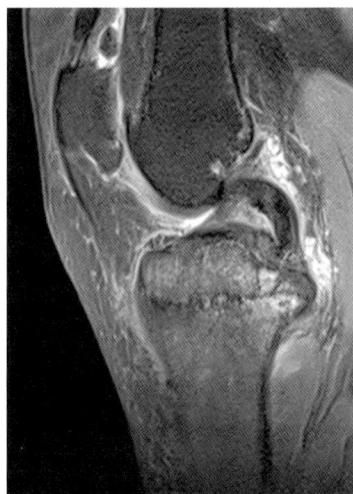

d

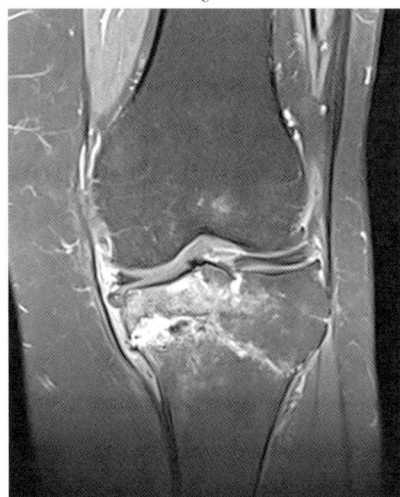

e

**图 6 - 137　左胫骨近端衰竭骨折**

女，67 岁，左膝疼痛 2 月余，无明显外伤史。a. 左膝正位片，b. 左膝侧位片，（a ~ b）示左膝构成骨骨质疏松及退行性变，胫骨近端见带状骨硬化伴横行骨折线，断端皮质嵌入，骨小梁嵌压。c. MRI 矢状位 $T_1WI$，d. 矢状位 $T_2WI$ 抑脂像，e. 冠状位 $T_2WI$ 抑脂像，（c ~ e）示左胫骨近端横行骨折线伴低信号骨质硬化带，骨折端周围及邻近软组织水肿

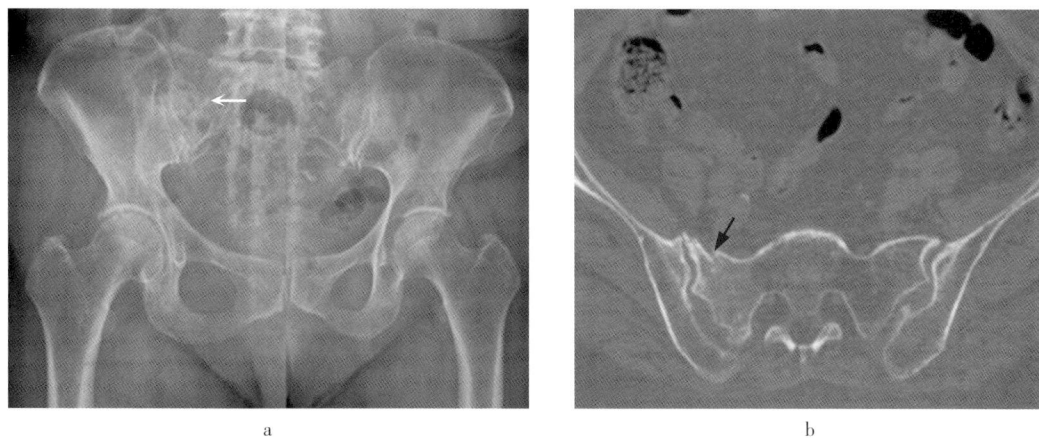

a                                    b

**图 6 – 138　骶骨衰竭骨折**

a. 骨盆正位片，示右侧骶骨翼隐约纵行骨折线伴折端骨质密度增高（白箭头）。

b. 骶骨横轴位 CT 平扫，示右侧骶骨翼皮质断裂（黑箭头）并见纵行骨折线

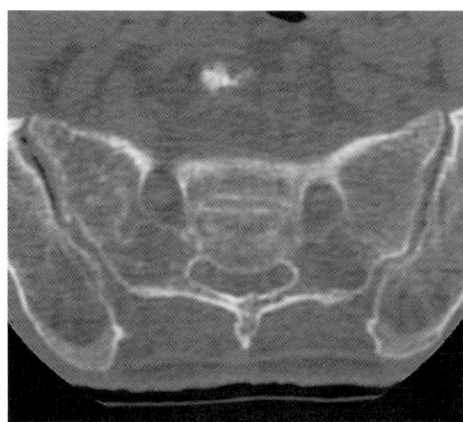
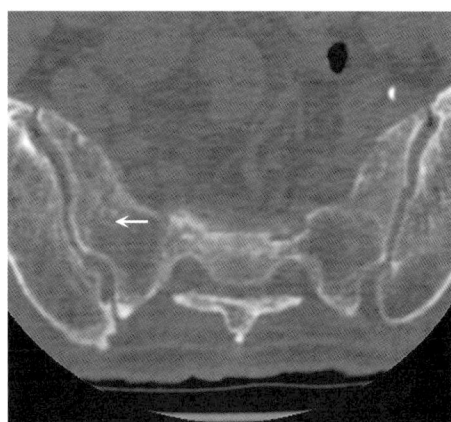

a                                    b

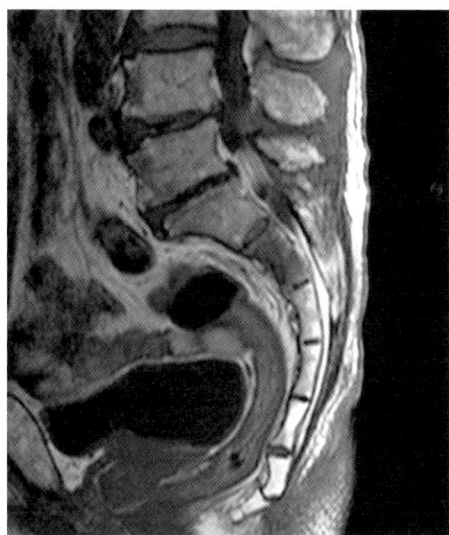
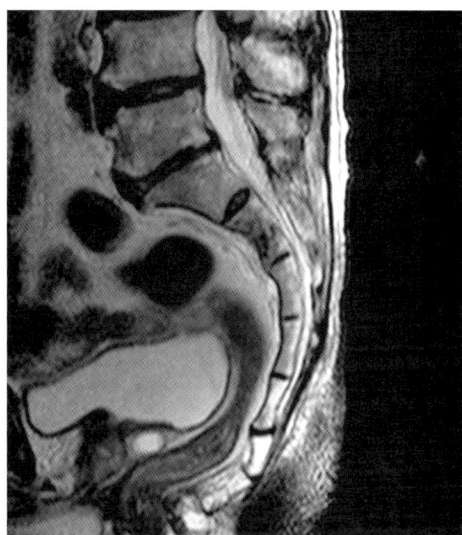

c                                    d

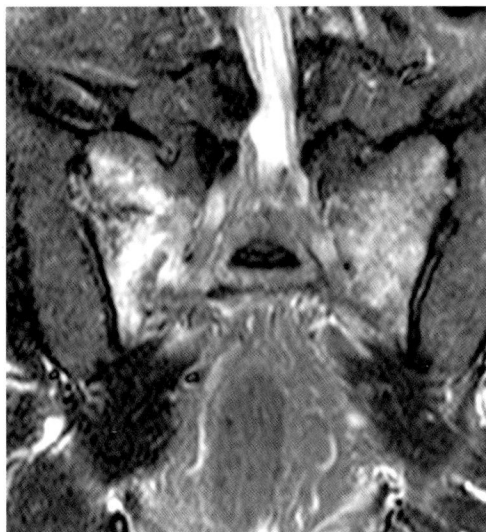

e

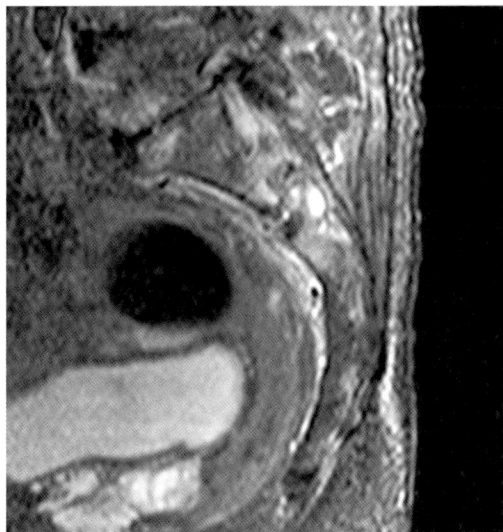

f

**图 6 – 139　骶骨衰竭骨折**

a. 骶骨横轴位 CT 平扫，b. 骶骨横轴位 CT 平扫，示双侧骶骨翼均见皮质断裂，右侧骶骨翼见线状骨折线（白箭头），骶骨同时显示骨质疏松。c. 骶骨 MRI 矢状位 $T_1WI$，d. 骶骨 MRI 矢状位 $T_2WI$，e. 骶骨 MRI 冠状位 $T_2WI$ 抑脂像，f. 骶骨 MRI 矢状位 $T_2WI$ 抑脂像，示骶骨前缘皮质断裂，右侧骶骨翼可见低信号骨折线，双侧骶骨翼可见大片长 $T_1$、长 $T_2$ 骨髓水肿

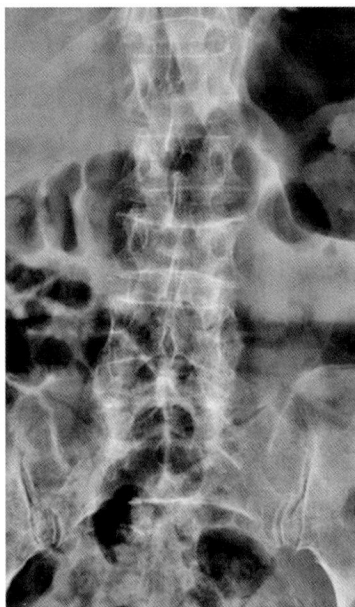

a

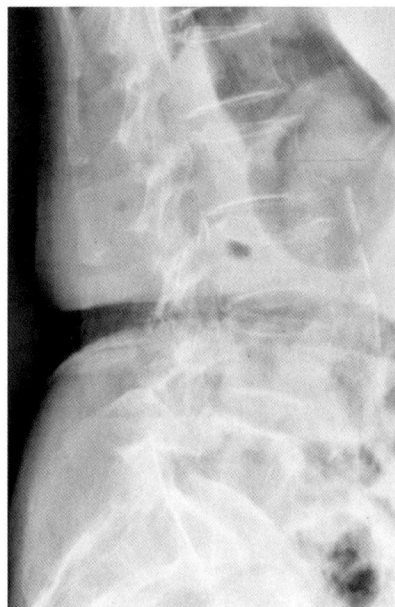

b

c

d

e

f

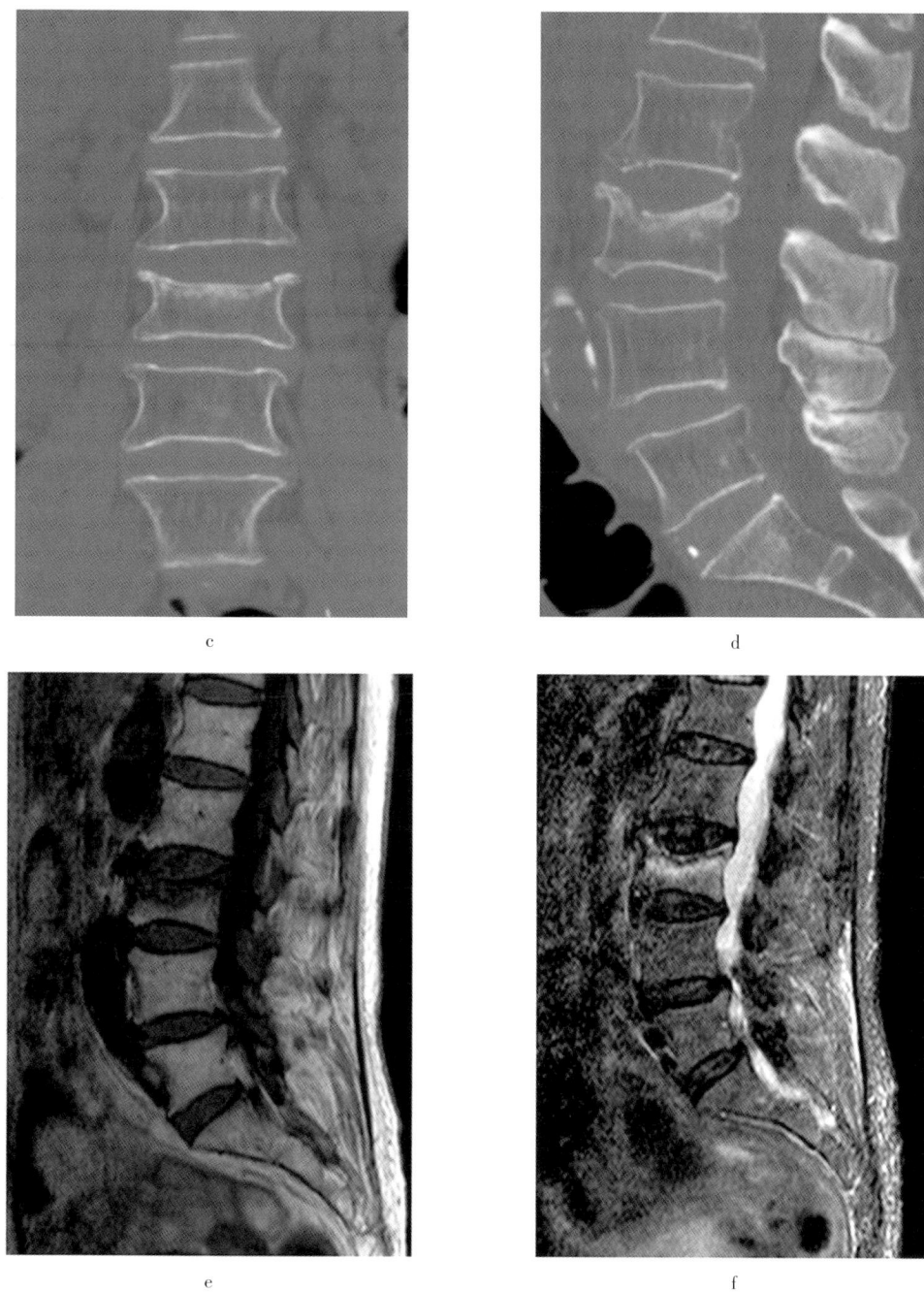

**图 6－140　第 3 腰椎衰竭骨折**

女，85 岁，腰椎疼痛一周，无外伤史。a. 腰椎正位片，b. 腰椎侧位片，c. 腰椎 CT 平扫冠状位重建，d. 腰椎 CT 平扫矢状位重建，（a～d）示各腰椎及附件骨质疏松，腰 3 椎体上缘压缩凹陷变扁伴骨质增生硬化。e. 腰椎 MRI 矢状位 $T_1WI$，f. 矢状位 $T_2WI$ 抑脂像，（e～f）示腰 3 椎体压缩凹陷变扁伴上缘骨髓水肿

## 四、产伤骨折

产伤骨折是指分娩难产时，由产钳或用力牵拉造成的新生儿骨折。

### 【临床表现】

骨折部位肿胀，不能主动活动，被动活动时因疼痛而啼哭，有时于骨折初期无症状，只有在两周后因骨痂形成而隆起才被发现。

### 【影像要点】

1. 骨折好发于颅骨、锁骨、股骨和肱骨等。

2. 颅骨骨折表现为乒乓球压痕型骨折，即只有颅骨凹陷而无实际的骨折线。

3. 骨干骨折多为横行，折端可表现为程度较轻的重叠和成角畸形。

4. 骨折在两周以上的折端可见大量骨痂生长。

产伤骨折的影像见图 6 - 141、图 6 - 142。

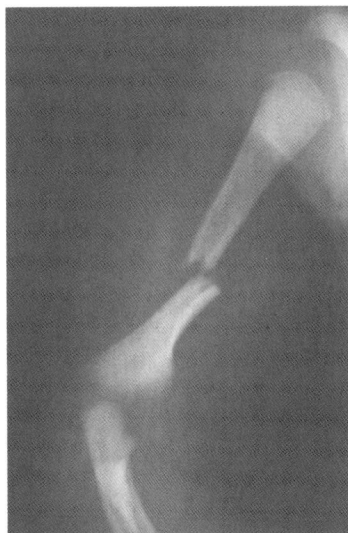

**图 6 - 141　右肱骨干下段产伤骨折**

男，钳产出生 5 天，右上臂肿胀。右上臂正位片，示右肱骨干下段骨折，断端移位及成角

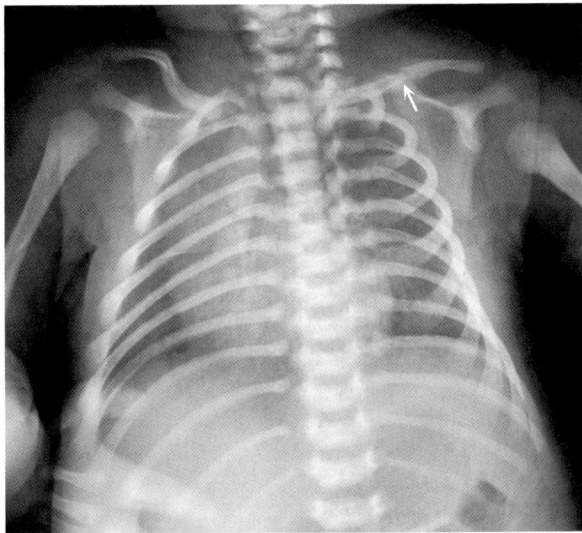

**图 6 - 142　左锁骨骨折**

产钳助产娩出 10 天。胸部正位片，示左锁骨骨折并骨痂形成（白箭头）

## 五、火器伤骨折

火器伤骨折是由枪弹、弹片等直接作用于骨与关节及其附件引起的创伤。

### 【临床表现】

有明确的受伤史，伤后出血、肿胀、疼痛，伤肢活动受限、畸形，有异常活动，触诊有骨擦感。

【影像要点】

**1. 粉碎性骨折** 表现为多数大小不一的骨碎片。若垂直于弹道入口投照，则骨内弹道入口形成不规则缺损，两端骨干有线形裂纹向相反方向放射，有时照片显示两个洞隙，小者为骨内弹道入口，大者为出口，也可有弹片存留。

**2. 致伤弹嵌入型骨折** 系盲管伤，多见于四肢骨、颅骨、椎骨，致伤弹或弹片造成骨的部分或全骨损伤后最终嵌入骨内。

**3. 边缘切线型骨折** 为致伤弹从骨骼边缘穿过所致，表现为沟槽或半弧形骨缺损，可伴有小碎片，线形裂纹或粉碎性骨折。

**4. 洞型骨折** 多发生于颅骨、骨盆、长骨干骺端等含有丰富松质骨的部位。颅骨的洞形缺损一般较小，常伴有颅内骨碎片和弹片存留。

**5. 凹陷性骨折** 多见于颅骨，为反跳伤或切线伤所致。可仅达颅骨外板或合并内板损伤，凹陷处软组织内可伴有游离小骨片。

火器伤骨折的影像见图 6 – 143。

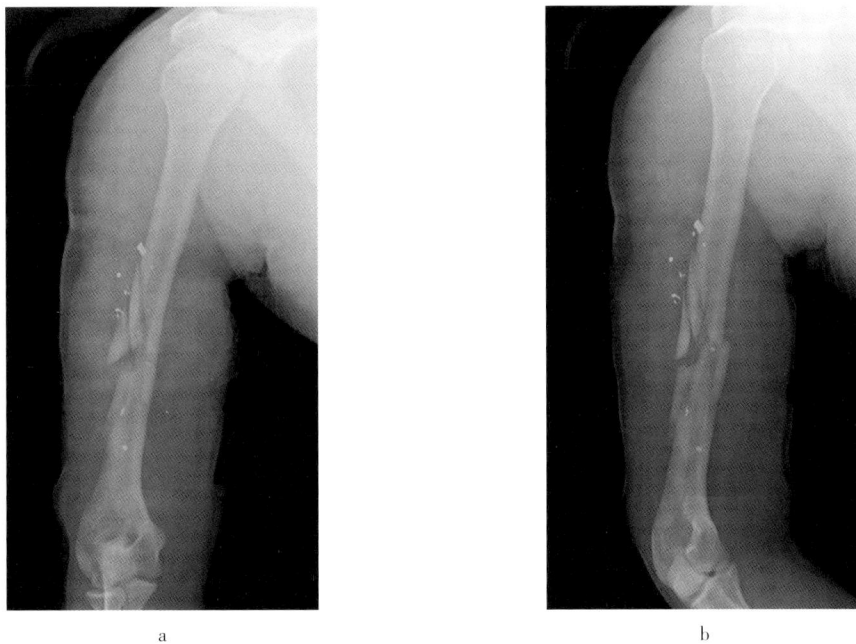

a             b

**图 6 – 143 右肱骨干火器伤骨折**

a. 右上臂正位片，b. 右上臂斜位片，（a ~ b）示右肱骨中下段粉碎性骨折，折处周围可见大小不等弹片，部分弹片似嵌入骨内

# 第七节　骨骺损伤

## 一、肱骨上端骨骺分离

肱骨头骨骺及肱骨大、小结节骨骺，分别在1、3、5岁出现，在5~8岁时3个骨骺融合形成肱骨上端骨骺，于20岁与肱骨干之骺端融合，骨骺闭合前任何年龄均可发生肱骨上端骨骺分离。

### 【临床表现】

最常见于4~14岁的儿童，而在20岁以后则不发生。肱骨近端局部肿胀，肩部活动受限，有压痛和纵轴叩击痛。

### 【影像要点】

1. 根据创伤机制分为内收型骨折和伸展型骨折两种类型。

2. **内收型骨折**　骨折线从外面骺线开始，通过骺软骨板进入干骺端，骨骺向内侧移位，折端向外成角。

3. **伸展型骨折**　骨折线从前面骺线开始，通过骺软骨板进入后侧干骺端，骨骺向后移位，折端向前成角。

肱骨上端骨骺分离的影像见图6-144。

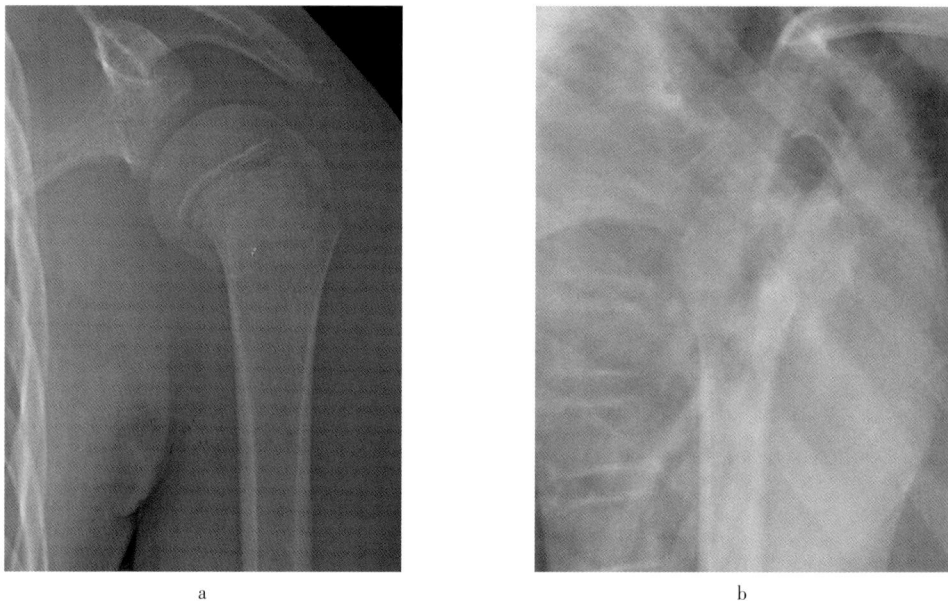

a　　　　　　　　　　　　　　　　b

**图6-144　左肱骨上端骨骺分离（内收型）**

a. 左肩正位片；b. 左肩穿胸位片，（a~b）示左肱骨近端骨骺分离，肱骨头骨骺向前内方移位，折处向外成角

## 二、肱骨远端全骺分离

肱骨远端全骺分离是婴幼儿少见损伤，骨折块包括外上髁、肱骨外髁、滑车和内上髁四个骨骺。多属 S－H Ⅰ型或Ⅱ型骨骺损伤。因肱骨远端软骨性骨骺不显影，故易诊为肘关节脱位。

### 【临床表现】

肘关节普遍肿胀和压痛，移位明显者似肘关节后脱位，但肘后三点关系保持正常。

### 【影像要点】

1. 正位片表现肱骨远端干骺端骨折，骨折线通过骨骺板累及干骺端内侧或外侧的一部分，骨片或骨块向尺侧移位，肱骨外髁骨骺移至干骺端的中心或更偏尺侧，桡骨头或干骺端与外髁骨骺关系不变，一起向尺侧移位。

2. 侧位片可见尺、桡骨与骨片一起向后移位。

肱骨远端全骺分离的影像见图 6－145。

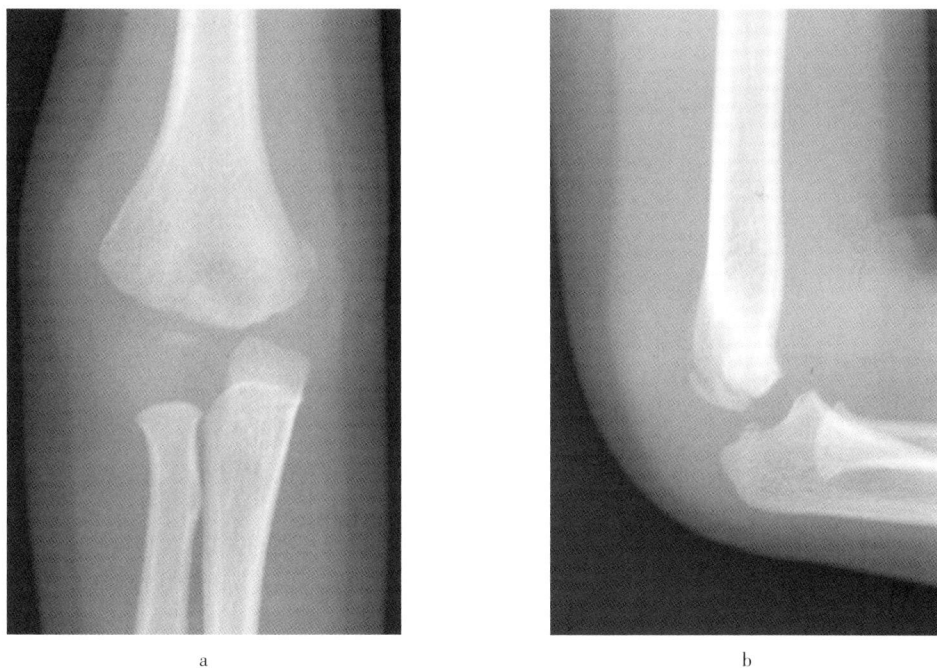

图 6－145　右肱骨远端全骺分离

a. 右肘正位片；b. 右肘侧位片，（a～b）示右肱骨远侧干骺端骨折，骨块向内侧移位，桡骨干骺端与肱骨小头骨骺关系不变，一起向内侧移位

## 三、肱骨内上髁骨骺分离

肱骨内上髁骨骺分离是 10 岁以上儿童一种较常见损伤，占肘部骨骺损伤的 10% 。此骨骺不构成关节，属"牵拉性"骨骺。

### 【临床表现】

肘内侧和内上髁软组织肿胀，或有较大的血肿。体征随移位程度而定，为了舒适，肘关节常呈半屈曲位，外翻应力下活动或前臂旋前时疼痛，内侧压痛明显并可扪及活动骨折块。

### 【影像要点】

1. 肱骨内上髁骨骺分离，骨折线可完全通过骨骺板，或涉及部分干骺端。

2. 撕脱骨骺因屈肌腱的牵拉可发生移位，根据损伤程度的不同可分为四度： I 度，内上髁骨骺分离，不移位或轻微移位； II 度，撕脱内上髁骨骺向下、向前旋转移位，可达关节水平； III 度，撕脱内上髁骨骺嵌夹在内侧关节间隙内； IV 度，肘关节向后或向后外脱位，撕脱内上髁骨骺嵌夹在关节内。

3. 对 5 岁以下内上髁骨骺未出现小儿，若内上髁明显肿胀，应高度怀疑肱骨内上髁骨骺分离。

肱骨内上髁骨骺分离的影像见图 6 - 146、图 6 - 147。

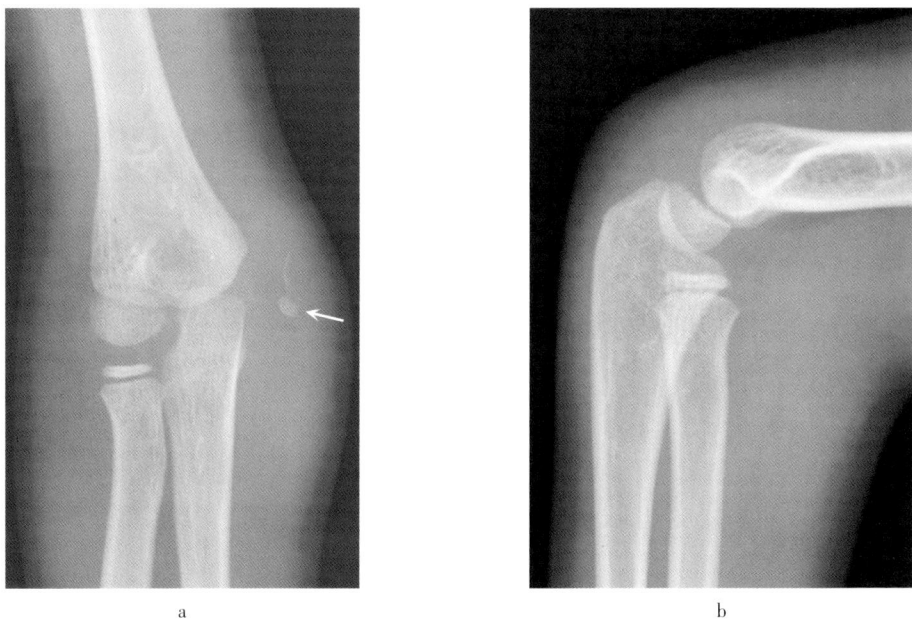

a                                                      b

**图 6 - 146　右肱骨内上髁骨骺分离（ II 度）**

a. 右肘正位片；b. 右肘侧位片，（a～b）示右肱骨内上髁骨骺撕脱（白箭头），并向下移位达关节间隙平面

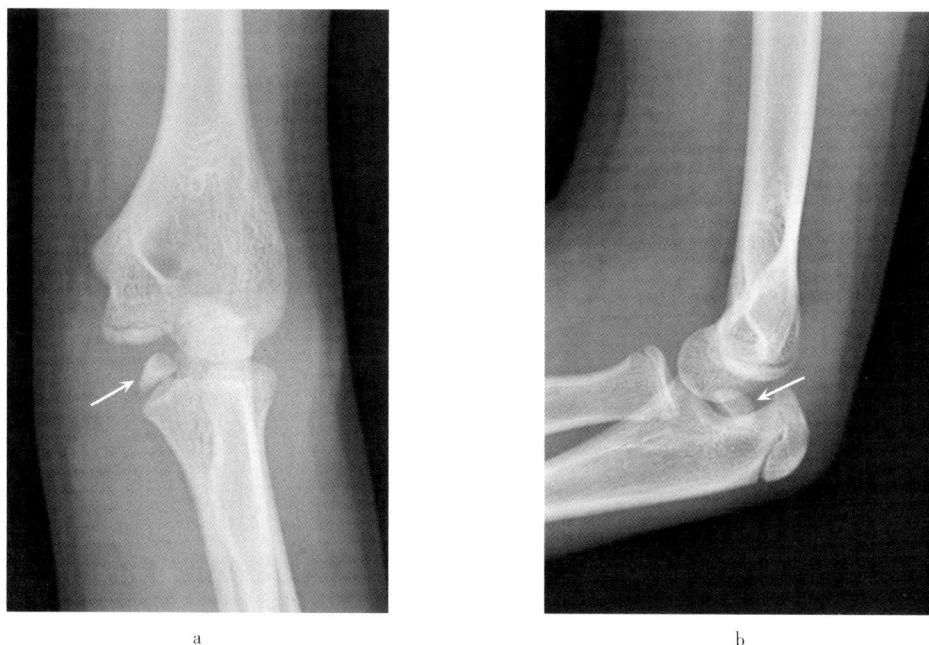

图 6 - 147　左肱骨内上髁骨骺分离（Ⅲ度）

a. 左肘正位片；b. 左肘侧位片，（a ~ b）示左肱骨内上髁骨骺撕脱（白箭头），
并移位至肱尺间隙内，肘关节向外半脱位

## 四、肱骨外髁骨骺骨折

肱骨外髁骨骺骨折是儿童肘部常见损伤，占全部骨骺损伤的 27%，多见于 5 ~ 10 岁的男孩，多属 S - H Ⅳ 型骨骺损伤，因骨折损伤了生长软骨及滑车软骨内血管，使滑车中部的骨化停滞而形成沟形缺损，造成关节畸形。

### 【临床表现】

肘关节外侧肿胀、压痛，屈伸活动和前臂旋转功能受限；有时于肘外侧可触到骨折块。

### 【影像要点】

1. 根据骨折块移位变化分为无移位骨折型、侧方移位型、旋转移位型及骨折脱位型四种类型。

2. 肱骨外髁干骺端部分骨折，折线通过髁软骨，骨折片呈三角形或薄片状。

3. 轻者骨折无移位，骨折处呈裂纹状；重者骨折块可向侧方、前方或后方移位。并可向外发生旋转，旋转可达 90° ~ 180°。少数可合并肘关节脱位、尺骨鹰嘴或肱骨外上髁骨折。

4. 骨折易损伤干骺部血管，愈合后多数遗留沟形缺损和肘外翻畸形。

肱骨外髁骨骺骨折的影像见图 6 - 148、图 6 - 149。

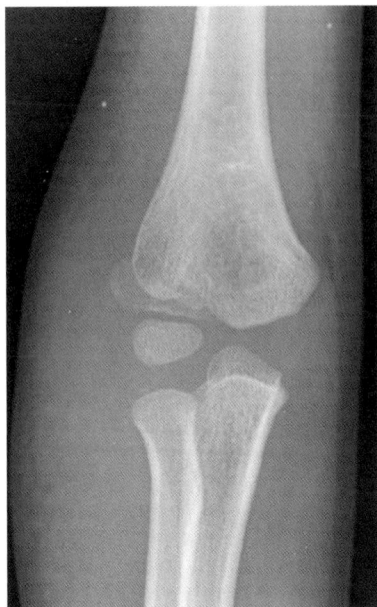
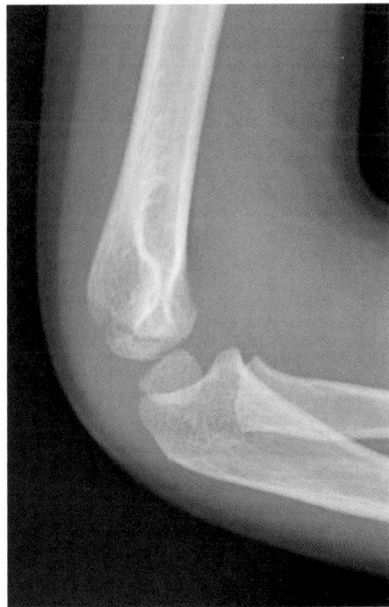

a                                    b

**图 6 – 148　右肱骨外髁骨骺骨折（侧方移位型）**

a. 右肘正位片，b. 右肘侧位片，（a～b）示右肱骨外髁干骺端骨折，折端分离，骨折块轻度外移，关节无脱位

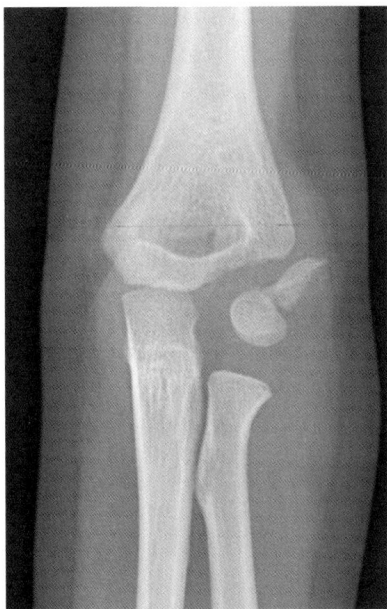
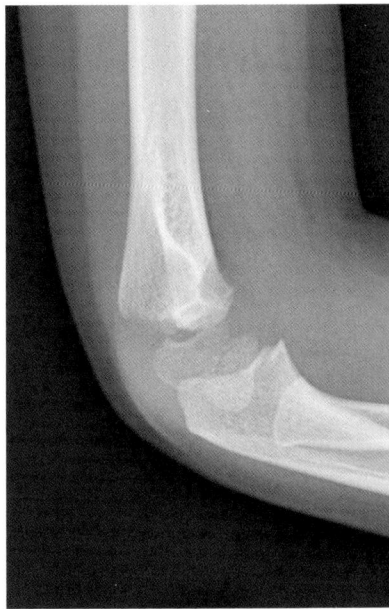

a                                    b

**图 6 – 149　左肱骨外髁骨骺骨折（旋转移位型）**

a. 左肘正位片，b. 左肘侧位片，（a～b）示左肱骨外髁干骺端骨折，骨折片连同外髁骨骺向外移位旋转，桡、尺骨近端与肱骨对应关系正常

## 五、尺骨鹰嘴骨骺分离

尺骨鹰嘴骨骺分离较少见，好发于 5 岁左右的儿童，多为 S – H Ⅱ型骨骺损伤，主要为间接暴力及三头肌腱牵拉所致。

**【临床表现】**

肘后肿痛，关节活动障碍，断端间可触及凹陷。

**【影像要点】**

1. 骨折发生于鹰嘴骺板的远端，骨折线先经过骨骺板，然后涉及干骺端。

2. 由于肱三头肌腱的牵拉，骨折块可向上分离、移位。

尺骨鹰嘴骨骺分离的影像见图 6 – 150。

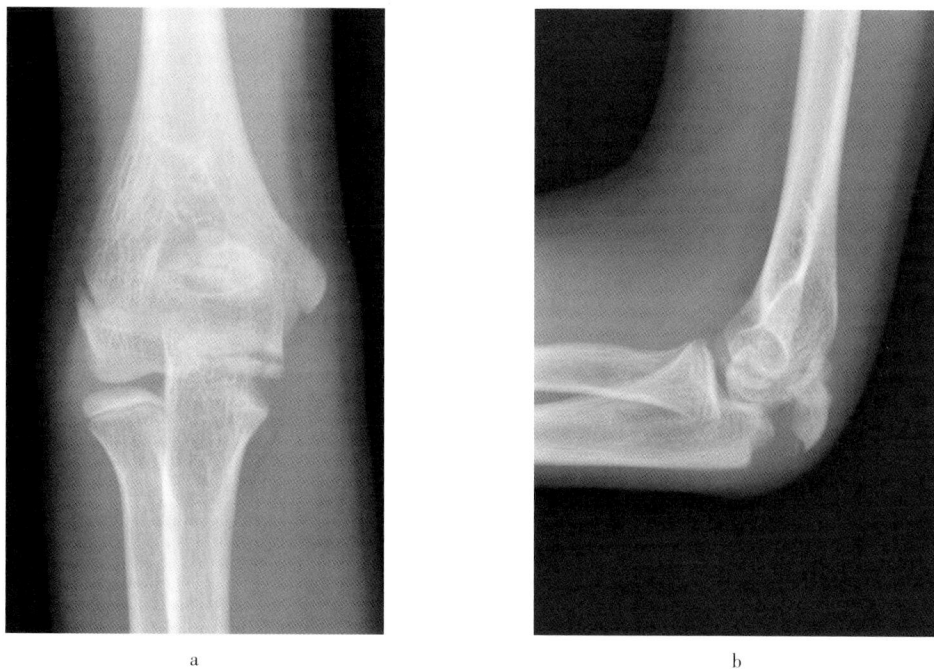

a                                                    b

**图 6 – 150　右尺骨鹰嘴骨骺分离**

a. 右肘正位片；b. 右肘侧位片，（a ~ b）示右尺骨鹰嘴骨骺分离，骨折块向上分
离、移位

## 六、桡骨头骨骺分离

桡骨头骨骺分离常发生于 8 ~ 12 岁儿童，多为外力垂直外翻作用于肘部，使桡骨头撞击肱骨小头所致。

**【临床表现】**

患肢肘关节呈半屈曲位，前臂呈中立位，肘外侧部肿胀，活动障碍，前臂旋转受阻，按压桡骨头有显著压痛。

**【影像要点】**

1. 骨折线多先经过骨骺板，然后斜向下方，进入干骺端。

2. 轻者桡骨头干骺部可见骨皮质中断嵌入，明显者骨骺分离向前、外倾斜呈"歪戴帽"征，严重者，分离骨骺发生明显错位。

桡骨头骨骺分离的影像见图6－151。

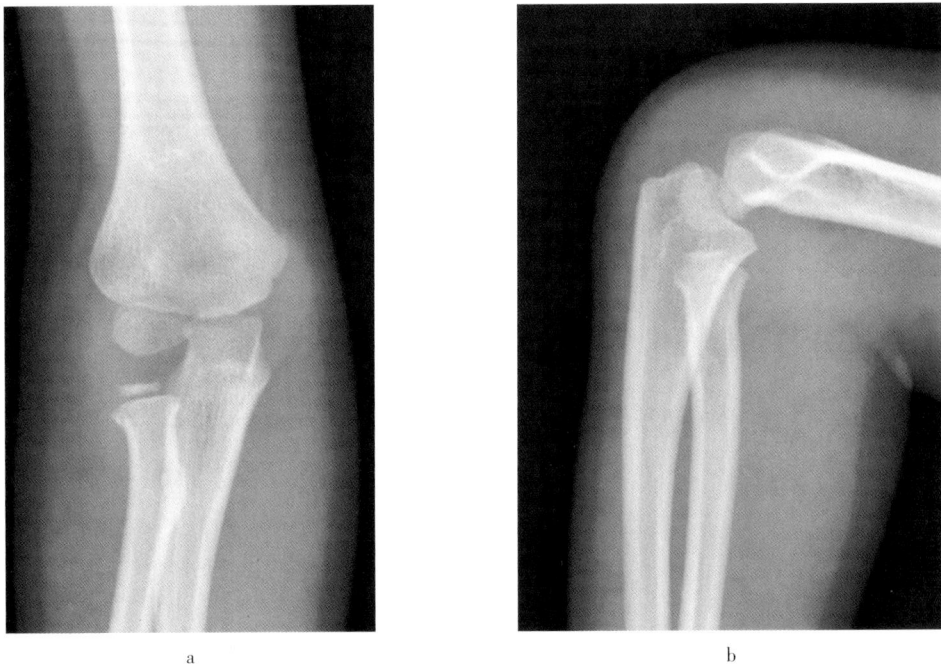

a                                                 b

**图6－151　右桡骨头骨骺分离**

a. 右肘正位片，b. 右肘侧位片，示右侧桡骨头关节面轻度向外倾斜，干骺端外侧可见三角状骨折片

## 七、桡骨远端骨骺分离

桡骨远端骨骺分离多发生在10～16岁的青少年，是儿童常见的腕部损伤，骨骺损伤大多为S－HⅡ型。

**【临床表现】**

腕部肿胀、疼痛并呈餐叉样或刺刀样畸形，局部压痛明显。

## 【影像要点】

1. 根据创伤机制分伸直型和屈曲型骨折两种类型。

**2. 伸直型骨折**　多见。表现为骨骺向背侧分离。轻微者，平片仅见桡骨远端背侧干骺端轻微压缩性骨折，背侧皮质皱折、成角，而骨骺无移位；骨骺分离明显者，于侧位片可见桡骨远端干骺端背缘有劈裂之骨折片，骨骺向背侧移位，但正位片可无明显骨折征象；严重者，骨骺与干骺端完全分离，明显向背侧错位。

**3. 屈曲型骨折**　少见。表现为骨骺向掌侧分离。侧位片上见桡骨远端干骺端前缘有劈裂之骨片，骨骺向前移位。

4. 除桡骨远端骨骺分离外，常合并尺骨茎突或干骺端骨折、三角骨骨折或尺骨下段骨折。

桡骨远端骨骺分离的影像见图 6 - 152、图 6 - 153。

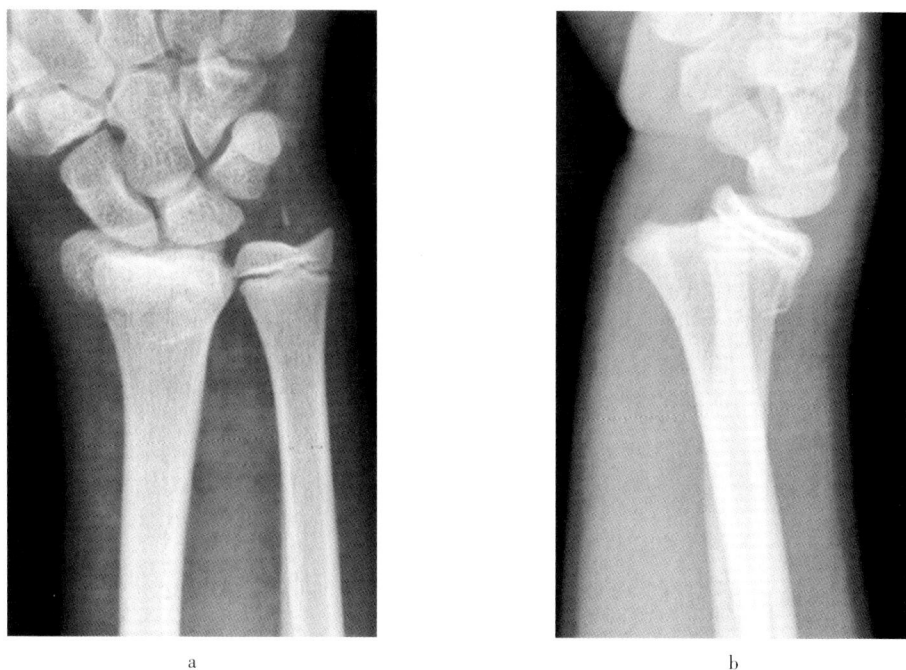

a

b

**图 6 - 152　右桡骨远端骨骺分离（伸直型）**

　a. 右腕正位片；b. 右腕侧位片，（a~b）示右桡骨远端骨骺连同干骺端背缘三角形骨片一同向背外侧移位，关节面向后倾斜

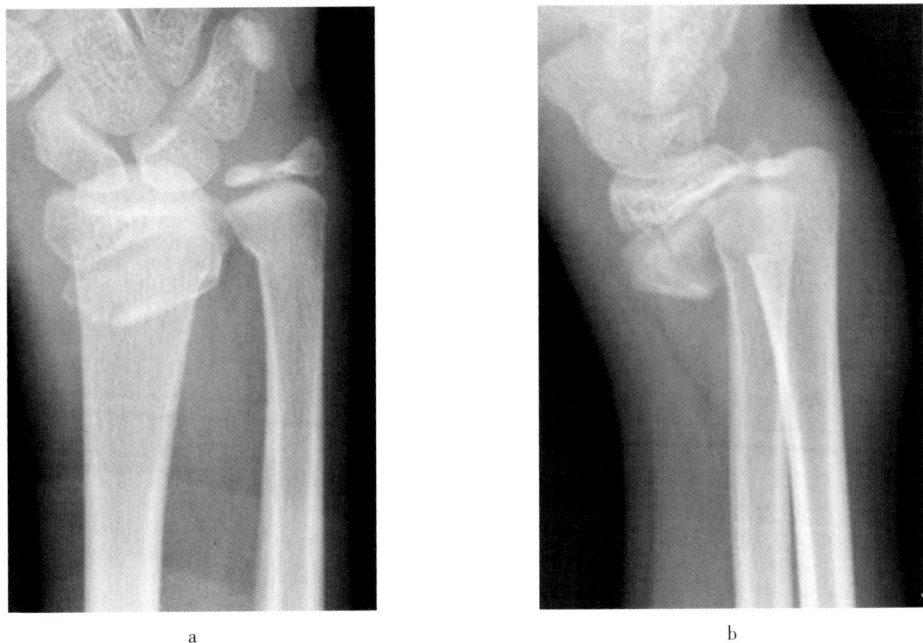

a            b

**图 6 – 153 右桡骨远端骨骺分离（屈曲型）**

a. 右腕正位片；b. 右腕侧位片，（a~b）示右桡骨远端骨骺连同干骺端掌缘三角
形骨片一起向掌侧移位，关节面向前倾斜，前倾角增大；尺骨干骺端青枝骨折

# 八、急性外伤性股骨头骨骺滑脱

急性外伤性股骨头骨骺滑脱是指有明确外伤病史造成的股骨头骨骺分离骨折。此型
骨折较少见，约60%病例伴有其它损伤，同时并发症发生率较高，骨折治疗后，常合并
股骨头骨骺缺血性坏死及骺板早闭。

## 【临床表现】

常发生于低龄儿和5~10岁儿童，有明确外伤病史，并出现严重症状。伤后症状严
重，髋内侧疼痛及压痛，患肢呈屈曲、内收、外旋和缩短畸形，髋关节外展、内收和旋
转活动明显受限。

## 【影像要点】

1. 正位片示股骨头骨骺向下移位，颈缩短其上缘变平。正常沿股骨颈上缘画一条线
必与股骨头骨骺之外上方相交，当骨骺分离时此线便不再与骨骺相交。

2. 侧位及蛙位片能更好观察骨骺移位情况。

3. 轻微的分离诊断较困难，可加摄对侧观察比较。

急性外伤性股骨头骨骺滑脱的影像见图6 – 154。

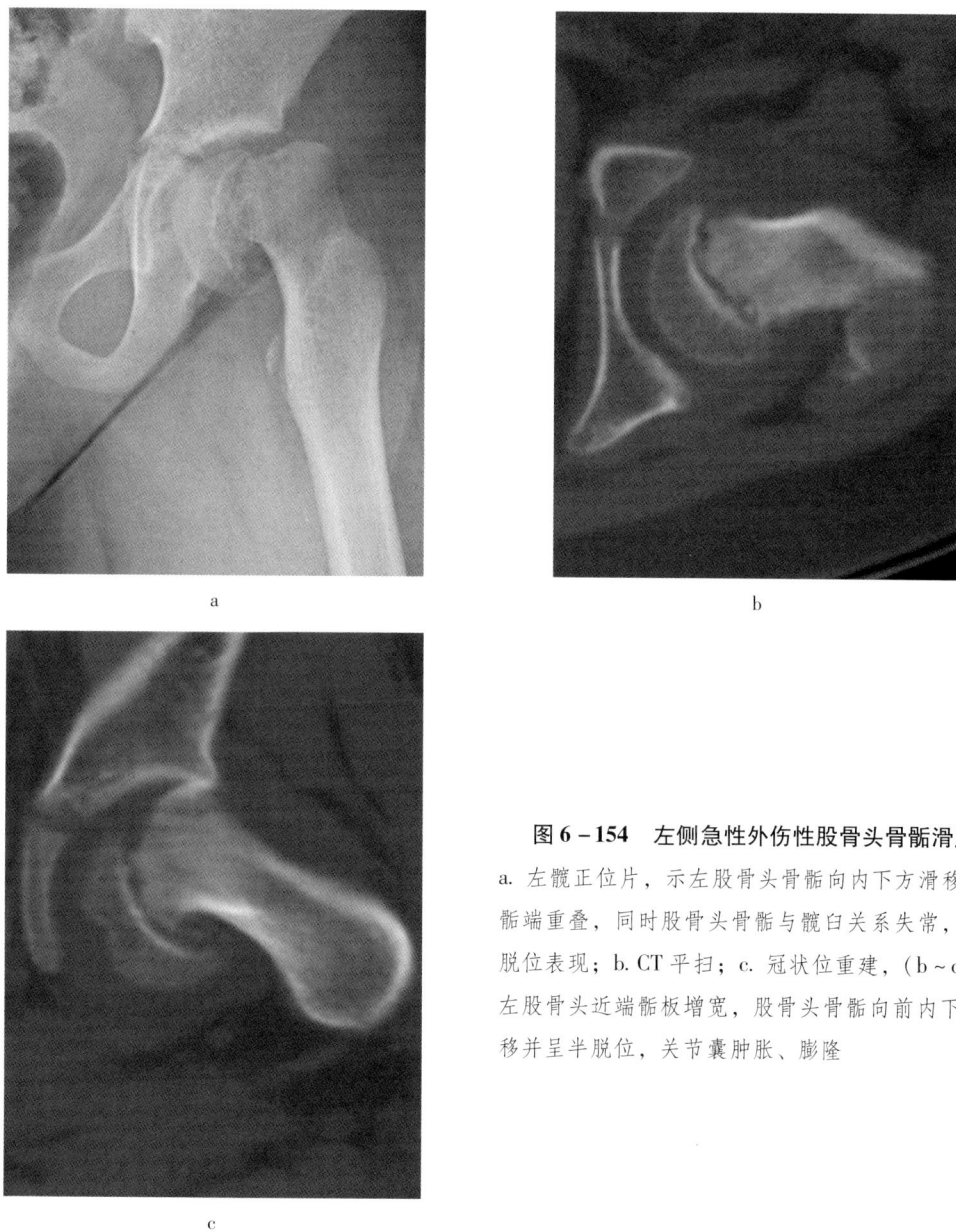

**图 6 - 154　左侧急性外伤性股骨头骨骺滑脱**

a. 左髋正位片，示左股骨头骨骺向内下方滑移与干骺端重叠，同时股骨头骨骺与髋臼关系失常，呈半脱位表现；b. CT 平扫；c. 冠状位重建，（b ~ c）示左股骨头近端骺板增宽，股骨头骨骺向前内下方滑移并呈半脱位，关节囊肿胀、膨隆

# 九、胫骨近端骨骺分离

胫骨近端骨骺分离较少见，占全部骨骺损伤不到 1%。由于骨骺分离后容易损伤腘动脉，因此伤后必须注意膝部和肢体远端的血液循环。

【临床表现】

胫骨近端疼痛、肿胀，膝关节屈伸受限，腘窝有时可见血肿。

## 【影像要点】

1. 胫骨近端骨骺分离，分离骨骺伴干骺端向后外侧或后内侧移位。

2. 胫骨近端骨骺和股骨远端骨骺保持正常对合关系，而胫骨干向后并伴有内侧或外侧移位。

3. 由于胫骨结节的解剖关系，远折端很少向前移位。

胫骨近端骨骺分离的影像见图 6 – 155。

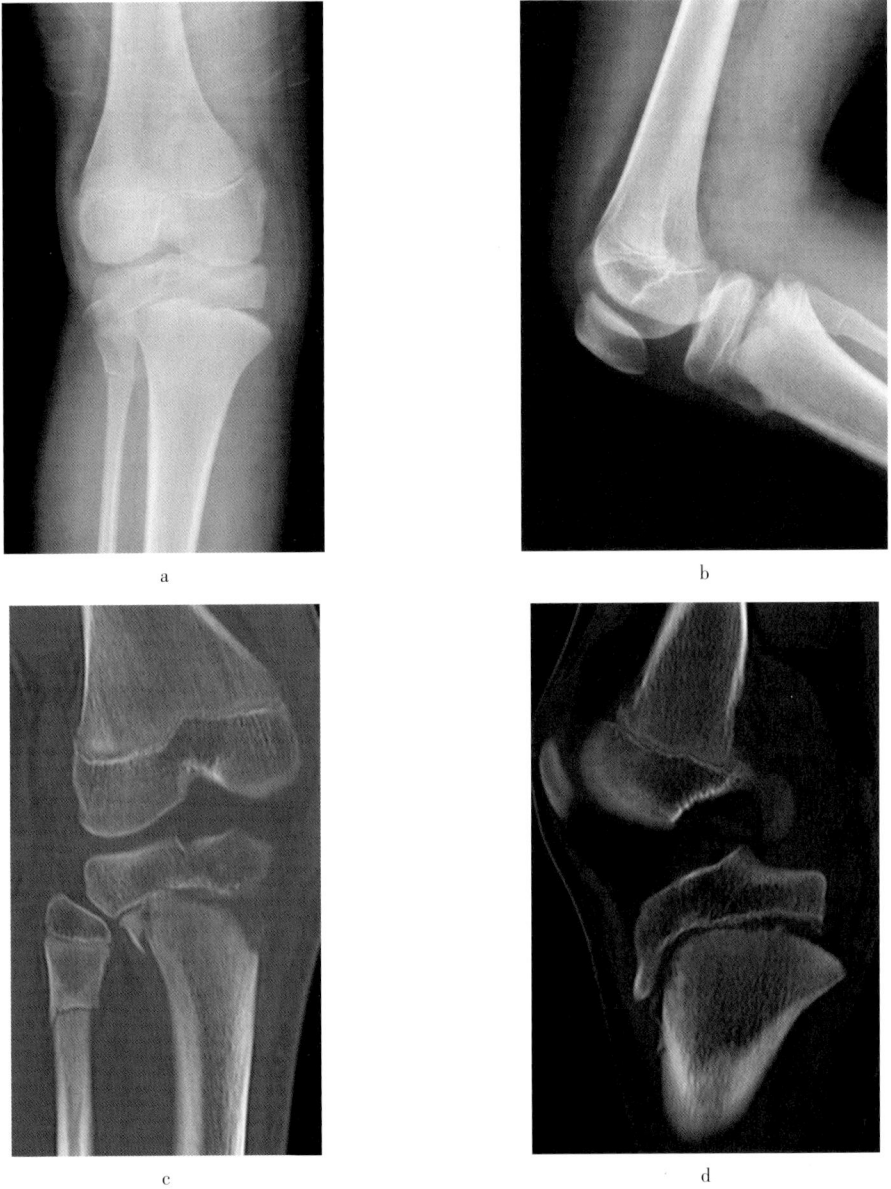

**图 6 – 155　右胫骨近端骨骺分离**

a. 右膝正位片，b. 右膝侧位片；c. 冠状位 CT 重建；d. 矢状位 CT 重建，（a～d）示胫骨近端骨骺连同干骺端骨质向前外侧移位，同时腓骨上段青枝骨折

## 十、胫骨结节骨骺分离

胫骨结节骨骺分离十分少见，通常发生在 14～16 岁的男孩。

### 【临床表现】

胫骨结节局部肿胀、疼痛，膝关节屈伸受限。

### 【影像要点】

1. 胫骨结节骨骺部分撕裂骨折，撕裂骨折片可向上方移位。

2. 胫骨结节骨骺撕裂骨折累及胫骨近端骨骺的前部，未涉及关节面。

3. 胫骨结节骨骺撕脱骨折累及胫骨近端骨骺，并有骨折线通过关节面，骨折片分离、移位。

胫骨结节骨骺分离的影像见图 6－156。

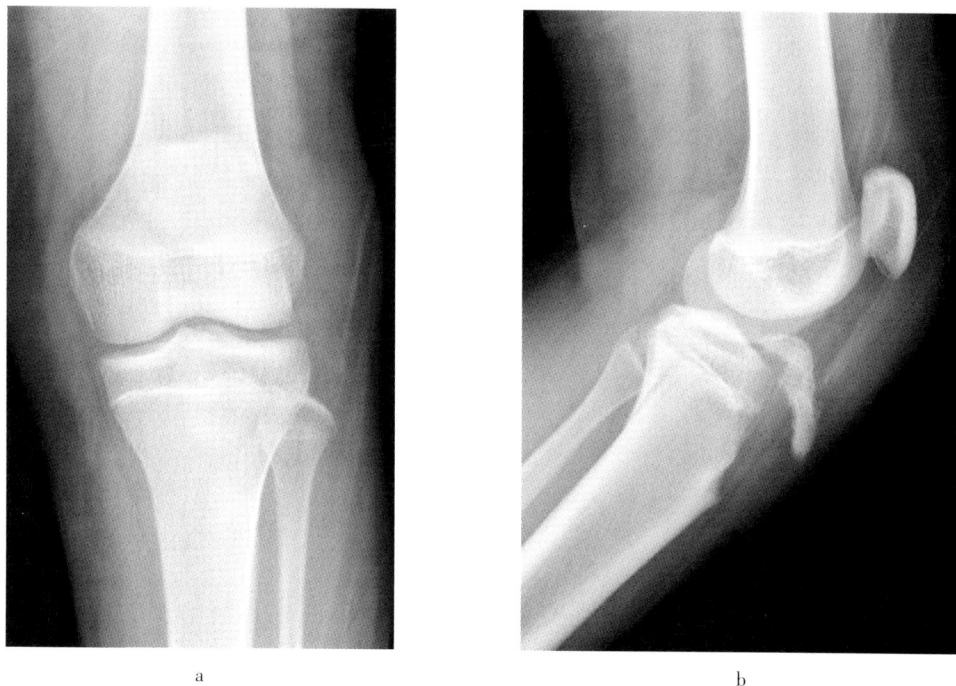

a           b

**图 6－156 左胫骨结节骨骺分离**

a. 左膝正位片，b. 左膝侧位片，（a～b）示左胫骨结节骨骺与胫骨近端骨骺同时撕脱，骨折涉及关节面，折片向前上方移位，关节软组织肿胀

## 十一、胫骨远端骨骺分离

胫骨远端骨骺分离常见，约占全部骨骺损伤的10%，通常发生在11~15岁之间，多属S-HⅠ型、Ⅱ型或Ⅲ型骨骺损伤。

**【临床表现】**

踝部肿胀、疼痛，关节活动障碍。

**【影像要点】**

1. 根据创伤机制分为外旋、内翻及外翻型损伤三种类型。

**2. 外旋型损伤** 胫骨远端骨骺分离，骨骺连同干骺端后部骨折块向后移位，内踝一般未见骨折，可合并腓骨干骨折。

**3. 内翻型损伤** 胫骨内踝骨骺与干骺端骨折，骨折线自内侧胫骨关节面开始，垂直或斜行向上发生骨折，骨折线可越过骨骺板进入干骺端。

**4. 外翻型损伤** 胫骨远端骨骺及外侧干骺端劈裂骨折，骨骺连同干骺端骨折块一起向外移位，可合并腓骨下段青枝骨折。

胫骨远端骨骺分离的影像见图6-157、图6-158。

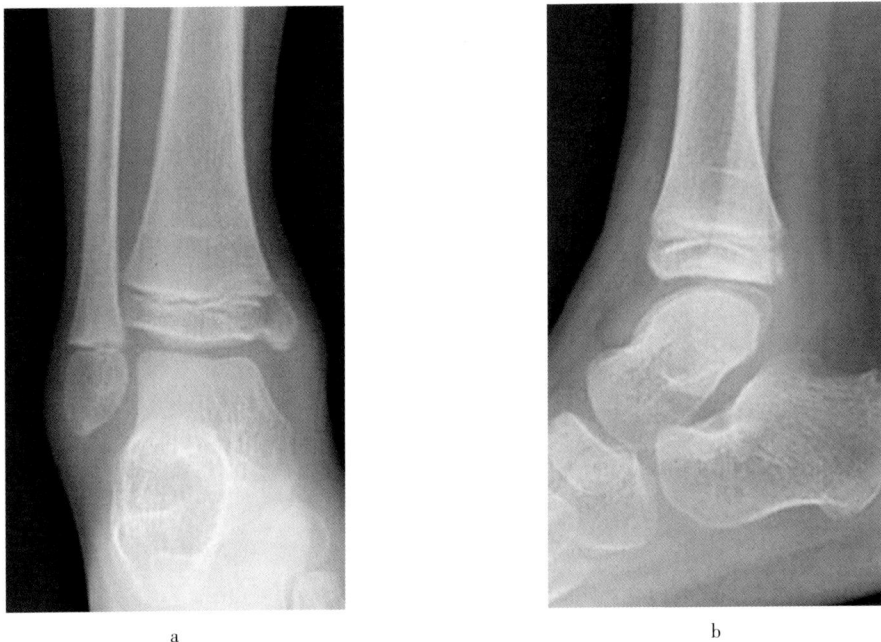

a

b

**图6-157 右胫骨远端骨骺分离**

a. 右踝正位片，b. 右踝侧位片，(a~b) 示右胫骨远端内侧骨骺纵行骨折，折线自内侧胫骨关节面向上纵行，折端轻度分离

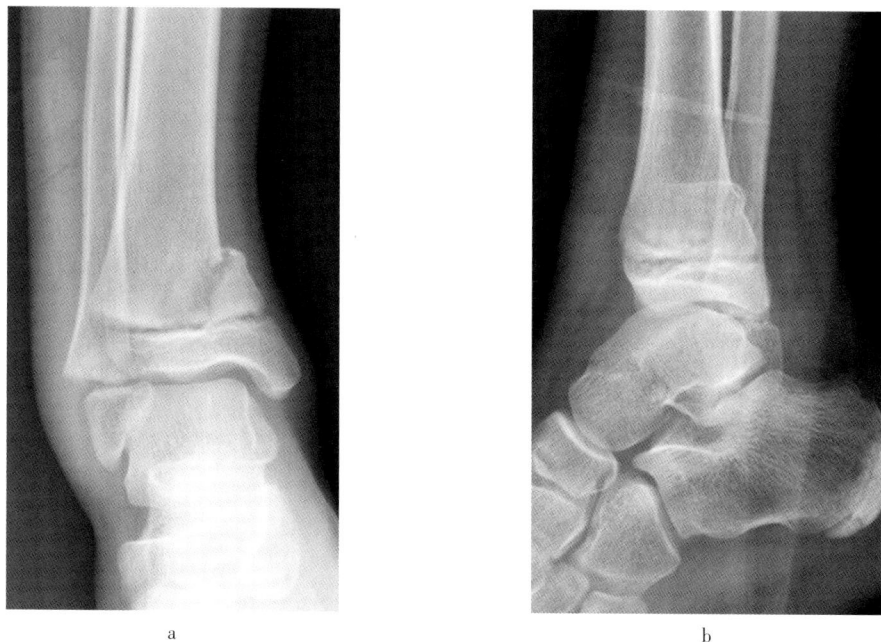

**图 6 - 158　右胫骨远端骨骺分离**

a. 右踝正位片，b. 右踝侧位片，（a～b）示右胫骨远端骨骺连同干骺端向内后侧
移位，腓骨远端骨骺同时向内分离

# 第八节　关节脱位

## 一、肩锁关节脱位

肩锁关节由肩峰内面及锁骨外端组成，关节软骨面小而呈卵圆形，由肩锁韧带连接，并由坚强的喙锁韧带加强。肩锁关节脱位可因直接暴力由上部向下冲击肩峰而发生，或间接暴力过度牵引肩关节向下而引起，约占肩部损伤脱位的 12%。

**【临床表现】**

肩前部肿痛，肩关节活动障碍。全脱位则肩峰外端明显隆起畸形，按压锁骨外端与肩峰间距明显增大。半脱位时，肩峰与锁骨不在同一平面，可触及高低不平的肩锁关节，压迫锁骨外端与肩峰间有间隙感。

**【影像要点】**

**1. 全脱位**　锁骨外端明显向上移位，肩峰下移，锁骨外端与肩峰发生完全分离；喙锁间隙距离增宽，锁骨外端可以增宽变形，局部软组织增厚。

**2. 半脱位**　锁骨外端轻度向上翘起，关节间隙略增宽。

3. 无论全脱位或半脱位，均可伴发锁骨外端或肩峰骨折。

肩锁关节脱位的影像见图 6 – 159、图 6 – 160。

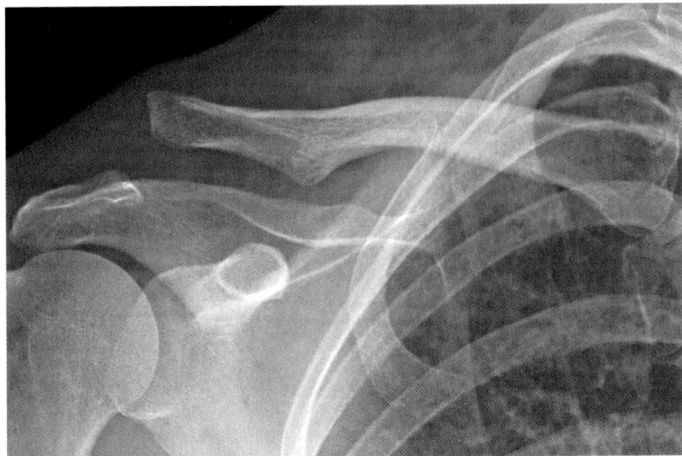

**图 6 – 159　右肩锁关节脱位**

右肩正位片，示右锁骨肩峰端上移，肩锁关节间隙及喙锁间隙均显著增宽

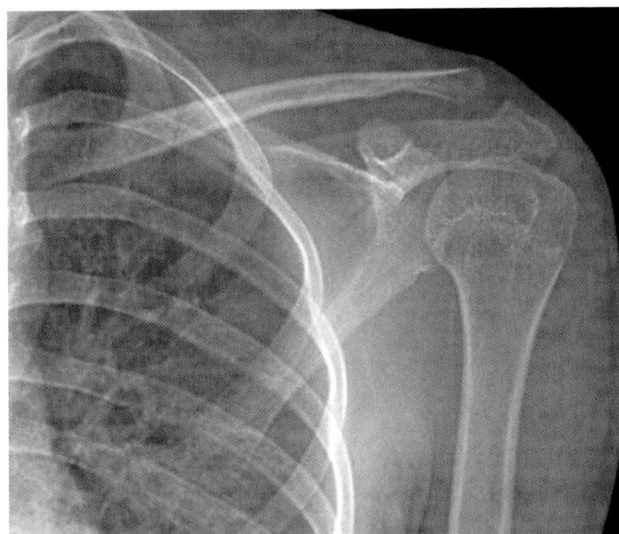

**图 6 – 160　左肩锁关节半脱位**

左肩正位片，示左锁骨肩峰端轻度上移，肩锁间隙稍增宽

# 二、肩关节脱位

肩关节由肩胛盂和肱骨头构成，肩胛盂小而浅，肱骨头呈半球形，肩关节囊薄弱松弛，活动范围大，因此肩关节易发生脱位，占全身关节脱位的 40% 以上。

## 【临床表现】

多见于青壮年，男性多于女性。伤后肩部明显肿痛。前脱位者表现为上臂常置于轻度外展位，头倾向患侧；肩峰突出呈方肩畸形；肩关节窝空虚，并呈弹性固定；搭肩试验阳性。后脱位则表现为肩前部平坦、空虚，肩后部隆起，喙突明显突出；肩胛冈下可触及肱骨头；肩关节活动受限，形成弹性固定。

**【影像要点】**

1. 根据肱骨头脱出后方向可分前脱位和后脱位两种类型，前者较多见。

**2. 前脱位**

（1）喙突下脱位 正位片显示肱骨头脱出肩胛盂位于喙突下方并与肩胛盂及肩胛颈重叠，肱骨头呈外旋位，大结节向外，肱骨干外展；穿胸位片显示肱骨头在肩胛盂之前方。可同时合并肱骨头后缘凹陷性骨折。

（2）锁骨下脱位 致伤外力较大，肱骨头脱出肩胛盂后明显内移到锁骨下方。

（3）盂下脱位 肱骨头脱出后明显下移到肩胛盂之下，多合并大结节撕脱骨折。

**3. 后脱位**

（1）正位片显示肱骨轻度外展，肱骨头呈功能位或内旋位，肱骨头颈部显示侧位影像，肱骨大小结节重叠。

（2）通常肱骨头向后脱位并不下移，正位片观察关节对位似乎尚好，关节间隙存在，故极易漏诊。

（3）肩关节穿胸位片，显示肱骨头向后方脱出，位于肩胛盂的后方。

（4）可合并盂唇软骨损伤或肩胛盂后缘骨折。

肩关节脱位的影像见图 6-161~图 6-164。

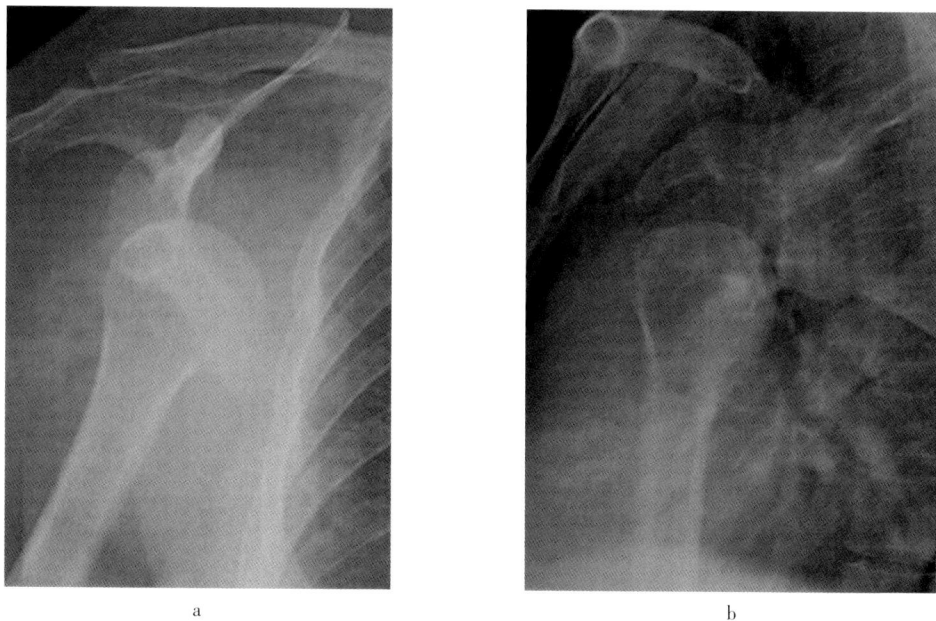

a

b

**图 6-161 右肩关节前脱位（喙突下）**

a. 右肩正位片，b. 右肩穿胸位片，（a~b）示右肩胛盂空虚，肱骨头向前内下移位至喙突下并与肩胛颈重叠，头外旋、外展

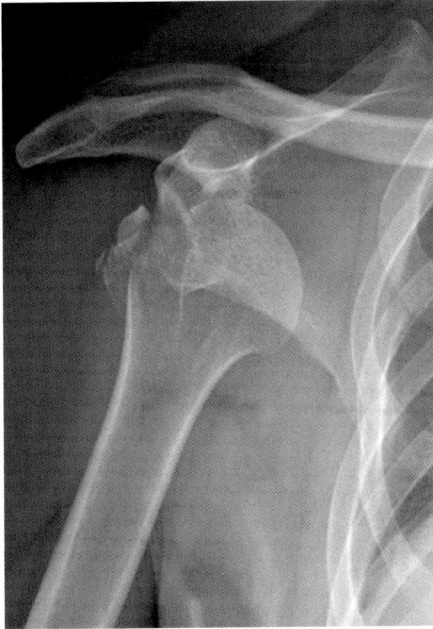
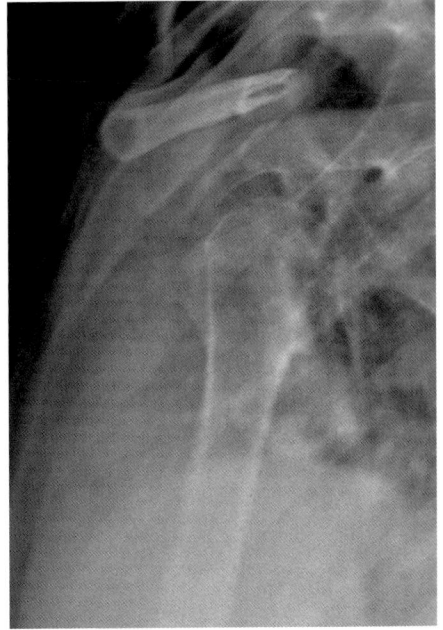

a                                                    b

**图 6 – 162　右肩关节前脱位（喙突下）伴肱骨大结节骨折**

a. 右肩正位片，b. 右肩穿胸位片，示右肱骨头向前、内下移位至喙突下并与肩胛颈重叠，头外旋、外展，同时伴肱骨大结节骨折

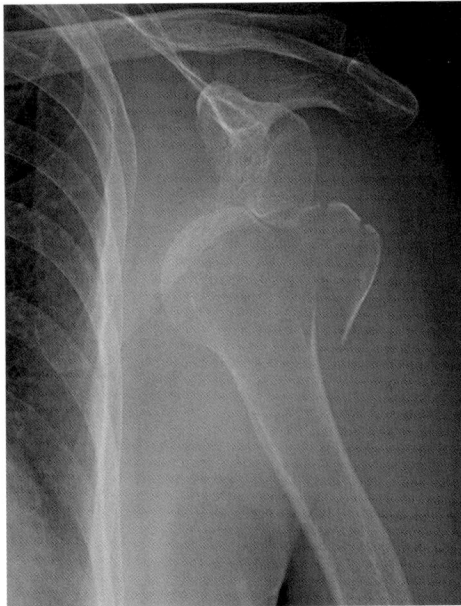

**图 6 – 163　左肩关节前脱位（盂下）并大结节骨折**

左肩正位片，示左肱骨头脱出肩胛盂移位至肩胛盂下方，肱骨大结节同时骨折并分离

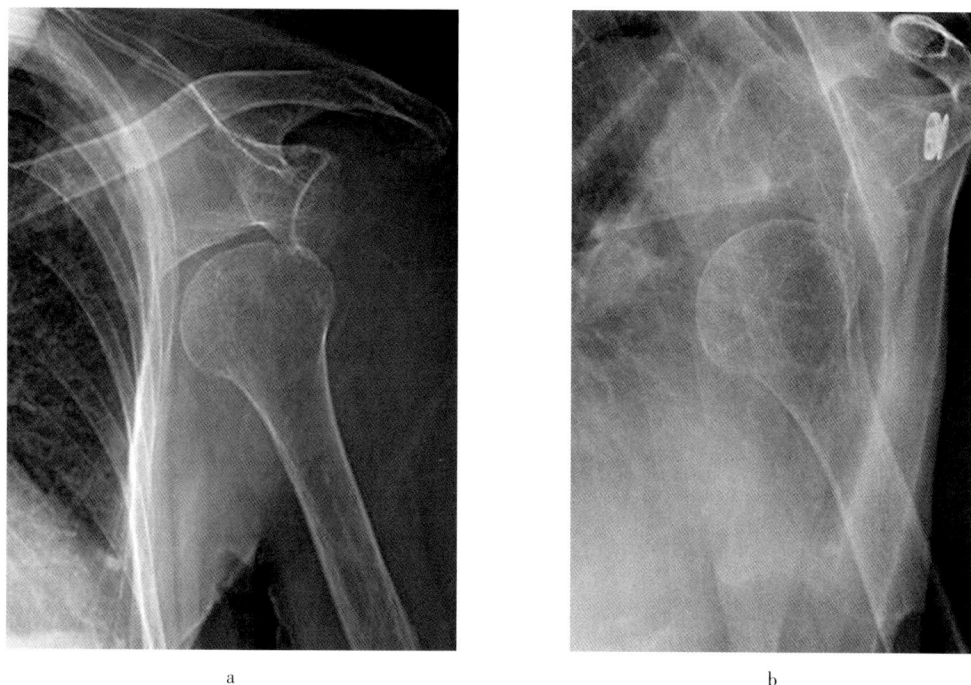

**图 6 – 164　左肩关节后脱位**

a. 左肩正位片，b. 左肩穿胸位片，（a～b）示左肩胛盂空虚，左肱骨头脱出肩胛盂向后下方移位

# 三、肘关节脱位

肘关节脱位为四肢关节中最常见的一种脱位，多见于青少年，10 岁前儿童和老年人少见。

## 【临床表现】

按脱位方向分为后脱位、前脱位和侧方脱位三种类型。

后脱位　表现为肘关节呈屈肘 45°位置，肘部疼痛、肿胀、畸形、关节活动明显受限；肘后三角关系失常。

前脱位　肘关节常处于伸直位，肘后可触及肱骨远端鹰嘴窝；肘后空虚，肘后三角正常关系丧失。

侧方脱位　肱骨远端侧方可触及尺骨鹰嘴，伸屈活动受限，有内收外展的异常活动。

## 【影像要点】

**1. 肘关节后脱位**

（1）正位片显示桡、尺骨上端与肱骨下端相重叠，正常肘关节间隙消失。

（2）侧位片显示桡骨头和尺骨鹰嘴向后上方移位，肱骨下端则移向前下方，尺骨喙突常居于肱骨鹰嘴窝内。

（3）除肘关节后脱位外，常同时伴有桡、尺骨向外或向内移位。

（4）常合并桡骨头、尺骨喙突、肱骨内上髁及肱骨外髁等骨折。

**2. 肘关节前脱位**

（1）侧位片见尺、桡骨脱位至肱骨下端之前方。

（2）多数伴尺骨鹰嘴的粉碎性骨折。

**3. 肘关节侧方脱位**

（1）正位片可见肘关节呈明显的外翻畸形，尺、桡骨向外方移位。

（2）侧位片仅见肱骨髁与尺、桡骨重叠，无前、后脱位现象。

（3）偶可合并尺骨半月切迹或肱骨外髁骨折。

肘关节脱位的影像见图 6 – 165 ~ 图 6 – 167。

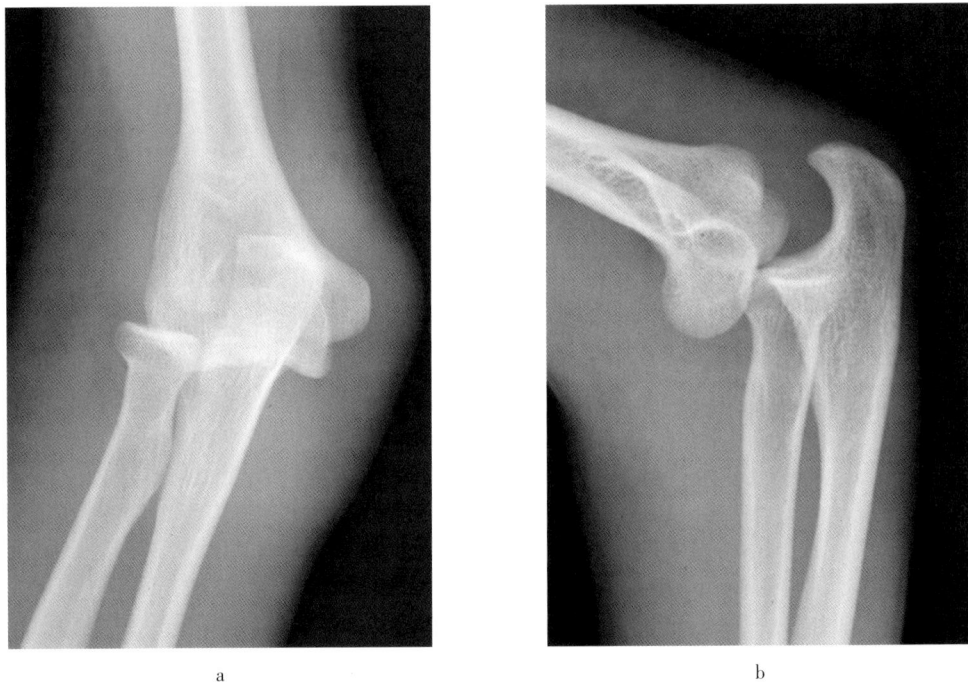

a                                                          b

**图 6 – 165　右肘关节后脱位**

*a. 右肘正位片，b. 右肘侧位片，（a~b）示右肘关节位置关系失常，右桡骨头和尺骨鹰嘴向后上外方移位*

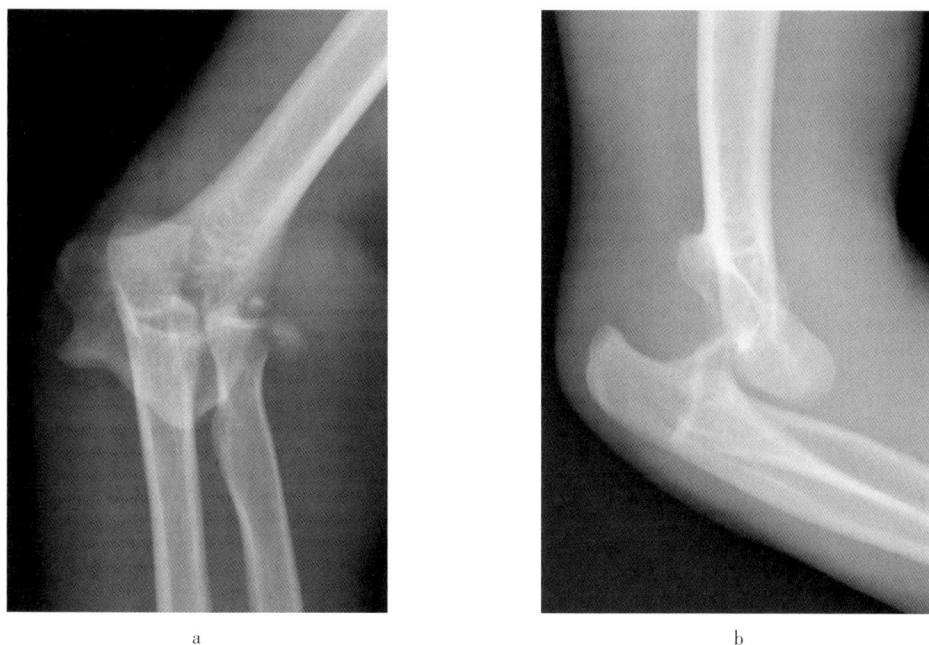

a       b

**图 6 – 166 左肘关节后脱位并桡骨头骨折**

a. 左肘正位片，b. 左肘侧位片，(a～b) 示左桡、尺骨上端相对肱骨下端向后外上方移位，同时桡骨头粉碎性骨折

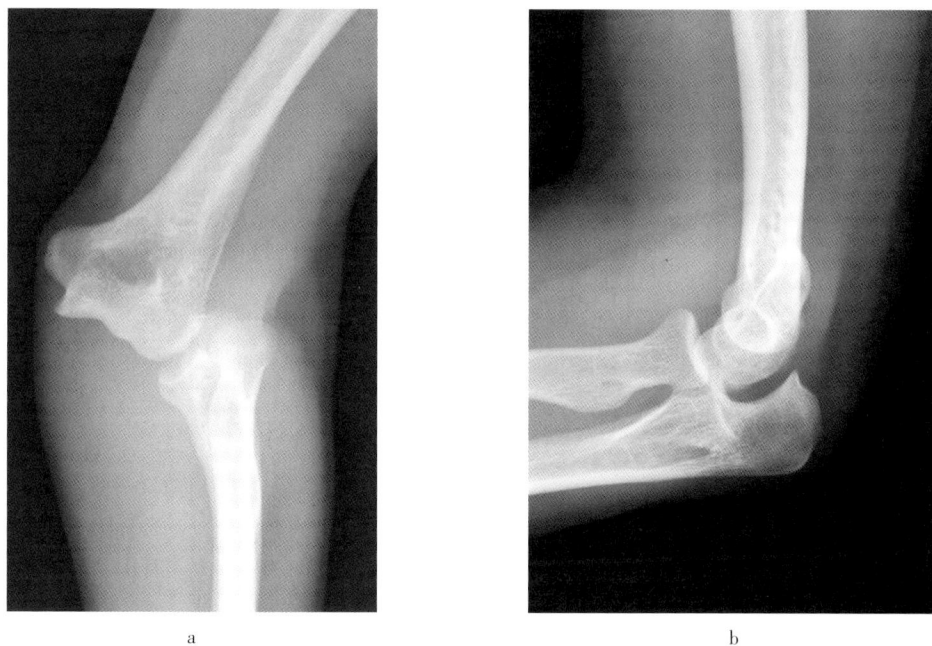

a       b

**图 6 – 167 左肘关节侧方脱位**

a. 左肘正位片，b. 左肘侧位片，(a～b) 示左肘关节关系失常，桡、尺骨上端相对肱骨下端向外侧方移位

## 四、桡骨头半脱位

桡骨头半脱位也称"牵拉肘"，常见于 4 岁以下小儿，因此年龄桡骨头发育尚未完全，环状韧带松弛，当肘伸直旋前位被突然牵拉前臂时，发育欠佳的桡骨头被环状韧带卡住而引起半脱位。

【临床表现】

有突然牵拉病史；前臂轻度旋前，肘关节微屈，不能上举；被动伸屈或旋前臂时，患儿疼痛啼哭。

【影像要点】

1. 桡骨头向前外轻度移位，通过桡骨所作轴线不再通过肱骨小头中心；

2. 对于 1 岁以下肱骨头骨化中心未出现小儿，仅表现为桡骨头与肱骨小头之间隙略有增宽，诊断有困难可摄双侧肘关节片对照观察。

桡骨头半脱位的影像见图 6 - 168。

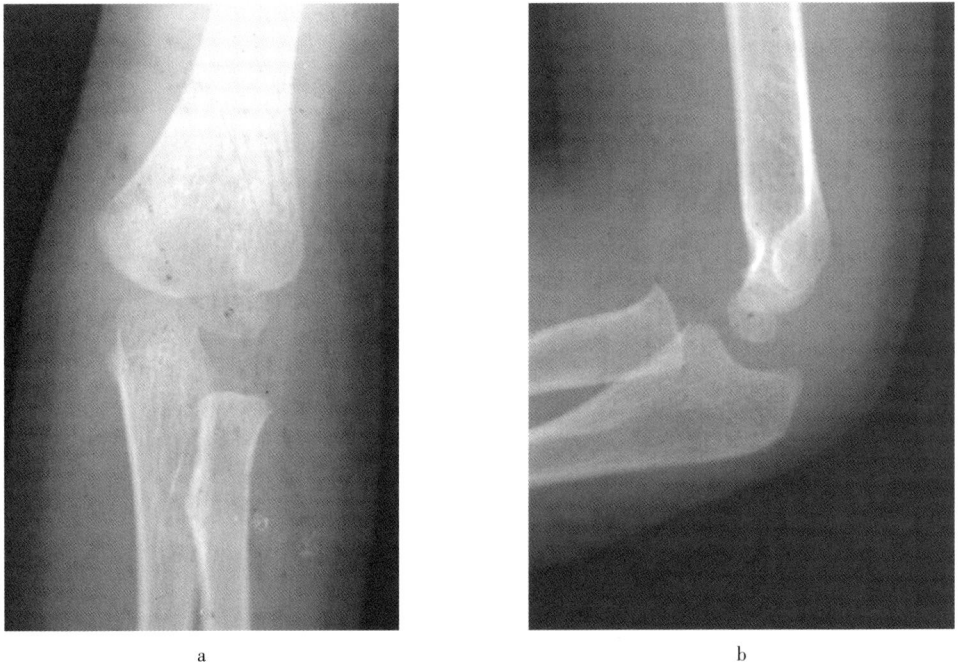

a                   b

**图 6 - 168 右桡骨头半脱位**

a. 右肘正位片，b. 右肘侧位片，（a～b）示右桡骨头轻度向前移位，桡骨干轴线未通过肱骨小头中心

## 五、下桡尺关节脱位

下桡尺关节脱位是指组成下桡尺关节各骨的关节面失去其正常对位关系。

【临床表现】

多见于青壮年，下桡尺关节处肿胀、压痛，尺骨小头向背侧显著突出，下桡尺关节功能受限或丧失。

【影像要点】

1. 正位片显示下桡尺间隙增宽，正常尺骨远端桡侧缘与桡骨远端尺骨切迹骨皮质之间的距离，最大不超过3mm，当脱位时此间隙可以明显增宽。

2. 侧位片显示尺骨下端向背侧移位。

下桡尺关节脱位的影像见图6–169。

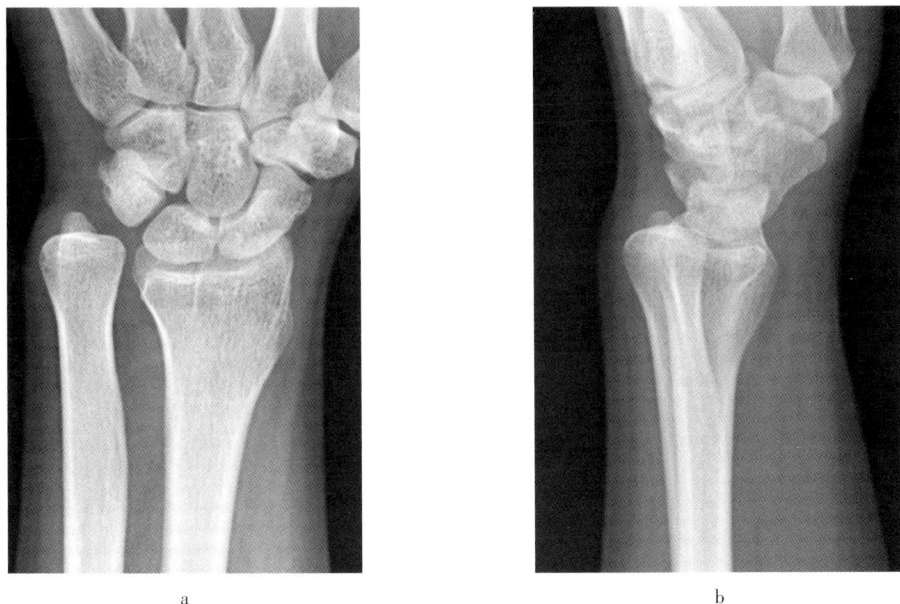

图6–169　右下桡尺关节脱位

a. 右腕正位片，b. 右腕侧位片，(a~b) 示右下桡尺间隙分离增宽，尺骨头向背侧移位

## 六、月骨脱位

月骨脱位是指月骨失去与桡骨和其他腕骨的正常对位关系。多是在跌倒时腕呈极度背屈位，月骨被头状骨和桡骨挤向掌侧所致。

【临床表现】

伤后腕部肿胀、疼痛，活动受限，手指屈曲困难，腕关节不能背伸，掌腕横纹处有压痛，并可触到脱出的月骨。腕部向尺偏，叩击第4掌骨头时，有明显的疼痛。正中神经亦可受压而致手掌桡侧麻木。

【影像要点】

1. 正位片月骨旋转呈三角形与头状骨重叠，头月、桡月关节间隙消失。

2. 侧位片月骨向掌侧脱位，其窝状关节面向前，而舟状骨、头状骨与桡骨关系保持原位不变。

月骨脱位的影像见图6-170。

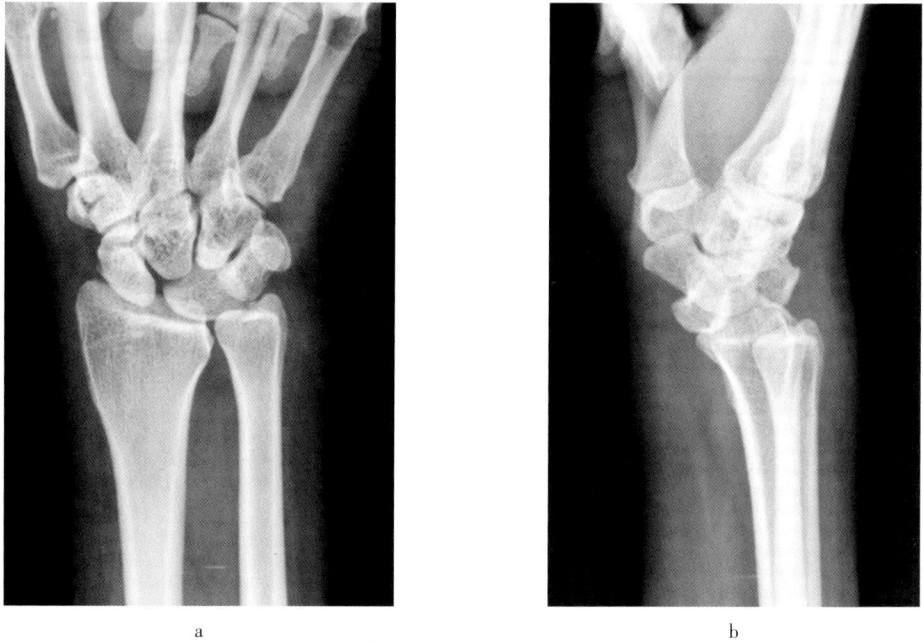

a

b

**图6-170 右腕月骨脱位**

a. 右腕正位片，示右月骨呈扇形，头月关节间隙消失；b. 右腕侧位片，示右月骨向掌侧脱位，窝状关节面朝向前

# 七、经舟骨月骨周围脱位

经舟骨月骨周围脱位是指月骨周围脱位合并舟骨骨折。

【临床表现】

有明确的背伸外伤史。腕部肿胀、疼痛，腕背侧隆起，腕关节活动受限。

【影像要点】

1. 正位片示舟骨腰部骨折，头月关节间隙异常，月骨正常四方形投影成三角形，头状骨关节面接近桡骨远端关节面。

2. 侧位片示月骨原位不动，舟骨近侧骨折块和月骨与桡骨的关系正常，月骨上关节面空虚。

3. 头状骨位于月骨背侧缘的后上方。

经舟骨月骨周围脱位的影像见图 6-171。

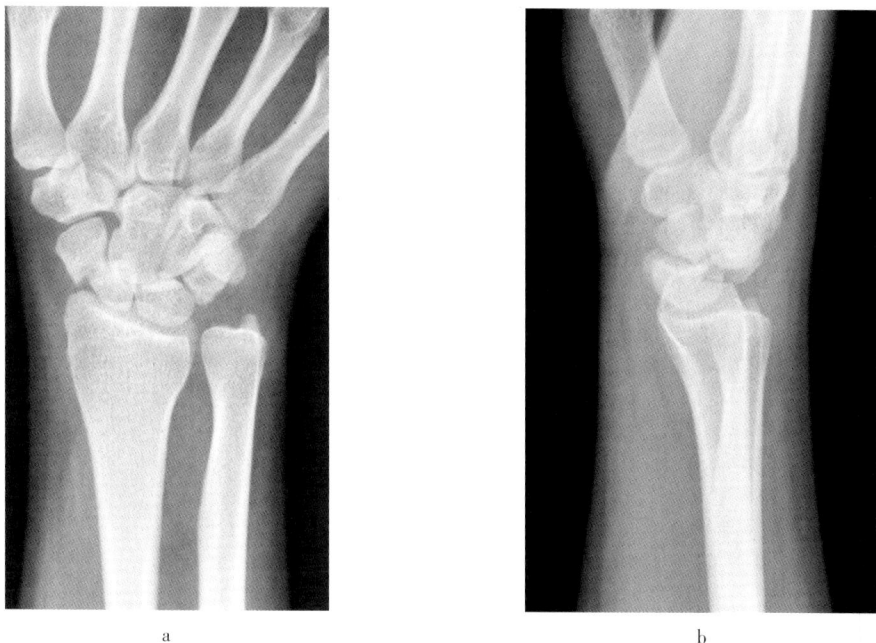

**图 6-171　右侧经舟骨月骨周围脱位**

a. 右腕正位片，示右舟骨腰部错位骨折，近折端与头状骨重叠，头月关节间隙消失；

b. 右腕侧位片，示月骨窝状关节面空虚，桡月关节关系正常，头状骨位于月骨背侧

# 八、掌指关节脱位

掌指关节脱位是指近节指骨基底部脱离掌指关节向背侧移位或掌骨头向掌侧移位。掌指关节脱位较为常见，而以拇指掌指关节脱位最多见，其次为示指掌指关节脱位。第 3~5 掌指关节脱位少见。

【临床表现】

本病较多发生在拇指、示指，脱位后指骨向背侧移位，掌骨头突向掌侧，形成关节过伸位畸形。示指尚有尺偏及指间关节半屈曲畸形。表现为局部肿胀、疼痛、功能障碍。

【影像要点】

1. 根据 X 线表现及程度分单纯背侧脱位和复合脱位两种类型。

**2. 单纯背侧脱位**　或称半脱位，掌骨头和指骨基底两关节面尚有部分接触，未完全分离，但指骨基底已脱向掌骨头背侧。

**3. 复合脱位**　又称不可复位性脱位。常发生于示指及拇指，正位片示关节间隙消失，

斜位片显示明显脱位。

掌指关节脱位的影像见图 6 – 172。

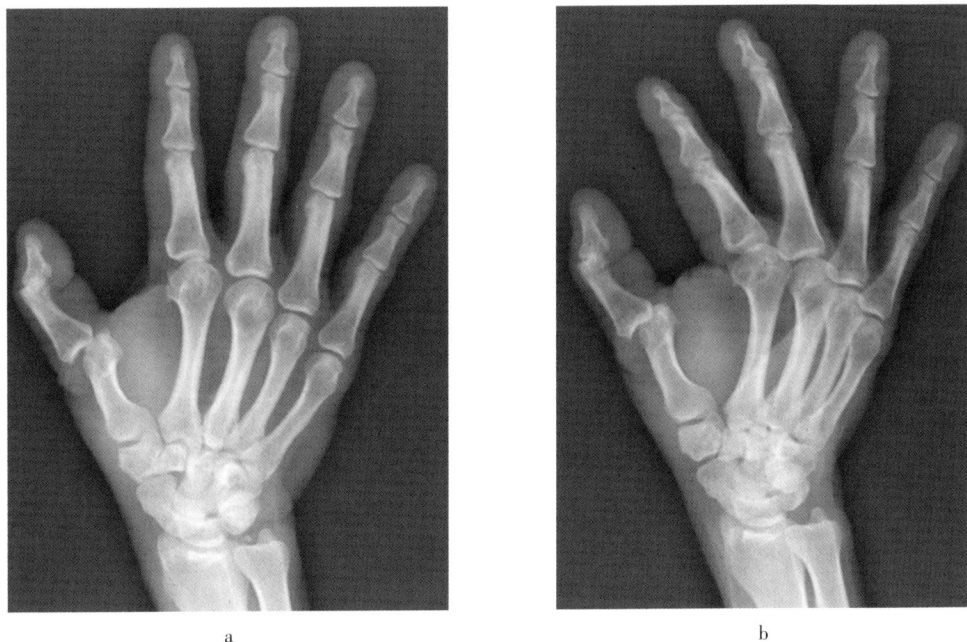

| a | b |

**图 6 – 172　右手第 1 掌指关节脱位**

a. 右手正位片，b. 右手斜位片，（a～b）示右拇指近节向前外方移位，与第 1 掌骨失去正常对应关系

## 九、指间关节脱位

手指间关节由近节指骨滑车与远节指骨基底部构成，分为近侧和远侧指间关节。指间关节脱位较为常见，各手指的近侧或远侧指间关节均可发生。脱位的方向多为远节指骨向背侧移位或内、外侧移位，前方脱位极为罕见。指间关节脱位常与侧副韧带损伤同时发生。

**【临床表现】**

伤后关节呈梭形肿胀、疼痛、局部压痛，自动伸屈活动受限。若侧副韧带断裂，受累关节有异常侧方偏斜，即分离试验为阳性。

**【影像要点】**

1. 指间关节脱位多发生于近侧指间关节，其中以拇指指间关节多见。

2. 脱位以背侧脱位或内、外侧脱位多见，掌侧脱位甚少见。

3. 脱位同时常合并指骨基底部骨折。

指间关节脱位的影像见图 6 – 173 ～图 6 – 175。

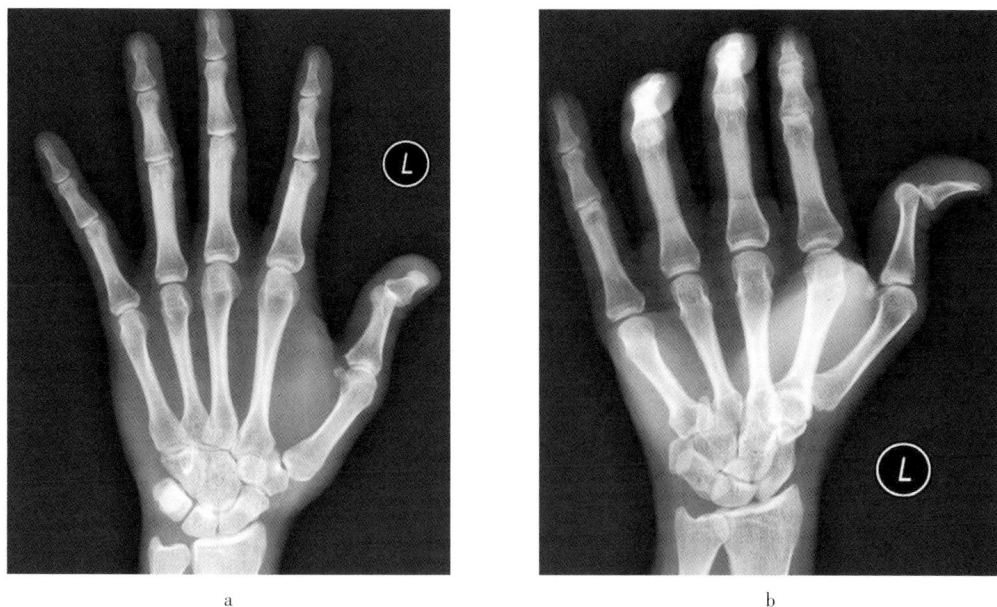

**图 6 – 173　左手拇指指间关节脱位**

a. 左手正位片，b. 左手斜位片，（a～b）示左手拇指指间关节关系失常，远节向背外侧移位

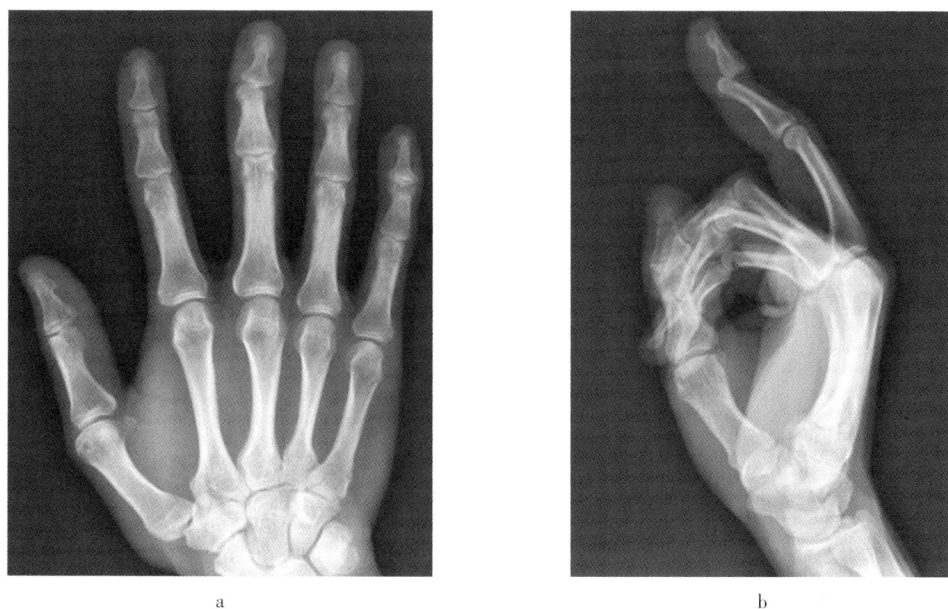

**图 6 – 174　右中指远侧指间关节脱位**

a. 右中指正位片，b. 右中指侧位片，（a～b）示右手中指远侧指间关节关系失常，远节向背内侧移位

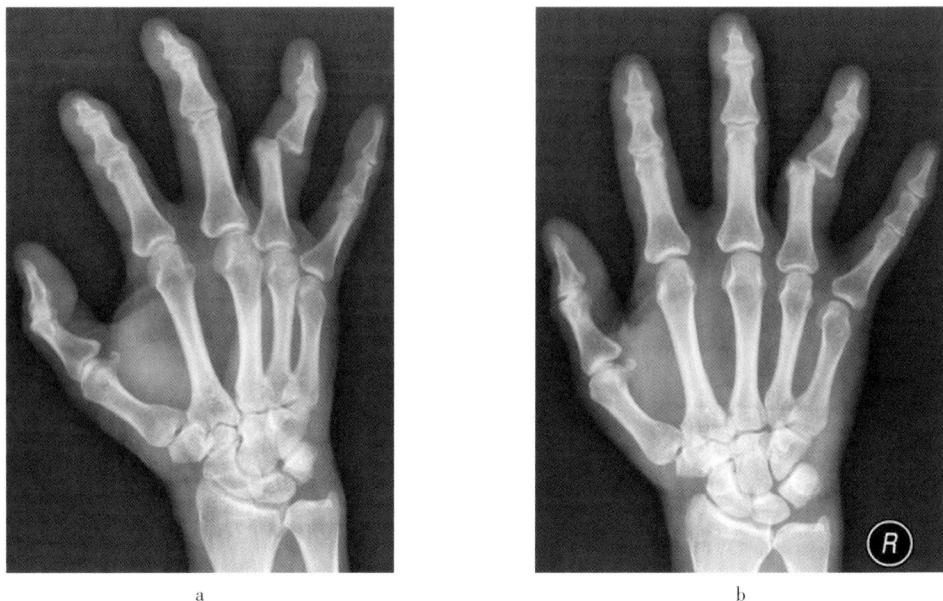

a             b

**图 6 - 175　右无名指近侧指间关节脱位**

a. 右手正位片，b. 右手斜位片，示右手无名指近侧指间关节关系失常，中间节指骨向背内侧移位

# 十、髋关节脱位

髋关节属球窝关节，结构比较稳定，因此脱位相对少见，约占全身各关节脱位的 5%，其中以青壮年多见。

## 【临床表现】

根据股骨头脱出后的方向分为髋关节后脱位、前脱位和中心性脱位三种类型。

**1. 髋关节后脱位** 表现为髋关节疼痛，活动功能丧失；患肢缩短，髋关节处屈曲、内收、内旋位；臀部隆起，大转子在 Nelaton 线之上；在髂骨翼部或坐骨可触及移位的股骨头。

**2. 髋关节前脱位** 患髋疼痛，有弹性固定，耻骨前可触及股骨头；大腿呈外展、外旋屈曲畸形，肢体相对变长，大转子顶在 Nelaton 线之前。

**3. 髋关节中心性脱位** 患肢缩短，呈内旋或外旋畸形。

## 【影像要点】

**1. 髋关节后脱位** 多见，股骨头移位于髋臼后缘或髂骨翼后方。X 线正位片股骨头脱出髋臼外，股骨头上移与髋臼上部重叠。股骨内收、内旋，大转子突出，小转子消失。可合并髋臼后缘骨折与股骨头骨折。

**2. 髋关节前脱位** 较少见。股骨头移位于闭孔前方或耻骨上支附近。X 线正位片股骨头下移于髋臼下方对向闭孔，与坐骨结节重叠。股骨干呈外展水平位，外旋或内旋畸形，当外展、外旋时照片显示大转子在下方，外展、内旋时大转子在上方。

**3. 中心性脱位**　髋臼底粉碎性骨折，股骨头嵌插入碎片间，向骨盆腔内移位。X 线片可见髋臼底呈粉碎性骨折，髋臼窝分裂成上、下两半，部分髋臼被股骨头冲击向盆腔内移位，股骨头也随之向盆腔内突入，且可发生骶髂关节和耻骨联合韧带的撕裂与分离，甚至耻骨支骨折。

髋关节脱位的影像见图 6 – 176 ~ 图 6 – 179。

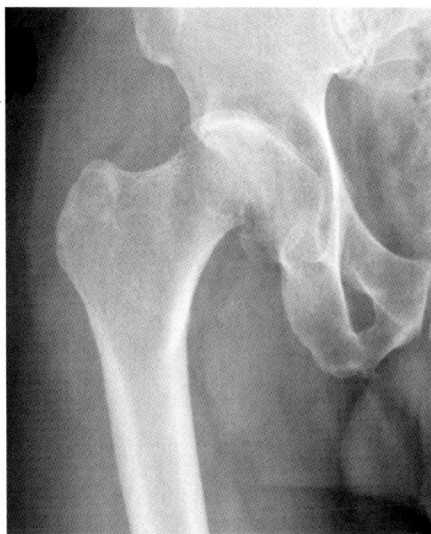

a

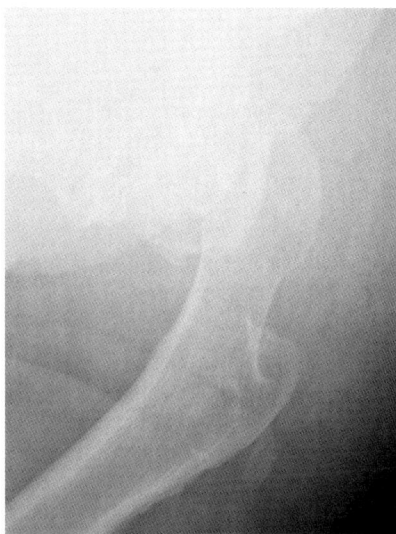

b

**图 6 – 176　右髋关节后脱位并股骨头骨折**

a. 右髋正位片，b. 右髋侧位片，（a ~ b）示右股骨头脱出髋臼向后外上方移位，同时合并股骨头骨折

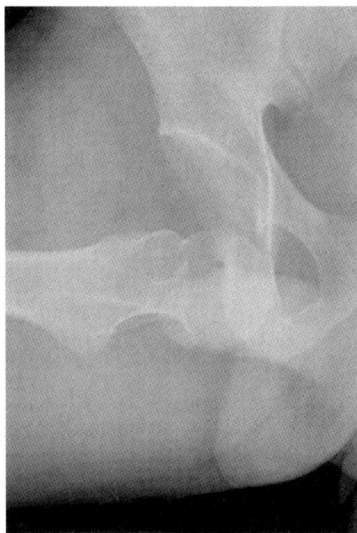

**图 6 – 177　右髋关节前脱位**

右髋正位片，示右股骨头脱出髋臼，向内下方移位，股骨近端呈明显外展、外旋

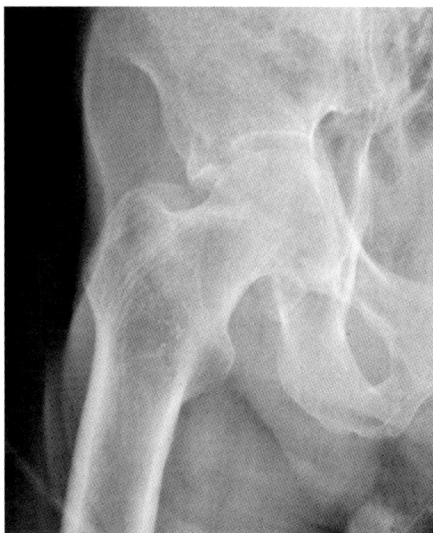

**图 6 – 178　右髋关节中心性脱位**

右髋正位片，示右侧髋臼骨折，股骨头向骨盆内移位

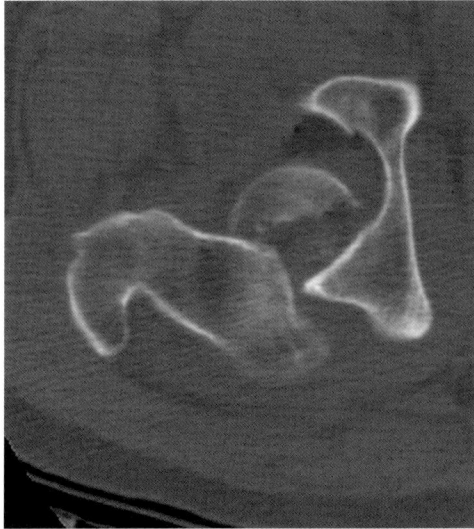

**图 6 – 179　右髋关节后脱位并股骨头骨折**

CT 平扫，示右股骨头脱出髋臼窝向后移位，同时合并股骨头骨折

# 十一、膝关节脱位

膝关节较稳定，脱位相当少见，多为极大的暴力所致。脱位的同时不仅关节囊撕裂，内、外侧副韧带和交叉韧带撕裂，而且常引起腘神经和血管的损伤。

【临床表现】

膝部疼痛、肿胀，明显畸形，伸屈功能丧失。抽屉试验及侧向应力试验阳性。

【影像要点】

1. 按接受暴力后膝关节脱位时胫骨的位置分前脱位、后脱位、内侧脱位和外侧脱位四种类型。

2. **膝关节前脱位**　较常见，当前交叉韧带断裂，胫骨向前方移位，膝关节侧位片上，股骨髁后缘至胫骨平台垂直交点，超过平台后角之后 5mm。

3. **膝关节后脱位**　当后交叉韧带断裂，胫骨向后方移位，股骨髁后缘距胫骨平台后缘延长线超过 5mm。

4. **内侧脱位和外侧脱位**　胫骨近端相对股骨远端向内或向外移位，一般除侧方位置改变外，尚伴有前后脱位或旋转脱位。

膝关节脱位的影像见图 6 – 180。

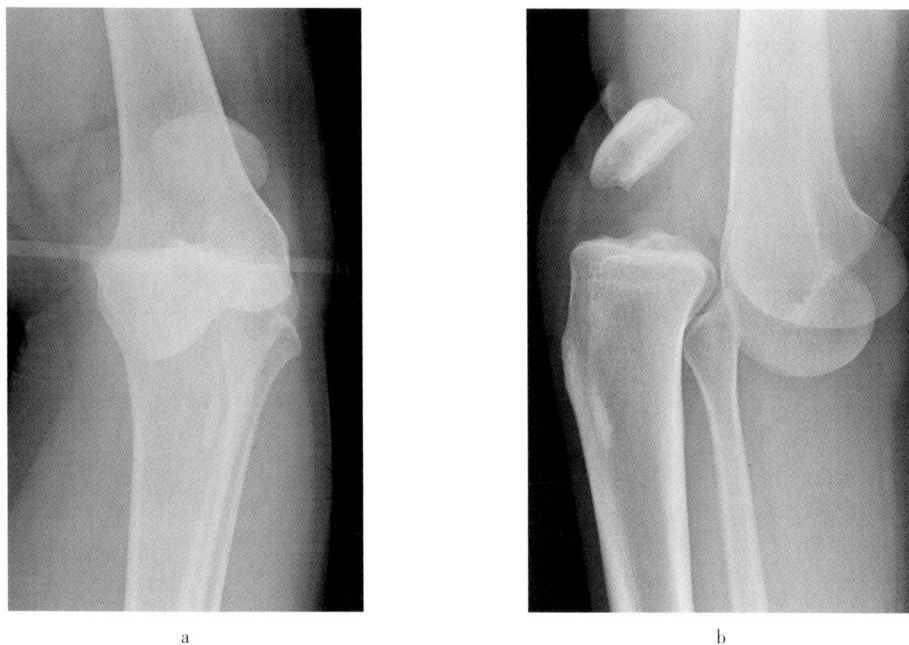

**图 6 – 180　左膝关节前脱位**

a. 左膝正位片，b. 左膝侧位片，（a ~ b）示左胫骨近端相对股骨远端向前上方移
位，股胫关系及股髌关系严重失常，膝关节诸骨未见骨折发生

# 十二、髌骨脱位

髌骨脱位指髌骨与组成膝关节的其他骨之间失去正常的对位关系。

## 【临床表现】

有明显的急性外伤史。伤后膝关节疼痛、肿胀，不能伸屈活动，髌骨内侧有瘀斑，
压痛明显，将髌骨推移时有松动感。

## 【影像要点】

1. 根据脱位后髌骨的位置分为外侧脱位、内侧脱位、上脱位和下脱位四种类型。

**2. 外侧脱位**　最多见，为股内侧肌和股四头肌内侧扩张部撕裂所致，正位片示髌骨
移位至股骨外髁的外侧，轴位可见髌骨不在股骨髁间切迹窝内，股髌关系失常。

**3. 内侧脱位**　为股四头肌外侧扩张部撕裂所致，正位和轴位片示髌骨向外侧移位，
股髌关系失常。

**4. 上、下脱位**　当髌韧带和股四头肌腱分别断裂时，可致髌骨向上或向下脱位，侧
位片上，可借助髌骨高低的测量方法来估计髌骨向上或向下移位的程度。

5. 除以上脱位外，有时可合并髌骨或其它骨折。

髌骨脱位的影像见图 6 – 181。

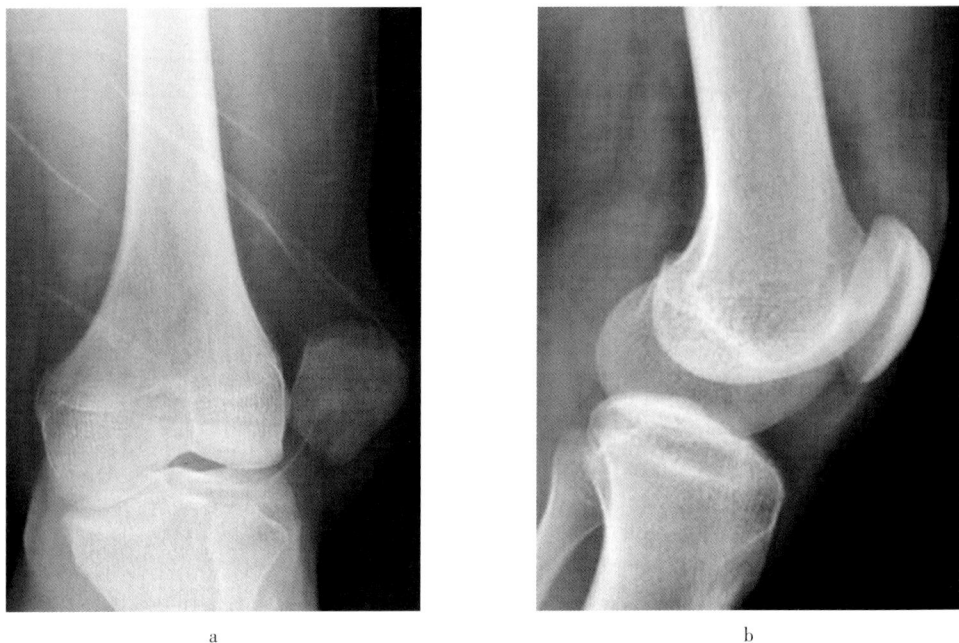

a

b

**图 6 – 181  左髌骨外侧脱位**

　　a. 左膝正位片，b. 左膝侧位片，（a～b）示左髌骨向外侧移位，股髌关节失去正常对位关系

# 十三、踝关节脱位

　　踝关节脱位是指距骨脱出踝穴，但距骨与其他跗骨关系仍保持正常。单纯踝关节脱位很少见，常伴有内踝或外踝、胫骨远端关节面的骨折。

## 【临床表现】

　　受伤后踝部出现疼痛、肿胀、畸形和触痛。按脱位的方向可分为外脱位，内脱位，前脱位和后脱位四种类型。后脱位者胫、腓骨下端在皮下突出明显，并可触及，胫骨前缘至足跟的距离增大，前足变短。前脱位者距骨体位于前踝皮下，踝关节背屈受限。

## 【影像要点】

　　**1. 内侧脱位**　距骨相对于胫骨远端向内侧移位，常伴有双踝骨折。

　　**2. 外侧脱位**　距骨相对于胫骨远端向外侧移位，常伴有双踝骨折。

　　**3. 前脱位**　距骨相对于胫骨远端向前移位。常伴有单踝、双踝或胫骨前唇骨折，有时伴有踝关节侧脱位。

　　**4. 后脱位**　距骨相对于胫骨远端向后移位，常伴有内、外踝及后踝骨折。

　　踝关节脱位的影像见图 6 – 182。

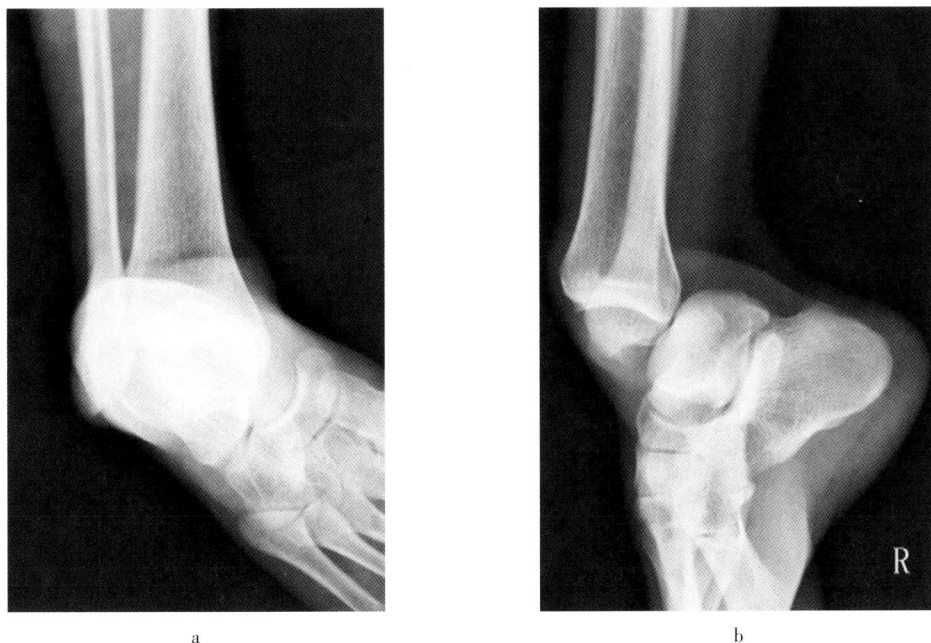

图6-182 右踝关节后脱位

a. 右踝正位片，b. 右踝侧位片，(a~b) 示右距骨脱出踝穴向后方移位，而距骨
与其他跗骨关系不变

# 十四、距骨脱位

距骨脱位为少见足部严重损伤，多由于足跖屈位时强烈内翻所致。

## 【临床表现】

**1. 距下关节脱位** 局部肿痛、压痛、畸形，活动障碍，足呈下垂状。

**2. 距骨全脱位** 局部皮肤常呈开放损伤，踝部变形明显，常可看到露出之距骨头。

## 【影像要点】

1. 根据脱位表现分距下关节脱位和距骨全脱位。

**2. 距下关节脱位** 即距-跟-舟状骨脱位。足部正位片见前足内翻，舟骨向内脱位，距骨头向外脱位，舟骨关节窝空虚。舟骨和内踝都可发生骨折。侧位片显示舟距关节脱位后关节重叠，关节间隙消失，距下关节分离，间隙增宽。

**3. 距骨全脱位** 甚少见，在踝关节韧带广泛撕裂，中跗关节骨折脱位、舟距关节脱位的条件下，距骨与关节周围软组织剥离，距骨头失去舟骨的阻挡，可以发生距骨向前完全脱位。

距骨脱位的影像见图6-183。

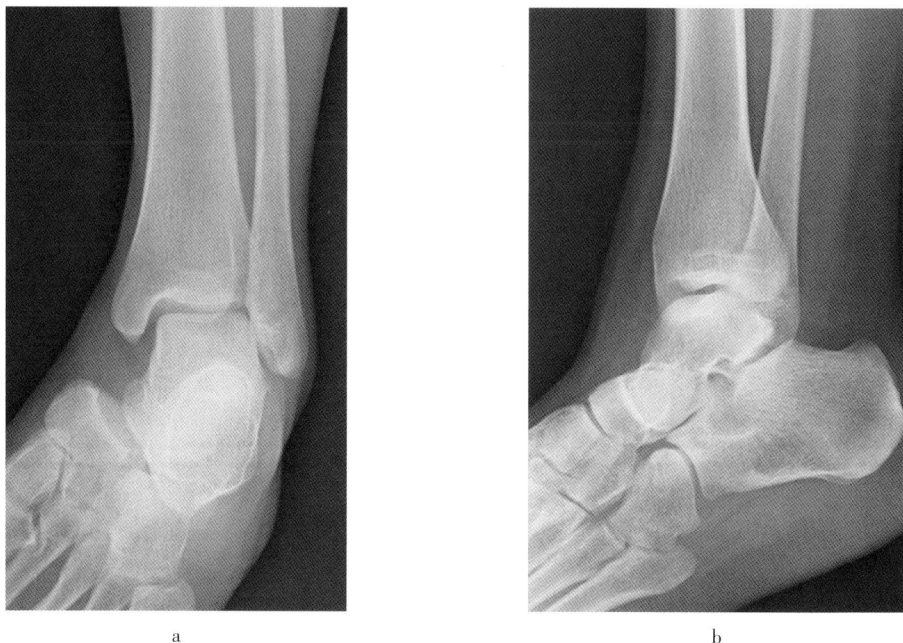

a                                          b

**图 6 - 183    左距下关节脱位**

a. 左踝正位片，b. 左踝侧位片，(a~b) 示左侧距 - 舟 - 跟关节关系失常，跟骨和舟骨相对距骨向内侧移位，踝关节关系保持正常，各骨未见骨折发生

# 十五、跖跗关节脱位

跖跗关节脱位是指组成跖跗关节各骨的关节面失去其正常对位关系者，临床上以第 1 跖骨向内脱位，第 2 ~ 5 跖骨向外、向背脱出为多见。

## 【临床表现】

患足有外伤史，局部明显肿胀、疼痛，不能负重。足弓塌陷，足变宽畸形。

## 【影像要点】

1. 根据脱位方向可分同向性脱位、单纯性脱位和分离性脱位三种类型。

**2. 同向性脱位**   即全部 5 个跖骨同时向一个方向脱位，通常向背外侧脱位，常伴有第 2 跖骨基底或骰骨骨折。

**3. 单纯性脱位**   只有 1 或 2 个跖骨脱位，以 4 ~ 5 跖骨外侧脱位多见。

**4. 分离性脱位**   即第 1 跖骨和其它 4 个跖骨向相反方向移位。

跖跗关节脱位的影像见图 6 - 184。

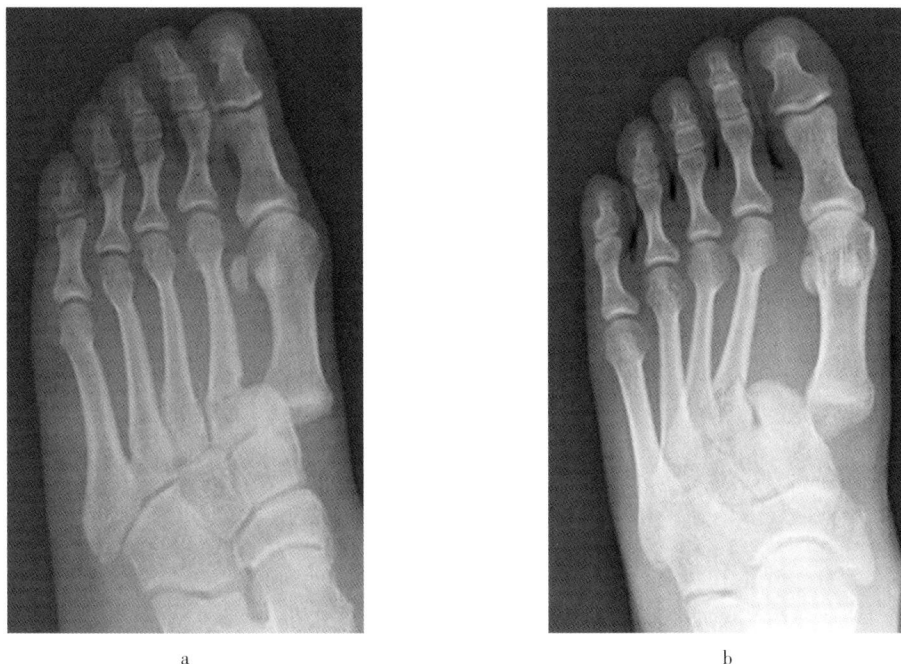

图 6 - 184　左跗跖关节脱位

　　a. 左足正位片，b. 左足斜位片，（a～b）示左足第 1 跖骨向内移位，而第 2～5 跖
　　骨基底部向外侧移位，跗跖关节关系失常

# 十六、跖趾关节脱位

　　跖趾关节脱位是指跖骨头与近节趾骨构成的关节发生分离，临床上以第 1 跖趾关节向
背侧脱位多见。

## 【临床表现】

　　患足肿胀、疼痛、功能障碍，因趾向背侧移位并短缩，跖趾关节过伸，趾间关节屈
曲畸形，跖趾关节弹性固定。

## 【影像要点】

　　1. 正位显示近节趾骨和跖骨头重叠。

　　2. 侧位片显示近节趾骨在跖骨头背侧。

　　跖趾关节脱位的影像见图 6 - 185。

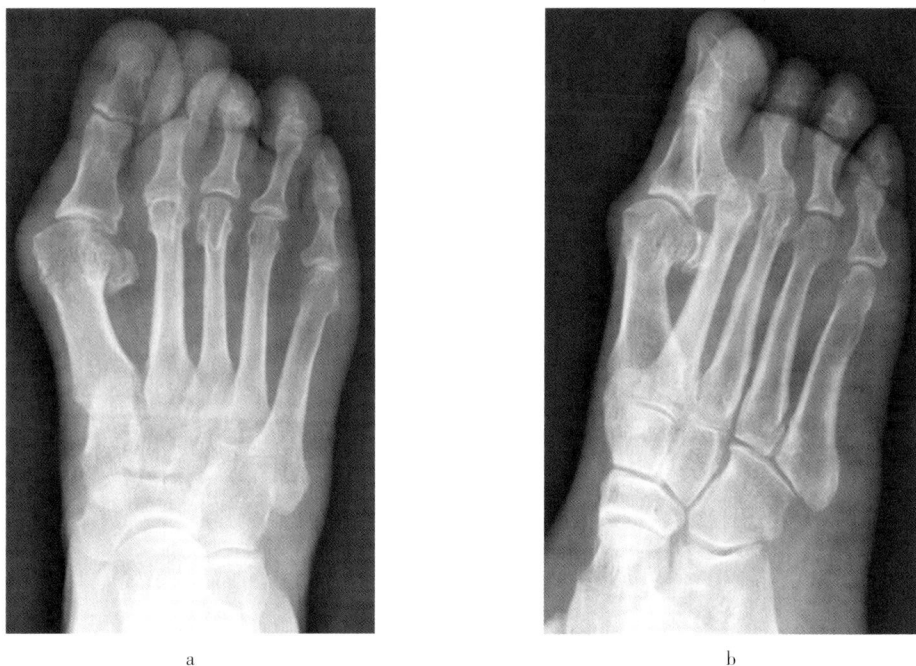

a                                             b

**图 6 – 185  右跖趾关节脱位**

a. 右足正位片，b. 右足斜位片，（a～b）示右足第 2 跖趾关节关系失常，趾骨近端向内侧移位

# 十七、趾间关节脱位

趾间关节脱位是指趾骨与趾骨之间的关节发生分离者，好发于拇趾与小趾趾间关节。

## 【临床表现】

伤后局部疼痛、肿胀、畸形、弹性固定。

## 【影像要点】

1. 照片必须包括正位及斜位或侧位，单纯正位片可能会漏诊。

2. 以背侧及侧方脱位多见，分别表现为关节远节趾骨向背侧或内、外侧方移位。

3. 有时也合并趾骨骨折。

趾间关节脱位的影像见图 6 – 186、图 6 – 187。

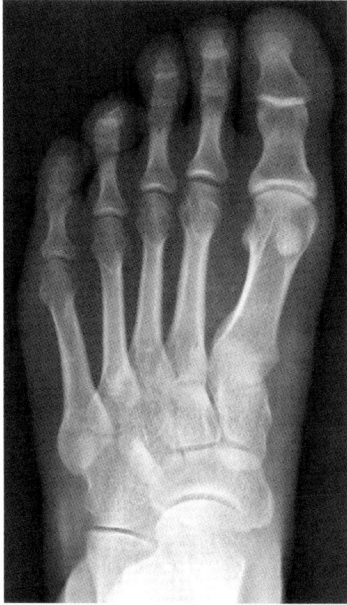
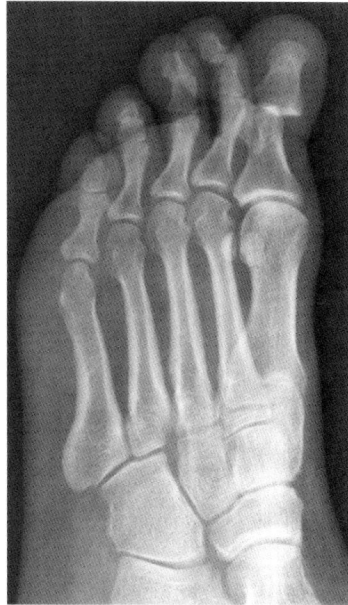

a

b

**图 6 – 186　左趾间关节脱位**

a. 左足正位片，b. 左足斜位片，（a、b）示左拇趾趾间关节位置关系失常，拇趾
远节向内侧移位

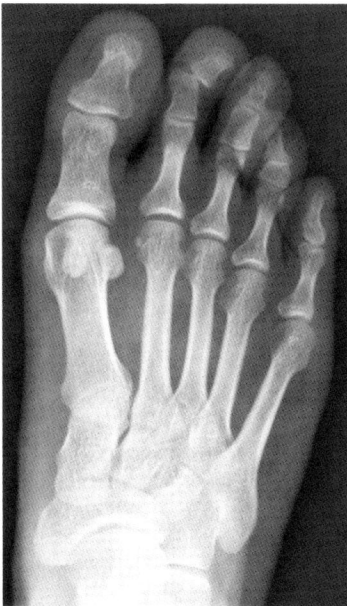
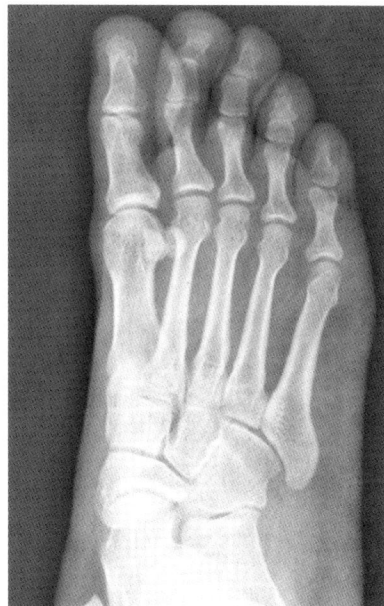

a

b

**图 6 – 187　右趾间关节脱位**

a. 右足正位片，b. 右足斜位片，（a、b）示右足第 2 趾远侧趾间关节位置关系失
常，远节向外侧移位

# 第九节　运动损伤

## 一、肩袖撕裂

肩袖是覆盖于肩关节前、上、后方之肩胛下肌、冈上肌、冈下肌、小圆肌等肌腱组织的总称。肩袖撕裂是指组成肩袖的肌腱的撕裂，主要累及冈上肌腱。

### 【临床表现】

好发于40～50岁男性，典型症状为颈肩部的夜间疼痛和过顶位活动受限，肩关节主动活动受限，但被动活动无明显受限，常伴有冈上肌和三角肌萎缩。患肢在外展上举60°～120°时出现明显的肩前方疼痛，外展受限。

### 【影像要点】

#### （一）平片

1. 常规平片多无明显改变。

2. 部分可见退行性变，肱骨头上移，肩峰–肱骨头间隙变窄，小于6mm。肩峰下表面骨质增生或侵袭；肱骨大结节变平萎缩；冈上肌、冈下肌及三角肌萎缩，肌间隙增宽，肌束变细。

#### （二）MRI

**1. 部分撕裂**

（1）肌腱在 $T_2WI$ 抑脂像及 PDWI 序列上局限性信号增高，未贯穿肌腱全层，形态异常（增粗或萎缩），局部中断，但整体连续性仍存在。

（2）撕裂可发生于关节面侧、滑囊面侧及肌腱内，其中关节面侧撕裂较多见。

（3）冈上肌上、下缘内可见液体信号是其特征性表现。

**2. 全层撕裂**

（1）在 $T_2WI$ 抑脂像或 PDWI 序列上可见高信号贯穿肌腱全层，形态明显异常（断端回缩），整体连续性中断。

（2）盂肱关节与肩峰下滑囊直接相通，肩峰下滑囊可见积液。

肩袖撕裂的影像见图6–188～图6–190。

### 【鉴别诊断】

本病需与钙化性肌腱炎、粘连性肩关节囊炎等鉴别。

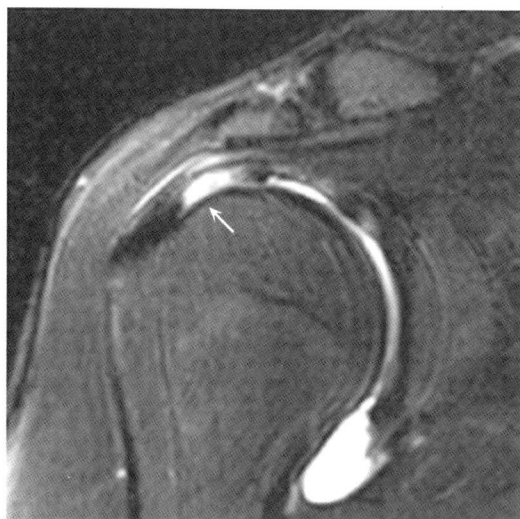

**图 6 - 188 右侧冈上肌部分撕裂**

MRI 冠状位抑脂 $T_2WI$，示右冈上肌关节面侧局部撕裂（白箭头），肩峰下滑囊关节腔少量积液

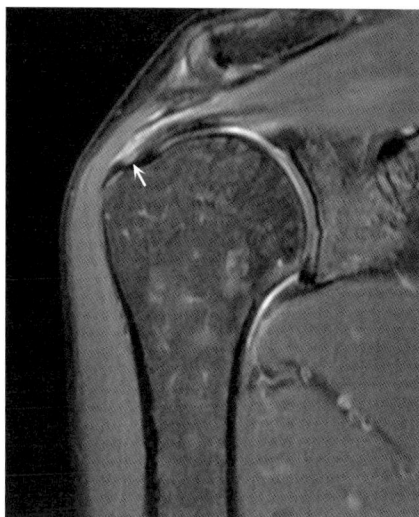

**图 6 - 189 右侧冈上肌部分撕裂**

MRI 冠状位抑脂 $T_2WI$，示右冈上肌滑囊面侧局部撕裂（白箭头），肩峰下滑囊及关节内少量积液

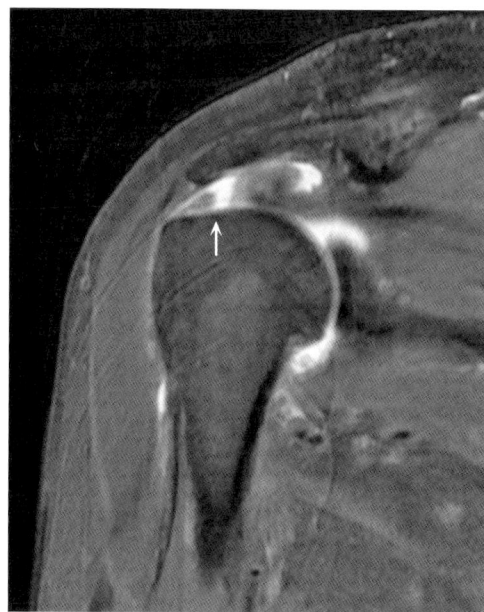

a

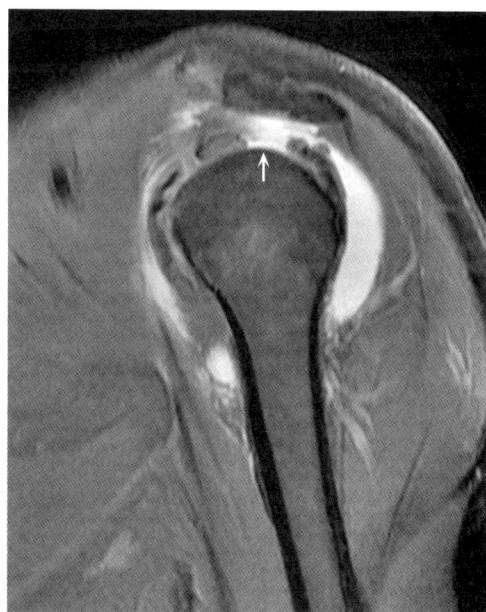

b

**图 6 - 190 右侧冈上肌全层撕裂**

女，69 岁，右肩部疼痛活动受限 2 月。a. MRI 冠状位抑脂 PDWI，b. 矢状位抑脂 PDWI，（a～b）示右冈上肌全层撕裂（白箭头），断端回缩，撕裂间隙为液体所充填，肩峰下 - 三角肌滑囊及关节腔可见积液

# 二、肩峰下撞击综合征

肩峰下撞击综合征是 1972 年由 Neer 首先提出来，是指肩部前屈、外展时，肱骨大结节与喙肩弓反复撞击，导致肩峰下滑囊炎症、肩袖组织退变，甚至撕裂，引起肩部疼痛、活动障碍等一系列症状、体征的临床症候群。

## 【临床表现】

多发生于经常活动的成人或常需做手臂过顶动作的职业者。肩峰周围疼痛，可放射至三角肌止点区域，肩关节主动外展到 60°～120°时，疼痛最明显。检查：肌力下降，关节活动度受限；撞击试验及撞击注射试验阳性。

## 【影像要点】

### （一）平片及 CT

1. 肩峰呈弧线型或钩型。

2. 肩峰前下缘骨刺形成。

3. 肱骨大结节增生突起。

4. 肩锁关节退变、增生，形成向下突起的骨赘。

5. 肩峰－肱骨头间距缩小。

6. 前肩峰或肩锁关节下方骨质的侵袭、吸收。

7. 肱骨大结节圆钝化，肱骨头关节面与大结节之间界线消失，肱骨头变形。

### （二）MRI

1. 肩峰形态异常，呈弧线型或钩型。

2. 肩峰下间隙变窄，表现为肩峰－肱骨头间隙变窄小于 6mm。

3. 肩峰前下缘骨刺形成。

4. 肩峰下滑囊炎，表现为肩峰下长 $T_1$、长 $T_2$ 积液。

5. 肩袖病变，表现为肩袖肌腱变性或撕裂。

6. 肱二头肌长头腱病变，表现为变性或撕裂。

肩峰下撞击综合征的影像见图 6－191。

## 【鉴别诊断】

本病需与粘连性肩关节囊炎鉴别。

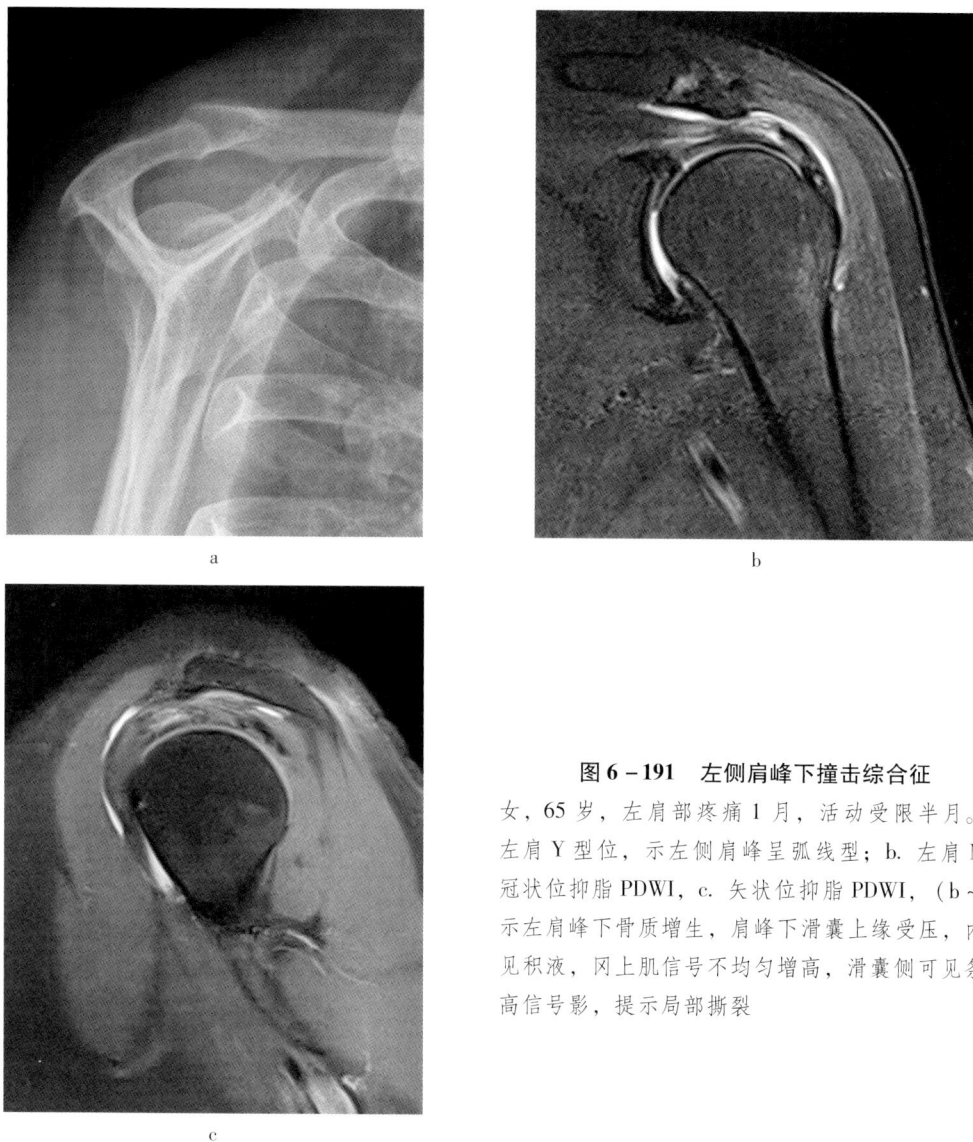

**图 6 – 191　左侧肩峰下撞击综合征**

女，65 岁，左肩部疼痛 1 月，活动受限半月。a. 左肩 Y 型位，示左侧肩峰呈弧线型；b. 左肩 MRI 冠状位抑脂 PDWI，c. 矢状位抑脂 PDWI，（b ~ c）示左肩峰下骨质增生，肩峰下滑囊上缘受压，内可见积液，冈上肌信号不均匀增高，滑囊侧可见条状高信号影，提示局部撕裂

## 三、粘连性肩关节囊炎

粘连性肩关节囊炎又称肩周炎、五十肩及冻结肩，是一类引起盂肱关节僵硬的粘连性关节囊炎，以肩关节周围疼痛、各方向活动受限、影像学显示关节腔狭窄和轻度骨质疏松为特点的自限性疾病。

### 【临床表现】

好发于 40 ~ 70 岁的中老年人，女性多见。临床表现发病缓慢，多数无外伤史，少数仅有轻微外伤。可有受风着凉史。病程较长，常有数月疼痛病史。初期疼痛呈阵发性，后期逐渐发展为持续性，并逐步加重，昼轻夜重，甚至不能安寐。肩部受牵拉或碰撞后引起剧烈疼痛，可向颈部或肘部扩散，肩关节各向功能均可受限，出现"扛肩"现象。

## 【影像要点】

### （一）平片及 CT

1. 肩部构成骨骨质疏松。
2. 冈上肌腱、肩峰下滑囊钙化征。

### （二）MRI

1. 喙肱韧带增厚大于 4mm。
2. 肩袖间隙模糊不清，喙突下三角脂肪垫浑浊。
3. 肩胛下肌上隐窝积液。
4. 腋囊增厚大于 4mm，腋囊隐窝狭窄。
5. 关节滑膜增厚。

粘连性肩关节囊炎的影像见图 6 – 192。

## 【鉴别诊断】

需与肩袖撕裂等疾病鉴别。

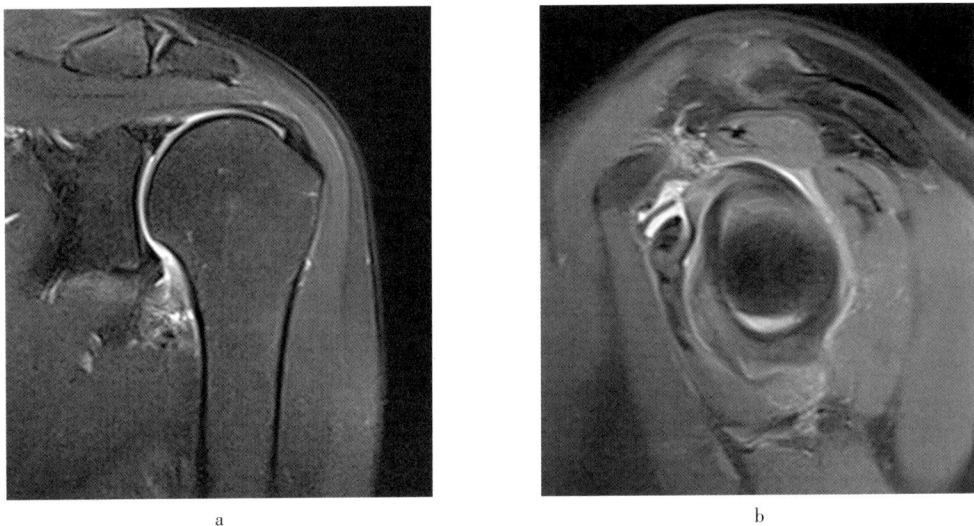

a                                    b

**图 6 – 192　左侧粘连性肩关节囊炎**

女，58 岁，左肩关节疼痛 1 月余。a. 左肩 MRI 冠状位抑脂 PDWI，示左肩关节腋
囊增厚水肿，冈上肌轻度变性；b. 矢状位抑脂 PDWI，示左肩袖间隙模糊，喙突
下三角脂肪垫浑浊，喙肱韧带增厚，喙突下滑囊积液

## 四、肱骨外上髁炎

肱骨外上髁炎是由于各种急、慢性损伤造成肱骨外上髁周围软组织的无菌性炎症，又称"网球肘"，其发病与职业有密切关系，好发于频繁伸腕的体力劳动者。

## 【临床表现】

有急性外伤或慢性劳损史，多数发病缓慢，主要症状表现为患侧肘关节外侧酸痛，疼痛有时可向上或向下放射，感觉酸胀不适，不愿活动。肱骨外上髁处局限性压痛，前臂伸肌腱牵拉试验阳性。

## 【影像要点】

### （一）平片及CT

1. 绝大多数骨质无异常改变。

2. 肱骨外上髁处骨质糜烂伴骨质增生硬化。

3. 偶伴有钙化和骨膜反应。

### （二）MRI

1. 肱骨外上髁伸肌总腱常增厚并局限性信号增高。

2. 冠状位 $T_2WI$ 抑脂像伸肌总腱信号增高最为清晰。

3. 部分撕裂或完全撕裂时肌腱内出现液体信号。

4. 伴桡侧副韧带损伤时该韧带也有类似信号改变。

肱骨外上髁炎的影像见图 6 - 193、图 6 - 194。

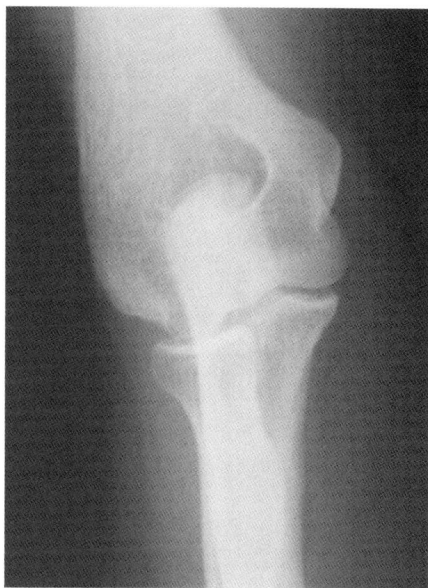

**图 6 - 193　右肱骨外上髁炎**

女，45 岁，右肘外侧疼痛数年。右肘正位片，示右肱骨外上髁骨质糜烂，伴周围骨质增生硬化

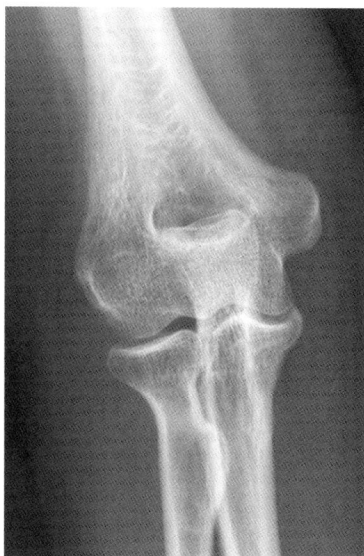

a

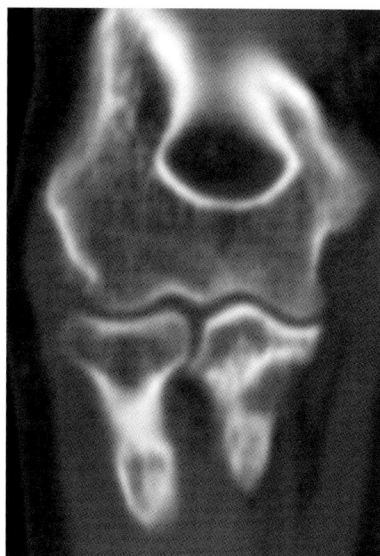

b

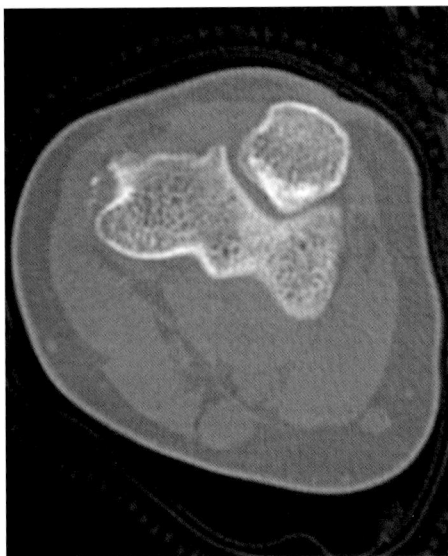

c

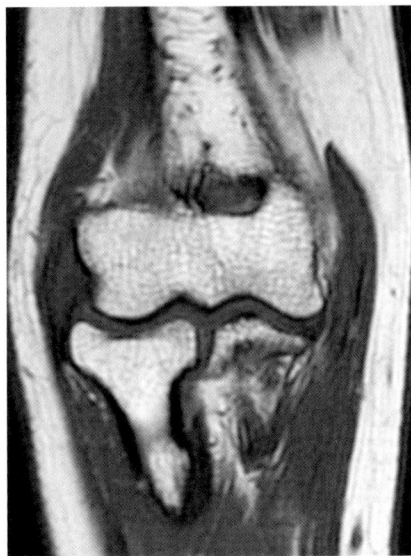

d

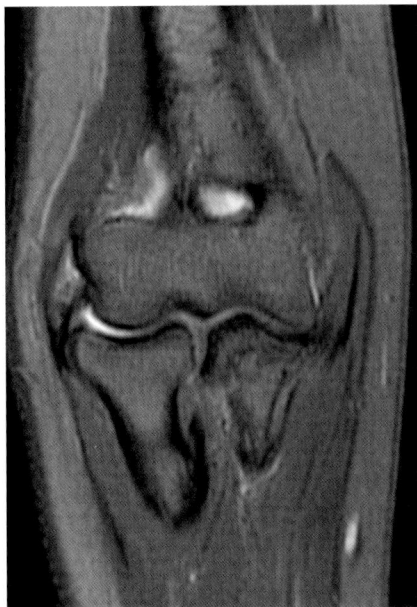

e

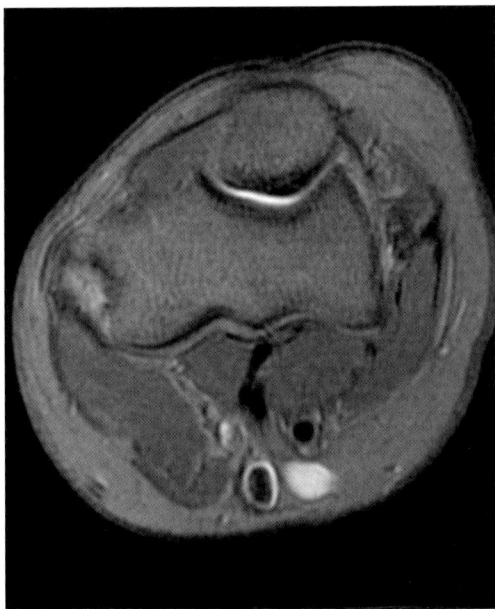

f

**图 6 – 194  右肱骨外上髁炎**

女，49 岁，右肘部外侧酸痛 2 年余，右肱骨外上髁局限性压痛。a. 右肘正位片，
b. 右肘 CT 冠状位重建，c. 右肘 CT 平扫，（a～c）示右肱骨外上髁骨质轻度侵蚀
伴增生硬化，邻近可见斑点状钙化。d. MRI 冠状位 $T_1WI$，e. 冠状位抑脂 $T_2WI$，
f. 横轴位抑脂 $T_2WI$，（d～f）示右侧伸肌总腱增粗，$T_2WI$ 信号不均匀增高

# 五、尺骨撞击综合征

尺骨撞击综合征是由于尺骨阳性变异，尺骨头、三角纤维软骨复合体、月骨及三角骨相互发生慢性撞击而引起腕部尺侧疼痛及功能障碍的一组综合征，是腕部尺侧疼痛的主要原因。

## 【临床表现】

好发于中年人。患者腕部尺侧亚急性、慢性疼痛，局部软组织肿胀，活动受限，抓力有限。体检时腕部尺偏或内旋时疼痛加重。

## 【影像要点】

### （一）平片及 CT

1. 尺骨阳性变异，尺骨远端长于桡骨。

2. 月骨、三角骨坏死呈低密度小囊状改变，月骨、三角骨关节面下软骨硬化，病变部位位于月骨尺侧近端和三角骨腰部。

3. 尺骨小头相对面下软骨硬化或小囊变。

4. 其他 X 线表现包括桡骨远端骨折畸形愈合，桡骨远端异常背倾畸形和远侧尺桡关节脱位。

### （二）MRI

1. 骨髓水肿，表现为 $T_1WI$ 呈低信号，$T_2WI$ 呈高信号。

2. 关节软骨损伤、退变，表现为关节软骨变薄、边缘不规则，剥脱和缺失。

3. 关节面下小囊变，$T_1WI$ 呈低信号，$T_2WI$ 呈高信号，边缘可见低信号骨质硬化，$T_1WI$、$T_2WI$ 均呈低信号。

4. 下桡尺关节及月三角关节骨性关节炎，表现为关节间隙变窄，关节面硬化，关节边缘骨质增生。

5. 三角纤维软骨复合体穿孔、撕裂，$T_1WI$ 呈中等信号，$T_2WI$ 呈片状高信号。

6. 月三角韧带损伤。

尺骨撞击综合征的影像见图 6–195。

## 【鉴别诊断】

本病需与月骨挫伤，骨内腱鞘囊肿等鉴别。

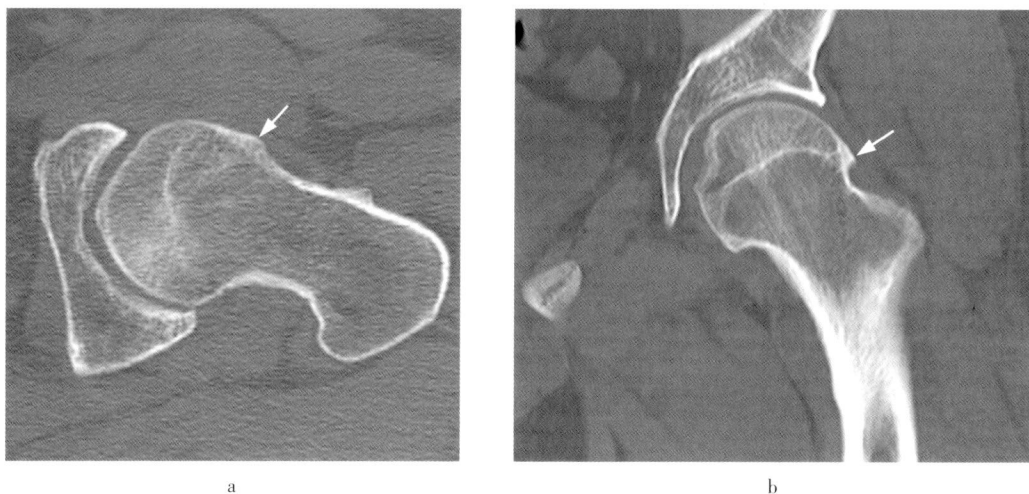

图 6 – 203　左髋关节撞击综合征（凸轮撞击型）

a. 左髋关节 CT 斜矢状位重建，b. 冠状位重建，（a～b）示左股骨头颈连接处前外侧局部骨性突起（白箭头），同时股骨头及髋臼边缘轻度骨质增生

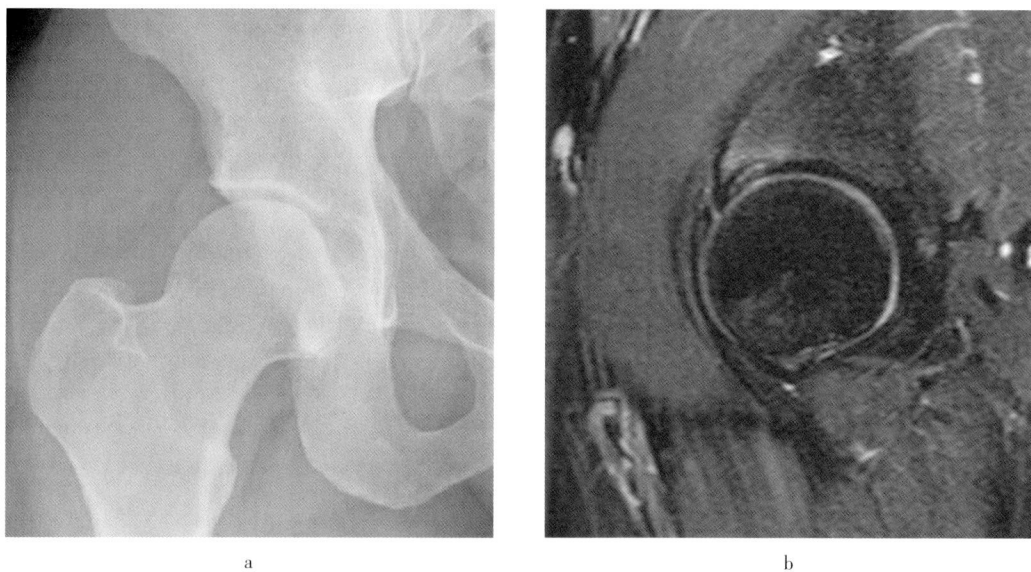

图 6 – 204　右髋关节撞击综合征（凸轮撞击型）

a. 右髋关节正位片，示右股骨头颈凹陷不足；b. MRI 冠状位抑脂 PDWI，示右髋臼缘水肿，盂唇软骨撕裂，关节软骨撕裂伴水肿

# 五、尺骨撞击综合征

尺骨撞击综合征是由于尺骨阳性变异，尺骨头、三角纤维软骨复合体、月骨及三角骨相互发生慢性撞击而引起腕部尺侧疼痛及功能障碍的一组综合征，是腕部尺侧疼痛的主要原因。

## 【临床表现】

好发于中年人。患者腕部尺侧亚急性、慢性疼痛，局部软组织肿胀，活动受限，抓力有限。体检时腕部尺偏或内旋时疼痛加重。

## 【影像要点】

### （一）平片及 CT

1. 尺骨阳性变异，尺骨远端长于桡骨。

2. 月骨、三角骨坏死呈低密度小囊状改变，月骨、三角骨关节面下软骨硬化，病变部位位于月骨尺侧近端和三角骨腰部。

3. 尺骨小头相对面下软骨硬化或小囊变。

4. 其他 X 线表现包括桡骨远端骨折畸形愈合，桡骨远端异常背倾畸形和远侧尺桡关节脱位。

### （二）MRI

1. 骨髓水肿，表现为 $T_1WI$ 呈低信号，$T_2WI$ 呈高信号。

2. 关节软骨损伤、退变，表现为关节软骨变薄、边缘不规则，剥脱和缺失。

3. 关节面下小囊变，$T_1WI$ 呈低信号，$T_2WI$ 呈高信号，边缘可见低信号骨质硬化，$T_1WI$、$T_2WI$ 均呈低信号。

4. 下桡尺关节及月三角关节骨性关节炎，表现为关节间隙变窄，关节面硬化，关节边缘骨质增生。

5. 三角纤维软骨复合体穿孔、撕裂，$T_1WI$ 呈中等信号，$T_2WI$ 呈片状高信号。

6. 月三角韧带损伤。

尺骨撞击综合征的影像见图 6-195。

## 【鉴别诊断】

本病需与月骨挫伤，骨内腱鞘囊肿等鉴别。

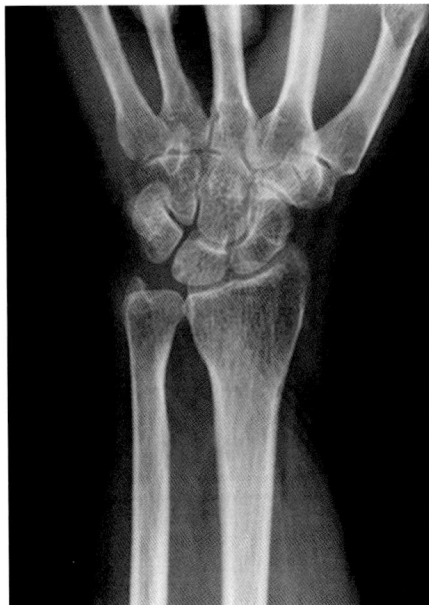

a

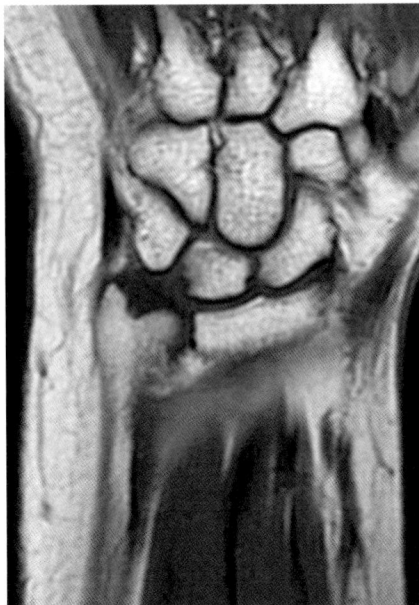

b

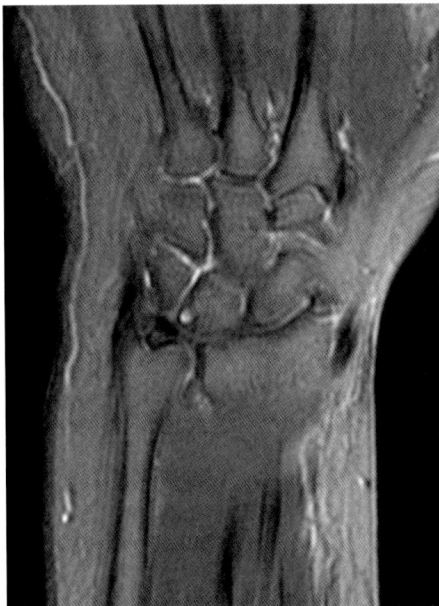

c

**图 6 - 195　左侧尺骨撞击综合征**

女，59 岁，左腕尺侧局限性疼痛伴活动受限 3 月余。a. 左腕正位片，示左尺骨远端长于桡骨呈阳性变异，月骨关节面下可见小囊变，伴边缘硬化。b. MRI 冠状位 $T_1WI$，c. 冠状位抑脂 $T_2WI$，（b ~ c）示左侧三角纤维软骨尺侧信号增高，月骨软骨下骨可见长 $T_1$、长 $T_2$ 退变囊肿

## 六、腕管综合征

　　腕管综合征为各种原因致腕管内压力增高，正中神经受压，引起手指麻木、疼痛、感觉异常和功能障碍的一组症候群。各种因素使腕管内压力增高，正中神经在腕管内受压均可导致腕管综合征。常见的因素有：①外伤因素；②血管因素；③不良位置及反复活动；

④风湿性因素；⑤内分泌和体液因素；⑥感染性因素；⑦先天性因素等。

【临床表现】

发病年龄 30～60 岁，平均 40 岁，男女发病无差异。主要症状为患手桡侧 3 个半指麻木、疼痛、拇指肌无力症状，夜间症状加剧。大鱼际肌萎缩。

【影像要点】

1. 腕管综合征以 MRI 横轴位抑脂 $T_2WI$ 显示最佳。

**2. MRI 表现**

（1）正中神经在进入腕管时增粗、肿胀，在 $T_2WI$ 像信号增高。

（2）正中神经在腕管内受压变扁，以远端腕管最明显。

（3）腕横韧带增厚并向掌侧弯曲。

（4）腕横韧带及腕管内肌腱滑膜信号不同程度增高，边缘模糊。

腕管综合征的影像见图 6－196。

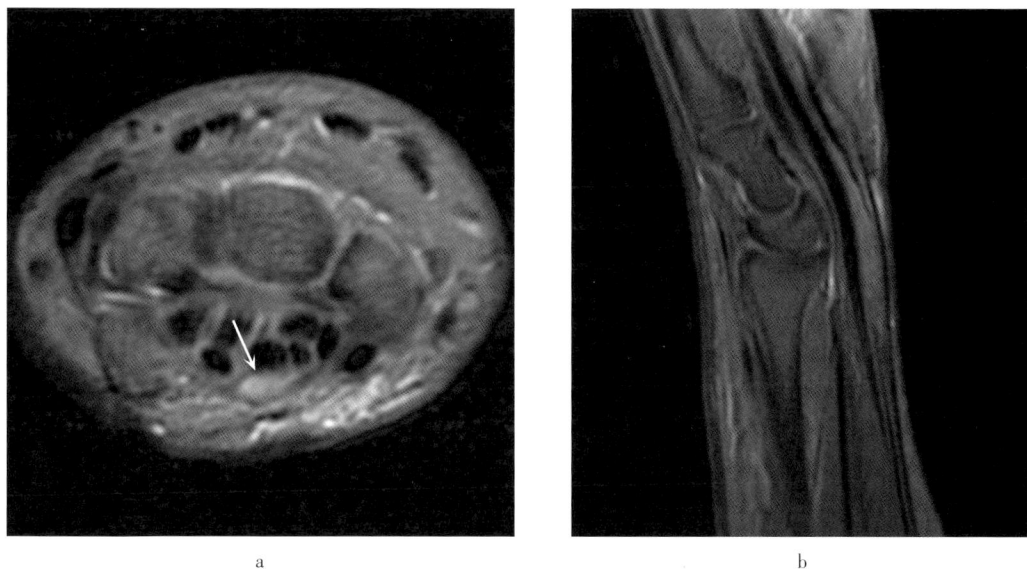

a　　　　　　　　　　　　　　　b

**图 6－196　右腕管综合征**

女，60 岁，右手桡侧 3 个半指麻木 4 月余。a. MRI 横轴位抑脂 $T_2WI$，b. 矢状位抑脂 $T_2WI$，（a～b）示右侧正中神经增粗（白箭头），轻度变扁，$T_2WI$ 像信号增高，腕横韧带增厚，邻近筋膜结构模糊，腕管内肌腱滑膜信号轻度增高

# 七、髋关节撞击综合征

髋关节撞击综合征（femoroacetabular impingement，FAI）也称股骨髋臼撞击综合征或股骨髋臼撞击症，是由于股骨近端和髋臼盂缘间解剖的异常，或解剖正常但长期不正常外力作用于髋关节，导致两者长期不正常接触、碰撞，产生反复的微型创伤致使关节盂

缘和关节软骨退变，从而引起慢性髋关节疼痛及髋关节屈曲和内收受限的疾病。根据不同的解剖异常可将 FAI 分为凸轮撞击型、钳夹撞击型和混合撞击型三个类型。

【临床表现】

凸轮撞击型常见于喜欢运动的青年男性，而钳夹撞击型常见于活动较多的中年妇女。典型表现为腹股沟区疼痛，为锐痛，通常在活动或久坐后加剧。疼痛可表现在腹股沟区、股骨转子表面，最初呈间歇性，以后随活动及受力增加变为持续性。通常病变呈单侧性，有髋关节松弛者可呈双侧性。查体时髋关节活动受限，撞击试验阳性，即髋关节被动屈曲、内收、内旋时引发疼痛。

【影像要点】

（一）平片及 CT

**1. 凸轮撞击型**

（1）股骨头颈连接处外侧或前外侧局部骨性突起，位于外侧的骨性突起在髋关节正位 X 线平片或 CT 冠状位重建像上呈"左轮枪柄样"畸形。

（2）滑膜疝凹或撞击沟槽，属间接征象，滑膜疝凹实际上是股骨头颈结合部受到髋臼边缘突出的撞击而产生的囊肿样改变，撞击还可以在股骨头颈结合部产生浅弧状沟槽，并在沟槽的远端出现骨皮质增厚的情况。

**2. 钳夹撞击型**

（1）广泛的髋臼过度覆盖，征象包括：①髋臼顶与髂坐线相交或重叠到其内侧缘；②股骨头突出于髂坐线内侧缘；③中心边缘角 > 50°；④髋臼指数 ≤ 0°。

（2）局部的髋臼过度覆盖，征象包括：①"交叉征"：正常 X 线平片髋臼前壁轮廓线位于后壁轮廓线内侧，局部的髋臼过度覆盖使髋臼前壁轮廓线超过髋臼后壁轮廓线的外侧，从而形成"交叉征"或称"8"字征。②髋臼后壁征：正常的髋臼后壁轮廓穿过股骨头的中心，若后壁轮廓超过股骨头中心的外侧，提示髋臼后壁存在过度突出，称髋臼后壁征。

（3）髋臼盂唇钙化，属间接征象，主要因髋臼与股骨头颈结合部的反复撞击与慢性刺激导致髋臼盂唇基底部产生的反应性钙化。

（4）髋臼旁小骨，也属间接征象，主要由于髋臼过度覆盖部分的反复撞击造成的小的骨折块，可能是一种应力骨折。

（5）关节面下囊变。

**3. 混合撞击型** 具备凸轮撞击型和钳夹撞击型两者影像学表现。

（二）MRI

1. 凸轮撞击型于冠状位像显示股骨头颈交界处骨性突起，可伴局限性软骨下骨髓水肿。

2. 股骨头颈交界外侧可见滑膜疝凹或撞击沟槽。

3. 钳夹撞击型显示髋臼过度覆盖，伴髋臼外侧软骨下骨髓水肿。

4. 髋关节软骨缺失、变薄或裂纹。

5. 髋关节造影显示关节盂唇撕裂、缺失，可伴发关节盂缘旁囊肿。

6. 晚期关节间隙狭窄、关节囊增厚及髂股外侧韧带增厚。

髋关节撞击综合征的影像见图 6 - 197 ～图 6 - 205。

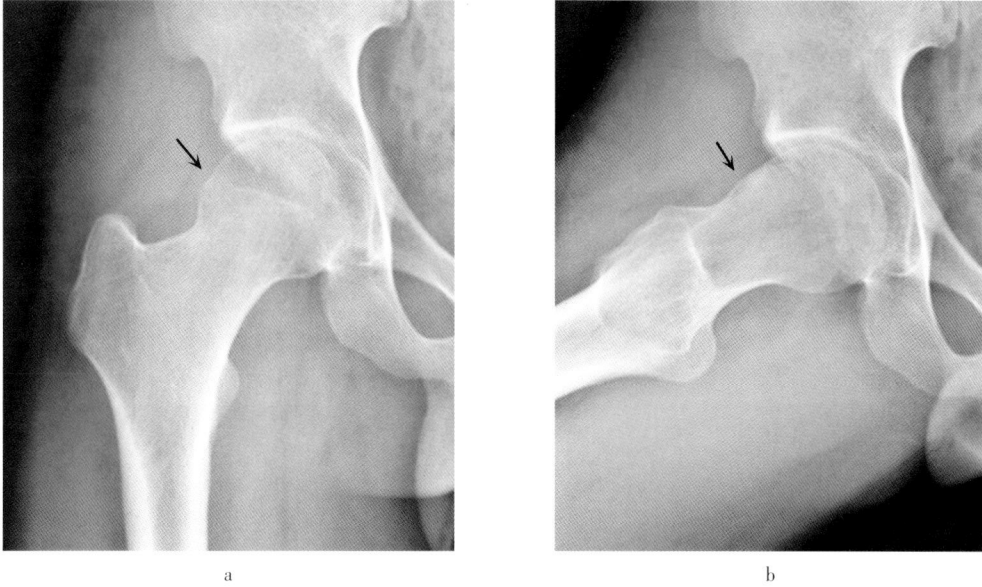

图 6 - 197　右髋关节撞击综合征（凸轮撞击型）

a. 右髋正位片，b. 右髋蛙位片，（a～b）示右股骨头颈连接处前上缘隆突（黑箭头），偏心距减小

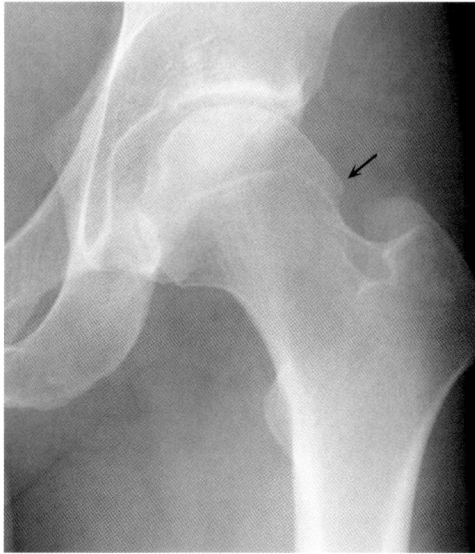

图 6 - 198　左髋关节撞击综合征（凸轮撞击型）

左髋正位片，示左股骨头失去正常圆形轮廓，骺线外侧可见骨性突起（黑箭头）

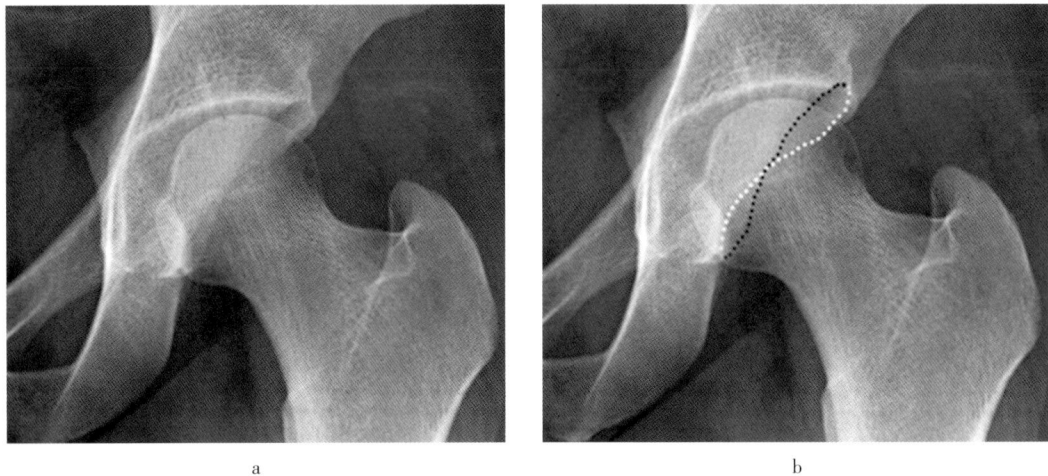

**图 6－199　左髋关节撞击综合征（钳夹撞击型）**

a. 左髋关节正位片，b. 与 a 为同一部位照片，（a～b）示左髋臼后倾，髋臼前后壁边缘投影呈相交的"8"字征

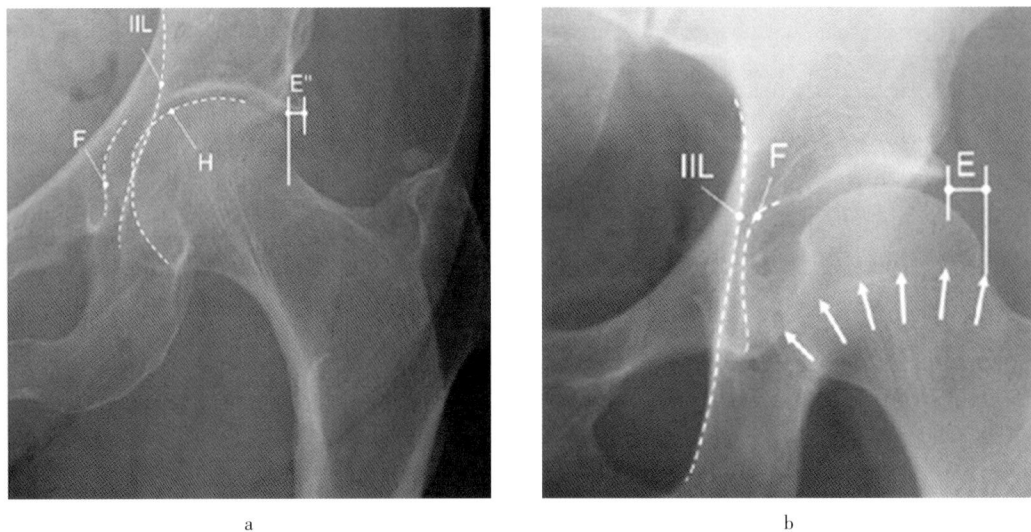

**图 6－200　左髋关节撞击综合征（钳夹撞击型）**

a. 左髋关节正位片，示左侧股骨头（H）突出于髂坐线（IIL）内侧缘，b. 为正常髋关节表现

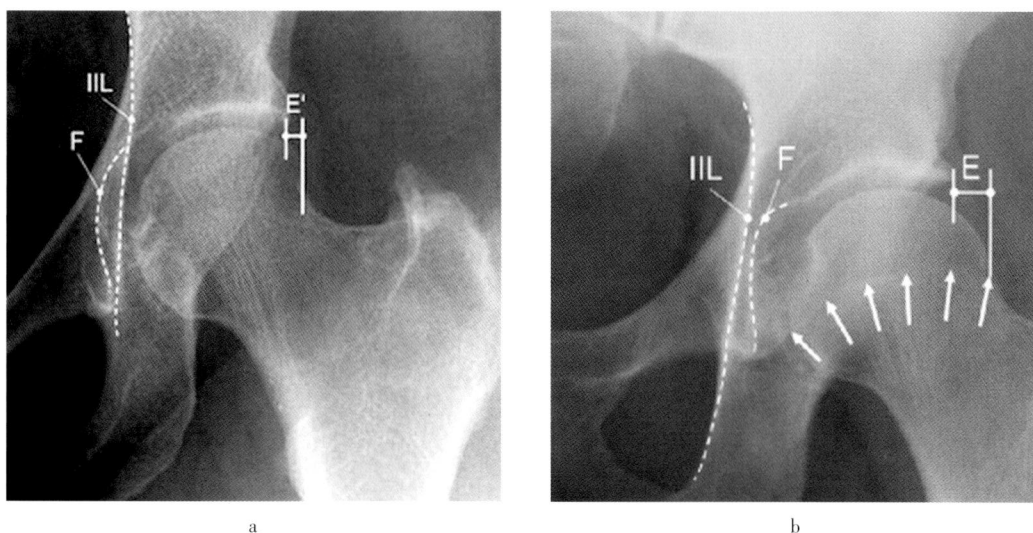

**图 6 – 201　左髋关节撞击综合征（钳夹撞击型）**

a. 左髋关节正位片，示左侧髋臼顶（F）与髂坐线（IIL）相交到其内侧缘；b. 为正常髋关节表现

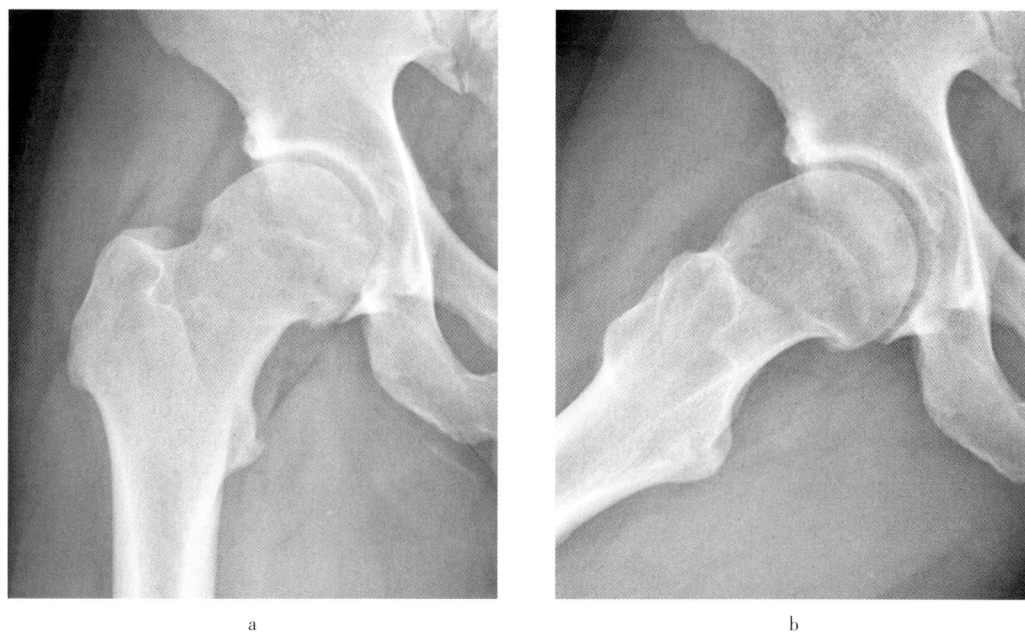

**图 6 – 202　右髋关节撞击综合征（混合撞击型）**

男，37 岁，右髋部疼痛不适数年。a. 右髋关节正位片，b. 右髋关节蛙位片，（a～b）示右股骨头颈交界处隆凸，同时髋臼覆盖过度，股骨头及髋臼边缘骨质增生，间隙稍变窄

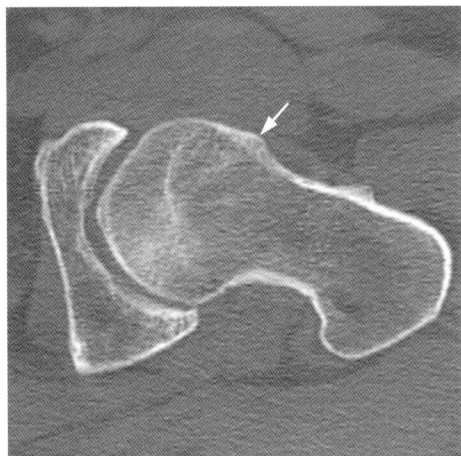
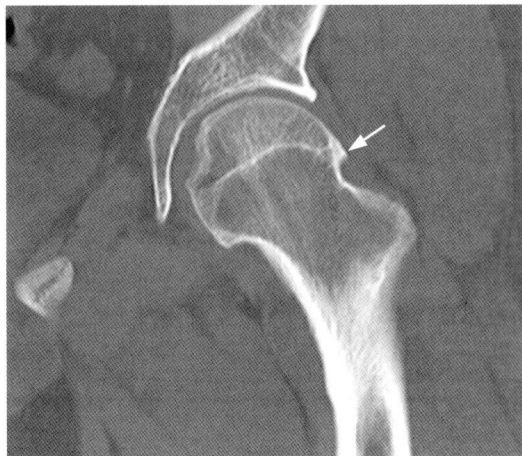

a

b

**图 6 - 203 左髋关节撞击综合征（凸轮撞击型）**

a. 左髋关节 CT 斜矢状位重建，b. 冠状位重建，（a～b）示左股骨头颈连接处前外侧局部骨性突起（白箭头），同时股骨头及髋臼边缘轻度骨质增生

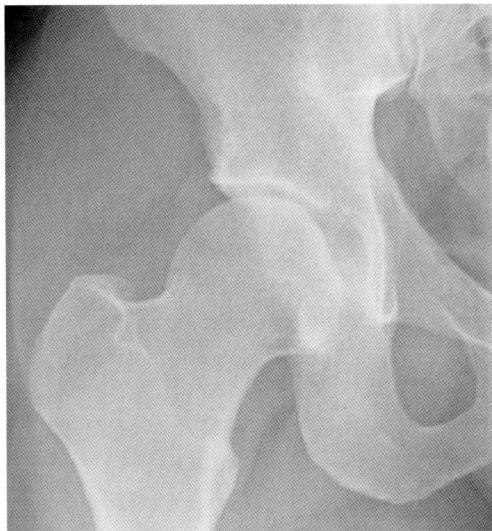
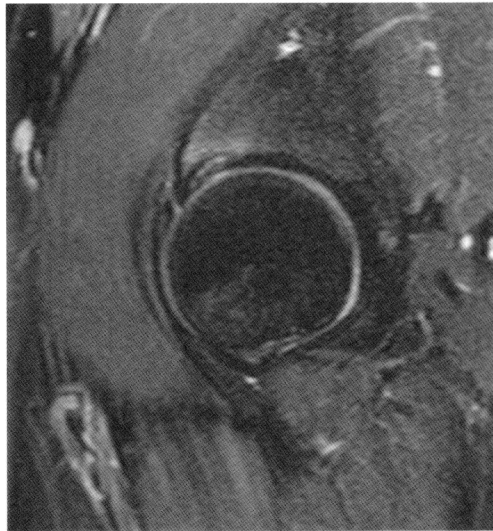

a

b

**图 6 - 204 右髋关节撞击综合征（凸轮撞击型）**

a. 右髋关节正位片，示右股骨头颈凹陷不足；b. MRI 冠状位抑脂 PDWI，示右髋臼缘水肿，盂唇软骨撕裂，关节软骨撕裂伴水肿

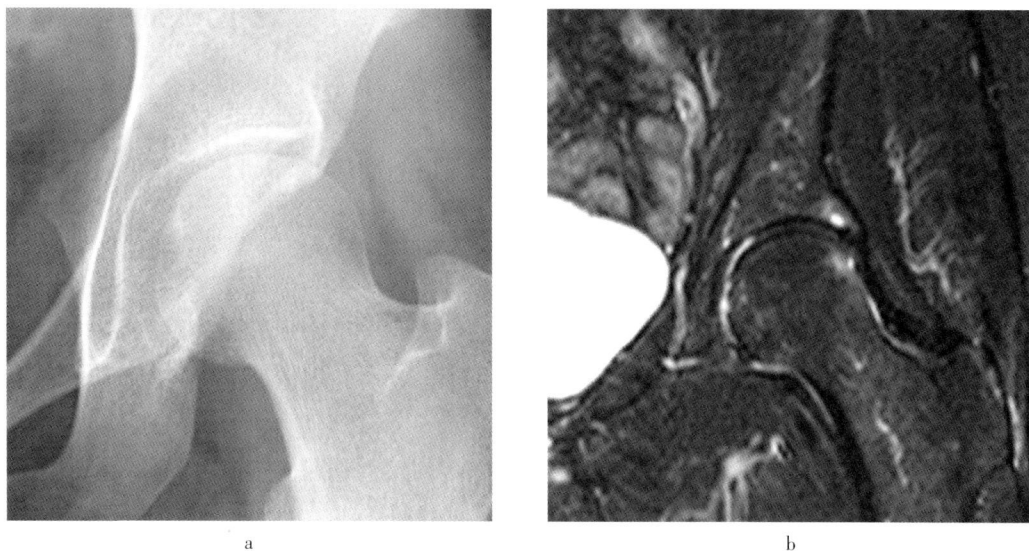

图 6 - 205　左髋关节撞击综合征（钳夹撞击型）

a. 左髋正位片，示左髋臼前后壁边缘投影呈相交"8"字征；b. MRI 冠状位抑脂
$T_2WI$，示左髋臼及股骨头颈局部水肿，髋臼软骨下可见长 $T_2$ 囊性变

# 八、坐骨股骨撞击综合征

坐骨股骨撞击综合征（Ischiofemoral impingement syndrome，IFI）是由于坐骨结节与股骨小转子间隙变窄，当髋关节运动时，位于坐骨与股骨小转子之间的股方肌受到挤压，从而导致股方肌出现形态学异常或（和）MRI 信号异常，并出现相应的临床症状。

【临床表现】

本病发病年龄 30 ~ 70 岁，平均 53 岁，女性较男性多见。主要单侧发病，亦可双侧同时发病。患者常无外伤史，临床上主要表现为腹股沟或臀部非特异性疼痛，疼痛时间持续数月至数年，髋关节后伸同时内收、外旋可诱发疼痛。由于对邻近坐骨神经的压迫，疼痛可向下肢远端放射，还可同时伴有髋部弹响、疼痛、交锁症状。

【影像要点】

（一）平片

1. 髋关节后前位或蛙式位片可见两侧坐骨 - 股骨小转子间隙不对称，患侧变窄。

2. 长期病变患者尚可发现坐骨结节及股骨小转子骨质硬化及囊性变。

3. 除以上征象外，尚可发现小转子或（和）坐骨结节扩张性病变（如骨软骨瘤）及腘绳肌近端止点末端病等。

（二）CT

1. CT 冠状位重建较平片能更直观显示两侧坐骨 - 股骨小转子间隙不对称，患侧间隙变窄。

2. 软组织窗可以观察到股方肌受压变形改变。

3. 长期坐骨 - 股骨撞击患者可见坐骨结节或（和）股骨小转子骨质硬化以及臀肌萎缩改变。

### （三）MRI

1. 坐骨股骨间隙（ischiofemoral space，IFS）变窄，坐骨股骨间隙是坐骨结节外侧骨皮质到股骨小转子内侧骨皮质的最窄距离，坐骨股骨间隙正常人群组为 23±8mm，若间隙 <15mm 可视为狭窄。

2. 股方肌间隙（quadratus femoris space，QFS）变窄，股方肌间隙是股方肌通过的最窄间隙，其后内侧边界是腘绳肌肌腱止点的外上表面，前外侧边界是髂腰肌肌腱或股骨小转子的后内侧表面，测量这两个边界之间的最短距离。股方肌间隙正常人群组为 12±4mm，若间隙 <8mm 可视为狭窄。

3. 股方肌以位于坐骨股骨间隙最狭窄处的肌腹为中心出现水肿信号或挤压变形。

4. 其他表现还包括髂腰肌腱止点水肿、腘绳肌肌腱止点水肿或损伤、滑囊样组织形成。

5. 长期病变患者可出现股方肌脂肪浸润或肌萎缩。

坐骨股骨撞击综合征的影像见图 6 - 206、图 6 - 207。

### 【鉴别诊断】

由于股方肌水肿的发生原因很多，所以 MRI 发现股方肌水肿时，除了考虑坐骨股骨撞击综合征外，还需要和其他疾病相鉴别，特别要注意区分外伤引起的股方肌挫伤或撕裂，后者通常发生在肌腹和肌腱的连接处，MRI 水肿信号就位于股方肌肌腹和肌腱连接处，而坐骨股骨撞击综合征的 MRI 水肿信号位于股方肌肌腹。

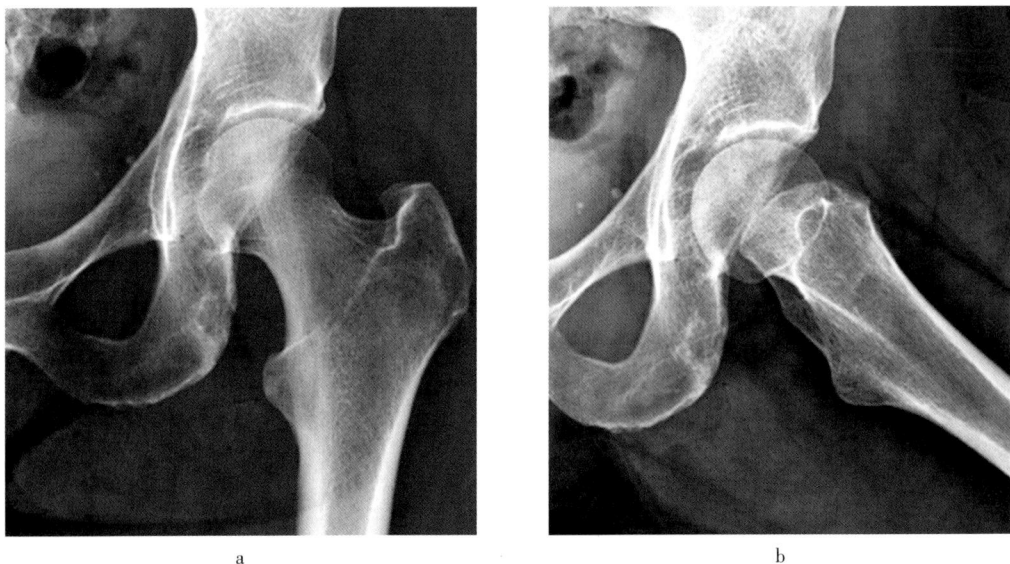

a                                   b

**图 6 - 206　左侧坐骨股骨撞击综合征**

女，47 岁，左髋后部及大腿疼痛 2 月。a. 左髋关节正位片，b. 左髋关节蛙位片，（a～b）示左侧坐骨结节与股骨小转子骨质增生硬化

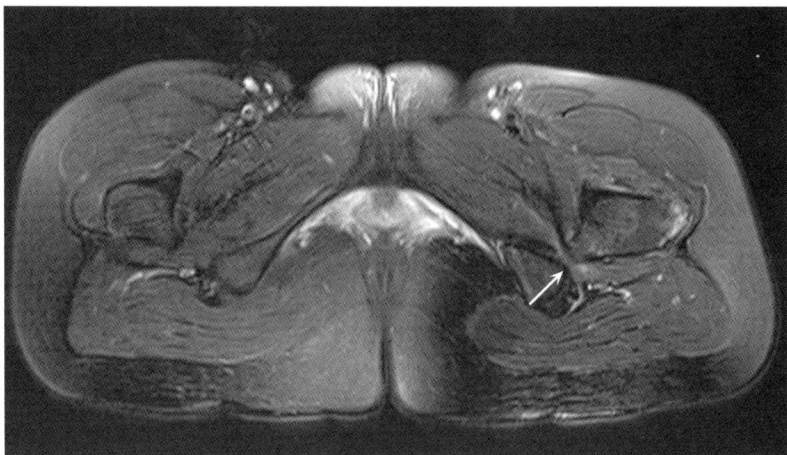

**图 6 - 207 左侧坐骨股骨撞击综合征**

女，19 岁，左髋关节疼痛 2 年。MRI 横轴位抑脂 $T_2WI$，示左侧坐骨股骨间隙较右侧变窄，股方肌受挤压变形并呈长 $T_2$ 水肿高信号（白箭头）

# 九、半月板损伤

半月板损伤是指半月板内成分或形态发生异常，在 MRI 上出现高信号改变，包括半月板变性和撕裂。

## 【临床表现】

多发生于青年人，常见于球类运动员。大多数患者有明确膝扭伤史，伤后膝关节肿胀、疼痛、关节交锁，活动受限。麦氏征及研磨试验阳性。

## 【影像要点】

1. 正常低信号半月板出现异常信号影，$T_1WI$ 呈中等信号，$T_2WI$ 呈高信号。

2. 根据损伤程度分三级

（1）Ⅰ级损伤即半月板早期退变或变性，内见点状或小结节状高信号。

（2）Ⅱ级损伤即严重的退变或变性，半月板内水平走向线状高信号，未达半月板关节面。

（3）Ⅲ级损伤即撕裂，半月板内线状或复杂形态的高信号延伸到半月板关节面。

3. 根据撕裂表现分为水平撕裂、纵行撕裂、桶柄状撕裂、斜行撕裂、放射状撕裂、复杂撕裂和半月板根部撕裂等类型。

（1）水平撕裂 最常见于半月板后角，冠状面和矢状面可见与胫骨关节面平行的高信号延伸至半月板游离缘，常合并半月板囊肿。

（2）纵行撕裂 也称环形撕裂，为发生于半月板外周部分的垂直撕裂，多见于急性外伤的年轻人群；撕裂通常起始于半月板的后角并沿着半月板外周环形向前行进，撕裂各处与半月板外周缘距离大致相等；撕裂方向与半月板的长轴平行，撕裂线连接半月板上下关节缘，一般不累及半月板内缘，冠状位上撕裂线平行于半月板外缘。

（3）桶柄状撕裂　为纵行撕裂的一个特殊类型，其内侧片段发生移位，类似于桶的柄，而未移位的外侧片段为桶。常见于运动损伤的年轻病人，内侧半月板多见。至少累及半月板全长的 2/3。冠状面半月板体部变小，正常的领结变小或消失并可见分离征，即移位的半月板组织位于髁间窝。矢状位可见双三角信号征，即移位的桶柄裂翻转至半月板前角后方。同时可见双后交叉韧带征，即移位的半月板碎片位于后交叉韧带前方，平行于后交叉韧带。

（4）斜行撕裂　半月板内条状高信号影的走行方向与胫骨平台成一定的角度，达到关节面的上缘和（或）下缘，此型最常见。

（5）放射状撕裂　又称横裂，常见于半月板的内 1/3 处。裂口同时垂直半月板长轴及胫骨平台，范围从沿着游离缘的小损伤到贯通半月板的大的撕裂，矢状面和冠状面较难确定类型，需结合横断面观察。

（6）半月板根部撕裂　属于放射状撕裂的一个亚型，指半月板在胫骨附着点 1cm 以内的撕裂，常导致半月板体部脱位，严重影响半月板功能。在横断面上可见垂直于半月板的线样高信号影。在冠状位上，可见内侧半月板根部垂直线样缺损（截断征）伴有半月板外移，可见内侧缘超过胫骨内缘 3mm，根部见线样高信号影。在矢状平面上，分离的半月板根部损伤表现为半月板后角的缺损，称为"幽灵半月板"。

半月板损伤的影像见图 6-208～图 6-212。

## 【鉴别诊断】

本病需与盘状半月板、荷叶边半月板鉴别。

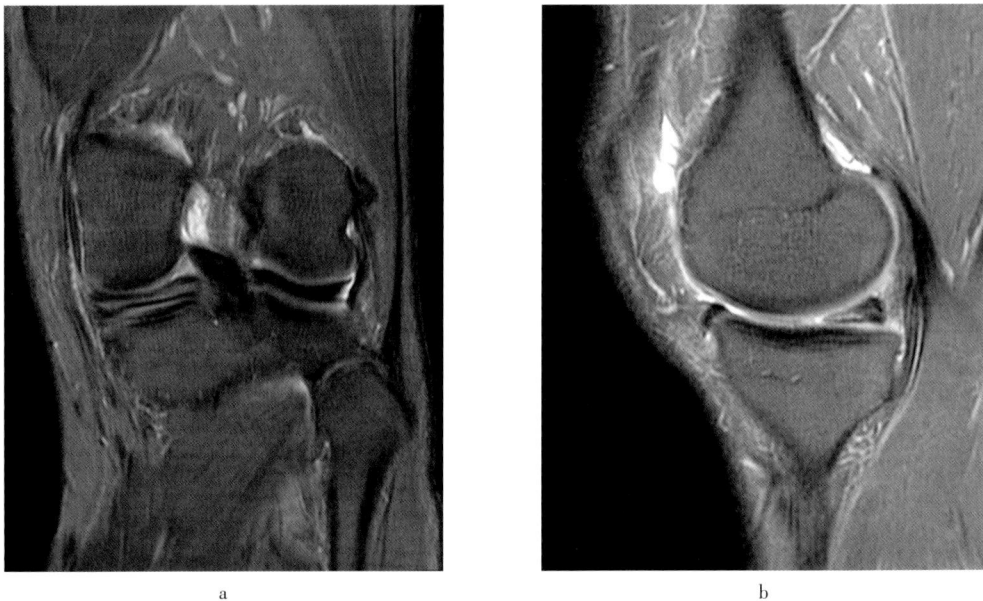

a

b

**图 6-208　左膝内侧半月板后角水平撕裂**

a. MRI 冠状位抑脂 $T_2WI$，b. 矢状位抑脂 $T_2WI$，（a～b）示左膝内侧半月板后角水平线状高信号延伸至游离缘

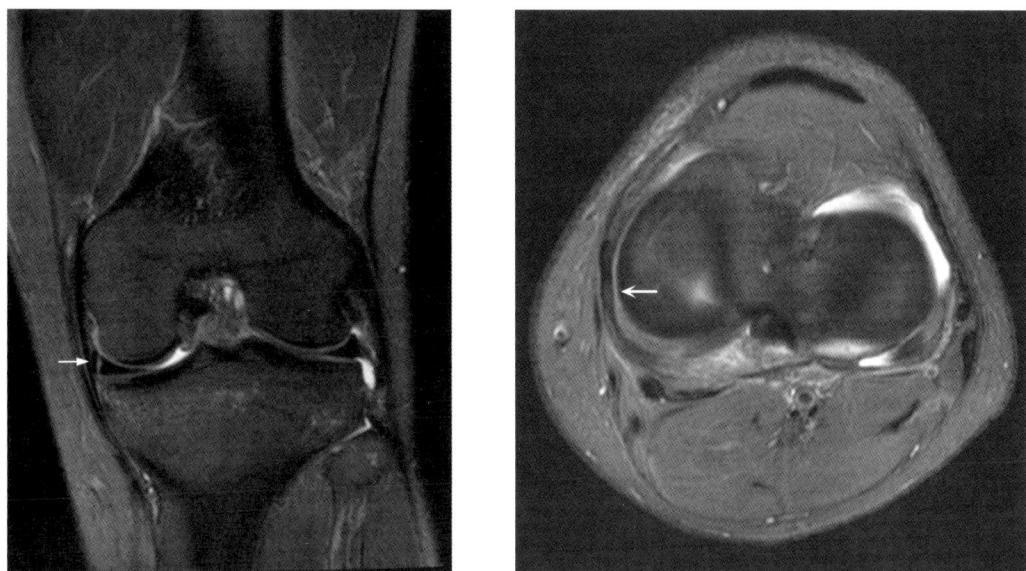

**图 6 - 209 左膝内侧半月板体部纵行撕裂**

男，32 岁，左膝关节疼痛 1 月余。a. MRI 冠状位抑脂 T₂WI，左膝内侧半月板体部可见平行于半月板外缘的线状高信号（白箭头）。b. 横轴位抑脂 T₂WI，内侧半月板体部可见沿半月板长轴走行的撕裂弧形高信号（白箭头），同时关节内可见少量积液

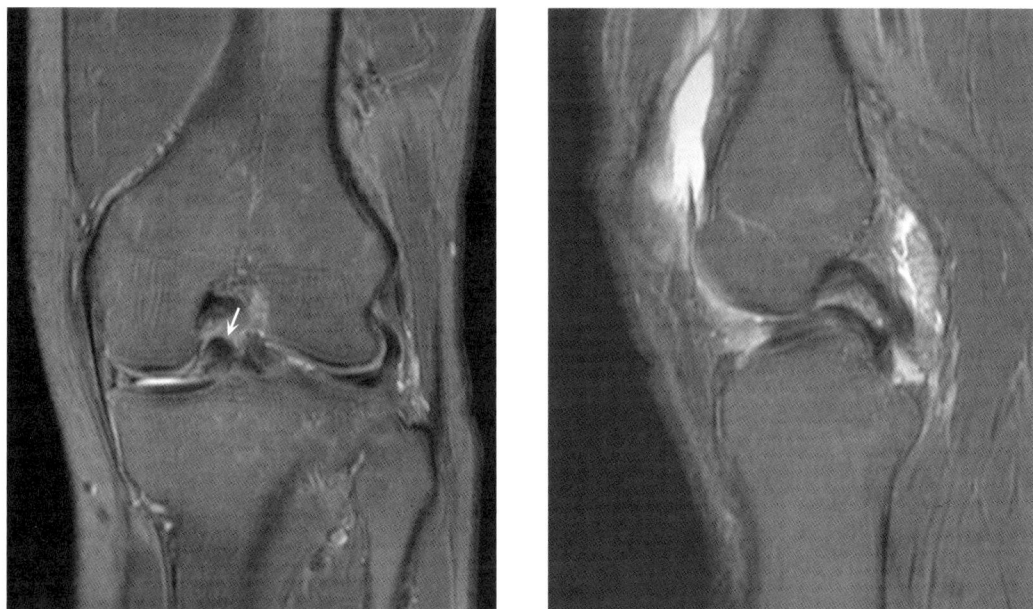

**图 6 - 210 左膝内侧半月板桶柄状撕裂**

a. MRI 冠状位抑脂 T₂WI，b. 矢状位抑脂 T₂WI，（a～b）示左膝内侧半月板形态失常，冠状位髁间窝可见移位半月板碎片（白箭头），矢状位可见双后交叉韧带征

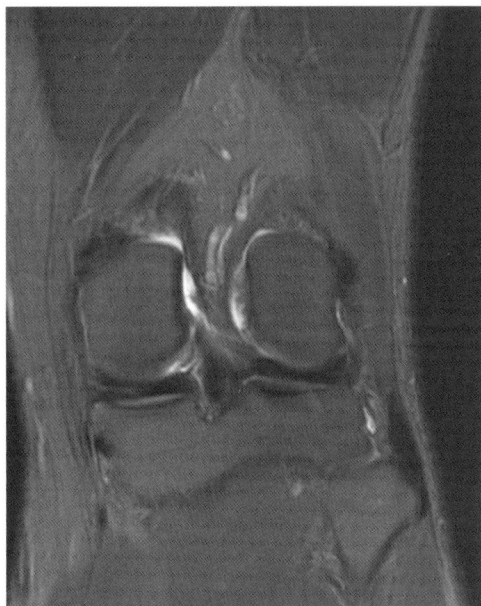

a

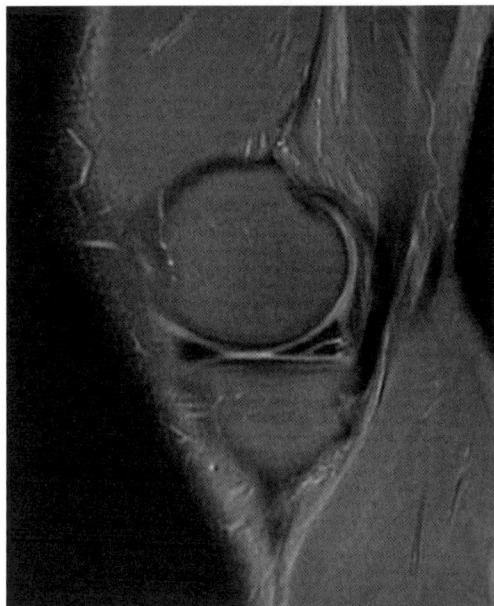

b

**图 6 - 211　左膝内侧半月板后角斜行撕裂**

a. MRI 冠状位 $T_2WI$ 抑脂像，b. 矢状位 $T_2WI$ 抑脂像，示左膝内侧半月板后角斜行
线状高信号，与关节面相连

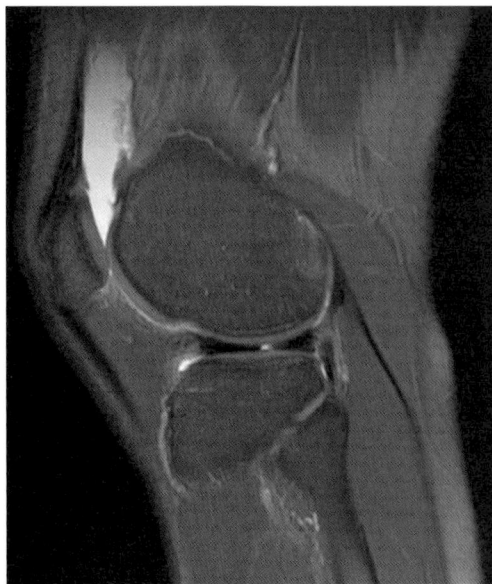

a

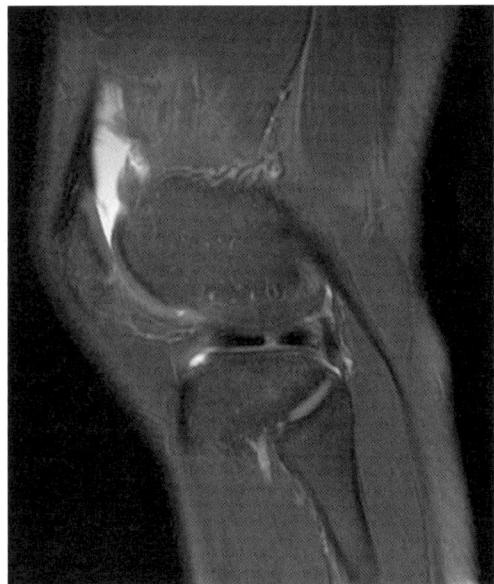

b

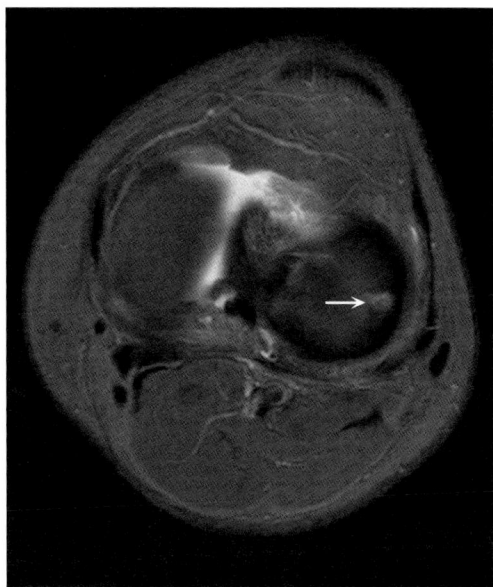

图 6 - 212　左膝外侧半月板体部放射状撕裂

a. MRI 矢状位抑脂 $T_2WI$；b. 矢状位抑脂 $T_2WI$，c. 横轴位抑脂 $T_2WI$，（a~c）示左膝外侧半月板体部在矢状位上表现为点状高信号影，与上下关节面相连，横轴位显示外侧半月板体部分为前后两部分（白箭头）

# 十、前交叉韧带撕裂

前交叉韧带（anterior cruciate ligament，ACL）是膝关节损伤中最容易发生损伤的韧带之一，前交叉韧带撕裂多为小腿极度过伸、旋转所致。

## 【临床表现】

青少年多见。伤后膝关节肿胀、疼痛、功能障碍。抽屉试验阳性。

## 【影像要点】

### （一）平片

1. 部分撕裂在平片上无直接征象。

2. 完全撕裂可使胫骨向前脱位，胫骨髁间隆突撕脱骨折，骨折片向后上方移位。

### （二）MRI

**1. 完全撕裂**

（1）直接征象　①ACL 信号增高，$T_2WI$ 上呈弥漫性高信号；②ACL 扭曲肿胀呈波浪状；③ACL 连续性中断；④出现假瘤征、空虚征。

（2）间接征象　① 胫骨前移；② 股骨外侧髁和胫骨后外侧平台对吻性骨挫伤；③后交叉韧带过度弓形；④ACL 与胫骨平台夹角 <45°；⑤ ACL 与 Blumenstaat 线夹角 >15°；⑥外侧半月板外露征；⑦ Segond 骨折；⑧股骨外髁凹陷征。

**2. 部分撕裂**

（1）主要表现为部分韧带纤维的中断、不连续。

（2）ACL 局部增粗、信号异常。

（3）ACL 明显萎缩细小，但尚连续。

前交叉韧带撕裂的影像见图 6－213～图 6－215。

## 【鉴别诊断】

本病需与前交叉韧带退变鉴别。

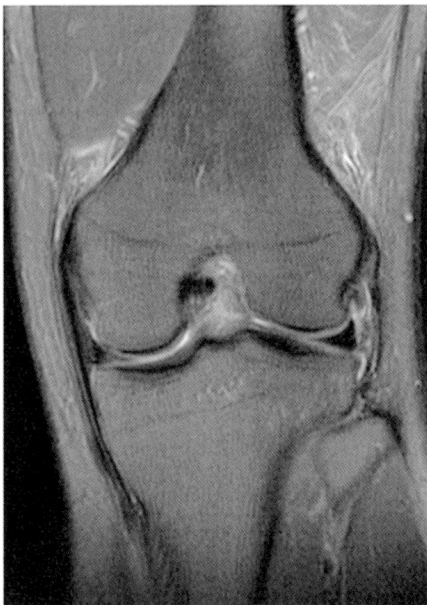

a

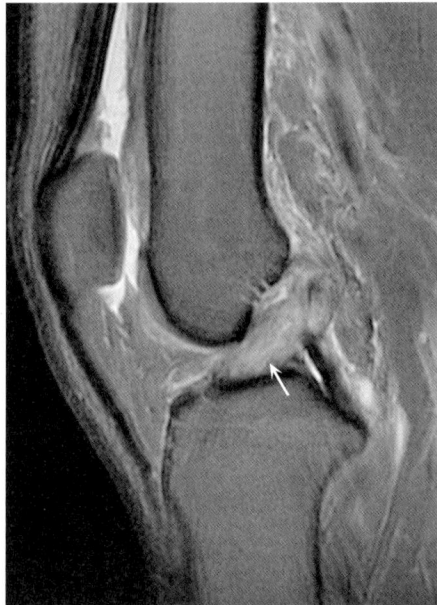

b

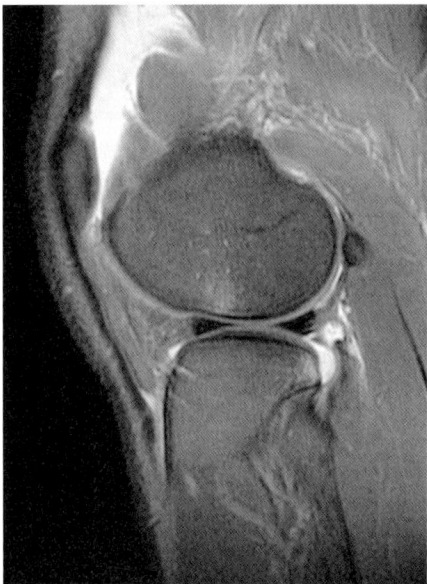

c

**图 6－213　右膝前交叉韧带撕裂**

a. MRI 冠状位抑脂 PDWI，b. 矢状位抑脂 PDWI，
b. 矢状位抑脂 PDWI，（a～c）示右前交叉韧带信
号增高，连续性中断（白箭头），股骨外侧髁和胫
骨后侧平台对吻性骨挫伤

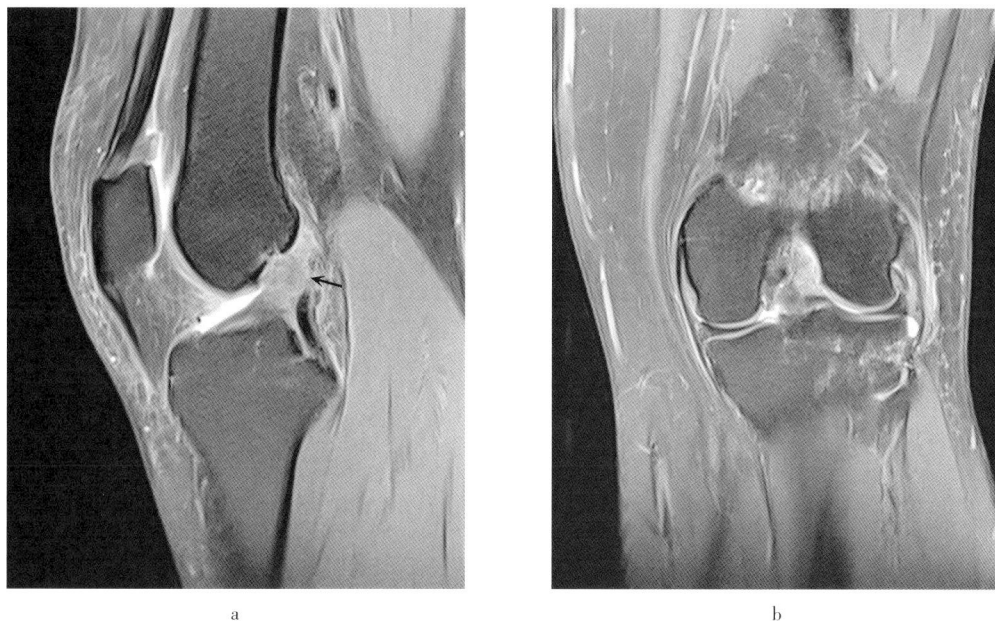

a                                                    b

**图 6 - 214  右膝前交叉韧带撕裂**

女，46 岁，右膝扭伤致功能障碍半月余。a. MRI 矢状位抑脂 PDWI，b. 冠状位抑脂 PDWI，（a~b）示右前交叉韧带连续性中断，出现假瘤征（黑箭头），胫骨近端平台可见长 $T_2$ 骨挫伤水肿

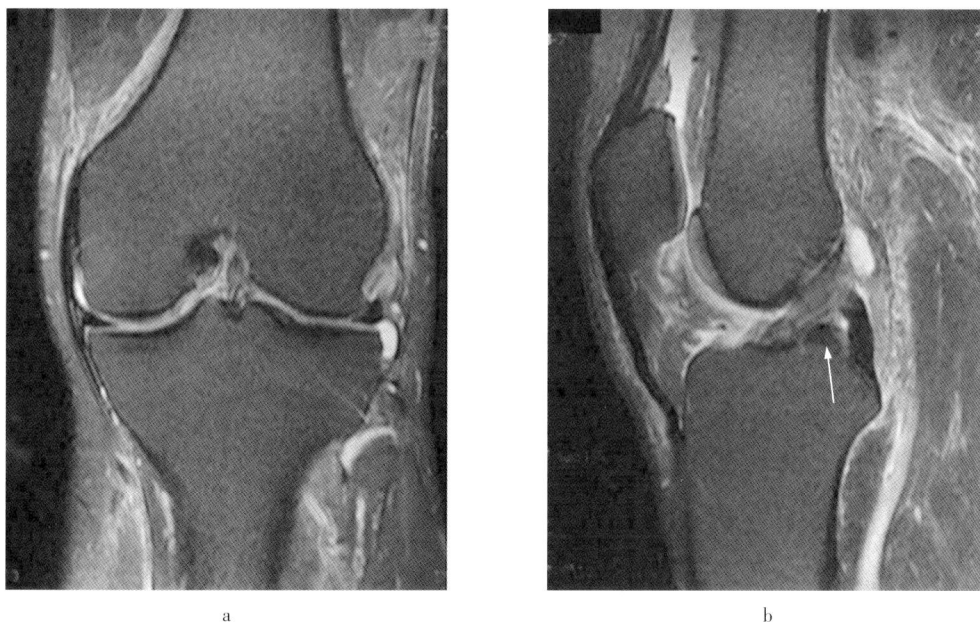

a                                                    b

**图 6 - 215  右膝前交叉韧带部分撕裂**

a. MRI 冠状位抑脂 PDWI，b. 矢状位抑脂 PDWI，（a~b）示右前交叉韧带信号增高（白箭头），部分纤维束欠连续

# 十一、后交叉韧带撕裂

后交叉韧带（posterior cruciate ligament，PCL）撕裂较前交叉韧带撕裂少见，多为膝前方受猛烈暴力撞击，使胫骨髁向后推向腘窝所致。

## 【临床表现】

青少年和成人均可见。伤后膝关节肿胀、疼痛、功能障碍。抽屉试验阳性。

## 【影像要点】

### （一）平片

1. 部分撕裂在平片无直接征象。

2. 完全撕裂表现为胫骨向后脱位，胫骨髁后缘撕脱骨折，骨折片向前上方移位。

### （二）MRI

**1. 完全撕裂**

（1）直接征象　①PCL连续性中断。断端回缩、扭曲；②PCL信号消失且见不到完整的纤维束。

（2）间接征象　①胫骨相对于股骨后移；②内侧副韧带损伤；③半月板损伤，尤其是外侧半月板前角损伤；④交叉韧带三角间隙积液；⑤反Segond骨折；⑥胫骨附着区撕脱骨折。⑦胫骨前方骨挫伤。

**2. 部分撕裂**

（1）PCL部分纤维连续性中断而其余部分纤维完整。

（2）PCL局部增粗，局部信号异常。

后交叉韧带撕裂的影像见图6-216、图6-217。

## 【鉴别诊断】

本病需与后交叉韧带退变鉴别。

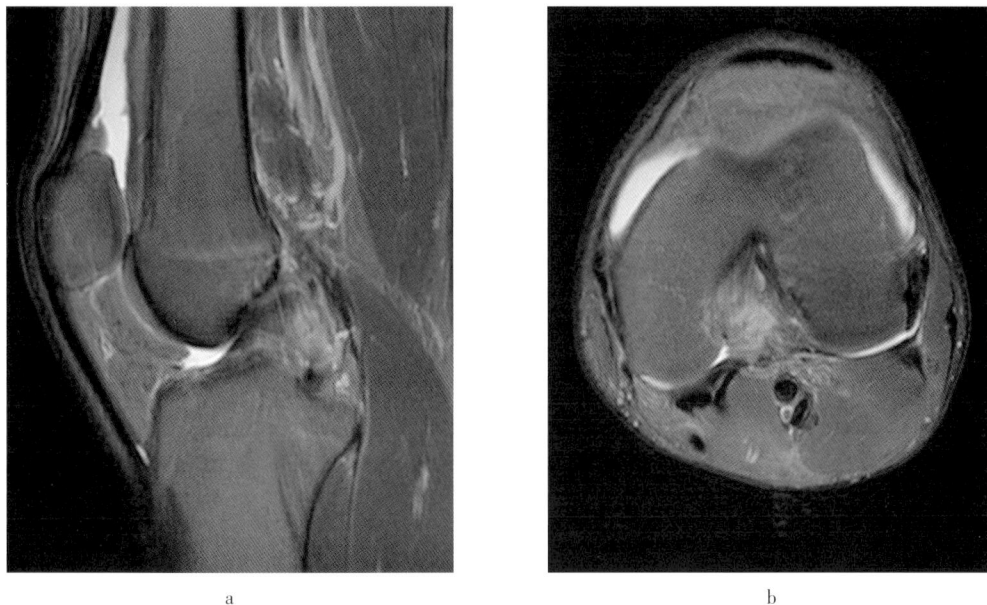

a　　　　　　　　　　b

**图 6 – 216　左膝后交叉韧带撕裂**

男，19 岁，扭伤左膝致关节肿痛伴活动受限 1 周。a. MRI 矢状位抑脂 PDWI，b. 横轴位抑脂 PDWI，（a~b）示左后交叉韧带连续性中断，局部信号显著增高，关节腔可见少量积液

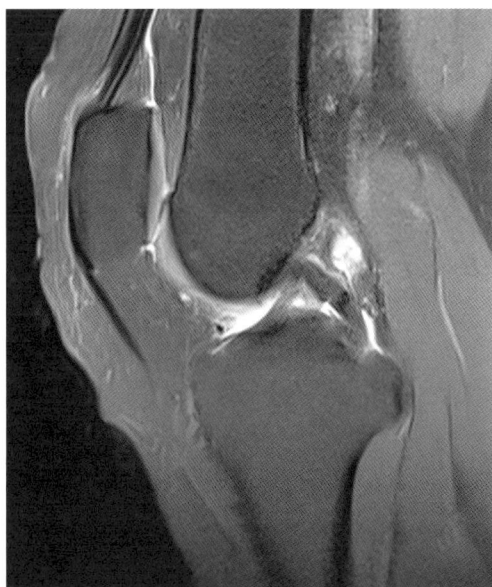

**图 6 – 217　左膝后交叉韧带部分撕裂**

MRI 矢状位抑脂 PDWI，示左膝后交叉韧带增粗扭曲，部分纤维束中断，局部信号增高，周围软组织亦见轻度水肿

## 十二、内侧副韧带损伤

内侧副韧带损伤是膝关节过度外翻时，被牵拉的内侧副韧带超出生理负荷而发生撕裂、断裂等损伤。

【临床表现】

本病一般都有明显外伤史。伤后患侧膝关节内侧局部剧痛、肿胀，有时可有瘀斑，膝关节不能完全伸直。股骨内上髁或胫骨内髁的下缘处局部压痛明显。

【影像要点】

（一）平片及 CT

1. 大部分平片及 CT 无直接征象。

2. 部分股骨内髁处可见撕脱骨折。

（二）MRI

1. 内侧副韧带损伤，以 MRI 冠状面和横断面观察为主。

**2. 内侧副韧带 I 度损伤**

（1）皮下脂肪水肿或出血，与浅层副韧带平行。$T_2WI$ 明显。

（2）内侧副韧带连续性好，厚度正常，紧贴股骨髁，无分离。

**3. 内侧副韧带 II 度损伤**

（1）韧带纤维与股骨髁分离（由于不同程度水肿和出血）。

（2）水肿和（或）出血：压脂 PDWI 可以看到低密度信号韧带纤维周围分布高密度信号的水肿和（或）出血区，位于内侧副韧带的浅层或深层。

（3）韧带纤维变细或部分撕裂的纤维间充填液体。

**4. 内侧副韧带 III 度损伤**

（1）韧带纤维连续性完全中断，断端在 $T_2WI$ 及 STIR 信号增高并增粗呈波浪状。

（2）股骨内上髁附着点局部连续性中断，伴血肿形成和骨髓内水肿。

（3）周围软组织广泛水肿，关节囊内可见不等量的积液。

内侧副韧带损伤的影像见图 6-218、图 6-219。

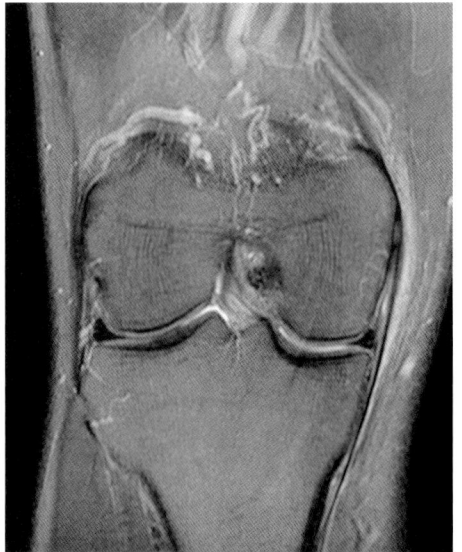

**图 6-218　右膝内侧副韧带 I 度损伤**

男，36 岁，扭伤右膝致肿痛伴活动障碍 1 天。MRI 冠状位抑脂 PDWI，示右内侧副韧带形态及信号未见异常，而内侧副韧带浅层增粗，信号增高

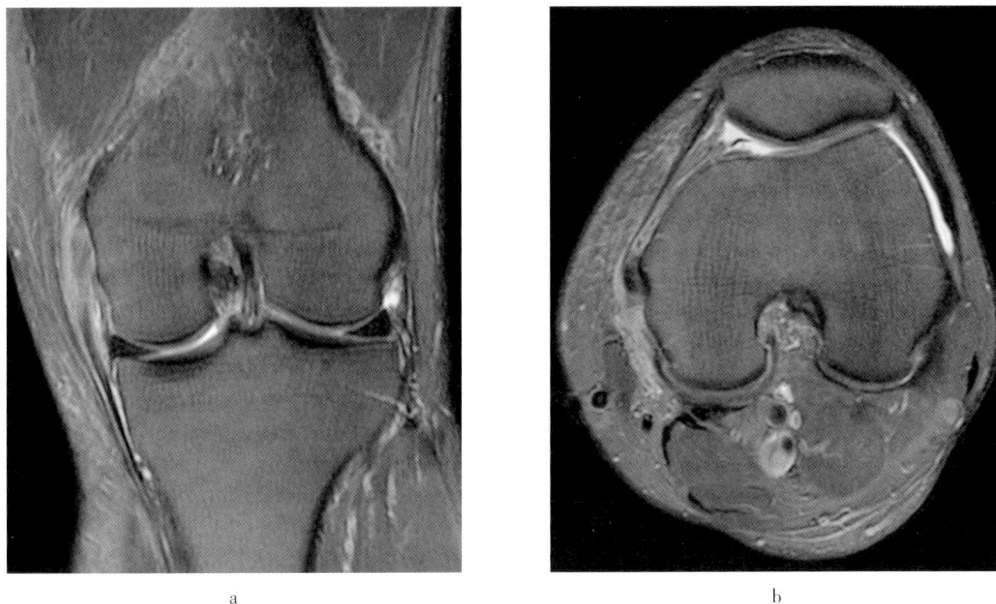

**图 6-219　右膝内侧副韧带 II 度损伤**

男，45 岁，右膝扭伤肿痛伴活动受限 1 天。a.MRI 冠状位抑脂 PDWI，b. 横轴位抑脂 PDWI，（a~b）示右膝内侧副韧带于股骨内侧髁附着处增粗，局部信号明显增高，外侧软组织水肿

# 十三、外侧副韧带损伤

外侧副韧带损伤多因暴力作用于小腿内侧使之过度内收，被牵拉的外侧副韧带超出生理负荷而发生撕裂、断裂等损伤。

## 【临床表现】

本病一般都有明显外伤史。伤后主要症状为膝关节外侧局限性疼痛，腓骨小头附近肿胀，皮下淤血，局部压痛，膝关节活动障碍，有时合并腓总神经损伤。

## 【影像要点】

### （一）平片及 CT

1. 大部分平片及 CT 无直接征象。

2. 部分腓骨头、颈可见撕脱骨折。

### （二）MRI

1. 外侧副韧带损伤，以 MRI 冠状面和横断面观察为主。

2. 外侧副韧带损伤的水肿和出血，在 $T_1$ 上呈低信号，在 $T_2WI$、STIR 像上呈高信号；亚急性出血，在 $T_1WI$ 上呈高信号。

3. 部分撕裂的外侧副韧带显示为厚度增加、信号增高。

4. 完全撕裂表现为纤维的连续性中断，断裂的韧带呈波浪状或匍匐样改变。若韧带自腓骨头部撕脱，可见韧带向近端移行。

外侧副韧带损伤的影像见图 6 - 220、图6 - 221。

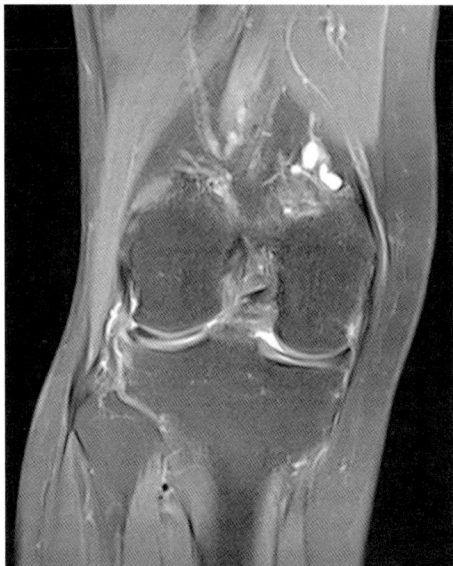

**图 6 - 220　右膝外侧副韧带损伤**

MRI 冠状位抑脂 PDWI，示右膝外侧副韧带于股骨外侧髁附着处增粗，局部信号明显增高，胫骨外侧髁轻度水肿

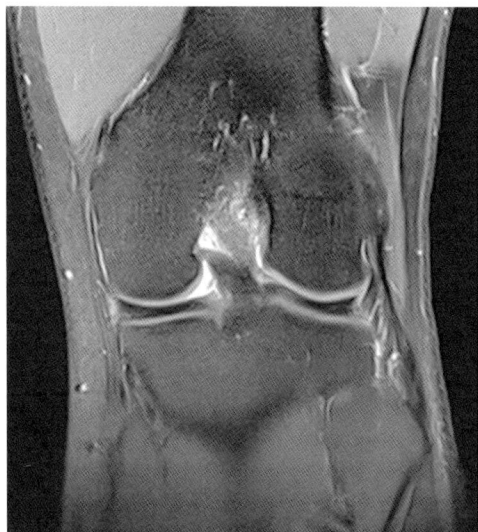

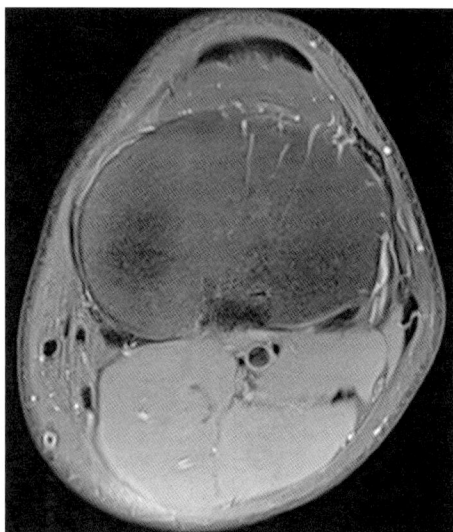

a　　　　　　　　　　　　　　　b

**图 6 - 221　左膝外侧副韧带损伤**

a. MRI 冠状位抑脂 PDWI，b. 横轴位抑脂 PDWI，（a~b）示左膝外侧副韧带于腓骨小头外侧髁附着处增粗，局部信号明显增高

## 十四、网球腿

网球腿是指腓肠肌内、外侧头、比目鱼肌及跖肌损伤的统称。多发生于网球运动员，所以称网球腿。网球腿的出现最常见的原因是直膝踝背屈向上跳跃，小腿三头肌和跖肌均处于过度拉伸状态而易造成小腿三头肌和跖肌肌腱的撕裂。上述肌肉可单独损伤也可联合损伤。部分性损伤较完全性损伤多见。

### 【临床表现】

好发于中年人，有运动过程中直接或者间接损伤史，主诉小腿后部类似"打击"或突然剧痛，受伤时偶听一响声，直膝踝背屈体位受伤或直膝踝背屈体位明显加重疼痛。体检有小腿三头肌压痛并有一明确压痛点。

### 【影像要点】

1. 本病主要依靠 MRI 检查诊断。

2. 腓肠肌内侧头与比目鱼肌肌间 $T_2WI$ 脂肪抑制序列可见液性高信号影聚集，腓肠肌与比目鱼肌可见羽毛状、雾状高信号区。

3. 腓肠肌腱下或比目鱼肌腱下液体聚集，$T_1WI$ 呈低信号，$T_2WI$ 呈高信号。

4. 小腿三头肌腱或腱腹移行部撕裂。

网球腿的影像见图 6-222。

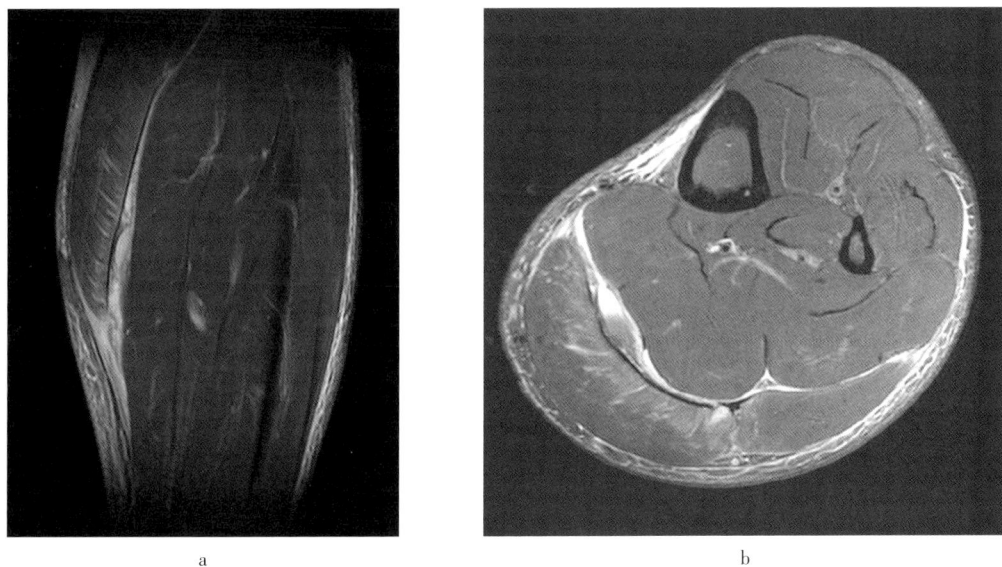

图 6-222 网球腿

男，48 岁，打羽毛球时左小腿受伤致活动受限、局部红肿 3 天。a. MRI 冠状位抑脂 $T_2WI$；b. 横轴位抑脂 $T_2WI$，（a~b）示左腓肠肌内侧头与比目鱼肌肌间见高信号液体聚集，腓肠肌可见羽毛状高信号，小腿周围皮下可见广泛条纹状高信号水肿

**【鉴别诊断】**

本病需与深静脉血栓形成、腘窝囊肿破裂所致小腿泛发性肌筋膜炎及小腿肿瘤等鉴别。

# 十五、距腓前韧带撕裂

距腓前韧带起自外踝前缘，水平走向前内侧，止于距骨外面。紧靠距骨外踝关节面前方，是踝外侧副韧带中最薄弱的韧带，当踝关节跖屈位时骤然的内翻运动容易引起其撕裂。

**【临床表现】**

常见于 15～35 岁人群，男性多见。距腓前韧带撕裂急性期可出现外踝肿胀、青紫淤血、疼痛、压痛、前后方向不稳定。慢性期出现长期反复踝关节无力、扭伤，部分患者可感到踝关节僵硬。体检踝关节肿胀淤血、压痛，前抽屉试验及内翻性试验阳性。伴有撕脱骨折时，可触及骨碎片。

**【影像要点】**

**（一）平片**

1. 大部分平片及 CT 无直接征象。

2. 部分可发现外踝撕脱骨折。

**（二）MRI**

1. 横轴位图像可很好地显示距腓前韧带，正常为低信号条带，撕裂表现为不连续、分离、局部增粗、变细或形态不规则。在 $T_2WI$ 抑脂像及 PDWI 上韧带信号增高、混杂，提示有出血、水肿。

2. 距腓前韧带部分撕裂表现为韧带内部信号不均匀增高，尚见部分连续的纤维束；完全撕裂则表现为韧带连续性中断，断端回缩，断端间为液体充填。

3. 慢性撕裂可表现为韧带局部增厚、变细、边缘不光整，通常不伴有骨髓水肿或周围软组织的出血、水肿。瘢痕组织及滑膜增生则表现为韧带周围低信号影。

距腓前韧带撕裂的影像见图 6-223。

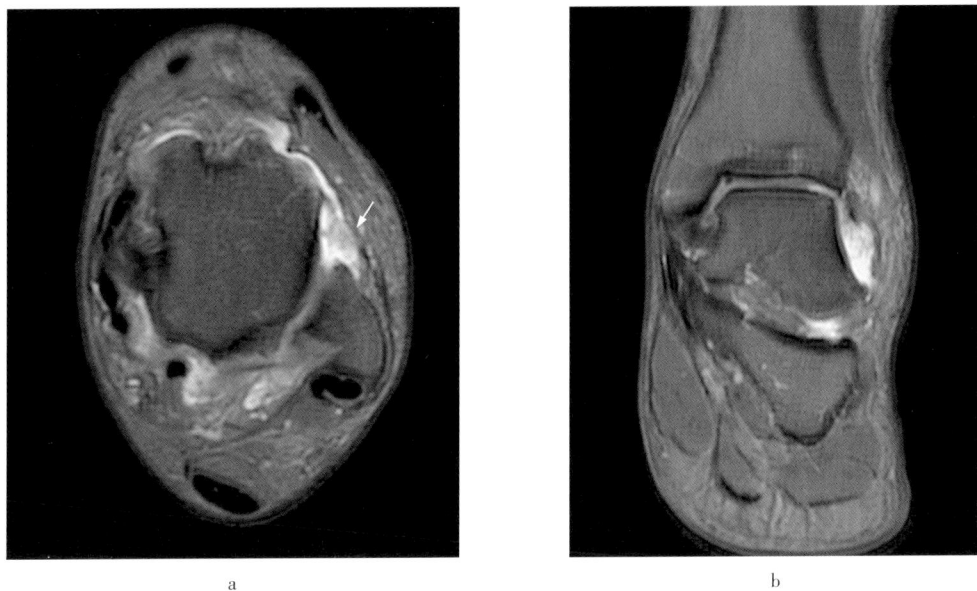

图 6 – 223 左距腓前韧带撕裂

男，38 岁，左踝关节扭伤 2 天。a. MRI 横轴位抑脂 $T_2WI$，b. 矢状位抑脂 $T_2WI$，（a～b）示左距腓前韧带不连续，断端增粗，信号增高（白箭头）

# 十六、后踝撞击综合征

后踝撞击综合征是由于跖屈或过度跖屈时引起后踝关节疼痛而导致的一种临床功能障碍综合征。常见于芭蕾舞演员、登山运动员、足球运动员和下坡走路者，撞击的原因可能有过度跖屈、急性跖屈伴内翻损伤、距后三角骨综合征和距骨后突过长等，这些因素联合作用导致胫骨后下缘或跟骨上缘撞击距骨后三角骨，最后导致距骨后三角、周围软组织和相应肌腱的损伤。

## 【临床表现】

足跖屈时后踝疼痛加剧，被动跖屈试验阳性。

## 【影像要点】

### （一）平片及 CT

1. 怀疑本病可摄踝关节正、侧位平片或 CT 平扫及矢状位重建。

2. 侧位片显示距骨后方三角骨或距骨后突过长。

3. 距骨后方三角骨硬化或囊变。

4. 部分病例伴有轻度的踝关节骨性关节病。

### （二）MRI

1. 距骨后三角骨或距骨后突过长。

2. 距后三角骨骨髓及周围软组织水肿，周围软组织结构模糊，边界不清。

3. 后踝滑膜炎伴后踝关节腔积液。

4. 姆长屈肌腱信号升高并见鞘膜积液。

5. 距骨后三角骨和距骨退变性囊肿。

后踝撞击综合征的影像见图 6 – 224。

## 【鉴别诊断】

本病需与踝关节慢性关节炎、胫骨后肌腱撕裂及距骨后三角骨骨折等鉴别。

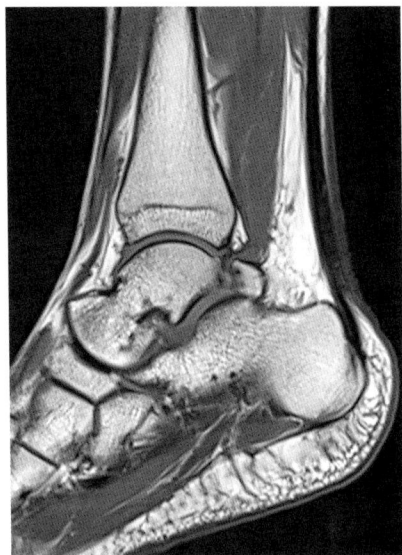

a

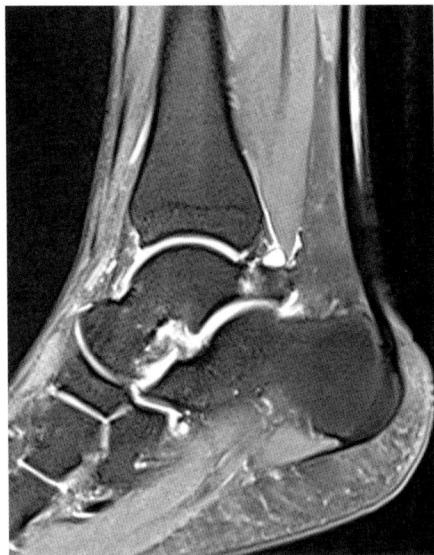

b

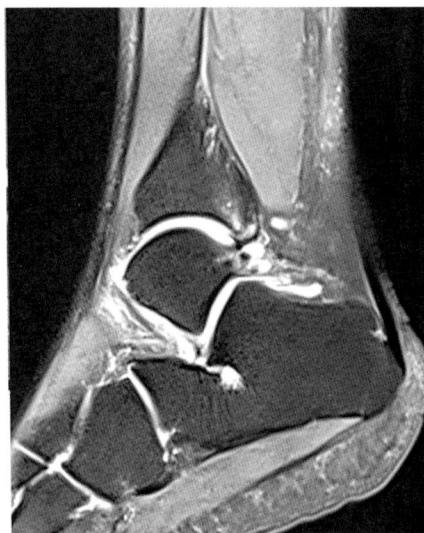

c

**图 6 – 224  左侧后踝撞击综合征**

a. MRI 矢状位 $T_1WI$；b. 矢状位抑脂 $T_2WI$，c. 矢状位抑脂 $T_2WI$，示左距骨后方可见距骨后三角骨，三角骨及后踝骨髓水肿，距骨后脂肪水肿，关节腔少量积液

## 十七、跟腱断裂

跟腱是人体最粗大、最强壮的一块肌腱，由腓肠肌腱和比目鱼肌腱组成，长约15cm，自上向下逐渐变窄增厚呈扁带形，至跟骨结节上方约3~6cm最窄，向下又逐渐呈扇形分布，止于跟骨结节。跟腱与踝部的其他肌腱和骨骼组织都无直接接触，故没有腱鞘组织。跟腱断裂多由于剧烈运动引起，也可由直接外力作用导致。根据受伤时间可分为急性断裂和慢性断裂，目前比较统一的意见是损伤后4~6周考虑为慢性断裂。

### 【临床表现】

最常见于30~50岁人群，男性多见。受伤后跟腱局部疼痛、肿胀、踝关节活动受限，蹬足无力。检查：足后跟软组织肿胀、触痛；部分断裂可扪及跟腱增粗，完全断裂者按压跟腱部位有明显凹陷感，因断端向两侧分离局部空虚，跖屈力弱；Thompson征阳性。

### 【影像要点】

#### （一）平片

1. 显示肌腱内结构不敏感，隐约可见跟部软组织肿胀，跟腱后方皮下脂肪和前方脂肪水肿，两脂肪组织中跟腱密度不均匀透光区为断裂处。

2. 部分跟腱附着部位可见急性撕脱性骨折。跟腱增粗变形，部分断裂区呈低密度，完全断裂呈不连续。

#### （二）MRI

1. 按跟腱断裂程度可分为部分断裂和完全断裂两种类型。

2. **部分断裂**　表现为跟腱增粗，跟腱内信号不均匀，内见部分连续的肌腱纤维束。

3. **完全断裂**　表现为跟腱增粗，连续性中断，伴或不伴断端回缩。在急性期，跟腱断端之间的裂隙$T_1WI$呈中等信号，$T_2WI$呈高信号，可能代表水肿和出血。而在慢性期，瘢痕组织和周围的脂肪会填充跟腱所在的区域。

跟腱断裂的影像见图6-225、图6-226。

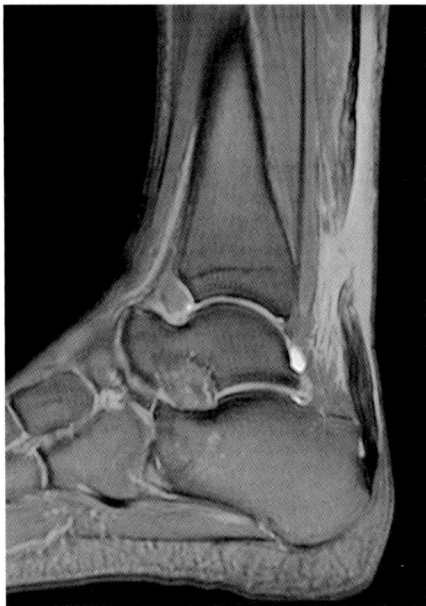

**图 6 – 225　右跟腱部分断裂**

MRI 矢状位抑脂 $T_2WI$，示右跟腱增粗，距离跟骨结节约 4.5cm 处局限性变细，尚见部分连续的肌腱纤维束，信号不均匀增高，跟腱断端及周围软组织水肿

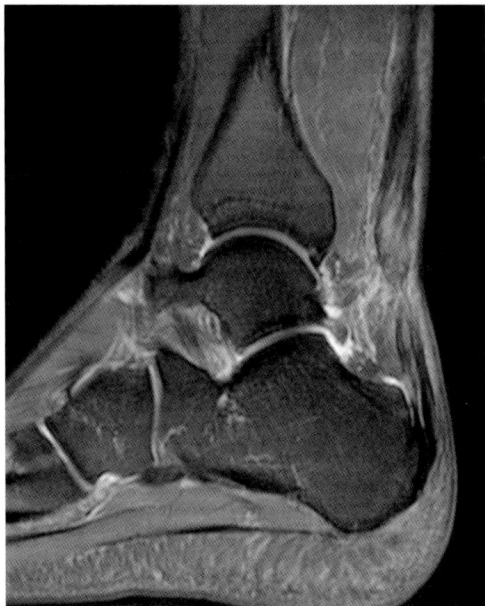

**图 6 – 226　左跟腱完全断裂**

MRI 矢状位抑脂 $T_2WI$，示左跟腱增粗，距离跟骨结节约 6cm 处连续性中断，断端增粗回缩，间隙信号不均匀增高，周围软组织水肿

# 参考文献

[1] 黄耀华. 肌骨系统影像诊断实战经验集要 [M]. 北京：中国医药科技出版社，2019.

[2] 赵斌，林祥涛. 创伤性骨肌诊断影像学 [M]. 济南：山东科学技术出版社，2018.

[3] 黄耀华. 髋关节影像诊断学 [M]. 2 版. 北京：人民卫生出版社，2018.

[4] 梁碧玲. 骨与关节疾病影像诊断学 [M]. 北京：人民卫生出版社，2016.

[5] 丁建平，李石玲，殷玉明. 骨与关节损伤影像诊断学 [M]. 2 版. 北京：人民卫生出版社，2015.

[6] 冯华，姜春岩. 实用骨科运动损伤临床诊断 [M]. 北京：人民军医出版社，2012.

[7] 贾连顺. 现代脊柱外科学 [M]. 北京：人民军医出版社，2007.

[8] 王正义. 足踝外科学 [M]. 北京：人民卫生出版社，2006.

[9] 赫荣国，梅海波. 儿童骨与关节损伤 [M]. 长沙：中南大学出版社，2006.

［10］王澍寰.临床骨科学［M］.上海：上海科学技术出版社，2005.

［11］黄耀华.骨关节创伤X线诊断手册［M］.北京：中国医药科技出版社，2004.

［12］荣成威，王承武.骨折［M］.北京：人民卫生出版社，2004.

［13］唐光健，译.骨放射学［M］.北京：中国医药科技出版社，2003.

［14］周东生.骨盆创伤学［M］.济南：山东科学技术出版社，2003.

［15］许乙凯，陈建庭.脊柱和脊髓疾病影像诊断学［M］.北京：人民卫生出版社，2002.

［16］王云钊，兰宝森.骨关节影像学［M］.北京：科学出版社，2002.

［17］毛宾尧.肘关节外科学［M］.上海：上海科学技术出版社，2002.

［18］何洪阳，邓友章.现代骨伤诊断与治疗［M］.北京：人民卫生出版社，2002.

［19］戴祥麒.小儿骨与关节损伤［M］.天津：天津科学技术出版社，2002.

［20］陆普选，袁明远.创伤放射学［M］.南昌：江西科学技术出版社，2001.

［21］王亦璁.骨与关节损伤［M］.3版.北京：人民卫生出版社，2001.

［22］吉士俊，潘少川，王继孟.小儿骨科学［M］.济南：山东科学技术出版社，2000.

［23］李学文，徐建高.骨科创伤性疾病［M］.北京：科学技术文献出版社，2000.

［24］李联忠.脊椎疾病影像诊断学［M］.北京：人民卫生出版社，1998.

［25］雍宜民.实用骨科临床［M］.北京：科学技术文献出版社，1999.

［26］闻善乐，闻亚非.腕关节损伤［M］.北京：北京科学技术出版社，1998.

［27］胡振民.实用创伤影像诊断学［M］.南京：江苏省科学技术出版社，1997.

［28］毛宾尧.足外科［M］.北京：人民卫生出版社，1992.

［29］曹来宾.骨与关节X线诊断学［M］.济南：山东科学技术出版社，1991.

［30］濮宗烃.X线诊断学基本功［M］.天津：天津科学技术出版社，1991.

［31］毛宾尧，张学义，乐兴祥.膝关节外科［M］.北京：人民卫生出版社，1987.

［32］柳用墨，译.儿童骨骼损伤［M］.北京：人民卫生出版社，1987.

［33］李景学，孙鼎元.骨关节X线诊断学［M］.北京：人民卫生出版社，1982.

［34］石祥龙，权琳，吕恩民，等.踝关节撞击综合征的影像学表现分析［J］.医学影像学杂志，2019，29（04）：653－656.

［35］吴俊华，张德洲，张滔.粘连性肩关节囊炎的MRI诊断［J］.中国中西医结合影像学杂志，2019，17（05）：473－476.

［36］罗小兰，唐继芳，张勇，等.骶骨衰竭骨折的影像学表现［J］.中国中西医结合影像学杂志，2019，17（05）：535－536.

［37］陈维娟，赵飞，李润根，等.尺骨撞击综合征的MRI诊断价值［J］.影像研究与医学应用，2019，3（17）：52－54.

[38] 姜成军.MRI 诊断坐骨股骨撞击综合征的价值研究 [J].内蒙古医学杂志，2017，49 (08)：981 - 982.

[39] 高博，彭如臣，石逸杰.肩袖损伤合并肩峰下撞击综合征的 MRI 表现 [J].磁共振成像，2016，7 (12)：937 - 941.

[40] 马蔚.MRI 在肱骨外上髁炎中的应用价值临床评价 [J].中国 CT 和 MRI 杂志，2016，14 (03)：130 - 133.

[41] 孙亮，刘吉华，何树岗，下肢长骨常见部位疲劳骨折影像诊断 [J].青岛大学医学院学报，2015，51 (06)：722 - 725.

[42] 李琦，王磊，王丰哲，等.踝关节韧带损伤 MRI 影像特征 [J].中国介入影像与治疗学，2015，12 (11)：669 - 672.

[43] 肖梦强，刘金丰，沈梓璇，等.跟腱损伤的 MRI 表现 [J].中国 CT 和 MRI 杂志，2014，12 (07)：99 - 102.

[44] 孙博，李文峰，田军.酷似骨样骨瘤的胫骨灶性坏死性疲劳骨折的影像学表现 [J].医学影像学杂志 2014，24 (3)：421 ~ 423.

[45] 蒙志宏，张富军.应力性骨折的影像学诊断 [J].实用放射学杂志 2012，34 (24)：3752 ~ 3753.

[46] 黄婷，黄国忠，肖新兰.MRI 在腕管综合征中的应用 [J].放射学实践，2011，26 (10)：1118 - 1120.

[47] 李小平，魏仁国.MRI 对疲劳骨折的诊断价值 [J].实用医技杂志，2008 (12)：1540 - 1541.

[48] 王丰哲，潘诗农.肩袖撕裂 MR 影像分析 [J].中国临床医学影像杂志，2008 (04)：282 - 284.

[49] 吴涛，丁文元.骶骨不全骨折的研究概况 [J].颈腰痛杂志 2008，29 (3)：263 ~ 265.

[50] 陈翼，李春梅，马黎明，等.应力性骨折的多种影像诊断评价 [J].中国骨伤 2008，21 (5)：385 ~ 386.

[51] 孙凤霞，李玉侠，韩东明，等.胫骨上段疲劳性骨折 CT、MR 表现 [J].实用放射学杂志，2007 (12)：1672 - 1674.

[52] 鲁光钱.腰椎横突骨折的影像学分析及临床意义 [J].中国中医骨伤科杂志 2001，9：41 ~ 42.

[53] 王虎，时宏，李涛.三角骨骨折 X 线分型与损伤机理的探讨（附 30 例报告）[J].实用放射学杂志 1998，14：728.

[54] 魏从全，王炳杰.肱骨远端全骨骺分离 X 线诊断（附 34 例分析）[J].实用放射学杂志 1998，14：216.

［55］姚健，初任珠．脊椎爆裂骨折的影像学诊断［J］．国外医学临床放射学分册，1996，19：197～199.

［56］樊维明，姚安晋．腕舟骨损伤X线诊断（附54例报告）［J］．实用放射学杂志 1993，9：28.

［57］万凯．X线诊断孟氏骨折对投照的要求［J］．实用放射杂志 1993，9：27.

［58］施裕新，韩莘野．椎体后缘线在诊断爆裂性骨折中的价值［J］．临床放射学杂志 1992，11：194.

［59］邓永勤，李先启，宋冬喜，等．脊柱爆裂骨折的X线诊断（附21例报告）［J］．临床放射学杂志 1990，4：193.

［60］杨爱敏．腕月骨脱位及月骨周围脱位的X线诊断（附18例报告）［J］．中华放射学杂志 1990，24：282.

［61］李文．椎体后缘线：在检测爆裂骨折中的重要性［J］．国外医学临床放射学分册 1987，5：303.

［62］Tile M，Fracture of the pelvis and acetabulum，2nd［M］．Baltimore：Williams and Wilkins 1995.

［63］Rogers，LF．Radiology of skeletal trauma［M］，New York：Churchill Livingstone，1992.

［64］Aitken GK，Rorabek CH．Distal humeral fractures in the adult［J］．Clin Ortho 1986，207：191.

［65］Rutherford A，Fracture of the lateral humeral condyle in children［J］．J Bone joint Surg（Am）1985，67：851.

［66］Denis F．Spinal instability as defined by the three－column spine concept in acute spinal trauma［J］．Clin. Ortho. 1984，189：65.

［67］Effendi B，Boy D，Cornish B，el al. Fracture of the ring of the axis．A classification based on the analysis of 131 cases［J］．J Bone Joint Surg Br，1981，63：319－327.

# 第七章 骨关节感染性疾病

## 第一节　化脓性炎症

### 一、急性化脓性骨髓炎

急性化脓性骨髓炎常见于儿童和青少年，男性发病高于女性，感染途径以血行为最常见，亦可直接由创口侵入，或由关节感染蔓延，常见致病菌是金黄色葡萄球菌，其次是白色葡萄球菌、链球菌、肺炎双球菌及大肠杆菌等。发病部位常见于下肢长骨干骺端和骨干，以干骺端较多见。

【临床表现】

起病急，进展快。多有高热、寒战，局部可出现红、肿、热、痛等炎症表现，检查局部皮肤灼热，压痛显著。实验室检查：血沉加快、白细胞计数及降钙素原显著增高。

【影像要点】

（一）平片

1. 发病 7~10 天内，骨质改变不明显，主要为软组织改变。表现为邻近的肌束肿胀，肌层间的脂肪间隙模糊或消失，皮下软组织与肌肉间界线模糊，皮下脂肪层内出现致密的条纹状和网状阴影。

2. 发病后 2 周左右，干骺端骨松质出现骨质稀疏，区域性骨小梁模糊以至消失，呈边缘模糊的斑点状透亮区。病灶继续蔓延，干骺端出现广泛的斑点状破坏区，并互相融合成较大的脓腔。同时涉及骨皮质，产生断续、不规则、密度减低的破坏区。很少侵及骨骺或越过关节。

3. 由于骨膜掀起和血栓性动脉炎，使骨皮质血供发生障碍而出现死骨；表现为小片或长条状高密度致密影，死骨周围可见宽窄不一的透亮区。

4. 由于骨膜下脓肿的刺激，骨皮质周围出现骨膜增生，表现为与骨干平行的分层状或花边状致密影。病变早期骨膜增生量较少，密度较淡，随病变发展，逐渐变厚及增浓，广泛的骨膜增生常包围全骨或骨干的大部分，形成包壳，使骨干增粗、密度增高且边缘不规则。骨膜增生一般与病变的范围一致。

（二）CT

**1. 软组织肿胀**　表现为患肢较对侧增粗，皮下脂肪层混浊，肌肉间脂肪间隙不同程度变窄、模糊。

**2. 软组织脓肿** 表现为中心呈低密度脓腔，周围由炎症肉芽组织和纤维组织构成的脓肿壁，增强扫描脓肿壁不规则强化，中央脓腔部位强化前后均为低密度。

**3. 骨髓腔内炎性充血** 表现为骨髓腔内密度增高，骨松质及骨髓 CT 值明显高于对侧。

**4. 骨质破坏** 在干骺端表现为松质骨局部密度减低，边缘不清，病灶内可见脓液低密度区。

**5. 骨膜反应** 表现为环绕或部分附着骨皮质的弧线样高密度影，略低于正常骨皮质密度。

**（三）MRI**

1. $T_1WI$ 上破坏灶表现为低或中等信号，与高信号的黄骨髓形成鲜明对比。

2. $T_2WI$ 上炎症组织、水肿、脓液和出血呈高信号，死骨呈低信号。

3. 抑脂 $T_2WI$ 软组织及骨髓腔内的脂肪信号被抑制变低，而炎症组织、水肿及脓肿呈高信号。

4. 骨膜增生，表现为与骨皮质相平行的细线状高信号，外缘为骨膜骨化的低信号线。

5. 增强扫描，炎症病灶信号增强，脓肿壁强化，而坏死、液化区不增强。

急性化脓性骨髓炎的影像见图 7 – 1 ~ 图 7 – 3。

**【鉴别诊断】**

本病需与尤因肉瘤和骨结核等鉴别。

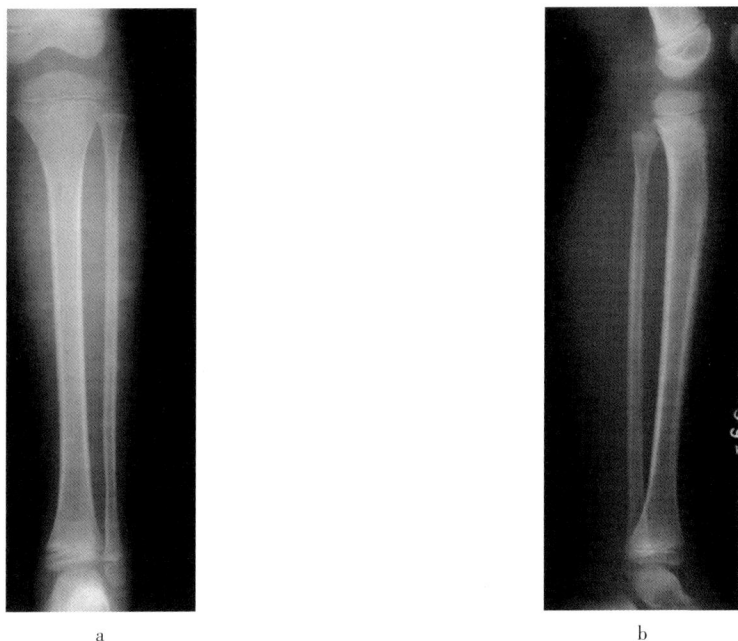

a         b

**图 7 – 1 左胫骨近侧干骺端急性化脓性骨髓炎**

男，7 岁，左小腿红、肿、热、痛半个月。a. 左小腿正位片，b. 左小腿侧位片，

（a ~ b）示左胫骨近侧干骺端可见斑点状骨质破坏，周围软组织肿胀，层次模糊

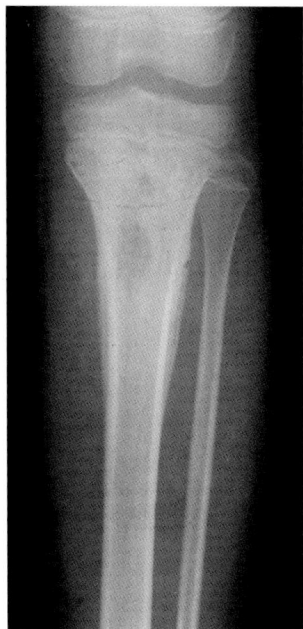

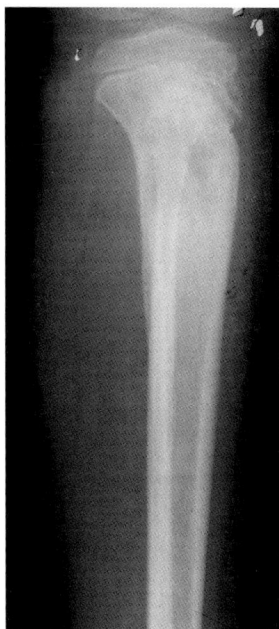

a

b

**图7－2　左胫骨上段急性化脓性骨髓炎**

a. 左小腿上段正位片，b. 左小腿上段侧位片，示左胫骨近侧干骺端可见片状骨质破坏，边缘不清，周围可见层状骨膜反应，骨骺未见异常，周围软组织肿胀，层次模糊

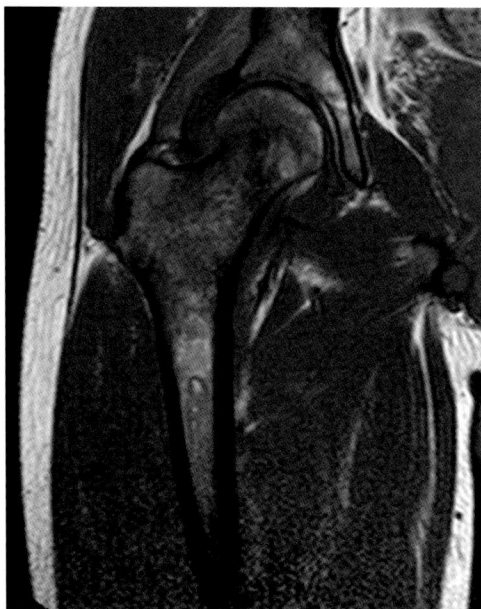

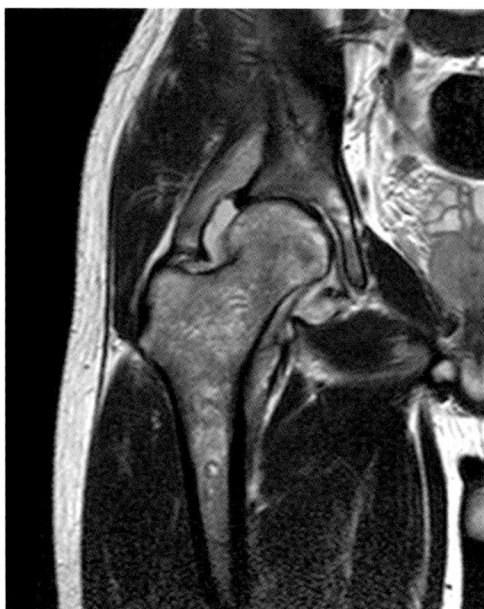

a

b

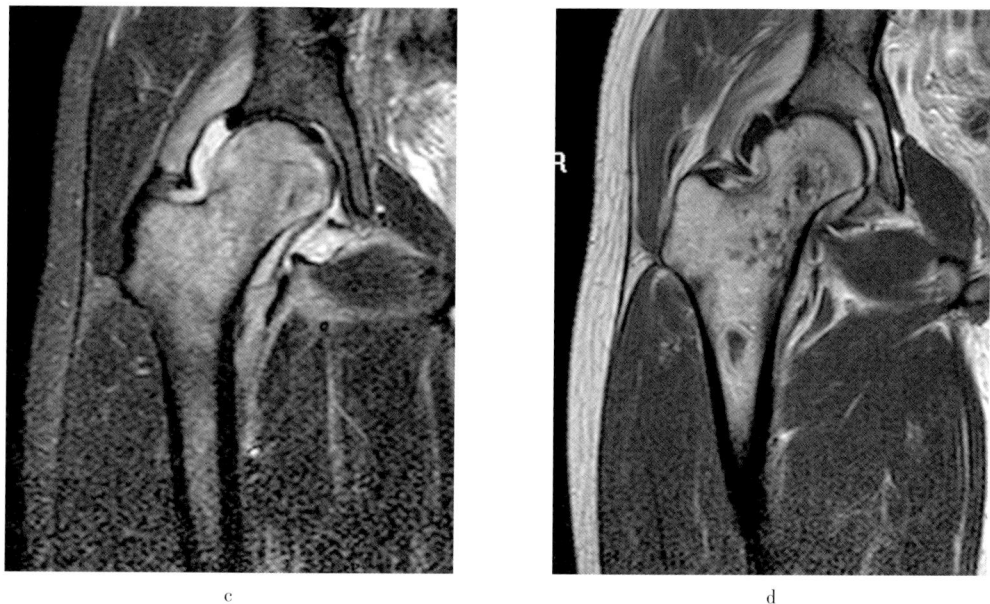

c　　　　　　　　　　　　　d

**图7-3　右股骨上段急性化脓性骨髓炎**

男，23岁，右髋关节肿痛10天。a. MRI冠状位T₁WI；b. T₂WI；c. T₂WI抑脂像；d. 冠状位T₁WI增强，（a~d）示右股骨头颈部及股骨近端弥漫斑点状异常信号，信号不均，T₁WI主要呈稍低信号，T₂WI及抑脂像呈稍高信号，增强后明显强化，同时病变区域内出现数个类圆形环状强化信号影，代表骨内小脓肿形成，关节滑膜增厚伴少量积液

# 二、慢性化脓性骨髓炎

急性化脓性骨髓炎如治疗不及时或不彻底，可转为慢性化脓性骨髓炎。慢性化脓性骨髓炎多以骨质增生为主，破坏范围较急性期缩小或局限，可形成多个经久不愈窦道，并常见死骨，有时可急性发作。

## 【临床表现】

病变反复发作，时好时坏。发作时，局部红肿、疼痛、溃破流脓，时有发热、寒战，患肢畸形。

## 【影像要点】

### （一）平片

1. 骨质破坏区扩大，融合形成边界清楚的脓腔，腔内常有条块状游离死骨。
2. 广泛骨质增生是其特征改变，表现为骨破坏区周围有明显的骨质增生、硬化。
3. 骨外膜广泛增生形成骨包壳，并与骨皮质融合，使骨干增粗，轮廓不整。
4. 骨内膜增生，使密度增高，髓腔缩窄或闭塞。
5. 如有骨瘘管，可见与骨质破坏区相连的骨皮质和骨膜缺损，软组织窦道则表现为软组织内低密度管状影，其内可见死骨。

6. 骨髓炎愈合时，无死骨存在，脓腔消失，髓腔再通；骨干的轮廓整齐密实，骨干显示永久性的增粗、致密和畸形。

## （二）CT

1. 与 X 线平片相似，但能更好显示骨质增生、死骨和脓腔。

2. 患骨广泛骨质增生、硬化，密度不均匀，内可见单个或多个境界清楚的圆形或卵圆形小空洞，代表残留的脓腔，脓腔内可见密度较高的小块状或大块状死骨。

3. 慢性骨髓炎急性发作时软组织可出现类似急性骨髓炎的软组织肿胀与脓肿形成。

## （三）MRI

1. 慢性的骨质增生、硬化，死骨和骨膜反应在 $T_1WI$ 和 $T_2WI$ 上均呈低信号。

2. 肉芽组织在 $T_1WI$ 上为低或稍高信号，在 $T_2WI$ 呈高信号，残留骨内脓肿 $T_1WI$ 呈低信号，$T_2WI$ 呈高信号，DWI 呈高信号，增强扫描可见脓肿壁强化。

3. 瘘管内含脓液常在 $T_1WI$ 上呈稍高信号，在 $T_2WI$ 上呈高信号，依层面方向不同表现为点状或不规则粗细不均的索条影，从骨内脓腔向皮肤表面延伸。

慢性化脓性骨髓炎的影像见图 7-4~图 7-7。

## 【鉴别诊断】

本病需注意与成骨型骨肉瘤鉴别。

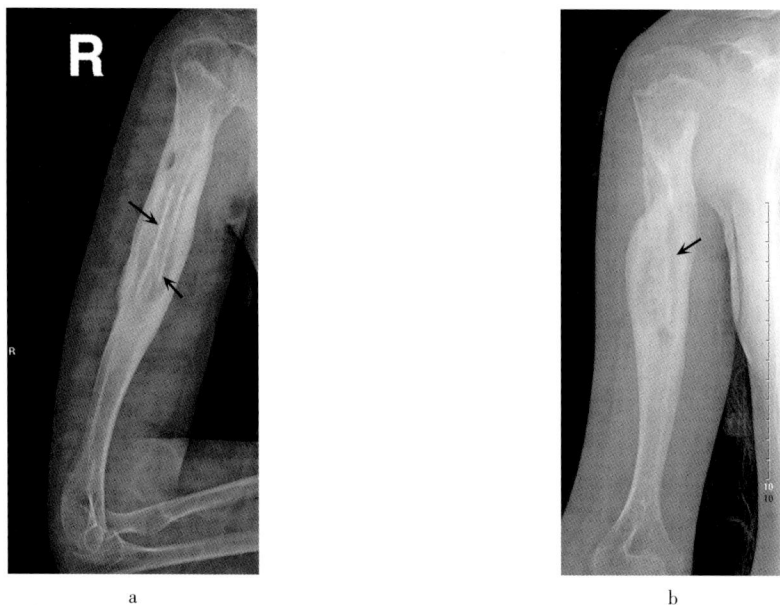

a                                                b

**图 7-4  右肱骨慢性化脓性骨髓炎**

女，13 岁，右上肢红肿伴瘘管形成近一年。a. 右肱骨正位片，b. 右肱骨侧位片，(a~b) 示右肱骨中上段不规则增粗，密度增高，上下端各可见一窦道影，髓腔内可见一长条状死骨（黑箭头）

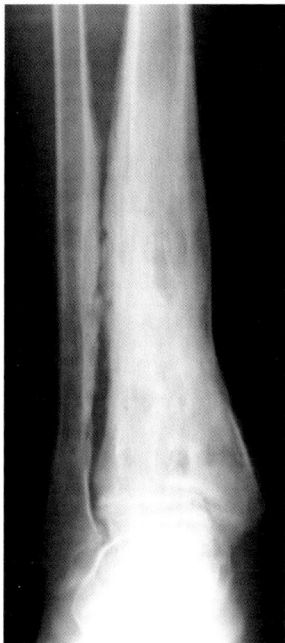

**图 7 - 5　右胫骨慢性化脓性骨髓炎**

右胫骨下段正位片，示右胫骨下段外形增粗，可见骨膜反应，皮质增厚，髓腔密度增高，内见多发卵圆形低密度影，代表残留脓腔。踝关节尚见化脓性关节炎改变，腓骨可见骨膜炎

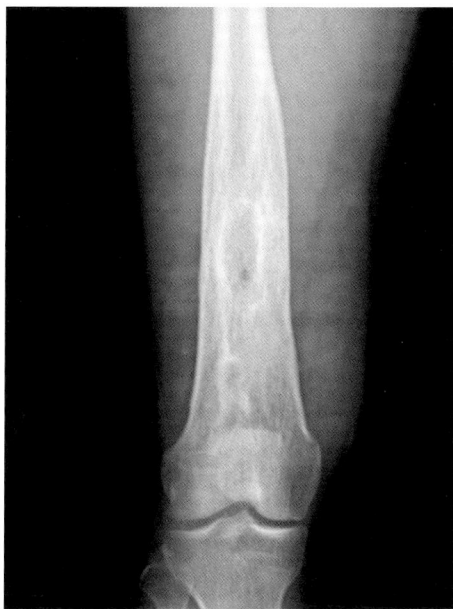

a

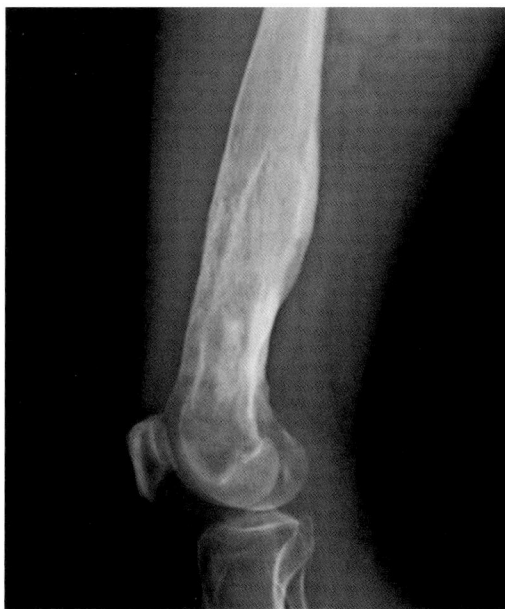

b

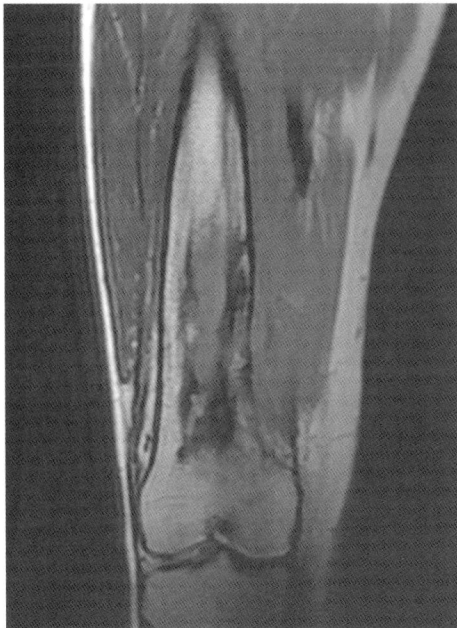

c

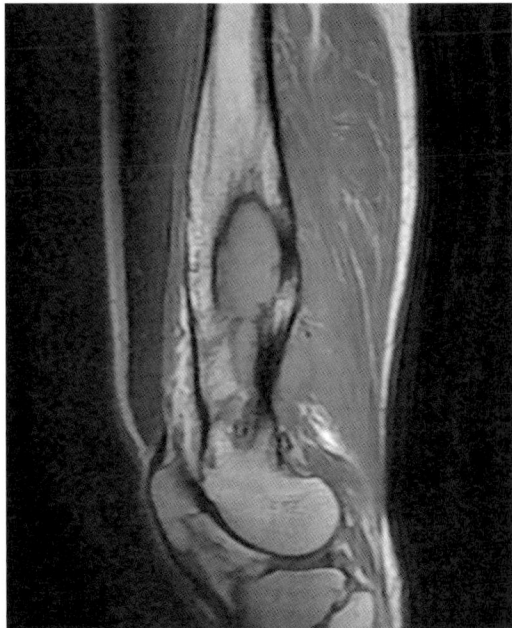

d

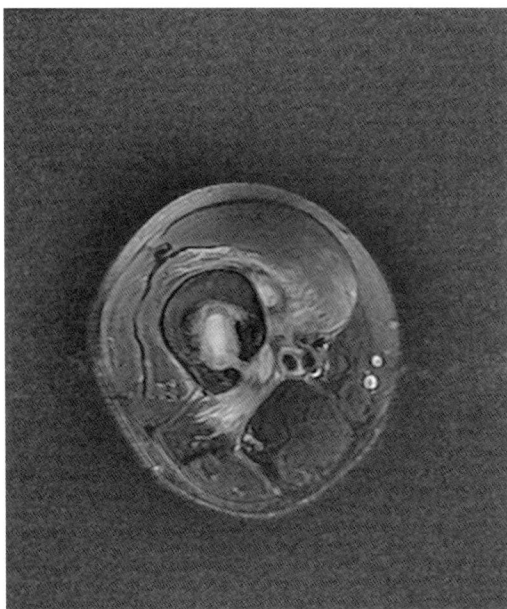

e

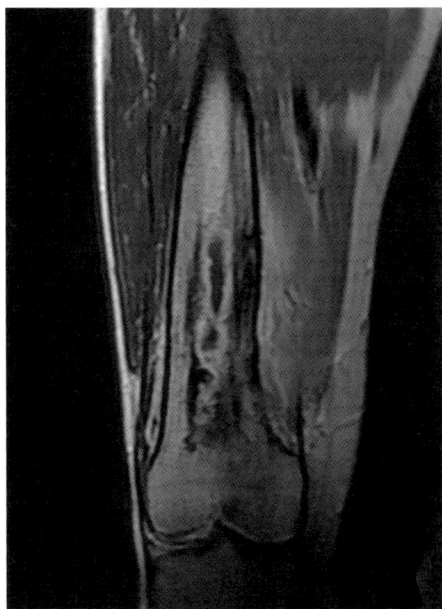

f

**图 7-6　右股骨慢性化脓性骨髓炎**

男，49 岁，右股骨慢性骨髓炎 21 年。a. 右股骨下段正位片，b. 右股骨下段侧位片，(a~b) 示右股骨下段骨质密度增高，轮廓增粗，内隐约可见不规则脓腔；c. MRI 冠状位 $T_1WI$，d. 矢状位 $T_1WI$，e. 横轴位抑脂 $T_2WI$，(c~e) 示右股骨下段脓腔影及窦道影；f. 冠状位 $T_1WI$ 增强，示脓腔内部无强化，而脓肿壁均匀环形强化

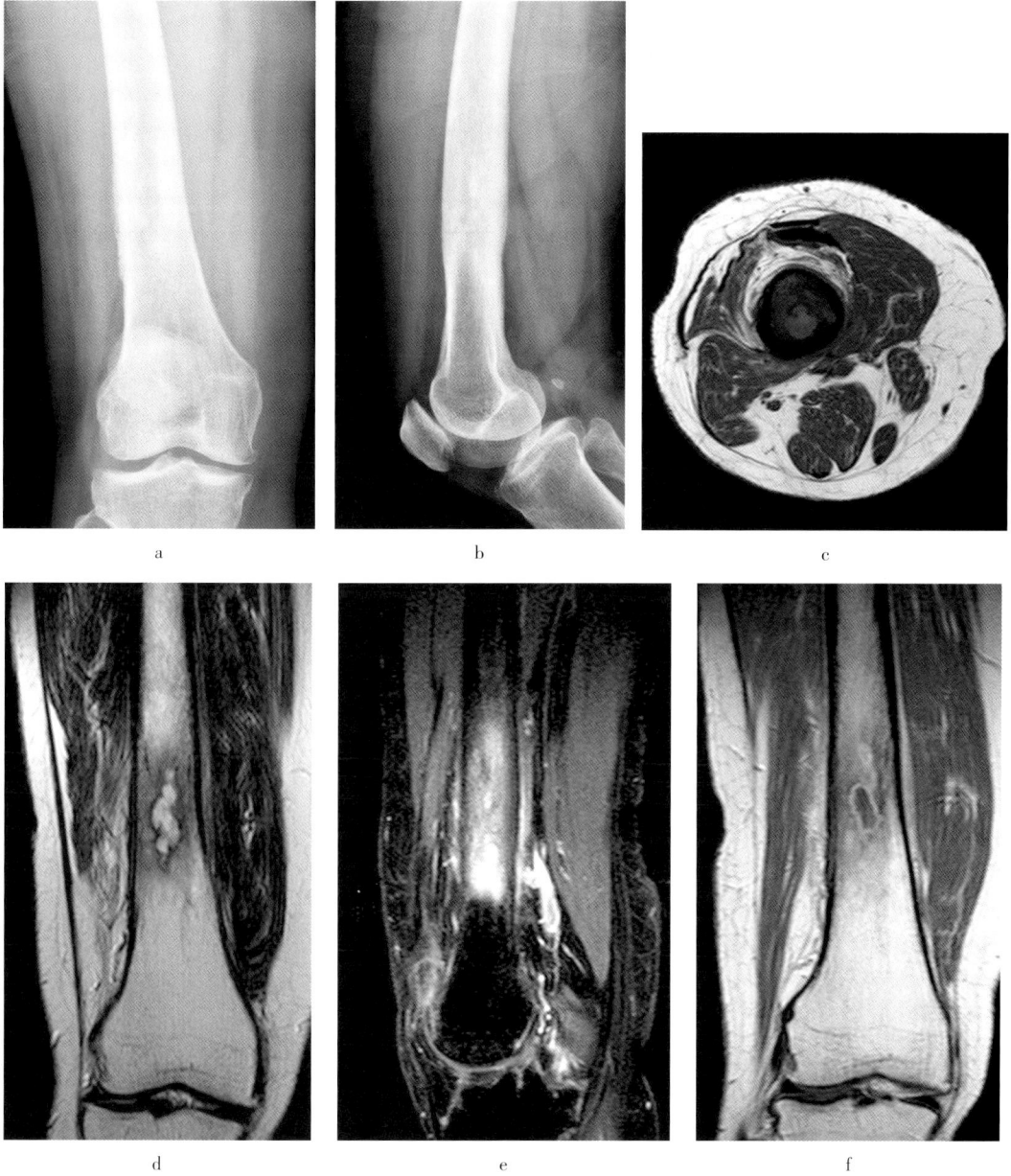

**图7－7　右股骨下段慢性化脓性骨髓炎**

女，47岁，右膝疼痛4个月。a. 右股骨中下段正位片，b. 右股骨中下段侧位片，（a～b）示右股骨下段可见破坏脓腔，内有斑点状死骨，周围可见反应性骨质增生；c. MRI横轴位 $T_1WI$；d. 冠状位 $T_2WI$；e. 矢状位抑脂 $T_2WI$；f. 冠状位 $T_1WI$ 增强，（c～f）示脓腔 $T_1WI$ 呈低信号，$T_2WI$ 呈高信号，周围反应性增生硬化呈低信号，病灶周围可见大片水肿，增强后脓腔壁呈环状强化

## 三、慢性局限性骨脓肿

慢性局限性骨脓肿是局部的慢性骨髓炎处于相对静止的病灶，属于慢性骨髓炎的一种特殊类型。1830 年由 Brodie 首次报道，故又称 Brodie 脓肿。多见于青少年，好发于胫骨下端、股骨下端或肱骨上端的干骺区。

### 【临床表现】

一般症状轻微，无明显全身症状，仅局部阵发性疼痛及压痛。

### 【影像要点】

1. 在长骨干骺端的中心或偏一侧，显示类圆形密度减低的骨质破坏区，边缘较整齐，周围绕有致密硬化带，其中偶见小死骨。

2. 少有骨膜反应、软组织肿胀及窦道形成。

3. 骨外形可略增大或无改变。

慢性局限性骨脓肿的影像见图 7 – 8 ~ 图 7 – 11。

### 【鉴别诊断】

本病需与干骺端结核及骨嗜酸性肉芽肿等鉴别。

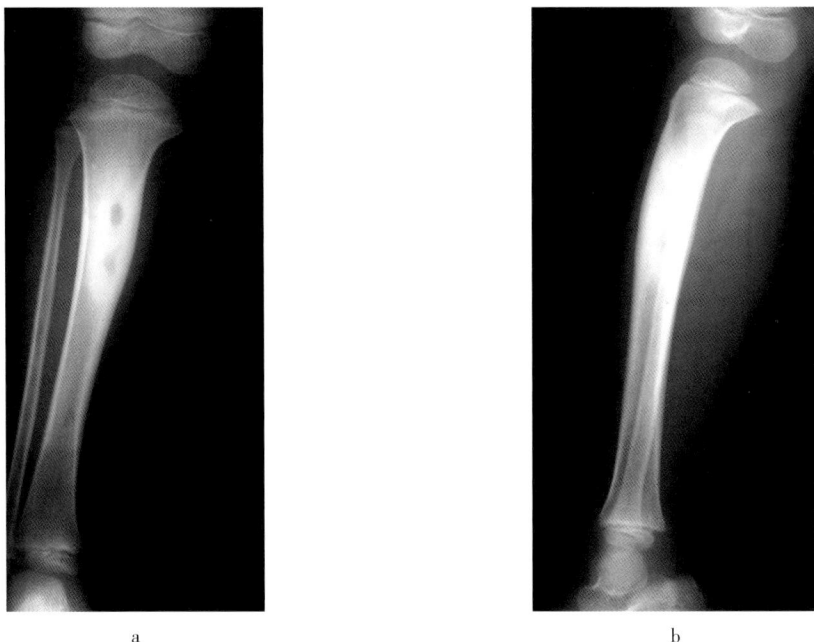

a       b

**图 7 – 8　右胫骨上段慢性骨脓肿**

男，6 岁，右小腿上段隐痛一年余。a. 右小腿正位片，b. 右小腿侧位片，（a ~ b）示右胫骨上段可见两个卵圆形骨质破坏透亮区，周围骨质增白、硬化，前内侧皮质增厚

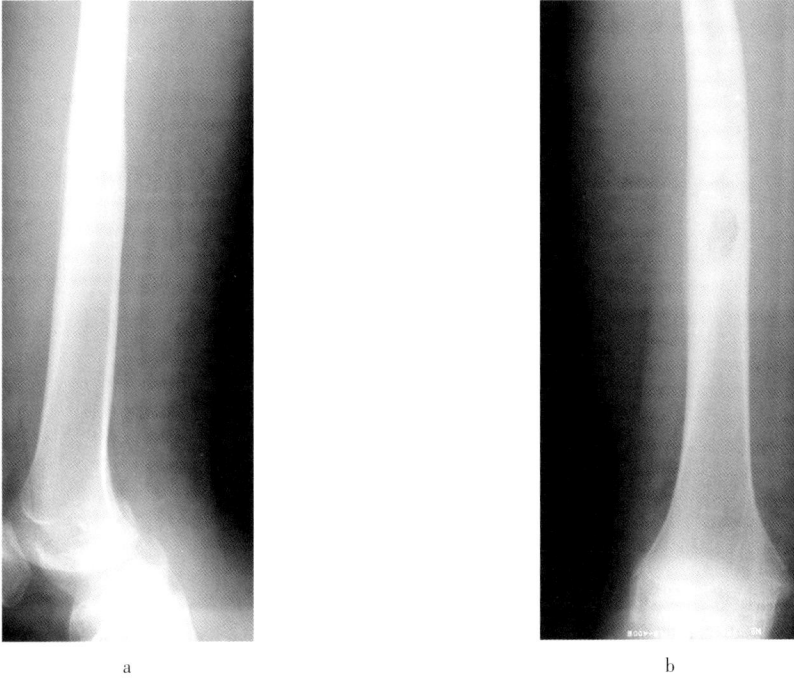

**图 7 - 9　左股骨中段慢性骨脓肿**

男，16 岁，左大腿疼痛 1 月。a. 左股骨侧位片，b. 左股骨正位片，（a～b）示左
股骨中段类圆形骨质破坏透亮区，周围骨质增生、硬化

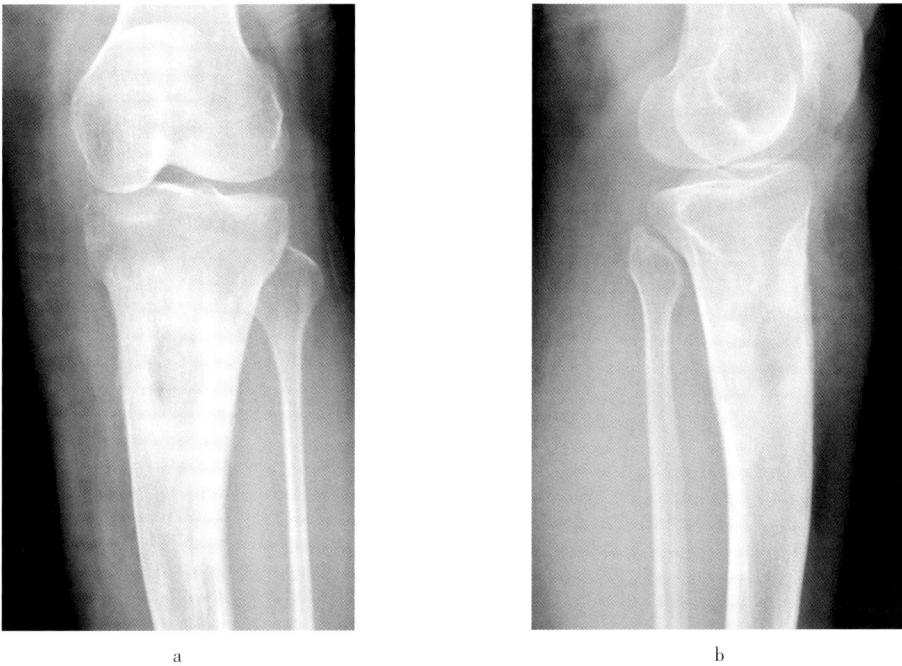

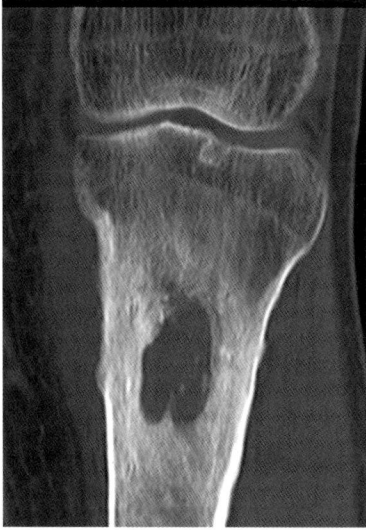

c

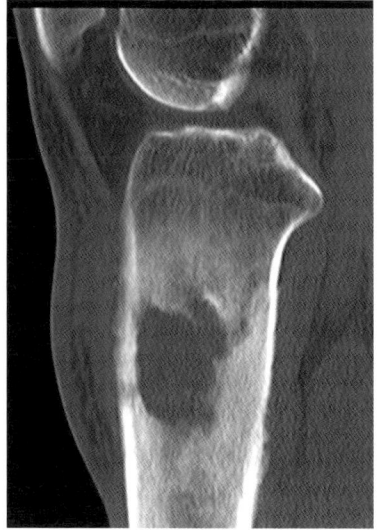

d

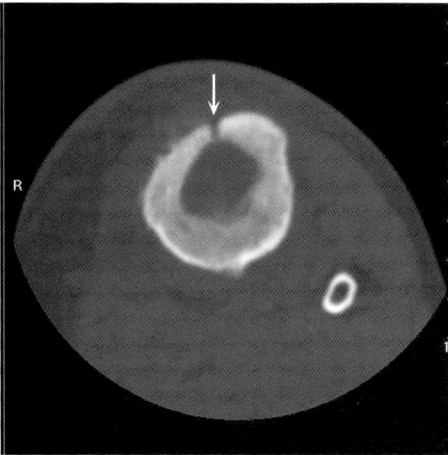

e

**图 7 – 10　左胫骨慢性骨脓肿伴窦道形成**

a. 左胫骨上段正位片，b. 左胫骨上段侧位片，（a～b）示左胫骨上段类圆形骨质破坏，周围可见反应性骨质增生、硬化；c. CT 冠状位重建；d. 矢状位重建；e. CT 横轴位平扫，（c～e）除更清楚显示脓腔及周围骨质增生外，尚可见骨性窦道（白箭头）

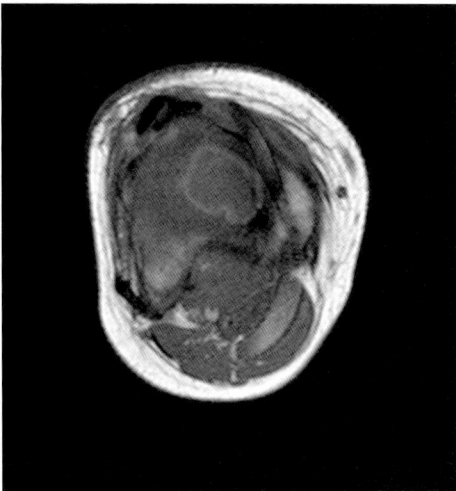

a

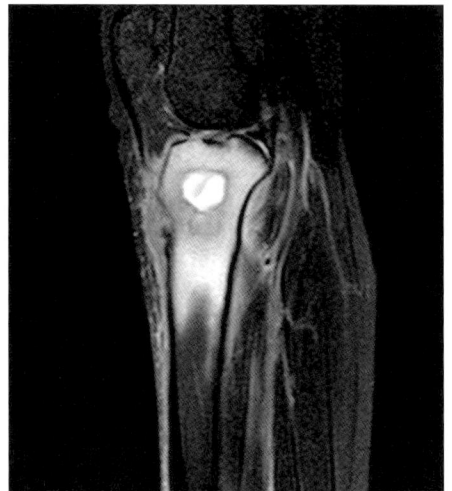

b

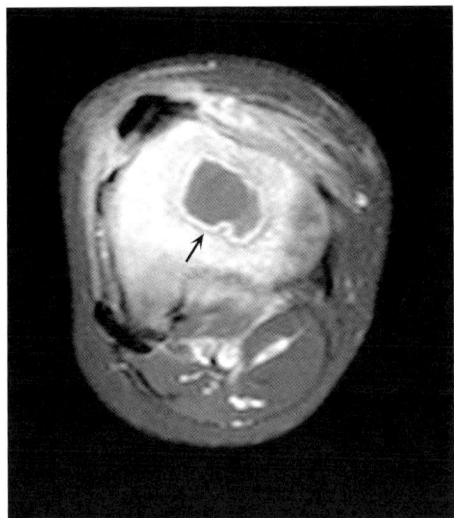

**图 7 - 11 右胫骨慢性局限性骨脓肿**
a. MRI 横轴位 $T_1$WI，b. 冠状位抑脂 $T_2$WI，c. 横轴位抑脂 $T_1$WI 增强，（a～c）示右胫骨近端类圆形长 $T_1$、长 $T_2$ 异常信号影，增强后病灶内部无强化，而脓肿壁呈均匀环形强化（黑箭头）

## 四、慢性硬化性骨髓炎

慢性硬化性骨髓炎又称 Garre 骨髓炎，是一种以骨质硬化为主的低毒性骨感染，多见于青少年，好发于胫骨及股骨骨干。

### 【临床表现】

全身症状不明显，局部有时无症状，或有肿痛等炎性反应，压痛和胀痛夜间比白天剧烈，病程发展缓慢，因外伤或其他疾病可能激发加剧，但关节多数不受影响。

### 【影像要点】

1. 局限性或广泛性骨质增生、硬化，骨皮质增厚。
2. 骨干膨大，常呈梭形，边缘可光滑或不规则，髓腔缩小或消失。
3. 一般无破坏区及死骨。

慢性硬化性骨髓炎的影像见图 7 - 12。

### 【鉴别诊断】

本病需与成骨型骨肉瘤、骨样骨瘤及畸形性骨炎鉴别。

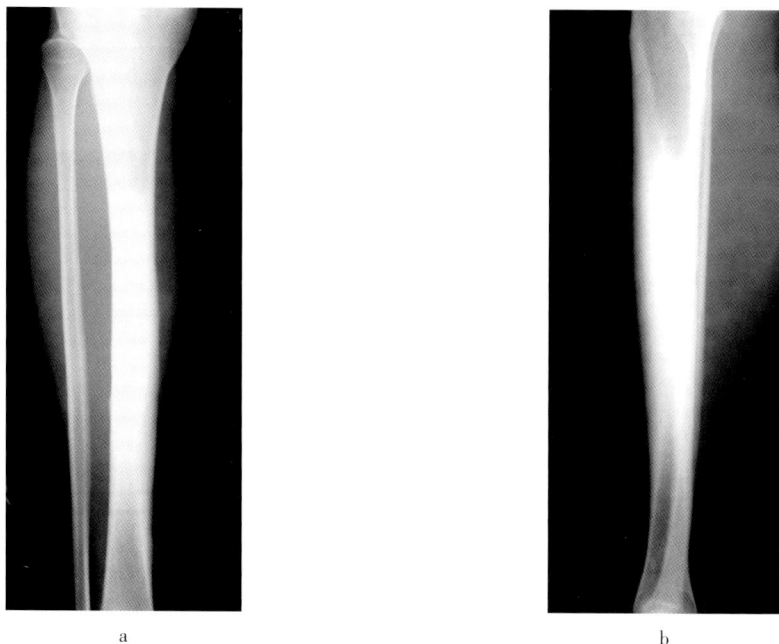

a

b

**图 7 – 12　右胫骨慢性硬化性骨髓炎**

a. 右小腿正位片，b. 右小腿侧位片，示右胫骨干中段轮廓稍增粗，骨质均匀增生、硬化，髓腔消失

# 五、化脓性关节炎

化脓性关节炎是一种比较严重的急性关节病，为常见致病菌葡萄球菌、链球菌或肺炎双球菌经血行进入关节所致，也可由邻近化脓性骨髓炎或创伤直接感染所致。可波及任何关节，但以承重关节如髋、膝关节较为多见，一般单发，偶可多发。

## 【临床表现】

好发于儿童及婴儿。发病急骤，全身症状有恶寒高热，局部有红、热、肿、痛及活动功能障碍，触之有波动感，部分关节可出现半脱位现象。实验室检查：白细胞及降钙素原升高，血沉加快。

## 【影像要点】

### （一）平片

1. 早期关节周围软组织肿胀，关节囊膨隆，皮下脂肪层出现粗大网状结构，关节周围软组织影密度增高，层次模糊，关节内积液使关节间隙增宽甚至关节半脱位，局部骨质疏松。

2. 由于关节内脓液中蛋白溶解酶的作用，关节软骨被破坏导致关节间隙变窄。

3. 病变进展，关节软骨下骨质破坏，以关节承重部位出现早且明显，以后破坏逐渐扩大，出现明显骨质破坏和死骨。

4. 愈合时骨质破坏停止，病变区骨质疏松消失，破坏周围出现修复性骨质增生、硬化。

5. 晚期出现关节畸形，关节常呈骨性强直。

**（二）CT**

1. 早期显示关节积液，关节囊正常或轻度均匀增厚；关节间隙增宽，周围肌肉间脂肪间隙模糊；邻近骨质疏松。

2. 邻近软组织内可出现多发性脓肿，脓肿多沿肌肉分布，呈圆形或不规则形，平扫呈低密度，增强扫描脓肿壁明显强化。

3. 随病程进展，关节囊滑膜肉芽组织增生趋于明显，关节腔部分区域因脓液和肉芽组织构成而呈混杂低密度改变。关节囊和滑膜囊壁模糊或不均匀向腔内增厚，强化显著。关节间隙变窄。

4. 骨性关节面可有模糊、中断或消失；邻关节骨质出现斑片状、类圆形破坏区或均匀性骨侵蚀。周围骨质多有不同程度的硬化，但其他部分区域仍呈骨质疏松改变，邻近肌肉萎缩。

5. 晚期，骨质硬化更明显，骨破坏趋于修复，关节面硬化，关节间隙变窄。关节内积脓吸收消失并继发退行性骨关节病，部分可发生骨性强直。

**（三）MRI**

1. 早期滑膜炎及积液，表现为滑膜增厚于 $T_1WI$ 呈中等信号，$T_2WI$ 呈中高信号，增强后明显强化；积液为长 $T_1$、长 $T_2$ 信号；骨髓内水肿为骨髓内边缘模糊的斑片状长 $T_1$、$T_2$ 信号，增强后可有轻度强化，$T_2WI$ 抑脂序列显示更为清楚。

2. 骨性关节面侵蚀破坏，表现为长 $T_1$、短 $T_2$ 信号的骨性关节面为高信号病变所替代，关节面下骨髓亦可为长 $T_1$、长 $T_2$ 病变所取代，关节软骨破坏则表现为 $T_1WI$ 及 $T_2WI$ 呈中等信号的软骨变薄、破坏、缺损及关节间隙变窄。

3. 骨质破坏的周围可有骨质增生和骨膜增生，表现为 $T_1WI$、$T_2WI$ 呈层状、花边状及斑片状的低信号，邻近关节软组织水肿和脓肿表现与骨内病变相似。

4. 愈合期骨性强直可见骨端连续，此区呈骨髓信号。

化脓性关节炎的影像见图 7-13~图 7-15。

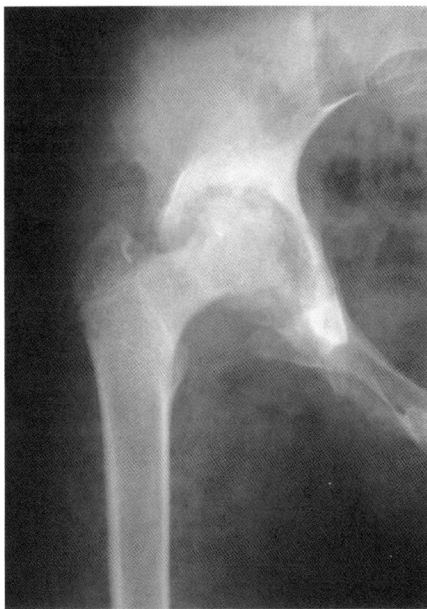

**图 7-13 右髋化脓性关节炎**

女，10 岁，右下肢跛行一年余，有右闭孔内肌脓肿病史。右髋正位片，示右髋关节间隙狭窄，关节面不平整，股骨头骨纹模糊，髋臼窝加深，髋臼缘骨质硬化

## 【鉴别诊断】

本病主要与滑膜型关节结核鉴别。

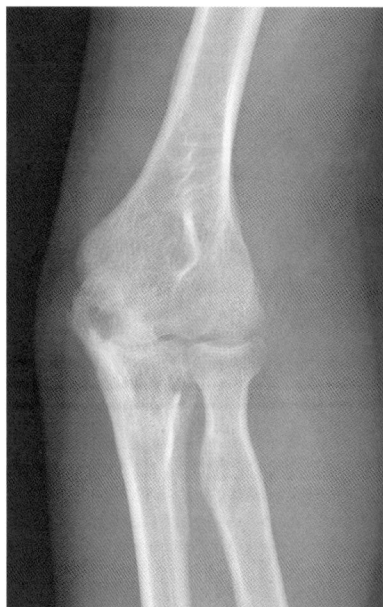

a

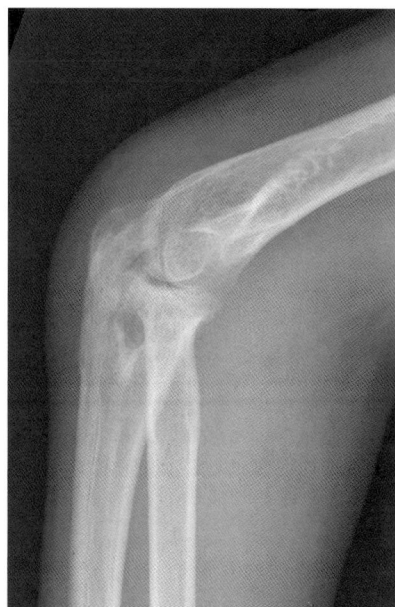

b

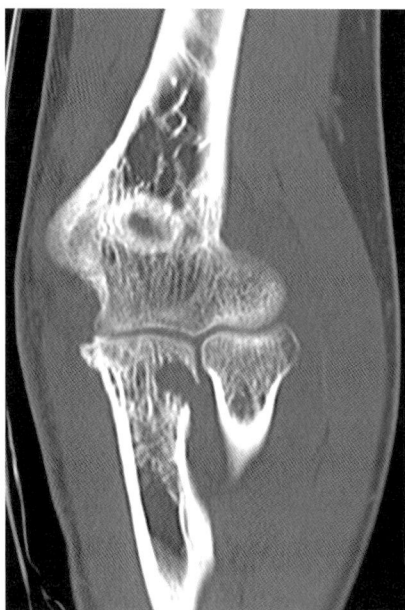

c

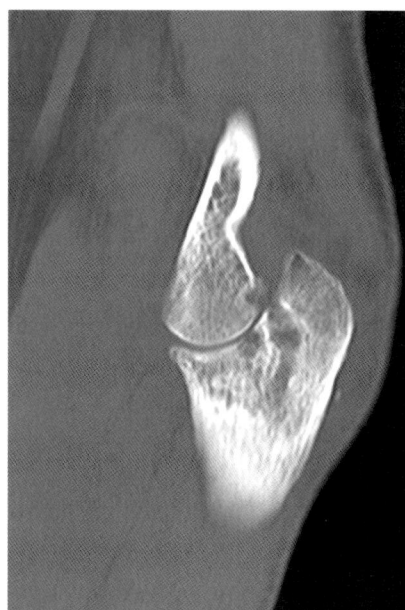

d

**图 7 - 14　右肘化脓性关节炎**

a. 右肘正位片，b. 右肘侧位片，（a～b）示右肘关节间隙变窄，尺骨鹰嘴关节面骨质破坏；c. CT 冠状位重建，d. 矢状位重建，（c～d）示右肘关节间隙变窄，尺骨鹰嘴及肱骨远端关节面骨质破坏

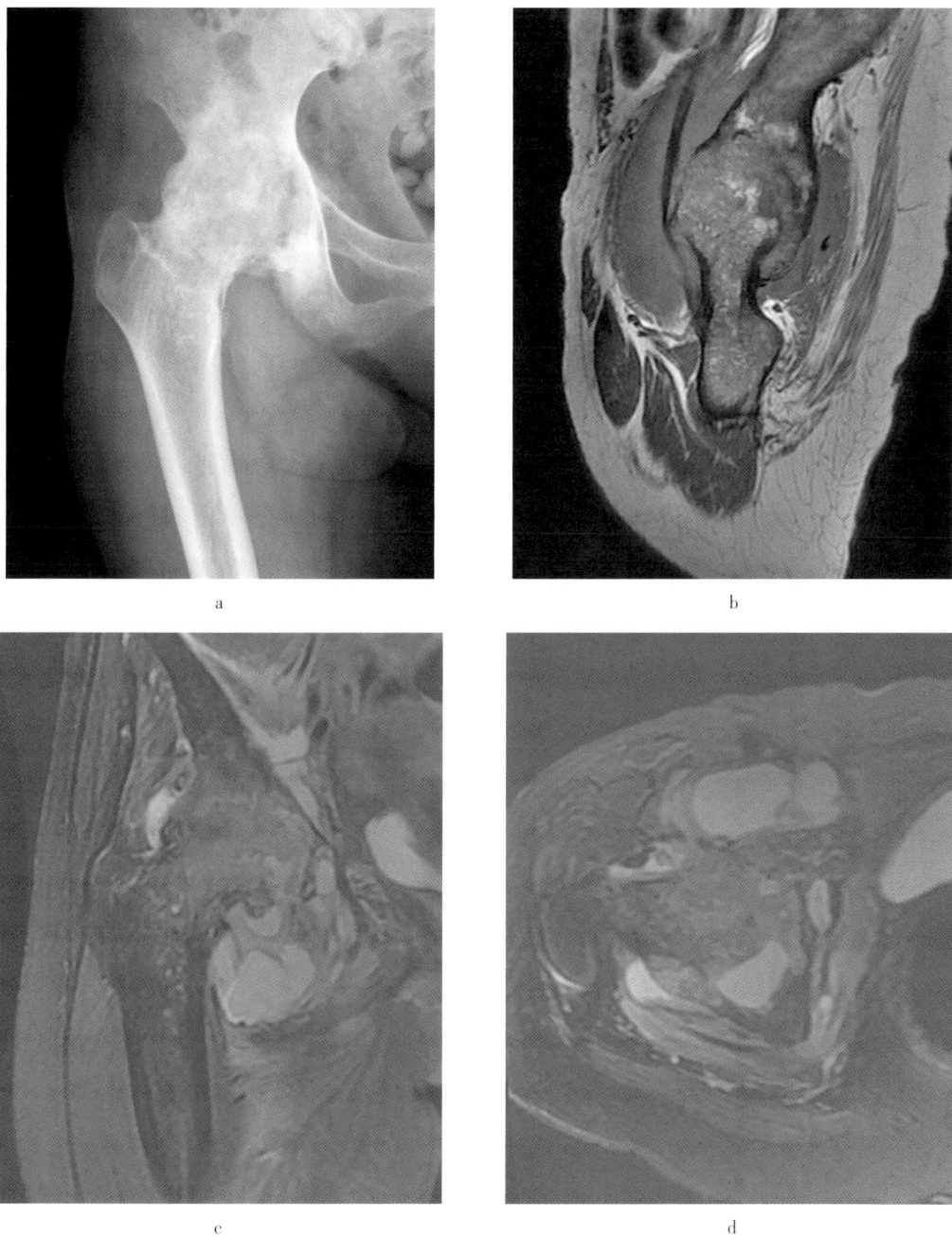

图 7 – 15 右髋关节化脓性关节炎

女，61 岁，右髋关节肿胀、疼痛 2 月余。a. 右髋正位片，示右髋关节间隙明显变窄，部分间隙消失呈骨性强直，股骨头密度增高，残存关节面欠光整，关节囊肿胀、密度增高；b. MRI 矢状位 $T_1WI$，c. 冠状位抑脂 $T_2WI$，d. 横轴位抑脂 $T_2WI$，（b～d）示右髋关节间隙变窄至消失，股骨头失去正常圆形轮廓，信号不均匀，残存关节面欠光整，关节滑膜增厚，关节内积液，周围软组织肿胀并广泛水肿

# 第二节　骨关节结核

## 一、短管状骨结核

短管状骨结核也称结核性指骨炎或骨气臌，常侵犯 5 岁以下儿童的掌指骨或跖趾骨，大都为多发性，少数可单发。

【临床表现】

患指（趾）软组织呈梭形肿胀，皮肤颜色可正常或变红色，多无疼痛及压痛，活动不受限或稍觉不便。少数病例可自愈。偶有形成窦道者。

【影像要点】

1. 早期软组织呈梭形膨大，骨干中央的髓腔内出现局限性骨质稀疏，进而骨质破坏吸收，形成圆形或卵圆形透亮区，长轴与骨干长轴一致，边缘较清楚，对称性地向四周膨胀性扩展，在囊性透亮区中可见碎屑状死骨。

2. 病变继续向外扩展，侵及皮质及骨膜，引起平行层状骨膜反应及骨质增生，这种骨质破坏与皮质增生反复进行，最后形成骨气臌的典型征象。

3. 严重病变可累及整个骨干，亦可穿破皮质，形成窦道，合并继发感染，但很少侵犯邻近关节或累及末节指（趾）骨。

4. 部分病例骨质破坏不明显，仅表现为局部骨质稀疏，但可产生相当广泛的骨膜反应，使骨干增粗，呈梭形膨大。

5. 修复期骨增生显著，破坏区缩小。小儿骨破坏可完全恢复，不留痕迹。

短管状骨结核的影像见图 7 – 16。

【鉴别诊断】

本病需与发生在短骨的内生软骨瘤鉴别。

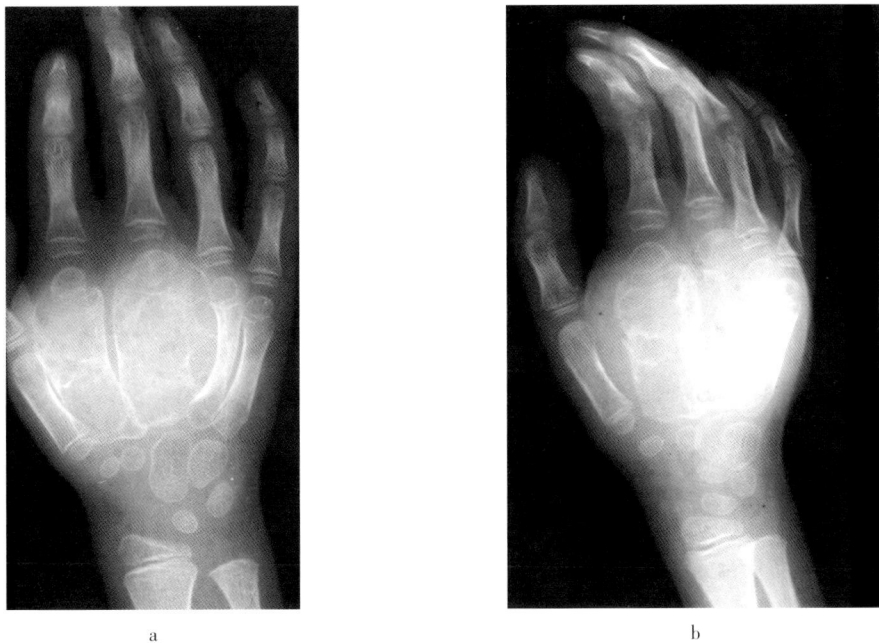

**图 7 - 16 右手掌骨结核**

a. 右手正位片，b. 右手斜位片，（a~b）示右手诸骨密度减低，第 2、3 掌骨体囊状扩张性破坏，皮质变薄，呈"骨气臌"改变

# 二、长骨骨骺与干骺端结核

长骨骨骺与干骺端结核是骨松质结核中最多见的一种，好发于股骨下端、胫骨上端和股骨上端。

## 【临床表现】

多见于儿童，青少年少见。病人主诉邻近关节活动不便，酸痛不适，特别是负重或活动后更为明显，夜间和睡前尤为显著。局部肿胀，但热感不明显。

## 【影像要点】

### （一）平片

1. 常见于股骨上端、尺骨近端及桡骨远端，其次为胫骨上端、股骨下端及肱骨远端。

2. 病变多发生于骨骺或干骺端的一侧，并靠近骨骺板，通常为单发。

3. 早期可见局限性骨质稀疏，骨小梁模糊或中断。随着病程进展，病变区出现多数斑点状或不规则的密度减低区，也可出现小圆形或类圆形的骨质破坏区，周围有时可见硬化带。

4. 有时多个病灶可融合成较大的透明区，略呈分叶状，其中可见碎屑状死骨。

5. 干骺端结核发展，最易穿过骨骺板而侵及骨骺与关节，但很少向骨干发展。

6. 病灶可破坏皮质及骨膜，侵及软组织，穿破皮肤而形成窦道，导致继发感染。

## （二）CT

显示骨质破坏、软组织受累程度及沙砾状死骨较平片更明确。

## （三）MRI

1. 早期渗出性病变，呈混杂长 $T_1$、长 $T_2$ 信号。

2. 肉芽肿为主的病灶，$T_1WI$ 呈低信号，$T_2WI$ 呈混杂信号，周围可伴薄层长 $T_1$、长 $T_2$ 信号水肿带。

3. 干酪样坏死为主病变，$T_1WI$ 呈低信号，$T_2WI$ 呈高信号。

4. 脓腔内死骨在 $T_1WI$ 和 $T_2WI$ 呈低信号。

5. 骨膜下冷脓肿和软组织肿胀呈长 $T_1$、长 $T_2$ 信号。

6. 增强扫描，结核肉芽组织可呈明显不均匀强化，水肿和干酪样坏死无显著强化。

长骨骨骺与干骺端结核的影像见图 7 - 17。

## 【鉴别诊断】

本病需与软骨母细胞瘤鉴别。

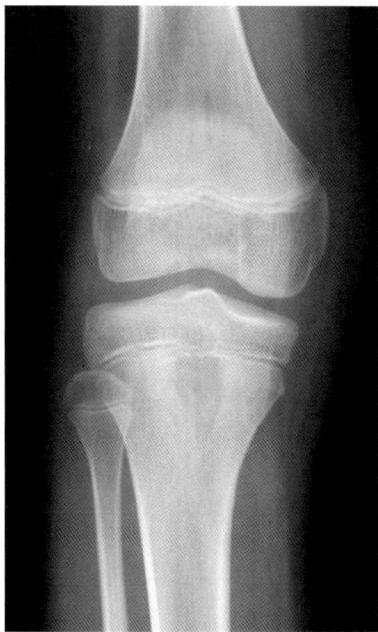

a

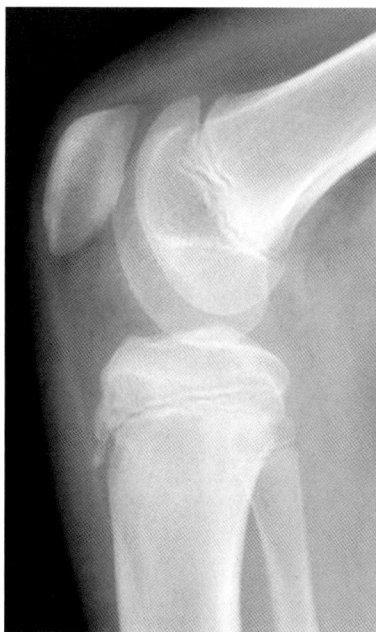

b

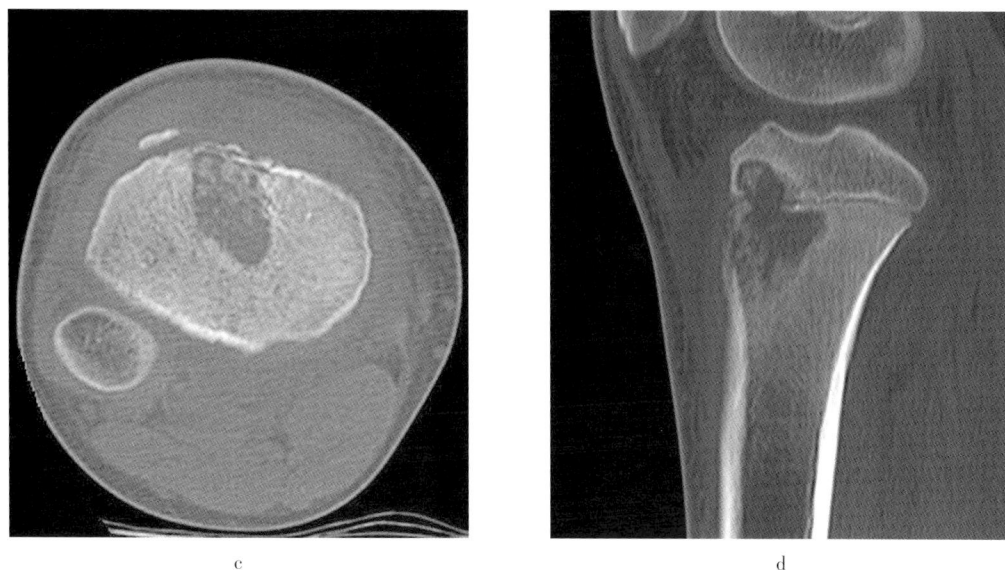

**图 7 - 17　右胫骨近侧骨骺及干骺端结核**

a. 右膝正位片，b. 右膝侧位片，（a ~ b）示右胫骨近端跨越骨骺板类圆形骨质破坏区，边缘欠清，内隐约见碎屑状死骨；c. CT 平扫，d. 矢状位重建，（c ~ d）更清楚显示右胫骨近端破坏灶和病灶内死骨影，前缘皮质中断，邻近软组织肿胀

# 三、脊柱结核

脊柱结核是最常见的骨、关节结核，约占所有骨关节结核的首位。最好发于胸腰椎交界附近，次为腰椎、上胸椎和颈椎，骶尾椎发病最少。病变常累及两个以上椎体，单个椎体发病较少见。

## 【临床表现】

好发于儿童及青年，以 20 ~ 30 岁者最常见。起病缓慢、病程长，全身有结核中毒表现。局部常有脊椎活动受限，颈、背、腰痛或脊柱后凸畸形，脊柱结核形成脓肿，可产生压迫症状，如压迫食管和气管，引起吞咽和呼吸困难，脊髓受压可出现双下肢感觉、运动障碍，下胸椎及腰椎结核常形成腰大肌脓肿，可流入髂窝，在臀部形成脓肿。

## 【影像要点】

### （一）平片

**1. 骨质破坏**　椎体边缘虫蚀样破坏或椎体中央囊状破坏，椎体塌陷变扁或呈楔状变形。

**2. 椎间隙狭窄**　椎间盘完全破坏，相邻破坏的椎体互相融合在一起，为诊断脊椎结核的重要依据。

**3. 脊柱曲度改变**　常以病变为中心，发生脊柱后凸成角及侧弯，椎体互相嵌入或融合。

**4. 椎旁脓肿**　颈椎结核形成咽后壁脓肿，侧位片表现为气管受压移位。胸椎结核形成椎旁脓肿，表现为脊椎两旁的梭形软组织肿胀阴影。腰椎结核形成腰大肌脓肿，脓肿常偏于一侧，表现为该侧腰大肌阴影模糊、丰满、增宽。

**5. 脊柱普遍性骨质疏松**　脊柱结核病变进展缓慢，常引起普遍性骨质疏松，而化脓性脊柱炎无这种改变。

**6. 继发感染**　结核性脓肿破溃，形成窦道，继发化脓性感染时，破坏区密度增高，骨质增生、硬化。

**7. 新骨及骨赘形成**　多见于脊椎结核的修复期，骨赘可以发生于患椎或其邻近之椎体，表现为椎体骨刺或骨桥。

**8. 椎体融合**　当病变愈合时，骨质增生，病变椎体互相融合。

（二）CT

**1. 骨质破坏**　骨质破坏是脊柱结核的直接征象，有四种表现形式：①局限性溶骨性骨质破坏：表现为椎体内圆形、类圆形或不规则状低密度区，可单发，亦可多发，边缘较清，周围可见高密度骨硬化带；②大范围溶骨性骨质破坏：椎体上大片低密度区，皮质不完整，破坏区边缘模糊；③碎骨片型骨质破坏：表现为椎体轮廓消失，代之为大小不等、杂乱无章的碎骨片，碎骨片一般超出椎体范围；④骨膜下型骨质破坏：表现为椎体边缘不规则状低密度区，骨皮质中断。

**2. 死骨形成**　表现为破坏区内沙砾状或小斑片状高密度影，常为多发。

**3. 骨密度增高**　表现为破坏区周围骨硬化带及灶性硬化，灶性硬化为大小不等的斑片状高密度影。

**4. 椎旁脓肿**　表现为椎旁带状较低密度影，脓肿范围均超过骨质破坏的范围，脓肿内可见点状、条状及片状钙化影。

**5. 椎间盘破坏**　表现为椎间隙变窄，椎间盘局限性低密度区。

**6. 椎管狭窄变形、硬膜囊或脊髓受压**　其原因为硬膜外脓肿所致，表现为硬膜囊前方低密影。

（三）MRI

1. 椎体信号改变，大多数 $T_1WI$ 呈均匀的较低信号，少数病灶呈混杂低信号；$T_2WI$ 呈混杂高信号，增强扫描常呈不均匀强化。

2. 受累椎间盘 $T_1WI$ 多呈低信号，$T_2WI$ 呈不均匀混杂高信号。

3. 椎旁软组织包括脓肿和肉芽组织，$T_1WI$ 呈低信号或等信号，$T_2WI$ 多呈混杂高信号，脓肿壁薄且有明显强化。

脊柱结核的影像见图 7 - 18 ~ 图 7 - 21。

【鉴别诊断】

本病需与脊椎化脓性骨髓炎、椎体骺板骨软骨炎及椎体恶性肿瘤鉴别。

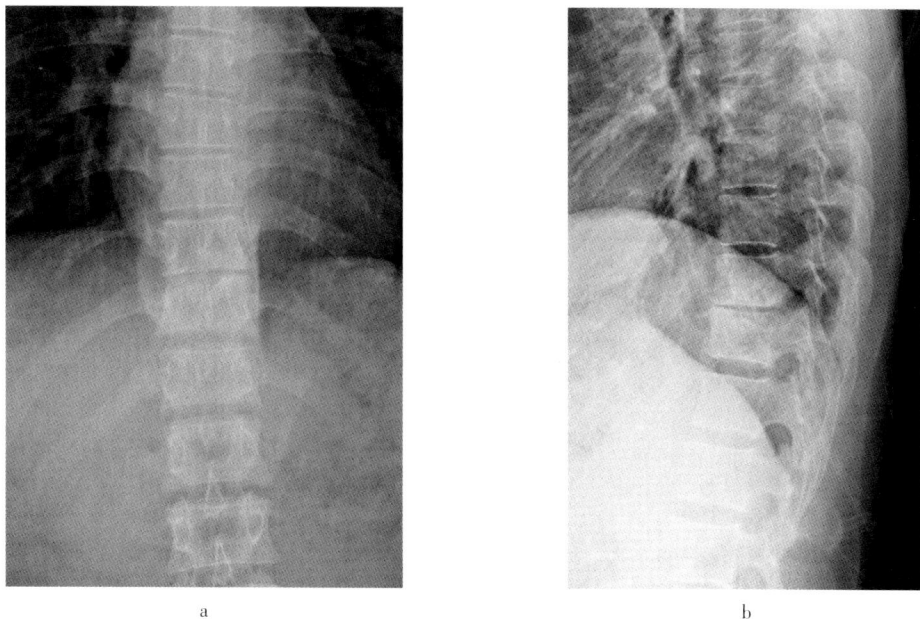

图 7-18　胸椎结核（边缘型）

男，31 岁，腰背疼痛不适 2 年。a. 胸椎正位片 b. 胸椎侧位片，（a-b）示胸 10～11 椎间隙狭窄，胸 10 椎上缘骨质破坏，椎旁可见脓肿形成

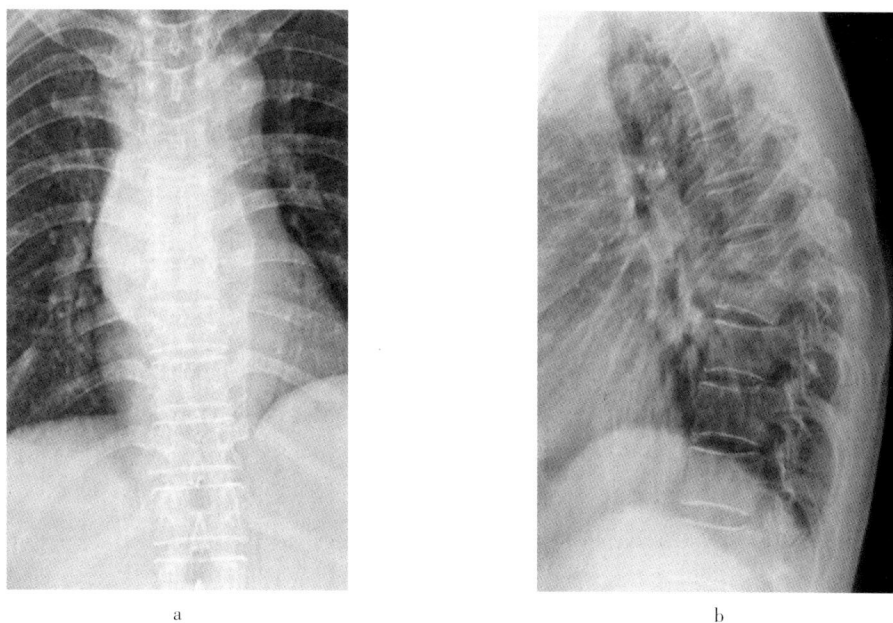

图 7-19　胸椎结核（边缘型、骨膜下型）

女，53 岁，背部疼痛 2 月余。a. 胸椎正位片，b. 胸椎侧位片，（a～b）示胸 6、7 椎体上下缘骨质破坏，椎体楔形变并相嵌，椎间隙狭窄，同时胸 5 椎前缘骨质破坏，胸段脊椎后突，胸椎旁梭形脓肿形成

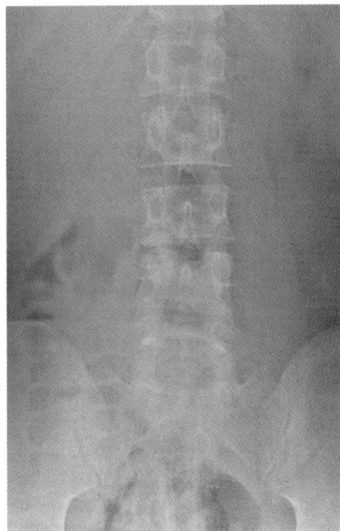

a

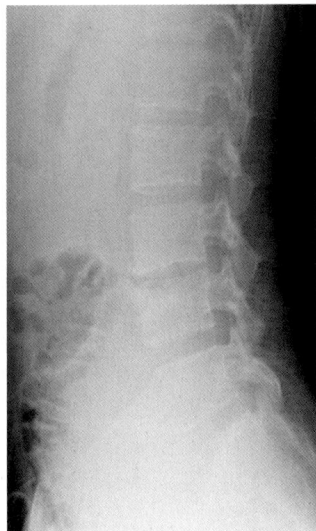

b

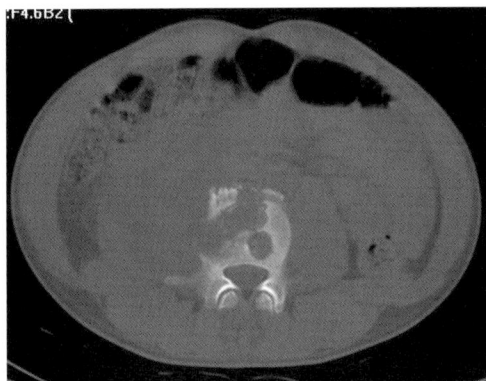

c

**图7-20　腰椎结核**

a. 腰椎正位片，b. 腰椎侧位片，示腰3~4椎间隙变窄，腰4椎体上缘毛糙，右侧腰大肌影模糊；c. CT平扫，示腰4椎体右前缘骨质破坏伴死骨碎屑，椎体右侧显示椎旁脓肿

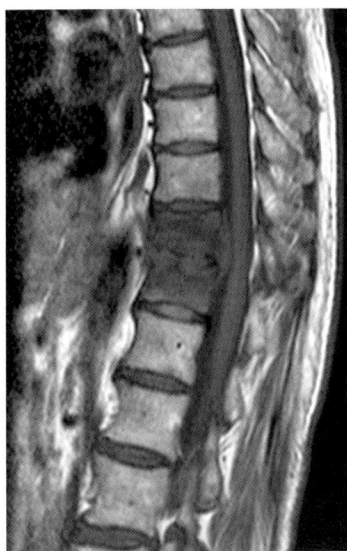

a

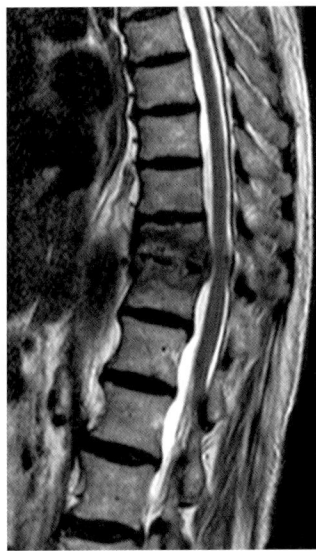

b

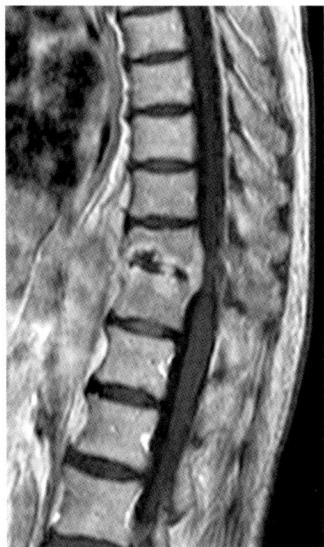

图 7-21 胸椎结核

a. MRI 矢状位 $T_1WI$；b. 矢状位 $T_2WI$；c. $T_1WI$ 增强扫描，（a~c）示胸 10 椎体塌陷变扁，胸 10~11 椎间隙变窄，胸 10、11 椎体相对缘骨质破坏，$T_1WI$ 及 $T_2WI$ 均呈稍低信号，相应椎间盘信号减低，脊椎周围可见椎旁脓肿，向后进入椎管压迫脊髓，增强扫描破坏椎体及脓肿不均匀强化

## 四、关节结核

关节结核是一种常见的慢性进行性关节疾病，占全身骨与关节结核的 40% 左右，可分为原发或继发两类。原发病灶首先出现在滑膜，称为滑膜型结核。继发系由骨端结核病灶扩展而来，称为骨型结核。关节结核好发于承重的大关节，下肢关节多于上肢。髋、膝关节为好发部位，骶髂、肘、肩、踝关节次之，病变往往首先侵犯非承重的关节边缘部分。

### 【临床表现】

滑膜型结核多见于儿童，骨型结核则多见于成人。临床进展缓慢，病程长，往往有或多或少的全身症状，如低热、纳差、消瘦等，局部疼痛和肿胀，关节活动受限，久病者可伴有相关肌肉萎缩。实验室检查多有血沉增快。

### 【影像要点】

#### （一）平片

**1. 骨型关节结核** 在骨骺与干骺结核的基础上又出现关节周围软组织肿胀、关节骨质破坏及关节间隙不对称狭窄等。

**2. 滑膜型关节结核**

（1）以髋、膝关节较多见。关节破坏通常较均匀而广泛，尤以边缘部分更为明显。

（2）早期关节周围软组织肿胀，关节间隙增宽，骨质稀疏。病变侵犯关节软骨及骨关节面可呈虫蚀状破坏，边缘模糊。

（3）病变进展，软骨及骨质广泛破坏，常致关节间隙产生不对称性狭窄及半脱位。

（4）结核的骨质破坏常起始于关节软骨的边缘区，而承重的关节面破坏较晚，这是区别于化脓性关节炎的特征之一。

（5）在儿童期的骨骺可因关节长期充血，骨化核较健侧出现早，或有骨骺增大现象。

（6）关节周围软组织可产生干酪样液化，形成寒性脓肿。如向外破溃，引起继发感染，可见骨质增生与硬化。

（7）长期的关节病变导致患肢的骨骼和软组织均有发育障碍和明显萎缩。

**3. 全关节型关节结核** 骨型和滑膜型晚期表现，病变严重，愈合后多呈纤维性强直。

## （二）CT

1. 骨型关节结核与骨骺、干骺端所见相同，同时可见关节肿胀积液及关节破坏等。

2. 滑膜型结核可清楚显示关节囊增厚、关节腔积液和周围软组织肿胀。

3. 关节软骨破坏，MPR 显示关节间隙狭窄。

4. 增强扫描显示关节囊及脓肿壁均匀强化。

## （三）MRI

1. 能清楚显示滑膜、关节囊、关节软骨和软骨下骨质的病变范围。

2. 关节滑膜增厚，$T_1WI$ 呈低信号，$T_2WI$ 呈高信号。

3. 结核性肉芽肿，$T_1WI$ 呈低信号，$T_2WI$ 呈混杂等、高信号。

4. 关节内积液，$T_1WI$ 呈低信号，$T_2WI$ 呈显著高信号，关节间隙增宽。

5. 关节软骨破坏见高信号带中断或部分消失。

6. 骨质破坏 $T_1WI$ 呈低信号，$T_2WI$ 呈等、高混杂信号。

7. 软组织肿胀，骨髓水肿，$T_1WI$ 呈弥漫性低信号，$T_2WI$ 呈高信号。

8. 增强扫描结核肉芽组织及脓肿壁强化。

关节结核的影像见图 7－22 ~ 图 7－31。

## 【鉴别诊断】

本病需与化脓性关节炎、类风湿关节炎等鉴别。

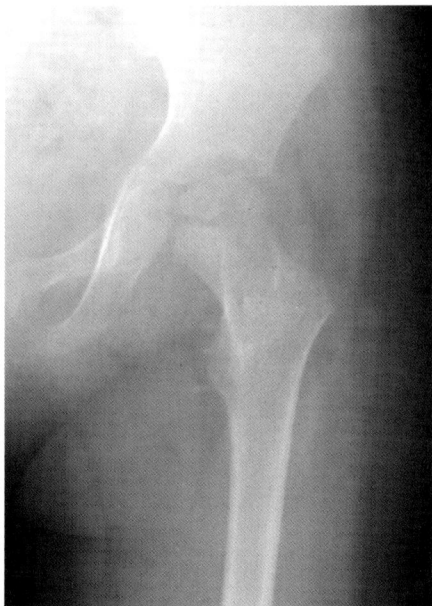

**图 7－22　左髋关节结核（骨型）**

左髋关节正位片，示左髋构成骨密度减低，股骨头颈部可见跨越骺板骨质破坏，关节间隙增宽，关节囊肿胀、膨隆

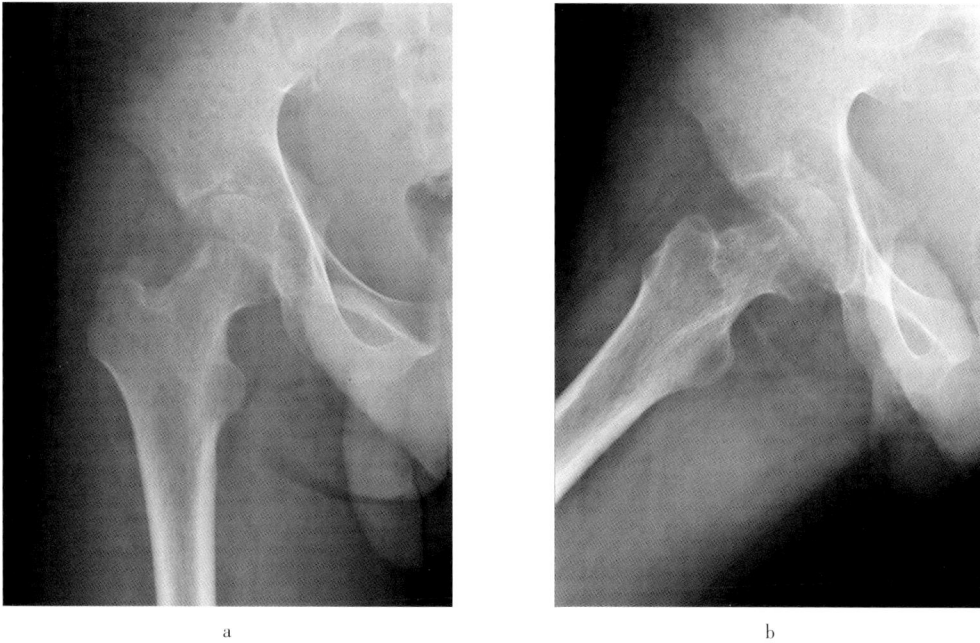

**图 7 - 23　右髋关节结核（滑膜型）**

a. 右髋正位片，b. 右髋蛙位片，（a~b）示右髋关节骨质疏松，股骨头颈交界外侧及髋臼底骨质破坏，关节间隙均匀狭窄，关节囊肿胀、膨隆

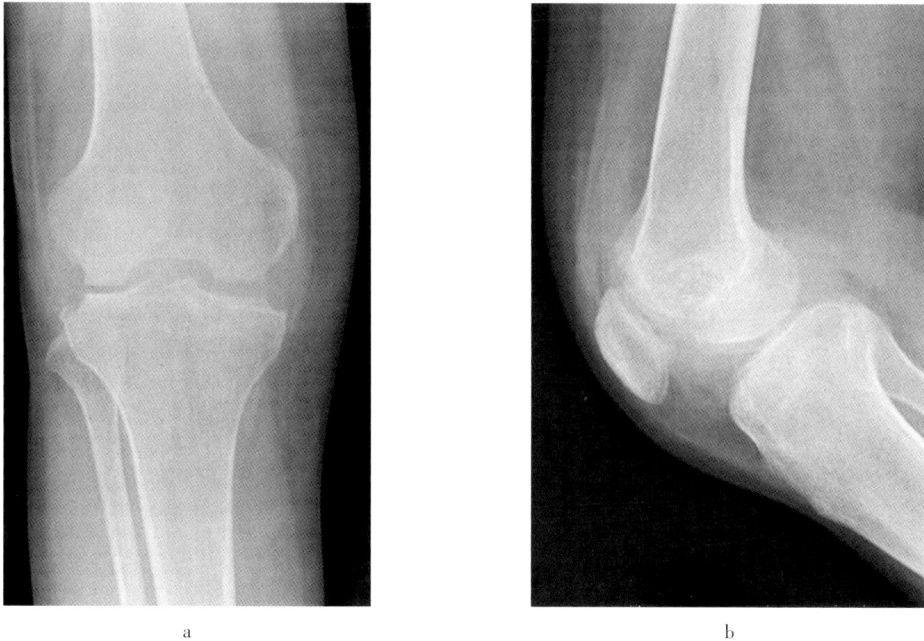

**图 7 - 24　右膝关节结核（滑膜型）**

男，26 岁，右膝关节肿痛 6 年余。检查：右膝关节肿胀，皮温升高，活动受限。

a. 右膝正位片，b. 右膝侧位片，（a~b）示右膝关节轻度骨质疏松，间隙不对称变窄，关节边缘鼠咬状骨质破坏，周围软组织稍肿胀

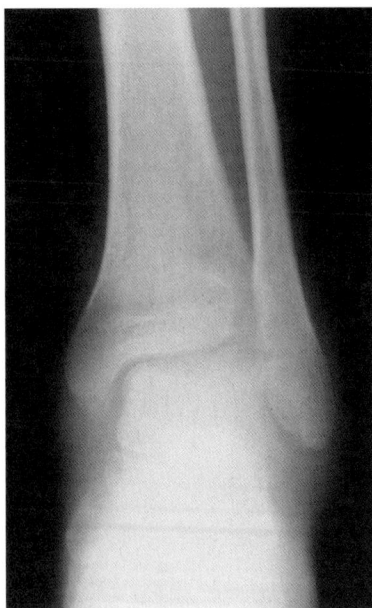
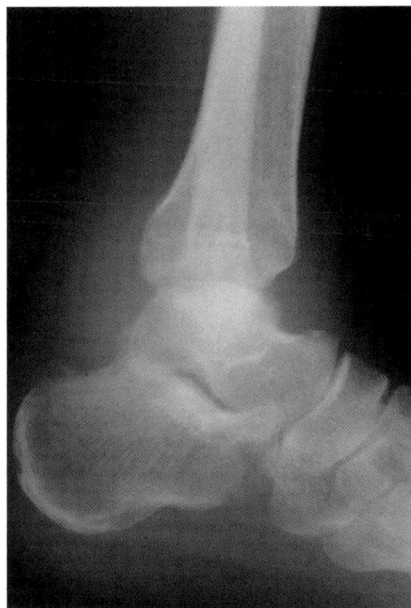

a　　　　　　　　　　　　　　　　　b

**图 7 - 25　左踝关节结核（滑膜型）**

男，55 岁，左踝关节肿胀 3 月余。a. 左踝正位片，b. 左踝侧位片，（a～b）示左踝关节骨质疏松，关节面显示骨质吸收，间隙变窄，关节囊显著肿胀、膨隆

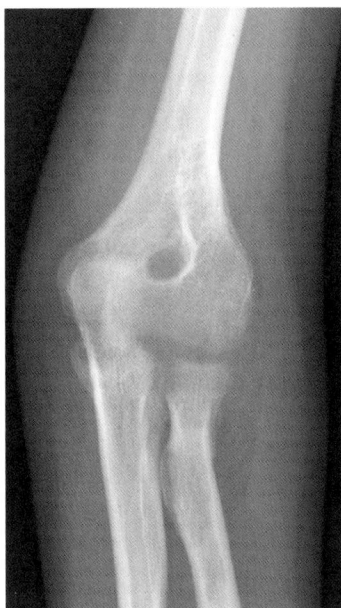
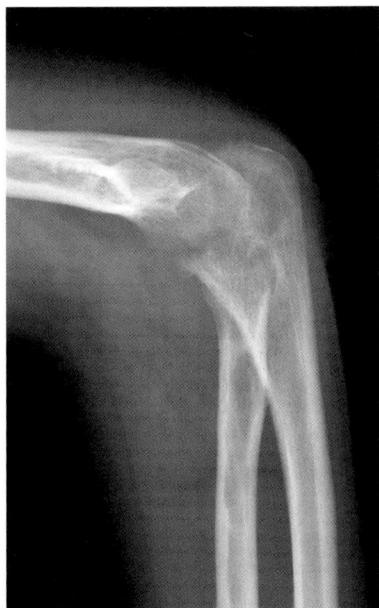

a　　　　　　　　　　　　　　　　　b

**图 7 - 26　左肘关节结核（滑膜型）**

a. 左肘正位片，b. 左肘侧位片，（a～b）示左肘关节骨质密度减低，肱骨头、尺骨鹰嘴及桡骨头均见骨质吸收，关节囊肿胀

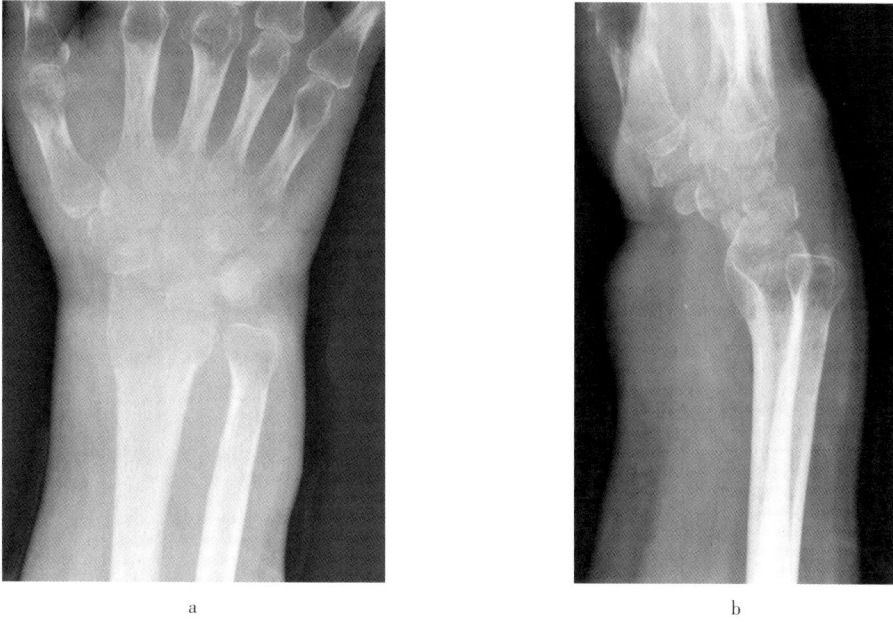

图 7 - 27 右腕关节结核（滑膜型）

男，46 岁，右手腕胀痛，功能受限 1 年，手背及腕部瘘管口见脓性分泌物。a. 右腕正位片，b. 右腕侧位片，（a ~ b）示右腕骨质明显疏松，部分腕骨骨质吸收，周围软组织显著肿胀

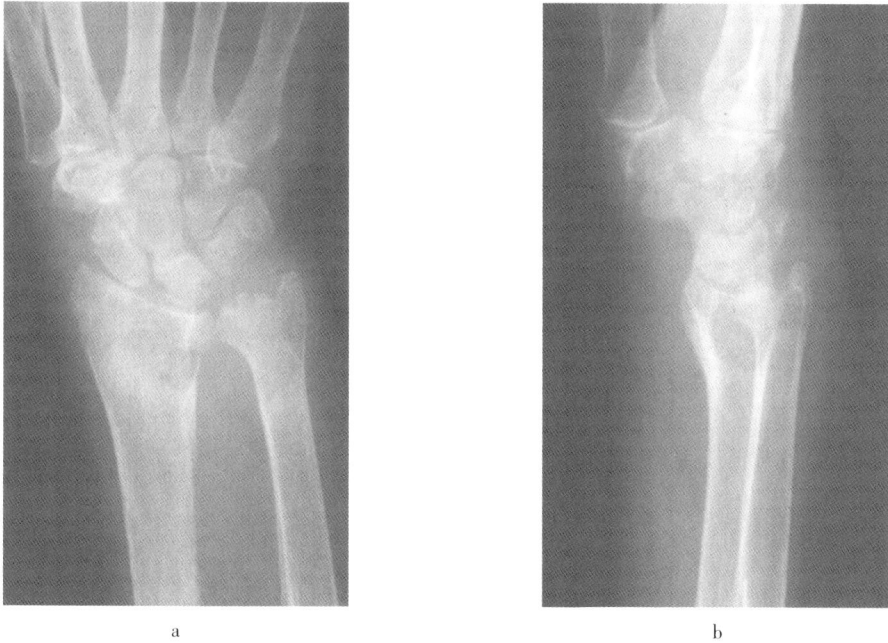

图 7 - 28 右腕关节结核（骨型）

女，80 岁，右腕肿痛半年余。a. 右腕正位片，b. 右腕侧位片，（a ~ b）示右腕关节骨质疏松，桡骨远端类圆形骨质破坏，周围软组织肿胀

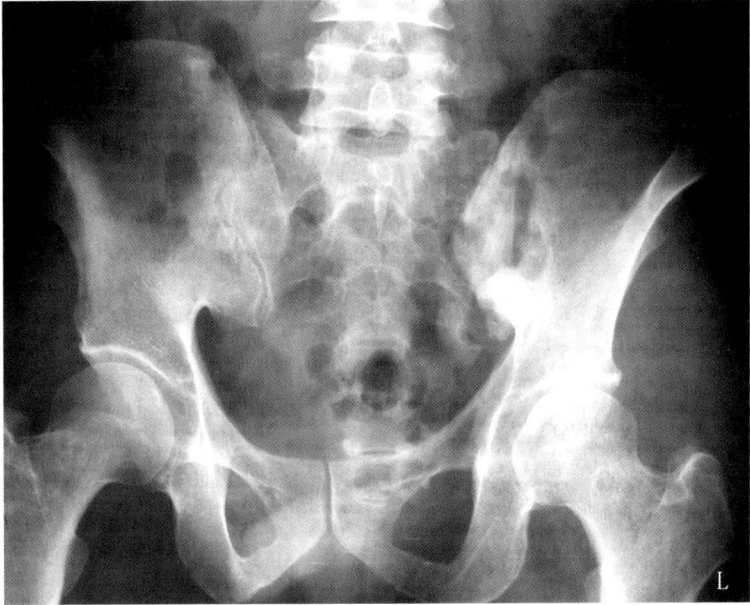

**图 7 – 29　左骶髂关节结核**

骨盆正位片，示左骶髂关节增宽，髂骨关节面骨质破坏，边缘无明显反应性硬化

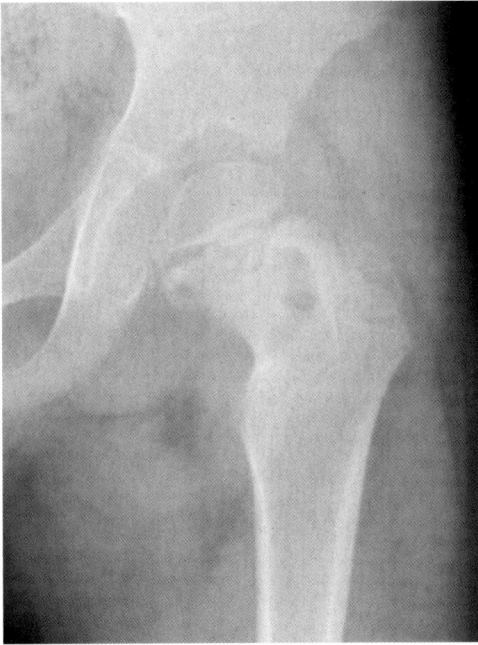

a

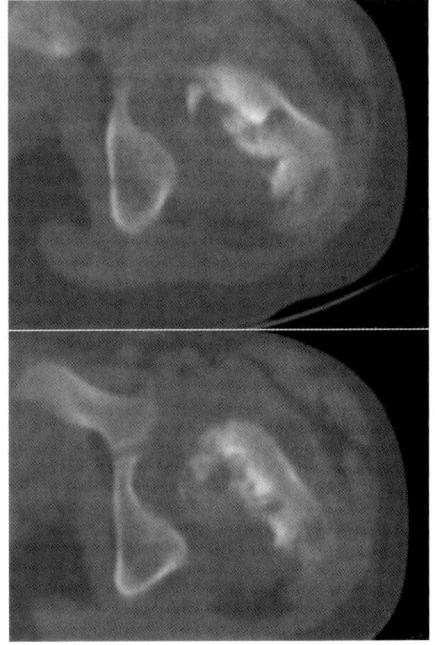

b

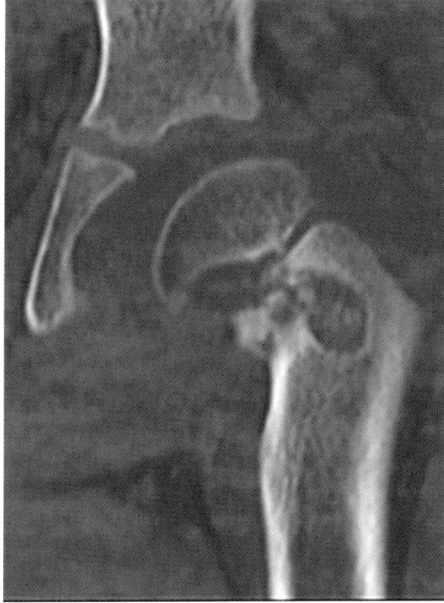

c

图 7－30　左髋关节结核（骨型）

a. 左髋正位片，示左股骨颈囊状骨质破坏，密度不均，边界清楚有轻度硬化，关
节间隙略宽，关节囊显著肿胀、膨隆；b. CT平扫，c. CT冠状位重建，（b～c）示
左侧股骨颈偏后内侧骨质破坏，其中可见斑块状及碎屑样死骨，病灶累及骨骺板，
并突破内后方骨皮质，边界清楚有薄层硬化边，关节囊内明显积液、肿胀

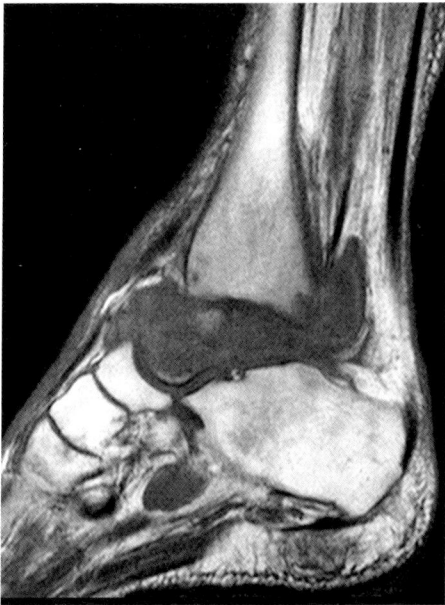

a

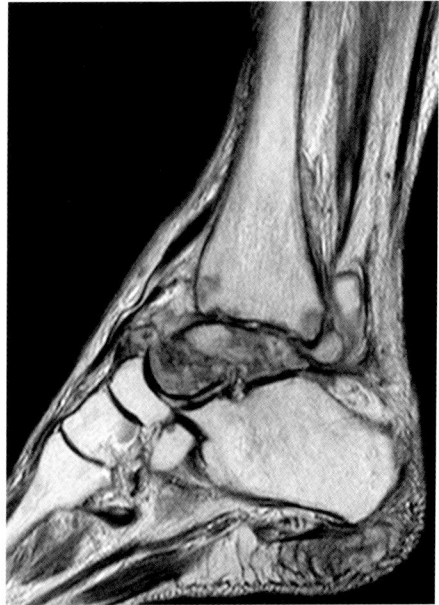

b

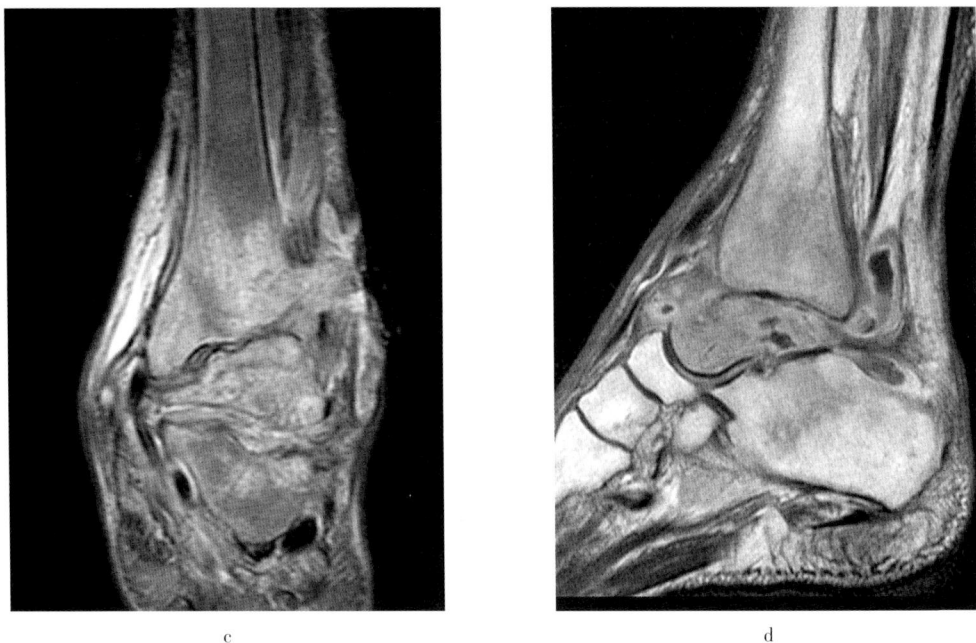

图 7-31　左踝关节结核

a. 左踝 MRI 矢状位 $T_1WI$，b. 矢状位 $T_2WI$，c. 冠状位抑脂 $T_2WI$，d. $T_1WI$ 增强，（a~d）示左距骨及胫骨远端边缘长 $T_1$、长 $T_2$ 骨质破坏信号，关节间隙狭窄，周围软组织肿胀；抑脂像距骨、胫骨远端及软组织显示大片高信号水肿；增强扫描后骨质破坏灶不均匀强化，周围肿胀软组织可见强化脓肿壁

# 第三节　特殊骨感染

## 一、布鲁杆菌性脊柱炎

布鲁氏菌病是布鲁氏菌感染引起的一种人畜共患的传染性变态反应性疾病，人群普遍易感，主要是由于直接接触被感染的动物和食用感染的乳制品及牛羊肉所致，其主要分布于西北、东北等畜牧业地区。布鲁杆菌性脊柱炎是由布鲁氏菌侵犯脊柱关节引起的感染性脊柱炎，占骨关节布鲁氏菌病的 2%~54%。病变多发生于腰椎，少数发生于胸椎下段、胸腰段或骶椎。

【临床表现】

本病好发于青年和成年人。临床首发症状是腰背部疼痛、局部压痛或神经根和脊髓压迫症状，同时肝、脾、淋巴结可肿大，实验室检查患者贫血，白细胞减少，淋巴细胞相对增多，布鲁氏菌补体结合实验或凝集反应阳性。

**【影像要点】**

**（一）平片**

**1. 病变早期**　椎体局部骨质疏松，数周后椎体边缘出现虫蚀状吸收破坏，边缘模糊不清。

**2. 进展期**　椎体边缘骨质破坏为主，多为多灶性，侵犯 1～2 个椎体，其表现为椎体前部轻度楔形变扁，相邻椎体对吻缘不规则破坏，呈似"许莫氏结节"或"锯齿样"改变，椎间隙无变窄或轻度变窄。

**3. 后期**　主要表现为椎体前上角骨质增生硬化，相邻椎体前下角边缘骨赘形成，呈鸟嘴状向邻近椎体缘延伸，形成骨桥。

**（二）CT**

**1. 椎体骨质破坏**　椎体骨质破坏常位于椎体边缘，呈不规则虫蚀状、小类圆形低密度灶，破坏灶周围有明显增生硬化，常侵犯 2～3 个椎体，以下部腰椎最常见。

**2. 椎间隙变窄**　表现为椎间隙轻度变窄，上下椎体边缘骨质增生、硬化；有的多个椎体发病或呈跳跃分布。

**3. 椎小关节炎**　表现为椎间上下小关节面不规则、呈虫蚀状骨质破坏，关节间隙变窄或增宽，椎小关节边缘骨质增生。

**4. 椎旁软组织改变**　表现为椎旁软组织增厚，其间见小脓肿形成，无流注现象。

**5. 韧带钙化**　多发生于下部腰椎，以后纵韧带钙化常见，呈细带样及索条状钙化。

**（三）MRI**

**1. 骨质改变**　病变早期椎体以炎性充血水肿为主，椎体 $T_1WI$ 呈均匀低信号，$T_2WI$ 呈均匀高信号，STIR 呈均匀高信号，增强扫描病变椎体均匀强化。亚急性期、慢性期骨质破坏与骨质修复并存，出现 $T_1WI$ 信号增高，$T_2WI$ 呈等低等高或稍高等信号，使得 $T_2WI$ 信号混杂多变，增强扫描病变椎体呈不均匀强化、环形强化。

**2. 椎间盘改变**　椎间盘呈 $T_1WI$ 低信号，$T_2WI$ 呈高信号或混杂信号，增强扫描不均匀强化。

**3. 椎旁软组织及脓肿**　椎体周围见增厚软组织，$T_1WI$ 多呈低信号，$T_2WI$ 呈混杂稍高信号，增强扫描明显强化，边界不清；椎旁脓肿形成者，呈长 $T_1$、长 $T_2$ 信号，DWI 呈高信号，但未见流注现象，脓肿壁厚而不规则，未见死骨。

**4. 椎小关节改变**　椎小关节面毛糙，不规则破坏，间隙内见线状 $T_2WI$ 液性高信号。

**5. 韧带改变**　MRI 对韧带钙化不敏感，显示不佳，但部分病例可见 $T_1WI$ 及 $T_2WI$ 呈低信号，受累部位韧带局限性增厚改变。

布鲁杆菌性脊柱炎的影像见图 7-32～图 7-34。

## 【鉴别诊断】

本病需与脊柱结核、化脓性脊柱炎等鉴别。

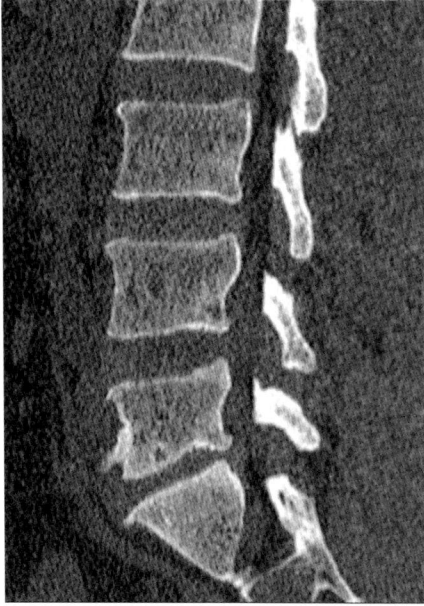

a

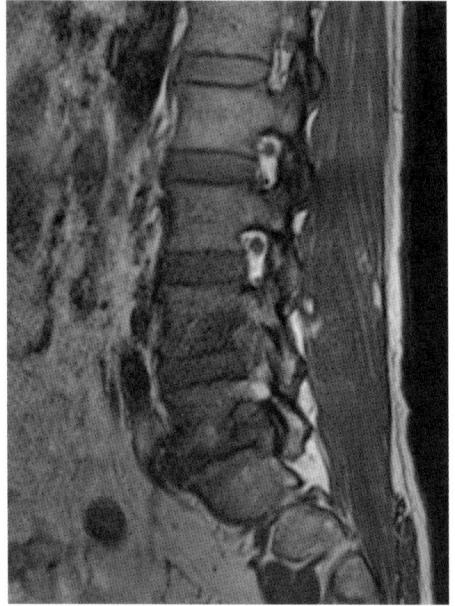

b

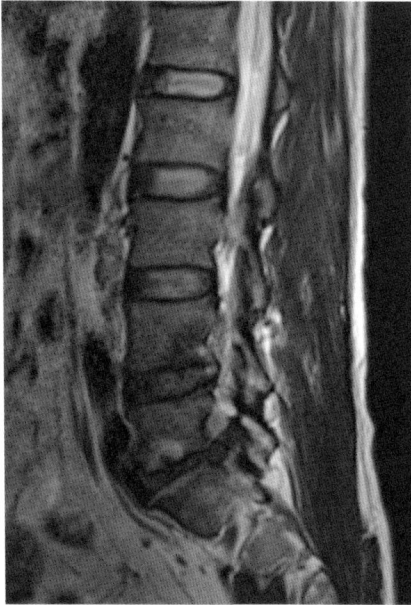

c

**图 7 - 32  布鲁杆菌性脊柱炎**

男，43 岁，反复腰痛 10 年余，加重伴活动受限 1 周。a. 腰椎 CT 平扫矢状位重建，示第 4 腰椎后下角及第 5 腰椎下缘多发灶性骨质破坏，第 5 腰椎前缘骨质增生呈鸟嘴状向前下延伸。b. 腰椎 MRI 矢状位 $T_1WI$，c. 矢状位 $T_2WI$，示第 4、5 腰椎下缘及第 1 骶椎上缘信号异常，$T_1WI$ 呈低信号，$T_2WI$ 呈高信号，腰 4~5 及腰 5~骶 5 椎间盘信号降低，相应椎间盘层面周围软组织肿胀

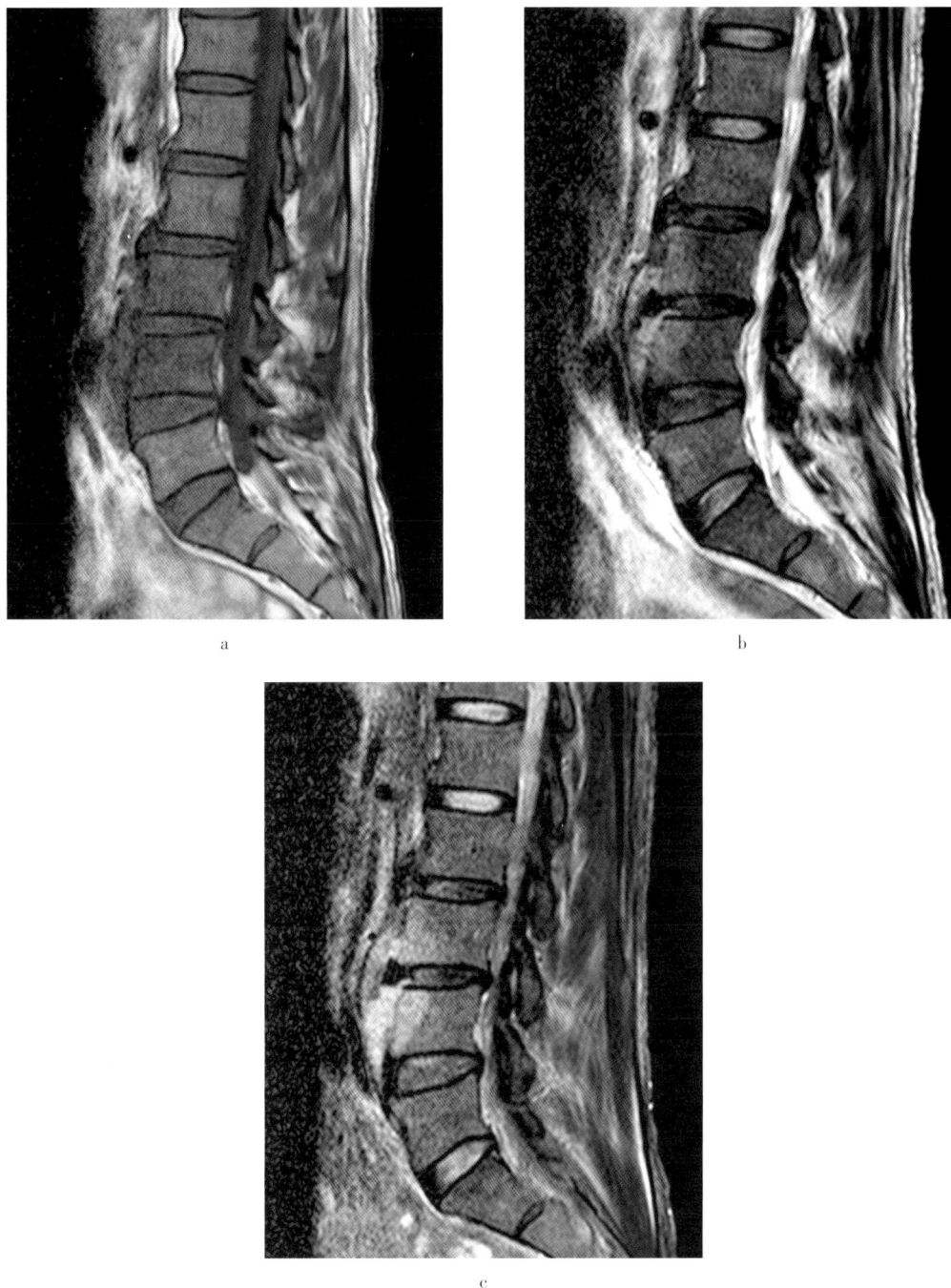

**图 7 - 33 布鲁杆菌性脊柱炎**

男，61 岁，腰痛 3 月余，有羊接触病史。a. 腰椎 MRI 矢状位 $T_1WI$，b. 矢状位 $T_2WI$，c. 矢状位抑脂 $T_2WI$，（a～c）示腰 3、4 椎体及相应椎间盘信号异常，$T_1WI$ 呈低信号，$T_2WI$ 及抑脂像呈高信号，前纵韧带下可见脓肿形成，病变椎体未见塌陷表现

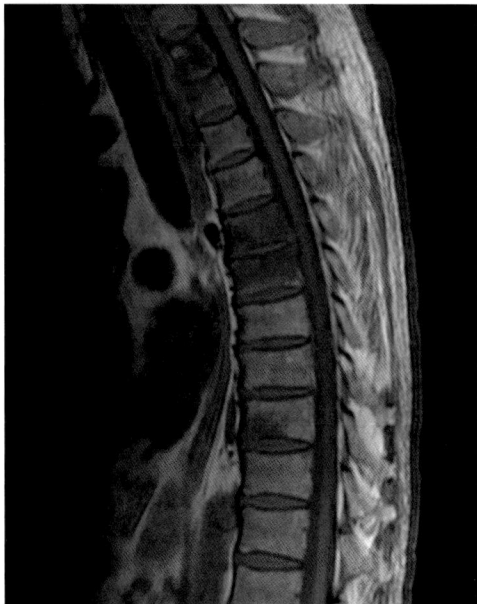

a

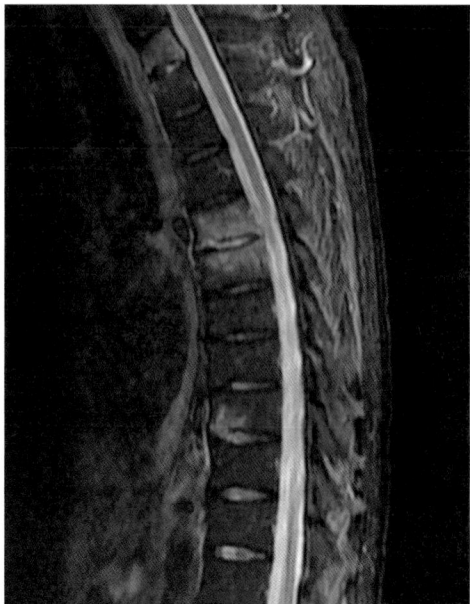

b

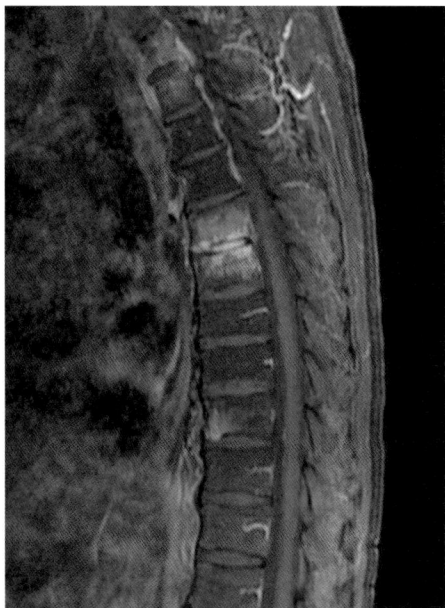

c

**图7-34 布鲁杆菌性脊柱炎**

男，65岁，胸背痛反复发作3月余。a. 胸椎MRI矢状位$T_1WI$，b. 矢状位抑脂$T_2WI$，c. 矢状位抑脂$T_1WI$增强，（a~c）示胸5~6、9~10椎体及相应椎间盘信号异常，$T_1WI$呈低信号，$T_2WI$及抑脂像呈高信号，增强后病灶明显强化，腰1椎及下方椎间盘亦见类似改变，胸5~6层面前纵韧带下可见少许脓肿形成，各椎体未见塌陷。

## 二、早发型先天性骨梅毒

早发型先天性骨梅毒系梅毒螺旋体由母体经血行通过胎盘而达胎儿血液循环，从而感染胎儿骨骼所致。通常于出生至4岁这一时期内出现症状，多骨受累是其突出表现，其中以胫骨、股骨和肱骨最容易被侵犯。

## 【临床表现】

患儿全身各处可见梅毒性皮疹，以手掌及足跖明显。鼻黏膜肿胀，流鼻涕。出现间质性肺炎及肝、脾淋巴结肿大症状。各受累关节肿胀，肢体不能主动活动，伴 Parrot 假性瘫痪。血清康氏反应阳性。

## 【影像要点】

**1. 干骺端炎**　主要表现为先期钙化带致密增厚、毛糙、不规则，边缘呈致密的小锯齿状改变；先期钙化带下透亮带，透亮带宽窄不一，边缘可清楚或模糊，并与先期钙化带平行；干骺端局限性骨质破坏缺损，发生于双胫骨近端内侧对称性骨破坏，称 Wimberger 征。

**2. 骨干炎**　主要累及尺、桡骨骨干，显示斑片状和虫蚀状破坏，少部分境界清楚呈穿凿样改变。

**3. 骨膜炎**　表现为葱皮样骨膜增厚，多为单层，与骨长轴平行走向，骨干两端较为显著。

早发型先天性骨梅毒的影像见图 7 - 35、图 7 - 36。

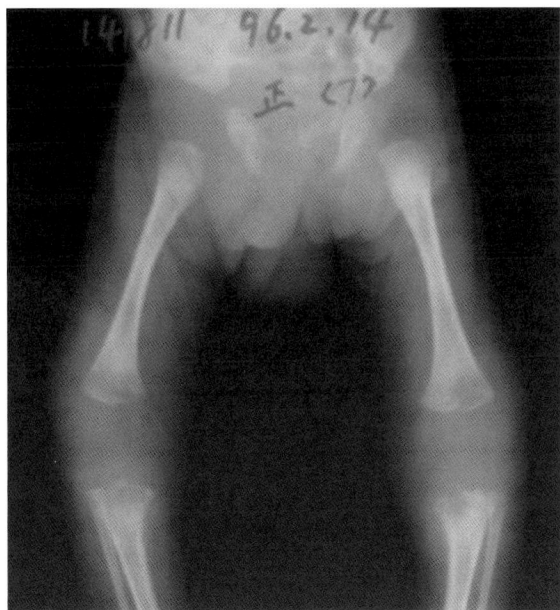
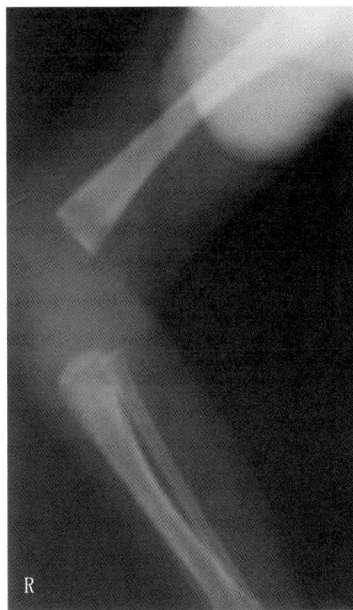

a　　　　　　　　　　　　　　　　b

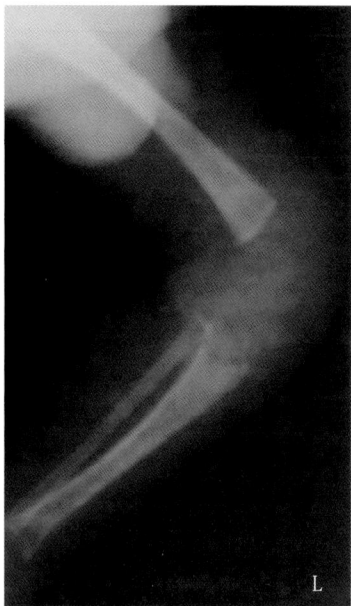

c

**图 7－35　早发型先天性骨梅毒**

男，出生1月余。双膝肿胀1周伴低热，无外伤史，快速血浆反应素环状卡片试验阳性。a. 双髋双膝正位片，b. 右膝侧位片，c. 左膝侧位片，（a～c）示双侧下肢诸长骨干骺端密度减低，先期钙化带下可见不规整横行透亮带，边缘毛糙，局部骨膜轻度增厚，双侧膝关节软组织肿胀，双侧胫骨近侧干骺端尚见局限性骨质破坏

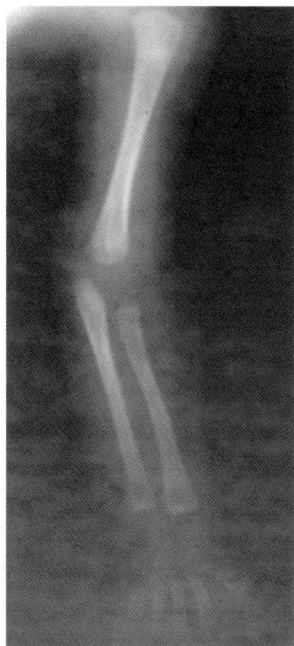

a

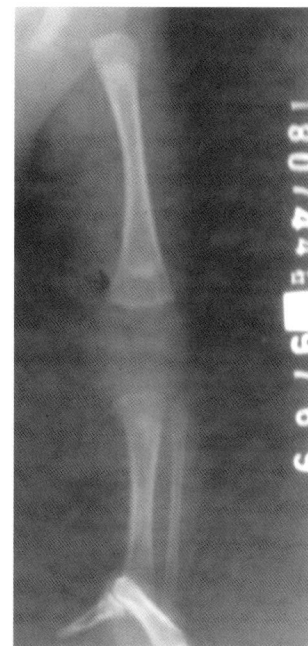

b

**图 7－36　早发型先天性骨梅毒**

男，出生1月余。皮肤黄染、肝大入院，有先天性梅毒病史，梅毒螺旋体抗体阳性。a. 右上肢正位片，b. 右下肢正位片，（a～b）示右侧上肢及下肢长骨先期钙化带密度增高，其下方可见宽窄不一的横行透亮带和不规则硬化

## 三、晚发型先天性骨梅毒

晚发型先天性骨梅毒由胎儿骨骼内梅毒螺旋体潜伏感染再活动所致。病理表现为破坏性和增生性改变，骨膜炎和骨炎或骨髓炎并存，其特点为弥漫性或局限性骨下皮质增厚，与早发型病变可自行愈合不同，晚发型往往遗留畸形改变。

### 【临床表现】

患儿体格及智力发育皆有障碍，常有角膜炎、神经性耳聋及哈钦森齿三联征典型临床表现，此外，尚有马鞍鼻、军刀腿和间断性骨疼痛表现。

### 【影像要点】

**1. 骨膜炎** 多见于幼年患者，最常发生于双侧胫骨，增厚的骨膜呈成层状，与骨干相平行，骨干凸面骨膜下骨质增厚，常局限于胫骨前面，致胫骨骨干增粗前凸呈刀鞘状变形，称之为"军刀腿"。

**2. 骨炎或骨髓炎** 最容易累及额骨和顶骨，表现为不同程度的骨硬化伴有骨质破坏，可分局限型和弥漫型两种，局限型病灶称为"树胶肿"，可出现在骨皮质或骨中心部位；弥漫型病灶引起松质骨斑片状破坏，骨小梁致密而不规则，骨皮质增生，骨外形不整，骨干变粗。

晚发型先天性骨梅毒的影像见图7-37。

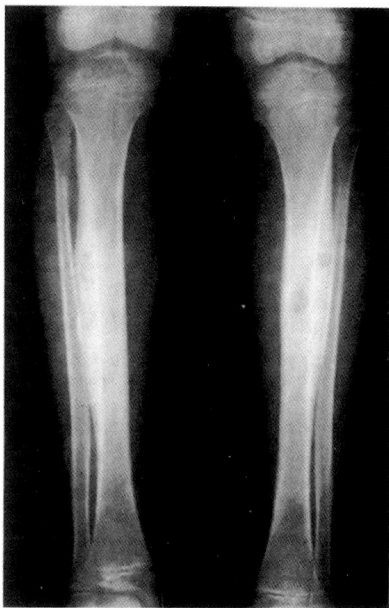

**图7-37 晚发型先天性骨梅毒**
双小腿正位片，示双侧胫骨骨干中段骨质增生、硬化，骨皮质增厚，夹杂骨质破坏、骨外形增粗

## 四、后天性骨梅毒

后天性骨梅毒系因接触或输血感染后，梅毒螺旋体经血行到达骨骼而发病。

### 【临床表现】

受累部位疼痛，呈针刺样骨痛，休息和睡眠时较重，活动时减轻，局部皮肤发亮，压痛明显，出现军刀腿，血清康氏反应阳性。

### 【影像要点】

**1. 骨膜炎** 为后天性骨梅毒最常见的骨改变，以胫骨和锁骨多见，表现为分层状或花边状骨膜增生，尤以后者较具特征性，部分病例尚可见与骨干相垂直的骨针，骨膜增生的范围较大，可累及全骨干或骨干的大部，骨皮质表面有浅表的不规则侵蚀。

**2. 骨炎**　局限性骨炎表现为局限性皮质破坏透亮区，边缘包绕硬化带，即所谓"树胶样肿"，不易看到死骨。弥漫性骨炎表现为骨皮质增厚、致密、硬化；骨小梁不规则，并可杂有稀疏的坏死区，通常见不到死骨。

后天性骨梅毒的影像见图7-38。

【鉴别诊断】

本病需与骨髓炎及骨结核鉴别。

# 五、骨麻风病

麻风杆菌主要侵及皮肤及周围末梢神经，由于周围神经营养障碍，导致四肢小关节组成骨吸收、碎裂和关节结构紊乱、软组织萎缩等改变。骨麻风病系麻风杆菌直接作用及神经营养变化和继发感染所致，血液循环障碍可能是原因之一。

【临床表现】

常见为红色或淡红色斑状皮疹，四肢感觉减退或消失，周围神经绳索样增粗。常合并感染，形成手、足溃疡。晚期可出现手、足畸形，如垂腕、垂足，无痛性关节肿胀伴畸形，关节活动过度，肢体短缩。

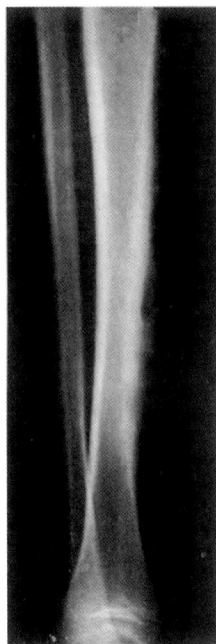

**图7-38　后天性骨梅毒**
右胫骨正位片，示右胫骨中段内侧骨膜增生，呈花边状

【影像要点】

**1. 特异性改变**

（1）囊状改变　多表现为趾骨或掌骨远端干骺部局限性小圆形骨质疏松区域，边缘模糊，病变区骨结构紊乱或消失。

（2）骨膨胀性改变　患骨皮质变薄，骨髓腔扩张膨胀，骨外形不规则增粗。

（3）特异性骨炎及骨膜炎　表现为骨膜增生、皮质增厚。

**2. 非特异性改变**

（1）骨营养孔增大　多发生在第1节指骨末端，直径可达0.5cm（正常者为0.1cm），其边缘略不规则。

（2）广泛骨萎缩。

（3）骨质吸收　手骨的吸收开始于末节指骨的远端，足骨的吸收多开始于跖趾关节，逐渐向近端蔓延，指（趾）骨的吸收常达第1节指（趾）骨的近端，残端呈金笔尖状，指（趾）骨被吸收后，骨基底部骨吸收而凹陷，呈杯口状改变。

骨麻风病的影像见图7-39。

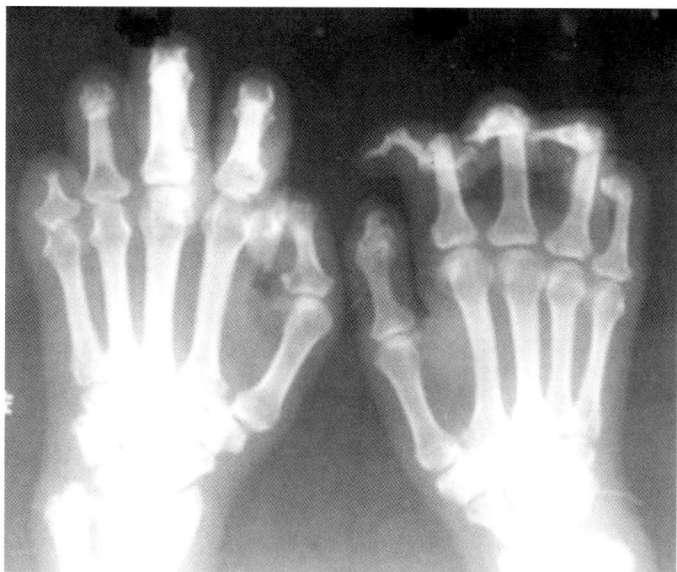

**图 7 - 39　双手腕骨麻风病**

双手腕正位片，示左掌指骨大部消失；右拇指末节远端吸收第 2 - 5 反侧指间关节
屈曲畸形，末节吸收变尖，右腕关节诸骨碎裂、吸收，尺骨远端吸收，关节变窄

# 六、骨包囊虫病

骨包囊虫病是指棘状绦虫的幼虫寄生于骨骼中的寄生虫病，以牧畜区较多见，其约
占全部包囊虫病的 1%，其中以脊椎、骨盆最为多见，其次为长骨。骨包囊虫病可单独发
生，但常伴发肝、肺包囊虫病。

## 【临床表现】

早期可无症状，少数病例有轻微疼痛，可出现麻木、跛行和肌肉萎缩。病变发展，
囊肿广泛破坏骨组织，疼痛加剧，病骨变粗、畸形，可出现病理性骨折。累及脊椎、骶
骨的囊肿可压迫脊髓神经根或马尾而产生显著的神经症状和体征。

## 【影像要点】

### （一）平片

1. 病变早期，骨松质内出现局限性骨质疏松区，继而形成小囊状骨质缺损，多个相
连呈"葡萄状"，其间有比较粗乱的骨小梁，病变区边缘锐利，周围不伴有骨质增生或骨
膜反应，骨外形轮廓无改变。

2. 病变继续扩展可形成多数大小不等、连续蔓延的囊状溶骨性、膨胀性骨质缺损，
病变区内无正常骨组织。

3. 脊椎发病，椎体呈囊状破坏，并可被压缩呈楔状变形，椎间隙不受累，椎旁可出现假性脓肿影像，多凸向一侧。

### （二）CT

1. 病骨呈多个大小不等的囊状膨胀性破坏，密度不均，簇集呈葡萄样。

2. 病变边界清楚，内可见弧线状钙化，周围有不同程度的骨质硬化，无骨膜反应。

3. 局部骨皮质可变薄、断裂或缺损，邻近软组织伴有边缘光整的囊性密度影，其内及囊壁均可见钙化。

4. 增强扫描示多房性囊肿内分隔有明显强化。

### （三）MRI

1. 骨内囊性病灶呈长 $T_1$、长 $T_2$ 信号，周围纤维结缔组织包膜呈线样低信号。

2. 子囊位于母囊周围或母囊内，表现为长 $T_1$、长 $T_2$ 信号的母囊内见更长 $T_1$、长 $T_2$ 信号小囊泡。

3. 包虫破裂或合并感染后囊内蛋白含量增加，母囊与子囊信号接近，囊肿边缘模糊。

4. 增强扫描囊内无强化，囊壁及囊内分隔可有显著强化。

骨包囊虫病的影像见图 7 - 40。

### 【鉴别诊断】

本病需与骨巨细胞瘤、纤维囊性骨炎及脊椎结核鉴别。

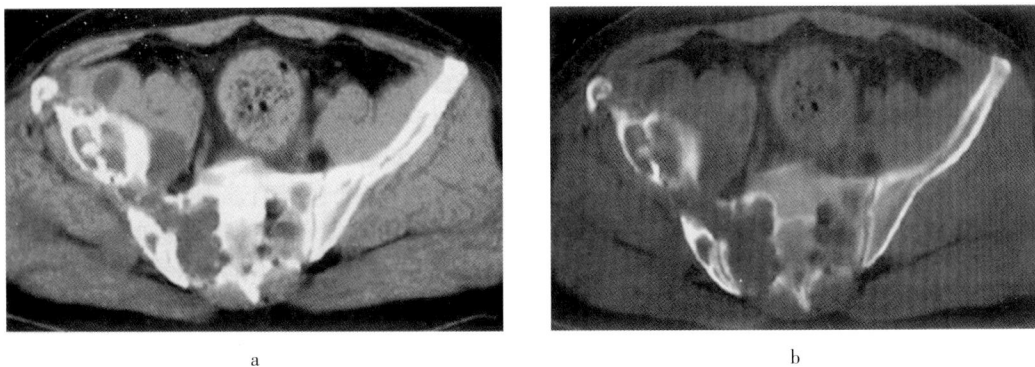

a                                                    b

**图 7 - 40  骨包囊虫病**

a. 骨盆 CT 平扫软组织窗，b. 骨窗，示右髂骨和骶骨右侧多发囊状膨胀性骨质破坏，骨壁厚薄不均，局部中断，包虫囊肿延伸至右侧髂窝

# 七、松毛虫性骨关节病

松毛虫性骨关节病是松毛虫毒毛或者其污染物经人体接触后侵犯人体骨关节并引起其损害的一种疾病。

## 【临床表现】

发病与年龄无关，有松毛虫或虫毛接触史。临床表现以潜伏期短，发病急，局部体征明显为特点。人体与毛虫或毒毛接触数小时或数天后，出现局部瘙痒，继而肿痛，出现小水泡样皮炎，轻者数天后痊愈，重者局部肿胀、剧痛，夜间尤甚，继而发生骨关节改变。实验室检查：急性期大部分外周血白细胞增多，血沉加快，慢性期无异常。

## 【影像要点】

1. 多发生于四肢暴露的关节部位，以腕部、肘部及踝部多见。

**2. 关节肿胀**　为最早期出现征象，表现为关节囊膨隆，周围软组织肿胀。

**3. 骨质疏松**　开始是仅见于骨端，以后发展为轻度普遍性骨质疏松。

**4. 关节骨质破坏**　为急性期主要表现，表现为骨端小圆形囊样或虫蚀样骨质破坏，边界较清楚，无明显反应性骨质增生；侵犯软骨则关节腔变窄；肌腱韧带附着处边缘性骨质侵蚀。

**5. 骨质增生**　为慢性期主要表现，多出现在原骨破坏区，周围呈致密的增生硬化环，使破坏区边界更为清楚，无向骨干蔓延趋势，具有一定的特征性。

**6. 骨膜反应**　少见，可呈层状或花边状。

松毛虫性骨关节病的影像见图7-41、图7-42。

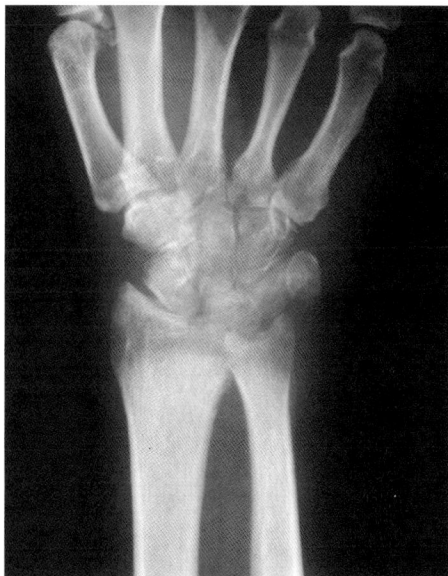

图7-41　松毛虫性骨关节病

男，40岁，有松毛虫接触史。左腕正位片，示左腕部诸骨及桡、尺骨近端骨质疏松，桡腕关节变窄，尺骨远端可见线状骨膜反应，周围软组织肿胀

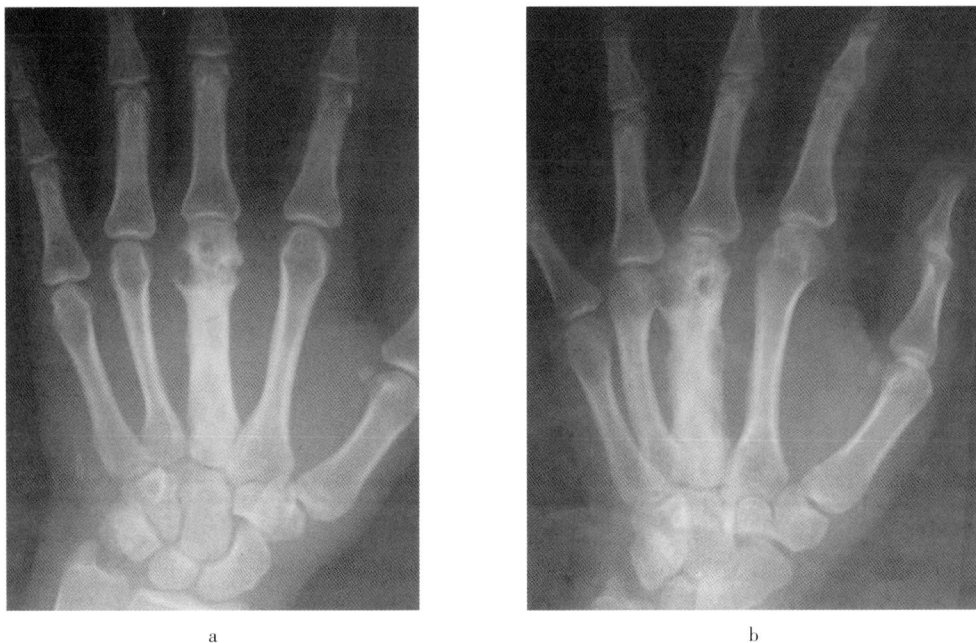

图 7 – 42　松毛虫性骨关节病

a. 左手正位片，b. 左手斜位片，示左手第 3 掌骨增粗，密度普遍增高，掌骨头骨质破坏，边界清楚

# 参考文献

［1］王子轩，刘吉华，曹庆选，等. 骨关节解剖与疾病影像诊断［M］. 北京：人民卫生出版社，2009.

［2］张雪林. 临床影像诊断指南［M］. 北京：科学出版社，2006.

［3］吴启秋，林羽. 骨与关节结核［M］. 北京：人民卫生出版社，2006.

［4］刘东风，吴振华. 骨与关节影像鉴别诊断指南［M］. 北京：人民军医出版社，2005.

［5］詹松华，吴沛宏，杨振燕. MRI·临床医师必读［M］. 北京：科学出版社，2003.

［6］王云钊，兰宝森. 骨关节影像学［M］. 北京：科学出版社，2002.

［7］陈伟高. 实用髋关节外科学［M］. 南昌：江西科学技术出版社，2001.

［8］曹来宾. 实用骨关节影像诊断学［M］. 济南：山东科学技术出版社，1998.

［9］胡彦君，徐成，高强，等. 布鲁杆菌脊柱炎的磁共振成像影像学分析［J］. 中国药物与临床，2017，17（11）：1637 – 1639.

［10］万超，晋大祥. 布鲁杆菌性脊柱炎 4 例诊疗体会［J］. 脊柱外科杂志，2016，14（03）：189 – 192.

［11］艾尔肯·阿不力孜，巴哈提·哈立亚.骨包虫病影像学［J］.中国医学计算机成像杂志，2009，15：354～357.

［12］叶伟龙，魏仲恩.16例急性化脓性骨髓炎的误诊分析［J］.河北医学，2008，14：849～851.

［13］王振祥，王尧天，张波.髂骨包虫囊肿病2例［J］.医学影像学杂志，2008，18：621～629.

［14］宋其韬，王林森，张晓光，等.脊柱结核的MRI表现［J］.中国脊柱脊髓杂志，2006，16：901～904.

［15］翟健坤.先天性早发型骨梅毒X线表现［J］.中国临床医学影像杂志，2004，15：215～217.

［16］张书文.骨关节结核的CT诊断（附33例报告）［J］.医学影像学杂志，2003，13：334～336.

［17］杨传民.髋关节结核［J］.山东医药，2003，43：53～54.

［18］王土兴.化脓性骨髓炎9例CT分析［J］.放射学实践，2003，18：334.

［19］徐宏刚，黄毅，王海林，等.34例脊柱结核的CT诊断分析［J］.广州医学院学报，2001，29：58～60.

［20］张西峰，张伯勋，梁雨田，等.骨包虫病3例报告［J］.解放军医学杂志，2001，26：466～467.

［21］刘立炜，刘鸿圣，郑敏.先天性早发型骨梅毒X线表现［J］.临床放射学杂志2001，20：707～709.

［22］夏黎明，王士珂.CT诊断早期化脓性骨髓炎2例报告［J］.中医正骨，1999，11：62.

［23］何健，王峰，刘存育，等.麻风性营养性关节病临床X线分析（附20例报告）［J］.实用放射学杂志，1996，12：350～352.

［24］操新发，雷致庆.25例松毛虫性骨关节病的X线观察［J］.安徽医科大学学报，1996，31：557～558.

［25］张雪哲，田宗峻，王德生.脊柱结核CT表现（附18例报告）［J］.中华放射学杂志，1994，28：123～124.

# 第一节　良性骨肿瘤

## 一、骨瘤

骨瘤是起源于膜内成骨骨骼常见的良性骨肿瘤，发病率仅次于骨软骨瘤，病理上按骨质密度可分为致密骨型、松质骨型及混合型三种类型。

【临床表现】

好发于 20~40 岁，多见于颅骨、面骨、下颌骨，其中以额窦多见，次为筛窦、眼眶。肿瘤向髓腔内生长时，无临床症状；向外突出生长者，可见局部畸形及触及骨性肿物；向颅内生长可产生颅内压迫症状。

【影像要点】

**1. 颅骨骨瘤**　多为致密骨型，多位于颅骨表面，呈圆形或类圆形密度均匀致密的骨性突起，边缘光滑，基底较宽，与骨板相连，骨皮质为正常骨皮质之连续。肿瘤可向内突入，但很少跨越颅缝。

**2. 副鼻窦骨瘤**　常为单发、圆形、类圆形或分叶状，可有蒂、密度均匀，边缘光滑，较大肿瘤可使窦壁隆起，形成畸形。

**3. 长骨及指（趾）骨骨瘤**　长骨骨端及指（趾）骨处，见向外生长之骨性突起、骨皮质与突起的骨瘤相连续，内部结构与正常骨质相同。

骨瘤的影像见图 8-1~图 8-4。

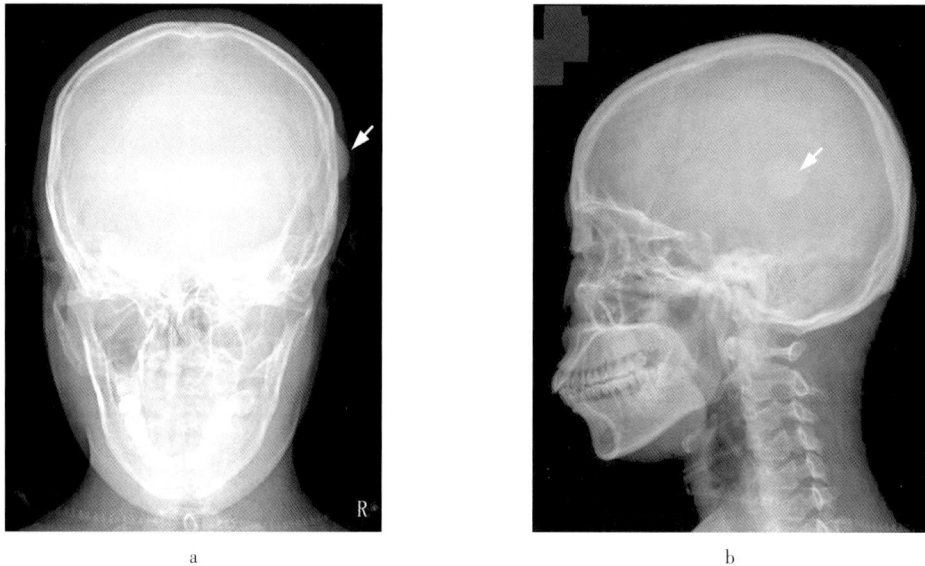

a

b

**图 8-1 右侧颞骨骨瘤**

女，30 岁，右侧头顶部肿物数年；检查：肿物质中，固定，无压痛。a. 头颅正位片，b. 头颅侧位片，（a~b）示右侧颞骨外板可见一半圆形骨性肿物（白箭头），与颅板呈宽基底相连，边界清楚，周围皮下软组织未见明显肿胀

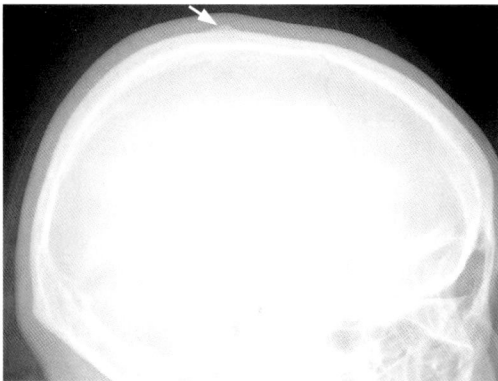

**图 8-2 顶骨骨瘤**

女，36 岁，发现头顶部右侧肿物 4 年。头颅侧位片，示头颅顶骨外板局限性骨性突起（白箭头），呈扁平状，边界清楚，板障未见明显异常

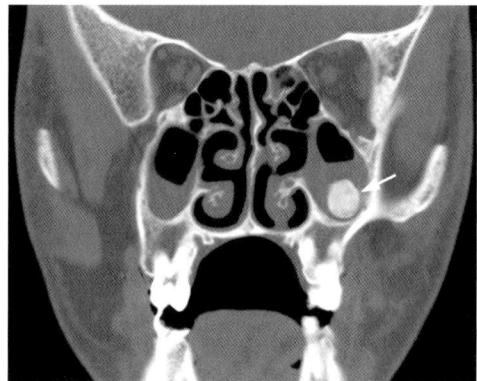

**图 8-3 左上颌窦骨瘤**

CT 平扫，示左上颌窦类圆形骨性肿物（白箭头），边界清楚，两侧上颌窦同时见积液

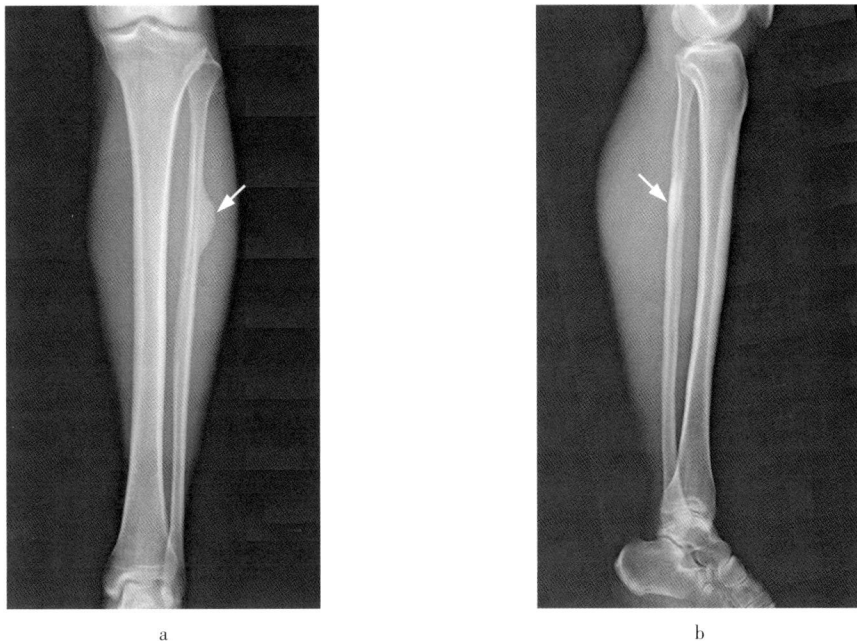

a b

**图 8 - 4 左腓骨骨瘤**

a. 左小腿正位片，b. 左小腿侧位片，（a~b）示左腓骨上段外侧可见一半圆形骨性肿物（白箭头），与皮质呈宽基底相连，边界清楚

## 二、骨样骨瘤

骨样骨瘤是由成骨性结缔组织及骨样组织所构成的良性肿瘤。占良性骨肿瘤的 10%，全身任何骨骼都可发病，最好发于下肢长骨，尤其是股骨近端。

**【临床表现】**

90% 的患者的年龄为 10～25 岁，男性多于女性。局部疼痛是本病的主要症状，典型者表现为夜间疼痛，服水杨酸类药物可缓解。脊柱骨样骨瘤可引起不对称肌痉挛而出现脊柱侧突。当病变邻近或发生于关节内，可以引起反应性和炎症性关节炎。

**【影像要点】**

（一）平片

1. 病变多累及股骨、胫骨，其次是肱骨、腓骨和脊柱，手、足部位相对少见。多为单发病灶，也可以同时或先后累及多处骨骼。

2. 肿瘤主要由瘤巢及周围不同程度反应性增生两部分构成，瘤巢一般不超过 2cm，呈圆形或椭圆形透亮区，内有钙化或骨化，典型者呈牛眼征。周围反应性增生可表现为反应性骨增生硬化、皮质增厚或骨膜反应。

3. 邻近关节的病变常伴有关节囊肿胀。

4. 根据瘤巢所在部位及周围骨质硬化情况将其分为皮质型、松质骨型、中心型和骨膜下型四型。

## （二）CT

1. CT 所见与平片大致相同，可发现平片无法显示的瘤巢及轻度反应性增生、硬化。

2. 在周围反应性骨硬化内有时可见数条向瘤巢聚集的血管沟影，称血管沟征，此征对定性诊断有较高的特异性。

3. 邻近关节的病变常伴有关节积液。

## （三）MRI

1. 瘤巢内骨样组织部分在 $T_1WI$ 上呈低到中等信号，$T_2WI$ 呈高信号，增强扫描多数瘤巢显著强化。

2. 瘤巢内钙化或骨化在 $T_1WI$ 和 $T_2WI$ 上均呈低信号。

3. 瘤巢周围骨质增生呈低信号；周围的骨髓水肿 $T_1WI$ 呈低信号，$T_2WI$ 呈高信号。

4. 伴关节积液，$T_1WI$ 呈低信号，$T_2WI$ 呈高信号。

骨样骨瘤的影像图见图 8 - 5 ～ 图 8 - 9。

## 【鉴别诊断】

本病需与骨皮质慢性骨脓肿及骨母细胞瘤鉴别。

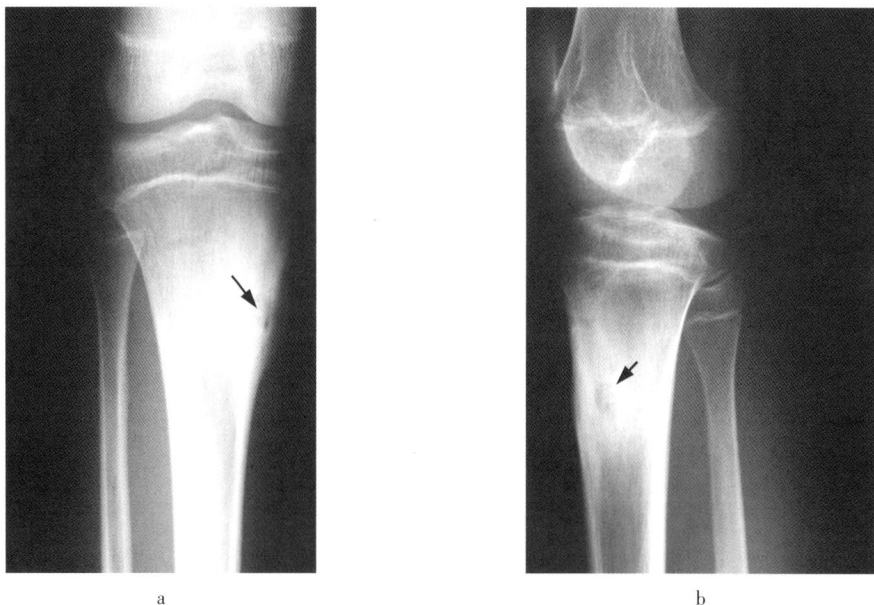

a                                                                   b

**图 8 - 5  右胫骨近端骨样骨瘤**

a. 右膝正位片，b. 右膝侧位片，（a～b）示右胫骨近端前内侧可见类圆形低密度
"瘤巢"影（黑箭头），内见钙化，周围骨质增生硬化，内侧皮质增厚

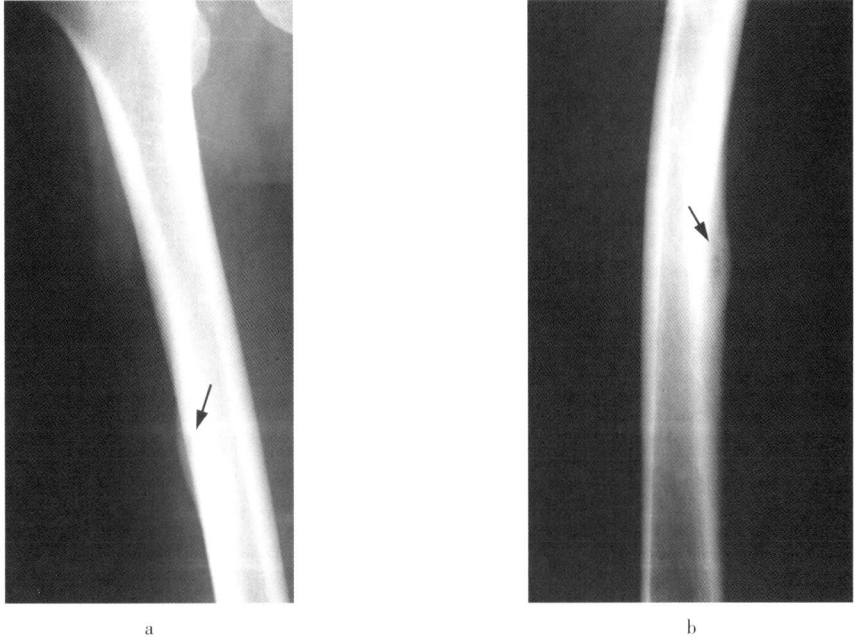

**图 8 – 6　右股骨骨样骨瘤**

a. 右股骨上段正位片，b. 右股骨上段侧位片，（a～b）示右股骨中段后外侧皮质内见类圆形低密度"瘤巢"影（黑箭头），内见钙化，周围皮质增厚

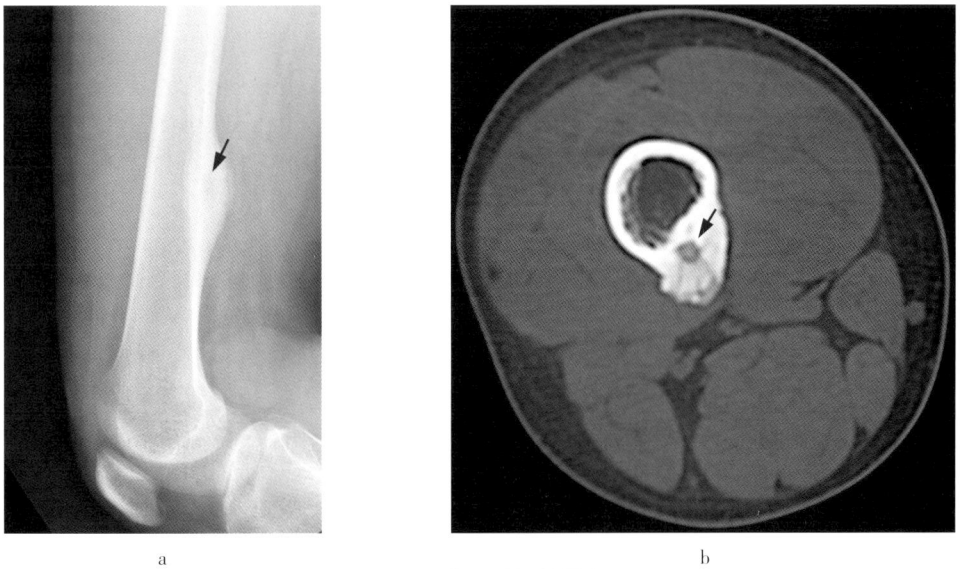

**图 8 – 7　右股骨骨样骨瘤**

a. 右股骨侧位片，b. CT 平扫，（a～b）示右股骨下段局部皮质显著增厚，其中可见含钙化之瘤巢（黑箭头）

a

b

c

d

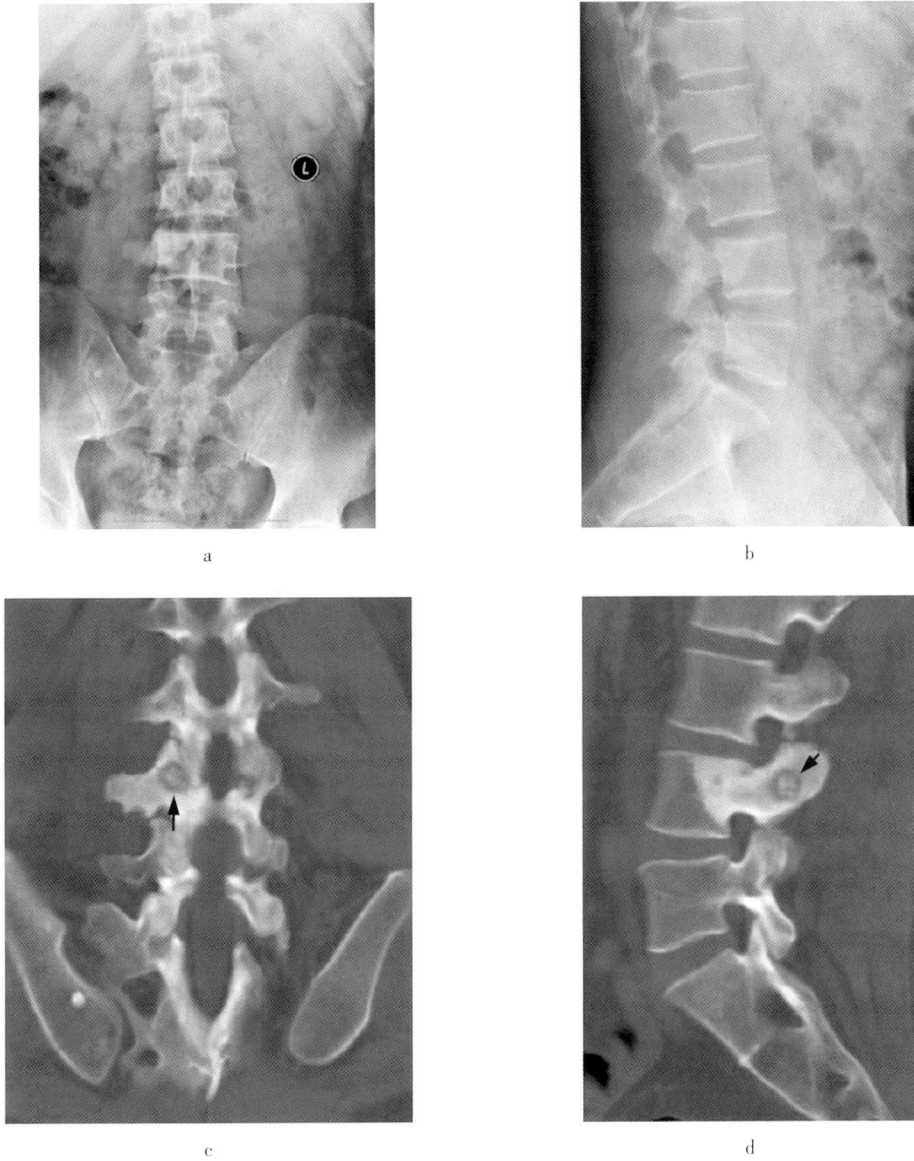

**图 8-8 第 4 腰椎右侧椎板骨样骨瘤**

男，38 岁，腰痛伴右下肢疼痛 2 年，夜间加剧，服水杨酸类药物可缓解。a. 腰椎正位片，b. 腰椎侧位片，（a～b）示腰椎轻度侧弯，第 4 腰椎右侧椎板密度增高硬化，c. 腰椎 CT 冠状位重建，d. 腰椎 CT 矢状位重建，（c～d）示第 4 腰椎右侧椎板可见一类圆形瘤巢伴钙化（黑箭头），周围可见显著骨质增生、硬化

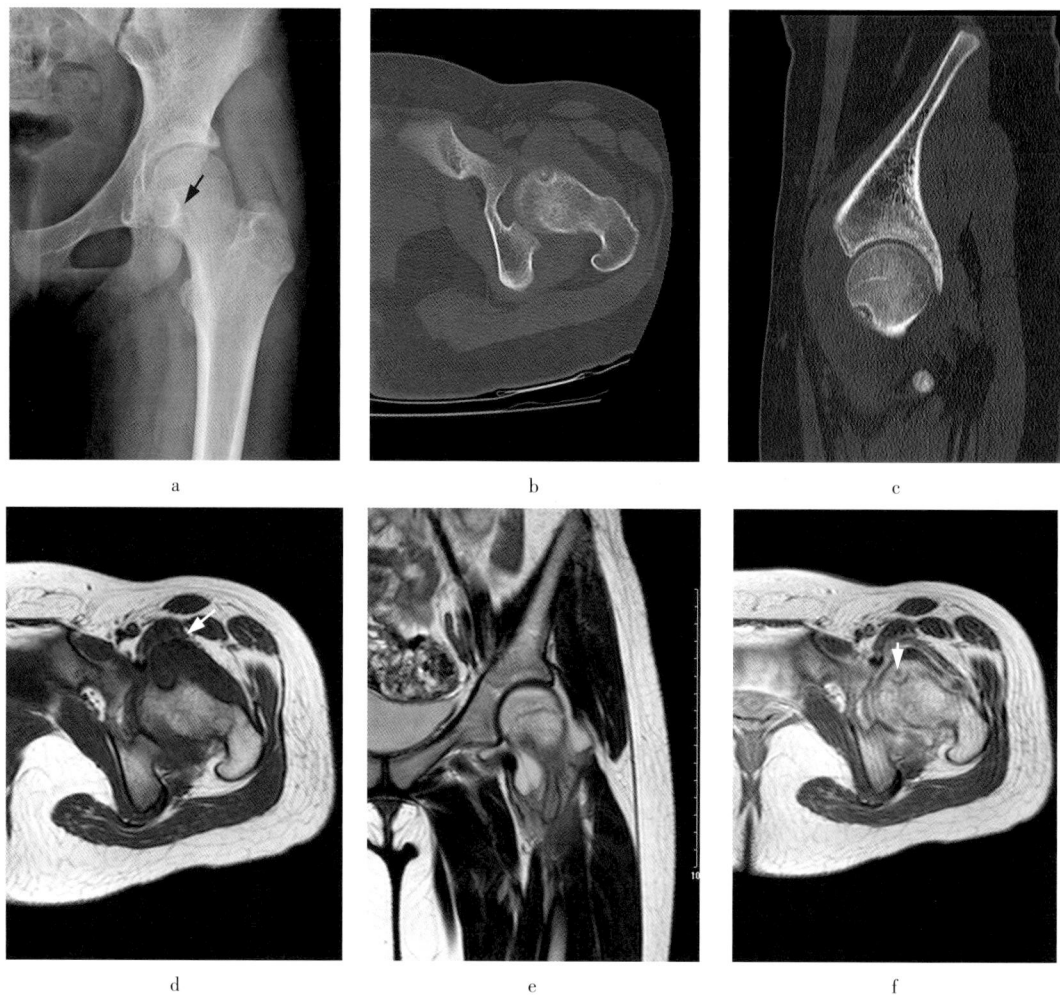

**图 8 - 9 左股骨头骨样骨瘤**

a. 左髋正位片，示左股骨头内侧皮质下隐约见一小圆形透亮区，边缘轻微硬化，内含一点状钙化（黑箭头）；b. CT平扫；c. 矢状位重建，（b ~ c）示左股骨头前内侧一直径约0.4cm圆形低密度灶，边缘轻度硬化，内有圆点状钙化，呈靶征，关节囊肿胀、膨隆；d. MRI横轴位 $T_1WI$；e. 冠状位 $T_2WI$；f. 增强扫描，（d ~ f）示瘤巢（白箭头）$T_1WI$ 呈低信号，$T_2WI$ 呈稍高信号，周围环绕低信号带，关节腔同时可见长 $T_1$、长 $T_2$ 积液，增强扫描瘤巢显著强化，中央钙化及周围骨质增生硬化无强化

# 三、软骨瘤

软骨瘤为常见良性骨肿瘤，占良性骨肿瘤的13.9%。主要由透明软骨组成。根据发生部位和范围不同，可分为内生（髓腔内）软骨瘤和外生（皮质旁）软骨瘤。内生软骨瘤又分为单发性与多发性，其中以前者较常见。

**【临床表现】**

好发于 10～30 岁，男性稍多于女性。肿瘤生长缓慢，通常无特殊症状，多数为摄片时意外发现。个别肿瘤较大者，可在体检时扪及质硬、表面光滑肿块。一般疼痛、压痛均不明显，但若发生病理性骨折，疼痛、肿胀较重，可影响关节活动功能。

**【影像要点】**

**（一）平片**

1. 多见于手、足短管状骨，少数发生于长管状骨。

2. 单发性内生软骨瘤病变位于干骺端的中央区或略偏一侧，发生于指骨者常侵犯整个骨干，表现为局限于骨髓腔内的圆形或椭圆形透亮区，边缘整齐，周围多有一环形硬化带；局部骨皮质膨胀变薄，有的骨皮质可断裂；透亮区内常有不规则的沙砾样钙化或骨化。

3. 单发性外生软骨瘤表现为皮质骨骨质缺损，深达髓腔，边缘较锐利而规则，骨质增厚，基底骨质硬化，软组织中可见肿块，病灶内可有散在钙化斑。

4. 多发性软骨瘤显示肿瘤使骨质膨胀，或向一侧膨出，肿瘤中或形成大小不等的囊，或显示粗糙紊乱纹理，并有散在钙化。

**（二）CT**

1. 肿瘤呈边缘清晰的分叶状囊状破坏，呈软组织密度灶。

2. 病灶轻微膨胀，骨皮质变薄并见硬化边缘，病灶内可见斑点状高密度钙化。

3. 增强扫描示病灶轻度强化。

**（三）MRI**

1. 病灶于 $T_1WI$ 呈低信号，$T_2WI$ 及抑脂像呈多个结节状高信号；肿瘤钙化于 $T_1WI$ 及 $T_2WI$ 均呈低信号。

2. 增强后病灶内结节状高信号边缘强化，钙化无强化。

软骨瘤的影像见图 8－10～图 8－15。

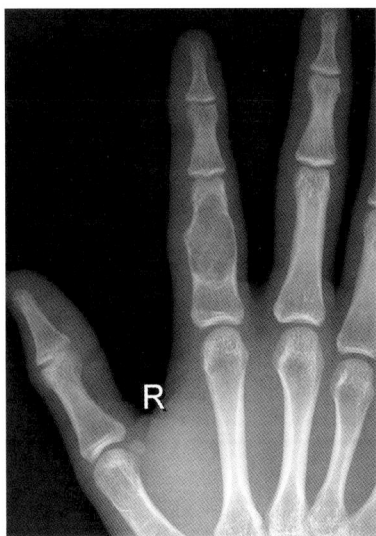
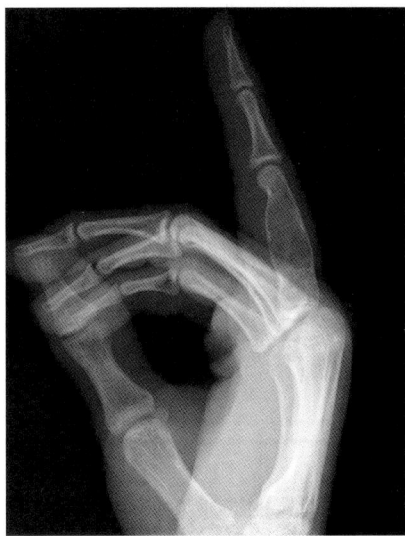

a                          b

**图 8 - 10　右示指近节内生软骨瘤**

a. 右示指正位片，b. 右示指侧位片，示右手示指近节囊状略膨胀破坏，边缘清
楚，其中可见斑点状钙化

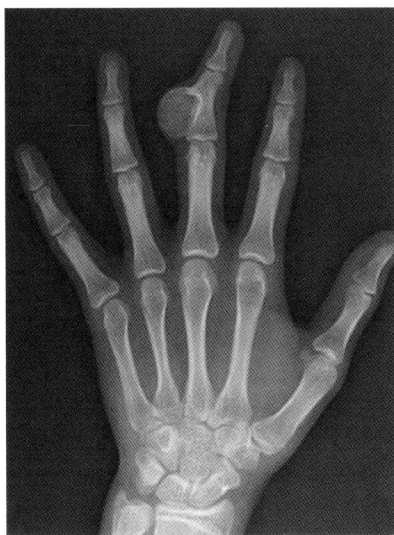
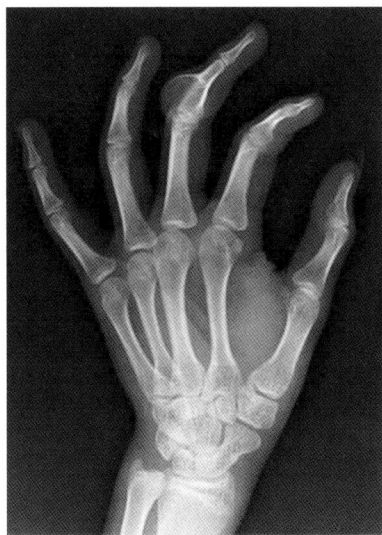

a                          b

**图 8 - 11　左中指中节近端外生软骨瘤**

a. 左手正位片，b. 左手斜位片，示左手中指中间节背内侧偏心性囊状膨胀性破
坏，边界清楚，有硬化边缘，相应软组织膨隆

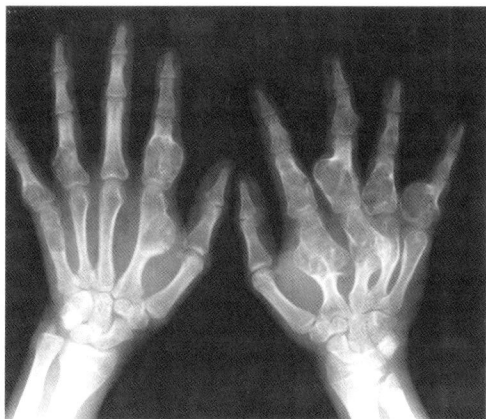

**图 8 - 12  双手多发性软骨瘤**

双手平片，示双手多个掌指骨囊状膨胀性破坏，边缘清楚，大多数有硬化边，病灶内可见斑点状钙化

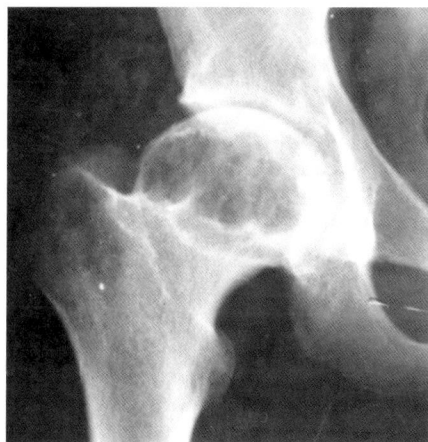

a

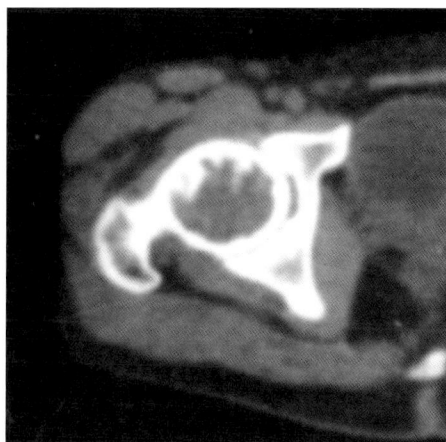

b

**图 8 - 13  右股骨头内生软骨瘤**

a. 右髋正位片，示右股骨头变形并见囊状破坏，骨皮质变薄，边缘硬化，内隐约见沙砾状钙化；b. CT 平扫，示病灶为软组织密度并见分叶状压迹，病灶内可见散在钙化

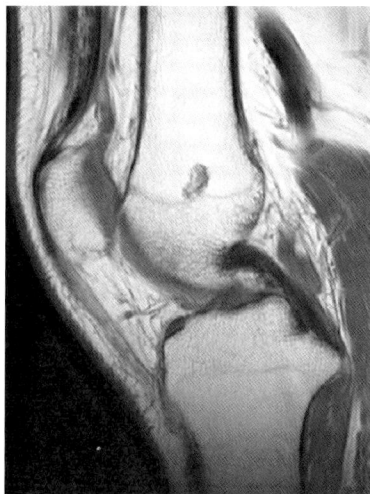

a

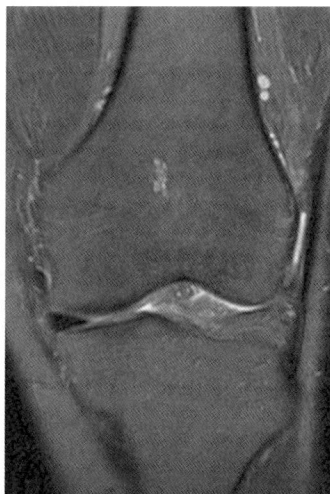

b

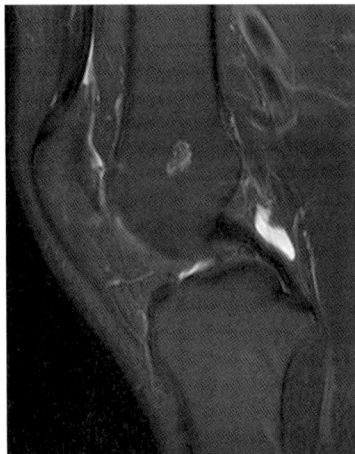

c

**图 8 – 14　左股骨远端内生软骨瘤**

a. 左膝 MRI 矢状位 $T_1WI$，b. 冠状位抑脂 $T_2WI$，c. 矢状位抑脂 $T_2WI$，（a～c）示左股骨远端异常信号灶，$T_1WI$ 呈低信号，抑脂 $T_2WI$ 呈结节状高信号

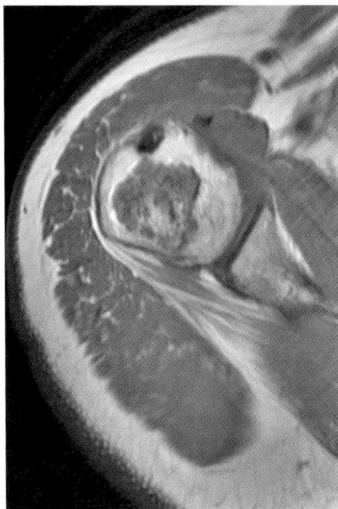

a

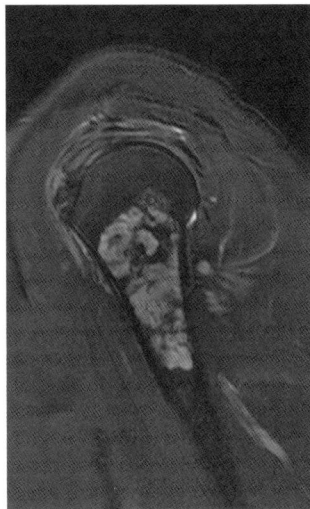

b

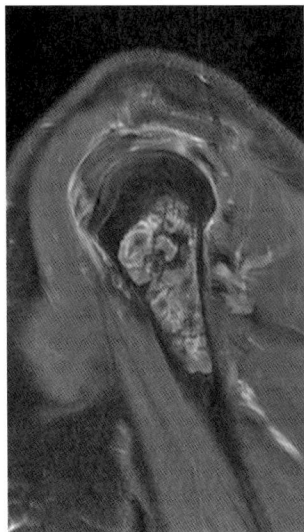

c

**图 8 – 15　右肱骨近端内生软骨瘤**

a. 右肩关节 MRI 横轴位 $T_1WI$，b. 矢状位抑脂 $T_2WI$，c. 矢状位抑脂 $T_2WI$ 增强，（a～c）示右肱骨近端异常信号灶，$T_1WI$ 主要呈低信号，抑脂 $T_2WI$ 呈多个结节状高信号，增强后结节状高信号边缘强化

## 四、Maffucci 综合征

Maffucci 综合征是指多发性内生软骨瘤合并软组织的多发性血管瘤，是一种先天性而非遗传性疾病。病因不明，多认为与软骨内骨化过程障碍有关。

### 【临床表现】

多于幼年发病，常于青春期显示，男性发病多于女性。骨病变为单侧或双侧，骨骼病变常与血管瘤无直接关联，即两者可以分别发生在不同的肢体。一般不产生疼痛。病人智力正常，但身材较短小，且常有下肢不等长。有时可见拐杖手、膝内翻、髋内翻、扁平足等继发性畸形。

### 【影像要点】

1. 软骨内化骨的骨骼均可受累。

2. 手足的病变多位于中节和近节趾、指骨和掌骨，跖骨的病变常偏向骨端。长骨则好发于干骺端，随后向骨干扩展，骨端变宽，关节变形，而关节面较少受累。

3. 内生软骨瘤 表现为圆形或椭圆形囊状透亮区，内有骨性间隔或沙砾样钙化；部分病变可穿过骨皮质进入软组织，受累骨膨胀或呈短粗畸形，病变广泛者，可见骨膜反应及骨旁软骨钙化。

4. 多发性血管瘤 主要表现为软组织结节状、弥漫性增厚，内可见大小不等的圆形静脉石，呈散在分布。

Maffucci 综合征的影像图见图 8 - 16。

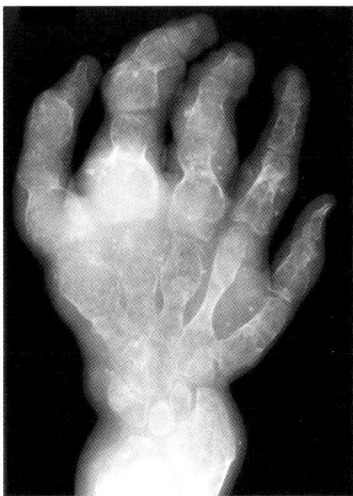

**图 8 - 16　Maffucci 综合征**

左手正位片，示左手掌骨、指骨多发囊状透光区，骨皮质膨胀变薄，其内有不规则形骨性间隔，同时软组织呈结节状、弥漫性增厚，内见散在分布的、大小不等的圆形静脉石

## 五、Ollier 病

Ollier 病是指多发性内生软骨瘤合并骨骼发育障碍和肢体畸形。多为非遗传性，少数可为常染色体显性遗传。病变集中于软骨内化骨骨骼，影响骨的长径生长，导致不同程度的短肢侏儒。

**【临床表现】**

一般无明显症状，主要表现为四肢短小，与同年龄儿童相比，身材矮小，但躯干发育正常。肱骨、股骨弯曲，胫骨明显缩短，即使短管状骨也显著缩短。

**【影像要点】**

1. 病变好发于手、足短管状骨，长管状骨以股骨、胫骨多见，头颅、脊柱和骨盆很少受累。

2. 发生于短管状骨者，表现为骨干或干骺端多发大小不等的囊性、膨胀性骨质破坏区，呈中心性或偏侧性，骨壳菲薄，部分可穿破骨皮质，亦可向一侧外突呈半球状，部分边缘硬化，其内可见散在分布的钙化斑。

3. 发生于长管状骨者，表现为骨干、干骺端和骨骺膨胀性破坏，干骺端呈喇叭口样扩张，内见散在沙砾样、斑点样及小环状钙化，骨骺膨大，形态不规则，边缘毛糙，内可见不规则透亮区，骺板厚薄不均。

4. 肋骨病变多见于肋骨前端，病变呈球形膨大，内有钙化斑点。

5. 髂骨病变多累及髂骨翼，病变为条状密度减低区，以髂骨体为中心呈扇形向髂嵴放射，其中可见散在钙化影。

6. 耻、坐骨病变亦呈圆形或椭圆形透亮区，内有羽毛状或斑片状钙化。

7. 骨骼及关节畸形，表现为肢体缩短、弯曲畸形常见，根据发病部位的不同，可并发 Madelung 畸形、桡骨头脱位等。

Ollier 病的影像见图 8 – 17、图 8 – 18。

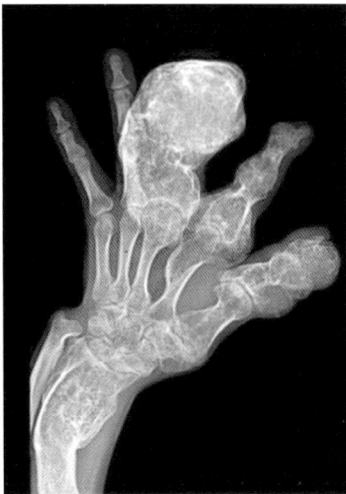

a

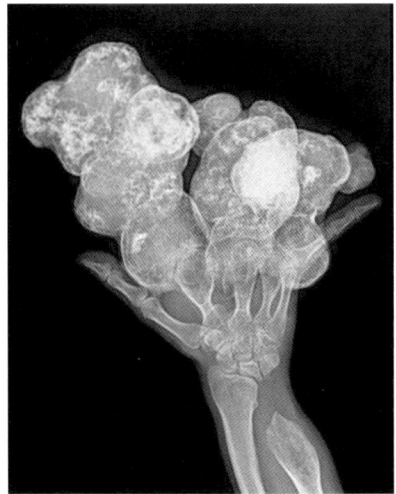

b

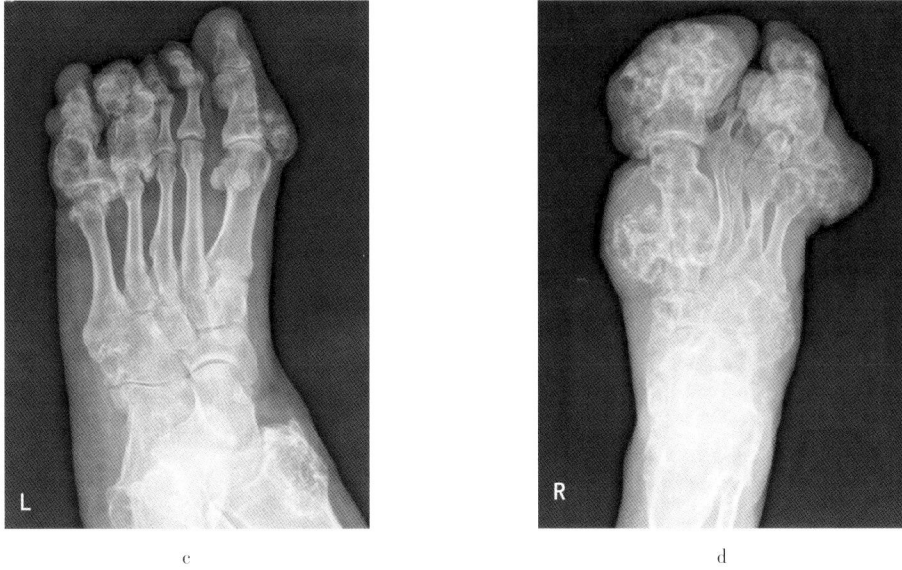

图 8 – 17　Ollier 病

a. 左手斜位片，b. 右手斜位片，c. 左足斜位片，d. 右足斜位片，(a～d) 示双手部分指骨及双足部分趾骨囊状膨胀破坏，明显者呈气球样，其中可见斑点状钙化，同时左桡骨远端、第 1～3 掌骨远端、左胫骨远端、左骰骨、右足第 1 跖骨、右侧第 1 楔骨及骰骨亦见囊状破坏伴钙化，同时伴左桡骨弯曲畸形及右尺骨缩短改变

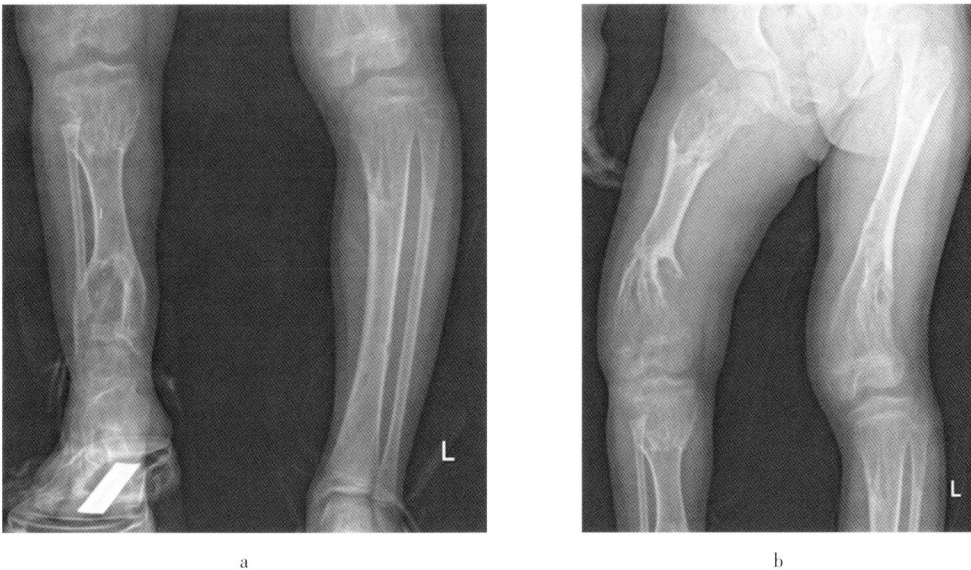

图 8 – 18　Ollier 病

a. 双侧胫、腓骨正位片，b. 双侧股骨正位片，(a～b) 示右股骨及胫骨缩短，股骨及胫骨近、远侧干骺端膨大，内可见纵行骨性间隔；右侧股骨及胫骨弯曲变形，近、远侧干骺端均见纵行骨性间隔

## 六、骨软骨瘤

骨软骨瘤又称软骨性外生骨疣，是一种向皮质骨外生长的最常见良性骨肿瘤。可分为单发性和多发性两种，以单发性多见，多发性与遗传有关，故称遗传性多发性骨软骨瘤，为常染色体显性遗传性疾病，常伴发骨发育不良及弯曲或缩短畸形。

### 【临床表现】

多发生于青少年，男性多于女性，约3∶2。一般早期无症状，随着骨发育肿瘤增大，可触及无痛性硬性肿块，肿瘤较大者，可影响关节活动。邻近组织血管、神经受压时，可引起疼痛和水肿。

### 【影像要点】

#### （一）平片

1. 多见于股骨远端、胫骨上端，腓骨上、下端亦较常见，桡骨下端、肱骨上端次之，少数见于髂骨、肋骨和肩胛骨。

2. 长骨骨端见带蒂或广基底骨性突起，背向关节生长。

3. 骨干皮质延续至肿瘤，其顶端为圆管形或菜花状的软骨帽，软骨帽可见斑点、片状钙化及骨化。

4. 肿瘤压迫附近正常骨骼，使其移位变形或骨质缺陷。

#### （二）CT

1. 肿瘤骨性基底的骨皮质和骨松质均与母体骨相延续。

2. 表面软骨帽可显示呈低密度带，边缘多光整，肿瘤钙化显示更清楚。

3. 三维重建可更清楚显示瘤体与母体骨关系。

#### （三）MRI

1. 骨性基底各部的信号与母体骨相同，软骨帽在 $T_1WI$ 上呈低信号，在抑脂 $T_2WI$ 上呈明显的高信号。

2. 观察软骨帽的厚度（正常不超过1cm）及有无软组织肿块，可提示肿瘤是否恶变。

骨软骨瘤的影像见图 8−19～图 8−30。

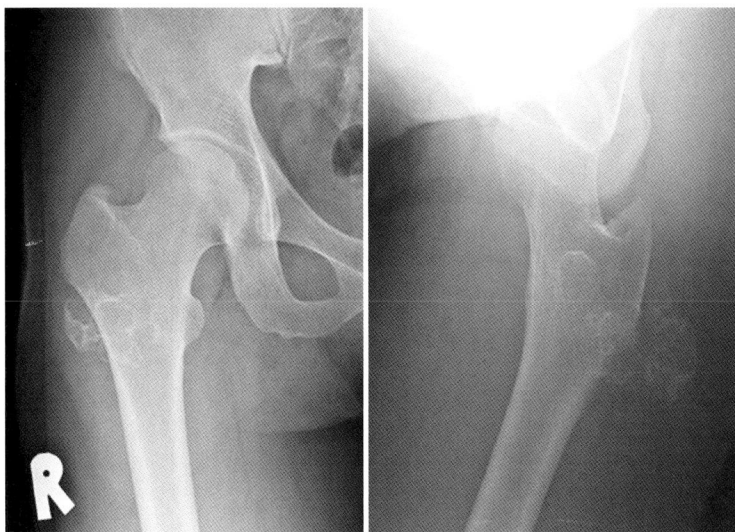

**图 8-19 右股骨近端骨软骨瘤**

a. 右髋正位片，b. 右髋侧位片，（a~b）示右股骨大转子后外侧骨性隆起，以广基底与股骨相连，瘤体不规则，边缘清楚呈分叶状，可见散在斑点状钙化

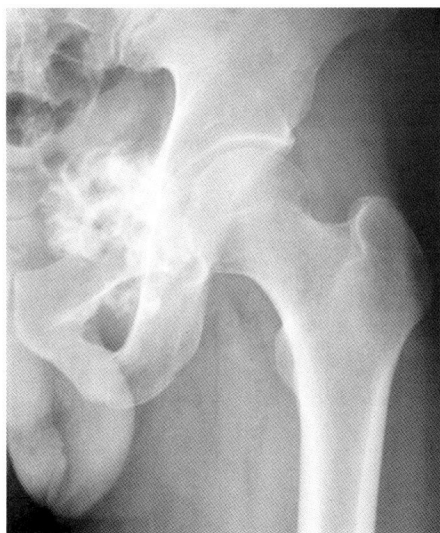

**图 8-20 左耻骨上支骨软骨瘤**

左髋正位片，示左耻骨上支不规则骨性突起，密度不均匀，边界尚清，其内可见较多环形、半环形及斑点状钙化

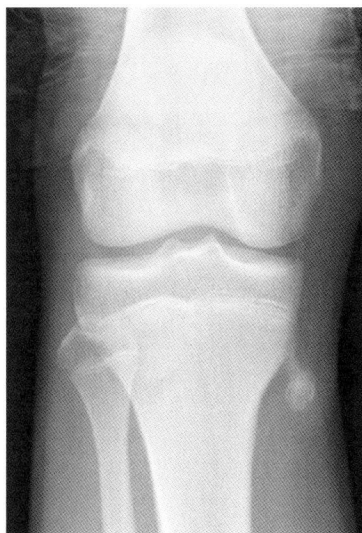

**图 8-21 右胫骨近端骨软骨瘤**

右膝正位片，示右胫骨近侧干骺端内侧类圆形骨性突起，背向关节方向生长，有细蒂与胫骨相连，其内可见点状钙化

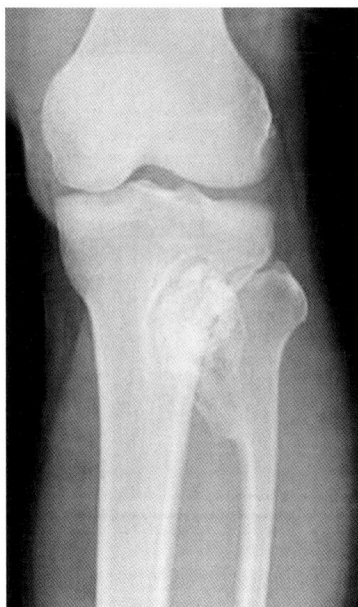
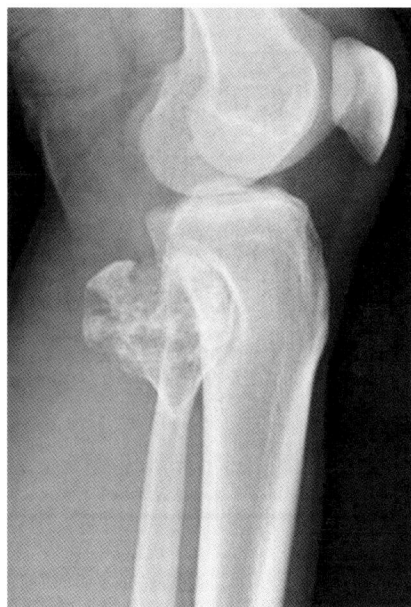

a                                                                          b

**图 8 – 22    左腓骨近端骨软骨瘤**

a. 左膝正位片，b. 左膝侧位片，（a～b）示左腓骨近端后内侧不规则状骨性突起，表面可见钙化，边界清楚，邻近胫骨可见受压弧形压迹

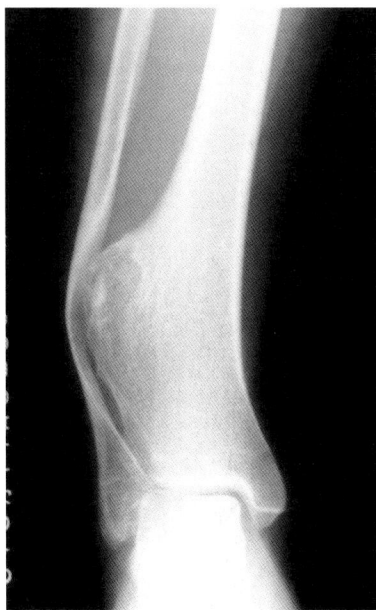
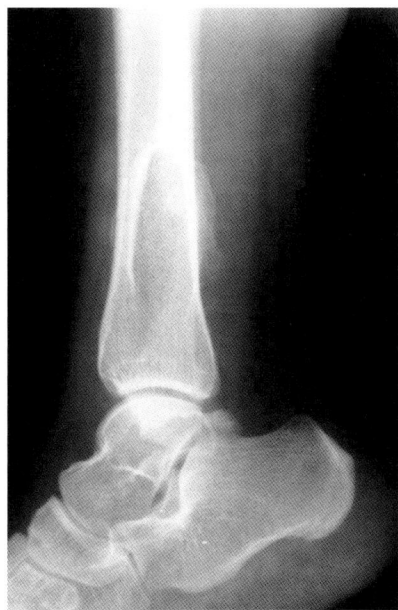

a                                                                          b

**图 8 – 23    左胫骨远端骨软骨瘤**

a. 左踝正位片，b. 左踝侧位片，（a～b）示左胫骨远侧干骺端广基底骨性突起，并见点状钙化，邻近腓骨受压变形、移位

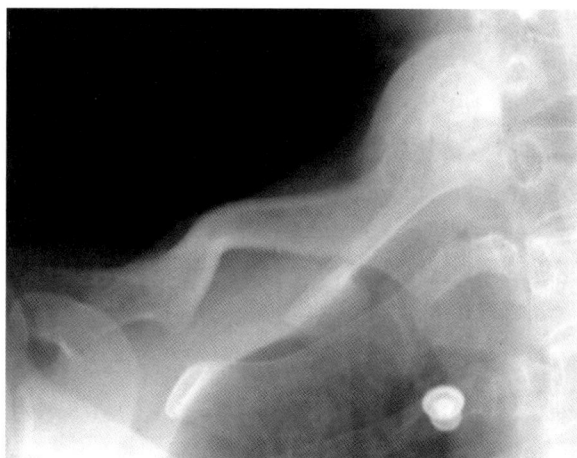

**图 8 - 24　右锁骨骨软骨瘤**

右锁骨正位片，示右锁骨胸骨端上缘骨性突起，边界
清，可见钙化，周围软组织膨隆

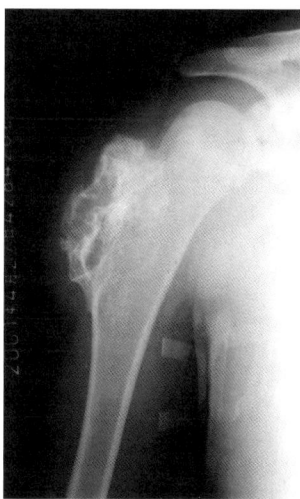

**图 8 - 25　右肱骨上段骨软骨瘤**

男，12 岁，右上臂触及肿物，
无明显疼痛。右肩正位片，示右
肱骨外侧一骨性突起，与肱骨呈
广基底相连，肿物表面不规则，
可见高密度钙化影

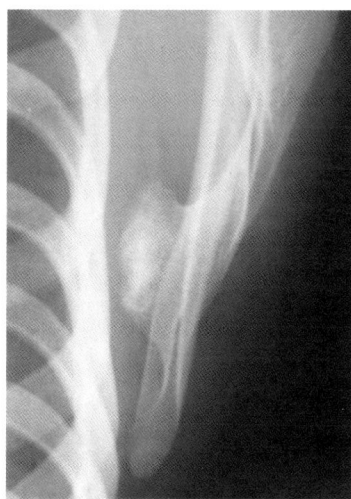

**图 8 - 26　左肩胛骨骨软骨瘤**

左肩胛骨侧位片，示左肩胛骨
体部腹侧骨性突起，以宽基底
与肩胛骨体部相连，表面可见
钙化

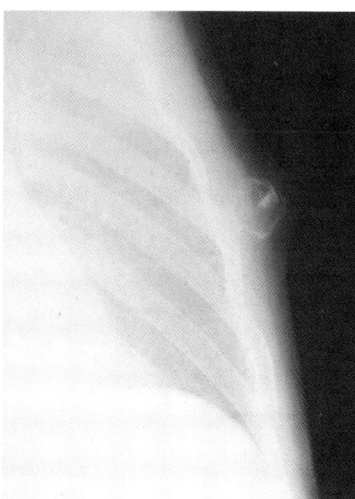

**图 8 - 27　左肋骨骨软骨瘤**

左胸肋斜位片，示左胸第 7 后肋
一类圆形骨性突起，以细蒂与肋
骨相连，其内可见点状钙化，相
应软组织膨隆

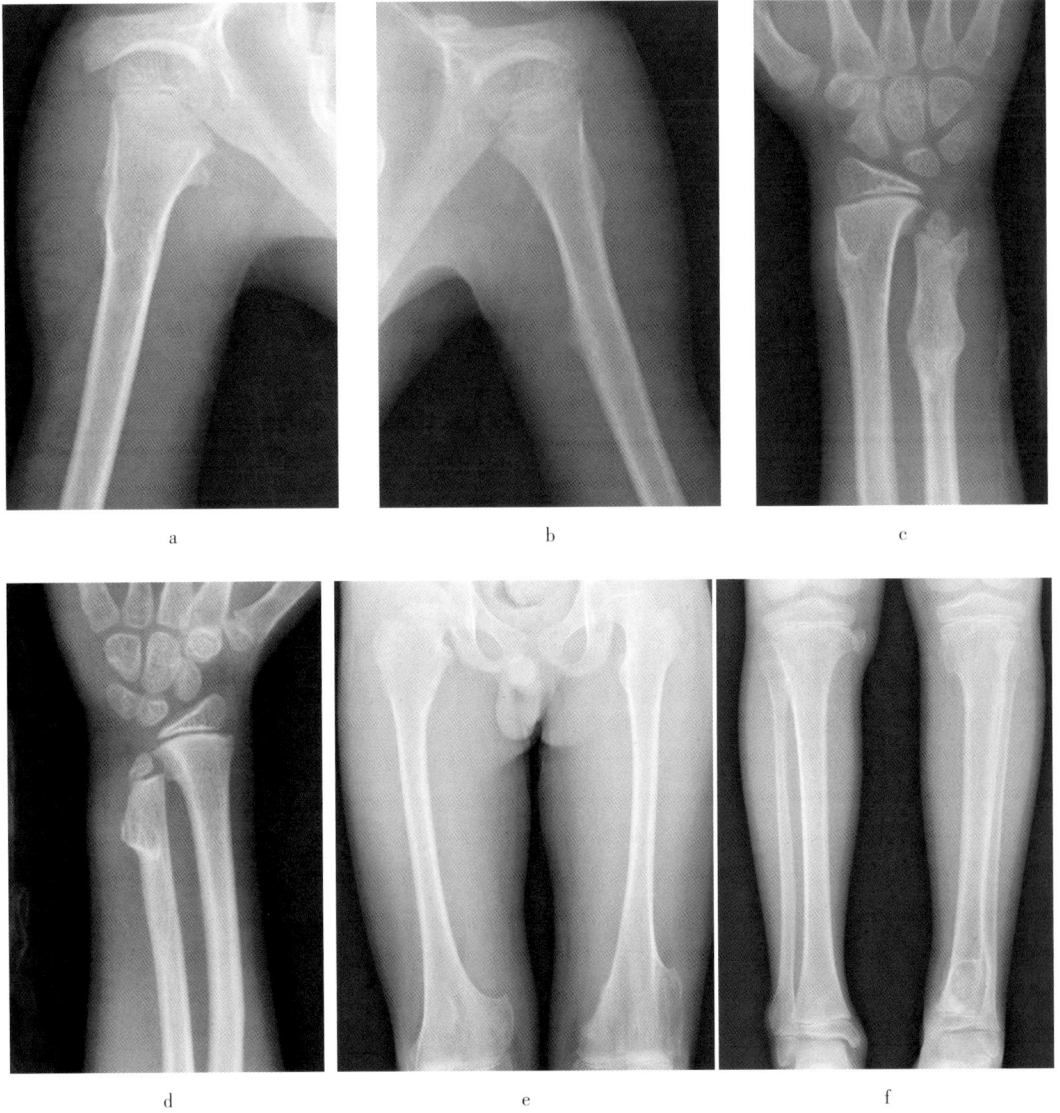

a

b

c

d

e

f

**图 8 – 28  多发性骨软骨瘤**

a. 左肱骨侧位片，b. 右肱骨侧位片，c. 左腕正位片，d. 右腕正位片，e. 双股骨正位片，f. 双小腿正位片，示双侧肱骨上端，桡、尺骨下端，股骨上、下端及胫、腓骨上、下端多发性骨性突起，呈宽基底与母骨相连，胫骨病灶可见钙化

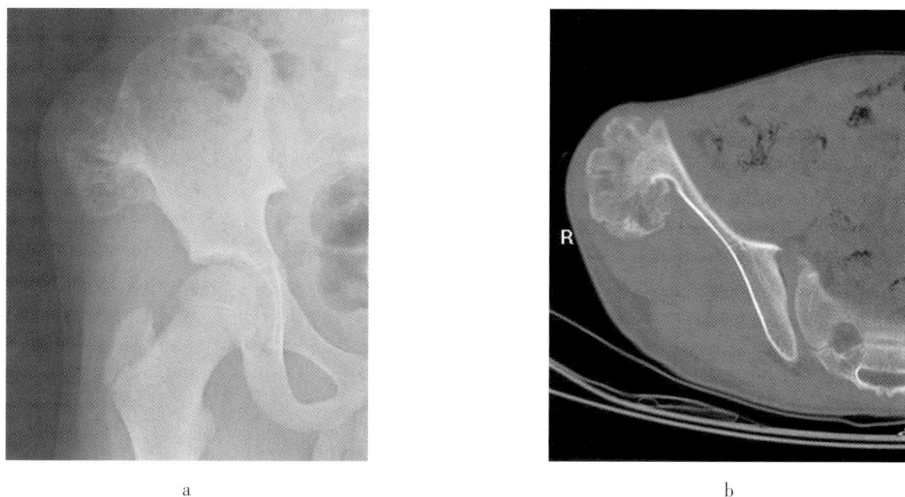

图 8 - 29　右髂骨翼骨软骨瘤

a. 右髋正位片，示右髂骨翼外侧菜花状骨性隆起，边界清楚，表面可见散在斑点
状钙化；b. CT 平扫，示肿瘤皮质及骨小梁与髂骨相延续，边界清楚，邻近软组织
轻度膨隆

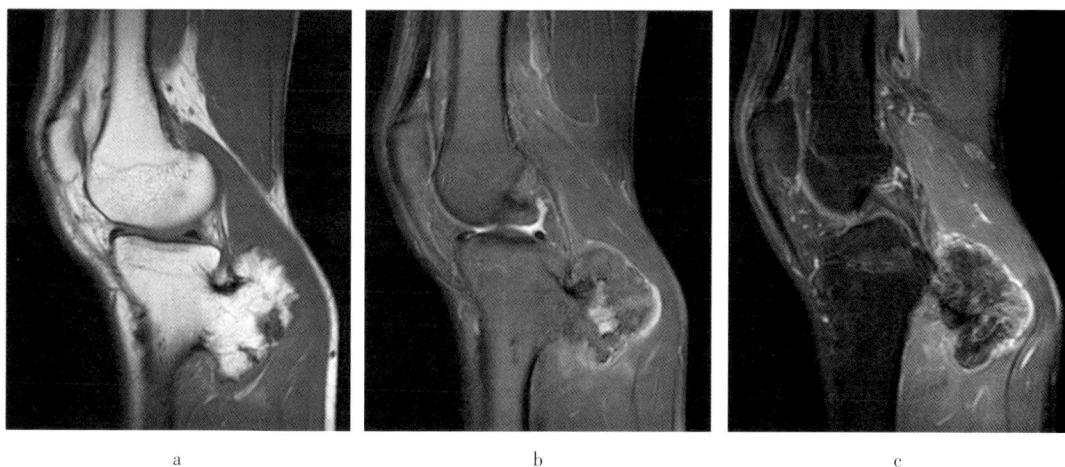

图 8 - 30　左胫骨骨软骨瘤

男，28 岁，发现左胫骨上段肿物 2 月。a. 左膝关节 MRI 矢状位 $T_1WI$，b. 矢状位
抑脂 $T_2WI$，c. 矢状位抑脂 $T_1WI$ 增强，（a～c）示左胫骨近端向后生长菜花状骨
性突起，窄基底与胫骨相连，瘤体信号与母体骨相同，软骨帽在 $T_1WI$ 上呈低信
号，在抑脂 $T_2WI$ 上呈明显的高信号，增强后瘤体及软骨帽无强化

## 七、奇异性骨旁骨软骨瘤样增生

　　奇异性骨旁骨软骨瘤样增生又称 Nora 病，主要由骨、纤维组织和钙化软骨混杂排列
而成。其中钙化的软骨即"蓝骨"是诊断该病的特征性标志，因软骨细胞具有轻度的异
型性，故称之为"奇异性"，该病罕见，易误诊。

## 【临床表现】

本病可发生于任何年龄，但多见于 20~30 岁之间的成年人，无性别差异。临床主要表现为位于骨旁的骨性肿块，可伴有局部的软组织肿胀、疼痛。

## 【影像要点】

### （一）平片及 CT

1. 大多数发生于手和足骨旁，少数发生于长骨。

2. 病变表现为骨旁软组织内高密度影，呈团块状、分叶状，边缘不规则，密度不均匀，与母骨皮质之间可有线样低密度间隙。

3. 母骨骨皮质完整，未见侵蚀破坏。

### （二）MRI

1. MRI 平扫病灶 $T_1WI$ 呈等、低信号，$T_2WI$ 及抑脂像大体呈中、高信号。钙化骨化区均呈低信号，软骨成分显示高信号，周围软组织信号正常或出现轻度水肿信号。

2. 增强扫描病灶呈不均匀明显强化。

3. 通常母骨骨皮质及髓腔内信号正常，但个别可侵及骨髓，$T_2WI$ 抑脂像上受侵髓腔呈高信号。

3. 病灶周围软组织见水肿呈稍长 $T_2$ 信号，考虑为病变刺激引起的炎症反应。

奇异性骨旁骨软骨瘤样增生的影像见图 8-31。

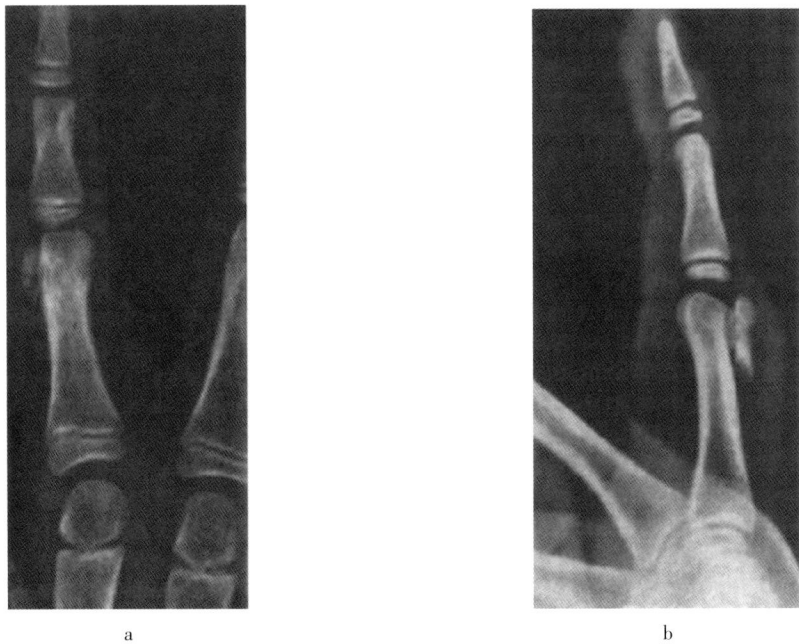

a          b

**图 8-31 奇异性骨旁骨软骨瘤样增生**

a. 右手中指正位片，b. 右手中指侧位片，（a~b）示右手中指近节指骨远端背侧不规则高密度骨性块状影附着于骨表面，病灶与骨皮质间有密度较低的骨膜间隔

**【鉴别诊断】**

本病需与骨软骨瘤、纤维骨性假瘤等鉴别。

# 八、软骨黏液样纤维瘤

软骨黏液样纤维瘤为起源于形成软骨的结缔组织并有黏液样软骨样特征的良性骨肿瘤。发病相对少见，占骨肿瘤总数的 1.0%，占良性骨肿瘤的 1.9%。多见于长管状骨的干骺端，发病率由高到低依次为胫骨上端、股骨、跟骨、距骨、肱骨，也见于髂骨、脊椎、肋骨和颅骨等部位。

**【临床表现】**

发病年龄 10 ~ 30 岁，男性稍多于女性。临床主要表现为轻微的局部疼痛和（或）触及疼痛或无痛性肿块，肿块质地硬、表面光滑、无移动。一般无全身症状，但若肿块过大可压迫邻近器官或组织而产生相应症状。

**【影像要点】**

**（一）平片**

**1. 长管状骨**

（1）骨质破坏区位于长管状骨的干骺端，呈偏心性单囊或多囊膨胀性破坏，长轴与所在骨长轴一致。

（2）单囊破坏者，病变常突破骨皮质形成软组织肿块，残余骨壳形成半月状骨质缺损；多囊破坏者，其内可见粗细不等骨性分隔，致使骨质破坏区呈蜂窝状或呈"囊套囊"状。

（3）病灶与正常骨分界清楚，边缘锐利且可见增生、硬化，尤以髓腔面显著，并逐渐移行为正常骨组织。

（4）肿瘤钙化较少见，有时可见轻微骨膜反应。

**2. 扁骨及不规则骨**

（1）骨质破坏呈圆形，发生于不规则骨的近关节处。

（2）边缘呈花边样且清晰，可见硬化且以近关节面为著。

**（二）CT**

1. 病灶为偏心囊状膨胀性破坏，骨内为软组织密度，偶可伴斑点状钙质样高密度影。

2. 邻近骨皮质变薄或缺失。

**（三）MRI**

1. 肿瘤的信号强度有赖于肿瘤的成分，并无特异性征象。

2. 通常在 $T_1WI$ 为等或低信号，在 $T_2WI$ 为不均匀混杂高信号。

3. 增强扫描可有轻或中等强化。

软骨黏液样纤维瘤的影像见图 8 - 32 ~ 图 8 - 36。

## 【鉴别诊断】

本病需与骨巨细胞瘤、骨囊肿和纤维结构不良等鉴别。

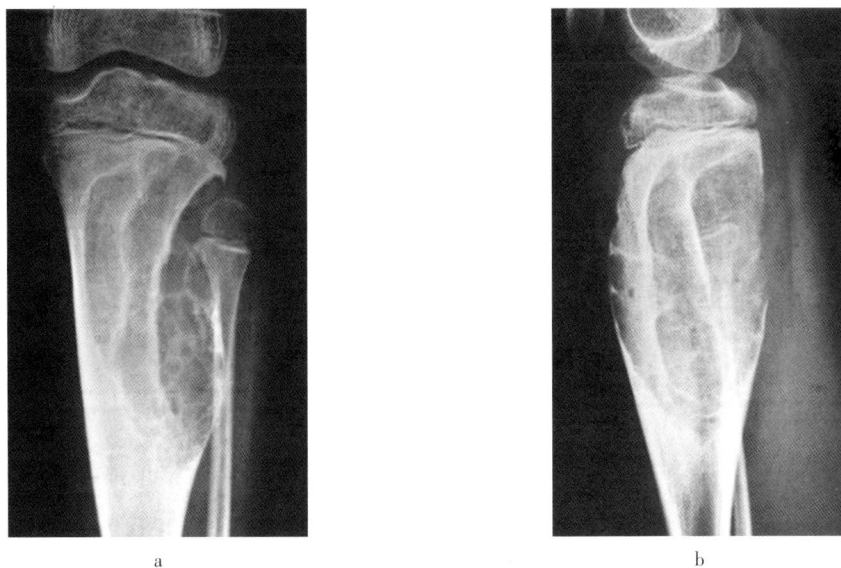

**图 8 – 32　左胫骨上段软骨黏液样纤维瘤**

a. 左小腿近端正位片，b. 左小腿近端侧位片，（a～b）示左胫骨干骺端偏心性囊状膨胀破坏，病灶长轴与骨干平行，边界锐利有轻度硬化，内可见纵行及网格状骨嵴分隔，未见钙化

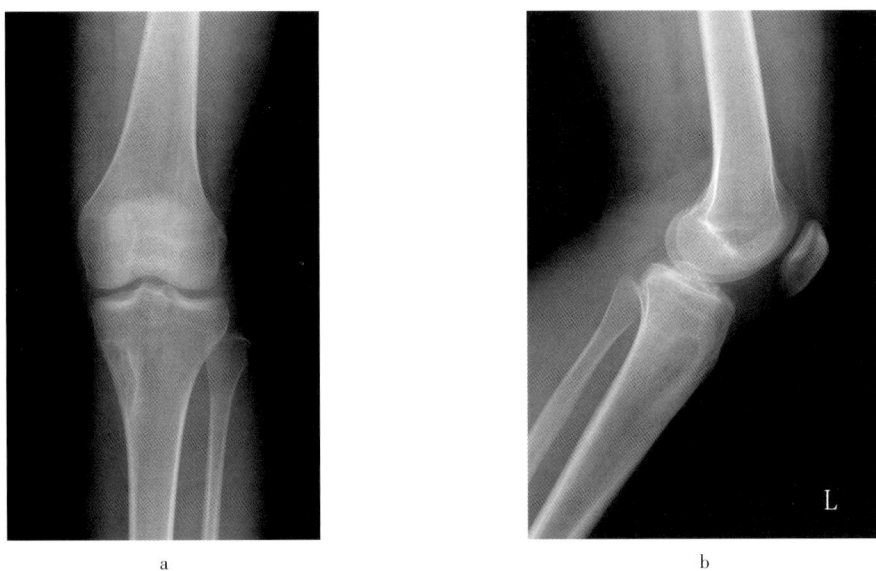

**图 8 – 33　左胫骨上段软骨黏液样纤维瘤**

a. 左膝关节正位片，b. 左膝关节侧位片，（a～b）示左胫骨近端内侧地图样破坏，病灶长轴与骨干平行，边界清楚，内缘伴轻度硬化，内可见纵行骨嵴分隔，未见钙化

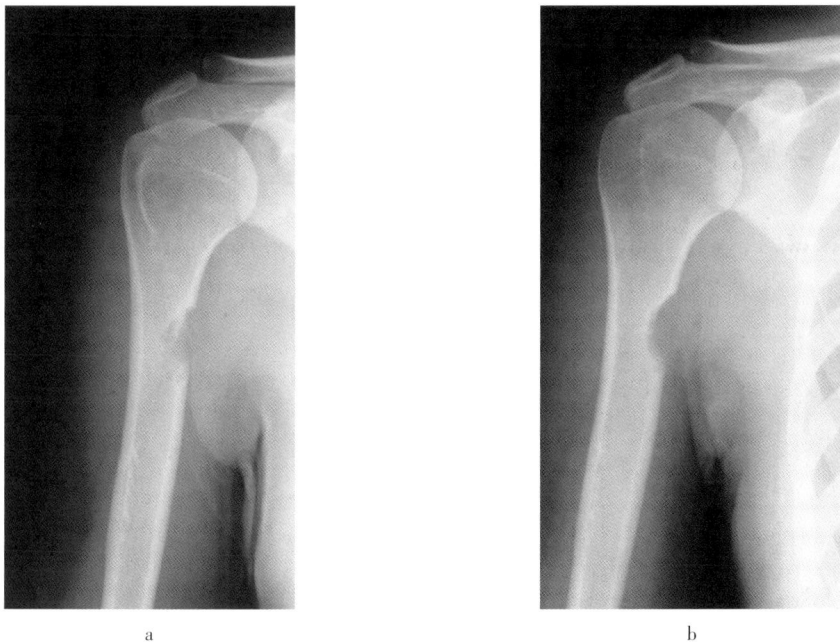

**图 8 – 34　右肱骨上段软骨黏液样纤维瘤**

a. 右肱骨正位片，b. 右肱骨侧位片，（a–b）示右肱骨上段内侧可见一半圆形骨质缺损，边界清楚，髓腔侧边缘可见硬化，内未见钙化，周围未见软组织肿块突出

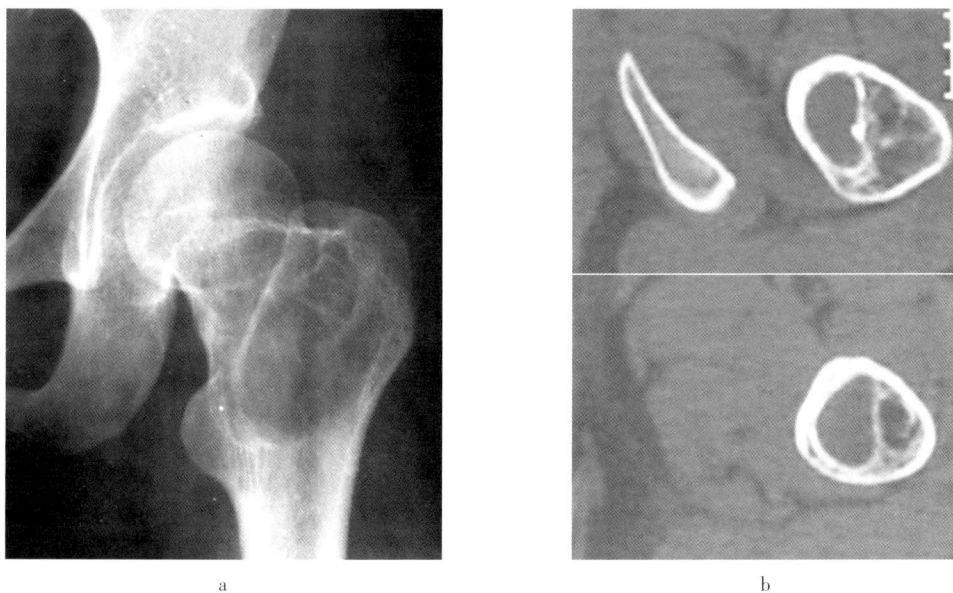

**图 8 – 35　左股骨近端软骨黏液样纤维瘤**

a. 左髋正位片，示左股骨颈及转子间囊状破坏，周围有硬化带包绕，病灶内可见粗大骨嵴；b. CT 平扫，示左股骨转子间多囊状破坏，边缘清晰、硬化，内部密度与周围软组织相近，受累骨干轻度膨大、变形

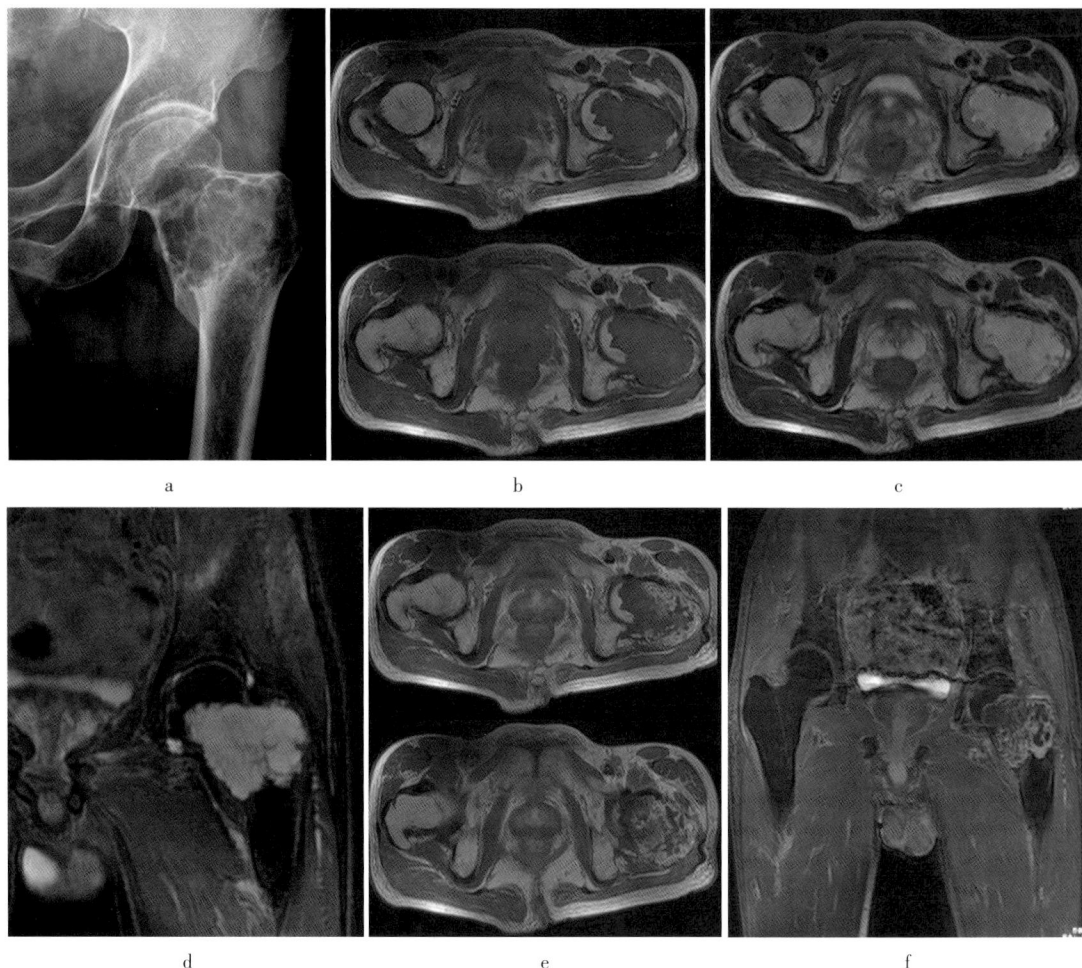

图 8 - 36　左股骨近端软骨黏液样纤维瘤

a. 左髋正位片，示左股骨颈至转子间囊状膨胀性破坏，边界清楚，其中可见骨嵴分隔；b. MRI 横轴位 $T_1WI$，c. 横轴位 $T_2WI$，d. 冠状位抑脂 $T_2WI$，e. $T_1WI$ 增强横轴位，f. $T_1WI$ 增强冠状位，（a~f）示平片所见病灶呈分叶状，$T_1WI$ 呈稍低信号，$T_2WI$ 及抑脂像呈明显高信号，其中可见低信号分隔，增强扫描病灶呈不均匀中度强化，分隔及边缘呈明显强化

# 九、纤维性骨皮质缺损

纤维性骨皮质缺损又称干骺端纤维性缺损，是一种非肿瘤性纤维性病变，系局部骨化障碍、纤维组织增生或骨膜下纤维组织侵入皮质所致。

## 【临床表现】

本病一般无明显临床症状，少数有局部疼痛和轻微的肿胀及压痛。

## 【影像要点】

### （一）平片

1. 好发于股骨远端，其次为胫骨近端、股骨近端及肱骨近端。

2. 病灶位于干骺部皮质内，呈圆形或椭圆形透亮区，透亮区由网状间隔分成多囊状，亦可呈片状骨缺损。

3. 病变纵轴与骨干纵轴一致，一般长 1~4cm，边缘清晰、锐利，并可见薄层硬化边。

4. 病灶内部密度均匀，均未见钙化及骨化影，周围未见骨膜反应及软组织肿胀。

### （二）CT

1. 病变大多位于骨皮质内，呈不规则的骨密度减低区，部分向皮质内凹陷或向髓腔内膨突。

3. 病灶内可见很细的纵向间隔，均未见钙化灶，部分病灶邻近软组织轻微肿胀。

2. 病灶周围可见硬化环，内、外侧骨壳均完整连续，但明显变薄，灶内为均匀的软组织密度。

### （三）MRI

1. 病变于 $T_1WI$ 和 $T_2WI$ 表现为与肌肉信号相等或略低，少数信号不均匀，周围有更低信号围绕。

2. 增强扫描，显示病变不均匀强化。

纤维性骨皮质缺损的影像见图 8－37。

## 【鉴别诊断】

本病需与非骨化性纤维瘤鉴别。

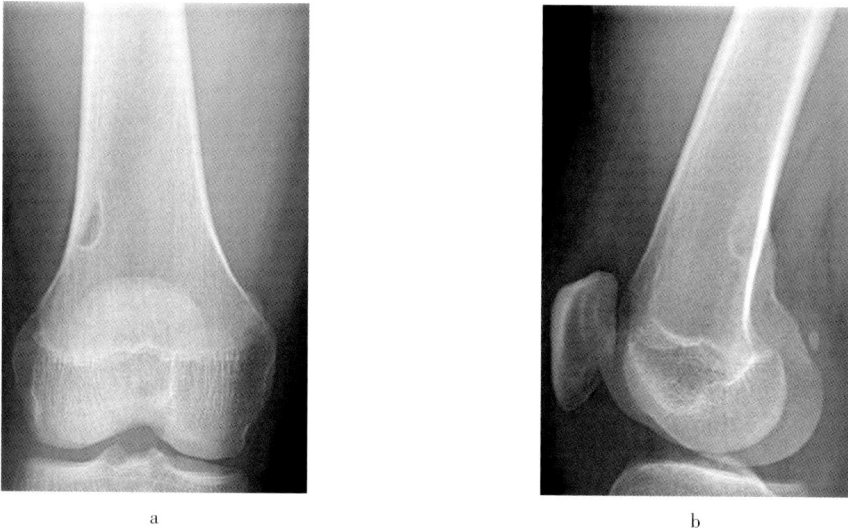

a            b

**图 8－37 右股骨纤维性骨皮质缺损**

男，9 岁，因右膝关节外伤摄片，平素无不适。a. 右股骨下段正位片，b. 右股骨下段侧位片，（a~b）示右股骨远端外后侧骨皮质内类圆形透亮区，密度均匀，边缘轻度骨质硬化

# 十、非骨化性纤维瘤

非骨化性纤维瘤为一种起源于成熟的骨结缔组织的良性肿瘤，由 Jaffe 首先提出，认为它是真正的肿瘤，而 Hatcher 则认为此疾患系软骨内化骨障碍所致之局限性纤维异常增生症。病理所见，肿瘤在骨内被一硬化的骨壳所包围，肿瘤本身由坚硬而致密的纤维组织所构成，镜下肿瘤由梭形结缔组织细胞、多核巨细胞和泡沫细胞组成，在病灶内看不到骨组织的形成是本病特点。

## 【临床表现】

好发于 8~20 岁的儿童和青少年，男性略多于女性。病程较长，患者常自觉症状不明显，有时局部可有酸痛、肿胀。实验室检查无明显异常。

## 【影像要点】

### （一）平片

1. 本病好发于长管状骨，如股骨下端、胫骨上端及腓骨或肱骨，其他骨少有发病。

2. 根据病灶生长特点分为皮质型和髓腔型。

3. 皮质型多位于一侧皮质内或皮质下，呈单房或多房的透光区，呈圆形、卵圆形或皂泡状，病灶沿骨干长轴发展，膨胀性生长，皮质膨胀变薄或中断，在髓腔侧多有硬化缘。

4. 髓腔型表现为髓腔内呈中心性扩张的单或多囊状透光区，侵犯骨横径的大部或全部，密度均匀，有硬化边。

### （二）CT

1. 病灶内为软组织密度影，密度较为均匀，其内未见骨嵴。

2. 病灶边缘软组织轻度受压，均无骨膜反应，骨皮质旁未见软组织肿块，骨周围软组织结构清晰，密度正常，皮下软组织未见异常。

3. 增强检查，未见异常强化。

### （三）MRI

1. 多数病灶 $T_1WI$ 及 $T_2WI$ 均为低信号，边缘为一圈更低信号灶，部分病例 $T_2WI$ 表现为高信号，可能与其内细胞成分较多有关，抑脂序列为低信号。

2. 病灶周围软组织内未见异常信号。

3. 增强检查，病灶未见异常强化。

非骨化性纤维瘤的影像图见图 8-38~图 8-40。

## 【鉴别诊断】

本病需与纤维性骨皮质缺损、纤维结构不良及骨性纤维结构不良等相鉴别。

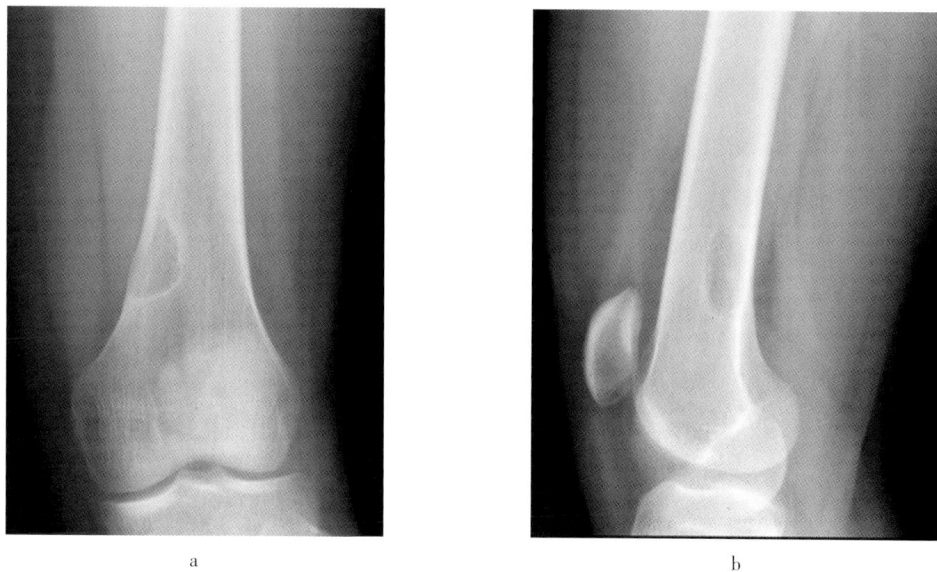

**图 8 - 38　右股骨非骨化性纤维瘤**

男，18 岁，右膝关节疼痛不适 1 年。a. 右膝正位片，b. 右膝侧位片，（a～b）示右股骨远端后内侧骨类圆形透亮区，周围轻度骨质硬化

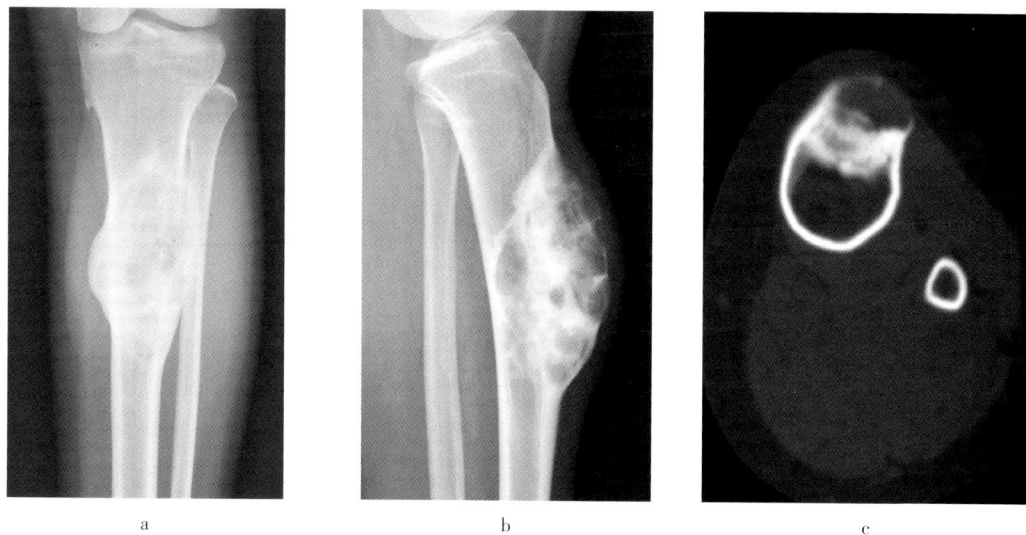

**图 8 - 39　左胫骨非骨化性纤维瘤**

女，22 岁，发现左小腿前方上段质硬肿物约 7 年，局部无压痛。a. 左小腿上段正位片，b. 左小腿上段侧位片，（a～b）示左胫骨上段偏心性多囊状膨胀破坏，长轴与骨干平行，病灶境界锐利，伴髓腔侧反应性硬化；c. CT 平扫，示病变髓腔侧硬化较皮质侧更明显

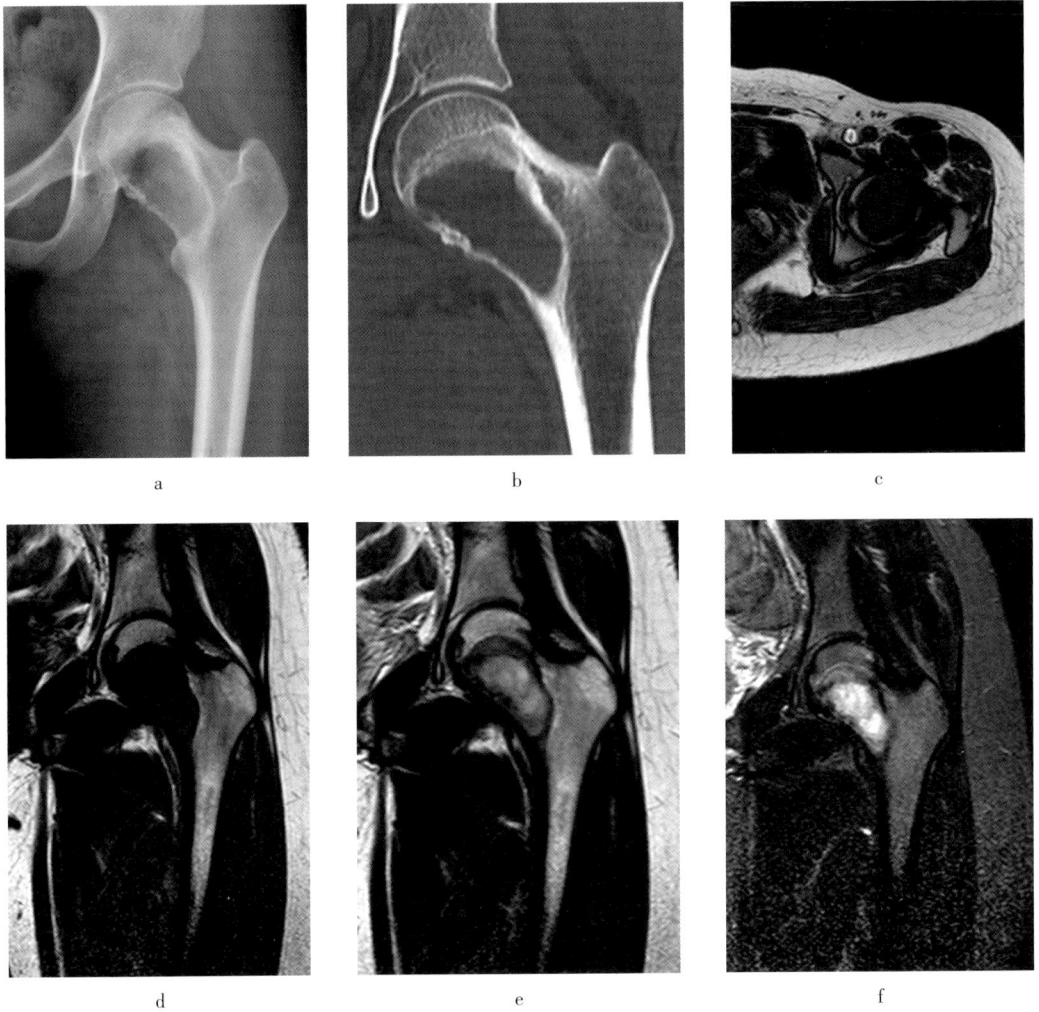

图 8 -40　左股骨颈非骨化性纤维瘤

a. 左髋正位片，示左股骨颈偏内侧地图样骨质破坏，长轴与股骨颈长轴一致，呈磨玻
璃样密度，边缘清楚，外侧可见硬化边；b. CT 平扫，示病灶基质均匀，未见钙化及骨
化影，偏外侧可见较厚硬化；c. MRI 横轴位 $T_1WI$，d. 冠状位 $T_1WI$，e. 冠状位 $T_2WI$，
f. 冠状位 $T_2WI$ 抑脂像，示左股骨颈病灶 $T_1WI$ 呈低信号，$T_2WI$ 呈不均匀高信号，抑
脂像信号相对增高，病灶外侧可见低信号硬化带，邻近骨未见明显水肿，周围未见软
组织肿块

## 十一、骨良性纤维组织细胞瘤

骨良性纤维组织细胞瘤是骨原发性肿瘤，属于世界卫生组织（WHO）分类中的组织
细胞源性肿瘤，组织学基本特征是梭形纤维母细胞排列成旋涡状或车辐状结构，其间散
在或成簇片状分布较小的破骨样多核巨细胞和泡沫细胞，可伴有淋巴细胞为主的炎细胞

浸润及含铁血黄素沉着，偶见核分裂，但一般无病理性核分裂。临床上较少见，约占所有良性骨肿瘤的1% 。

## 【临床表现】

发病年龄主要为15~60岁，以28岁以上成人多见，患部疼痛，常为夜间疼痛或隐痛，劳累后加重，少数病例合并膝关节功能障碍，手术刮除后易复发。

## 【影像要点】

（一）平片

1. 好发于长骨骨干、骨端或干骺端，也可发生在骨盆、肋骨、锁骨、脊柱、头颅及肩胛骨等部位。

2. 主要表现为轻度膨胀或明显膨胀的囊状破坏，病灶呈中心性或偏心性生长，长轴与骨长轴一致，边缘可见厚薄不一硬化，其内可见骨性分隔，少数可伴有钙化，部分骨壳可不完整。

3. 通常无骨膜反应，少数穿透骨皮质者可有线状骨膜反应。

（二）CT

1. 肿瘤呈轻度甚至明显膨胀性生长，边缘伴有或不伴有硬化环，硬化环可厚薄不均或不完整，部分骨壳可缺损或断续不连。

2. 病灶内为软组织密度，密度较均匀，可有粗细不均骨嵴或分隔。

3. 在骨质破坏区内可见出血、坏死及囊变，少数可伴有脂肪沉积及钙化。

（三）MRI

1. MRI检查可清晰地显示病灶的全貌，由于病灶含有的细胞成分不同，显示的信号也有区别。

2. 当病灶内组织细胞所占比例较高时，肿瘤在$T_1WI$上呈低信号，在$T_2WI$或抑脂$T_2WI$上呈高信号，其内可夹杂斑点状低信号；当纤维细胞所占比例较高时，在$T_2WI$或$T_2WI$均呈低信号。偶尔病灶内部可见脂肪样信号灶。

3. 增强扫描病灶及间隔多呈轻、中度强化，个别呈显著强化。

骨良性纤维组织细胞瘤的影像见图8-41~图8-43。

## 【鉴别诊断】

本病需与骨巨细胞瘤、纤维结构不良等鉴别。

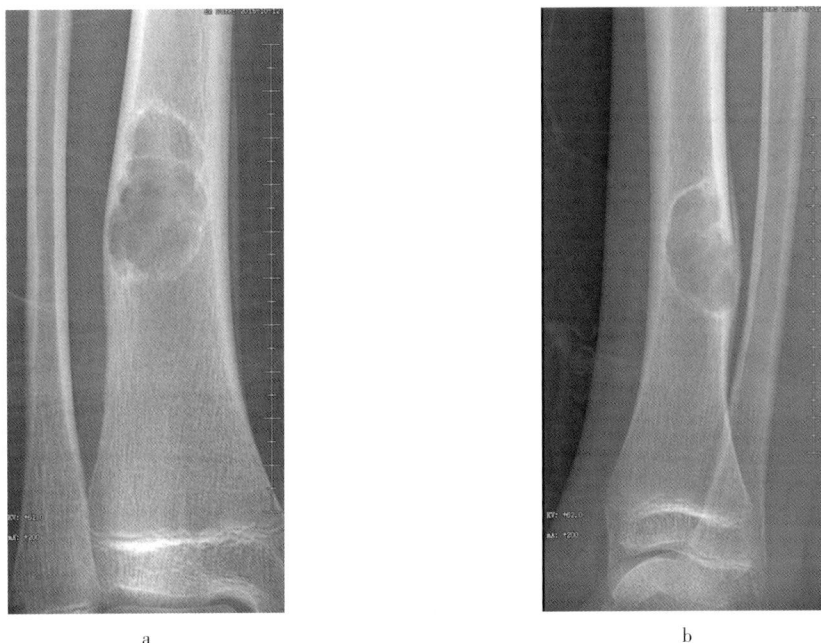

a                                                b

**图 8 –41　右胫骨良性纤维组织细胞瘤**

a. 右胫骨下段正位片，b. 右胫骨下段侧位片，（a～b）示右胫骨下段囊状略膨胀破坏，病变侵犯后外侧骨皮质，内后侧可见线状骨膜反应

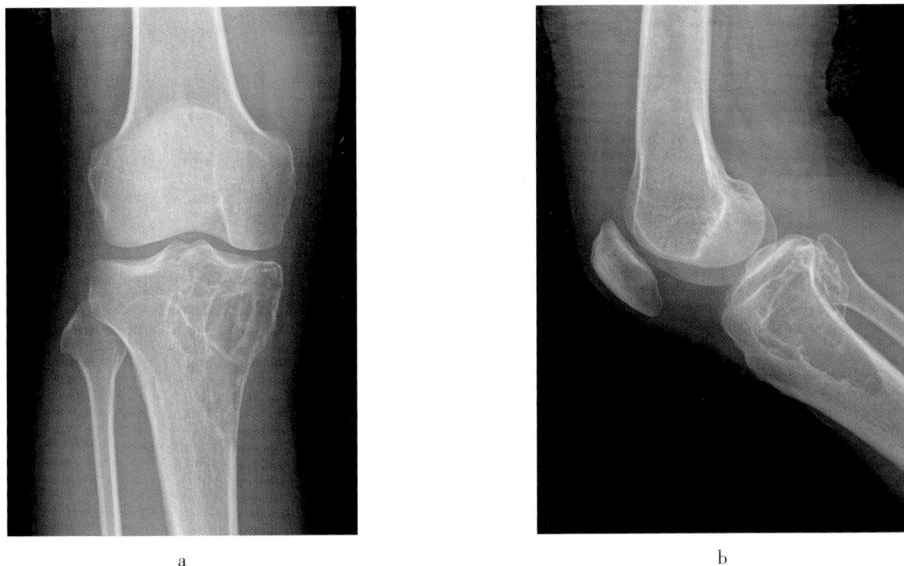

a                                                b

**图 8 –42　右胫骨良性纤维组织细胞瘤**

男，40 岁，右膝部疼痛不适 3 月余。a. 右膝关节正位片，b. 右膝关节侧位片，（a～b）示右胫骨内侧髁地图样骨质破坏，膨胀程度不明显，其中可见骨性间隔将病灶分隔呈多房状，边缘见轻度硬化

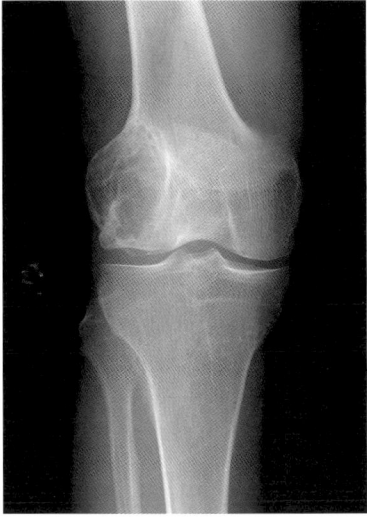

a

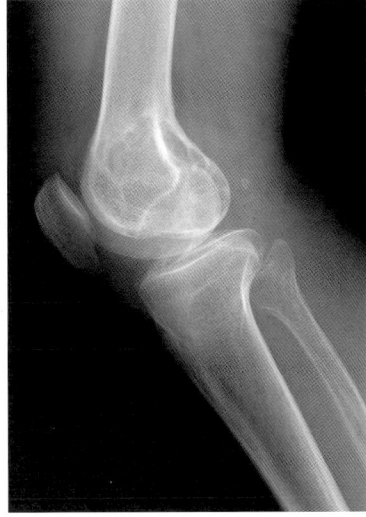

b

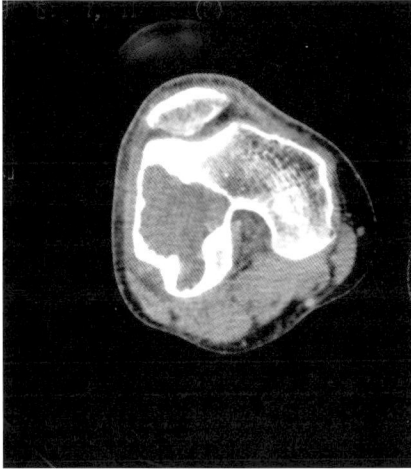

c

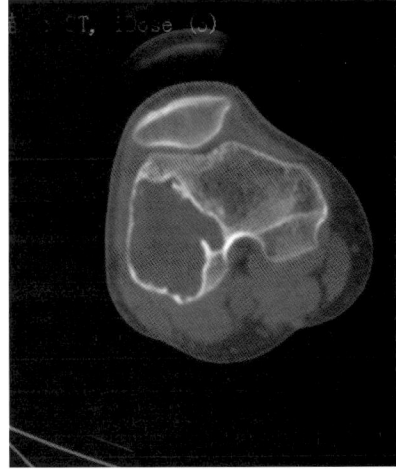

d

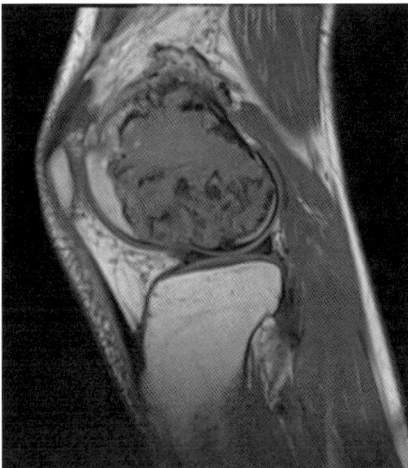

e

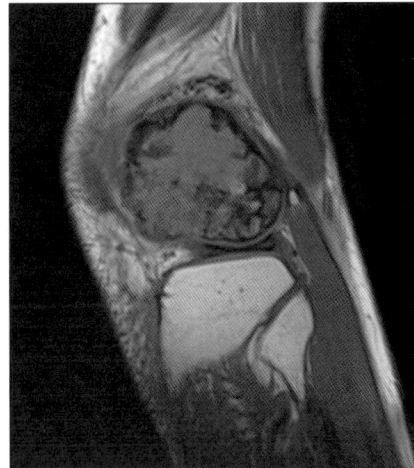

f

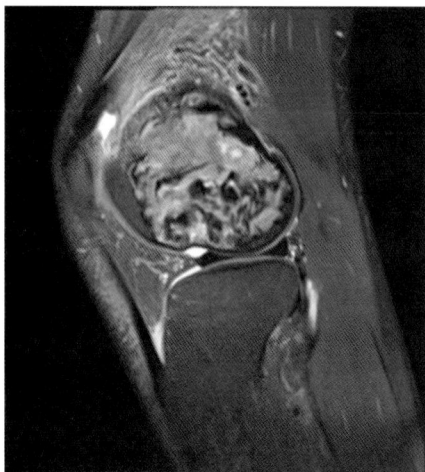
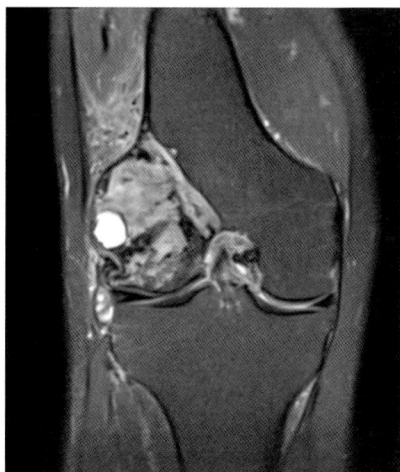

g

h

**图 8 - 43　右股骨良性纤维组织细胞瘤**

a. 右膝正位片，b. 右膝侧位片，(a~b) 示右股骨外侧髁囊状略膨胀破坏，边缘清楚，前内侧可见硬化边，未见钙化；c. 右膝 CT 平扫软组织窗，d. 右膝 CT 平扫骨窗，(c~d) 示平片所见病灶可见清楚粗糙硬化边缘，内为软组织充填，未见钙化。e. 右膝 MRI 矢状位 $T_1WI$；f. 右膝矢状位 $T_1WI$；g. 右膝矢状位抑脂 $T_2WI$，h. 冠状位抑脂 $T_2WI$，(e~h) 示右股骨外侧髁骨质破坏异常信号灶，$T_1WI$ 主要呈低信号，其中掺杂多数斑点状低信号，$T_2WI$ 主要呈高信号并夹杂长 $T_1$、长 $T_2$ 信号及长 $T_1$ 及短 $T_2$ 信号，病灶边缘可见低信号硬化边

# 十二、骨血管瘤

骨血管瘤是一种呈瘤样增生的血管组织，掺杂于骨小梁之间，不易将其单独分离。从组织学上分为海绵状血管瘤及毛细血管瘤，前者多见于脊柱和颅骨，后者多见于扁骨和长管状骨干骺部。

## 【临床表现】

好发于 10~30 岁，男女患者之比约 2:1。临床症状与肿瘤部位和生长速度有关。一般常无症状而被偶然发现。位于脊柱者，可产生脊髓或神经根压迫症状，病理性骨折和截瘫为常见并发症；位于颅骨者，可出现头痛、局部压迫感，有时可扪及肿块；位于长骨一端或骨干时，可产生间歇性隐痛。

## 【影像要点】

### （一）平片

1. 好发于脊柱、头颅，其次是长管状骨。

**2. 脊柱**　骨小梁广泛吸收，残留部分骨小梁增生和增厚，出现垂直交叉的粗糙骨小梁，形成典型的栅栏状或粗大网眼状改变。椎体外形保持正常或略膨胀，椎间隙无改变。

**3. 颅骨** 正面观被肿瘤破坏的透光区可见自中央向四周放射的骨间隔，颇似日光放射，侧面观阴影内的骨间隔方向与颅骨表面垂直。

**4. 长管状骨** 肿瘤呈泡沫状囊肿样或蜂窝状略膨胀性破坏，多偏心性生长，患骨局部梭形膨胀，周围骨皮质变薄，一般无骨膜反应。

**（二）CT**

**1. 脊椎** 骨松质呈粗大网眼状，残留骨小梁增粗呈稀疏排列的高密度粗点状。冠状位或矢状位重建可呈栅栏状改变，椎体外形正常或稍膨大，偶可见椎旁软组织肿块。

**2. 颅骨** 起自板障的膨胀性骨破坏，其内骨小梁呈放射状排列，边缘可见硬化缘。

**3. 长管状骨** 多表现为边界清楚的膨胀性破坏，其内可有增粗骨小梁呈栅栏状或蜂窝状，骨壳完整或不完整。

**（三）MRI**

1. 多数病灶在 $T_1WI$、$T_2WI$ 上均为条纹状高信号。

2. 增粗骨小梁在 $T_1WI$、$T_2WI$ 上呈低信号。

骨血管瘤的影像见图 8 - 44 ~ 图 8 - 47。

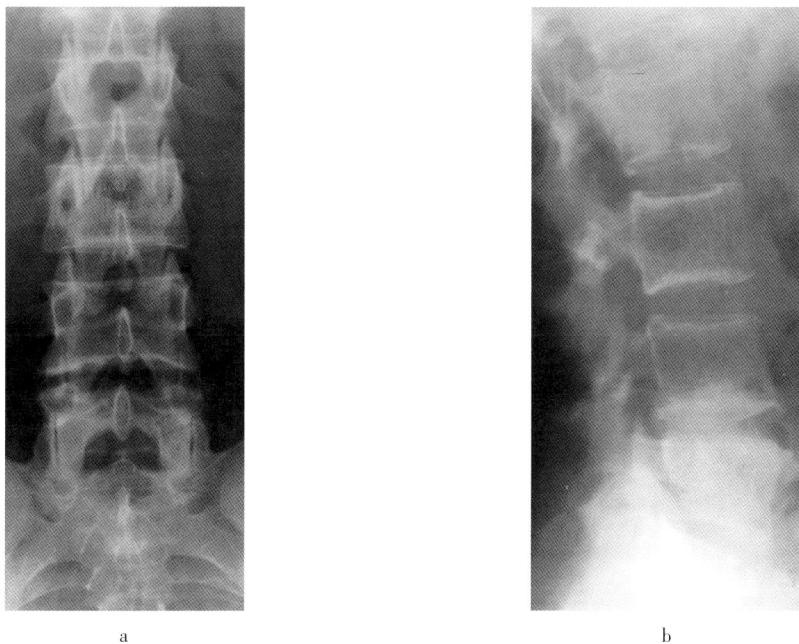

a                  b

**图 8 - 44 腰椎血管瘤**

a. 腰椎正位片，b. 腰椎侧位片，（a~b）示腰 3 椎出现垂直交叉的粗糙骨小梁，椎体外形保持正常，椎间隙无改变

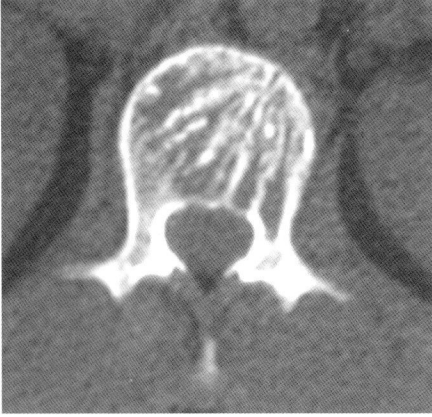

**图 8 - 45　腰椎血管瘤**

CT 平扫，示腰 1 椎体密度减低，其中可见增粗圆点状及花纹状骨小梁

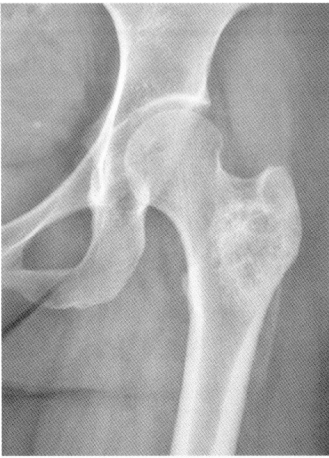

a

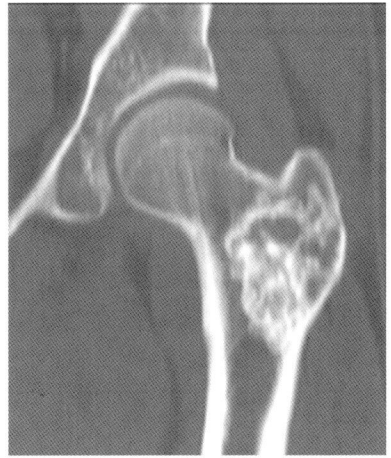

b

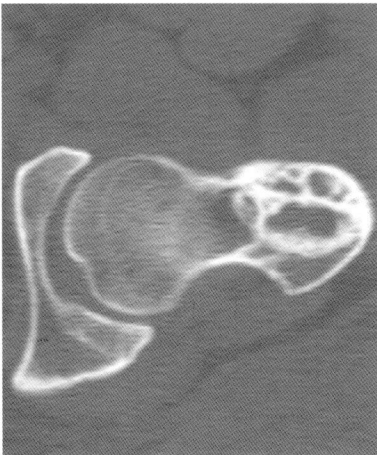

c

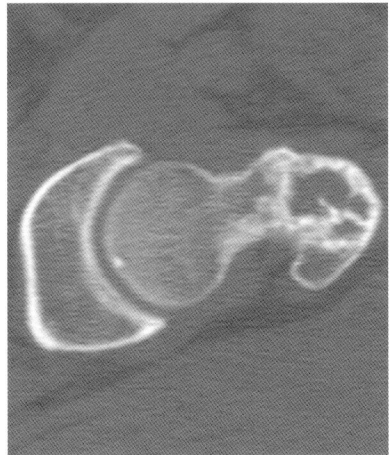

d

**图 8 - 46　左股骨转子间血管瘤**

a. 左髋正位片，b. CT 平扫冠状位重建，c ~ d. CT 平扫斜矢状位重建，（a - d）示左股骨转子间囊状略膨胀性破坏，其中残留骨小梁代偿性增粗，分隔呈蜂窝状，边缘硬化

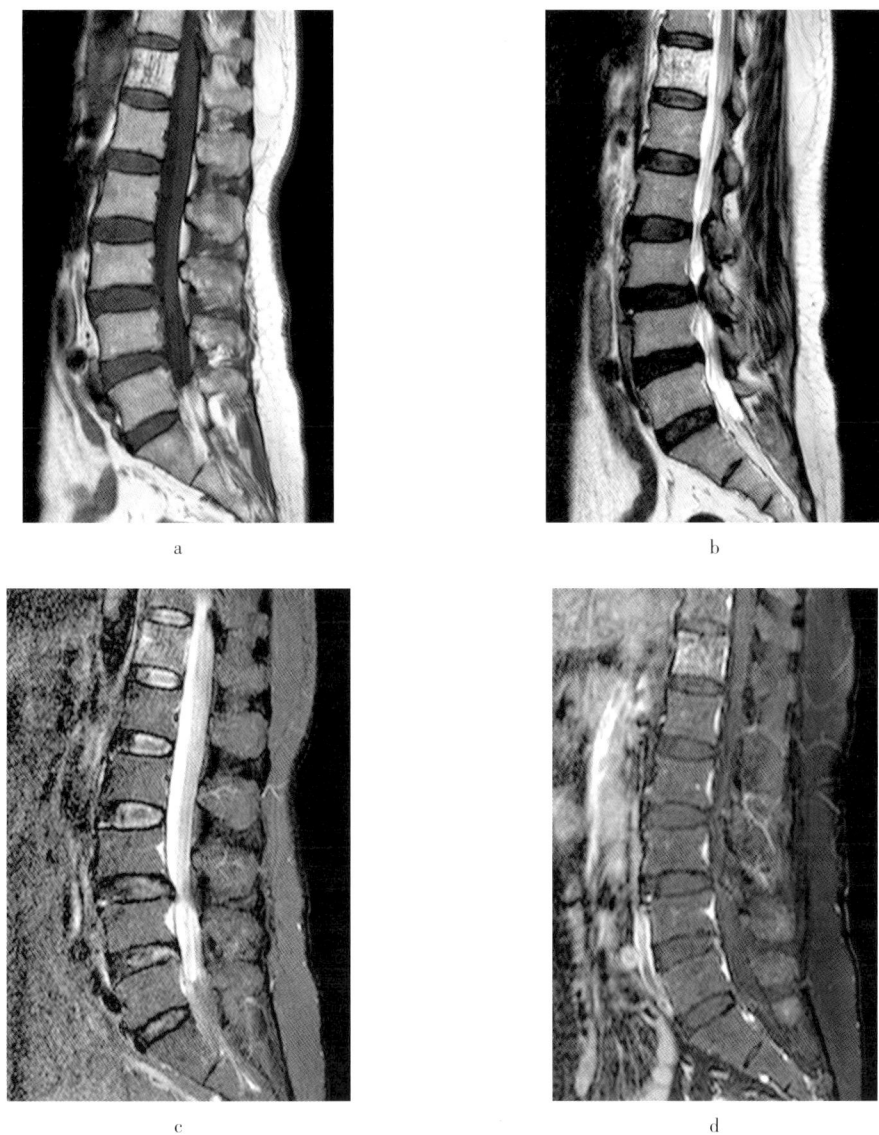

**图 8-47　椎体海绵状血管瘤**

a. MRI 矢状位 $T_1WI$，b. 矢状位 $T_2WI$，c. 矢状位抑脂 $T_2WI$，d. 增强扫描，（a~d）示
胸 12 椎体异常信号，$T_1WI$、$T_2WI$ 均呈高信号，信号不均，呈栅栏状改变，增强扫描
呈明显强化

## 十三、囊状血管瘤病

囊性血管瘤病最初由 Jacobs 和 Kimmelstiel 在 1953 年报道。其特点是在骨组织中出现
多发血管瘤病灶及淋巴瘤病灶，部分患者可伴有内脏器官的侵蚀。病理上囊状血管瘤病
为多发囊样扩张的管道状结构，囊壁内衬一层扁平上皮细胞，囊内由血液或蛋白液填充。

【临床表现】

好发于 10 ~ 30 岁男性，60% ~ 70% 合并内脏受累。临床多无症状，疼痛由继发病理性骨折引起，侵犯内脏器官时可出现相应症状。

【影像要点】

（一）平片

1. 病变最常累及脊柱，并不同程度累及骨盆骨、长管状骨、上肢带骨等部位。

2. 病灶表现局限性囊状破坏，呈多发性，边缘清楚，部分可有硬化边。

3. 病灶内未见钙化及骨化，未见骨膜反应，周围也未见软组织肿块。

（二）CT

1. 病变呈多发结节状及斑片状囊状低密度影，内部密度欠均匀，部分病灶边缘见硬化边，部分病灶内见线状分隔。

2. 除骨骼外，脾脏及颈部常合并多发囊状病灶。

（二）MRI

1. 病变呈多发类圆形信号异常影，边界尚清楚，呈长 $T_1$、长 $T_2$ 信号，抑脂序列呈高信号，其中部分病灶内可见液 – 液平面。

2. 增强后边缘及内部均可见不同程度的强化。

3. 除骨病灶外，合并脾脏和颈部软组织病灶呈长 T1、长 T2 异常信号。

囊状血管瘤病的影像见图 8 – 48、图 8 – 49。

【鉴别诊断】

本病需与血管瘤、内生软骨瘤等鉴别。

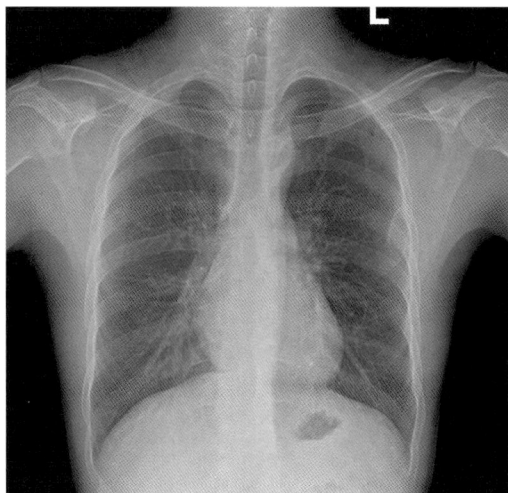

a

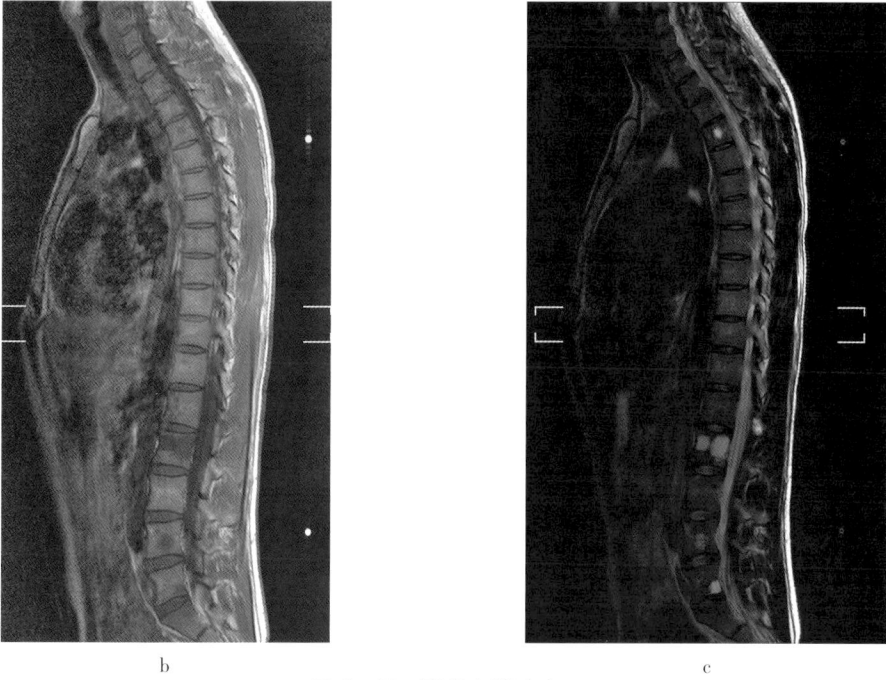

b

c

**图 8 – 48 囊状血管瘤病**

a. 胸部正位片，示左胸第 4 肋骨囊状膨胀性破坏，同时左肱骨头及右肩胛骨可见类圆形小囊状破坏；b. MRI 矢状位 $T_1WI$，c. 矢状位 $T_2WI$，（b ~ c）示胸 4、腰 2、4、5 椎体及腰 1 椎附件均见长 $T_1$ 长 $T_2$ 囊状破坏异常信号灶，边缘清楚

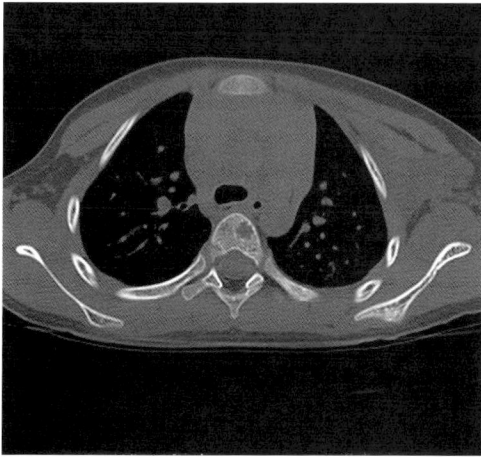

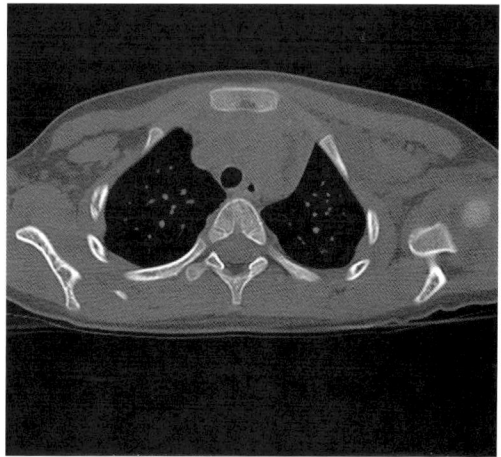

a

b

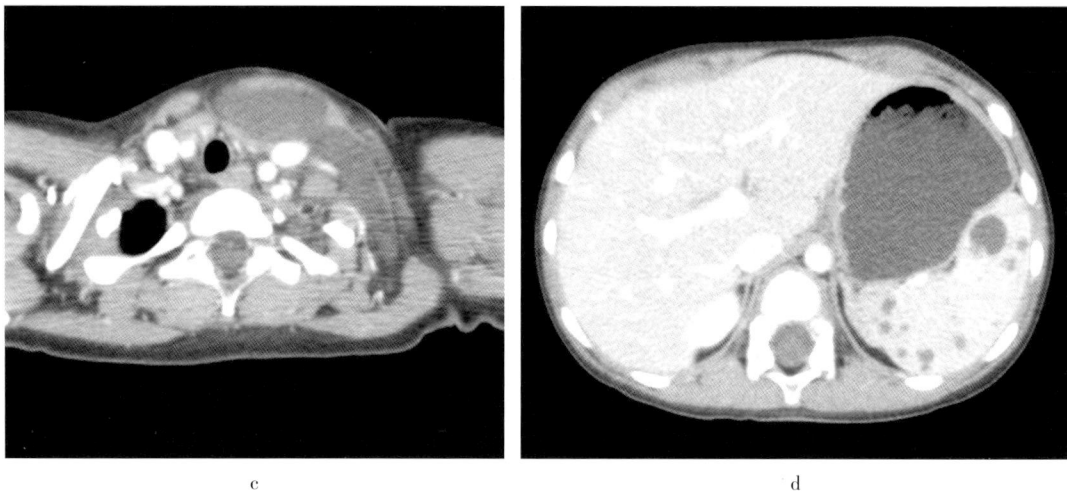

c                                    d

**图 8 - 49　囊状血管瘤病**

a. 胸部 CT 平扫，b. 胸部 CT 平扫，示胸椎及胸骨囊状破坏；c. 颈部 CT 增强扫描，示
颈部左侧无强化囊状包块；d. 上腹部 CT 增强，示脾脏多发囊状无强化灶

# 十四、骨内脂肪瘤

骨内脂肪瘤是一种起源于骨髓内脂肪组织、较少见的原发性良性骨肿瘤，发病率约占原发骨肿瘤的 0.16%，良性骨肿瘤的 0.36%。

## 【临床表现】

可见于任何年龄段，男、女发病率无明显差异。临床一般无症状或仅局部肿胀、不适。

## 【影像要点】

### （一）平片

1. 多发生于长骨干骺端、跟骨、颅骨、髂骨和耻骨等。

2. 病灶呈类椭圆形或不规则形的透光区，边缘大部分清晰，部分呈分叶状。

3. 病灶周围可见厚薄不一的硬化缘，中央可见结节状钙化，透亮区内部分可见多发、粗大的骨嵴。

### （二）CT

1. 病灶边界显示清楚，周围常可见因骨质反应性增生形成的不规整硬化边。

2. 缺损区内充填脂肪样密度影，密度欠均匀，CT 值为 - 55 ~ - 120HU。

3. 瘤灶内可见小结节状钙化，部分有多发粗大的骨嵴凸向病灶内。

## （三）MRI

1. 病灶呈类圆形或不规则的异常信号影，$T_1WI$ 呈高信号，$T_2WI$ 呈稍高信号，在脂肪抑制 $T_2WI$ 序列上，病灶信号均受抑变低，与正常髓腔组织信号相同。

2. 病灶内可见细条状长 $T_1$、短 $T_2$ 信号的间隔和小类圆形长 $T_1$、长 $T_2$ 信号液性囊区，在脂肪抑制 $T_2WI$ 序列上更明显。

3. 病灶周围可见长 $T_1$、短 $T_2$ 信号硬化边缘，钙化在 $T_1WI$ 和 $T_2WI$ 上均呈低信号。

4. 增强后病灶边缘明显强化，中央钙化不强化，周围软组织无异常改变。

骨内脂肪瘤的影像见图 8 - 50 ~ 图 8 - 52。

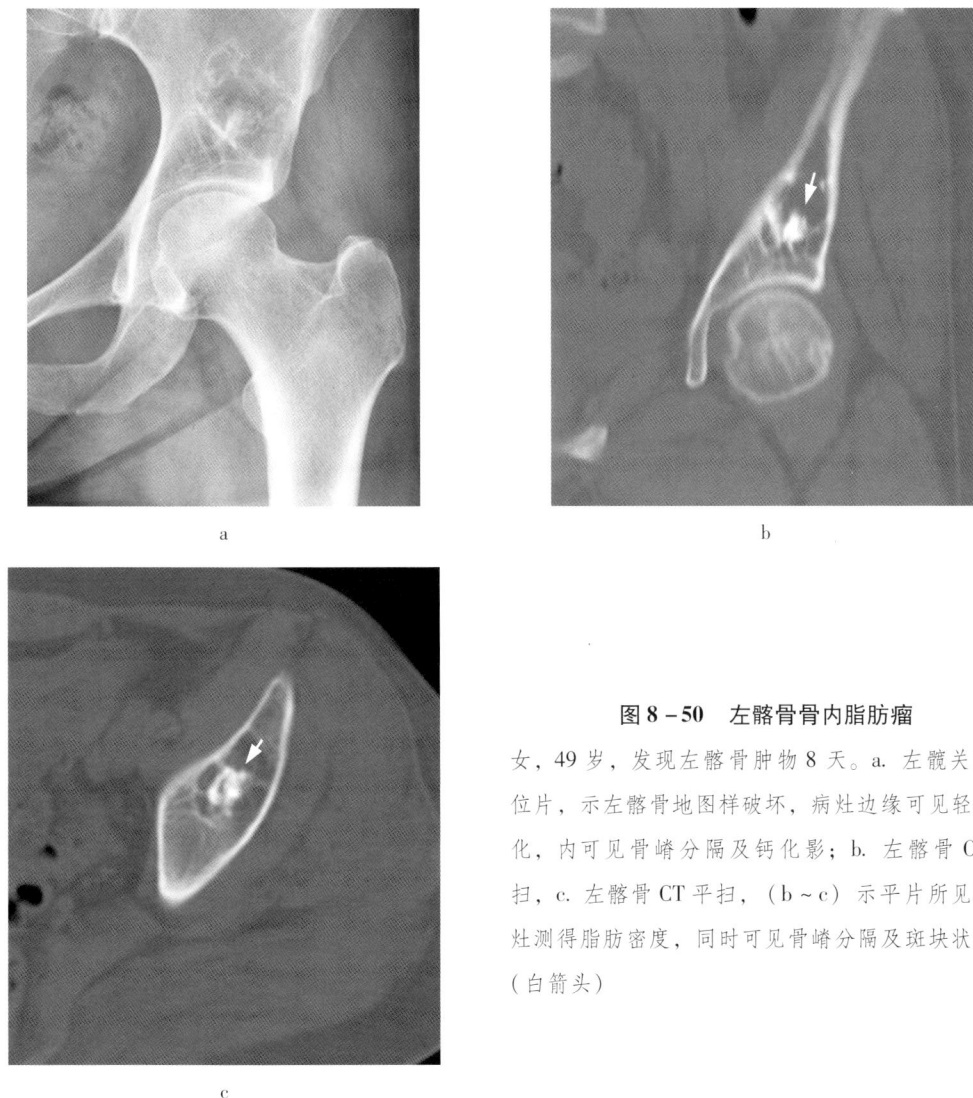

a

b

c

**图 8 - 50　左髂骨骨内脂肪瘤**

女，49 岁，发现左髂骨肿物 8 天。a. 左髋关节正位片，示左髂骨地图样破坏，病灶边缘可见轻度硬化，内可见骨嵴分隔及钙化影；b. 左髂骨 CT 平扫，c. 左髂骨 CT 平扫，（b ~ c）示平片所见破坏灶测得脂肪密度，同时可见骨嵴分隔及斑块状钙化（白箭头）

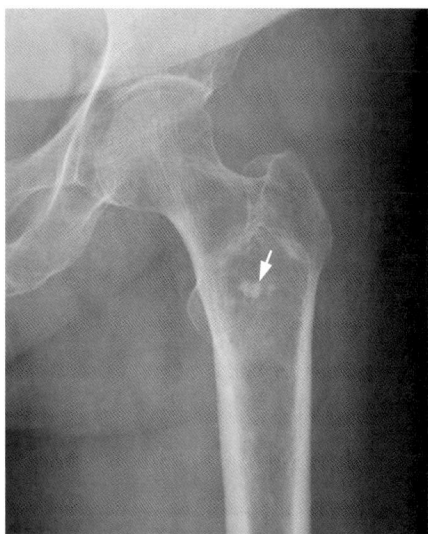
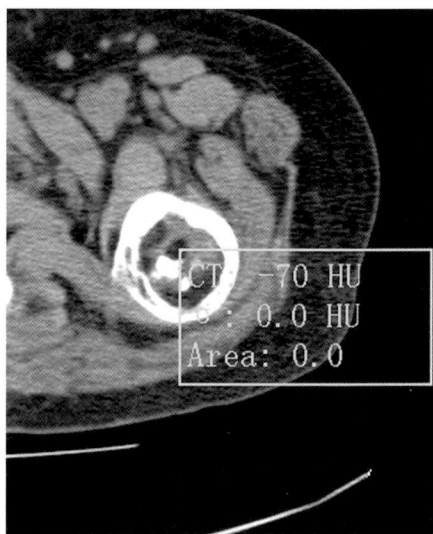

a b

**图 8 – 51　左股骨上段骨内脂肪瘤**

a. 左髋正位片，示左股骨上段囊变破坏，内可见结节状钙化（白箭头）；b. CT 轴位平扫，示囊状破坏灶内脂肪密度成分

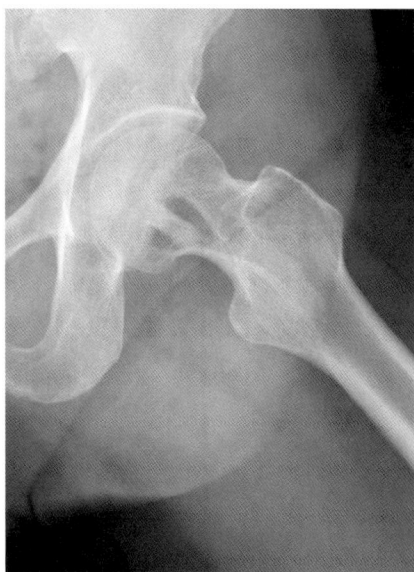
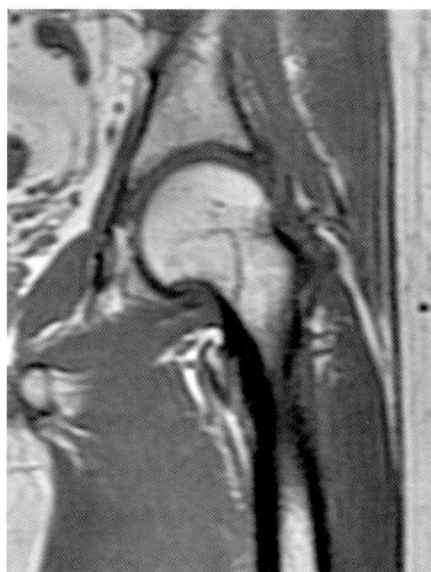

a b

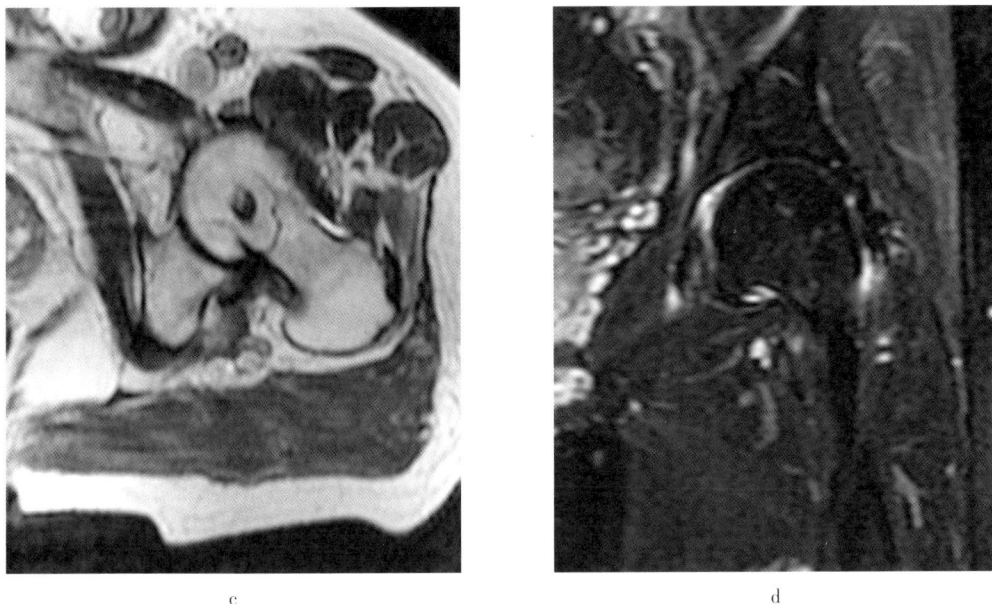

**图 8 - 52　左股骨颈骨内脂肪瘤**

a. 左髋蛙位片，示左股骨颈内侧囊状破坏，透亮度较高，内可见一致密影，边缘硬化；b. MRI 冠状位 $T_1WI$，c. 横轴位 $T_2WI$，d. 冠状位抑脂 $T_2WI$，（b ~ d）示平片所见囊状灶 $T_1WI$ 和 $T_2WI$ 均呈高信号，病灶内致密影及硬化边缘均呈低信号，脂肪抑制后，病灶内高信号受抑变低

# 十五、骨脂肪硬化性黏液纤维瘤

骨脂肪硬化性黏液纤维瘤是好发于股骨近端转子间的良性纤维骨性病变，1986 年由 Ragsdale 和 Sweet 首次报道。它包含多种混杂的组织学改变，包括纤维组织、黏液样基质、脂肪瘤样区域、泡沫状组织细胞以及 Paget 病样的钙化、骨化组织。该病变的组织学和（或）影像学与纤维结构不良有一定重叠，但又有明显区别，其发病机制及发展趋向至今尚无定论。

**【临床表现】**

好发年龄 26 ~ 67 岁。主要临床表现为病变部位疼痛、不适，疼痛时间从几周到 10 年不等，局部有轻度压痛，但无跛行，病变局部亦无红肿及皮肤温度升高等表现。实验室检查无异常发现。

**【影像要点】**

**（一）平片及 CT**

1. 肿瘤好发于股骨转子间附近。

2. 病变呈地图样破坏，边界清晰伴硬化，密度不均匀，局部低密度、钙化骨化及磨玻璃样改变。

3. 部分病例略微膨胀，但骨皮质连续，临近骨皮质可有增厚。

4. 病变周围无骨膜反应及病灶旁软组织肿块。

**（二）MRI**

1. 病变呈片状异常信号灶，边界清晰，中央信号不均，$T_1WI$ 为相对均匀的低信号，$T_2WI$ 见局部低、中等及明显高信号区，抑脂像有明显高信号。

2. 无明显骨皮质破坏及软组织肿块。

3. 增强扫描，病灶呈不均匀强化，其中黏液部分呈延迟强化。

骨脂肪硬化性黏液纤维瘤的影像见图 8 - 53、图 8 - 54。

**【鉴别诊断】**

本病需与纤维结构不良、非骨化性纤维瘤等鉴别。

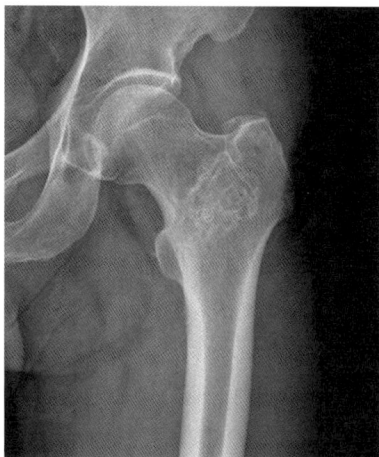

a

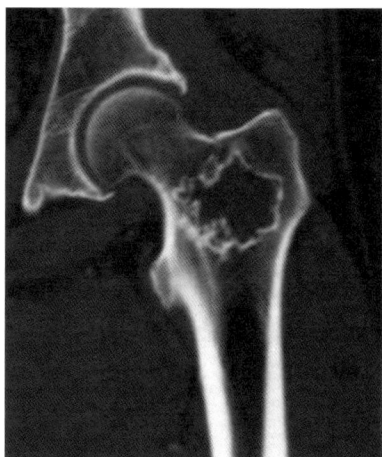

b

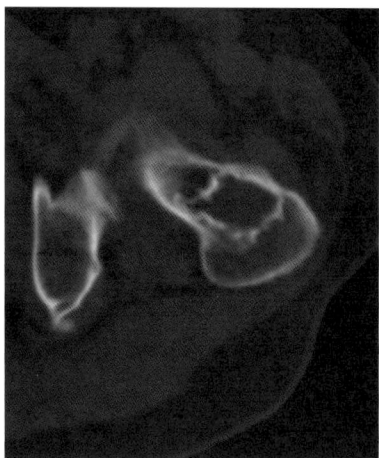

c

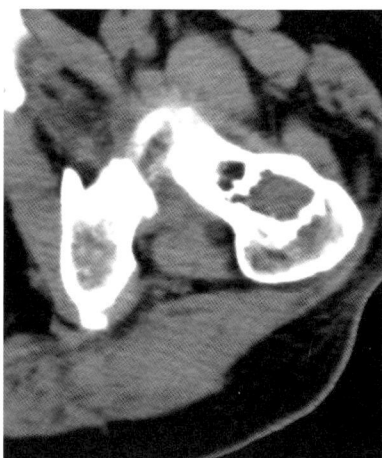

d

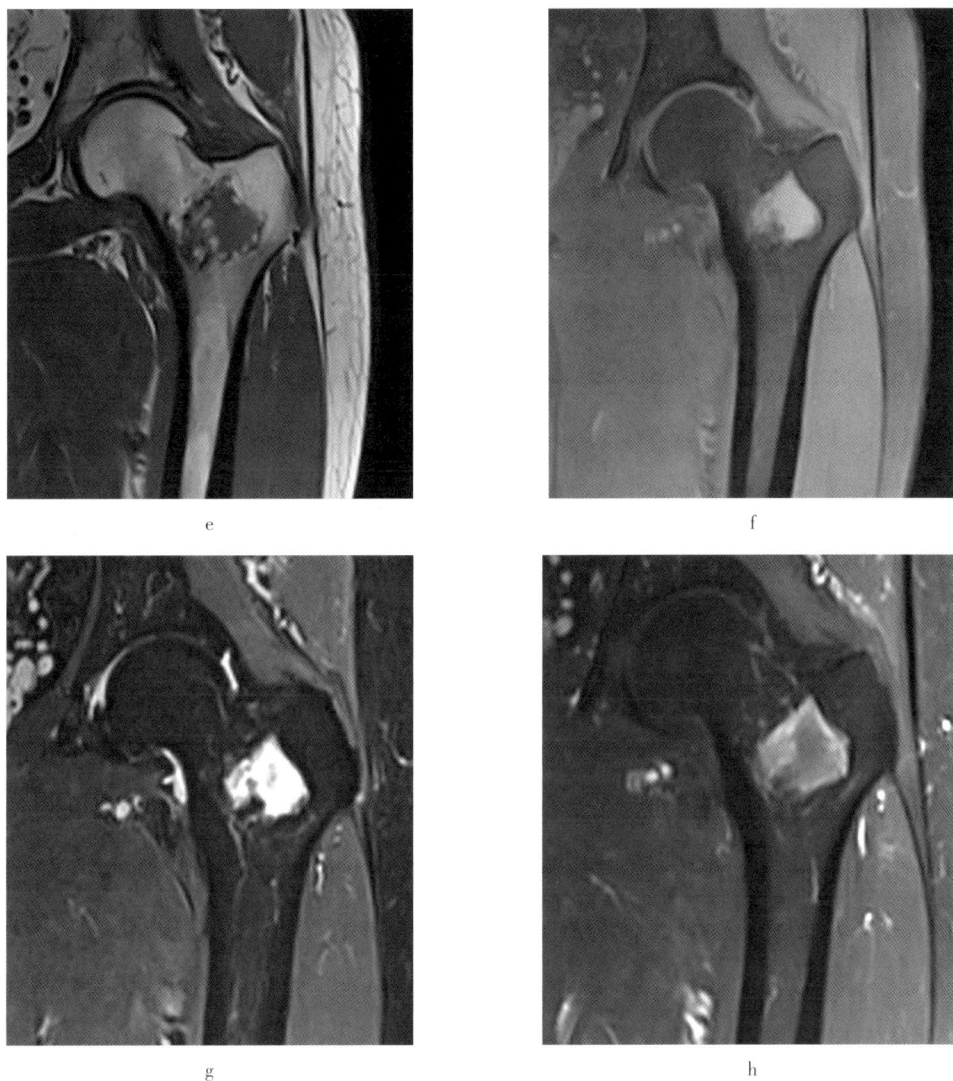

图 8－53　左股骨脂肪硬化性黏液纤维瘤

a. 左髋正位片，示左股骨转子间地图样破坏，边界清楚，可见硬化边缘。b. CT 平扫冠状位重建，c. CT 横轴位平扫骨窗，d. 横轴位平扫软组织窗，（b～d）示平片所见病变边界清楚，内为软组织密度，其中可见更低脂肪密度；e. MRI 冠状位 $T_1WI$，f. 冠状位抑脂 $T_1WI$，g. 冠状位抑脂 $T_2WI$，h. 冠状位 $T_1WI$ 抑脂增强，（e～h）示平片所见病灶 $T_1WI$ 呈低信号掺杂斑点状脂肪信号，$T_1WI$ 及抑脂 $T_2WI$ 病灶呈高信号，其中脂肪信号被抑制降低，增强后病灶大部分不均匀强化

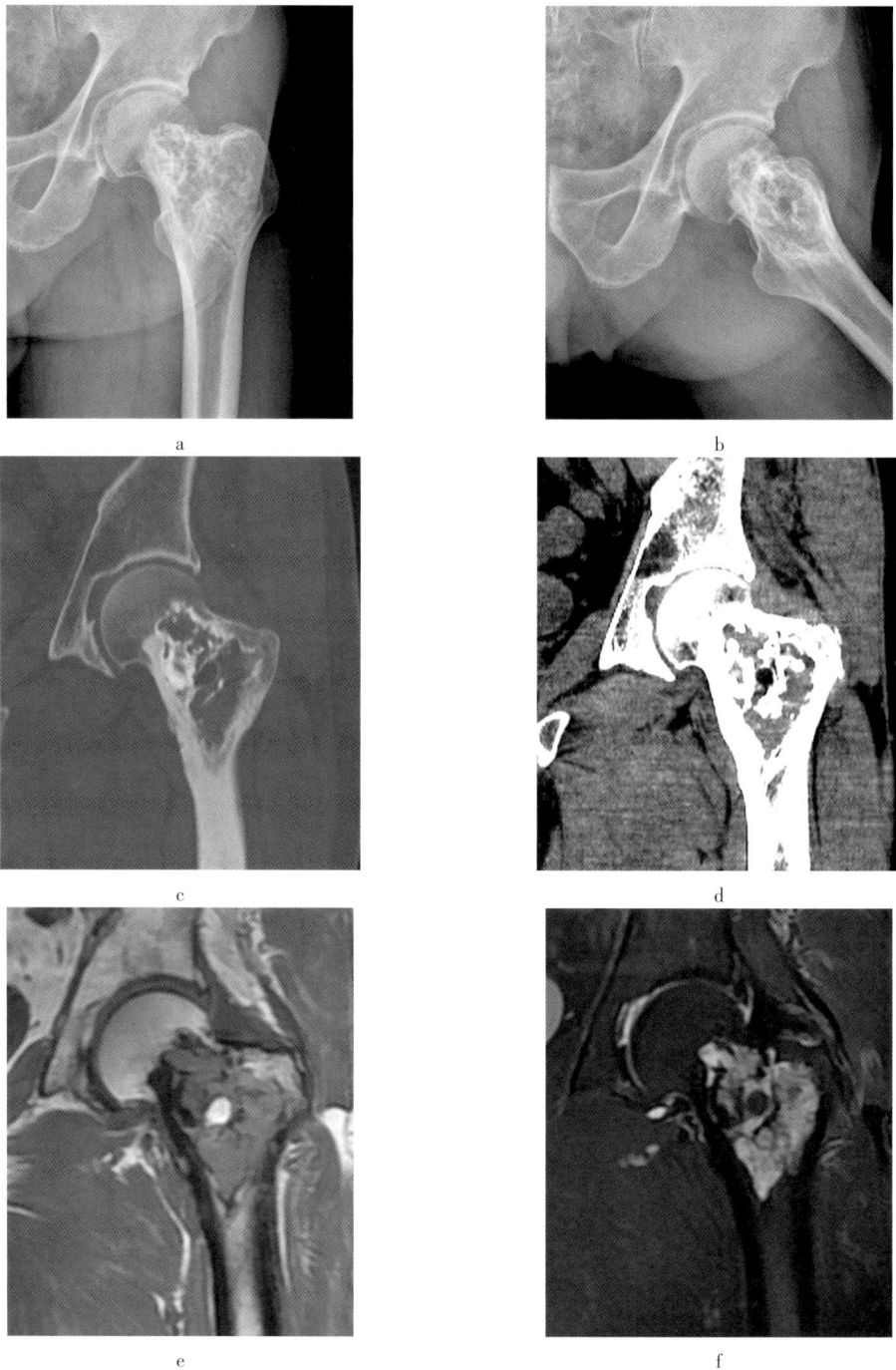

图 8-54 左股骨脂肪硬化性黏液纤维瘤

a. 左髋正位片，b. 左髋蛙位片，（a~b）示左股骨颈至转子间地图样破坏，边界清楚，可见硬化边，内见粗细不规则分隔。c. CT 平扫冠状位重建骨窗，d. CT 冠状位重建软组织窗，（c~d）示平片所见病灶边界清楚，内为软组织密度，其中可见更低脂肪密度；e. MRI 冠状位 $T_1WI$，f. 冠状位抑脂 $T_2WI$，（e~f）示平片所见病灶 $T_1WI$ 呈低、等信号为主掺杂小片状脂肪高信号，抑脂 $T_2WI$ 病灶主要呈高信号，其中可见信号降低的脂肪组织

## 十六、单纯性骨囊肿

单纯性骨囊肿又称孤立性骨囊肿，发病原因不明，一般认为是外伤后髓腔内出血，并形成包囊，进而引起骨质吸收和液化，形成骨囊肿。本病股骨和肱骨多见，两处发病约占70%以上。

**【临床表现】**

好发于20岁以下男性青少年，男性多于女性。临床上通常无症状，大部分患者因病理性骨折才发现。

**【影像要点】**

**（一）平片**

1. 好发于长骨干骺端，随年龄增长逐渐移向骨干。

2. 病变呈圆形或长轴与骨干平行之椭圆形低密度区，轻微膨胀，内可见骨嵴分隔，边界清楚锐利，有薄壁硬化边。

3. 与其他囊性病变相比，其透亮度较高，密度也较均匀，未见骨化及钙化。除非伴病理性骨折，一般无骨膜反应。

4. 合并病理性骨折时，可出现骨片陷落征，对提示该病的诊断有帮助。

**（二）CT**

1. 病灶呈低密度区囊状破坏，部分可见骨嵴分隔呈多房状，边界清晰，局部骨皮质膨胀变薄，有硬化边，周围软组织正常。

2. 囊内为均匀水样密度，CT值在 4～10HU 之间，若伴囊内出血，则CT值增高，增强后囊内无强化。

3. 合并病理性骨折时，可显示骨片陷落征。

**（三）MRI**

1. 干骺端或骨干囊状异常信号灶，内呈长 $T_1$、长 $T_2$ 水样信号，边缘光整。

2. 冠状位或矢状位显示病灶呈中心性生长，长轴与骨干平行。

3. 病理性骨折并发出血时，$T_1WI$ 和 $T_2WI$ 均可呈高信号，随病程进展偶可出现液-液平面，骨折周围软组织呈等长 $T_1$、长 $T_2$ 信号改变，代表周围组织水肿。

4. 增强后囊壁呈线样强化，而囊内无强化。

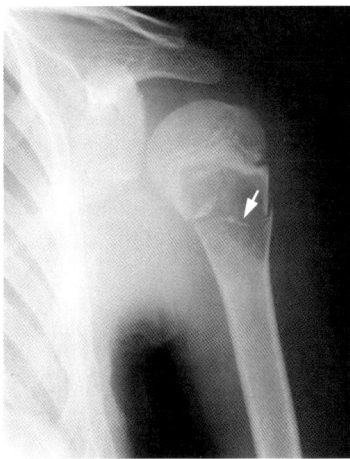

**图 8-55　左肱骨近端单纯性骨囊肿**

男，10岁，左肩部摔伤就诊。左肱骨正位片，示左肱骨干骺端呈中心性生长囊状破坏透亮区，边缘清楚、锐利，长轴与骨干一致，病灶骨壳中断，病变内见游离骨折片呈骨片陷落征（白箭头）

单纯性骨囊肿的影像见图 8 - 55 ~ 图 8 - 59。

## 【鉴别诊断】

本病需与骨巨细胞瘤、动脉瘤样骨囊肿及囊状纤维结构不良等鉴别。

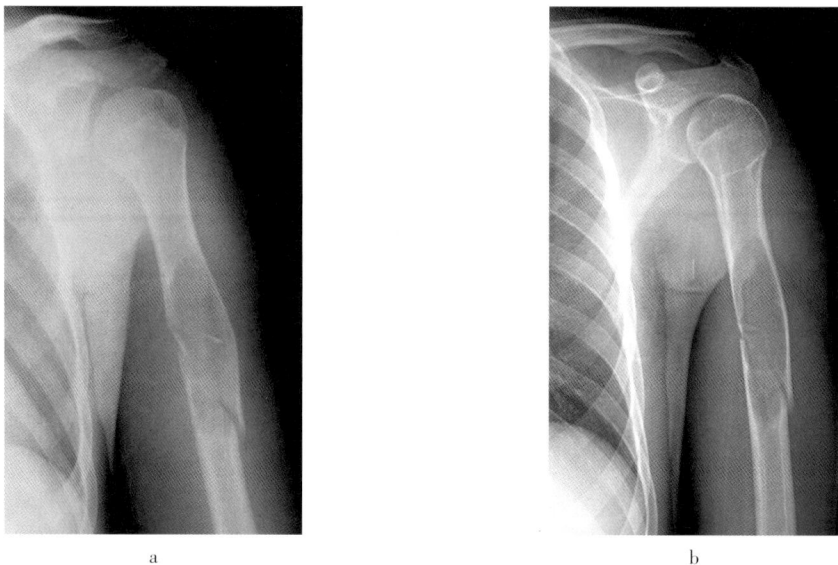

图 8 - 56　左肱骨干单纯性骨囊肿

a. 左肱骨正位片，b. 左肱骨斜位片，（a ~ b）示左肱骨中上段囊状略膨胀性破坏，长轴与肱骨长轴一致，边界清楚，同时伴病理性骨折，可见骨碎片陷落征

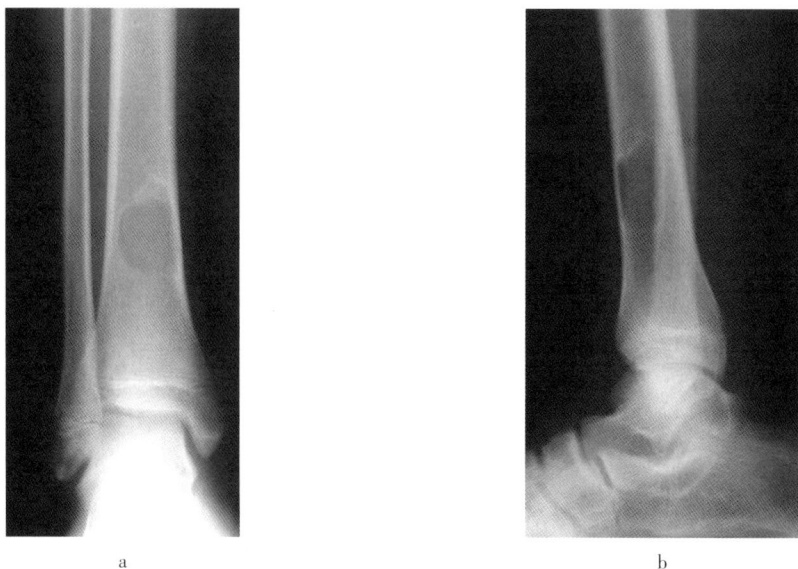

图 8 - 57　右胫骨下段单纯性骨囊肿

a. 右小腿正位片，b. 右小腿侧位片，（a ~ b）示右胫骨下段类圆形囊性破坏，边缘清楚锐利伴轻度硬化

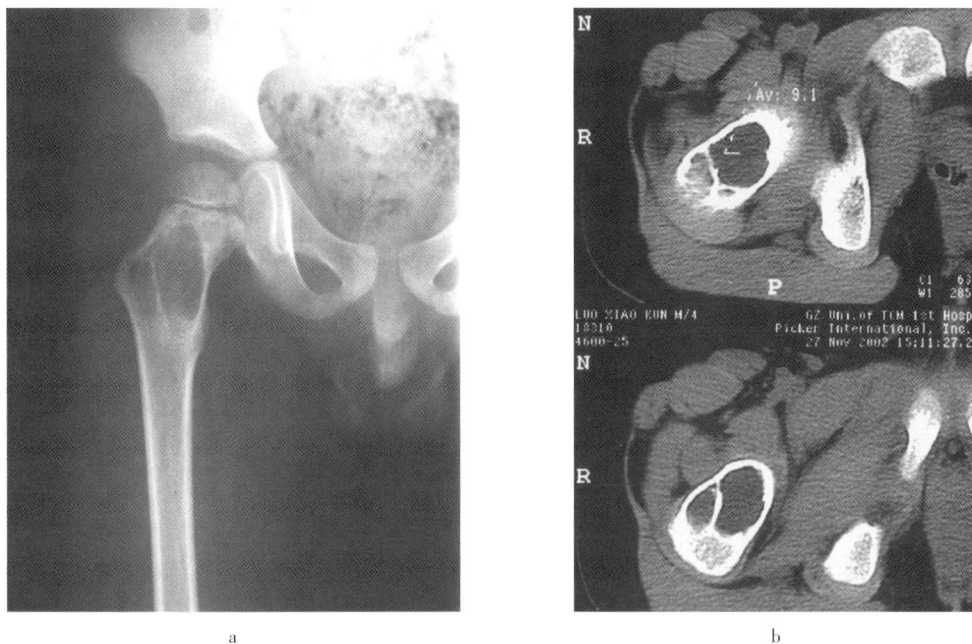

a

b

**图 8 - 58　右股骨近端单纯性骨囊肿**

a. 右髋正位片，示右股骨颈邻骺板囊状破坏，病灶轻度膨胀，骨皮质变薄，纵径与骨干长轴一致，边缘清楚、锐利，内可见一骨嵴将病灶分隔成两个囊腔；b. CT 横轴位平扫，示右股骨颈略低于肌肉密度之囊状膨胀病灶，密度均匀，边缘清楚伴轻度硬化，其中见一骨性间隔，CT 值 9.1HU，未见钙化

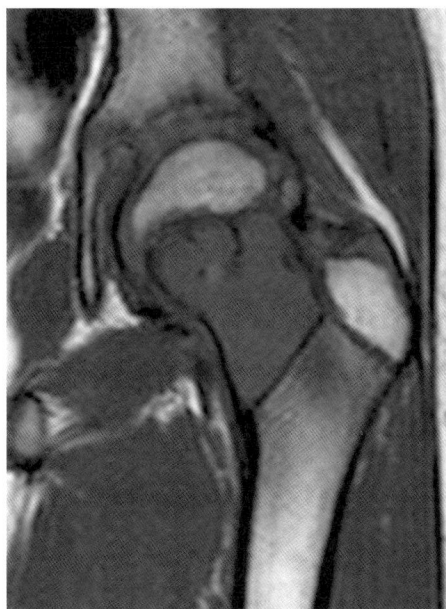

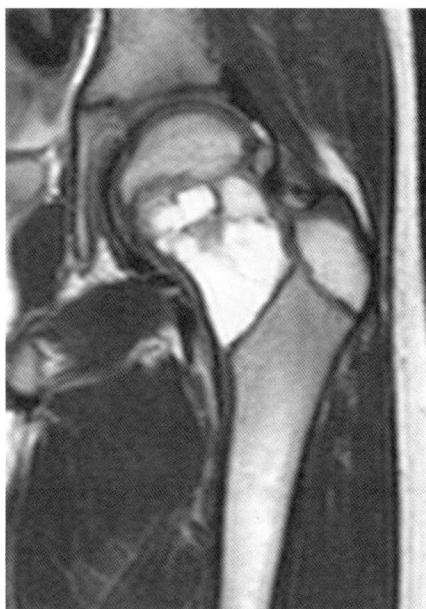

a

b

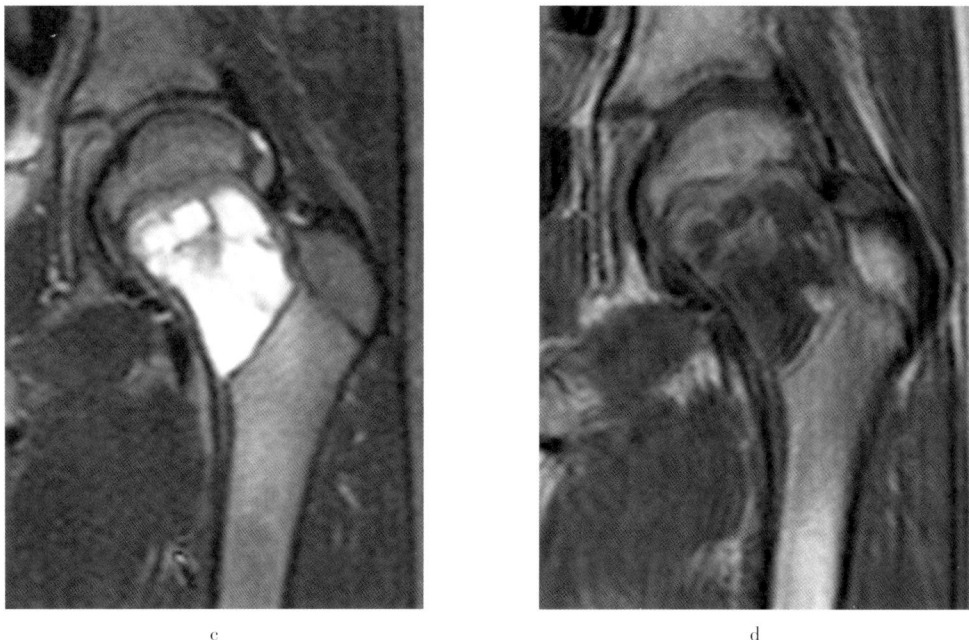

图 8-59　左股骨单纯性骨囊肿

a. MRI 冠状位 $T_1WI$，b. 冠状位 $T_2WI$，c. 冠状位 $T_2WI$ 抑脂像，d. 增强扫描，示左股骨近端病灶 $T_1WI$ 呈低信号，$T_2WI$ 及抑脂像呈明显高信号，囊内可见低信号骨性分隔，周围绕以低信号硬化带，增强扫描后骨壳内侧病灶边缘部呈线样强化，囊内结构未见强化

# 十七、上皮样骨囊肿

上皮样骨囊肿又称植入性上皮骨囊肿，常发生于末节指骨，多认为外伤后上皮组织植入深层骨外软组织内，上皮组织增殖形成肿块，压迫邻近骨质形成骨缺损，若上皮组织植入松质骨内，增殖生长则形成骨囊肿样改变。

## 【临床表现】

可发生于任何年龄，30 岁以后男性多见。常见于裁缝工及石工，多有明确外伤史。早期无明显症状，随着囊肿增大，可有进行性肿胀和疼痛，并触及有"乒乓球"感的肿块。

## 【影像要点】

（一）平片

1. 病变位于末节指骨末端或远端 1/2 处，多不累及整个指骨。

2. 病灶呈圆形或卵圆形膨胀性囊状破坏，长轴与骨干长轴一致，囊壁薄且厚度不均匀，囊肿远端菲薄骨壁被破坏吸收后，呈缺口状的半囊状影，指骨远端软组织呈杵状肿胀。

3. 近端骨质及指间关节未见异常。

**（二）CT**

1. 病灶侵犯末节指骨的一部分，呈边缘锐利的卵圆形膨胀性骨质缺损区。

2. 病灶内呈均匀的低密度，CT 值为 –10～20HU，无骨膜反应。

**（三）MRI**

1. 病变信号强度取决于液体内的蛋白含量，多表现为囊肿内 $T_1WI$ 呈低、等混杂信号，$T_2WI$ 呈均匀的稍高信号。

2. 增强扫描病灶无强化。

上皮样骨囊肿的影像见图 8–60。

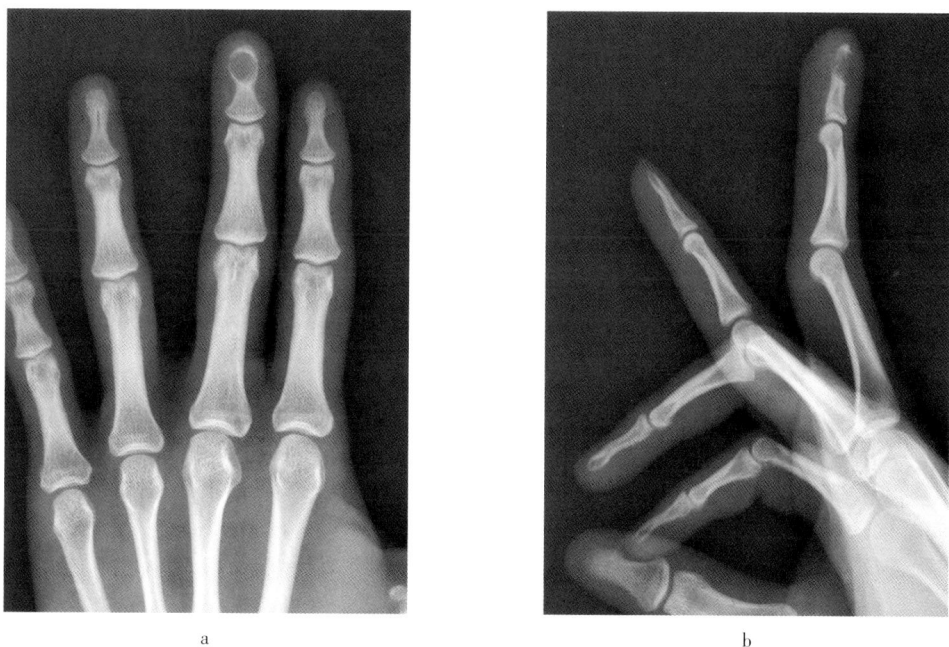

**图 8–60　左手中指上皮样骨囊肿**

a. 左中指正位片，b. 左中指侧位片，（a～b）示左手中指末节远端类圆形囊状略膨胀性破坏，内部密度均匀，骨皮质变薄

# 十八、骨内腱鞘囊肿

骨内腱鞘囊肿又称邻关节性骨囊肿，是一种发病于关节软骨下的骨囊肿。发病机制目前尚不清楚。原因可能为：①邻近软组织腱鞘囊肿或骨膜腱鞘囊肿向骨内侵蚀穿透而成；②骨内成纤维细胞化生、增殖并分泌黏液，压迫骨质所形成；③骨表面机械性应激反应和反复轻微损伤引起骨内血液循环障碍而产生黏液。

## 【临床表现】

多发生于中老年人，男性多于女性。病变发展缓慢，病程较长。原发性骨内腱鞘囊肿很少有症状，继发性骨内腱鞘囊肿多表现为关节退变所致的疼痛不适和活动受限。

## 【影像要点】

### （一）平片

1. 病变多位于承重的关节面下，呈偏心圆形、椭圆形或花瓣形骨质破坏透亮区，病灶境界清晰，有不同程度的硬化缘。

2. 较大的囊肿内可有骨间隔，呈多房状改变，囊内无钙化及骨化。

3. 部分病灶可显示与关节间的线状裂隙，关节间隙通常无改变。

4. 病灶周围未见骨膜反应及软组织肿块。

### （二）CT

1. 病变呈圆形或椭圆形囊状破坏，边缘光整、锐利，有薄层硬化或较广泛硬化，部分病例边界呈花瓣状，骨壳可轻度膨胀。少数病灶与关节间可有裂隙或通道，关节间隙通常无改变。

2. 病灶内多为液体密度，CT 值 20～60HU，亦可为液体、气体或软组织混合密度，并可显示液－气平面或液－液平面。

3. 增强扫描囊壁线样强化，囊内无强化。

### （三）MRI

1. 病灶呈偏心圆形、椭圆形或花瓣形异常信号囊腔，周围见长 $T_1$、短 $T_2$ 低信号硬化边。

2. 囊腔内因所含成分不同，可呈均匀的长 $T_1$、长 $T_2$ 水样信号，偶可见液－液平面，少数因囊腔内含蛋白样液体，$T_1WI$ 和 $T_2WI$ 上均呈高信号；若含有气体，则 $T_1WI$、$T_2WI$ 上均出现无信号区。

3. 病灶内分隔在 $T_1WI$ 和 $T_2WI$ 上均呈低信号，少数可见囊腔有小裂隙与关节腔相通。

4. 增强扫描囊壁线样强化，囊内无强化。

骨内腱鞘囊肿的影像见图 8－61～图 8－63。

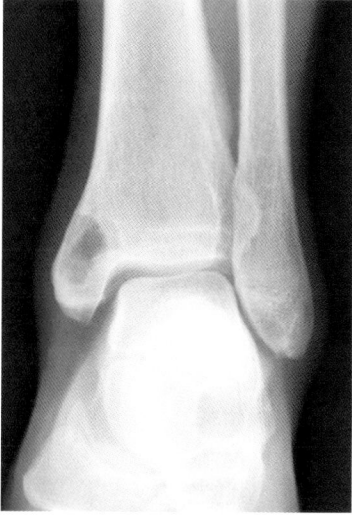

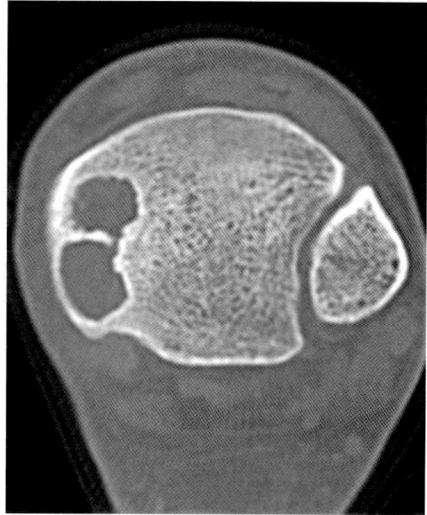

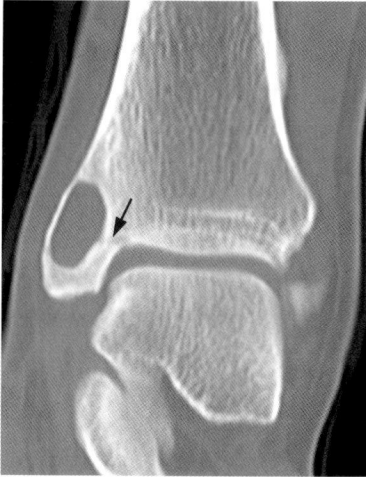

**图 8-61 左胫骨内踝骨内腱鞘囊肿**

a. 左踝正位片，示左内踝囊状透亮影，边界清晰，未见明显硬化边，局部骨皮质变薄，周围软组织未见肿胀；b. CT平扫，c. 冠状位重建，（b～c）示左侧胫骨内踝不规则偏心性囊状透光区，CT值约70HU，边缘清楚，有轻度薄层硬化边，其内可见分隔，未见钙化及骨化影，病灶可见透亮裂隙与关节腔相通（黑箭头）

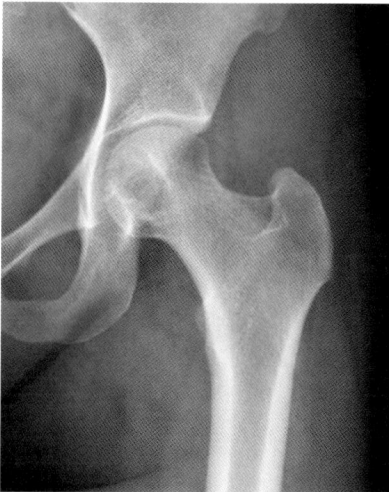

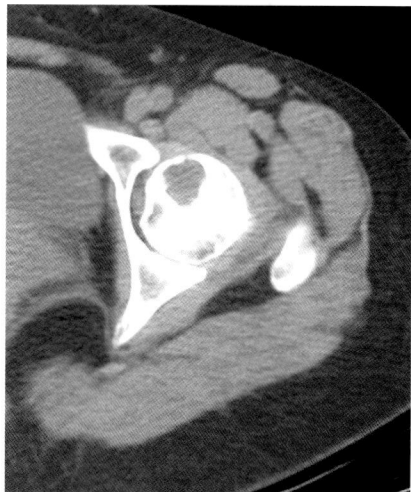

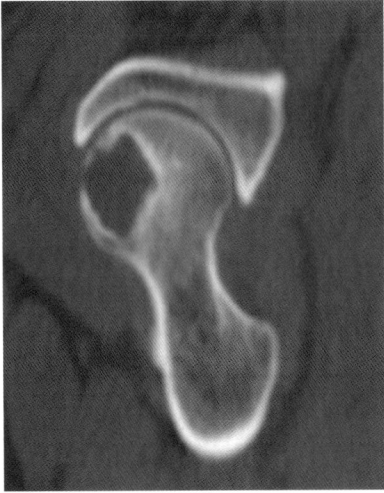

c

**图 8 – 62　左股骨头骨内腱鞘囊肿**

a. 左髋正位片，示左股骨头内侧卵圆形囊状破坏，边缘清楚伴轻度硬化；b. CT 横轴位平扫软组织窗，c. CT 矢状位重建骨窗，（b~c）示平片所见病灶内为液性密度，边缘清楚伴有硬化，并可见透亮裂隙与关节腔相通

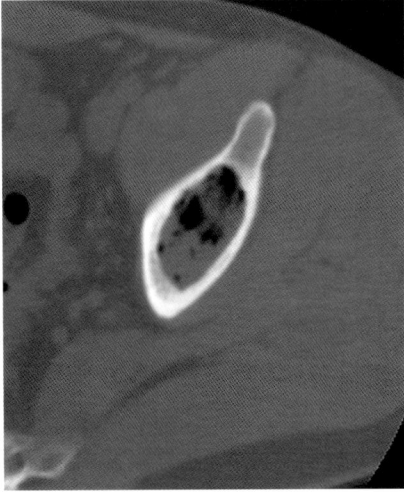

a

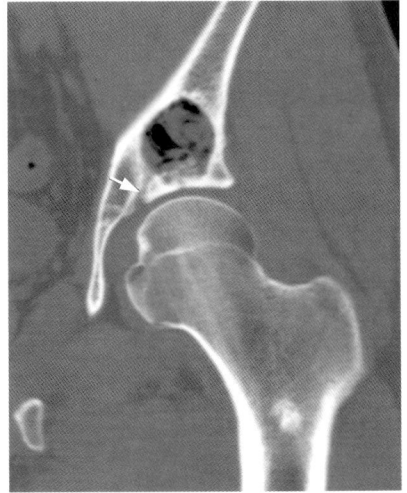

b

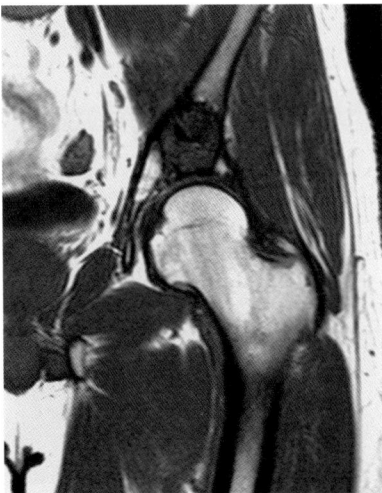

c

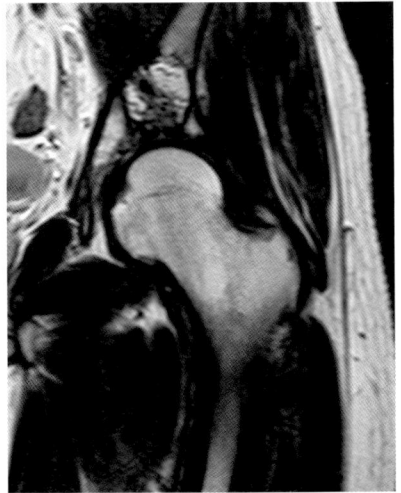

d

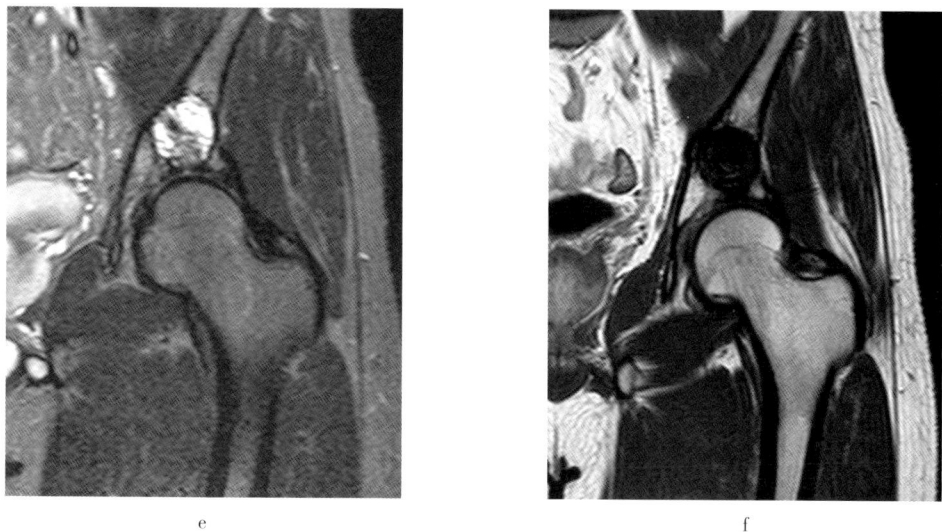

图 8-63　左髋臼骨内腱鞘囊肿

男，31 岁，左髋部隐痛 5 年余。a. CT 平扫，b. CT 冠状位重建，（a~b）左髋臼外上方边缘清楚囊状破坏，内为软组织、液性及气体混合密度，同时病灶下缘可见透亮裂隙与关节腔相通（白箭头），c. MRI 冠状位 $T_1WI$，d. 冠状位 $T_2WI$，e. 冠状位抑脂 $T_2WI$，f. 冠状位增强，（c~f）示病灶 $T_1WI$ 呈稍低信号为主混合信号，$T_2WI$ 及抑脂像呈高信号为主混杂信号，其中可见极低信号气体影，周围可见长 $T_1$、短 $T_2$ 低信号硬化边，增强扫描病灶未见强化

# 十九、骨性纤维结构不良

骨性纤维结构不良既往曾称为骨化性纤维瘤，是起源于纤维组织、特征性地累及婴儿和儿童胫骨中段前面皮质的良性骨肿瘤。

## 【临床表现】

发病年龄 3 个月~15 岁，20 岁以后罕见，无明显性别差别，常无症状，偶有小腿隐痛、小腿前方的肿块和小腿前弓样弯曲畸形。

## 【影像要点】

（一）平片

1. 病变大多数发生于胫骨，少数发生于腓骨，两者可同时受累，发生于其他骨骼甚少见。

2. 病灶通常位于胫骨前侧皮质内，可单发或多发，多数呈囊状破坏，边界清楚规则，周围有硬化带包绕，少数呈磨玻璃样密度改变，其中可见骨小梁结构。

3. 病灶可沿皮质下延伸，累及髓腔程度较轻，较少出现骨膜反应及软组织肿块。

4. 胫骨常伴前弓样弯曲畸形。

**（二）CT**

1. 受累胫骨骨皮质内可见囊状破坏，其间常有增生骨化所致的不规则高密度区，硬化成骨区的 CT 值 500～1400HU 不等。

2. 骨皮质不规则增厚，向髓腔内突出致髓腔变形、变窄。

**（三）MRI**

1. 骨化部分呈不等程度的低信号。

2. 囊变部分呈不等程度的高信号。

3. 纤维部分 $T_2WI$ 呈低于肌肉及骨皮质，高于髓腔的短 $T_2$ 信号。

骨性纤维结构不良的影像见图 8－64、8－65。

**【鉴别诊断】**

本病需与非骨化性纤维瘤及纤维结构不良等鉴别。

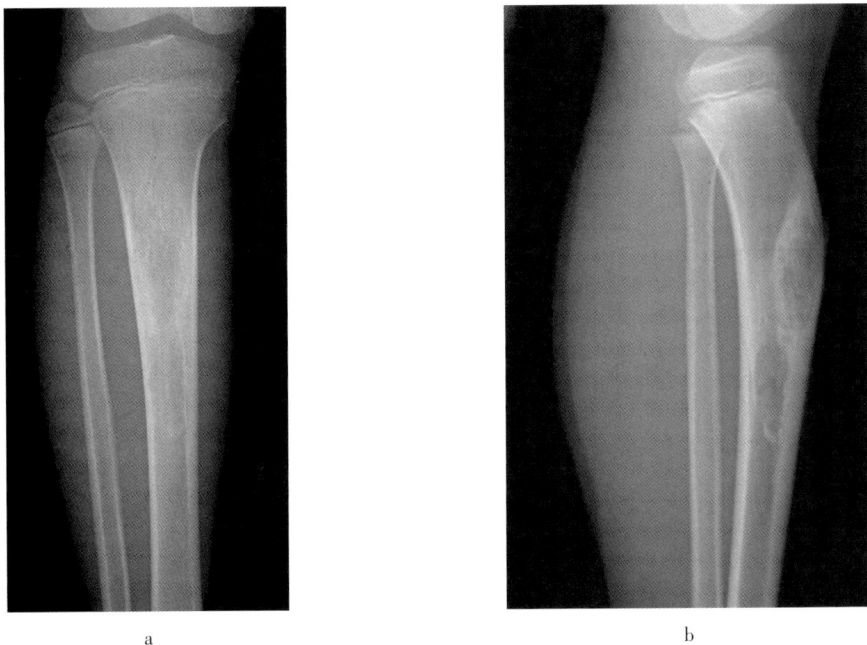

a            b

**图 8－64　右胫骨骨性纤维结构不良**

男，9 岁，发现右小腿变形 1 年。a. 右胫骨中上段正位片，b. 右胫骨中上段侧位片，（a～b）示右胫骨上段前侧地图样骨质破坏，累及前缘骨皮质，其中可见骨小梁结构，胫骨同时呈前弓样弯曲

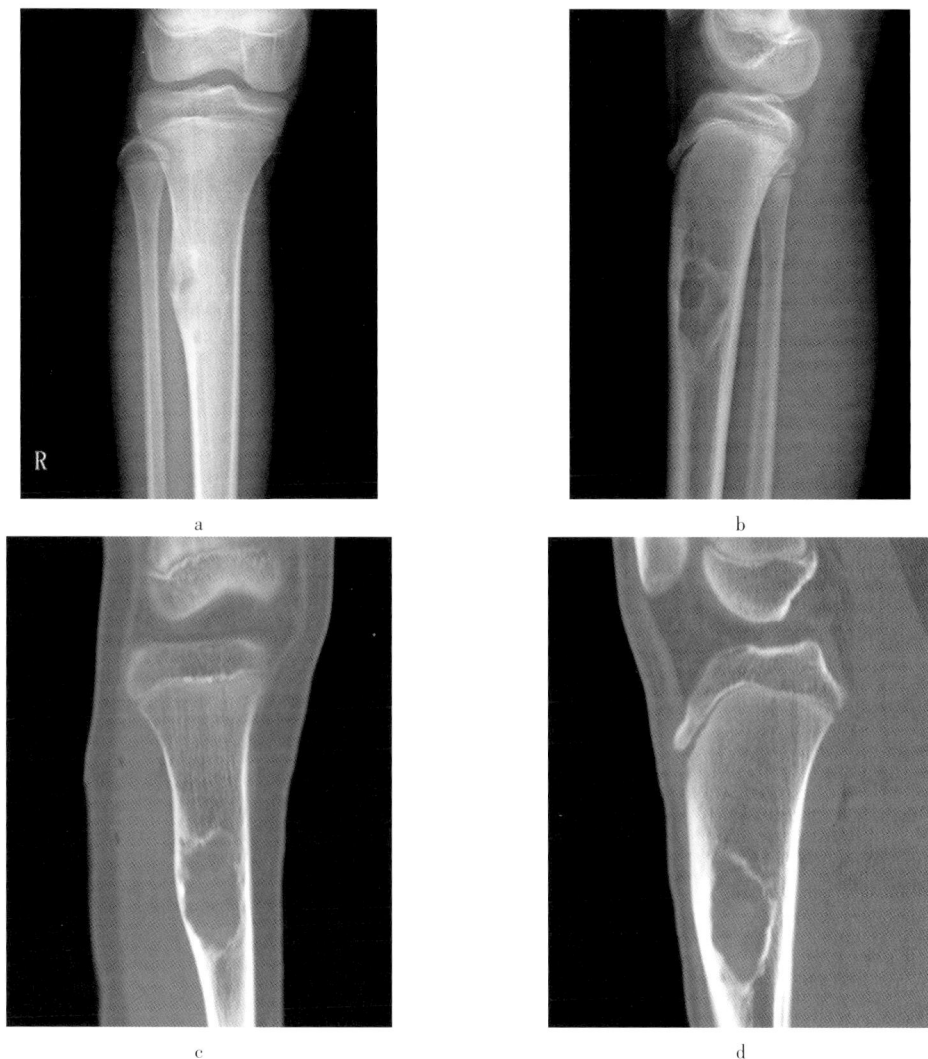

**图 8-65 右胫骨骨性纤维结构不良**

女，11 岁，右小腿上段压痛 2 月余。a. 右胫骨中上段正位片，b. 右胫骨中上段侧位片，c. 右胫骨中上段 CT 冠状位重建，d. 右胫骨中上段 CT 矢状位重建，(a~d) 示右胫骨上段前外侧囊状略膨胀骨质破坏，累及前外缘骨皮质，胫骨同时向前轻度弯曲

## 二十、纤维结构不良

纤维结构不良也称纤维异常增殖症，是以纤维组织大量增生取代正常骨组织为特征的骨肿瘤样病变。病因不明，多认为是原始间叶组织发育异常及骨骼内纤维组织增生所致。按其病变范围及有无合并内分泌障碍，可分单骨型、多骨型及 Albright 综合征三种类型，其中单骨型多见。单骨型发病部位多位于股骨和胫骨，多骨型则集中于一个肢体，特别是下肢，可同时累及骨盆。

**【临床表现】**

一般发病于儿童期，5～15岁多见，女性发病率较高。本病症状轻微，故病程较长，多数疼痛不严重，仅表现为轻微的疼痛和不适感，下肢病变有时可出现跛行或间歇性疼痛，此外，约有1/3患者合并病理性骨折而就诊。实验室检查示血钙、血磷正常，约1/3病人碱性磷酸酶增高。

**【影像要点】**

**（一）平片**

**1. 四肢、躯干骨** 四肢、躯干骨以股骨最多见，其次为胫骨、肋骨、髂骨、坐骨等。依表现不同而分为囊状膨胀、磨玻璃样、丝瓜瓤样及虫蚀样四种改变，四种改变单独出现少见，多为多种类型共存，并可相互转化。

（1）囊状膨胀性改变 分单囊和多囊两种，单囊病变表现为囊状膨胀透亮区，边缘硬化，骨皮质变薄，外缘光滑，内缘波浪状或稍毛糙，囊内散在条索状条纹或斑点状致密影。多囊病变表现为大小不等的圆形或椭圆形透亮区，边缘清晰，并有较短的骨嵴自边缘伸向囊腔呈梅花瓣状，最常见于髂骨、胫骨、股骨颈和转子间。

（2）磨玻璃样改变 正常骨纹消失，髓腔闭塞而呈磨玻璃样，常并发于囊状膨胀性改变之中，常见于长管状骨和肋骨。

（3）丝瓜瓤样改变 骨膨胀增粗，皮质变薄或消失骨小梁粗大扭曲，呈丝瓜瓤样。常见于肋骨、股骨和肱骨。

（4）虫蚀状改变 单发或多发的溶骨性破坏，边缘锐利。

**2. 颅、面骨**

（1）颅骨发病次序为蝶骨、额骨、顶骨、枕骨，面骨中以上颌骨、下颌骨、颧骨、腭骨多见。

（2）主要为外板和板障的骨质膨大、增厚和囊性改变，正常骨结构消失而呈磨玻璃样和明显骨质硬化，有时可伴有不规则的粗大骨小梁或斑点状钙化影，颅骨内板一般较少受累。

**（二）CT**

1. 因无骨性重叠，可准确显示复杂部位病变范围和程度。

2. 囊性病灶表现为囊状透亮区，骨皮质变薄，骨干膨胀，囊内可见磨玻璃样改变。

3. 硬化型表现为密度不均匀增高，其内散在颗粒状透亮区。

**（三）MRI**

无特异性表现，$T_1WI$多为低信号，$T_2WI$依含骨小梁、胶原和细胞成分、囊性病变及出血等不同情况而表现为高、低或混杂信号。

纤维结构不良的影像见图8－66～图8－74。

## 【鉴别诊断】

本病需与非骨性纤维瘤、骨性纤维结构不良、畸形性骨炎及甲状旁腺功能亢进症等鉴别。

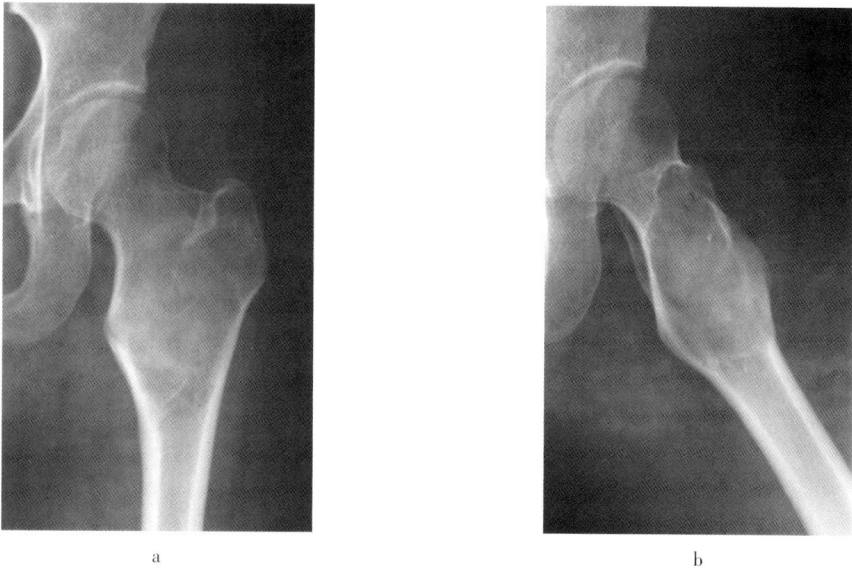

**图 8 - 66　左股骨上段纤维结构不良**

a. 左髋正位片，b. 左髋蛙位片，(a~b) 示左股骨近端囊状略膨胀破坏，病灶边界清楚，有硬化边缘，内部呈磨玻璃样密度改变

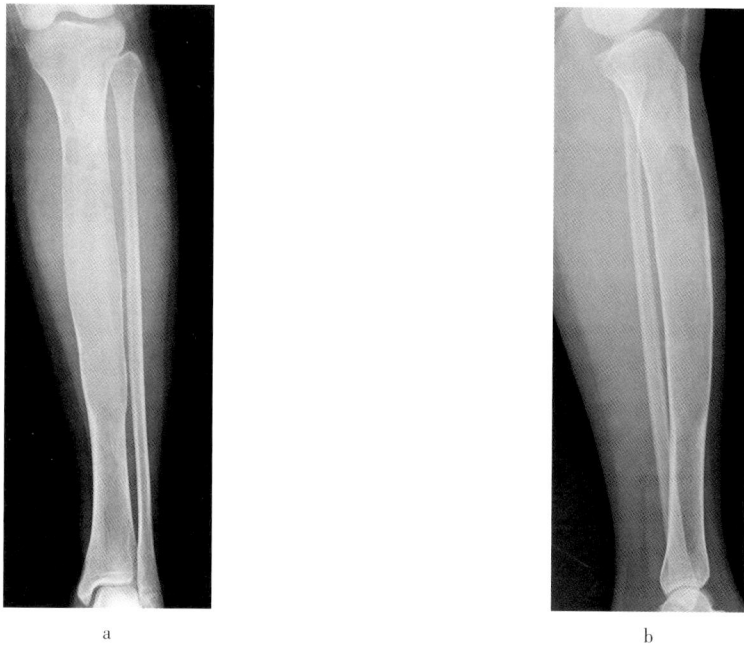

**图 8 - 67　左胫骨纤维结构不良**

a. 左小腿正位片，b. 左小腿侧位片，(a~b) 示左胫骨中上段广泛囊状略膨胀性破坏，病灶边界清楚，有硬化边缘，内部呈磨玻璃样密度改变

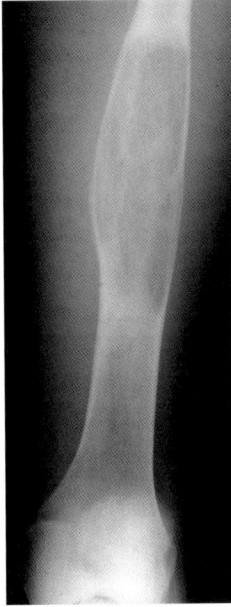
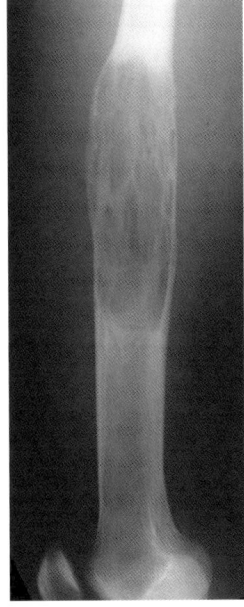

a        b

**图 8 – 68　右股骨纤维结构不良**

a. 右股骨正位片，b. 右股骨侧位片，示右股骨中段囊状膨胀性破坏，骨小梁增粗、扭曲呈丝瓜瓤样改变

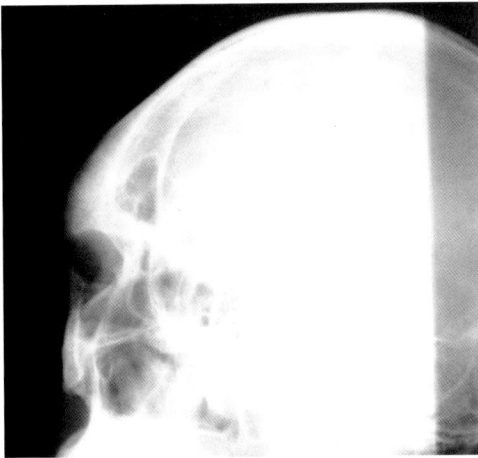

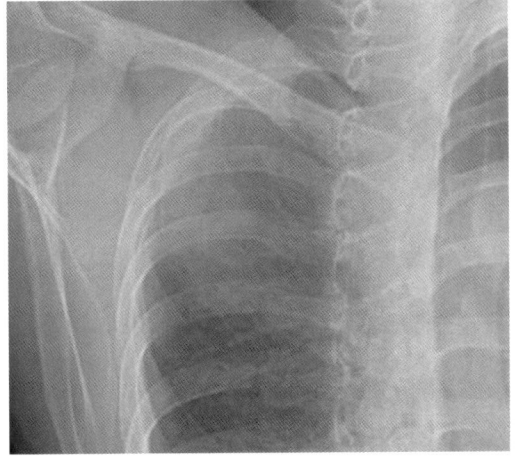

**图 8 – 69　额骨纤维结构不良**

颅骨侧位片，示额骨局部内、外板变薄，板障增厚，密度增高，呈磨玻璃样改变

**图 8 – 70　右胸第 2 肋骨纤维结构不良**

男，20岁，自觉晨起吸气时右胸疼痛半年。平片，示右胸第 2 前肋骨膨胀增粗，其内密度增高，呈磨玻璃样改变

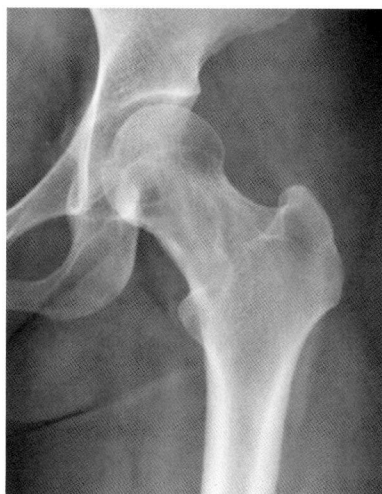

a

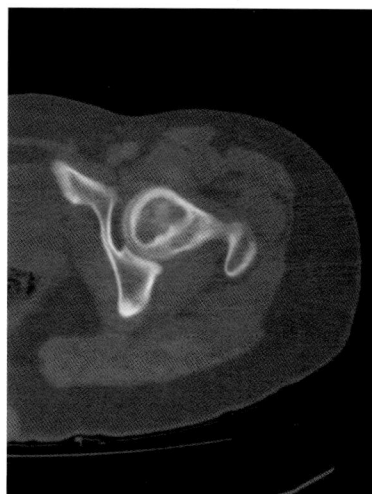

b

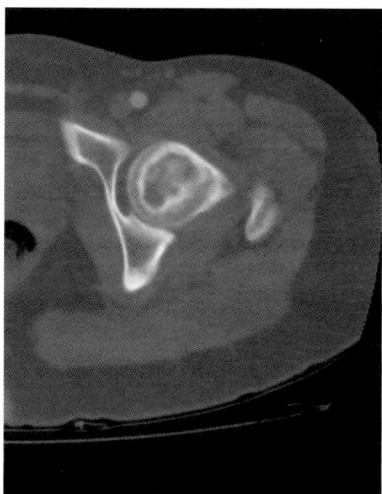

c

**图 8 – 71　左股骨颈纤维结构不良**

a. 左髋正位片，示左股骨头颈部内侧囊状略膨胀灶，大部分密度均匀增高呈磨玻璃样改变，周围可见硬化缘；b. CT 平扫，示股骨头颈病灶内可见絮片状致密影，囊壁可见硬化缘围绕；c. 增强扫描，病灶呈轻度强化

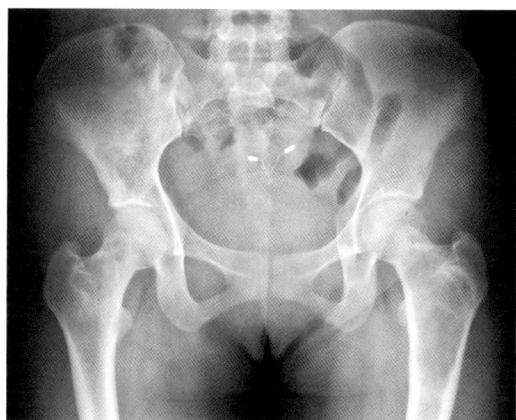

a

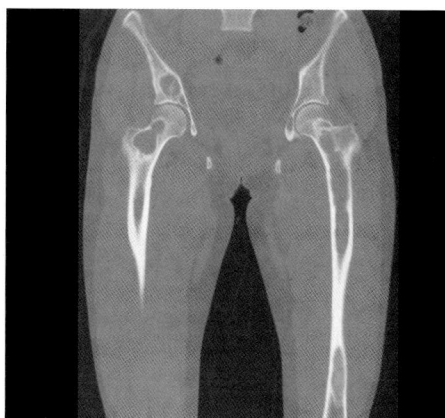

b

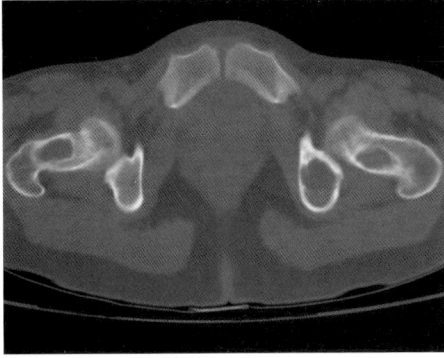
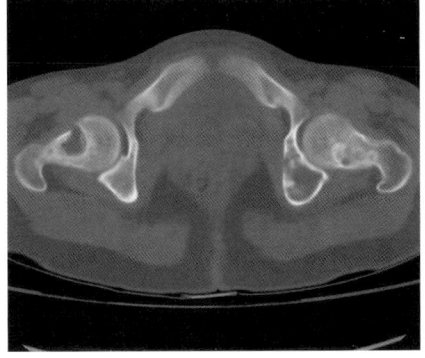

c            d

**图 8 – 72　多发性纤维结构不良**

a. 骨盆正位片，示右侧髂骨体、左侧坐骨及两侧股骨上段多发囊状破坏，其中可见磨玻璃样改变；b. CT 冠状重建，c、d. CT 平扫骨窗，（b ~ d）示右髂骨、右股骨近端、左股骨上段及下段囊状破坏，边界清楚，多数有硬化，病灶内有不同程度磨玻璃样改变，以左股骨下段病灶较为明显

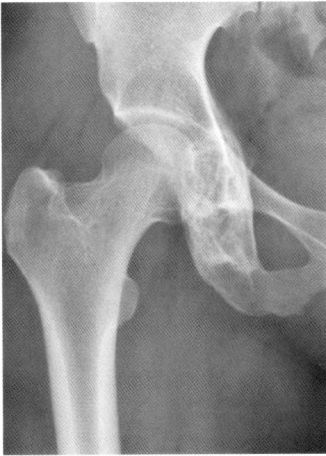
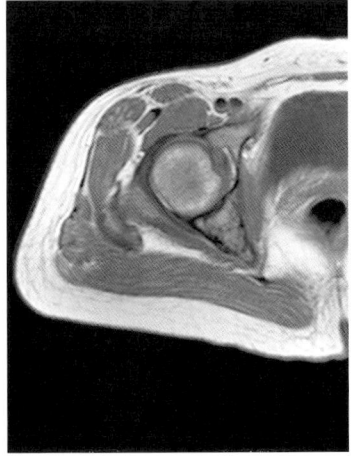

a            b

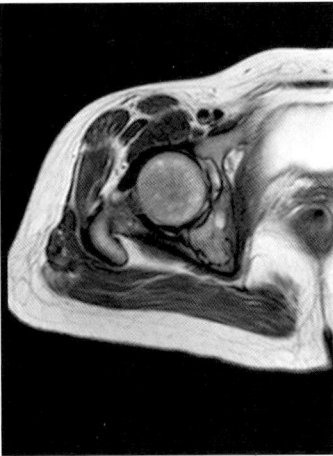

**图 8 – 73　右坐骨纤维结构不良**

a. 右髋正位片，示右坐骨支膨胀增粗，内可见粗大骨嵴，边界清楚；b. MRI 横轴位 $T_1WI$；c. 横轴位 $T_2WI$，（b ~ c）示平片所见病灶 $T_1WI$ 呈低信号，$T_2WI$ 呈等、高混杂信号，硬化边及骨嵴呈低信号

c

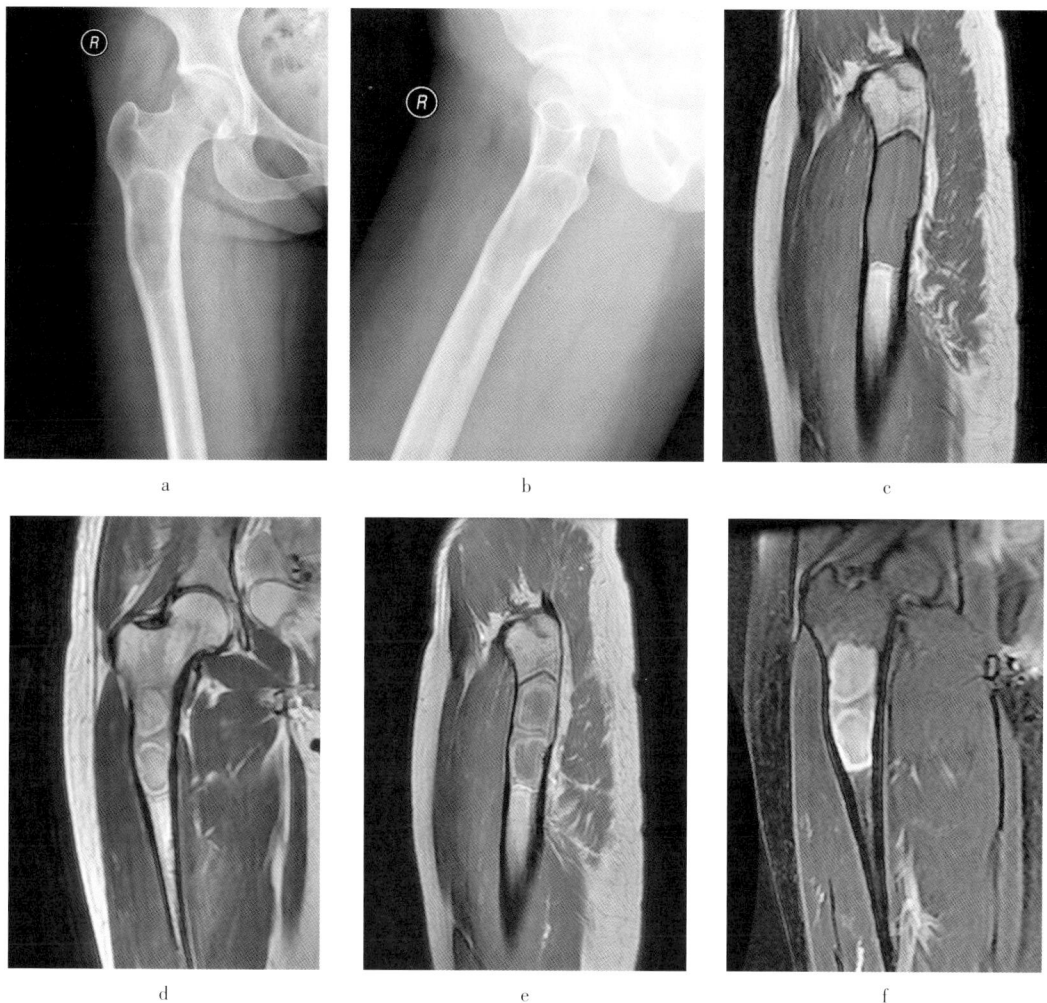

图 8 - 74 右股骨上段纤维结构不良

a. 右股骨正位片，b. 右股骨侧位片，（a～b）示右股骨上段可见磨玻璃样密度改变，病灶略膨胀，上下缘可见反应性骨质硬化；c. 右股骨 MRI 矢状位 $T_1WI$；d. 冠状位 $T_2WI$，e. 矢状位 $T_2WI$，f. 冠状位抑脂 $T_2WI$，（c～f）示右股骨上段异常信号灶，$T_1WI$ 呈低信号，$T_2WI$ 及抑脂 $T_2WI$ 呈稍高信号，信号不均匀，边缘可见反应性增生低信号

# 第二节　中间型骨肿瘤

## 一、骨母细胞瘤

骨母细胞瘤又称成骨细胞瘤，是起源于成骨性结缔组织并具有骨样骨瘤特点的良性肿瘤。大约占全身骨骼肿瘤发生率的 1%，多发生于中轴骨骼，次为长管状骨和手、足骨。

**【临床表现】**

好发于 16 ~ 25 岁，男性多于女性。一般症状轻微，多仅感局部钝痛，夜间疼痛不明显，位于关节附近者，关节活动受限。发生于脊椎者，根据受累的脊柱平面可出现相应的神经症状。

**（一）平片**

**1. 脊椎**

（1）发生于附件的棘突、椎弓和横突。

（2）病变呈囊样膨胀生长，且密度逐渐增高，边缘有硬化，其中可见斑点状钙化。

（3）肿瘤向椎管内生长，致使椎管狭窄，双侧椎弓根间距增宽，椎间孔扩大。

**2. 长管状骨**

（1）骨端或骨干呈长椭圆形囊状破坏，与周围骨质分界清楚，边缘硬化。

（2）病灶内可见紊乱无结构的钙化斑点或索条状骨化影，一般无骨膜反应。

（3）骨皮质破坏，可形成软组织肿块，并有斑点状钙化，肿块边缘可有薄的壳状钙化。

**（二）CT**

1. 肿瘤多数呈囊状膨胀性骨质破坏，病灶边缘骨质均有轻度硬化，与正常骨分界较清晰。

2. 病灶内有散在小点状、斑点状钙化或骨化。

3. 肿瘤局部可呈侵袭性生长，侵犯周围软组织形成，软组织肿块。

4. 增强扫描病灶大多有不同程度强化。

**（三）MRI**

1. 肿瘤呈膨胀性生长，呈不均匀性长 $T_1$、长 $T_2$ 信号。

2. 周边骨皮质变薄，边缘骨质轻度硬化，有时可形成较厚的硬化缘，甚至呈结节状。

3. 一般骨膜反应不明显，周围软组织可轻度肿胀，部分有软组织肿块突出。

4. 部分病灶内散在长 $T_1$、短 $T_2$ 小点片状、斑点状钙化或骨化。

5. 增强扫描病灶大多有不同程度强化。

骨母细胞瘤的影像图见 8 - 75 ~ 图 8 - 78。

**【鉴别诊断】**

本病需与骨样骨瘤、动脉瘤样骨囊肿、骨巨细胞瘤及慢性化脓性骨髓炎等鉴别。

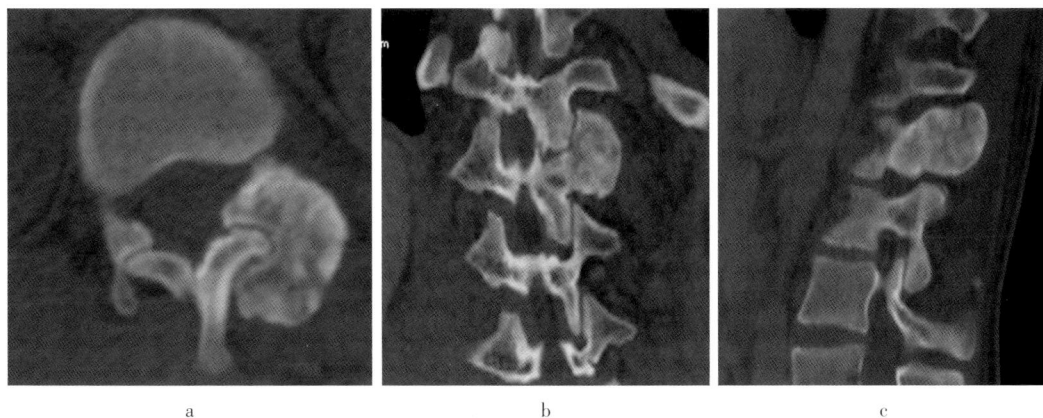

**图 8 – 75 腰 1 椎右侧椎板骨母细胞瘤**

a. 腰椎 CT 横轴位平扫，b. 冠状位重建，c. 矢状位重建，（a～c）示腰 1 椎左侧椎板膨胀性破坏，其中可见密集骨化及钙化影，左侧椎间孔稍变窄

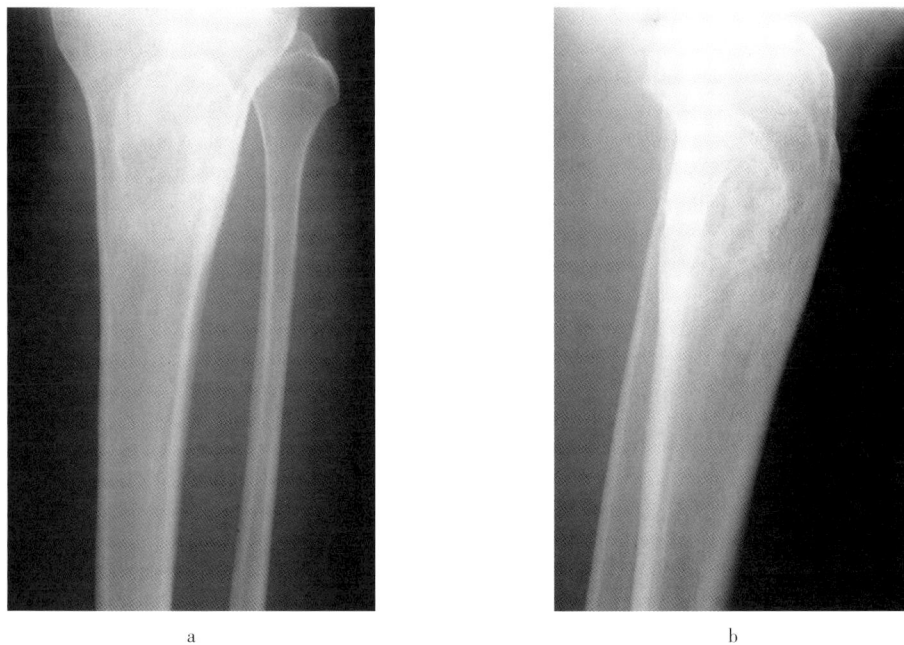

**图 8 – 76 左胫骨近端骨母细胞瘤**

女，40 岁，左小腿上段隐痛 3 年。a. 左小腿上段正位片，b. 左小腿上段侧位片，（a～b）示左胫骨近端卵圆形骨质破坏，内见斑片状骨化影，边缘清楚

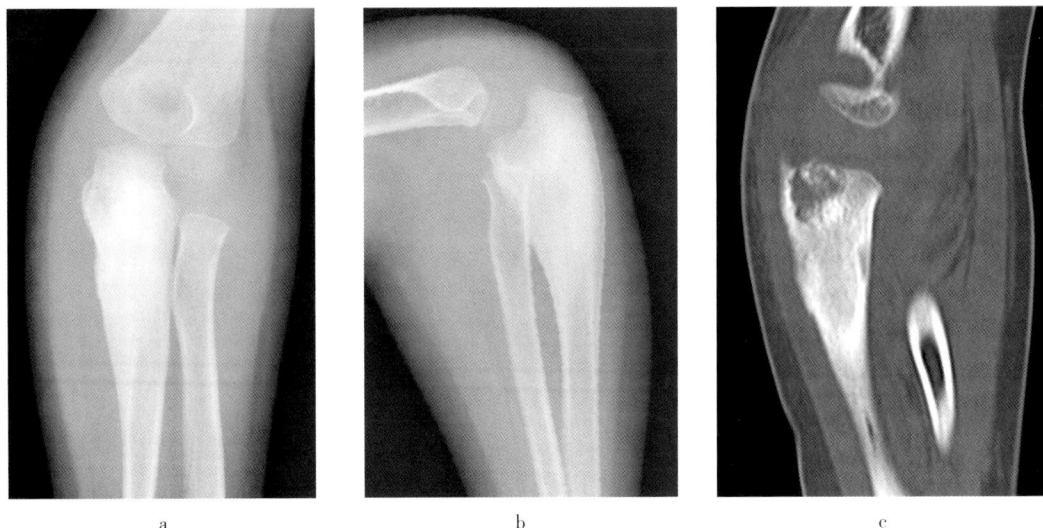

a                          b                          c

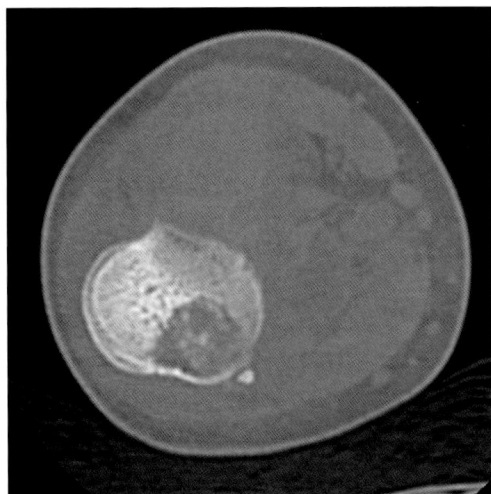

d

**图 8 - 77  左尺骨近端骨母细胞瘤**

男，7 岁，左前臂肿痛伴肘关节屈伸受限半年。a.
左肘正位片，b. 左肘侧位片，（a~b）示左尺骨近
端增粗，密度显著增高，其中可见囊状破坏；c. CT
矢状位重建；d. CT 横轴位平扫，（c~d）示囊状破
坏内可见斑点状钙化，周围骨质增生、硬化

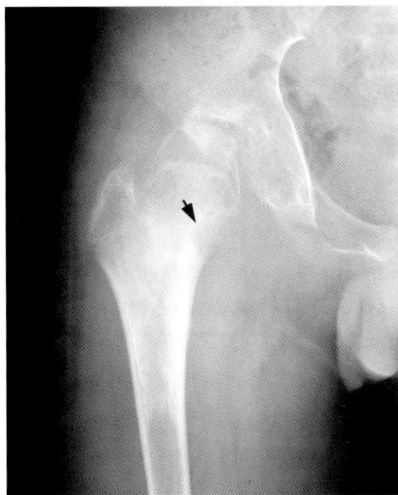

a

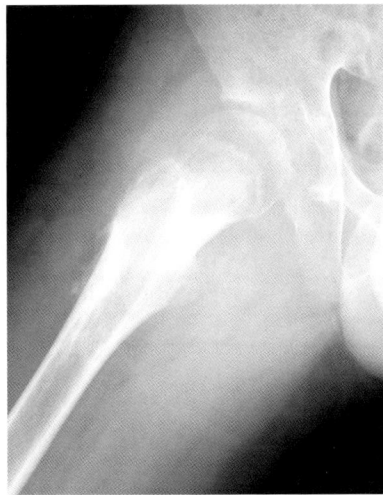

b

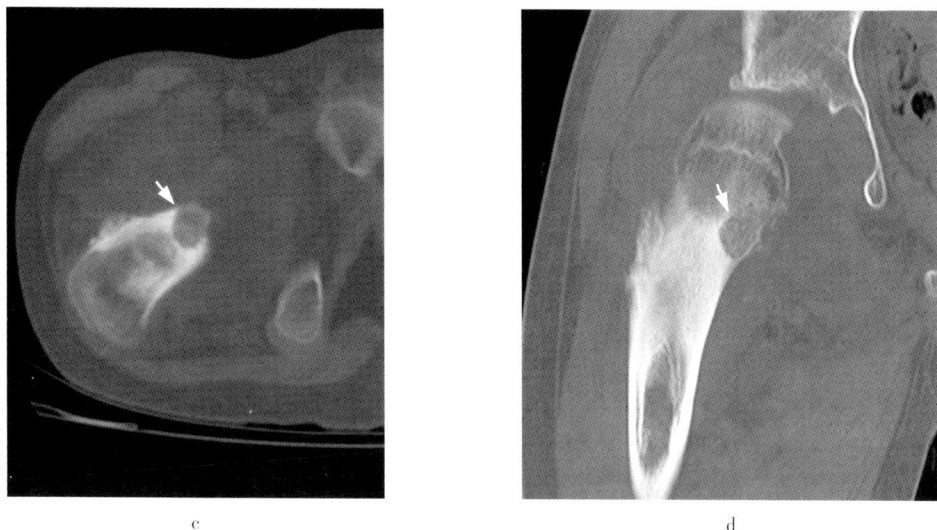

c                                                      d

**图 8-78　右股骨颈骨母细胞瘤**

a. 右髋正位片；b. 右髋蛙位片，（a～b）示右股骨颈偏内侧一小囊状破坏（黑箭头），边界清楚，病灶周围可见广泛骨质增生、硬化，髋关节呈半脱位，关节囊明显肿胀、膨隆；c. 右髋 CT 横轴位平扫；d. CT 冠状位重建，（c～d）示平片所见囊状破坏灶（白箭头）内可见斑点状钙化及骨化影，灶周可见明显增生、硬化，髋关节内可见大量积液，周围软组织肿胀、膨隆

# 二、软骨母细胞瘤

软骨母细胞瘤也称成软骨细胞瘤，是起源于软骨母细胞或成软骨性结缔组织的肿瘤，具有潜在恶性的可能。四肢长骨为好发部位，约半数起源于骺板，并向骨骺侧或干骺端发展。

## 【临床表现】

发病年龄多在 25 岁以下。发病缓慢，症状轻微，由于肿瘤靠近关节面，因此疼痛和功能障碍常为首发症状，局部可有压痛，可出现止痛步态。

## 【影像要点】

### （一）平片

1. 骨骺或干骺端囊状略膨胀性破坏，呈圆形或椭圆形，中心性或偏心性生长，少数可跨越骺板向干骺端扩展。

2. 病变边界清楚，有薄的硬化缘，病变边缘呈贝扇状或分叶状具有诊断特征。

3. 病灶内可见环状或斑点状钙化。

## （二）CT

1. 病灶常局限于骨骺或跨越骺板向干骺端扩展，多为圆形或椭圆形软组织密度区伴有斑点状、斑片状钙化。

2. 病变边缘多有完整或不完整的薄层高密度硬化边，相邻骨皮质可有变薄、轻度膨胀或局限性缺损。

3. 有时可见边界清楚的局限性软组织密度肿块突出，累及干骺端者，有时可出现线样骨膜增生。

4. 邻近关节病灶多伴有积液和滑膜增厚表现。

## （三）MRI

1. 肿瘤组织 $T_1WI$ 呈与肌肉相似的低信号，$T_2WI$ 呈以高信号为主的混杂信号。

2. 肿瘤内钙化于 $T_1WI$、$T_2WI$ 均呈低信号。

3. 破坏区边缘硬化呈长 $T_1$ 及短 $T_2$ 信号。

4. 肿瘤周围骨髓及软组织常伴有广泛长 $T_1$、长 $T_2$ 水肿信号。

软骨母细胞瘤的影像图见图 8 - 79 ~ 图 8 - 83。

## 【鉴别诊断】

本病应与软骨黏液样纤维瘤、长骨干骺端结核等鉴别。

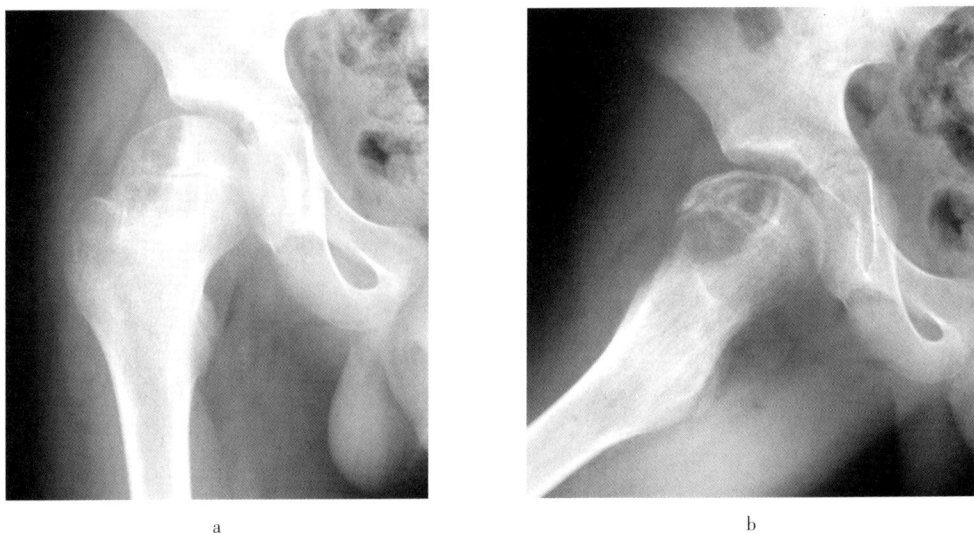

a                                           b

**图 8 - 79　右股骨头软骨母细胞瘤**

*a. 右髋正位片　b. 右髋蛙位片，（a ~ b）示右股骨头跨越骨骺板生长囊状破坏，边缘清楚，病灶内隐约见斑点状钙化*

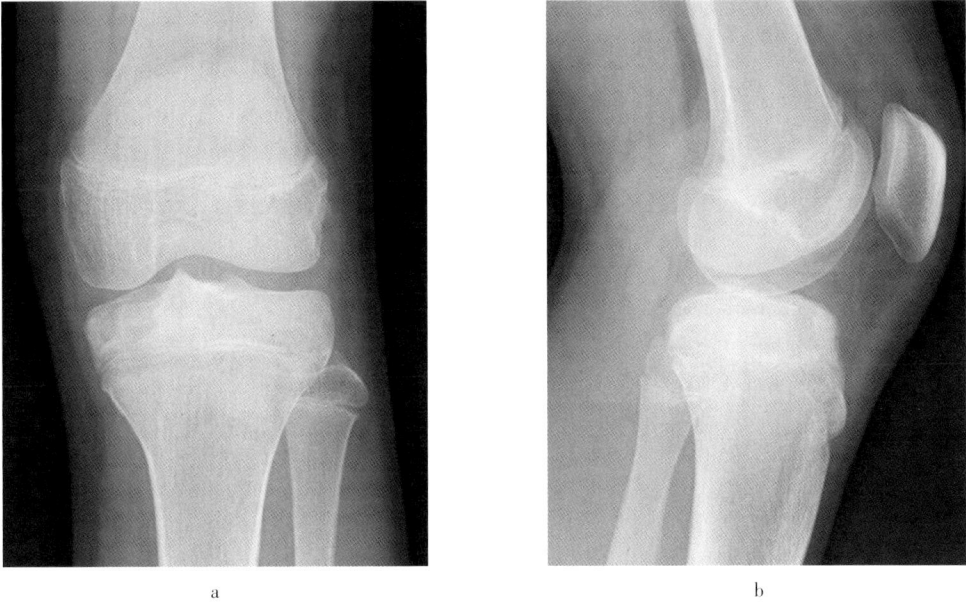

a

b

**图 8 – 80 左胫骨近端软骨母细胞瘤**

a. 左膝正位片 b. 左膝侧位片，（a～b）示左胫骨近端骨骺前内侧类圆形分叶状囊状骨质破坏，边缘轻度硬化，其中见斑点状钙化

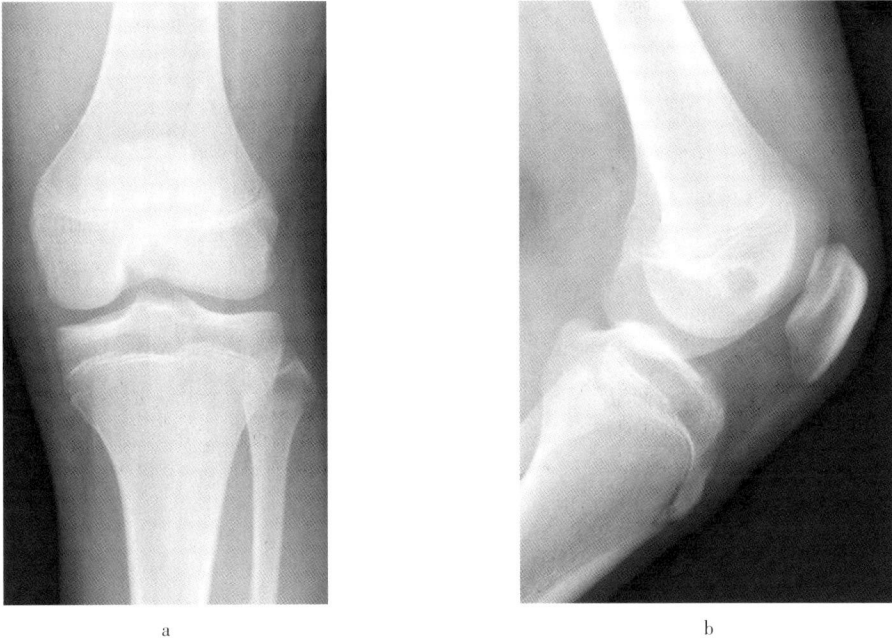

a

b

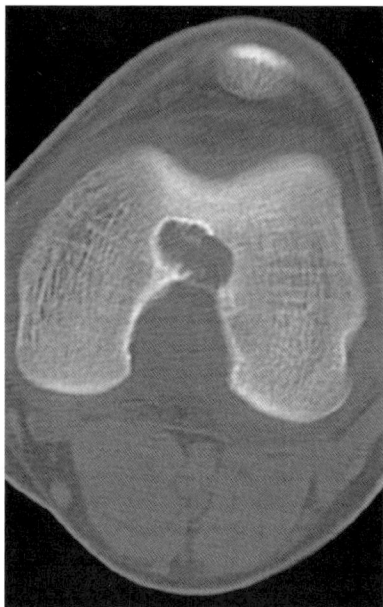

c

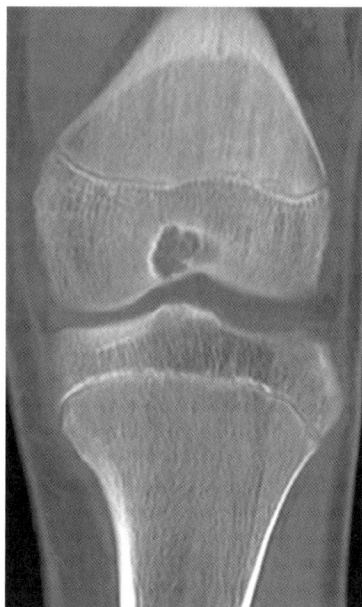

d

**图 8 - 81　左股骨远端软骨母细胞瘤**

a. 左膝正位片　b. 左膝侧位片，示左股骨远端骨骺内类圆形囊状骨质破坏，边缘轻度硬化；c. CT 平扫，d. 冠状位重建，示左股骨远端骨骺内椭圆形囊状破坏，边缘呈贝扇状并有轻度硬化，其中见斑点状钙化

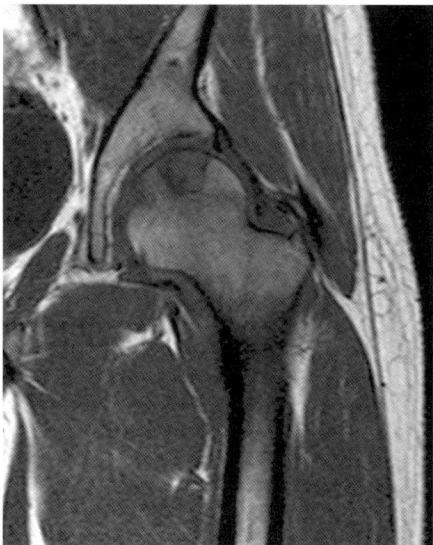

a

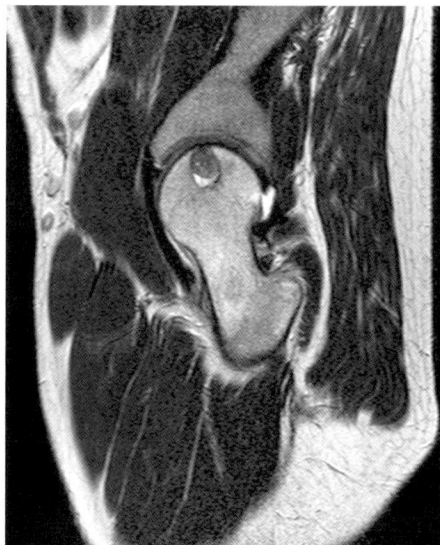

b

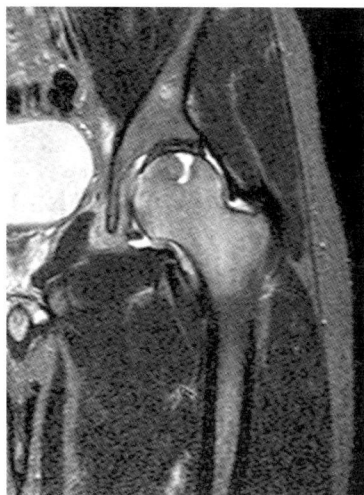

e

**图 8 - 82 左股骨头软骨母细胞瘤**

男，31 岁，左髋部酸痛不适 2 月余。a. MRI 冠状位 $T_1WI$，b. $T_2WI$ 矢状位，c. 冠状位抑脂 $T_2WI$，(a~c)示左股骨头紧邻骨性关节面小囊状异常信号灶，$T_1WI$ 呈稍低信号，$T_2WI$ 呈高信号为主混杂信号，抑脂 $T_2WI$ 示病灶内杂有液性信号，病灶周围可见广泛水肿，关节内可见少量积液

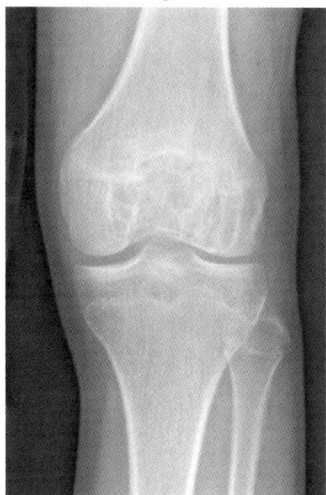

a

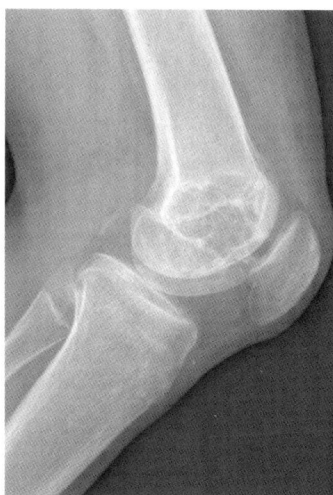

b

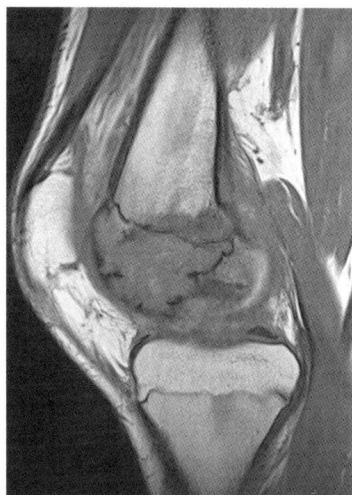

c

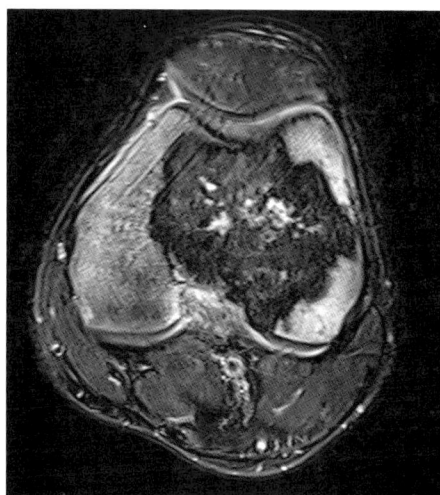

d

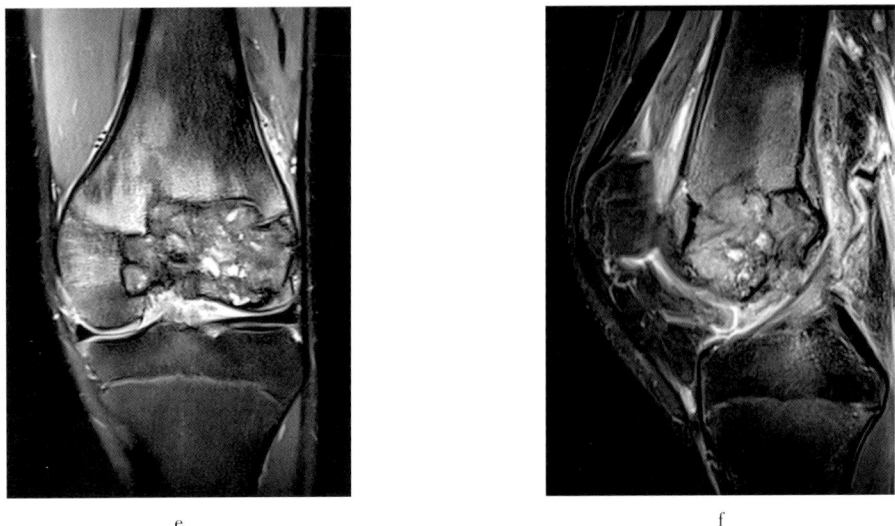

e                                                                        f

**图 8 – 83    左股骨远端软骨母细胞瘤**

男，15岁，左膝疼痛1月余。a. 左膝正位片，b. 左膝侧位片，（a~b）示左股骨远
端骨骺囊状略膨胀性破坏，病灶跨越骨骺板，边界清楚，可见薄层硬化，内部密度
不均，似隐约见钙化。c. MRI 矢状位 $T_1WI$，d. 横轴位抑脂 $T_2WI$，e. 冠状位抑脂
$T_2WI$，f. 矢状位抑脂 $T_1WI$ 增强，（c~f）示左股骨远端骨骺破坏异常信号灶，$T_1WI$
呈稍低信号，抑脂 $T_2WI$ 呈高信号为主混杂信号，边缘可见薄层硬化低信号，病灶周
围可见广泛水肿，增强后病灶明显不均匀强化

# 三、骨巨细胞瘤

骨巨细胞瘤为起源于非成骨间叶组织的骨肿瘤，最早由 Cooper 于 1818 年描述，是较
常见的原发性骨肿瘤之一。骨巨细胞瘤多数为良性，属 WHO（2013）骨肿瘤分类中的中
间型（局部侵袭性）肿瘤，15% 为恶性。肿瘤切除后易复发并可转移到肺部，放疗后可
转变为纤维肉瘤或成骨肉瘤。病理上骨巨细胞瘤根据基质细胞异型性和多核巨细胞的多
少及体积大小可将其分为三级：Ⅰ级基本为良性或低度恶性，局部除后可复发；Ⅲ级呈恶
性肿瘤的表现，术后易复发转移至肺；Ⅱ级介于两者之间。

## 【临床表现】

好发于 20 ~ 40 岁成年人，男、女发病率相仿。良性者病程缓慢，可出现间歇性隐痛
及逐渐增大肿块。恶性者病程短，发展迅速，症状出现早，疼痛剧烈，并可见软组织肿
块突出。发生于四肢者多为隐胀痛，发生于脊椎者，神经或脊髓受压产生神经放射痛。
发生于骶骨者，可有马鞍区麻木及大、小便障碍，局部肿胀逐渐增大。

## 【影像要点】

### （三）平片

1. 好发于长骨的骨端，骨骺线闭合前则发生于干骺部，股骨远端、胫骨近端及桡骨

远端为最好发部位。

2. 肿瘤呈偏心、囊状膨胀性破坏，绝大多数无硬化缘，破坏区边缘可见筛孔样破坏。

3. 肿瘤常沿骨性关节面下生长，易向骨突延伸，极少穿破关节面，即使范围超过关节，其关节软骨面仍保持完整。

4. 良性者，边界清楚，有轻度硬化缘；生长活跃者，无硬化缘，骨壳欠完整。恶性者，骨壳残缺不齐，并见边界不清软组织肿块突出。

5. 病灶内无钙化，出现肥皂泡改变有较大诊断意义。

**（二）CT**

1. 显示骨端囊性膨胀性破坏，无钙化和骨化影。

2. 良性者，骨壳基本完整，其内可见骨嵴；生长活跃和恶性者，骨壳不完整，并常见骨壳外软组织肿块。

3. 肿瘤血供丰富，增强后呈明显不均匀强化。

**（三）MRI**

1. 肿瘤在 $T_1WI$ 上呈均匀中等或低信号，$T_2WI$ 多数呈混杂信号。

2. 肿瘤突破骨壳所形成软组织肿块 $T_2WI$ 呈高信号。

3. 肿瘤内出血，$T_1WI$、$T_2WI$ 均呈高信号，出血后形成的液－液平面，$T_1WI$、$T_2WI$ 上部均为高信号，下部 $T_1WI$ 为低信号，$T_2WI$ 为高信号。

4. 增强扫描后肿瘤实质部分明显强化，而囊变和坏死部分信号可无变化。

骨巨细胞瘤的影像见图 8 - 84 ～ 图 8 - 93。

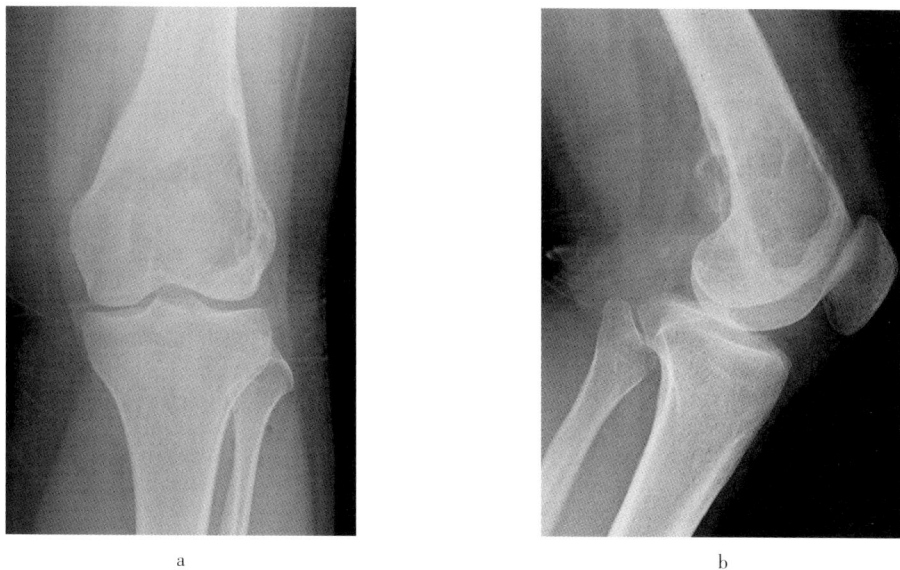

a                                    b

**图 8 - 84　左股骨远端巨细胞瘤（Ⅰ级）**

a. 左膝正位片，b. 左膝侧位片，（a～b）示左股骨远端外侧偏心性囊状膨胀性破坏
透亮区，边缘尚清，有轻度硬化缘，内可见骨性分隔，未见钙化影

## 【鉴别诊断】

本病需与动脉瘤样骨囊肿、单纯性骨囊肿及软骨母细胞瘤等鉴别。

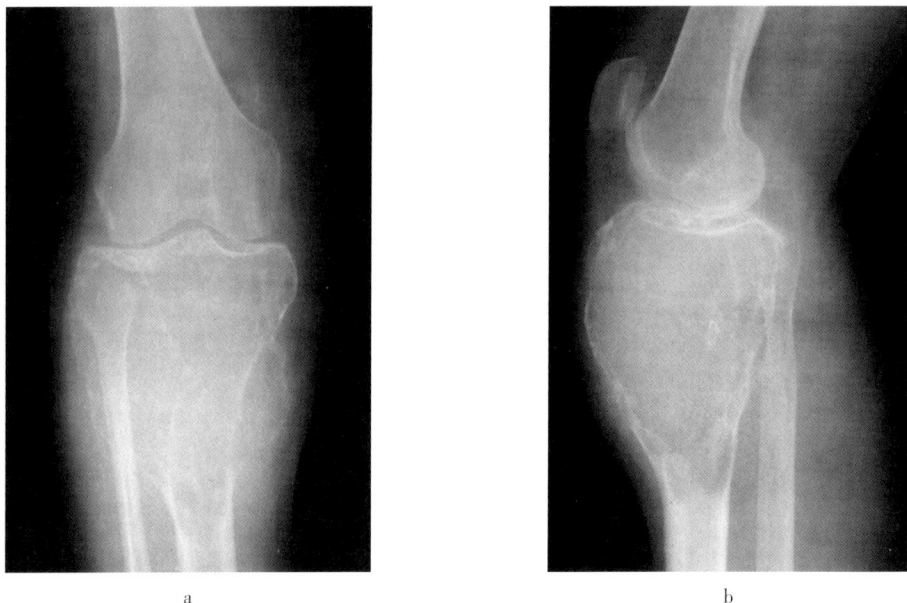

a

b

**图 8 – 85　右胫骨近端巨细胞瘤（I～II 级）**

女，32 岁，右小腿近端肿痛 15 个月。a. 右膝正位片，b. 右膝侧位片，（a～b）示右胫骨近端囊状膨胀性破坏，病灶直抵关节面，内有稀疏骨性间隔，骨包壳基本完整，边缘无硬化，未见钙化及骨化影

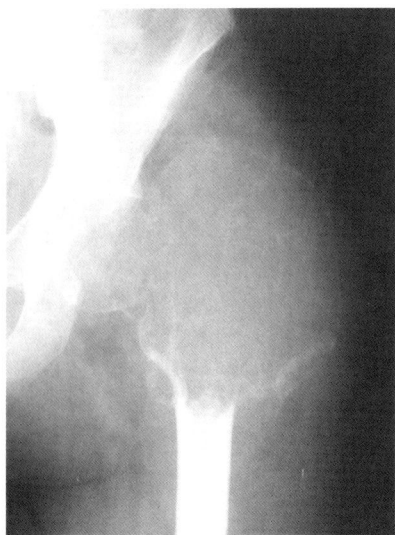

**图 8 – 86　左股骨近端巨细胞瘤（II 级）**

左髋正位片，示左股骨近端囊状膨胀性破坏呈"气球样"，病变涉及股骨头，骨壳菲薄仍完整，内可见骨嵴分隔，局部可见边缘清楚软组织肿块突出，股骨颈伴病理性骨折

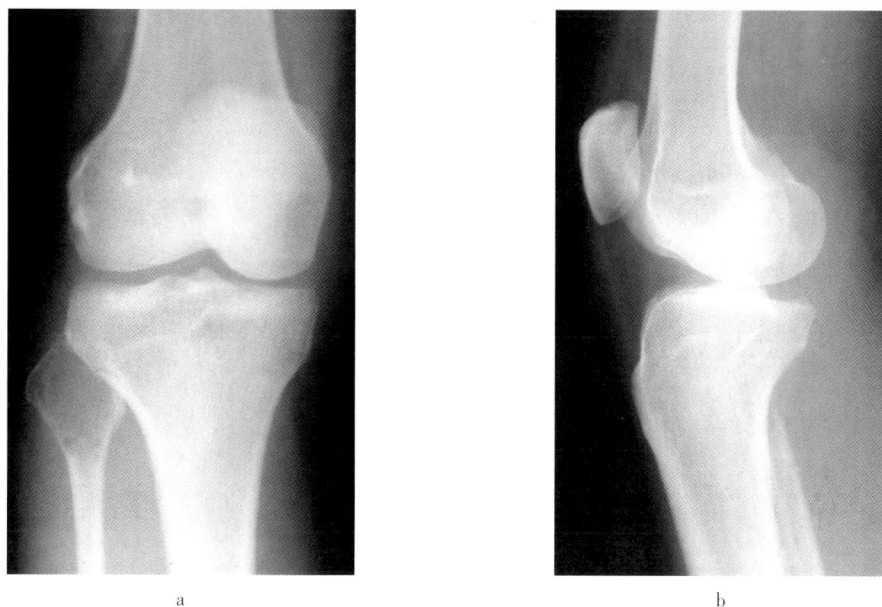

**图 8 – 87　右腓骨小头巨细胞瘤（I 级）**

a. 右膝正位片，b. 右膝侧位片，（a～b）示右腓骨头近端囊状膨胀性破坏，边缘无硬化，未见钙化及骨化影

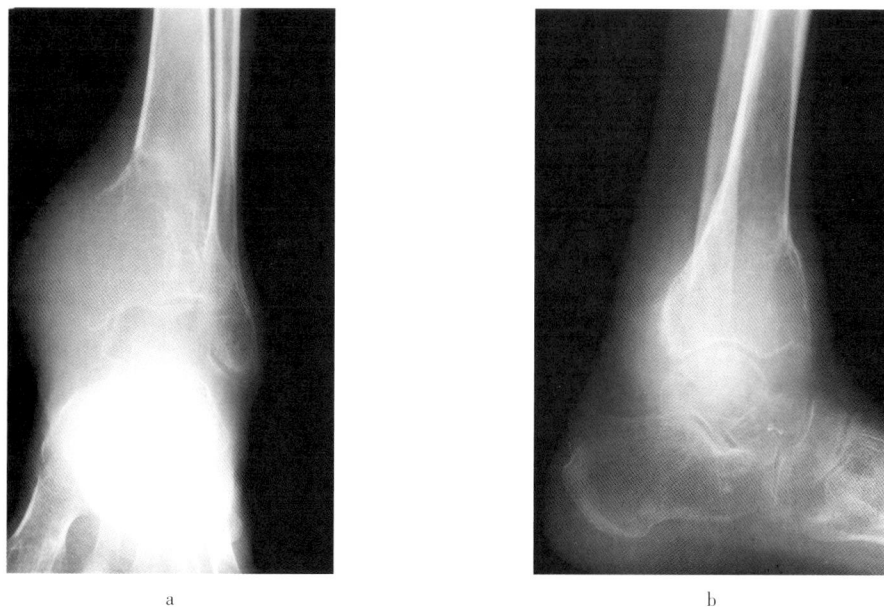

**图 8 – 88　左胫骨远端巨细胞瘤（II 级）**

男，56 岁，左内踝肿物 4 年余。a. 左踝正位片，b. 左踝侧位片，（a～b）示左胫骨内踝部囊状破坏，内见网格状骨嵴分隔，髓腔侧骨质增生、硬化，而内侧骨包壳不完整，有边界清楚的软组织肿块突出

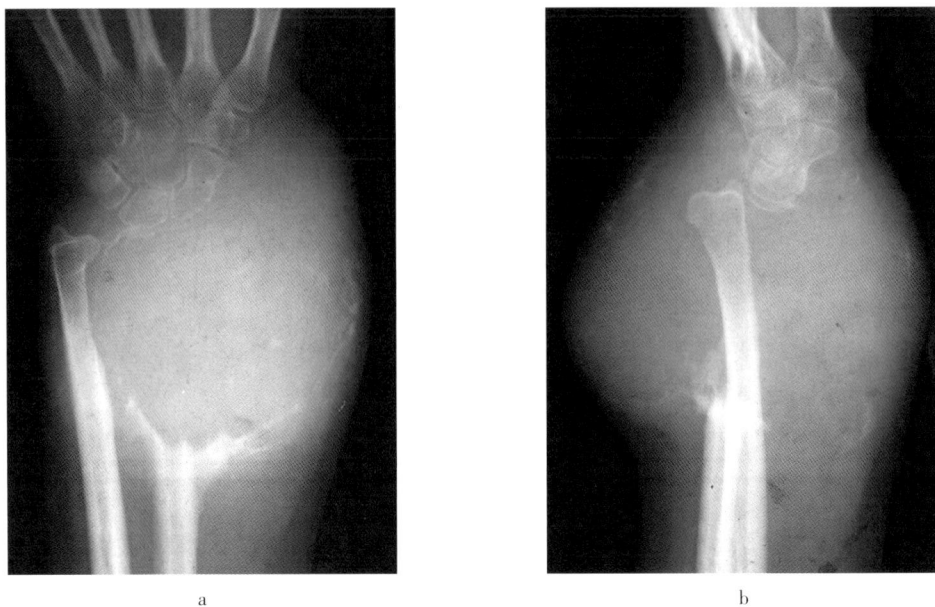

a

b

**图 8 – 89　左桡骨远端巨细胞瘤（Ⅲ级）**

a. 左腕正位片，b. 左腕侧位片，（a～b）示左桡骨远端可见一巨大软组织肿块影，边缘不清，周围隐约可见残留骨包壳，尺骨远端受压变细，腕骨诸骨骨质疏松

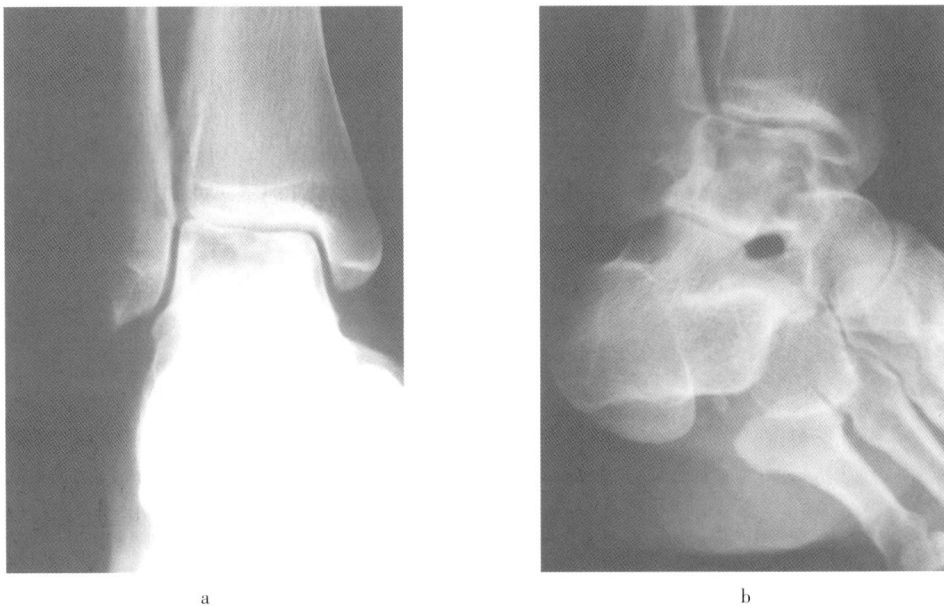

a

b

**图 8 – 90　右距骨巨细胞瘤（Ⅰ级）**

a. 右踝正位片，b. 右踝斜位片，（a～b）示右距骨体囊状略膨胀性破坏，其中可见骨性分隔，边界清楚、但未见硬化缘

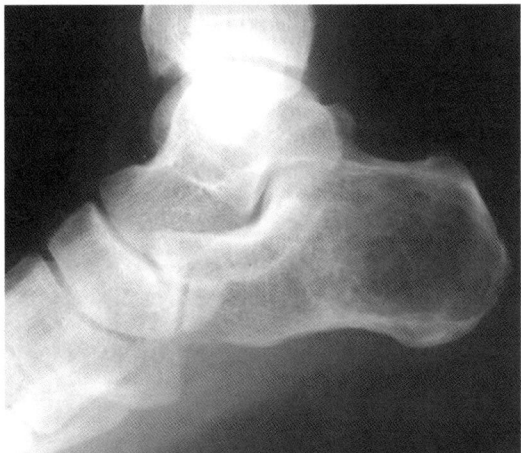

**图8-91 左跟骨巨细胞瘤（Ⅰ级）**

左跟骨侧位片，示左跟骨体囊状膨胀性破坏，其中可见网格状分隔，边缘不清，其中未见钙化及骨化影

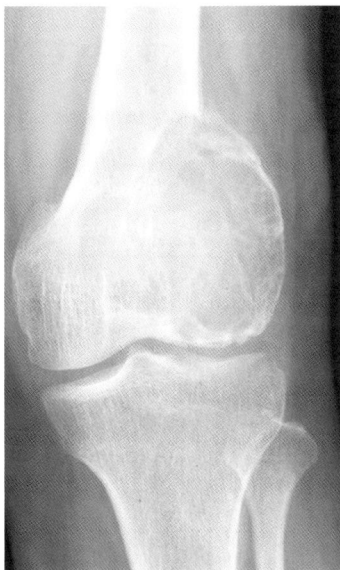

a

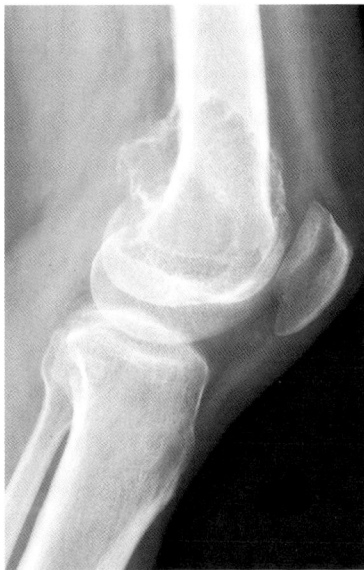

b

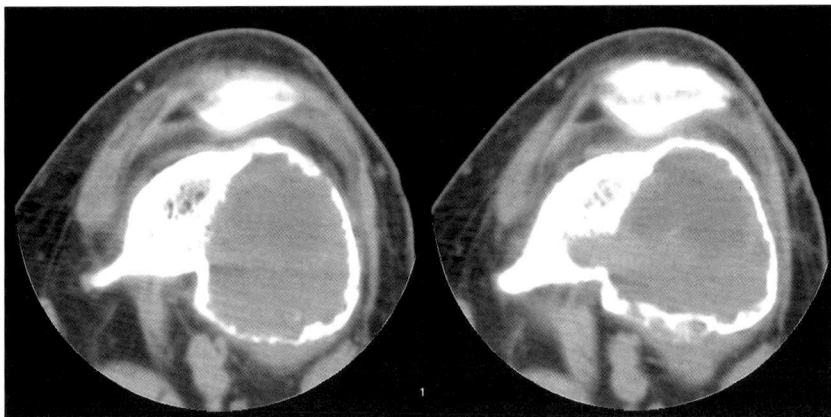

c

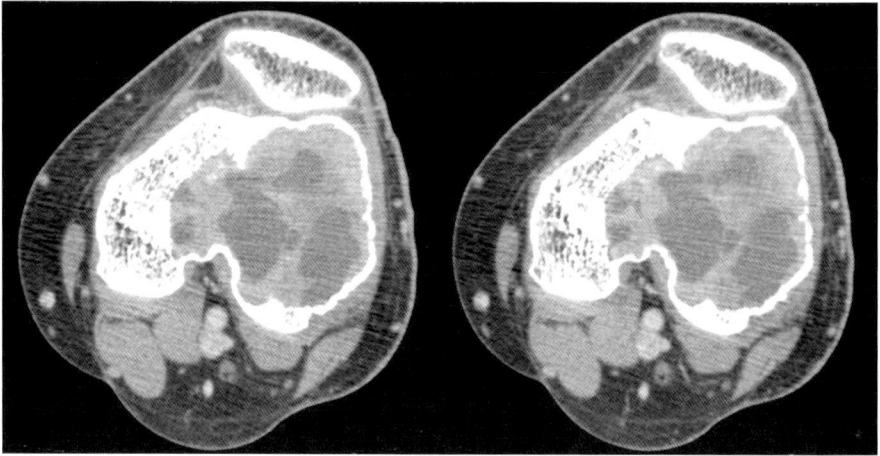

d

**图 8 - 92　左股骨远端巨细胞瘤（Ⅰ级）**

a. 左膝正位片，b. 左膝侧位片，（a ~ b）示左股骨远端偏心性囊状膨胀性破坏，紧邻关节面，边界清楚，有轻度硬化，可见骨性分隔；c. CT 平扫，示病灶呈软组织密度，内可见更低密度灶；d. 增强扫描，病灶呈不均匀明显强化，其中可见无强化囊变坏死区

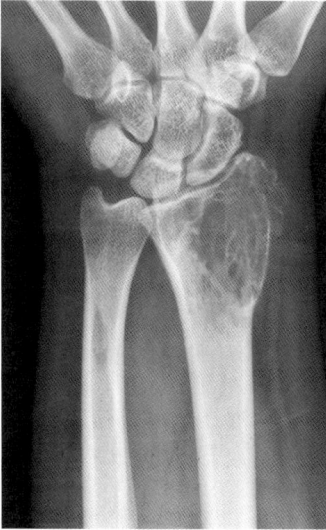

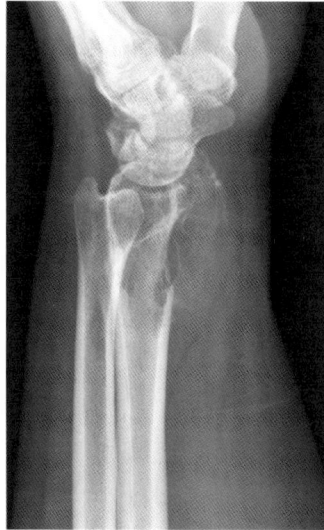

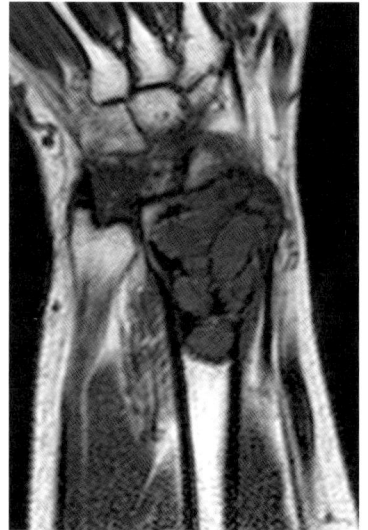

a　　　　　　　　　　　　b　　　　　　　　　　　　c

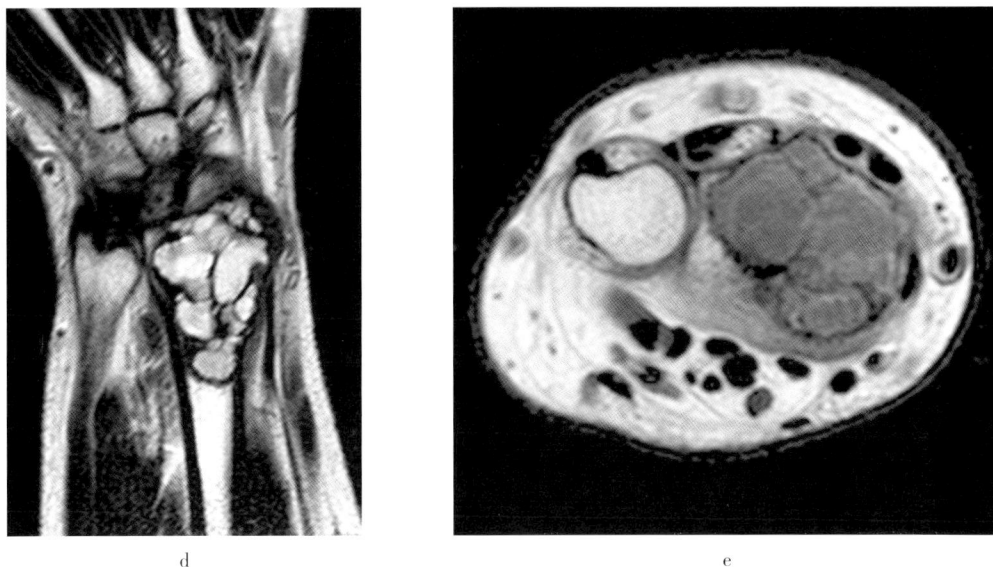

图 8-93 左桡骨远端巨细胞瘤 (Ⅱ~Ⅲ 级)

a. 左腕正位片，b. 左腕侧位片，(a~b) 示左桡骨远端偏心性囊状膨胀性破坏，紧邻关节面，内有网格状骨嵴分隔，边缘无明显硬化，局部骨质欠连续；c. MRI 冠状位 $T_1WI$；d. 冠状位 $T_2WI$；e. 横轴位增强扫描，(c~e) 示病变 $T_1WI$ 呈稍低信号，$T_2WI$ 呈高信号，其内可见 $T_1WI$ 和 $T_2WI$ 均呈低信号间隔，增强扫描病灶呈明显不均匀强化

## 四、原发性动脉瘤样骨囊肿

动脉瘤样骨囊肿是一种具有复发倾向的肿瘤样病变。根据病灶中能否找到明确的前期病灶如骨巨细胞瘤、软骨母细胞瘤或纤维结构不良等将其分为原发性和继发性两大类。原发性动脉瘤样骨囊肿是经仔细病理检查未发现前期病灶者。本病原因不明，多数学者推测与外伤有关，认为可能是骨内存在异常的动静脉瘘，致骨内静脉压持续增高，血管床扩张，骨吸收破坏并发生继发性反应性修复而形成。全身骨骼均可发病，四肢长骨为好发部位，其次是脊柱、髂骨、跟骨等。

### 【临床表现】

好发于 10~20 岁的青少年，女性多见。病程发展一般较快，通常不超过半年。受累骨局部肿胀和疼痛，靠近关节者可出现关节活动受限。侵犯脊椎可出现神经根和脊髓压迫症状，部分动脉瘤样骨囊肿可闻及杂音。

## 【影像要点】

### （一）平片

1. 四肢病灶多位于干骺端，呈囊状膨胀性破坏透亮区，呈圆形、卵圆形或分叶状，内部有骨性间隔，将囊腔分隔成蜂窝状或泡沫状。病变边界清晰，有硬化缘，部分病灶与正常交界处可见扶壁状骨膜反应，但未见软组织肿块影突出。

2. 脊柱病灶常位于椎弓根、横突及椎体，病变呈吹泡状膨胀，突向椎旁软组织，也侵犯椎体，致椎体压缩，病变并可由一个椎体向另外椎体扩展。

3. 髂骨、跟骨、肩胛骨等骨基本改变为囊状膨胀性破坏，内有粗细不等的骨小梁，局部骨皮质菲薄，部分病变可突入软组织，外有包壳，病变区有时可见小斑片状钙化。

4. 根据发生部位、扩展方向及表现可分中央型、偏心型和骨旁型三种类型。中央型病变位于骨的中央，向骨的两侧扩展膨胀，呈对称性；偏心型典型病变呈膨胀性向一侧扩展，骨旁型病变大部分位于骨外，被完整或断续的、极薄的骨壳包绕，局部皮质受压呈浅盆状凹陷，但不达骨髓腔。

### （二）CT

1. 病变呈囊状膨胀性骨破坏，骨壳菲薄，内缘凹凸不平呈分叶状，可见骨嵴分隔，部分病灶可见扶壁状骨膜反应。

2. 破坏区与正常骨交界处有薄层钙质样高密度硬化缘，内部密度不均匀，CT 值 39 ~ 75HU，包括软组织密度结构、液性密度囊腔和斑片状、条带状骨化影。

3. 液性密度囊腔分布无规律，其内可见液－液平面，其中上方密度较低，下方密度较高。

4. 增强扫描病灶实质部分明显强化，CT 值增加 30 ~ 40HU，其内液性囊腔无明显强化。

### （三）MRI

1. 病灶呈囊状膨胀性破坏，膨胀明显或轻微，内缘凹凸不平呈分叶状。

2. 病灶呈囊性和（或）实性；实性成分 $T_1WI$ 信号高于肌肉低于髓腔，$T_2WI$ 信号增高，仍低于髓腔信号。囊性病灶 $T_1WI$ 信号强度不一，但均低于骨髓信号，$T_2WI$ 信号明显增高，多高于髓腔信号。囊内可见纤细线样低信号间隔，并可见液－液平面，$T_1WI$ 上液面上层相对于下层可呈低信号、中等信号或高信号，而 $T_2WI$ 上通常呈高信号，同时上层的信号通常要高些。

3. 骨壳和硬化边缘呈薄层线样长 $T_1$、短 $T_2$ 信号。

4. 部分病灶周围软组织可有水肿表现。

5. 静脉注射对比剂后扫描，病灶实性部分明显强化，囊性部分可见囊壁及分隔强化，内部无明显强化。

动脉瘤样骨囊肿的影像见图 8 - 94 ~ 图 8 - 103。

## 【鉴别诊断】

本病需与骨巨细胞瘤、单纯性骨囊肿及软骨黏液样纤维瘤鉴别。

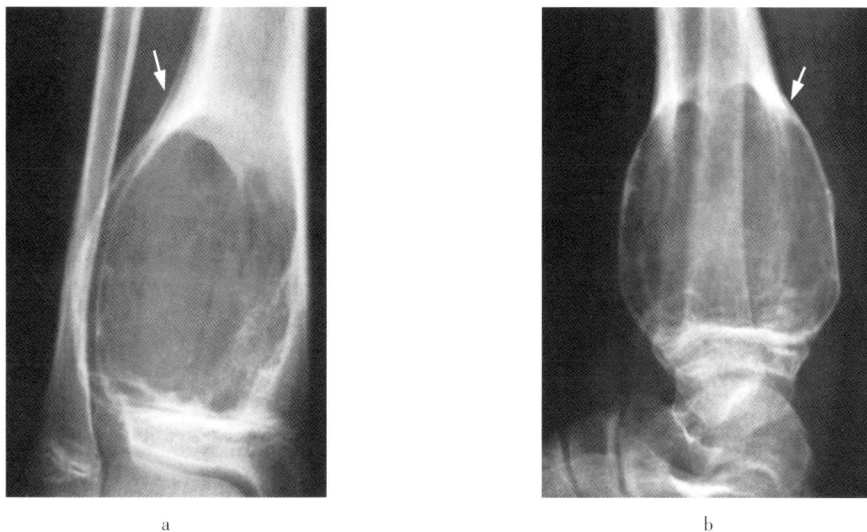

**图 8 - 94　右胫骨远端动脉瘤样骨囊肿**

a. 右踝正位片，b. 右踝侧位片，(a~b) 示右胫骨远侧干骺端明显膨胀性破坏，病灶近端与正常交界处可见扶壁状骨膜反应（白箭头）

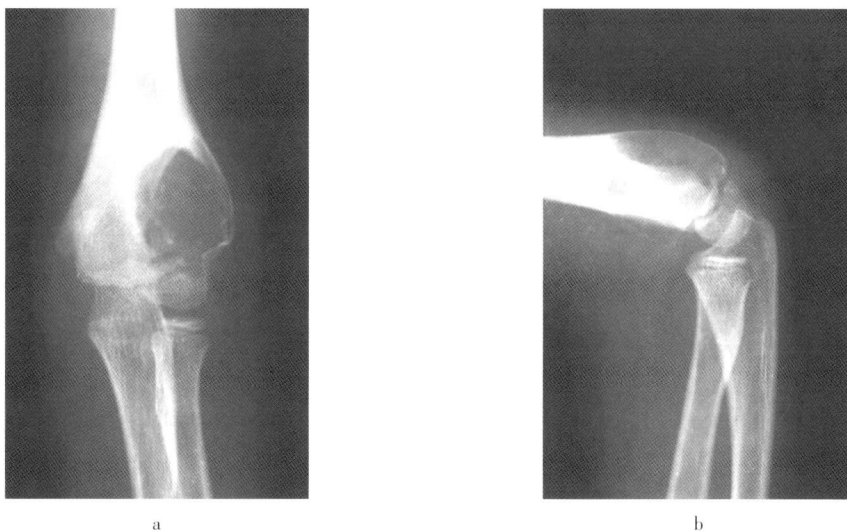

**图 8 - 95　右肱骨远端动脉瘤样骨囊肿**

a. 右肘正位片，b. 右肘侧位片，(a~b) 示右肱骨外侧髁干骺端囊状略膨胀性破坏，边缘清楚无明显硬化，内见网格状分隔

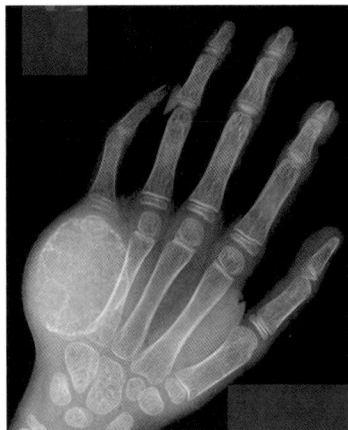

**图 8 – 96　左手第 5 掌骨动脉瘤样骨囊肿**

左手正位片，示左侧第 5 掌骨囊状膨胀性破坏，骨壳菲薄，边界清楚，其中可见泡沫状骨性分隔

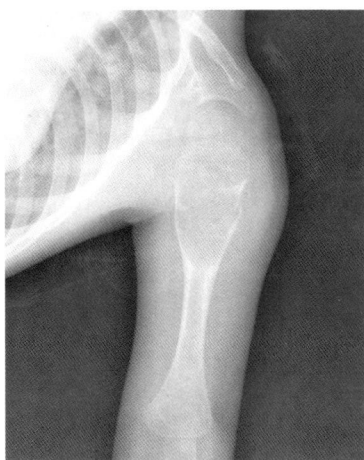

a

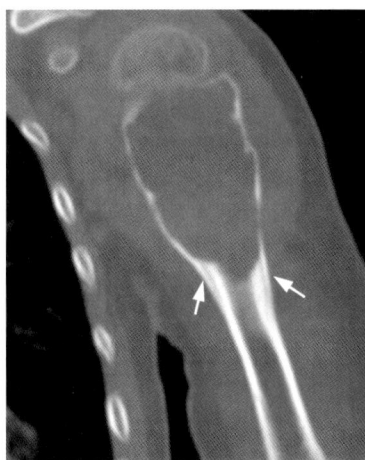

b

**图 8 – 97　左肱骨近端动脉瘤样骨囊肿**

a. 左肱骨正位片，b. 左肱骨 CT 冠状位重建，（a ~ b）示左肱骨近侧干骺端囊肿膨胀性破坏，病灶远端与正常交界处可见扶壁状骨膜反应（白箭头）

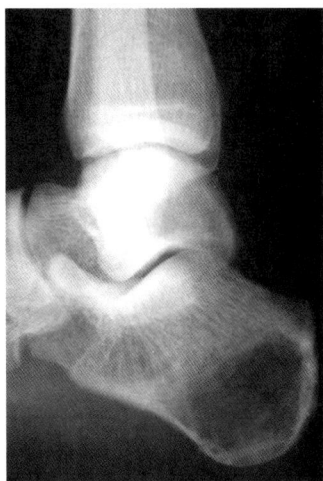

a

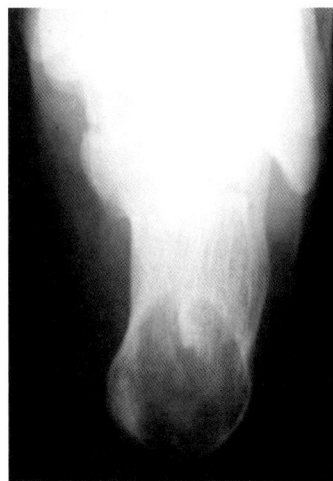

b

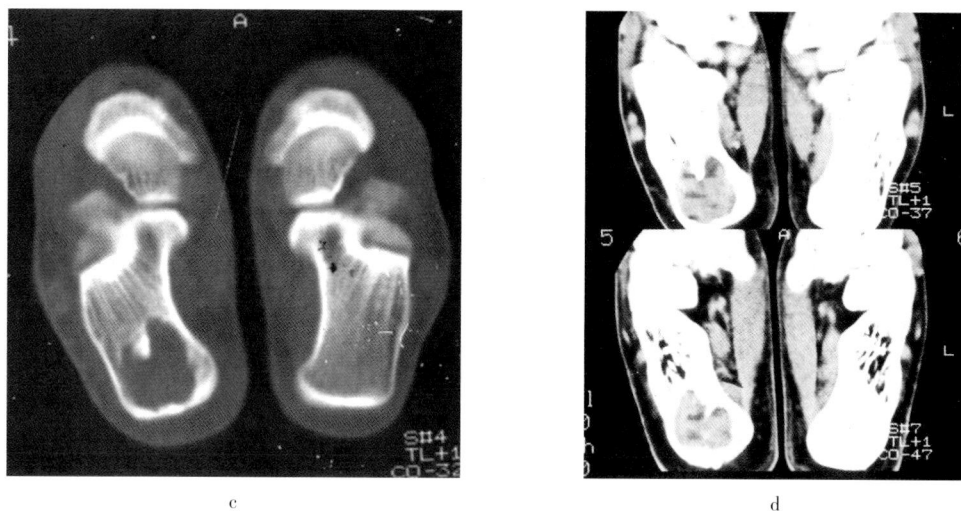

**图 8 - 98　右跟骨动脉瘤样骨囊肿**

a. 右跟骨侧位片；b. 右跟骨轴位片；c. CT 平扫骨窗，（a~c）示右跟骨后部囊状略扩张破坏，边界清楚；d. CT 平扫软组织窗，示病灶内可见多个液 – 液平面

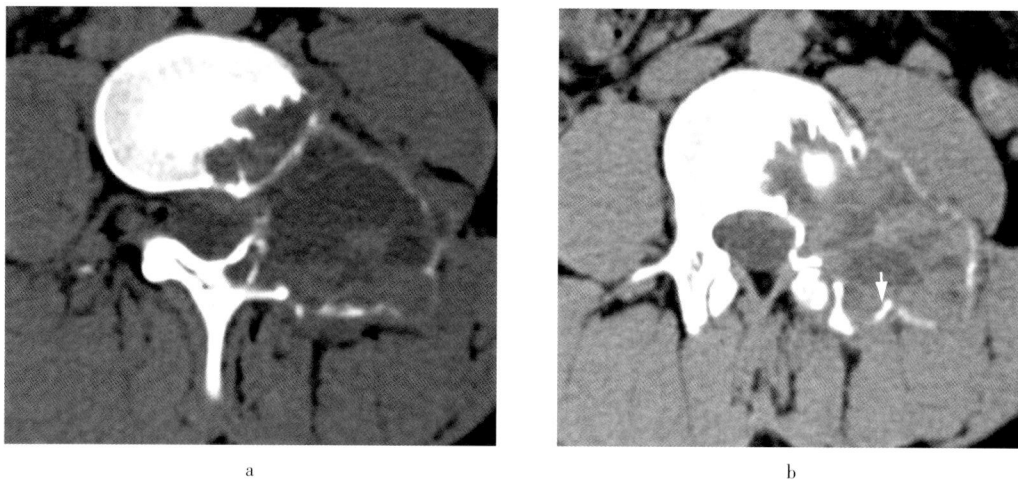

**图 8 - 99　第 4 腰椎动脉瘤样骨囊肿**

男，17 岁，腰部疼痛不适 1 年余，近来加剧。a. 腰椎横轴位平扫骨窗，b. 腰椎横轴位平扫软组织窗，（a~b）示第 4 腰椎左侧椎板及椎体后部明显膨胀性破坏，包壳断续不连，其中可见液 – 液平面（白箭头）

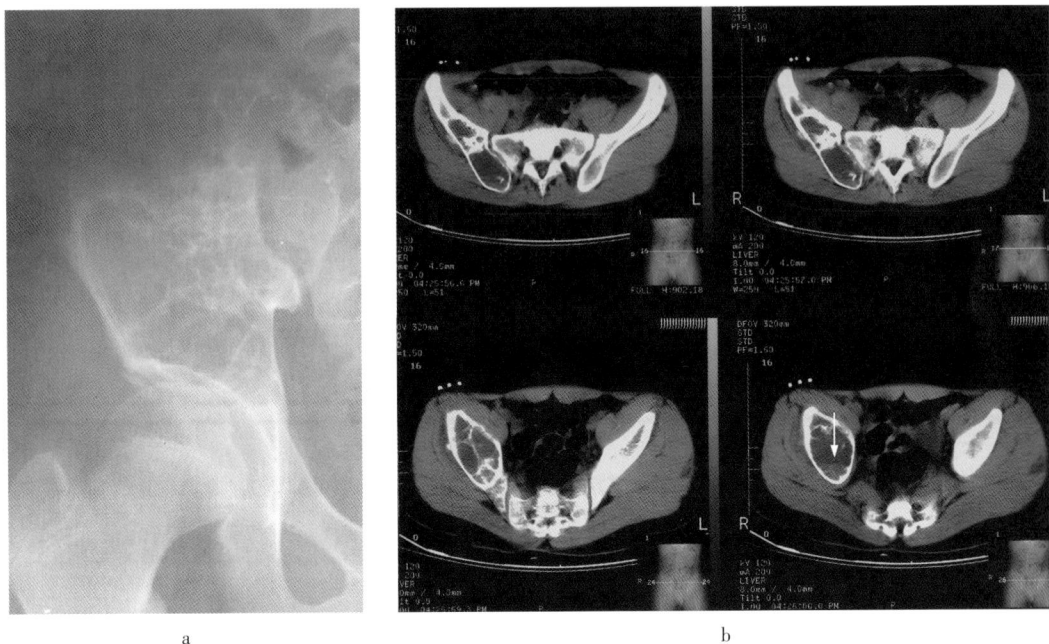

a

b

**图 8 - 100　右髂骨动脉瘤样骨囊肿**

a. 右髂骨正位片，示右髂骨巨大囊状膨胀性破坏，边缘清楚并有分叶状压迹，其中可见网格状间隔和斑片状骨化影；b. CT 平扫，示右髂骨囊状破坏并清晰显示囊腔内分隔，病灶内同时可见液 - 液平面（白箭头）

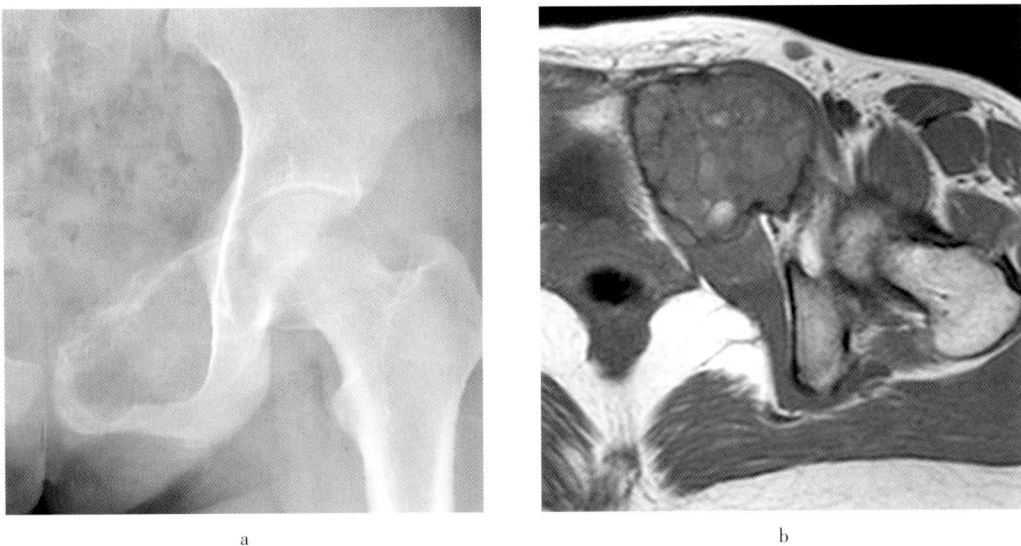

a

b

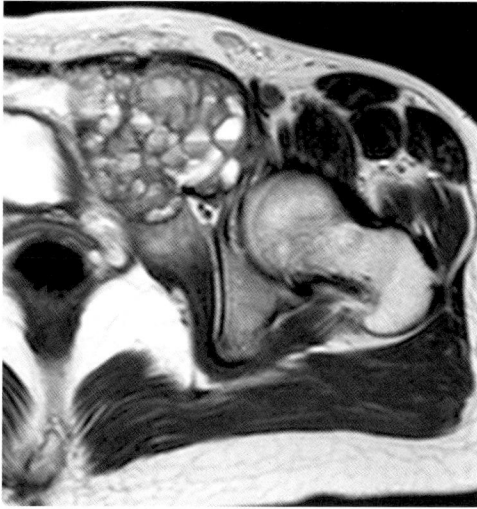

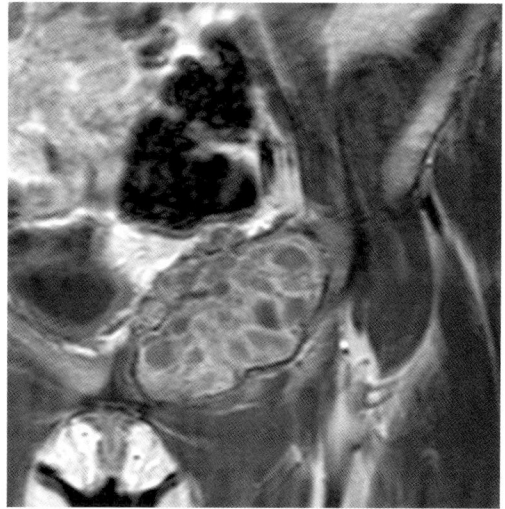

c　　　　　　　　　　　　　　　　　　d

**图 8 - 101　左耻骨上支动脉瘤样骨囊肿**

a. 骨盆正位片，示左耻骨上支囊状略膨胀性破坏，边界清楚，病灶内可见纤细骨嵴；
b. MRI 横轴位 $T_1WI$；c. 横轴位 $T_2WI$；d. 增强扫描，（b~d）示囊状病灶于 $T_1WI$ 呈稍低信号，隐约见液 - 液平面，$T_2WI$ 呈不均匀高信号，可见液 - 液平面，液面上层信号更高，增强后囊壁呈不均匀强化

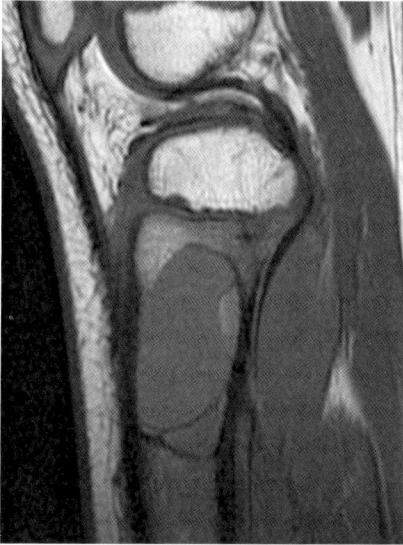

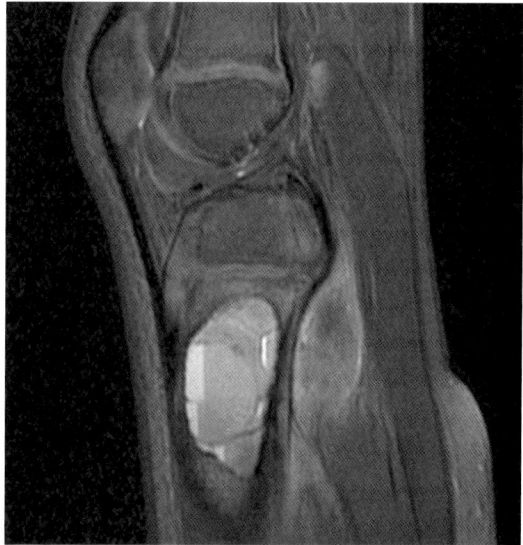

a　　　　　　　　　　　　　　　　　　b

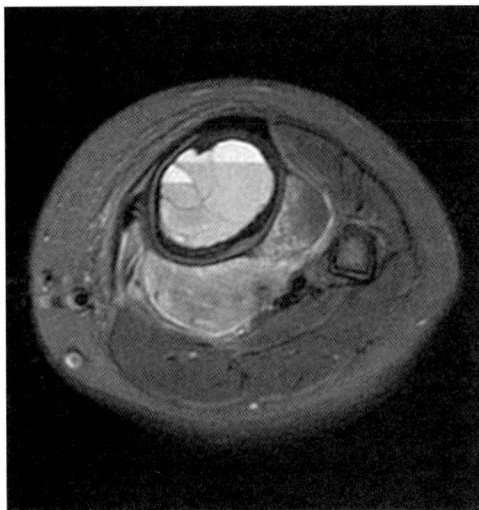

c

图 8 - 102　左胫骨动脉瘤样骨囊肿

a. 左膝关节 MRI 矢状位 $T_1WI$，b. 矢状位 $T_2WI$，
c. 横轴位 $T_2WI$，（a～c）示左胫骨干骺端一椭圆形
长轴与胫骨平行囊状破坏异常信号灶，$T_1WI$ 呈低
信号，$T_2WI$ 呈高低混杂信号，其中可见多个液 -
液平面，邻近腓肠肌可见长 $T_1$、长 $T_2$ 水肿

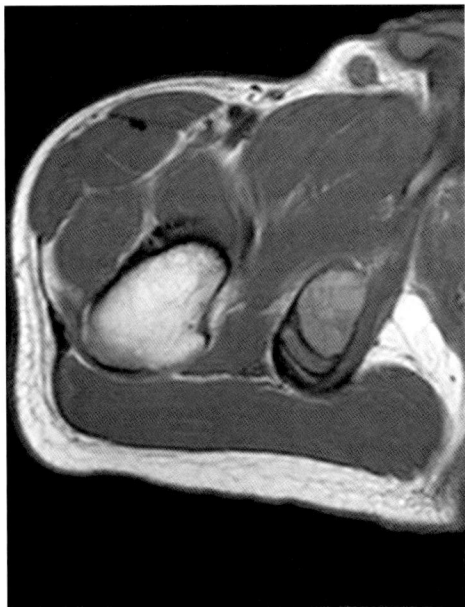

a

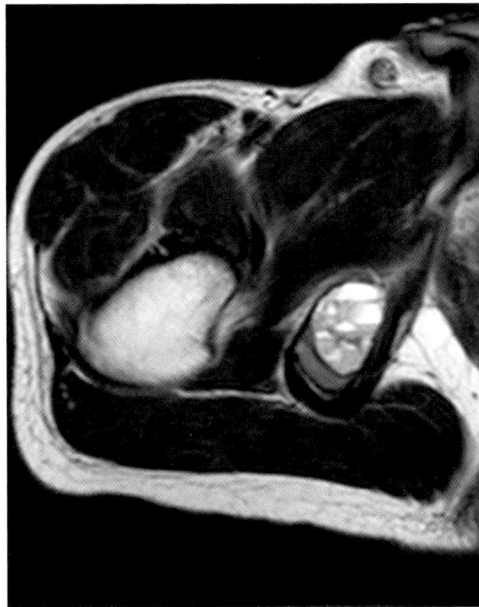

b

图 8 - 103　右坐骨支动脉瘤样骨囊肿

a. MRI 横轴位 $T_1WI$；b. 横轴位 $T_2WI$，（a～b）示右坐骨支囊状病灶于 $T_1WI$ 呈稍
低信号，隐约见液 - 液平面，$T_2WI$ 呈不均匀高信号，可见多个液 - 液平面，液面
上层信号更高

# 五、骨韧带样纤维瘤

骨韧带样纤维瘤又称骨硬化性纤维瘤或骨促结缔组织增生性纤维瘤，是一种罕见发
生于骨内的良性侵袭性肿瘤。文献报道其发病率占良性骨肿瘤的 0.3%。WHO 于 1993 年

对骨韧带样纤维瘤重新定义为：一种具有局部侵袭性的良性肿瘤，以产生大量胶原纤维、细胞含量少、核呈卵圆形或椭圆形为特征。

**【临床表现】**

本病发病年龄范围大，4～60岁都可发病，但以10～30岁发病率最高，占61%，平均年龄约21岁。无明显性别差异。临床大多隐匿发病，患者出现持续或间歇性疼痛、肿胀等临床症状时，病变已相对较大。局部可扪及肿块，边缘多不清，多无明显压痛。实验室检查部分患者可有碱性磷酸酶增高。

**【影像要点】**

（一）平片

1. 病变通常起自长骨干骺端，呈轻中度囊状膨胀性或溶骨性破坏，长径与所在骨长轴一致，病变可越过骺板侵入骨骺。

2. 囊状膨胀性破坏者内可见粗细不等、相互交错骨小梁，局部可见磨玻璃样密度改变，未见钙化，边界大多清楚、不规则，边缘不同程度硬化。

3. 溶骨性破坏者病灶界限模糊，部分皮质消失，可见骨嵴或根须状肿瘤性骨小梁向软组织内延伸，软组织肿胀明显，但无骨膜反应。

（二）CT

1. 病灶呈膨胀性改变，皮质内缘凹凸不平，局部骨皮质变薄或缺损，可见粗大的骨嵴，部分病灶边缘骨质硬化。

2. 病灶内呈均匀软组织密度，可见粗大的骨嵴分隔，多无液化坏死及钙化，有时缺损区可见软组织肿块突出。

（三）MRI

1. $T_1WI$上病灶与肌肉组织相比呈等低信号，信号较均匀。$T_2WI$上较肌肉组织信号高，信号不均。

2. 肿瘤内胶原纤维组织在$T_1WI$及$T_2WI$上均呈条状或带状低信号，增强后无强化。

骨韧带样纤维瘤的影像见图8-104、图8-105。

**【鉴别诊断】**

本病需与单纯性骨囊肿、非骨化性纤维瘤及纤维肉瘤等鉴别。

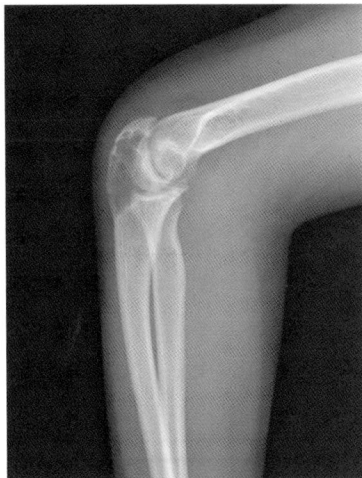

a

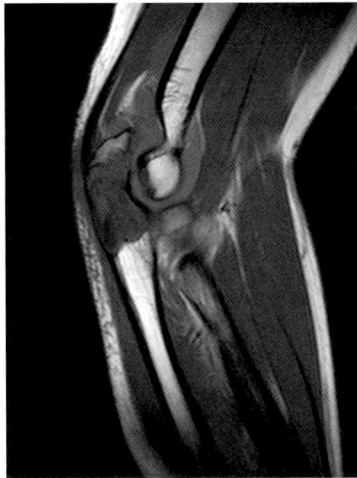

b

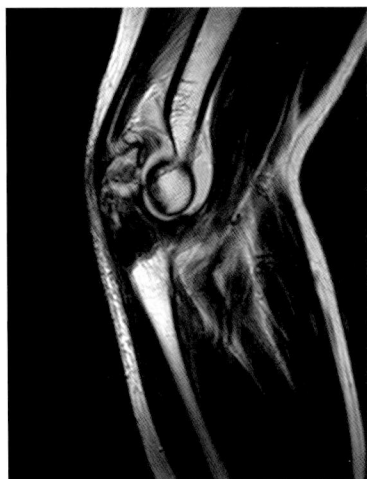

c

**图 8 - 104　右尺骨鹰嘴韧带样纤维瘤**

女，22 岁，摔伤致右肘部疼痛、活动受限 1 天就诊。a. 右肘侧位片，示右尺骨鹰嘴囊状破坏，皮质内缘轻度凹凸不平；b. 右肘关节 MRI 矢状位 $T_1WI$，c. 矢状位 $T_2WI$，（b～c）示右尺骨鹰嘴破坏异常信号灶，$T_1WI$ 呈低信号，$T_2WI$ 呈斑片状低信号为主的混杂信号

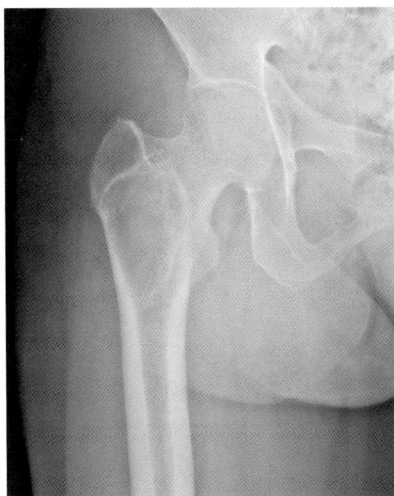

a

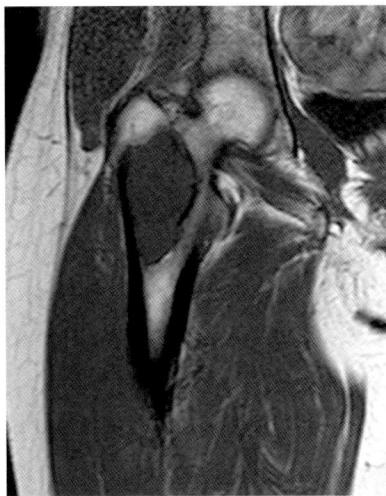

b

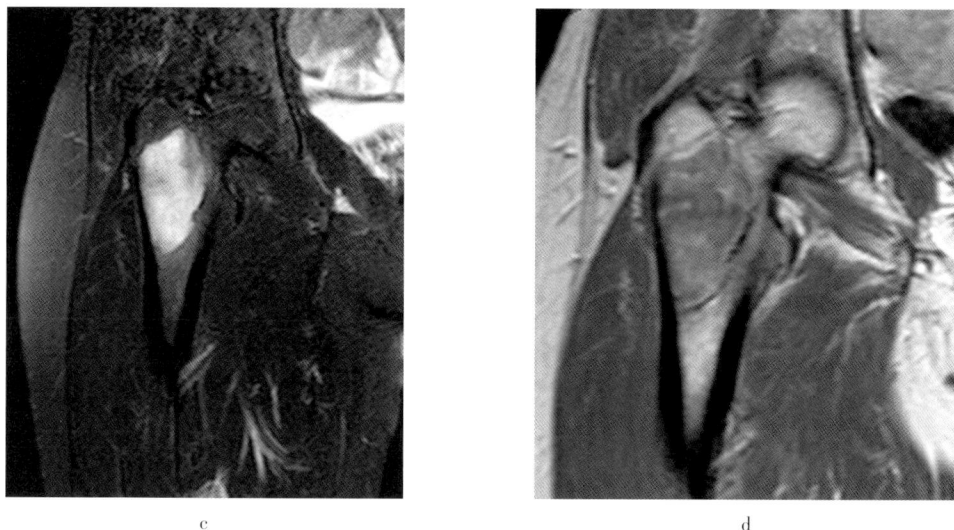

图 8-105 右股骨近端韧带样纤维瘤

男，49岁，发现右大腿肿物 1 月。a. 右髋正位片，示右股骨转子间地图样骨质破坏，病灶长轴与股骨一致，边界清楚伴硬化；b. MRI 冠状位 $T_1WI$，c. 矢状位抑脂 $T_2WI$，d. $T_1WI$ 增强扫描，（b~d）示平片所见病灶 $T_1WI$ 呈低信号，抑脂 $T_2WI$ 呈不均匀高信号，增强扫描呈非均质明显强化

# 第三节 恶性骨肿瘤

## 一、普通型骨肉瘤

普通型骨肉瘤又称成骨肉瘤，是一种原发于髓内以瘤细胞直接形成骨质或骨样组织为特征的高级别恶性骨肿瘤，发病率约占骨恶性肿瘤的 34%。

【临床表现】

多见于 10~25 岁青少年，男性略多于女性。临床上最早表现为局部疼痛，起初隐痛，逐渐加重至夜间剧烈疼痛，难以入眠。随着肿瘤长大，可触及或见到肿大包块，局部皮温增高，或有静脉曲张，最后出现消瘦、乏力、贫血等恶病质现象。实验室检查：碱性磷酸酶增高，血沉加快。

【影像要点】

（一）平片

1. 常见于股骨远端、胫骨近端和肱骨上端，约一半发生在膝关节附近。

2. 骨质破坏，表现为干骺端中央或边缘部虫蚀状、筛孔状、斑片状及大片状低密度影，边界模糊。

3. 肿瘤骨是其诊断的重要征象，表现为云絮状、针状、斑块状或象牙质样致密影，其内无骨小梁结构。

4. 骨膜增生，表现为线状、葱皮状，增生骨膜容易被肿瘤破坏，边缘部分残留而形成 Codman 三角。

5. 瘤软骨钙化，表现为分布稀疏、密度较淡、边缘模糊的不规则环形、半环形或弧形致密影。

6. 软组织肿块，呈半圆形或卵圆形，密度高于周围组织，内可有瘤骨。表浅部位者，外形轮廓比较清楚，深而弥漫性者，大多数界限不清；偏心性溶骨型者，肿块多较大。

7. 根据骨质破坏程度和瘤骨多少不同大致分为成骨型、溶骨型和混合型三种类型。

（二）CT

**1. 骨质破坏**  松质骨示虫蚀状或斑片状缺损，缺损区被中等密度肿瘤组织充填，边缘多无高密度硬化。骨皮质破坏呈虫蚀状、大块样缺损或不规则变薄，边缘不规则，偶尔可见轻度膨胀。

**2. 肿瘤骨**  位于肿瘤组织内，形态多样，可呈点状、斑片状、针状及大片状钙质样高密度，同一病人可同时出现不同形态的肿瘤骨。

**3. 骨膜反应**  常为平行于骨皮质的弧线样钙质样高密度影，略低于正常骨皮质密度，与皮质间可有狭细的软组织样低密度线。

**4. 软组织肿块**  常偏于一侧或围绕病骨生长，外形不规整，位于骨破坏区和骨外软组织内，呈中等密度，均匀或不均匀，多略低于正常肌肉组织。增强扫描肿瘤组织多为不均匀强化，内有圆形、类圆形或不规则形无强化区。

（三）MRI

1. 骨肉瘤的 MRI 信号与其成分有关，瘤骨较多时，肿瘤信号较低，反之亦然。

2. 溶骨型骨肉瘤 $T_1WI$ 表现为低信号，$T_2WI$ 和抑脂像上表现为低信号为主的混合信号。

3. 成骨型骨肉瘤 $T_1WI$、$T_2WI$ 均呈低信号。瘤周水肿和非硬化区在 $T_2WI$ 上表现为高信号。

4. 混合型骨肉瘤在 $T_1WI$、$T_2WI$ 上表现为偏高或偏低的混合信号。

普通型骨肉瘤的影像见图 8 - 106 ~ 图 8 - 112。

【鉴别诊断】

本病应与急性化脓性骨髓炎、疲劳性骨折及尤因肉瘤等鉴别。

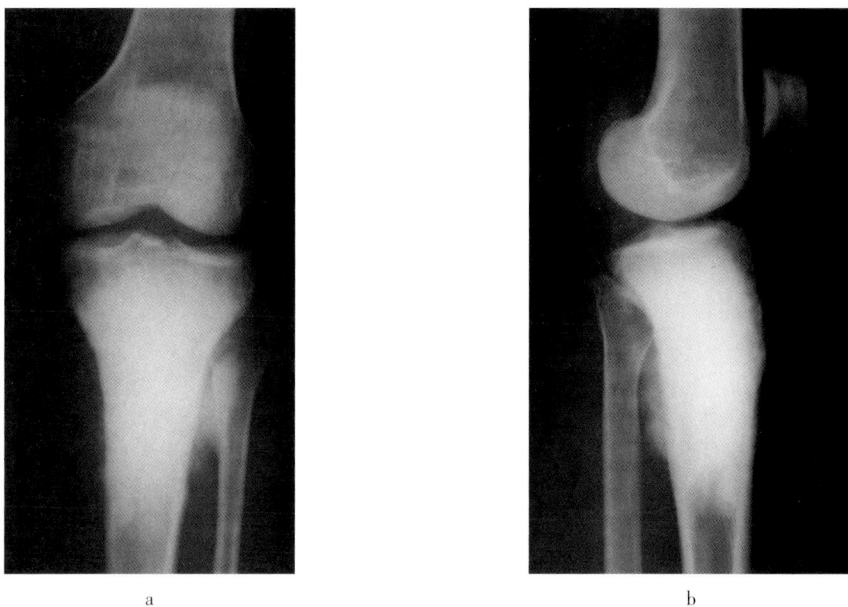

a                                   b

**图 8 - 106　左胫骨近端骨肉瘤**

a. 左膝正位片，b. 左膝侧位片，（a～b）示左胫骨上段呈象牙质样骨质增高密
度，部分突出于皮质外，边界清楚

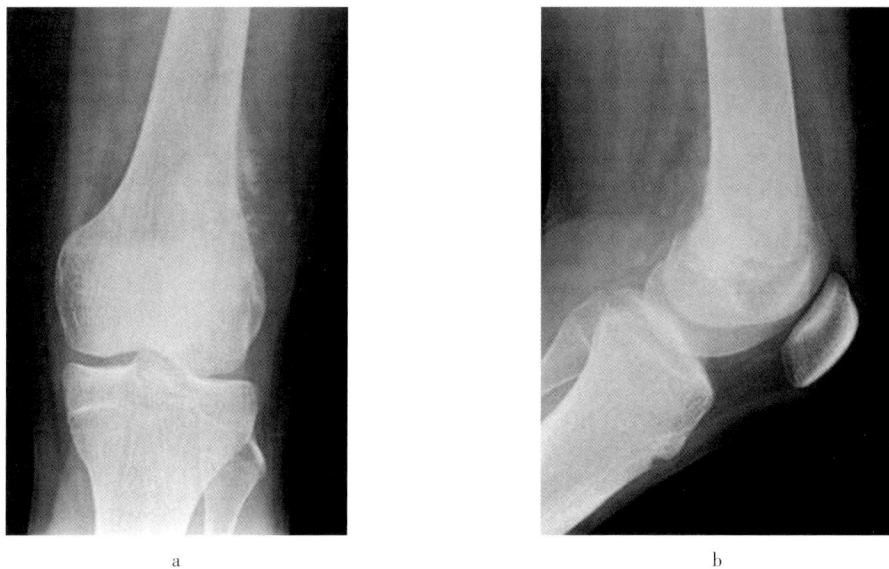

a                                   b

**图 8 - 107　左股骨远端骨肉瘤**

男，16 岁，左股骨远端肿痛 3 月，局部肿胀、压痛。a. 左膝正位片，b. 左膝侧
位片，（a～b）示左股骨远侧干骺端后外侧骨密度增高，并见向外突出絮片状瘤
骨，邻近隐约见边界不清软组织肿块影

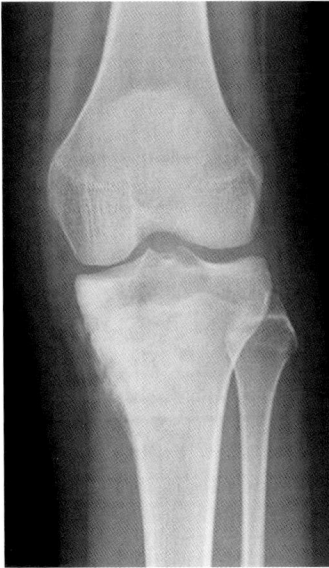

a

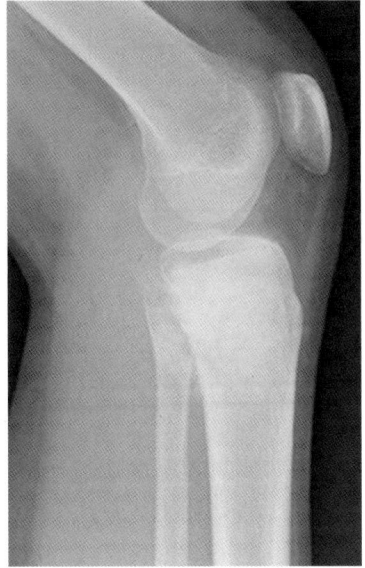

b

**图 8 - 108　左胫骨近端骨肉瘤**

a. 左膝正位片，b. 左膝侧位片，（a～b）示左胫骨近侧干骺端及骨骺内可见絮片状瘤骨，后外侧局部骨皮质中断，相应部位隐约见突出软组织肿块及瘤骨

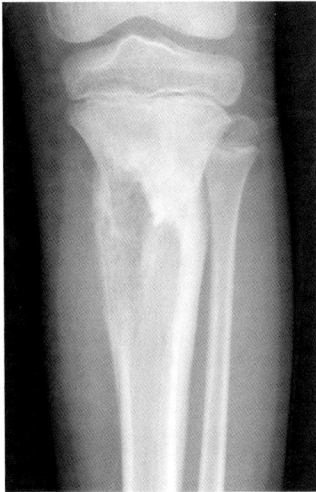

a

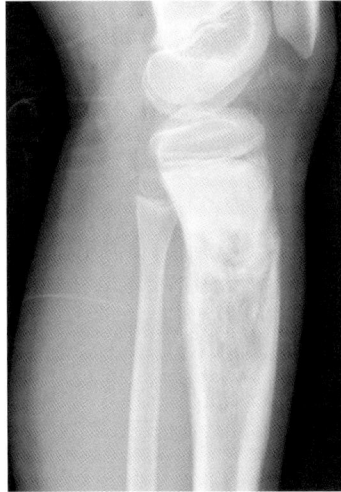

b

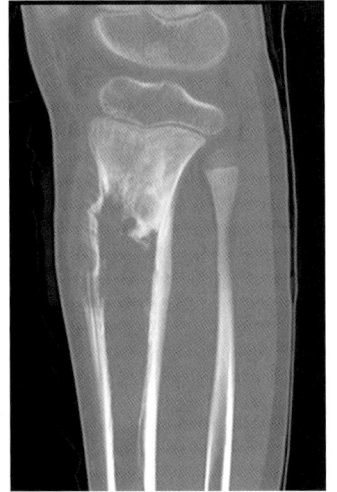

c

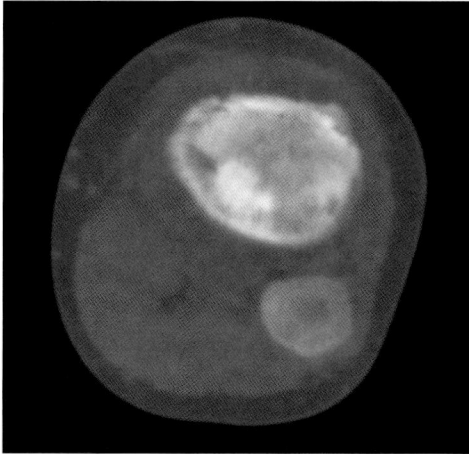

d

**图 8－109 左胫骨上段骨肉瘤（溶骨型）**

a. 左膝正位片，b. 左膝侧位片，（a～b）示左胫骨近侧干骺端及上段密度增高，可见虫蚀样、筛孔样及大片状溶骨破坏，内侧皮质缺损，周围可见葱皮样骨膜反应伴内侧 Codman 三角形成，邻近软组织肿胀；c. CT 矢状位重建，示左胫骨上段大片溶骨破坏，前缘可见针状瘤骨、Codman 三角及向外突出软组织肿块影；d. CT 平扫，示左胫骨上段密度增高并见斑片状瘤骨，周围隐约见软组织肿块影

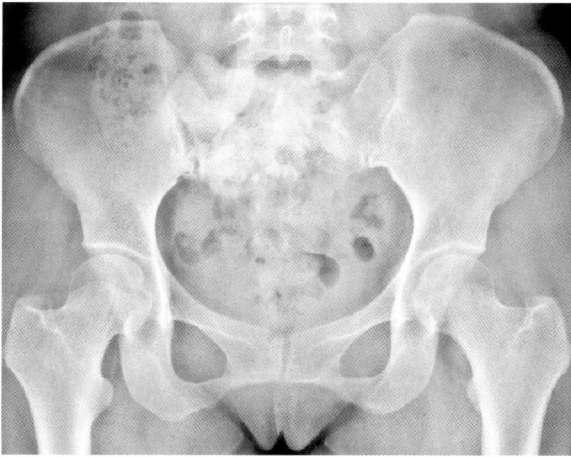

a

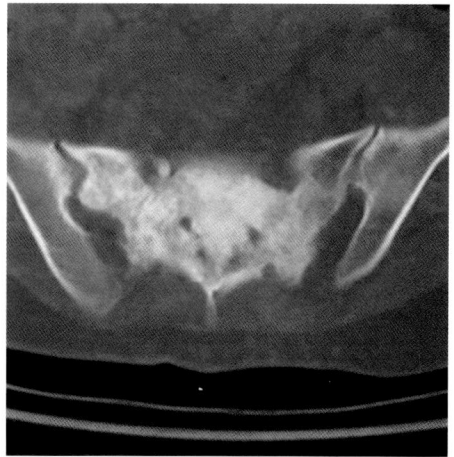

b

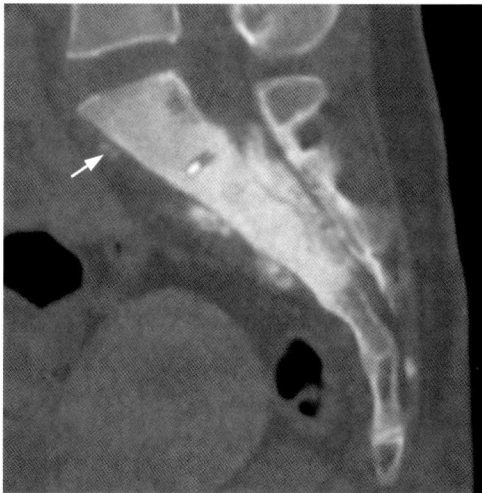

c

**图 8－110 骶骨骨肉瘤**

女，41 岁，腰骶部及右臀部疼痛 5 月余。a. 骨盆正位片，示骶骨上部可见团片状密度增高影，边界不清；b. 骶骨 CT 横轴位平扫，c. CT 矢状位重建，（b～c）示骶骨上部团片状瘤骨分布，骶骨前方隐约见软组织肿块，其中可见不与骶骨相连的瘤骨（白箭头）

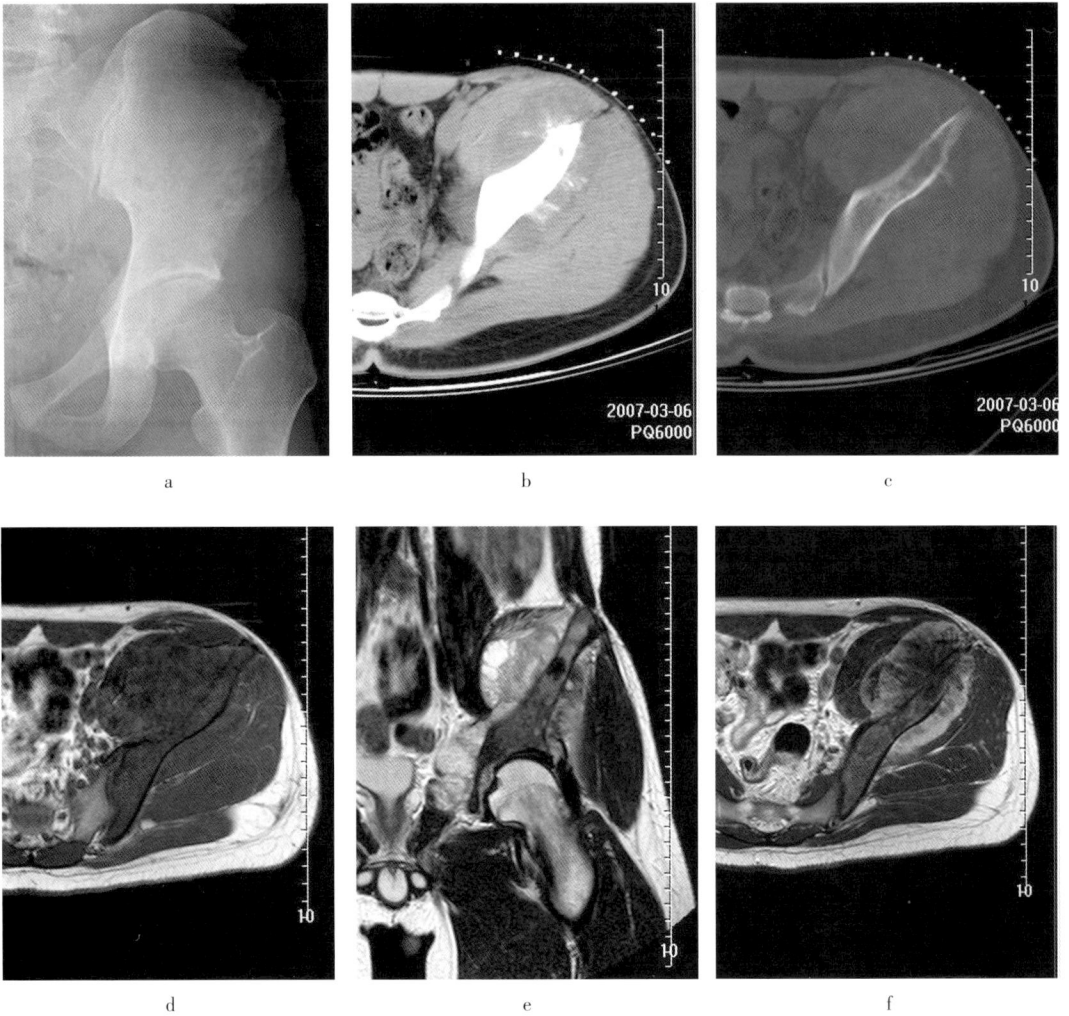

**图 8 – 111 左髂骨骨肉瘤**

a. 左髂骨正位片，示左侧髂骨中下部溶骨性破坏伴斑点状骨质硬化，边界模糊不清；b. CT 平扫组织窗，c. CT 平扫骨窗，（b～c）示左髂骨溶骨性破坏伴软组织肿块，边缘可见针状瘤骨向软组织内伸展；d. MRI 横轴位 $T_1WI$；e. 冠状位 $T_2WI$；f. 横轴位增强，（d～f）示骨质破坏 $T_1WI$ 呈低信号，$T_2WI$ 呈不均匀高信号，针状瘤骨 $T_1WI$、$T_2WI$ 均呈低信号，软组织肿块 $T_1WI$ 呈低信号，$T_2WI$ 呈混杂信号，增强后破坏灶及软组织肿块呈不均匀强化

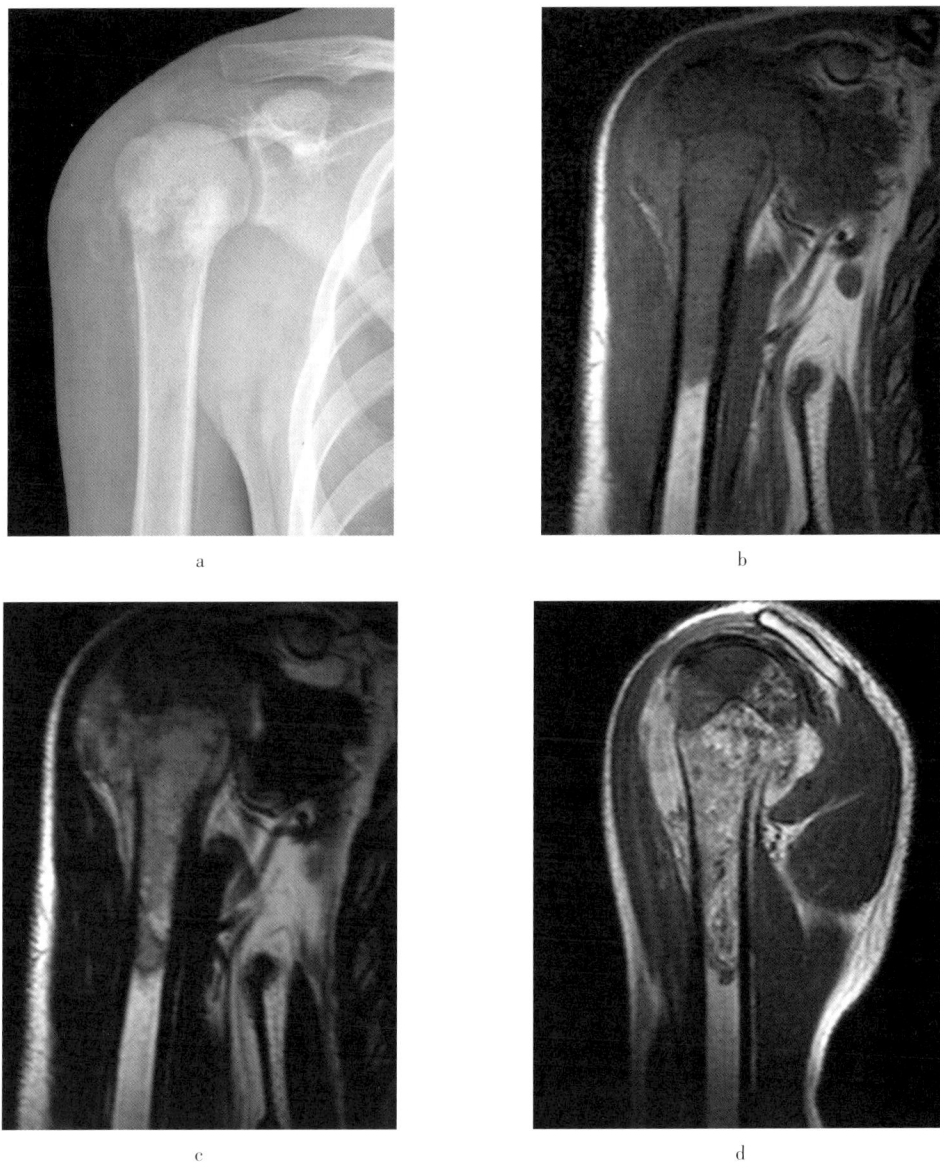

图 8 - 112　右肱骨上段骨肉瘤

男，18 岁，右肩疼痛，功能受限 2 月。a. 右肩正位片，示右肱骨上段骨质破坏，肱骨头及外侧瘤骨形成，外侧皮质变薄，并见袖口状骨膜反应；b. MRI 矢状位 $T_1WI$，示肿瘤侵犯右肱骨上端及骨骺并周围软组织肿块，呈不均匀低信号；c. $T_2WI$，示病灶呈不均匀稍高信号；d. 增强扫描，病灶及肿块呈不均匀强化

## 二、皮质旁骨肉瘤

皮质旁骨肉瘤又称骨旁性骨肉瘤，是一种起源于骨皮质附近成骨性结缔组织的高分化低度恶性的骨肉瘤，占骨肉瘤的 4%。

## 【临床表现】

发病年龄较普通型骨肉瘤大，常为 25～40 岁，男、女发病率相近。发病缓慢，有局部疼痛、肿块和功能障碍，少有全身症状，部分病例碱性磷酸酶增高。

## 【影像要点】

### （一）平片

1. 肿瘤大多数好发于长骨干骺端，特别是股骨的腘窝面，其次发生于胫骨和肱骨。

2. 肿块以基底部附着于母体骨皮质表面，呈圆形、半圆形或分叶状，边界清楚，瘤灶中央相对致密，边缘相对密度低。

3. 骨性肿块较大者可环绕母体骨生长，邻近骨皮质常有增厚，部分病例肿块与骨皮质之间可见一线状透亮影。

4. 恶性度高者可侵犯骨髓腔，引起破坏和骨膜反应。

### （二）CT

1. 包绕或部分包绕骨皮质生长的肿瘤骨，瘤骨与骨皮质之间有一线状透亮影，可有细蒂或宽基底与母骨相连。

2. 肿瘤骨密度增高如象牙质且不规则，密度多数不均匀，中心部和邻近皮质部密度较周围高。

3. 肿瘤穿破骨皮质后可在髓腔内形成异常软组织密度影。

4. 增强扫描，呈不均匀强化。

### （三）MRI

1. 骨旁肿瘤骨和瘤软骨钙化在 $T_1WI$ 和 $T_2WI$ 均呈低信号，未钙化的瘤软骨和黏液样变在 $T_2WI$ 呈不均匀的高、低混杂信号。

2. 肿瘤侵犯骨皮质和骨髓腔时 $T_2WI$ 呈高信号。

3. 增强扫描，非致密区瘤骨区呈不均匀轻、中度强化。

皮质旁骨肉瘤的影像见图 8 - 113、图 8 - 114。

## 【鉴别诊断】

本病需与局限性骨化性肌炎、骨旁骨瘤及骨软骨瘤相鉴别。

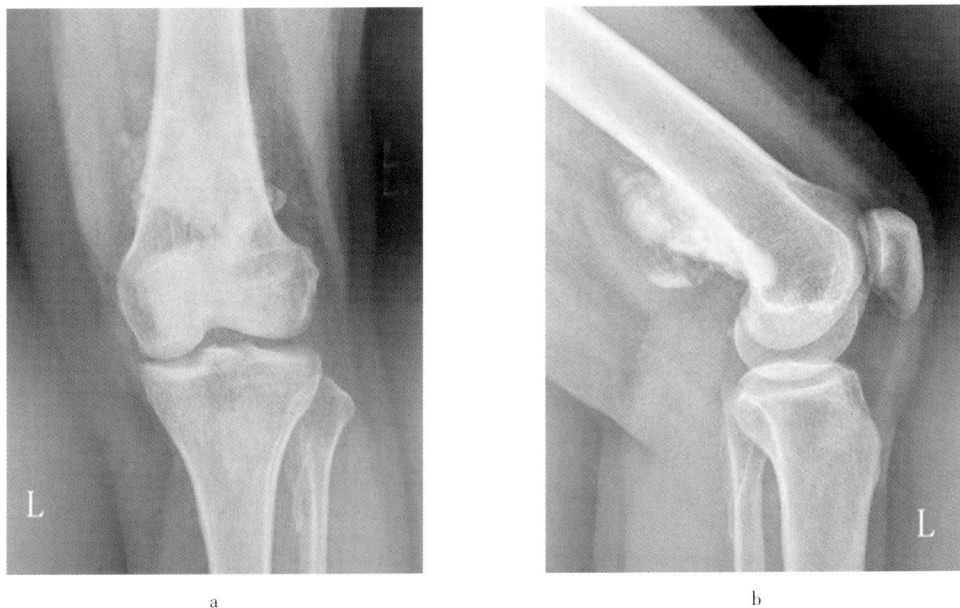

图 8 - 113　左股骨远端皮质旁骨肉瘤

a. 左膝正位片，b. 左膝侧位片，（a~b）示左股骨远端内后侧团片状高密度影，边界清楚，邻近髓腔未见异常

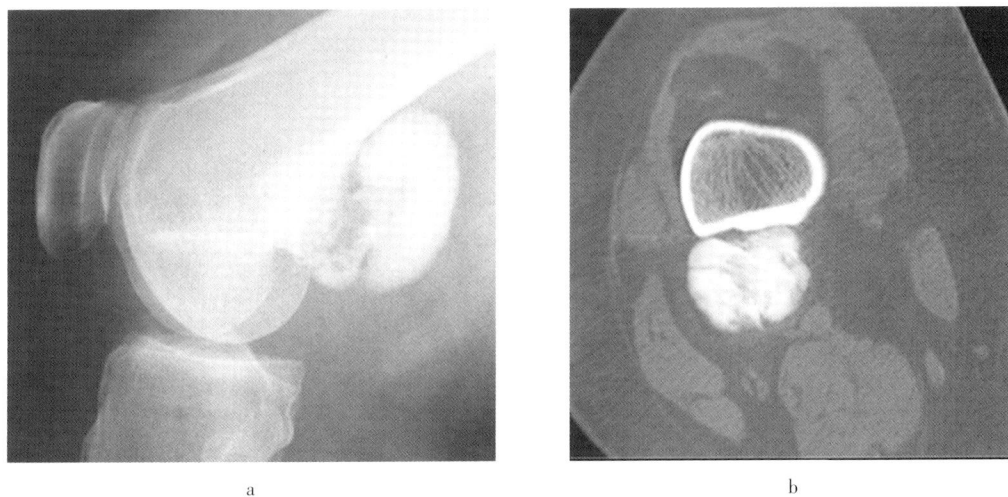

图 8 - 114　右股骨远端皮质旁骨肉瘤

a. 右膝侧位片，示右股骨远端后方团块状高密度影，边界清楚，邻近髓腔未见异常。

b. 右膝 CT 平扫，示右股骨后方团块状骨化影，其与股骨间可见线状透亮间隙

## 三、骨膜骨肉瘤

骨膜骨肉瘤是骨表面骨肉瘤的一个亚型，属于中度恶性的成软骨型骨肉瘤，约占原发骨肿瘤的 0.22%，骨肉瘤的 4.8%。

【临床表现】

任何年龄均可发生，但 15～30 岁为发病高峰，男性稍多于女性。临床以局部疼痛、肿胀和肿块为主要表现，症状较轻，病情发展缓慢。

【影像要点】

（一）平片

1. 好发于股骨及胫骨，胫骨为最好发部位，且多在近侧 1/3。

2. 长骨骨干或相当于干骺部位骨表面显示宽基底的软组织肿块，基底部紧贴在骨皮质表面，两者之间无透亮间隙。

3. 肿块内可见局灶性骨化和钙化，形态多样，可表现为从骨表面向周围放射的骨针影，也可表现为条点状、斑点状或片絮状的较高密度影。

4. 肿瘤周边可有骨膜反应，表现为 Codman 三角或层状骨膜增生。

5. 肿瘤侵犯骨皮质，表现为骨皮质表面粗糙模糊，且有不规则的增厚和凹陷，髓腔通常不侵犯。

（二）CT

1. 紧贴在骨表面宽基底肿块，密度不均，边界欠清，内见钙化和骨化影。

2. 肿块下骨皮质凹陷不平，表面粗糙，但骨内膜完整，骨髓腔内未见异常密度影。

（三）MRI

1. 肿瘤软组织成份在 $T_1WI$ 呈略低信号，$T_2WI$ 呈高信号。

2. 瘤骨和正常骨皮质 $T_1WI$、$T_2WI$ 均呈低信号，骨髓腔信号基本正常。

3. 增强扫描，肿瘤明显强化。

骨膜骨肉瘤影像见图 8－115、图 8－116。

【鉴别诊断】

本病需与皮质旁骨肉瘤、普通型骨肉瘤和骨膜下血肿骨化等鉴别。

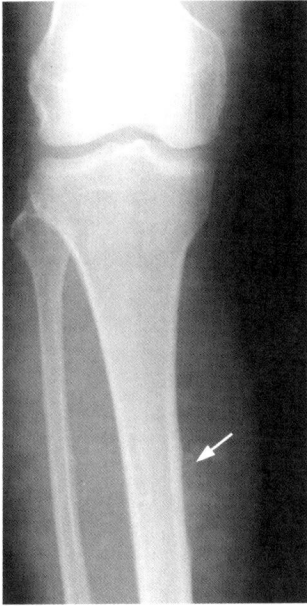

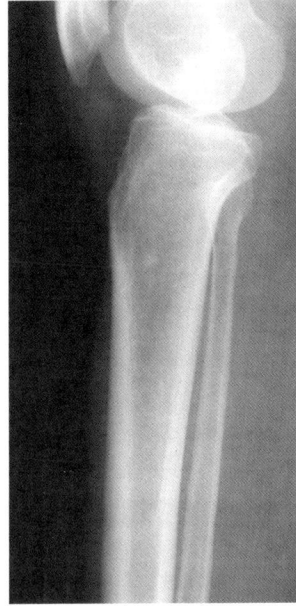

**图 8 – 115　右胫骨骨膜骨肉瘤**

a. 右小腿上段正位片，b. 右小腿上段侧位片，(a～b) 示右胫骨上段内侧局限性皮质凹陷缺损，可见斑点状骨化影（白箭头）

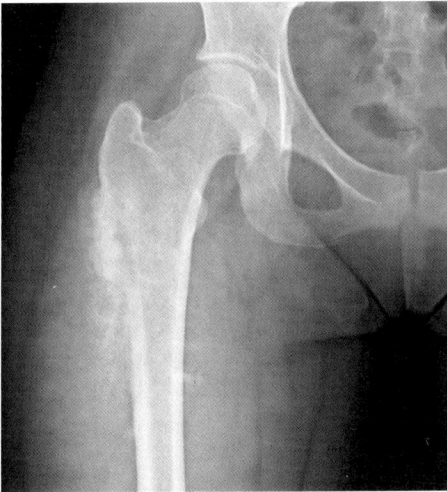

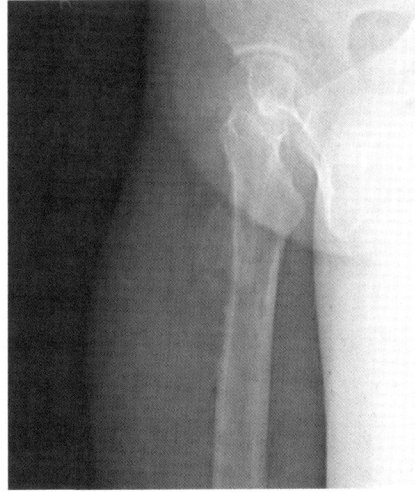

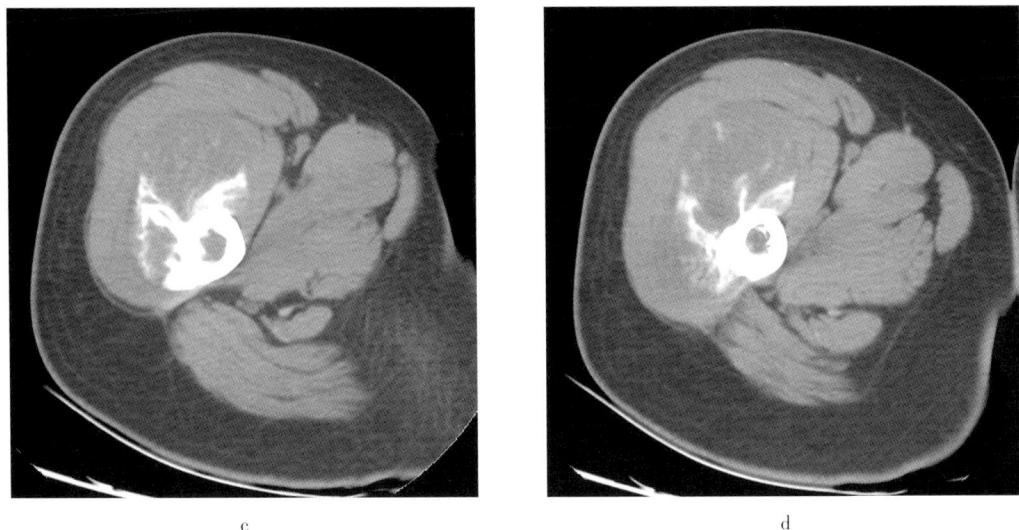

c

d

**图 8 - 116　右股骨骨膜骨肉瘤**

女，17岁，右大腿近端肿痛1年余。a. 右髋正位片，b. 右髋侧位片，示右股骨上段前外侧皮质旁可见团块状骨化影及针状瘤骨；c. CT横轴位平扫，d. CT横轴位平扫，示右股骨前外侧可见密度低于肌肉软组织的肿块，其中可见不规则及针状瘤骨

# 四、毛细血管扩张性骨肉瘤

毛细血管扩张性骨肉瘤属于骨肉瘤的亚型，最早由 Paget 描述为一种恶性动脉瘤。1976年 Matsuno 等主张应列为骨肉瘤的特殊亚型，并提出诊断标准：①病理上肉眼观察肿瘤为一空腔，只有少量实质性肿瘤组织。②组织学上由单个或多数囊性空腔构成，内含血液或坏死瘤组织。跨越囊性空腔的间隔，由间变细胞构成。恶性细胞只见于囊性部位的周围，骨样组织少，位于细胞之间，呈纤细花边状。③X线上呈溶骨性破坏性病变而无硬化。

## 【临床表现】

多见于男性，男女之比为 2.3 : 1。发病年龄以 10 ~ 20 岁多见。本病病程发展快，主要表现为进行性加重的疼痛，夜间尤甚，局部肿胀，呈进行性增大，肿块质硬，常较固定，无压痛或轻度压痛。邻近关节之肿瘤常致关节功能障碍。实验室检查碱性磷酸酶增高。

## 【影像要点】

### （一）平片

1. 四肢长骨干骺端为好发部位，尤以股骨多见，其他依次是胫骨和肱骨等。

2. 患骨呈溶骨性破坏或膨胀性骨破坏，前者骨皮质边缘部分消失，破坏区边缘的骨皮质可见筛孔样改变及骨膜反应，而破坏区外可见软组织肿块；后者病变骨包壳较完整，边缘未见软组织肿块及骨膜反应。

### （二）CT

1. 患骨呈溶骨性或膨胀性骨质破坏，前者边缘模糊，后者边界清楚。

2. 溶骨性破坏者常见软组织肿块突出及骨膜反应。

3. 无论溶骨性破坏抑或膨胀性破坏均可见液－液平面。

4. 增强扫描液－液平面显示更为清楚，软组织明显强化。

### （三）MRI

1. 破坏区在 $T_1WI$ 呈低信号，$T_2WI$ 呈混杂高信号，伴多发囊腔，囊内有液－液平面，急性出血时 $T_1Wl$ 可呈不均匀高信号。

2. 破坏区外常见分叶状软组织肿块，信号不均匀。

3. 增强扫描液－液平面显示更清楚，软组织部分及囊壁明显不均匀强化。

毛细血管扩张性骨肉瘤影像见图 8－117、图 8－118。

## 【鉴别诊断】

本病需与普通型骨肉瘤、动脉瘤样骨囊肿等鉴别。

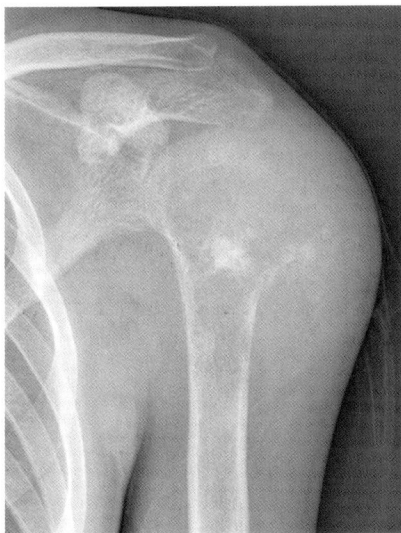

a

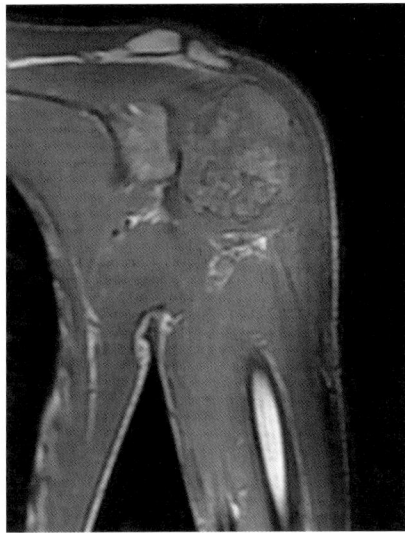

b

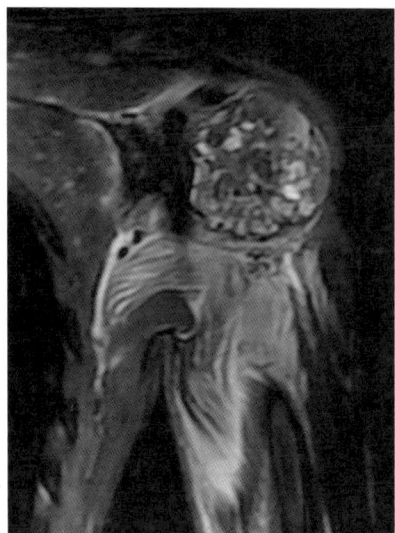

c

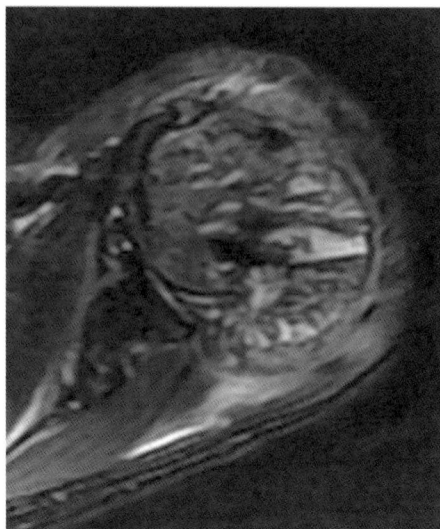

d

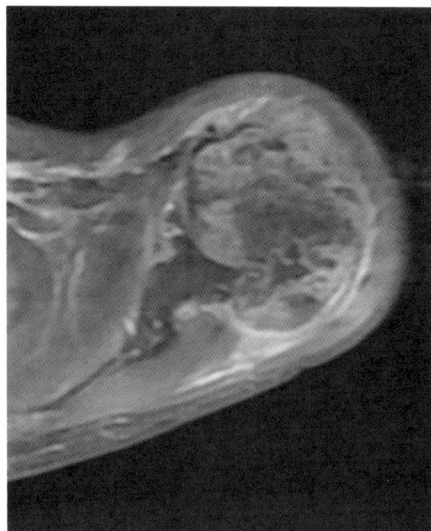

e

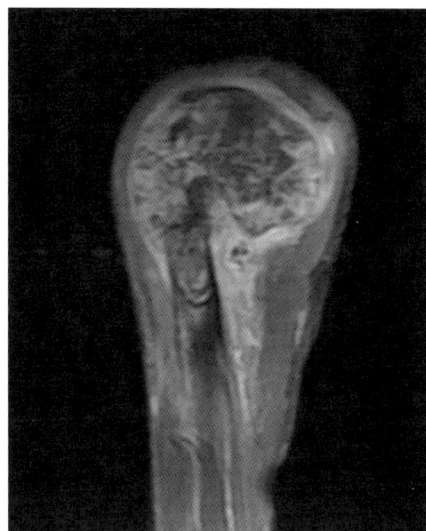

f

**图 8 - 117　毛细血管扩张性骨肉瘤**

男，24 岁，左肩部疼痛 2 月余，加重伴肿胀 2 周。a. 左肩正位片，示左肱骨近端膨胀性溶骨性破坏，边界大部分模糊不清，其中可见瘤骨，周围隐约见软组织肿块突出。b. MRI 冠状位 $T_1WI$，c. 冠状位抑脂 $T_2WI$，d. 横轴位抑脂 $T_2WI$，e. 横轴位抑脂 $T_1WI$ 增强，f. 矢状位抑脂 $T_1WI$ 增强，（b~f）示左肱骨近端破坏异常信号灶，$T_1WI$ 主要呈低信号掺杂高信号，抑脂 $T_2WI$ 呈高信号为主混合信号，内见多个小囊腔及液 - 液平面，周围软组织可见广泛斑片状长 $T_1$、长 $T_2$ 水肿，增强后示病灶实性软组织成分及囊壁明显强化，周围软组织肿块亦见明显强化，其中可见无强化坏死区域

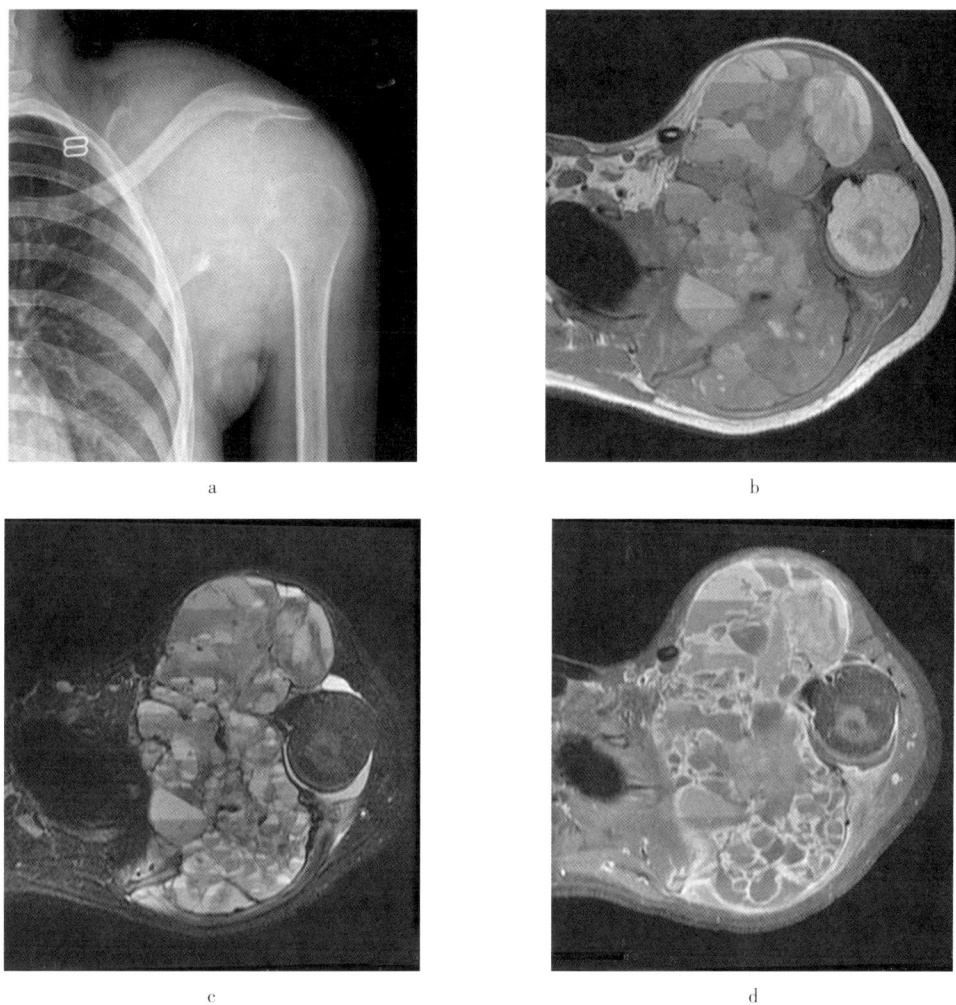

图 8 – 118　毛细血管扩张性骨肉瘤

a. 左肩正位片，示左肩胛骨体、颈及肩胛冈溶骨性破坏，边界大部分不清，可见残留骨壳及软组织肿块突出。b. MRI 横轴位 $T_1WI$，c. 横轴位抑脂 $T_2WI$，（b～c）示左肩胛骨破坏灶信号混杂，内见多个囊腔及液－液平面；d. 横轴位 $T_1WI$ 抑脂增强，示病灶内液－液平面显示更为清楚，病灶软组织成分及囊壁明显强化

## 五、软骨肉瘤

软骨肉瘤是发生于软骨细胞或间胚叶组织的恶性骨肿瘤。发生率仅次于骨肉瘤，占恶性骨肿瘤的 14.2%。根据肿瘤发生部位可分为中心型和周围型，两型又各分为原发性和继发性两种。中心型多起于骨内并在髓腔中发展，周围型发生于皮质或骨膜，多为继发性，多由骨软骨瘤的软骨帽恶变而来。

**【临床表现】**

原发性患者多为 20～30 岁的青壮年，男性发病多于女性，继发性多为 30 岁以上的男性患者。中央型以局部疼痛为主要症状，并逐渐发生肿胀，病程缓慢，常持续 1～2 年，而周围型以肿块为主，疼痛轻微，在骨盆常因脏器受压出现症状方被发现。

**【影像要点】**

**（一）平片**

**1. 中心型**

（1）多见于长骨干骺端髓腔内，呈分叶状单纯溶骨或高低混杂密度破坏灶。

（2）可见斑点状、环状、团块状或絮状钙化。

（3）相邻骨皮质膨胀变薄，并穿破骨皮质而形成软组织肿块。

**2. 周围型**

（1）继发性周围型软骨肉瘤：原有的骨软骨瘤软骨帽的钙化斑边缘模糊，体积增大，密度不均。其周围软组织明显肿胀。瘤体基底部骨质破坏，病变区可见放射状或垂直状骨针，也可见有骨膜三角形成。

（2）原发性周围型软骨肉瘤：病变干骺部一侧有巨大软组织肿块。皮质旁可见大量的斑块状、云絮状、环状大小不等的钙化影。

**（二）CT**

**1. 中心型**

（1）表现为髓腔、骨破坏区和周围软组织内高、低混杂密度灶，其中残留骨和钙化呈高密度，坏死囊变区呈低密度，CT 值在 50HU 以下，肿瘤组织在 50HU 以上。

（2）增强扫描呈不均匀强化。

**2. 周围型**

（1）多数可见残存的骨软骨瘤骨性基底和软骨帽，软骨帽密度低于肌肉组织，厚度 0.3～1.5cm 不等，菜花状软骨钙化可为恶性变的肉瘤组织所破坏。

（2）肿瘤突破皮质向外生长均可形成分叶状、结节状软组织肿块，体积较大，轮廓清楚或模糊，其内可见斑点状钙化。

（3）增强扫描示不均匀强化，不规则无强化区多位于肿瘤的中心部位，边缘模糊，其内可有强化间隔。

**（三）MRI**

1. 病变在 $T_1WI$ 上呈等或低信号，恶性程度高的信号强度更低。

2. 瘤软骨钙化在 $T_1WI$、$T_2WI$ 上均为低信号。软骨帽在 $T_1WI$ 上呈不均匀的低信号，$T_2WI$ 上为高、低混杂信号，表示为软骨帽内有钙化存在。

3. 注射对比剂增强后，病灶呈不均匀花边状强化，其中可见无强化坏死区。

软骨肉瘤的影像见图 8 – 119 ～ 图 8 – 123。

## 【鉴别诊断】

本病需与骨肉瘤、骨软骨瘤及骨巨细胞瘤等相鉴别。

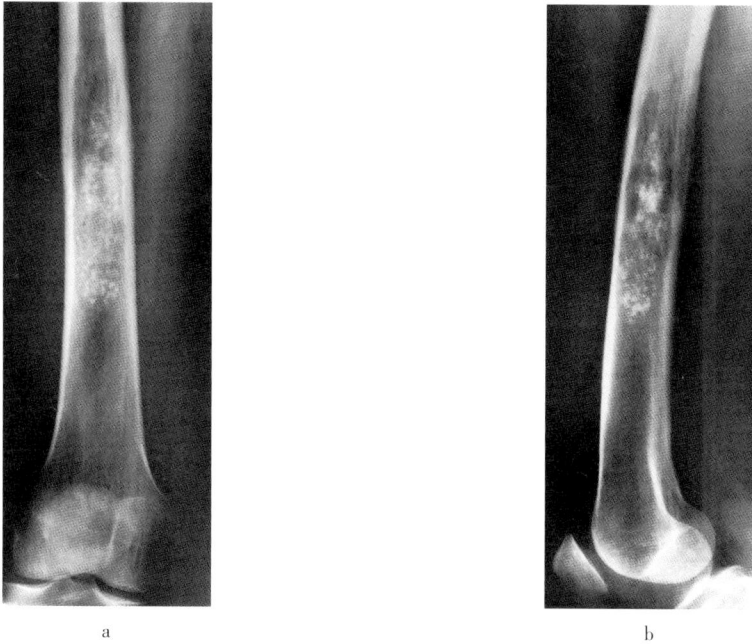

a                                            b

**图 8 – 119　右股骨软骨肉瘤**

a. 右股骨正位片，b. 右股骨侧位片，（a～b）示右股骨中段髓腔内扩大，内可见斑点状钙化

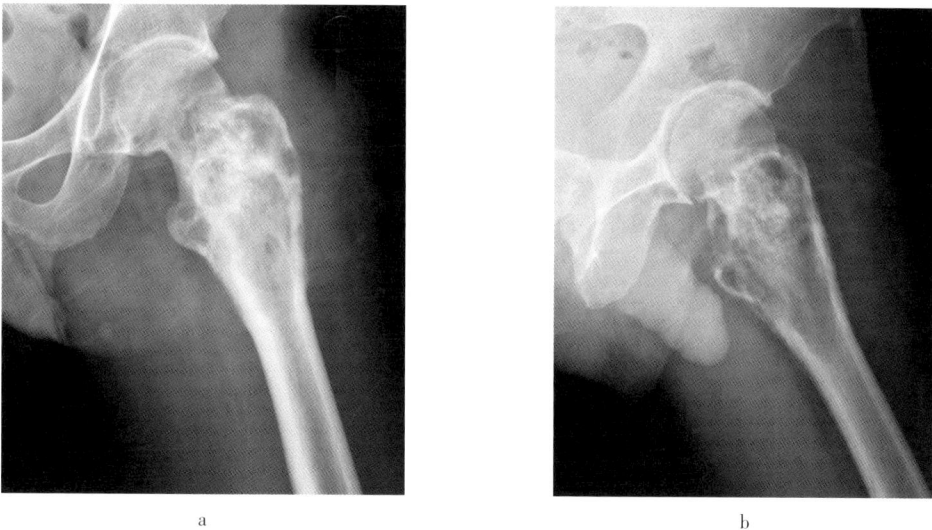

a                                            b

**图 8 – 120　左股骨近端软骨肉瘤**

男，45 岁，左髋疼痛半年。a. 左股骨正位片，b. 左股骨斜位片，（a～b）示左股骨头颈至股骨近端溶骨性破坏，边缘欠清，其中可见多数斑点状及絮状模糊钙化

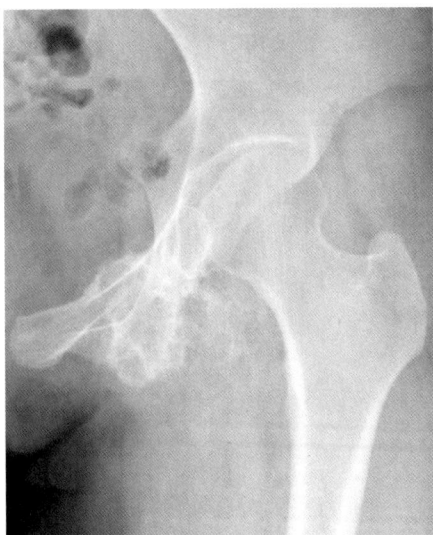

a

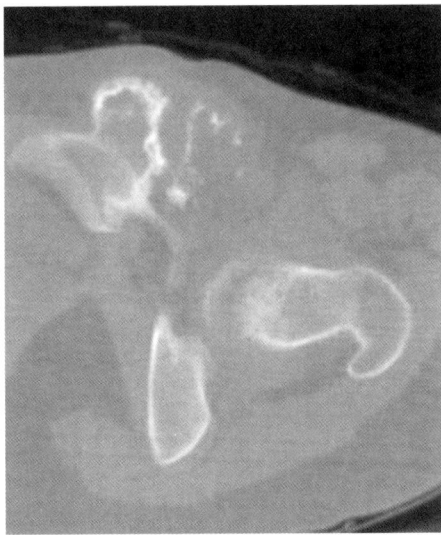

b

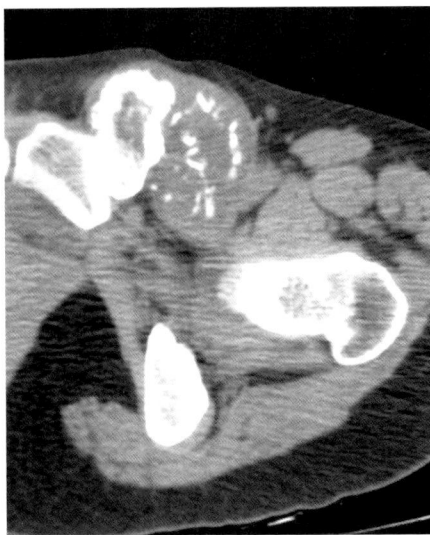

c

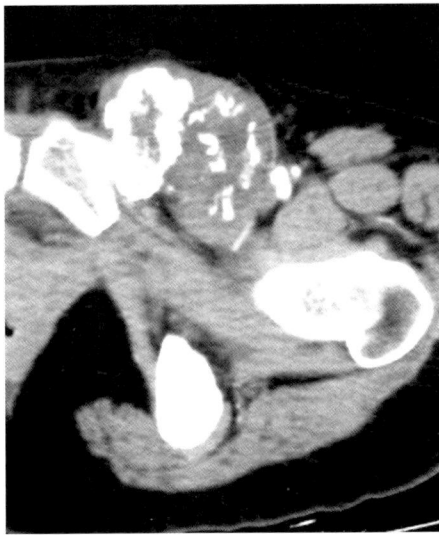

d

**图 8 - 121　左耻骨上支软骨肉瘤**

a. 左髋正位片，示左耻骨上支菜花状骨性突起，瘤体外下缘可见骨质破坏及边界不清之软组织肿块，内可见斑点状钙化，部分边缘较模糊且散在分布；b. CT 平扫骨窗，c. CT 平扫软组织窗，（b～c）示左耻骨上支菜花状骨质突起，骨皮质和骨松质与母骨相延续，表面不规整，周围可见软组织肿块形成，其内可见斑点状钙化，d. 增强扫描，示病灶轻度强化，左侧髂动、静脉受压向外推移

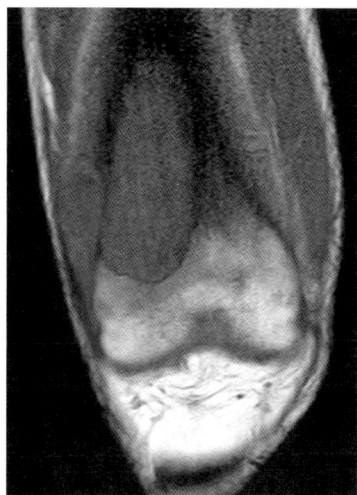

a

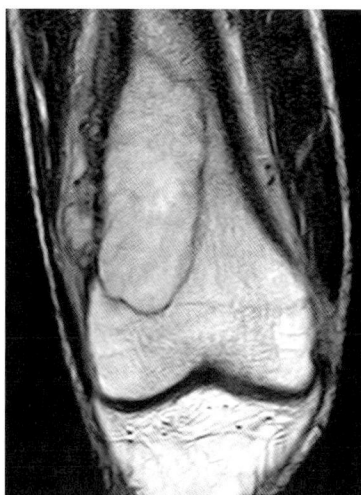

b

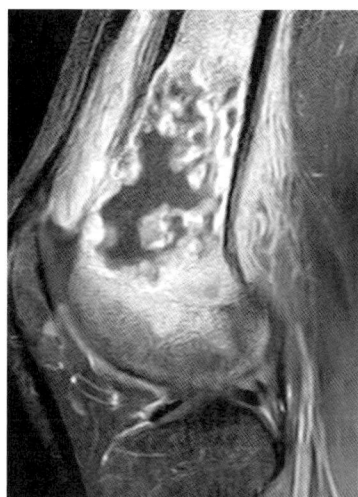

c

**图 8 - 122　右股骨下段软骨肉瘤**

男，30 岁，右大腿下段疼痛并扪及肿块 5 年余。a.
右股骨下段 MRI 冠状位 $T_1WI$，b. 冠状位 $T_2WI$，c.
$T_1WI$ 抑脂增强，（a~c）示右股骨下段异常信号病
灶，$T_1WI$ 呈低信号，$T_2WI$ 呈明显高信号，周围可
见斑片状水肿，增强后病灶呈不均匀花边状强化，
其中可见无强化坏死区

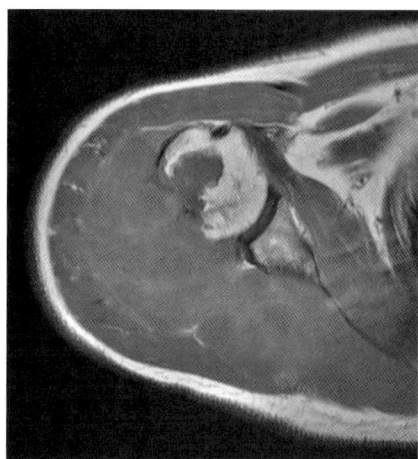

a

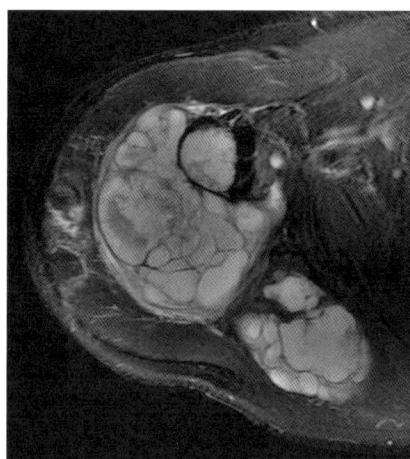

b

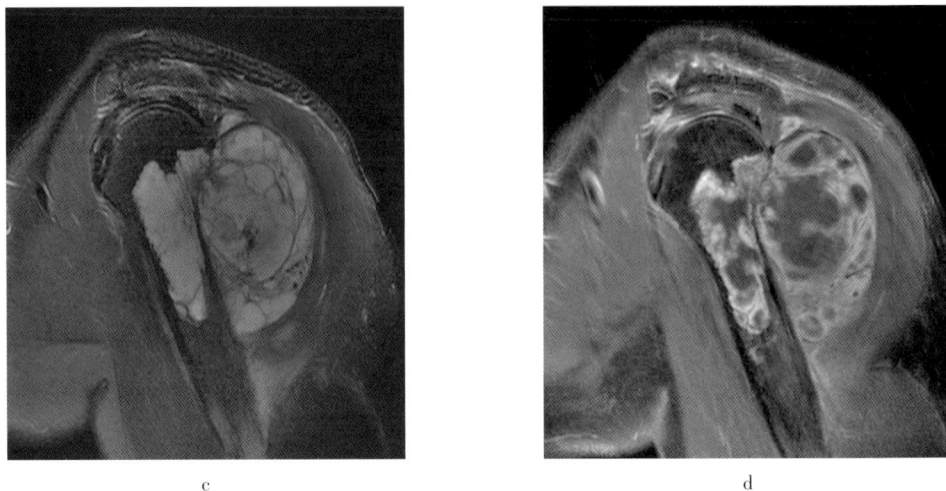

图 8 - 123　右肱骨近端软骨肉瘤

男，55 岁，右肩关节疼痛 1 年余。a. 右肱骨近端 MRI 横轴位 $T_1WI$，b. 横轴位 $T_2WI$，c. 矢状位 $T_2WI$，d. 矢状位抑脂 $T_1WI$ 增强，（a～d）示右肱骨近端异常破坏信号灶，$T_1WI$ 呈等信号，$T_2WI$ 呈高信号，周围形成软组织肿块可见分隔，增强后呈不均匀强化，其中可见无强化坏死区

# 六、骨纤维肉瘤

骨纤维肉瘤是一种起源于非成骨性间叶组织即成纤维细胞的恶性肿瘤。好发于股骨、肱骨和胫骨的干骺端，其次是躯干和四肢近端。按病变起始部位可分为髓腔型和骨膜型。

## 【临床表现】

多见于 25～45 岁的中青年，亦可发生在任何年龄段，男女比例相当。临床主要表现为孤立性硬实肿物，生长缓慢，初期无明显症状，后期可出现肿胀、疼痛症状，邻近关节者可出现相应关节活动功能障碍。

## 【影像要点】

### （一）平片

**1. 髓腔型**

（1）长骨的骨端或近关节端偏心性溶骨性破坏，边缘不规则，部分呈囊状。

（2）破坏区内可见大小不等斑片状残留骨或死骨。

（3）一般不伴有或仅有轻微骨膜反应。

（4）病灶周围隐约见软组织肿块影。

**2. 骨膜型**

（1）骨旁局限性软组织肿块，邻近骨皮质局限性凹陷或侵蚀性破坏。

（2）周围可出现层状骨膜反应或 Codman 三角。

（3）软组织肿块有时出现细点状钙化。

## （二）CT

**1. 髓腔型**

（1）肿瘤位于髓腔内，密度偏低欠均匀，可见散在点状钙化。

（2）无或伴轻微骨膜反应。

（3）相应软组织肿块一般较小，较大者少见。

（4）增强扫描时肿块可有不同程度的强化。

**2. 骨膜型**

（1）骨皮质旁密度不均匀的软组织肿块，其内可有高密度钙化斑。

（2）邻近骨皮质局限性凹陷缺损。

（3）周围可出现层状骨膜反应或 Codman 三角。

（4）增强扫描时肿块可有不同程度的强化。

## （三）MRI

（1）肿瘤 $T_1WI$ 上呈中等至偏低信号，$T_2WI$ 呈混杂信号，中心常因坏死而呈多房样高信号。

（2）病灶周围可见软组织肿块。

（3）灶周骨髓及软组织可见水肿高信号。

（4）增强扫描时病灶可有不同程度的强化。

骨纤维肉瘤的影像见图 8 - 124。

## 【鉴别诊断】

本病需与未分化多形性肉瘤等鉴别。

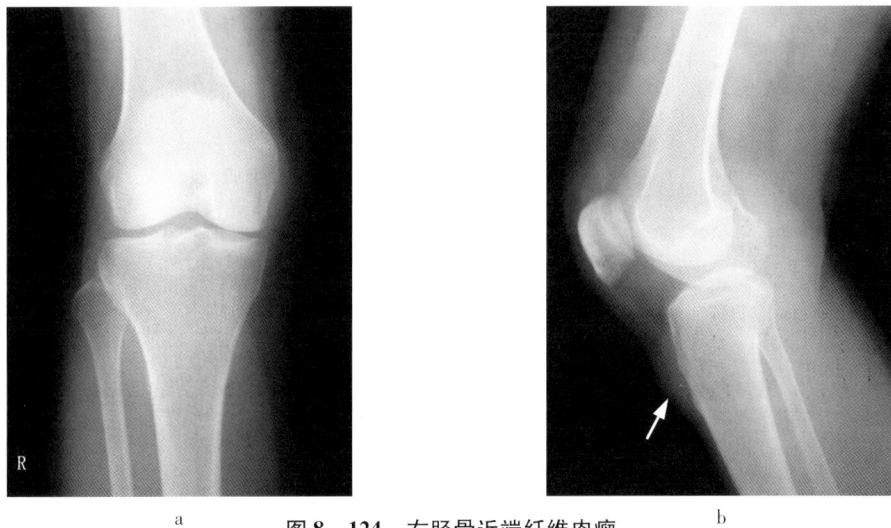

a　　　　**图 8 - 124　右胫骨近端纤维肉瘤**　　　　b

女，66 岁，右胫骨结节发现肿物逐渐肿大，质硬不移动。a. 右膝正位片，b. 右膝侧位片，（a～b）示右胫骨近端前缘局限性软组织肿块，边界欠清，其中可见一点状钙化，邻近胫骨前缘皮质局限性凹陷（白箭头）

# 七、尤因肉瘤

尤因肉瘤为起源于骨髓内小圆细胞的恶性骨肿瘤，占儿童原发恶性肿瘤的第二位，青少年多发生于管状骨。20 岁以上多见于扁骨。

## 【临床表现】

好发于 5～15 岁儿童，约 95% 发生于 25 岁以下，男女之比约为 2∶1。疼痛和肿胀为常见症状，局部可有压痛、皮温升高和静脉怒张，并伴有发热、贫血、血沉加快和中性粒细胞增高。

## 【影像要点】

### （一）平片

**1. 长骨**

（1）病变多发于骨干，也可发生于干骺部。

（2）骨髓腔内可呈弥漫性虫蚀状、斑片状的溶骨破坏，骨皮质可破坏致多发骨缺损。

（3）局部可见层状和葱皮状骨膜反应，致使局部骨干变粗呈梭状。

（4）病变侵入软组织形成明显的软组织肿块。

（5）肿瘤无骨化和钙化性基质，约 1/3 病例有反应性骨硬化。

**2. 扁骨及不规则骨**

（1）按骨质破坏和增生程度分为溶骨、硬化和混合三型。

（2）常合并较大的软组织肿块及针状骨膜新生骨。

### （二）CT

1. 髓腔或松质骨可见局灶性骨质破坏，髓腔内脂肪密度为肿瘤组织所取代，密度增高，骨皮质内出现斑点状筛孔样破坏，而骨皮质边缘可见虫蚀状骨质吸收。

2. 肿瘤于早期可形成偏侧性软组织肿块，肿块密度不均，大部分边缘模糊，其内可见长短不一的纤细骨针。

3. 增强扫描病灶呈显著不均匀强化。

### （三）MRI

1. MRI $T_1WI$ 上骨干髓腔信号减低，呈中低信号改变，信号不均匀。

2. 骨皮质低信号带中断，呈筛孔样改变。

3. 肿瘤于早期可形成偏侧性软组织肿块，$T_1WI$ 呈低、稍低信号，$T_2WI$ 呈中、高信号。

4. 晚期瘤周骨髓及软组织可见长 $T_1$、长 $T_2$ 水肿。

5. 增强扫描病灶明显不均匀强化，其中可见无强化坏死区。

尤因肉瘤的影像见图 8－125～图 8－128。

## 【鉴别诊断】

本病需与急性化脓性骨髓炎、神经母细胞瘤骨转移等鉴别。

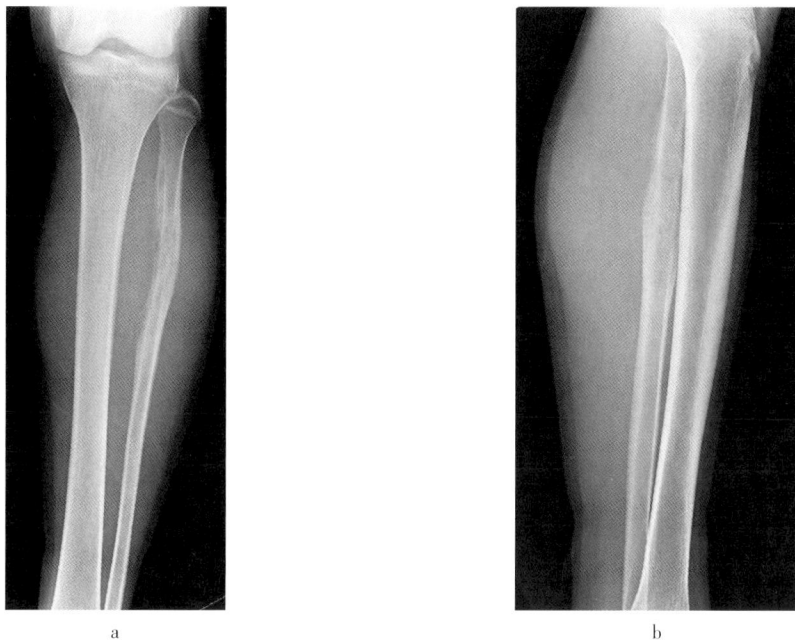

a                                                      b

**图 8 – 125　左腓骨尤因肉瘤**

男，18 岁，左小腿肿痛 6 个月，左小腿前外侧扪及一肿物，局部压痛。a. 左小腿
正位片，b. 左小腿侧位片，（a～b）示左腓骨干上段虫蚀状骨质破坏，边缘模糊
不清，破坏区周围可见境界不清软组织肿块，未见死骨影

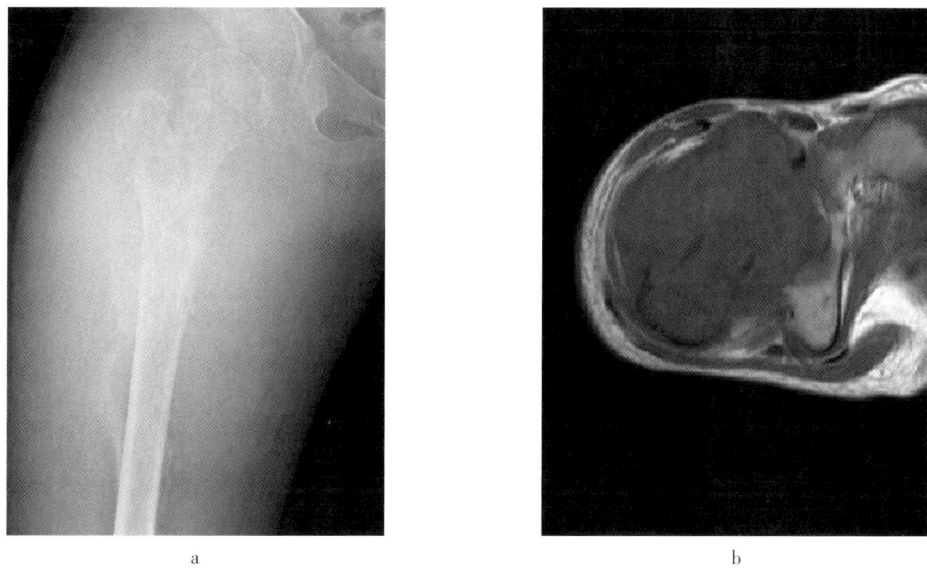

a                                                      b

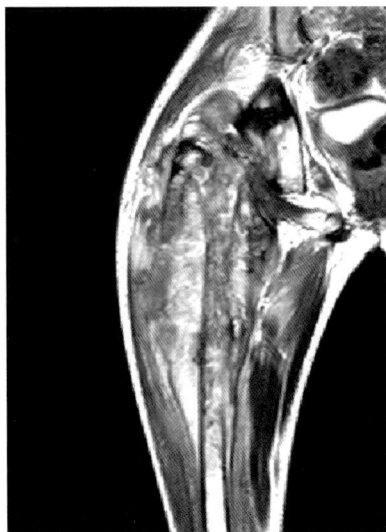

c

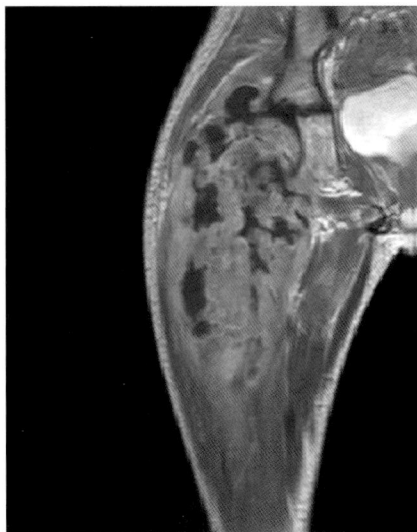

d

**图 8 - 126　右股骨上段尤因肉瘤**

a. 右股骨正位片，示右股骨上段骨质疏松，髓腔内斑片状骨质破坏，内外侧可见骨膜反应，周围可见边界不清的软组织肿块；b. MRI 横轴位 $T_1WI$；c. 冠状位 $T_2WI$；d. 冠状位增强扫描，（b～d）示右股骨上段髓腔信号异常，$T_1WI$ 呈中低信号，信号不均匀，$T_2WI$ 呈中高混合信号，周围可见巨大分叶状软组织肿块呈高低混合信号，增强后病灶呈不均匀强化，其中可见不强化坏死区

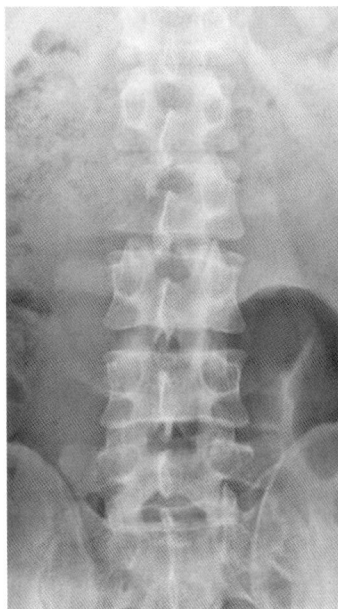

a

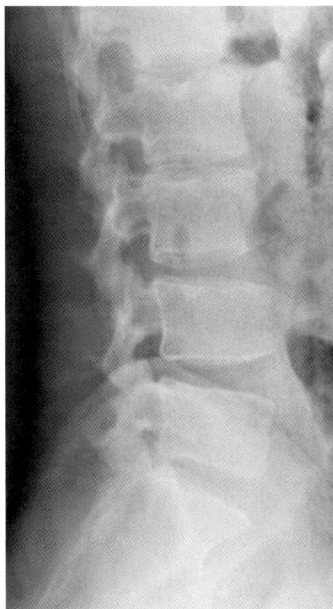

b

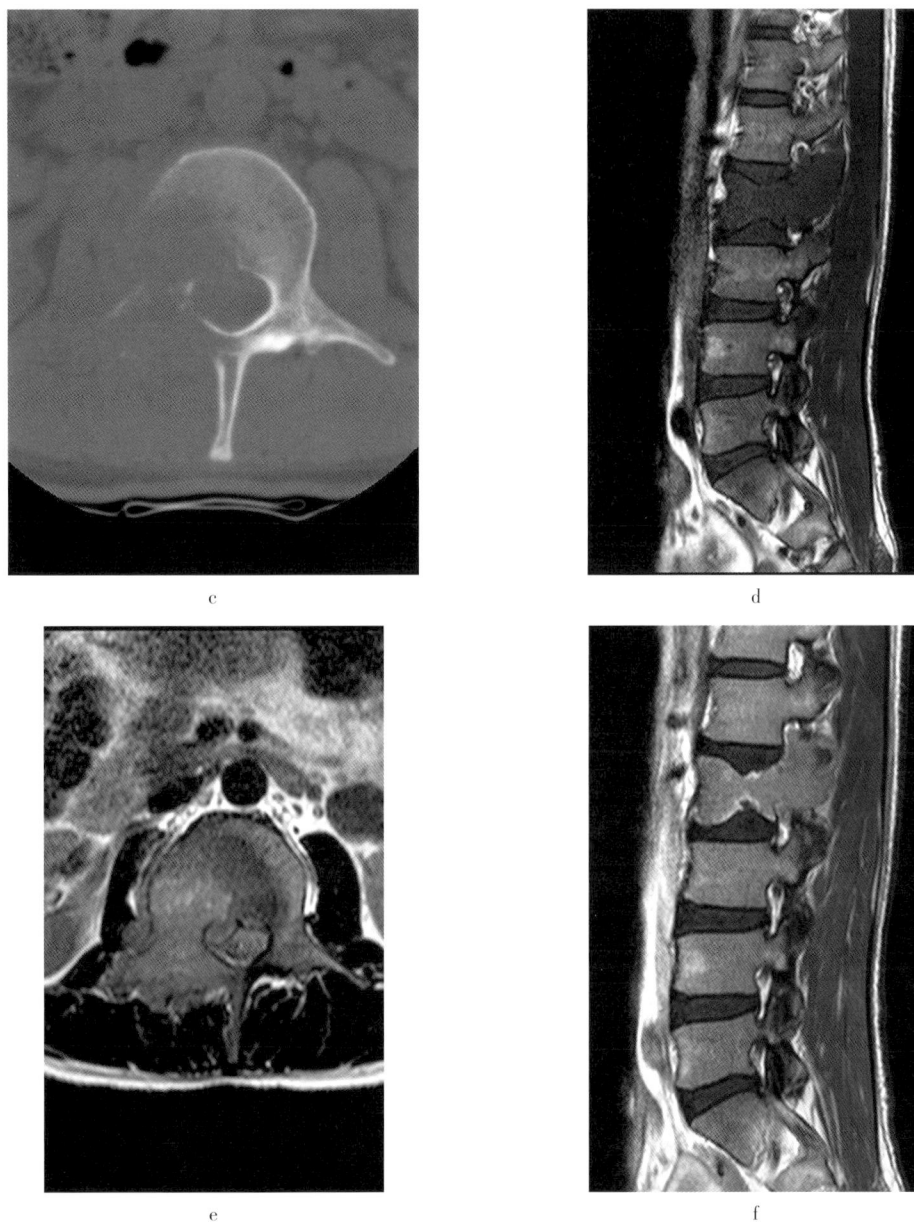

**图 8－127　腰 2 椎尤因肉瘤**

a. 腰椎正位片，b. 腰椎侧位片，（a～b）示第 2 腰椎椎弓骨质破坏，边缘不清；
c. CT 平扫，示第 2 腰椎体右后份及椎弓溶骨性破坏，边界不清，周围有轻度软组
织肿块；d. MRI 矢状位 $T_1WI$，e. 横轴位 $T_2WI$，f. 矢状位增强扫描，（d～f）示第
2 腰椎体凹陷变扁，椎体右后份及椎弓信号异常，$T_1WI$ 呈稍低信号，$T_2WI$ 呈不均
匀高信号，增强扫描病灶明显强化

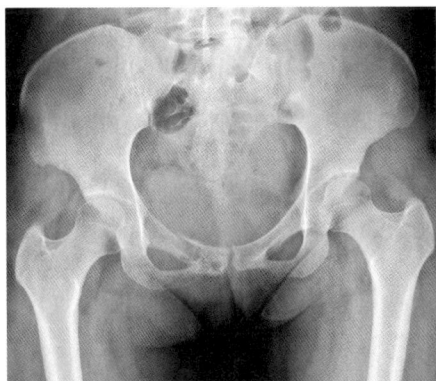

a

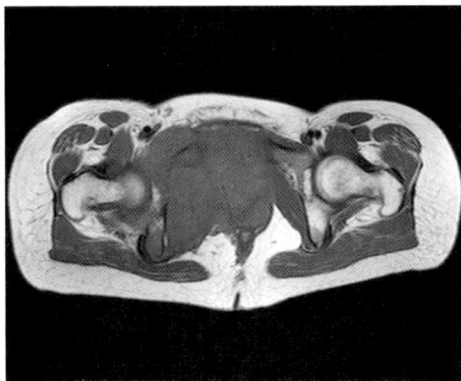

b

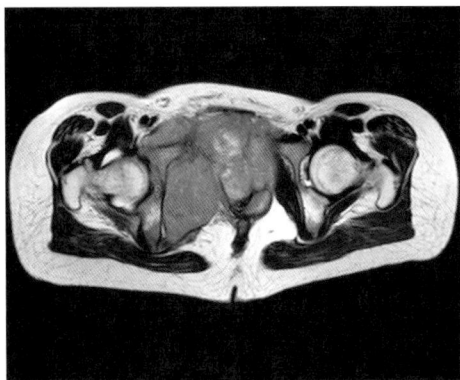

c

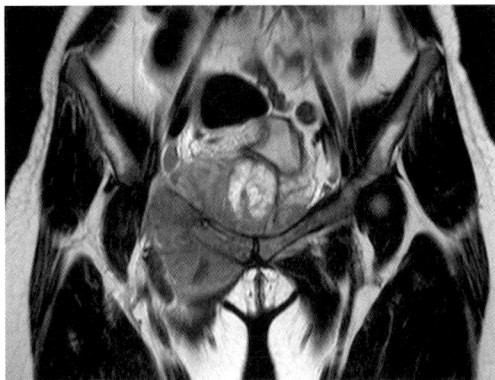

d

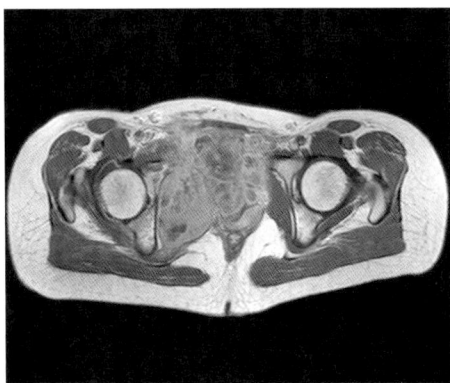

e

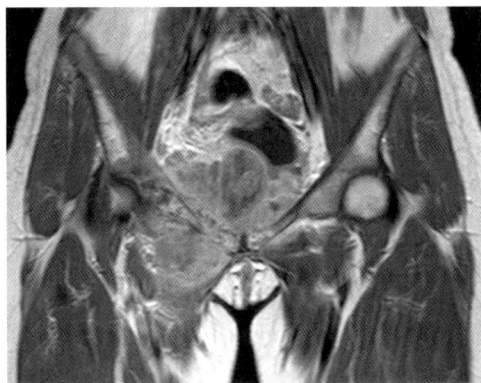

f

**图 8 - 128　右耻骨上支尤因肉瘤**

女，23 岁，右髋部疼痛 1 年，加重 1 月。a. 骨盆正位片，示右耻骨上支浸润性破坏，边界不清，破坏灶周围隐约见较大软组织肿块，耻骨上支上缘皮质断裂为病理性骨折。b. MRI 横轴位 $T_1WI$；c. 横轴位 $T_2WI$，d. 冠状位 $T_2WI$；e. 横轴位增强，f. 冠状位增强，（b～f）示右耻骨上支可见巨大分叶状软组织肿块，$T_1WI$ 呈稍低信号，$T_2WI$ 呈稍高信号为主的混杂信号，增强扫描呈明显不均匀强化，其中可见不强化坏死区

## 八、脊索瘤

脊索瘤是起源于残存的胚胎或迷走脊索组织的低度恶性肿瘤，约占骨肿瘤的 1.95%，占恶性骨肿瘤的 4%。肿瘤好发于骶尾部，其次是蝶枕联合部，脊椎相对较少见。脊索瘤根据其组织学特征分为普通脊索瘤、软骨样脊索瘤、去分化脊索瘤和肉瘤样脊索瘤 4 型，前两者预后较好，后二者预后差。

### 【临床表现】

可发生于任何年龄，以 40~60 岁多见，男女比例约 2∶1。临床症状与病灶发生部位密切相关，多为肿瘤压迫周围结构所致。骶尾部的脊索瘤可产生进行性会阴部疼痛和麻木，随后局部出现肿块，并逐渐长大，从皮下隆起，也可向盆腔内发展，压迫膀胱和直肠，引起尿失禁、便秘、坐骨神经痛等症状。蝶枕部的脊索瘤可压迫视神经及其他脑神经、脑垂体、脑干等，在后期可引起颅内高压。脊椎的脊索瘤在椎管周围有脊髓受压者，可引起根性疼痛、截瘫、大小便失禁等。

### 【影像要点】

#### （一）平片及 CT

**1. 骶尾部**

（1）骶椎下部中线区溶骨性骨质破坏伴或不伴膨胀性骨改变，椎体前方皮质多不完整，有时可见残留软骨板称横板征。

（2）分叶状软组织肿块多突向盆腔，与骶骨交界呈锐角，肿块内常有散在分布的斑点状、斑片状钙化影及残余骨片。

（3）增强扫描呈不均匀中度强化。

**2. 颅底区**

（1）好发于颅底中线区域，以发生在蝶鞍和斜坡最为多见。

（2）呈溶骨性破坏，其中见散在钙化，边界欠清。

（3）增强后病灶中度强化，含黏液较多者呈渐进性延迟强化。

**3. 脊椎**

（1）椎体和椎弓的溶骨性破坏，累及 1 个或多个椎体。

（2）病灶进展缓慢，开始椎体保持完整，随进展呈楔形改变，晚期椎体几乎消失。

（3）病变可穿破椎间盘延伸到相邻的椎体，致椎间隙变窄。

（4）病灶周围可见边界清楚的软组织肿块，其中可见残存骨片和钙化斑。

#### （三）MRI

**1. 骶尾部**

（1）病灶呈低至中等信号，其中 $T_1WI$ 高信号提示陈旧性出血或含高蛋白黏液，$T_2WI$ 及抑脂像多呈明显高信号为主的混杂信号，其中可见线条状低信号纤维间隔及斑点状低信号钙化。

（2）增强后呈"蜂房状""颗粒样"持续缓慢中度强化。

**2. 颅底区**

（1）瘤体 $T_1WI$ 呈不均匀低信号伴局灶性高信号，$T_2WI$ 呈显著高信号。

（2）增强后呈持续缓慢中度强化。

**3. 脊椎**

（1）瘤体信号与肌肉相比，$T_1WI$ 呈低或等信号，$T_2WI$ 呈明显高信号，信号不均。

（2）增强后呈持续缓慢中度强化。

脊索瘤的影像见图 8-129、图 8-130。

## 【鉴别诊断】

骶尾部脊索瘤需与骨巨细胞瘤、神经鞘瘤鉴别。颅底部脊索瘤需与鼻咽癌、软骨肉瘤鉴别。椎体脊索瘤需与软骨肉瘤鉴别。

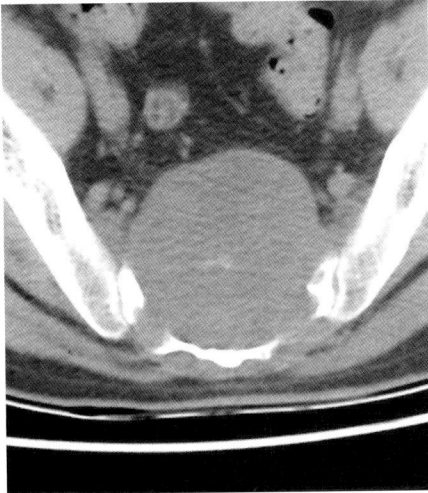

a

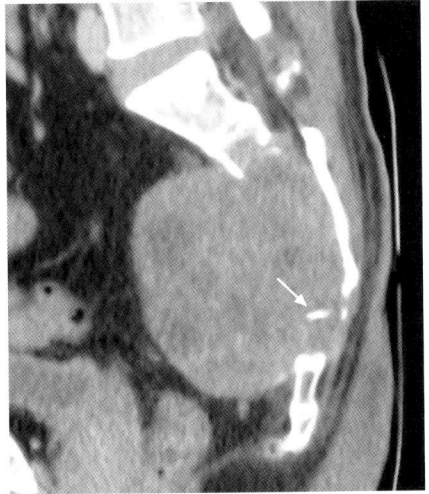

b

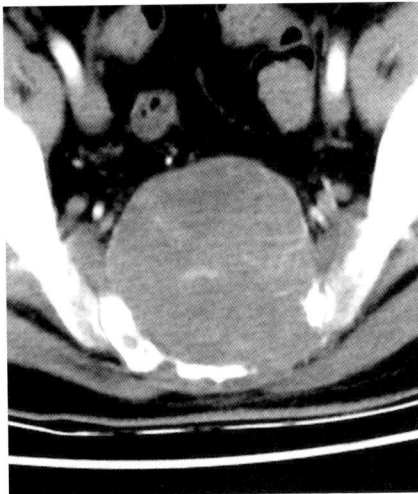

c

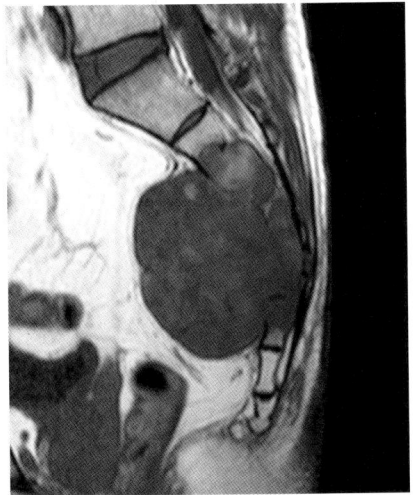

d

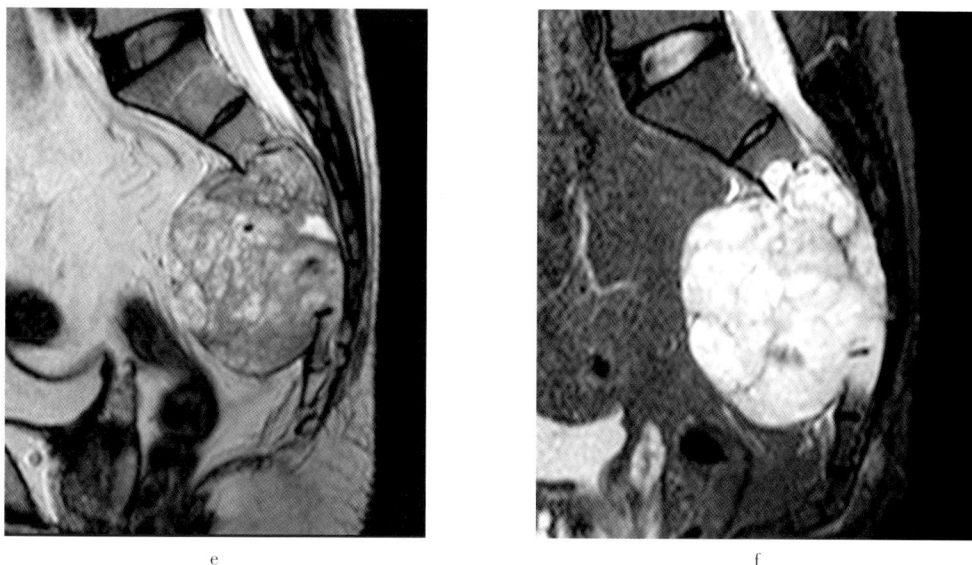

e            f

**图 8－129 骶骨脊索瘤**

男，42 岁，骶尾部疼痛、麻木 8 个月。a. 骶椎 CT 横轴位平扫，b. CT 矢状位重建，c. 横轴位增强，（a～c）示骶骨中下部骨质破坏，其中可见钙化，病灶向前突出与骶骨形成锐角，同时可见横板征（白箭头），增强后病灶轻度强化。d. 骶尾椎 MRI 矢状位 $T_1WI$；e. 矢状位 $T_2WI$，f. 矢状位抑脂 $T_2WI$，（d～f）示骶椎可见膨胀破坏异常信号灶，$T_1WI$ 主要呈低信号，$T_2WI$ 呈稍高信号并夹杂斑片状更高信号，抑脂 $T_2WI$ 病灶呈明显高信号

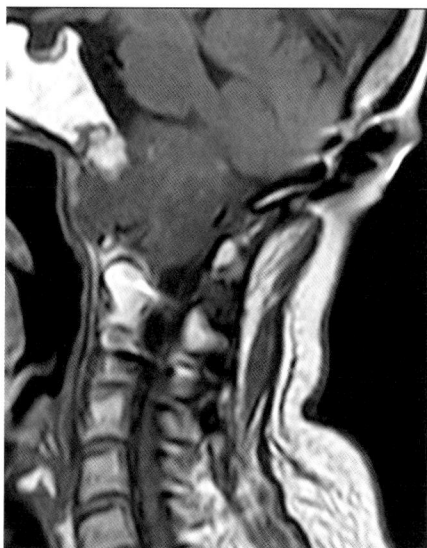

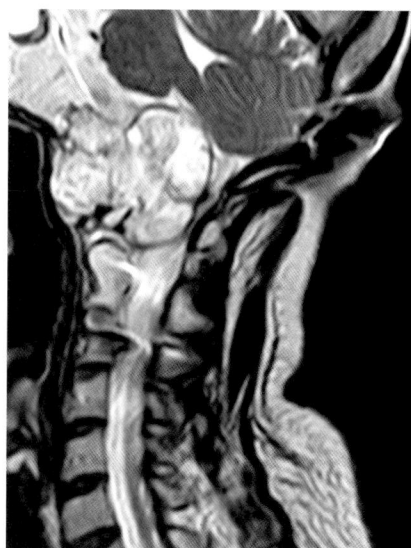

a            b

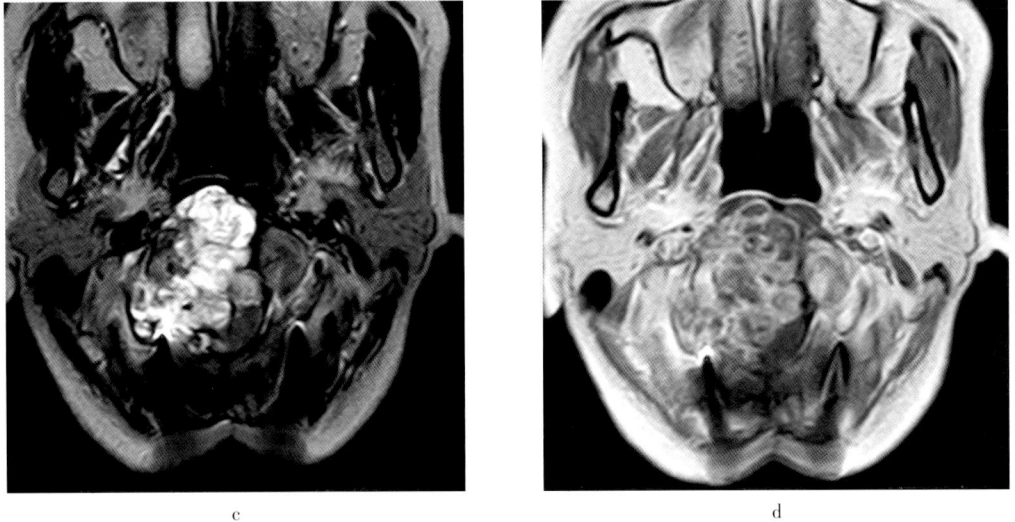

图 8 - 130　颅底脊索瘤

a. 颅底区 MRI 矢状位 $T_1WI$；b. 矢状位 $T_2WI$，c. 横轴位 $T_2WI$，d. 横轴位 $T_1WI$ 增强，（a～d）示颅底区骨质破坏伴软组织肿块异常信号灶，$T_1WI$ 主要呈低信号，$T_2WI$ 呈稍高信号并夹杂斑片状更高信号，增强后病灶呈分隔状不均匀中度强化

# 九、转移性骨肿瘤

转移性骨肿瘤是指原发于骨外的恶性肿瘤，大部分为癌，少数为肉瘤，通过血液循环或淋巴系统转移到骨骼所产生的继发肿瘤。原发恶性肿瘤以前列腺癌、肺癌、乳腺癌、鼻咽癌、甲状腺癌、肾癌及骨肉瘤等多见，转移瘤常多发，多见于脊椎、肋骨、骨盆、颅骨、股骨近端及肱骨近端等红骨髓存留区，膝关节及肘关节以下骨骼较少受累。

【临床表现】

常在中年后发病，男性发病多于女性。疼痛为首发症状，起初疼痛轻微，逐渐加重，继而夜间疼痛剧烈。全身情况逐渐变差，消瘦、贫血、低热、乏力，有恶液质现象，少数患者因病理性骨折就诊。实验室检查：血清碱性磷酸酶升高，血清钙、磷浓度保持正常。

【影像要点】

（一）平片

1. 骨转移瘤分溶骨型、成骨型及混合型三种类型，其中以溶骨型多见。

**2. 溶骨型转移**

（1）骨质呈多骨虫蚀状、斑点状、溶冰状、大片状骨质破坏，边缘不整，但境界可清。

（2）骨皮质吸收中断或缺损。

（3）一般无骨膜反应，很少见到软组织肿块。

（4）病理性骨折是常见的并发症，骨折后可出现平行状骨膜反应。

（5）椎骨破坏，可压缩，但椎间隙不狭窄。

**3. 成骨型转移**

（1）多发生在全身骨松质内，表现为斑点状、斑片状、结节状、棉球状、棉絮状多发的骨增生硬化密度增高影，边缘锐利，境界清楚。

（2）椎体广泛转移时，可见骨小梁增粗、密集、间隙变小，骨密度增高；严重者椎体均匀硬化，整个椎体似象牙质。

（3）弥漫性成骨转移骨膜下新骨形成，可致骨皮质增厚，有时可见垂直状或放射状骨针。

**4. 混合型转移**　兼有溶骨型和成骨型的骨质改变，可单骨单病灶，也可单骨多病灶或多骨多病灶。

**（二）CT**

1. CT 较平片敏感，能清楚显示局部软组织肿块的范围、大小及与邻近脏器的关系。

2. 溶骨型转移为松质骨或（和）皮质骨的低密度缺损区，边缘较清楚，无硬化，常伴有局限性软组织肿块。

3. 成骨型转移为松质骨内斑点状、片状、棉团状或结节状边缘模糊的高密度灶，一般无软组织肿块，少有骨膜反应。

4. 混合型转移则兼有上述两型病灶的表现。

**（三）MRI**

1. MRI 敏感性及特异性均较高，能检出 X 线平片及 CT 不易发现的转移灶。

**2. 溶骨型转移**　$T_1WI$ 呈低信号，$T_2WI$ 呈高信号。

**3. 成骨性转移**　$T_1WI$ 呈低信号，$T_2WI$ 呈低或高信号。

**4. 混合型转移**　$T_1WI$ 呈不均匀低信号，$T_2WI$ 呈不均匀高信号。

转移性骨肿瘤的影像见图 8 – 131 ~ 图 8 – 138。

**【鉴别诊断】**

本病主要与多发性骨髓瘤鉴别。

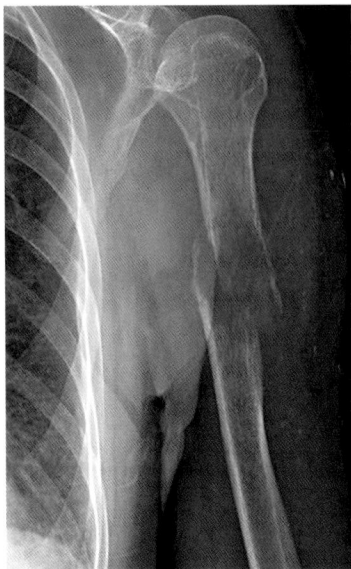

**图 8 - 131　肝癌左肱骨转移**

左肱骨正位片，示左肱骨中上段
溶骨性破坏伴病理性骨折，破坏
灶边缘不清，未见骨膜反应及软
组织肿块出现

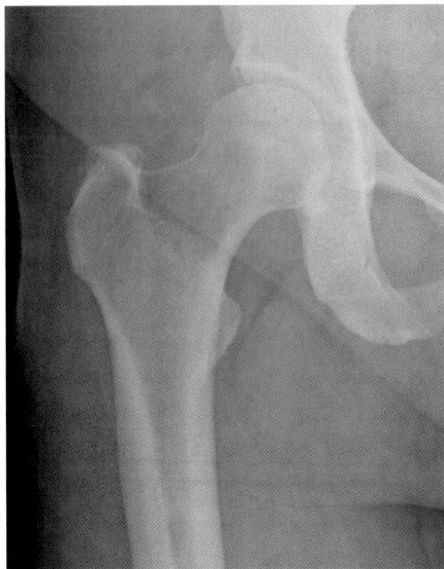

**图 8 - 132　乳腺癌右股骨颈骨转移**

右髋正位片，示右股骨颈溶骨性破坏，
边缘不整，未见钙化，局部未见软组织
肿块突出

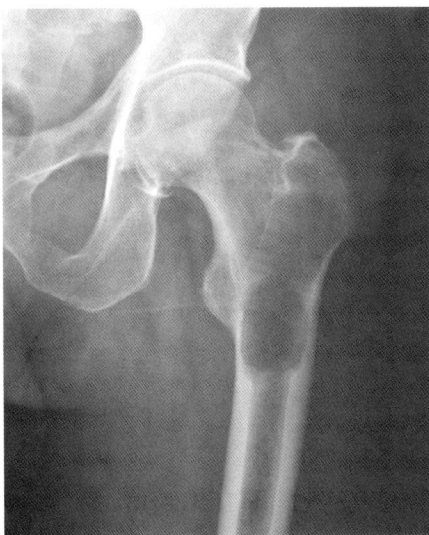

a

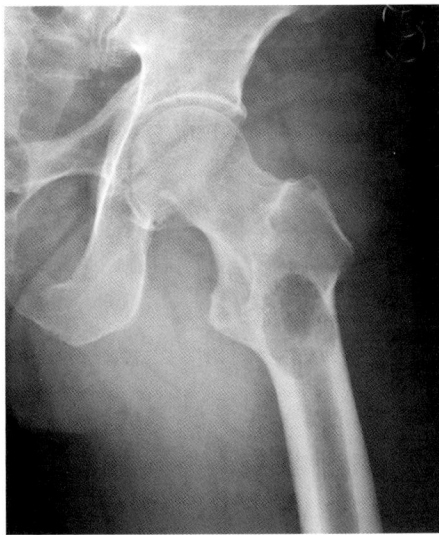

b

**图 8 - 133　左股骨近端转移瘤**

男，76 岁，左髋关节疼痛 1 月余，有肺癌病史。a. 左髋正位片，b. 左髋蛙位片，
示左股骨近端囊状破坏，边缘清楚但无硬化

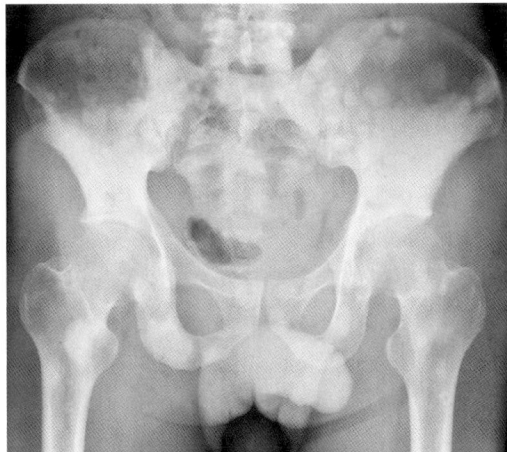

**图 8-134 鼻咽癌骨盆骨转移**

骨盆正位片，示骨盆构成骨大片状及大小不等
类圆形骨质硬化，病变范围广泛，腰 5 椎、骶
椎、耻坐骨及双侧股骨近端均受累，骨正常结
构消失

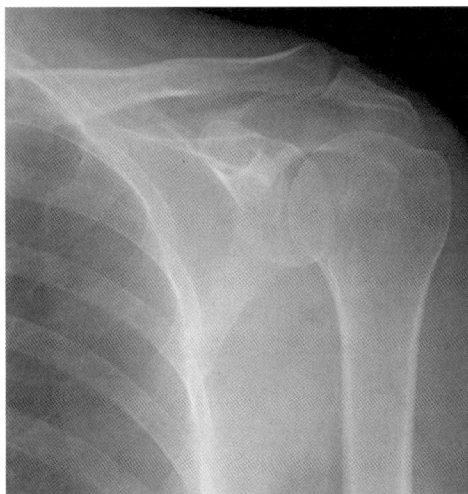

a

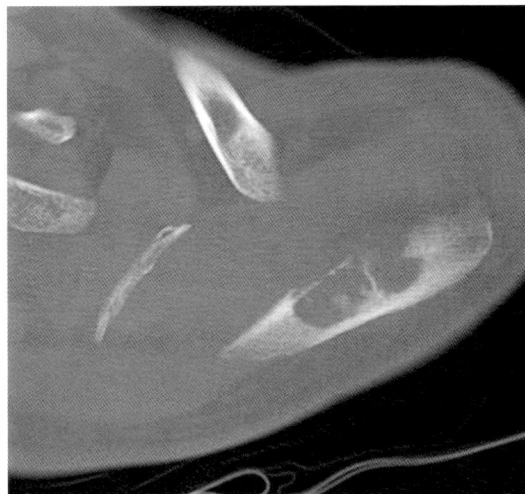

b

**图 8-135 肺癌左肩胛骨转移**

a. 左肩正位片，示左肩胛骨肩峰囊状破坏，边界欠清无硬化；b. CT 平扫，示左
侧肩胛骨溶骨性骨质破坏，前缘皮质缺损并见软组织肿块突出

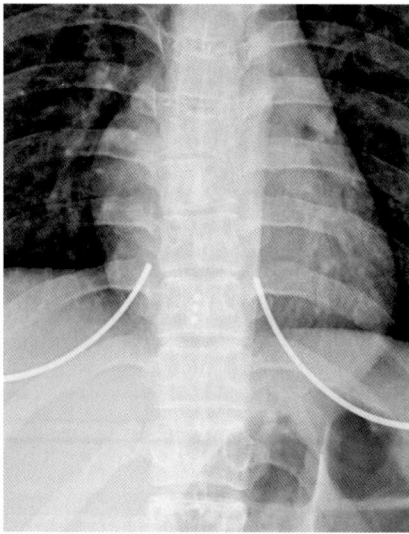
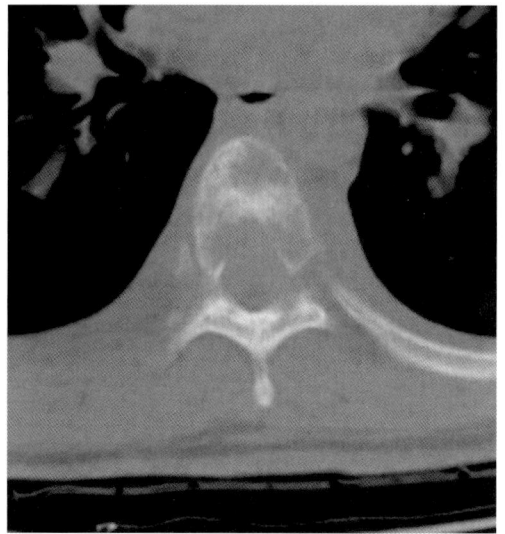

a

b

**图 8 - 136  肺癌胸椎骨转移**

a. 胸椎正位片，示胸 7、8 椎体破坏，左侧椎弓根破坏；b. CT 平扫，示相应椎体溶骨性破坏

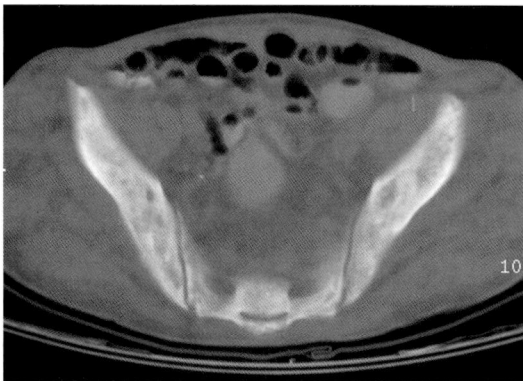
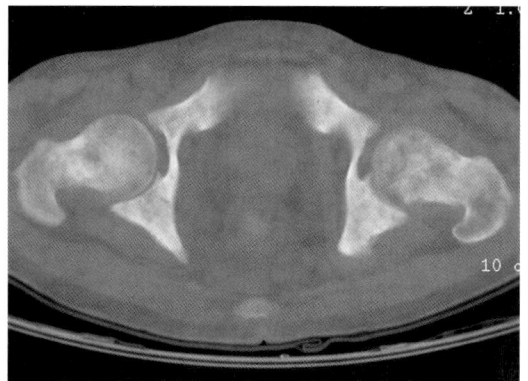

a

b

**图 8 - 137  前列腺癌骨转移**

a ~ b. 轴位 CT 平扫，示骨盆诸骨及双侧股骨近端广泛不均匀密度增高，骨纹结构不清

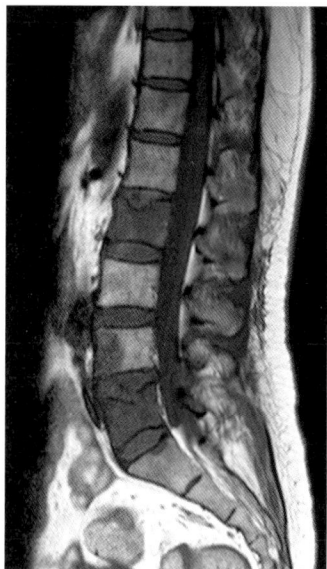

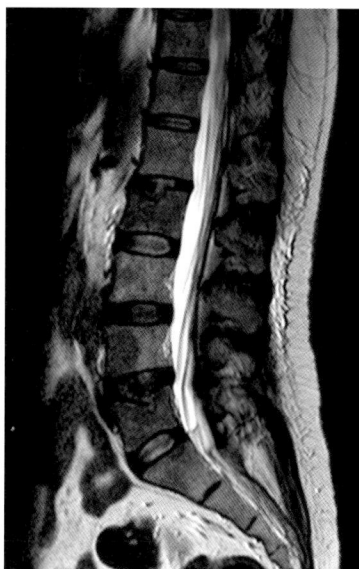

a

b

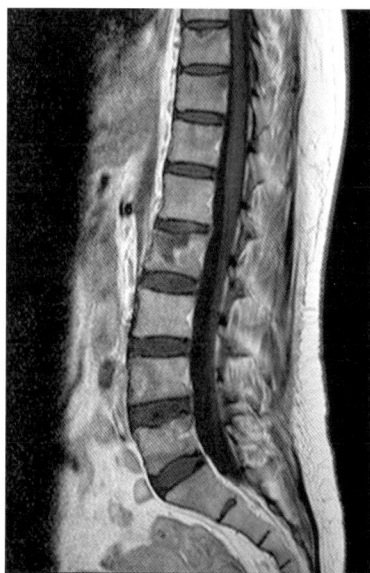

c

**图 8 - 138　乳腺癌腰椎骨转移**

a. MRI 矢状位 $T_1WI$；b. 矢状状位 $T_2WI$；c. 增强扫描，（a～c）示胸椎及腰椎多个椎体异常信号灶，$T_1WI$ 呈低信号，$T_2WI$ 呈低等信号，增强后病灶呈不均匀强化

# 参考文献

［1］黄耀华．肌骨系统影像诊断实战经验集要［M］．北京：中国医药科技处出版社，2019．

［2］黄耀华．髋关节影像诊断学［M］．2 版．北京：人民卫生出版社，2018．

［3］梁碧玲．骨与关节疾病影像诊断学［M］．北京：人民卫生出版社，2016．

［4］王子轩，刘吉华，曹庆选，等．骨关节解剖与疾病影像诊断［M］．北京：人民卫生出版社，2009．

［5］丁建平，李石玲，刘斯润．骨与软组织肿瘤影像诊断学［M］．北京：人民卫生出版社，2009．

［6］刘东风，吴振华．骨与关节影像鉴别诊断指南［M］．北京：人民军医出版社，2005

［7］王林森．骨肿瘤影像诊断学图谱［M］．天津：天津科学技术出版社，2004．

［8］王玉凯．骨肿瘤 X 线诊断学［M］．北京：人民卫生出版社，1995．

［9］李俊，谢乐，彭加友，等．骨脂肪硬化性黏液纤维性肿瘤的影像表现与鉴别［J］．中国医学计算机成像杂志，2018，24（04）：321－325．

［10］蒋巧玲，郭会利，李培岭，等．奇异性骨旁骨软骨瘤样增生的影像学诊断及鉴别诊断［J］．实用放射学杂志，2017，33（5）：800～802．

［11］翁静飞，韩福刚．骨良性纤维组织细胞瘤影像学表现及病理分析［J］．海南医学，2017，28（21）：3506－3509．

［12］陈旺强，程建敏，陈博，等．骨韧带样纤维瘤的影像学表现及病理对照［J］．温州医学院学报，2013，43（12）：804－807．

［13］柳晨，郑卓肇，袁慧书，等．脊柱囊性血管瘤病的临床病理特征与影像学表现：2 例报告［J］．中国医学影像技术，2011，27（05）：1088－1089．

［14］黄耀华，谢中胜．股骨上段囊状膨胀性病变 35 例影像学诊断［J］．广东医学，2010，31：456～459．

［15］刘昌华，邹东鲁．骨性纤维结构不良的影像表现［J］．临床放射学杂志，2010，29（09）：1268－1269．

［16］赵建，朱瑾，郭智萍，等．动脉瘤样骨囊肿的影像学分析［J］．实用放射学杂志，2008（01）：81－83．

［17］顾翔，屈辉，程晓光，等．毛细血管扩张性骨肉瘤的影像学分析［J］．中国医学影像技术，2005（05）：760－762．

［18］陆志华，姚伟武，杨世埙，等．原发性及继发性动脉瘤样骨囊肿的影像学诊断［J］．中国医学计算机成像杂志，2008，14：144～149．

［19］马永强，杨宁，林光武．脊索瘤的影像学特点分析［J］．实用放射学杂志，2007（07）：867－870．

［20］於志华，王云华，许竞雄．骨内脂肪瘤的影像学诊断［J］．放射学实践，2007，22：67～69．

［21］丁建林，陈志新，梁立华，等．纤维性骨皮质缺损的 X 线、CT 诊断价值［J］．实用放射学杂志，2006，22：427～430．

［22］丁建林，易旦冰，梁立华．非骨化性纤维瘤的影像学诊断［J］．影像诊断与介入放射学，2006，15：72～75．

［23］吴文泽，杜新华，易长虹，等.骨样骨瘤的影像诊断［J］.实用医学影像杂志，2005，6：98～106.

［24］王剑龙，周江南.股骨近端骨肿瘤及瘤样病损的诊治研究［J］.实用预防医学，2004，11：434～435.

［25］陆孟莹，丁晓毅，陈克敏，等.骨样骨瘤的 CT 表现特点［J］.放射学实践，2004，19：882～885.

［26］田军，孙红星，李国岩，等.邻关节囊肿的影像学诊断（附 12 例报告）［J］.医学影像学杂志，2004，14：831～832.

［27］龚少兰，王明照，何树岗.髋周骨内腱鞘囊肿的影像学诊断［J］.青岛大学医学院学报，2004，40：68～69.

［28］廉宗澂.骨肿瘤的影像学诊断［J］.中国医刊，2003，38：20～22.

［29］孟俊非，肖利华，陈应明，等.骨样骨瘤的影像学诊断［J］.中华放射学杂志，2003，37：616－619.

［30］宋英儒，黄仲奎，龙莉玲.纤维性骨皮质缺损的 X 线与 CT 诊断［J］.临床放射学杂志，2002，21：808～811.

［31］曹来宾，刘吉华.骨肉瘤的影像学诊断［J］.放射学实践，2001，16：193～195.

［32］李忠喜，徐凯，冯守信，等.长骨骨端囊样骨肿瘤及肿瘤样病变的 CT 分析［J］.中国临床医学影像杂志，2001，12：342～345.

［33］丁晓毅，陆勇，江浩，等.骨样骨瘤的 X 线、CT 和 MRI 表现和诊断价值［J］.实用放射学杂志，2001，17：11～17.

［34］张朝晖，孟悛非.骨膜骨肉瘤的影像诊断［J］.影像诊断与介入放射学，2000（01）：1－3.

［35］武刚，苏平，杨振燕.骨良性肿瘤及肿瘤样病变的 CT 诊断［J］.中国医学影像技术，2000，16：991～993.

［36］张蕾，杨振燕，武刚，等.CT 扫描在骨肿瘤诊断中的应用价值［J］.实用放射学杂志，2000，16：708～711.

［37］王国华，吴新彦，程楷，等.髋关节滑膜骨软骨瘤病 CT 诊断［J］.中国医学计算机成像杂志，1998，4：139.

［38］徐山淡，肖发泉，梁国民.骨肿瘤及肿瘤样病变平片及 CT 诊断（附 120 例分析）［J］.实用放射学杂志，1998，14：199～201.

［39］谷艳英，王桂芝，赵致平.股骨颈疝窝的 MRI 表现［J］.中国医学影像技术，1997，13：266～267.

［40］丁建平，刘翠平，王溱.骨纤维异常增殖症（附 120 例报告）［J］.中华放射学杂志，1994，28：673～676.

## 第九章　骨软骨缺血性坏死

### 一、股骨头缺血性坏死

股骨头缺血坏死是指股骨头内骨的活性成分包括骨细胞、骨髓造血细胞及脂肪细胞死亡为主要病理改变的疾病。根据病因分创伤性坏死和非创伤性坏死两类，前者主要原因是股骨颈骨折及髋关节外伤，后者常见原因有酗酒、皮质激素治疗等，特发性亦不少见，由于上述原因导致股骨头血供减少，进而发生骨坏死。

【临床表现】

好发于 30 ~ 60 岁男性。髋关节疼痛、活动受限伴跛行，腹股沟压痛，"4"字试验阳性，晚期肌肉萎缩，肢体短缩并呈屈曲内收畸形。

【影像要点】

（一）平片

1. 根据 2001 年修订后 ARCO 分期标准，Ⅰ期无异常发现。

2. Ⅱ期股骨头无塌陷变形，骨质密度增高，骨纹紊乱，并出现斑片状或条带状硬化区。

3. Ⅲ期股骨头轻度塌陷，头内出现骨质硬化区、囊变区及骨质吸收带，关节间隙无变窄。

4. Ⅳ期股骨头塌陷加重，间隙狭窄，头内呈混合性死骨改变，或硬化区及透光区混杂存在，关节边缘伴骨质增生。

（二）CT

1. Ⅰ期股骨头外形正常，其内骨小梁稀疏或正常。

2. Ⅱ期股骨头"星芒征"消失，骨小梁扭曲，出现簇状、条带状和斑片状高密度硬化区。

3. Ⅲ期股骨头塌陷变形，内见各种囊变、死骨、骨质吸收带及周围硬化带伴轻度骨质增生。

4. Ⅳ期塌陷加重，承重区关节间隙变窄，股骨头及髋臼边缘增生肥大，关节面增生、硬化。

（三）MRI

1. Ⅰ期股骨头前上部信号异常，$T_1WI$ 呈低信号，$T_2WI$ 可出现"双线征"。

2. Ⅱ期股骨头外形正常，$T_1WI$ 可见楔形、新月形或不规则形低信号区，$T_2WI$ 呈低信号或高信号。

3. Ⅲ期股骨头塌陷，间隙无变窄，$T_1WI$ 呈带状低信号，$T_2WI$ 呈中等或高信号。

4. Ⅳ期股骨头塌陷加重，承重区关节间隙狭窄，坏死区 $T_1WI$ 和 $T_2WI$ 均呈低信号，关节边缘伴骨质增生。

5. 各期坏死灶周围可出现不同程度水肿，关节内可见积液。

股骨头缺血坏死的影像见图 9 – 1 ~ 图 9 – 7。

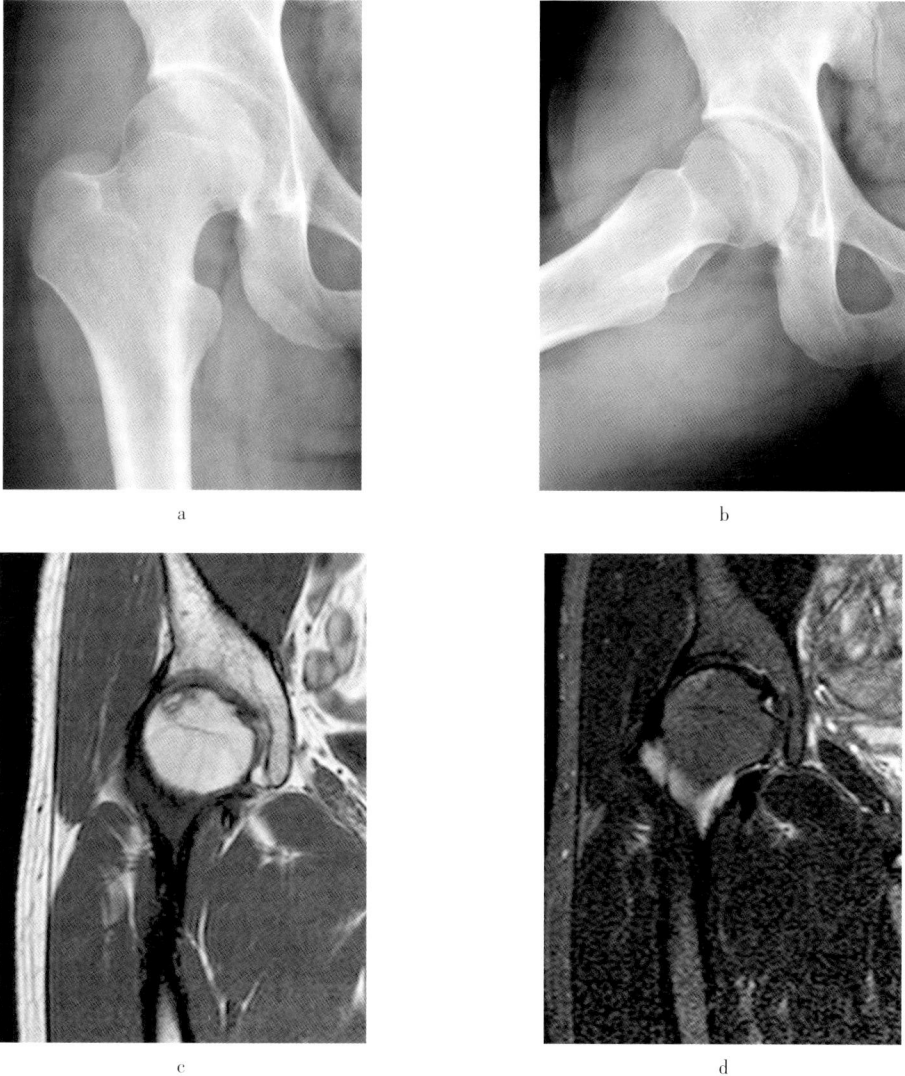

**图 9 – 1  右股骨头缺血性坏死（ARCO Ⅰ期）**

a. 右髋正位片，b. 右髋蛙位片，（a ~ b）示右股骨头密度正常，未见异常改变；
c. MRI 冠状位 $T_2WI$；d. $T_2WI$ 抑脂像．（c ~ d）示右股骨头条带状低信号影围绕等
信号影，关节面完整，抑脂像病灶呈高信号，同时关节内可见少量高信号积液影

## 【鉴别诊断】

**1. 髋关节退行性骨关节病**　可出现关节间隙狭窄、骨赘形成和髋臼股骨头关节面下囊变类似缺血坏死的晚期表现，但关节面无塌陷、碎裂。MRI 显示关节软骨变薄甚至消失，无环绕坏死区的低信号带出现。

**2. 髋关节一过性骨质疏松**　MRI 可出现长 $T_1$、长 $T_2$ 信号区，与股骨头缺血坏死早期改变相似，但本病短期随访信号可恢复正常，且不出现典型的双边征。

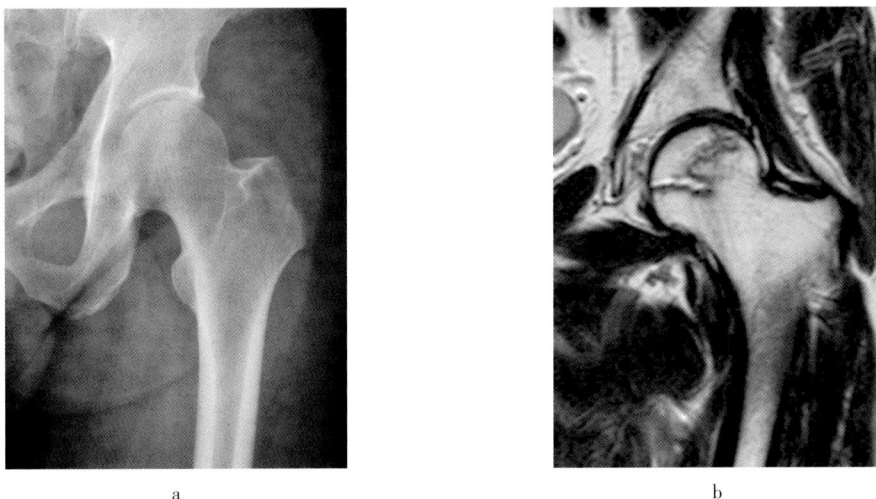

图 9-2　左股骨头缺血性坏死（ARCO Ⅰ期）

a. 左髋正位片，示左股骨头密度如常，骨小梁清晰；b. MRI 冠状位 $T_2WI$，示左股骨头承重区弧形带状异常信号影，其中可见典型"双线征"，即 $T_2WI$ 上环绕坏死区的高信号带及颈侧的低信号带

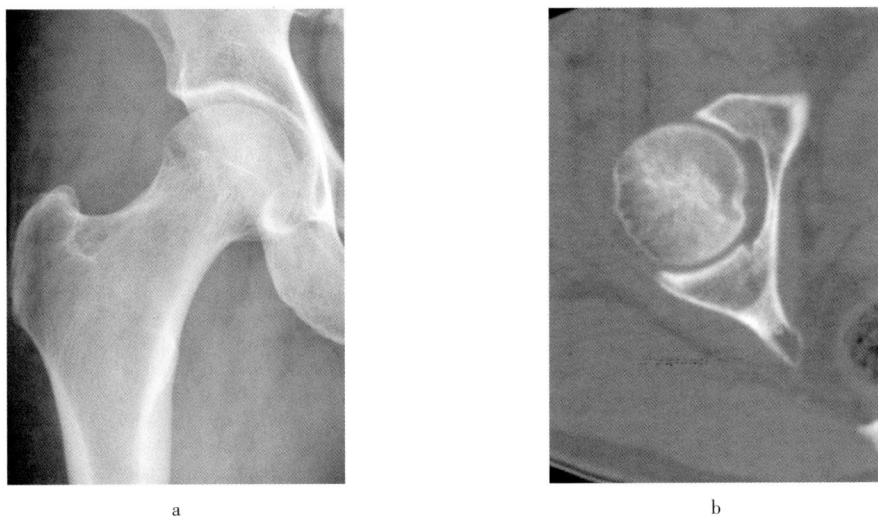

图 9-3　右股骨头缺血性坏死（Ⅱ期）

a. 右髋正位片，示右股骨头局部密度增高，骨纹紊乱，股骨头无变形塌陷；b. CT 平扫，示右股骨头中央"星芒征"变形，局部骨小梁融合、密度增高，关节面保持圆形轮廓

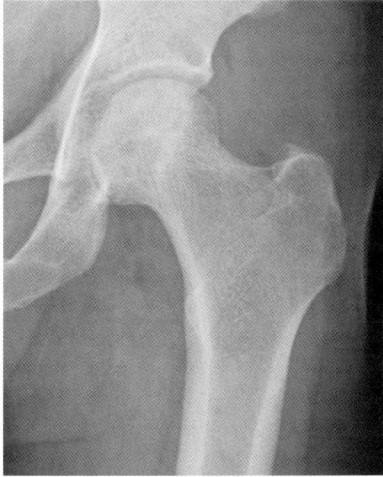

a

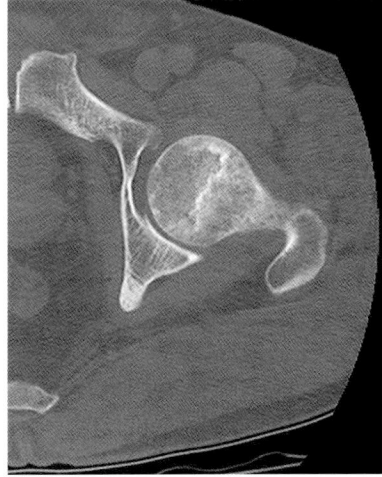

b

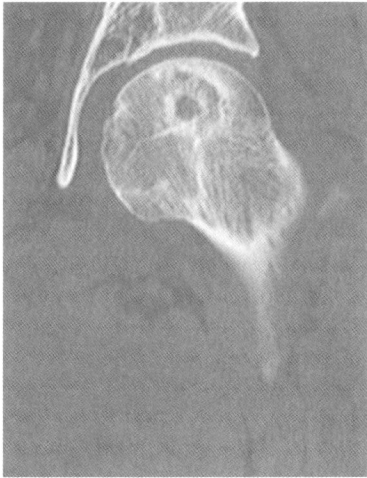

c

**图 9-4　左股骨头缺血性坏死（Ⅱ期）**

a. 左髋正位片，示左股骨头保持正常，中央可见囊性透亮区伴周围反应硬化带。b. CT 横轴位平扫；c. 冠状位重建，（b~c）示左股骨头无变形，关节面未见塌陷，中央可见较大面积密度减低区，周围可见反应硬化带

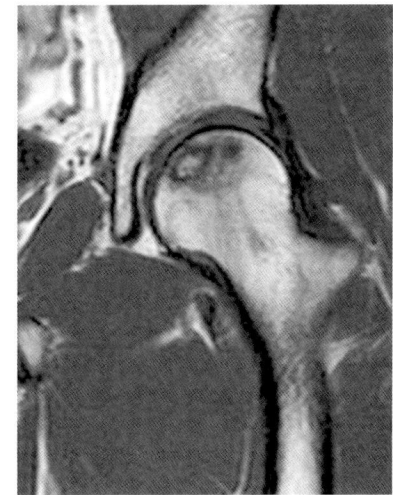

a

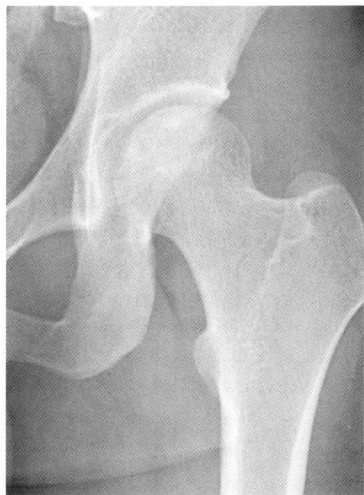

b

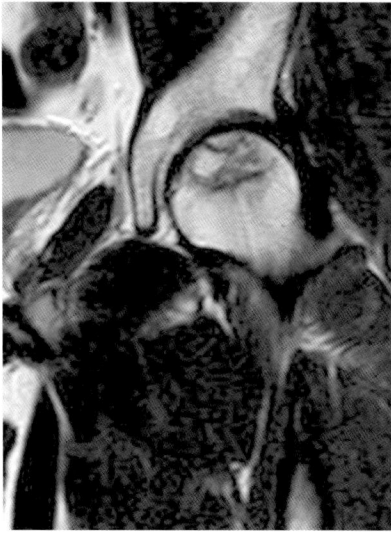

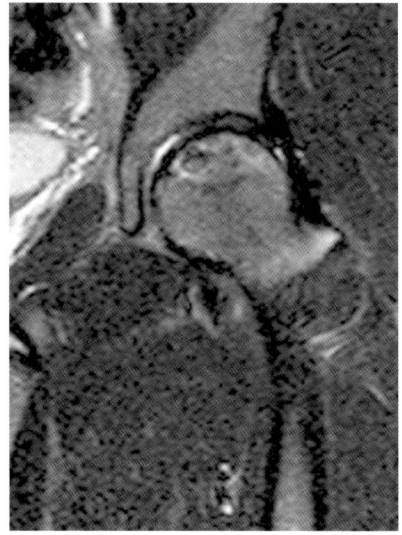

c                                    d

**图 9 – 5　左侧股骨头缺血性坏死（Ⅱ期）**

a. 左髋正位片，示左股骨头承重区局限性密度增高，骨纹紊乱，股骨头外形保持正常；b. MRI 冠状位 $T_1WI$，c. $T_2WI$，d. $T_2WI$ 抑脂像，示左股骨头 $T_1WI$ 呈中低信号，$T_2WI$ 呈较高信号坏死灶，周围环绕低信号带，抑脂像病灶区呈不均匀高信号

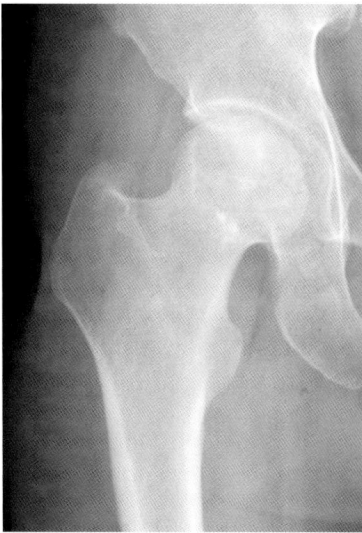

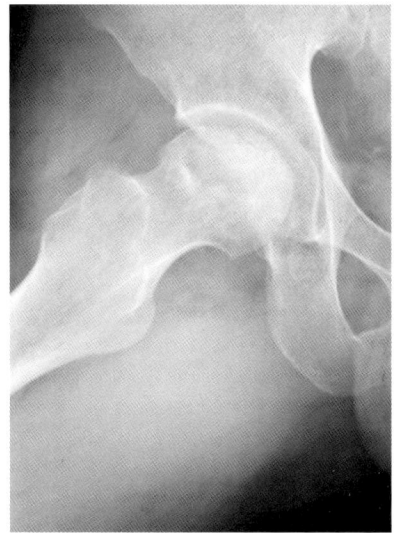

a                                    b

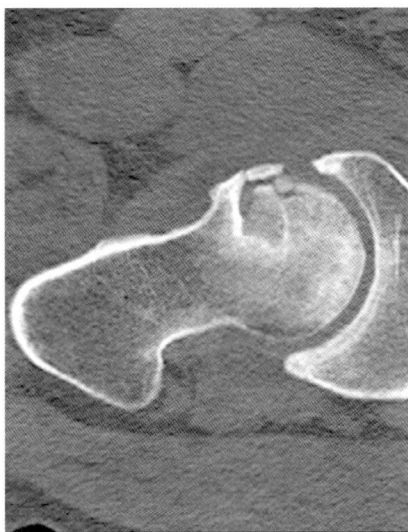

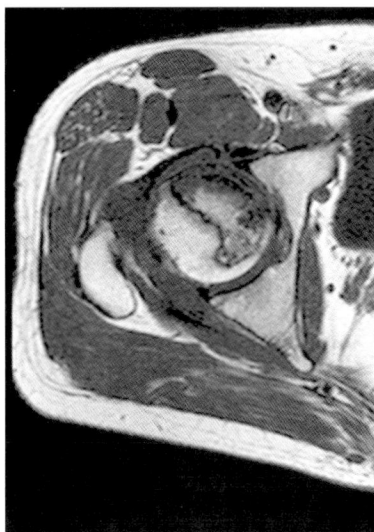

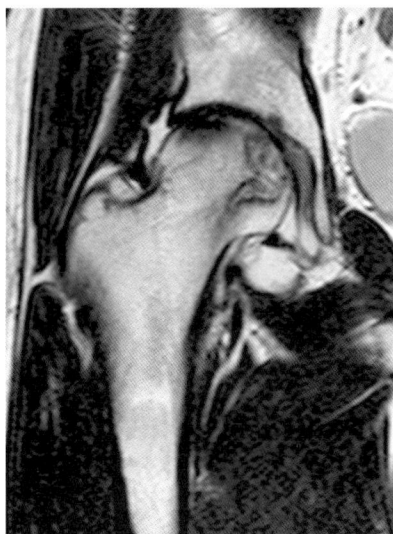

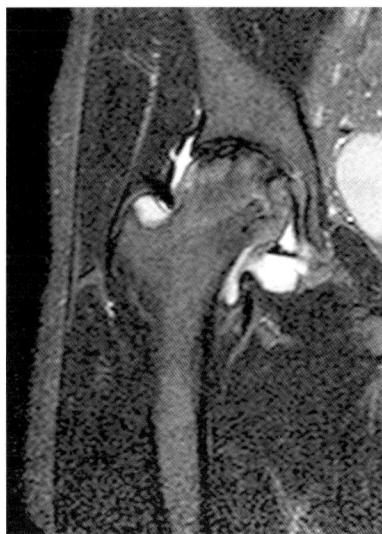

**图 9 - 6　右股骨头缺血性坏死（Ⅲ期）**

a. 右髋正位片；b. 右髋蛙位片，（a～b）示右侧股骨头密度不均匀增高，中心较大囊变透亮区，边缘有反应硬化带，关节面塌陷，间隙略窄；c. CT 平扫，示右股骨头密度增高并夹杂囊变，边缘可见增生、硬化，关节面塌陷呈台阶样；d. 右髋MRI 横轴位 $T_1WI$；e. 冠状位 $T_2WI$；f. 冠状位抑脂 $T_2WI$，（d～f）示右股骨头异常信号灶，$T_1WI$ 呈斑片状及线状低信号，$T_2WI$ 可见双线征，脂肪抑制像呈不均匀低、高混合信号，关节面局限性塌陷，关节内可见少量积液

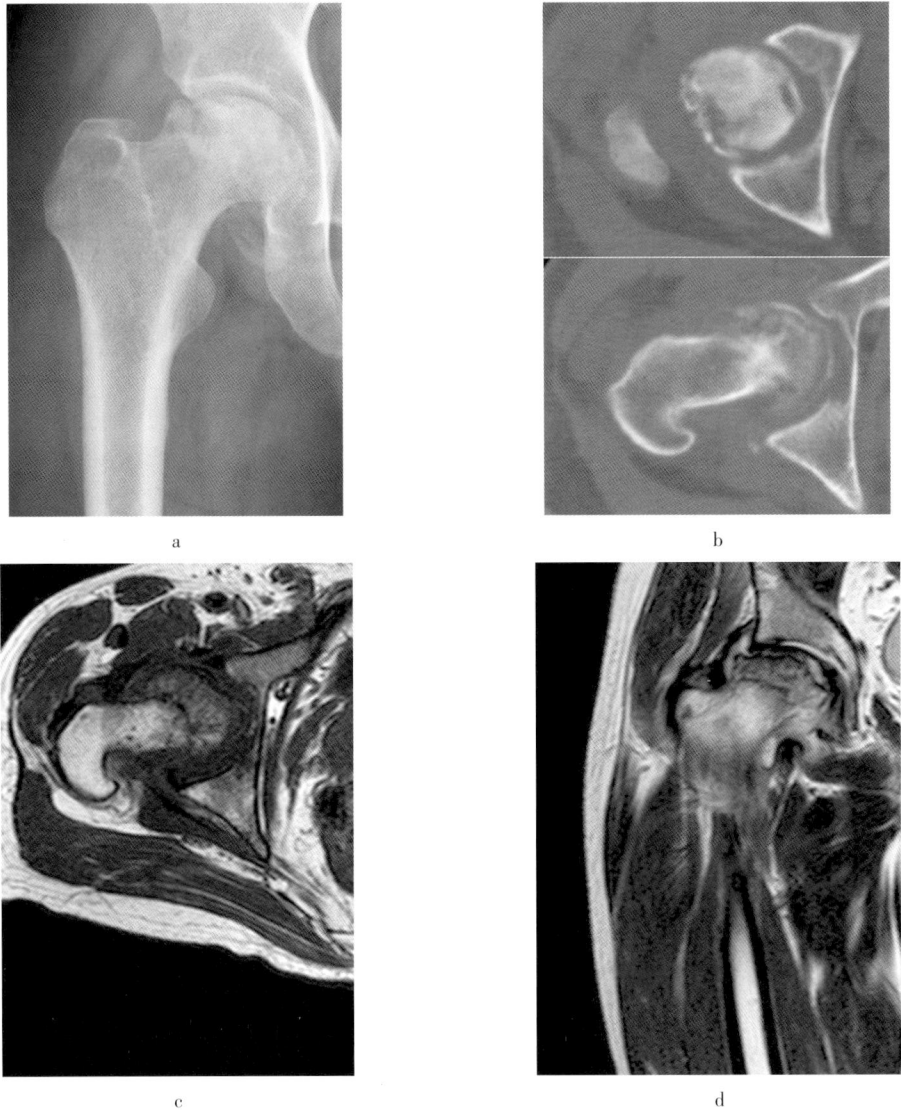

图 9 - 7  右股骨头缺血性坏死 （Ⅳ 期）

a. 右髋正位片，示右股骨头变扁，密度不均匀增高，关节面塌陷，承重区间隙变窄；
b. CT 平扫，示右股骨头塌陷、碎裂，出现壳状碎骨片，碎骨片周围可见骨质吸收
区，关节间隙保持正常；c. MRI 横轴位 $T_1WI$；d. 冠状位 $T_2WI$，（c～d）示右股骨头
于 $T_1WI$、$T_2WI$ 均见大片状不均匀低信号，冠状位可见关节面显著塌陷

## 二、股骨头骨骺缺血性坏死

股骨头骨骺缺血性坏死又称 Legg－Calvé－Perthes 病、股骨头骨软骨炎和扁平髋等，
是较常见的骨软骨缺血性坏死。发病原因多与外伤有关，多数学者认为，骨内静脉引流
障碍和骨内压力增高是造成本病主要因素。

## 【临床表现】

好发生于 7~9 岁儿童。髋部疼痛伴跛行，患肢呈屈曲内收、活动受限。

## 【影像要点】

### （一）平片及 CT

**1. 早期**

（1）骨骺出现延迟或变小，密度均匀增高。

（2）关节面下出现新月状低密度区。

（3）干骺端邻骺线出现边缘硬化之囊性低密度区。

**2. 进展期**

（1）高密度骨骺内出现多发、大小不等囊样低密度区。

（2）头骺变扁，骨骺节裂成多个高密度硬化骨块。

（3）囊性低密度区周围出现高密度硬化缘。

（4）干骺端粗短，骺线不规则增宽。

**3. 晚期**

（1）股骨头呈蕈样或圆帽状。

（2）股骨颈粗短，大粗隆升高。

（3）颈干角缩小而呈髋内翻。

（4）髋臼变浅，髋关节呈半脱位。

### （二）MRI

**1. 早期**

（1）滑膜炎及少量关节积液。

（2）骨骺前上部 $T_1WI$ 及 $T_2WI$ 均呈线状或小片状低信号。

（3）骨骺出现延迟或变小，骺板软骨增厚。

**2. 进展期**

（1）骨骺变扁，$T_1WI$ 和 $T_2WI$ 均呈低信号。

（2）干骺端近骺板处示 $T_1WI$ 呈低信号，$T_2WI$ 呈高信号类圆形结节。

（3）骺板软骨厚薄不均。

**3. 晚期**

（1）股骨颈粗短，大粗隆相对增大并上移。

（2）骨骺扁平，信号逐渐恢复正常。

（3）骺板软骨及关节囊不同程度增厚。

股骨头骨骺缺血坏死的影像见图 9－8~图 9－12。

## 【鉴别诊断】

本病需与髋关节结核、发育性髋关节脱位、呆小病及点状骨骺相鉴别。

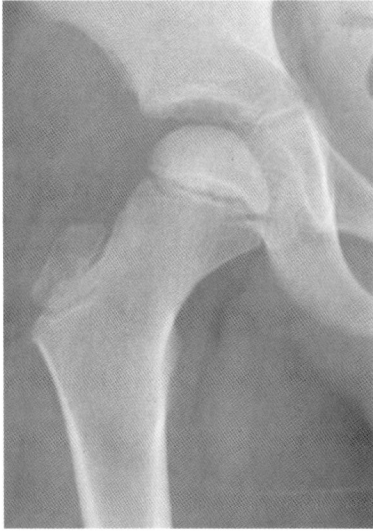

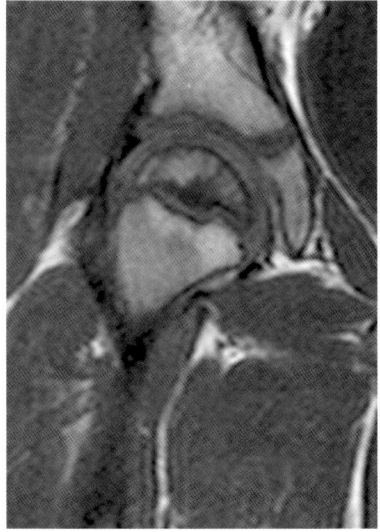

a

b

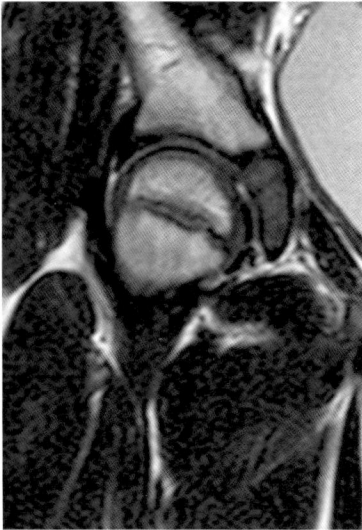

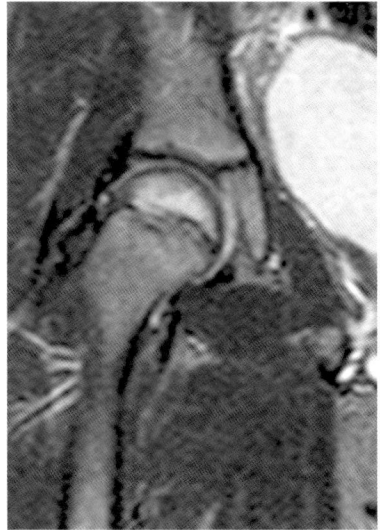

c

d

**图 9 - 8　右股骨头骨骺缺血性坏死（早期）**

a. 右髋正位片，示右股骨头骨骺密度均匀增高。b. 右髋 MRI 冠状位 $T_1$WI；
c. $T_2$WI；d. $T_2$WI 脂肪抑制像，（b～c）示右股骨头骨骺信号异常，$T_1$WI 呈不均等
及稍低信号，$T_2$WI 呈稍高信号，脂肪抑制像呈高信号，骺板边缘见线样硬化性低
信号，髋臼未见明显异常信号，滑膜未见明显增厚，滑膜囊未见明显积液

a             b

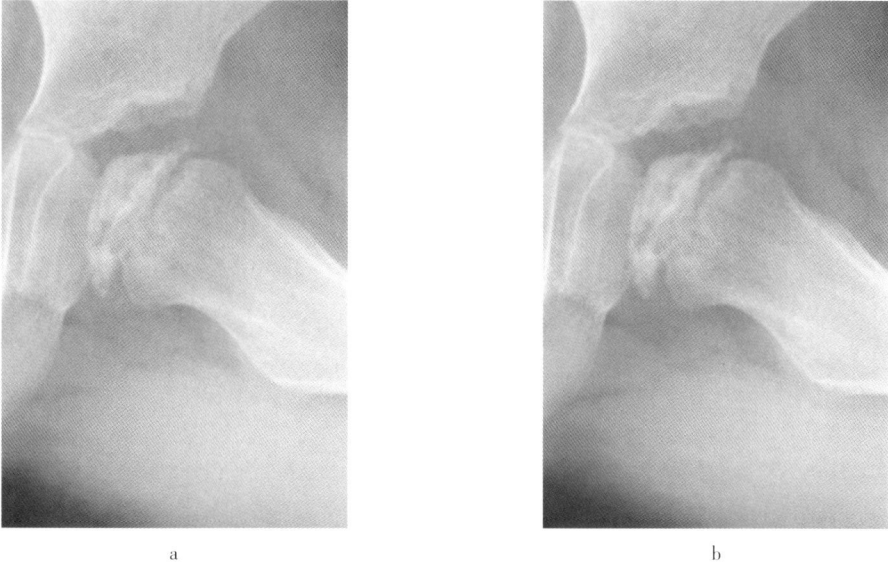

**图 9-9 左股骨头骨骺缺血性坏死（进展期）**

男，6 岁，左髋疼痛 1 年半，伴轻度跛行。a. 左髋正位片；b. 左髋蛙位片，（a～b）示左股骨头骨骺变扁、碎裂，密度增高，关节面欠光整，股骨颈增粗，关节间隙增宽

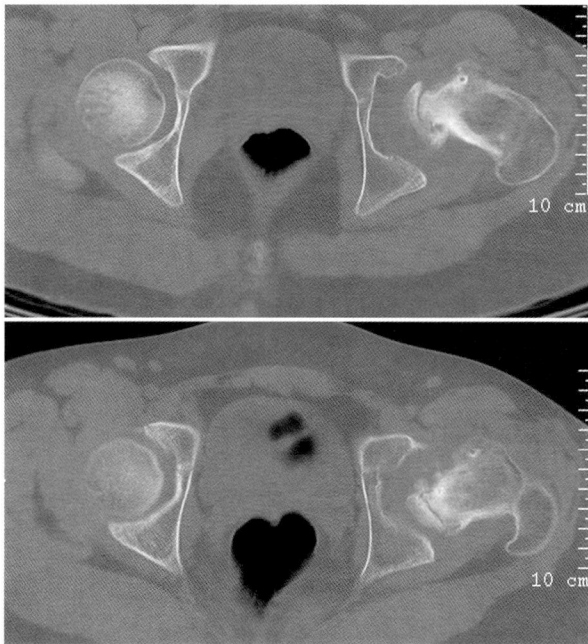

**图 9-10 左股骨头骨骺缺血性坏死（进展期）**

双髋 CT 平扫，示左髋股骨头骨骺变扁，密度增高，关节面不平整，间隙增宽

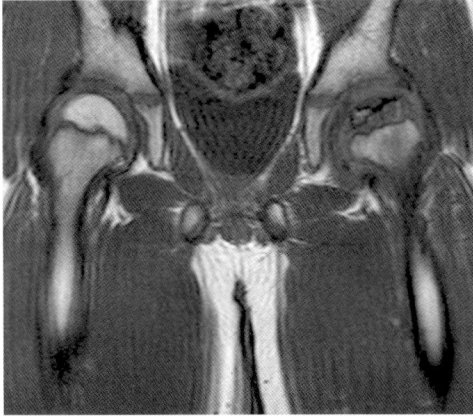

a

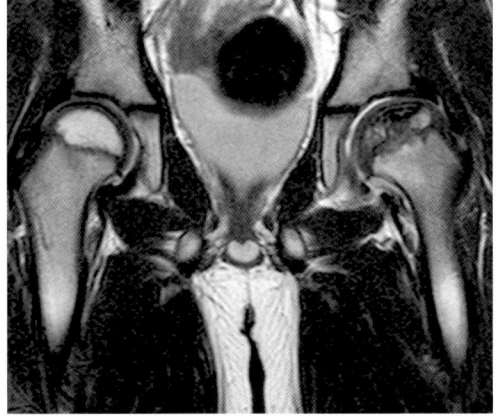

b

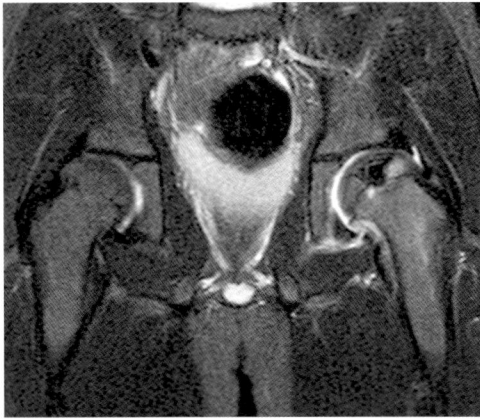

c

**图 9 - 11　左股骨头骨骺缺血性坏死（进展期）**

a. 双髋 MRI 冠状位 $T_1WI$；b. 冠状位 $T_2WI$；c. 冠状位抑脂 $T_2WI$，（a~b）示左侧股骨头骨骺变扁、增宽，股骨头骨骺见斑片状异常信号区，$T_1WI$ 呈稍低信号，$T_2WI$ 呈等、高信号混杂信号，抑脂像呈高、低混杂信号，关节面欠规则并见部分塌陷，关节囊内见少量积液

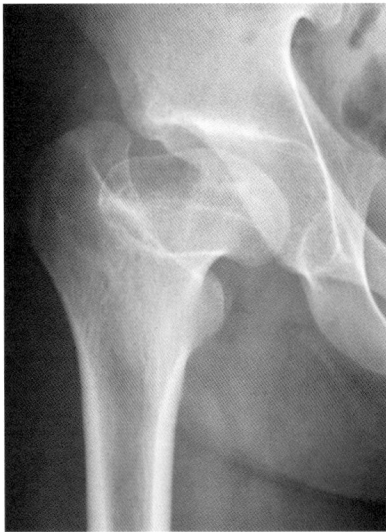

a

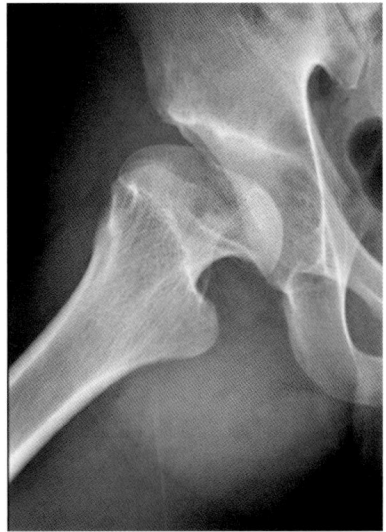

b

**图 9 - 12　右股骨头骨骺缺血性坏死后遗改变**

a. 右髋正位片，b. 右髋蛙位片，（a~b）示右股骨头变形呈蕈状，骨纹清楚，股骨颈缩短，大转子上移，髋白变浅，Sharp 角增大

# 三、椎体骺板缺血性坏死

椎体骺板缺血性坏死又称 Scheuermann 病、青年性驼背，为引起青少年腰背部疼痛的常见疾病。

## 【临床表现】

好发于 10~18 岁男性青少年，腰背部疲劳感、疼痛，胸、腰段脊柱呈圆驼状后突。

## 【影像要点】

### （一）平片及 CT

1. 好发于胸椎下段及腰椎上段，一个或多个椎体受累。

2. 受累椎体骨骺出现延迟，骨骺密度不均，形态不规则。

3. 椎体呈前宽后窄楔状变形，椎体前部上、下缘呈阶梯状。

4. 椎间隙正常或前方加宽，椎体上、下缘偶见 Schmorl 结节。

5. 晚期患椎前后径加大，椎体合并退行性改变。

6. 脊柱生理曲度消失呈圆驼状后突。

### （二）MRI

1. 椎体前窄后宽呈楔形，患椎前部上、下缘局限性凹陷呈阶梯状变形，前缘不整齐。

2. 椎体前上部局限性凹陷，信号异常，$T_1WI$ 呈等信号，$T_2WI$ 呈低信号。

3. 由于脂肪沉积，有时于病变周围可见短 $T_1$、长 $T_2$ 信号。

椎体骺板缺血性坏死的影像见图 9-13~图 9-15。

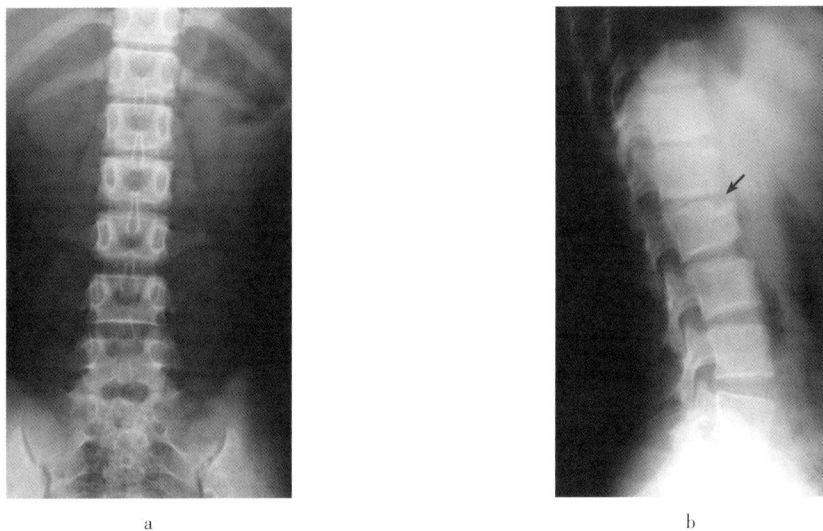

a

b

**图 9-13 腰 2 椎体骺板缺血性坏死**

女，15 岁，腰痛 1 年余。a. 腰椎正位片，b. 腰椎侧位片，（a~b）示腰 2 椎体轻度楔状变形，上缘呈阶梯状改变（黑箭头），腰 1~2 椎间隙变窄，胸腰段脊椎轻度弧形后突

## 【鉴别诊断】

本病需与脊柱结核和骨嗜酸性肉芽肿鉴别。

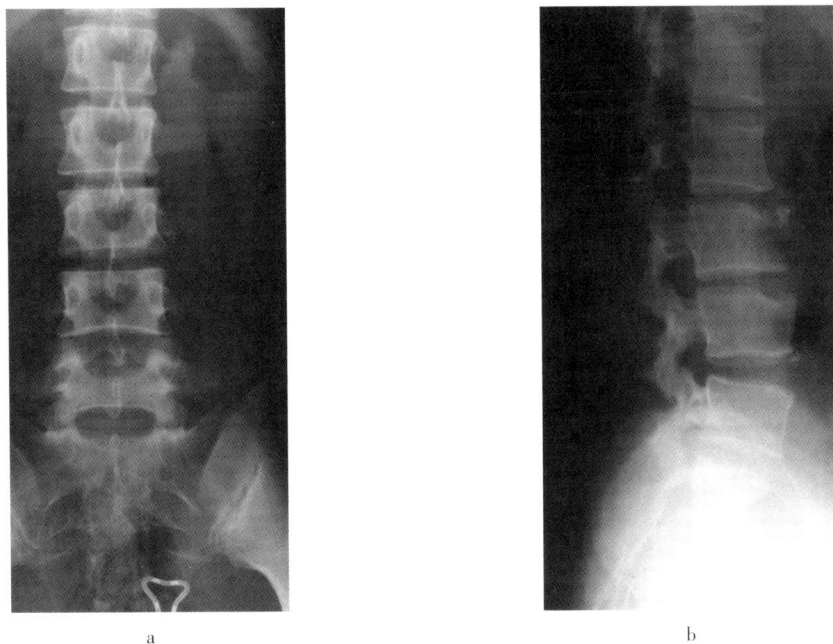

a

b

**图 9 – 14   腰 3、4 椎体骺板缺血性坏死**

a. 腰椎正位片，b. 腰椎侧位片，（a~b）示腰椎曲度消失呈轻度后突，第 3、4 腰椎体前上缘局限性凹陷伴相应椎体前后径增大

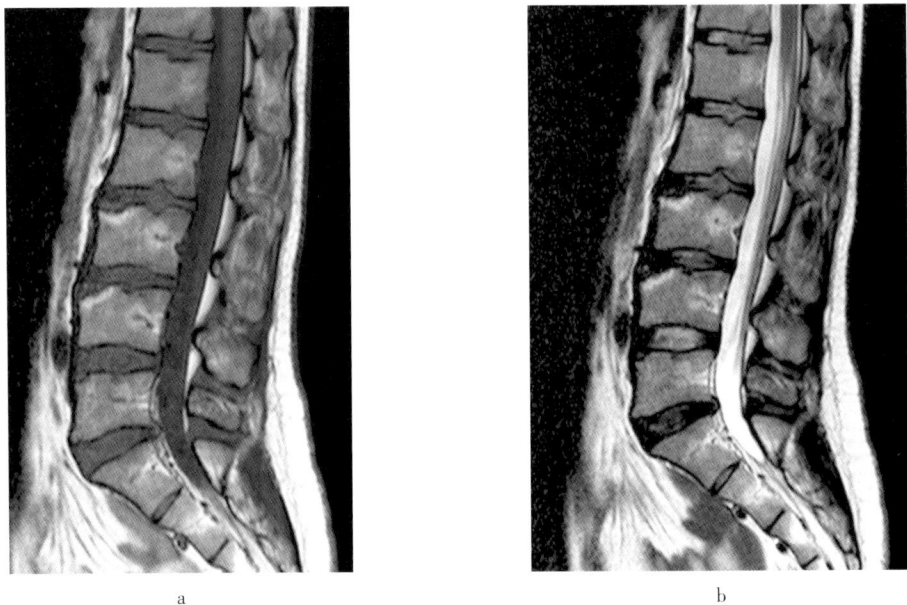

a

b

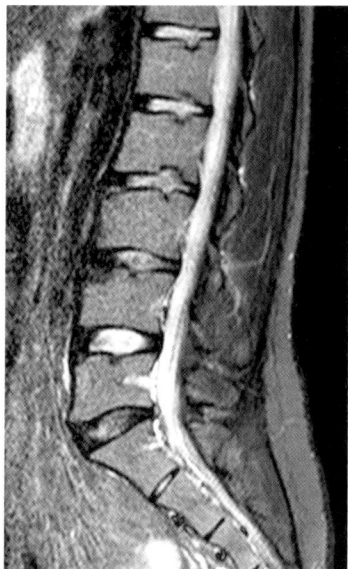

**图 9－15　腰椎骺板缺血性坏死**

a. 腰椎矢状位 $T_1WI$，b. 矢状位 $T_2WI$，c. 矢状位抑脂 $T_2WI$，（a～c）示腰 3、4 椎体前上缘局限性缺损，信号异常，$T_1WI$ 及 $T_2WI$ 均呈高信号，抑脂 $T_2WI$ 呈低信号，同时腰椎上下缘可见多发 Schmorl 结节

# 四、耻骨联合缺血性坏死

耻骨联合缺血性坏死又称非化脓性耻骨骨炎，病因复杂，外伤及内分泌因素可能为主要致病原因。

## 【临床表现】

好发于 30 岁以下的孕产妇，耻骨联合部剧痛伴下肢活动障碍，局部压痛显著，但无红肿炎症表现。病程不一，症状可逐渐消退至自愈。

## 【影像要点】

1. 耻骨联合间隙增宽，间隙内见纵行带状透明影。

2. 耻骨联合关节面边缘模糊伴小囊状及虫蚀状破坏。

3. 单腿站立照片，承重侧耻骨向上呈不同程度移位。

4. 恢复期骨质破坏逐渐修复呈增生、硬化，间隙恢复正常或变窄。

耻骨联合缺血性坏死的影像见图 9－16。

## 【鉴别诊断】

本病需与坐、耻骨结核鉴别。

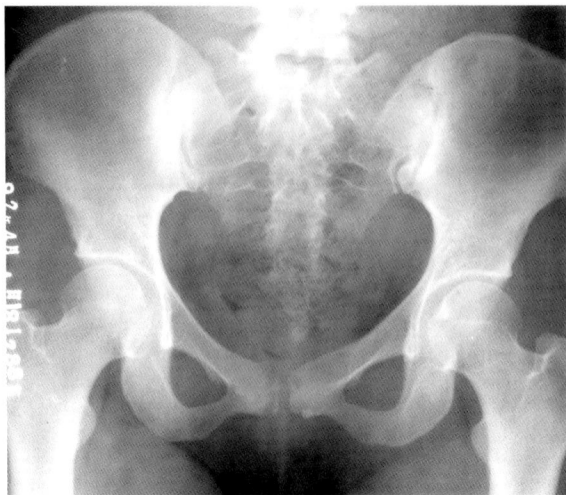

**图 9 – 16　耻骨联合缺血性坏死**

骨盆正位片，示耻骨联合稍增宽，其中可见条状死骨
影，周围未见软组织肿胀

# 五、van Neck 病

van Neck 病也称坐骨耻骨骨软骨炎（ischiopubic osteochondritis，IPS），系指发生于坐骨耻骨结合处少见的骨软骨病。一般认为是外伤所致。

## 【临床表现】

发病年龄为 4 ~ 22 岁，其中 50% 以上发生在 5 ~ 11 岁，男女之比为 3：2。一般单侧病变为多，也可双侧发病。发病时双髋关节或大腿根部有疼痛，部分伴跛行，有时于坐骨耻骨结合处有触压痛，偶可触及硬块，疼痛明显者髋关节活动受限。部分患儿有大腿根部或会阴部不同程度的疼痛，经休息制动或牵引治疗后症状缓解或消失。

## 【影像要点】

（一）平片

1. 坐骨耻骨结合处局限性骨皮质膨隆、骨密度不均，其中可见类圆形低密度透光区。

2. 骨皮质完整或欠完整，周围可有骨质轻度增生，未见骨膜反应及软组织改变。

（二）CT

1. 早期表现为局部骨小梁结构紊乱，其内有点片状密度增高影，周围正常松质骨有骨质疏松改变。

2. 修复期表现为病变区骨质碎裂变形，碎裂之间骨质吸收呈不规则低密度区，正常结构消失。

3. 邻近软组织未见异常。

## （三）MRI

1. 患侧坐骨耻骨结合部骨髓信号异常，$T_1WI$ 呈低信号，$T_2WI$ 及抑脂序列呈高信号，边缘不规则，横轴位抑脂 $T_2WI$ 序列于高信号病变中心常可见边缘光滑的带状低信号影。

2. 邻近软组织可见长 $T_1$、长 $T_2$ 水肿。

3. 增强扫描，病变骨髓及邻近软组织均可见不规则强化。

Van Neck 病的影像见图 9 – 17。

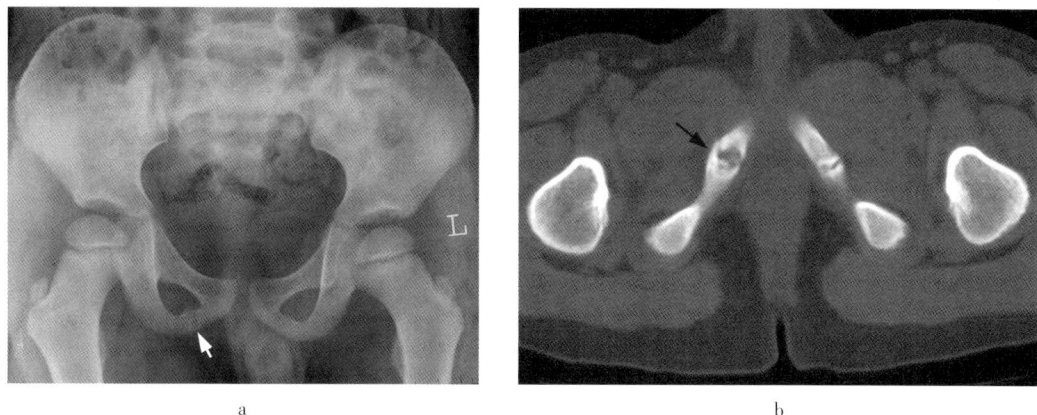

图 9 – 17　右侧坐骨耻骨骨软骨炎

a. 骨盆正位片，示右侧坐骨耻骨结合部局限性骨质膨隆，其内密度不均，中央有小类圆形低密度透亮区，周围可见反应性骨质增生（白箭头）；b. CT 平扫，示右坐骨耻骨结合部局部膨大，内有低密度透光区，有碎裂，骨皮质连续性中断，断端边缘欠整齐，邻近髓腔轻度硬化，周围软组织未见异常（黑箭头）

# 六、胫骨结节骨骺缺血性坏死

胫骨结节骨骺缺血性坏死又称胫骨结节骨软骨炎、Osgood – Schlatter 病，好发于 10～15 岁爱好运动青少年，常为单侧性，也可双侧发病，发病原因多数认为系髌韧带慢性牵拉性损伤所致。

## 【临床表现】

有明显的外伤史。胫骨结节处肿痛、股四头肌用力时疼痛加剧，胫骨结节明显增大并有压痛。

## 【影像要点】

## （一）平片及 CT

1. 早期软组织肿胀，髌韧带肥厚或出现钙化。

2. 进展期胫骨结节骨骺密度增高、碎裂，骨骺下方囊状透亮区。

3. 晚期骨骺密度恢复正常，但残留分离碎骨片。

## （二）MRI

1. 早期髌韧带增粗，胫骨结节前方软组织肿胀，表现为边缘模糊的片状长 $T_1$、长 $T_2$ 信号。

2. 进展期胫骨结节骨骺碎裂，裂纹表现为低信号，骨骺水肿呈长 $T_1$、长 $T_2$ 信号。

3. 晚期骨骺信号恢复正常，但残留低信号分离碎骨片。

胫骨结节骨骺缺血性坏死的影像见图 9 - 18 ~ 图 9 - 20。

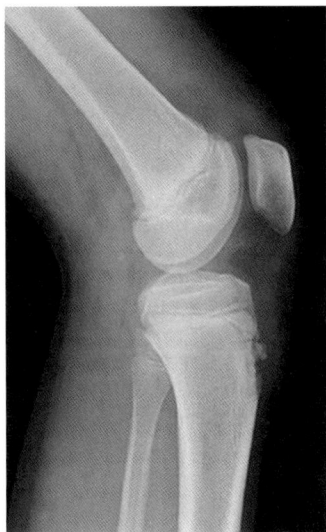

**图 9 - 18　左胫骨结节骨骺缺血性坏死**

男，13 岁。左胫骨结节部疼痛已 1 个月。左膝侧位片，示左胫骨结节骨骺碎裂、密度不均匀增高，髌韧带肥厚

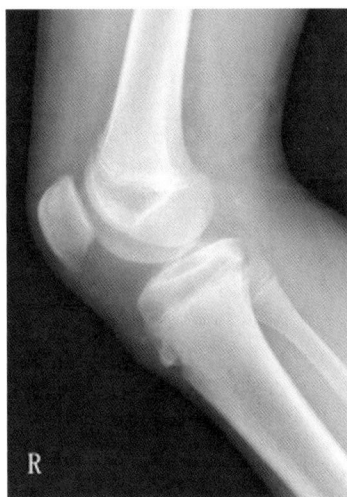

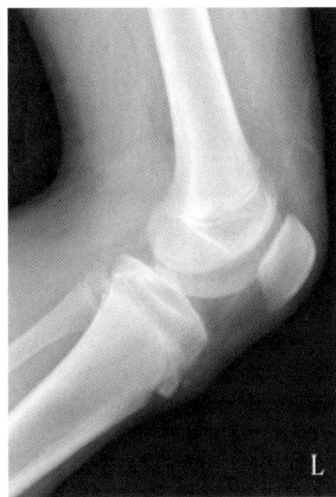

a

b

**图 9 - 19　双侧胫骨结节骨骺缺血性坏死**

男，14 岁，双侧胫骨结节部疼痛 1 年余。a. 右膝侧位片，b. 左膝侧位片，（a ~ b）示两侧胫骨结节骨骺密度增高，髌韧带附着处肿胀，内可见小骨化影

a

b

c

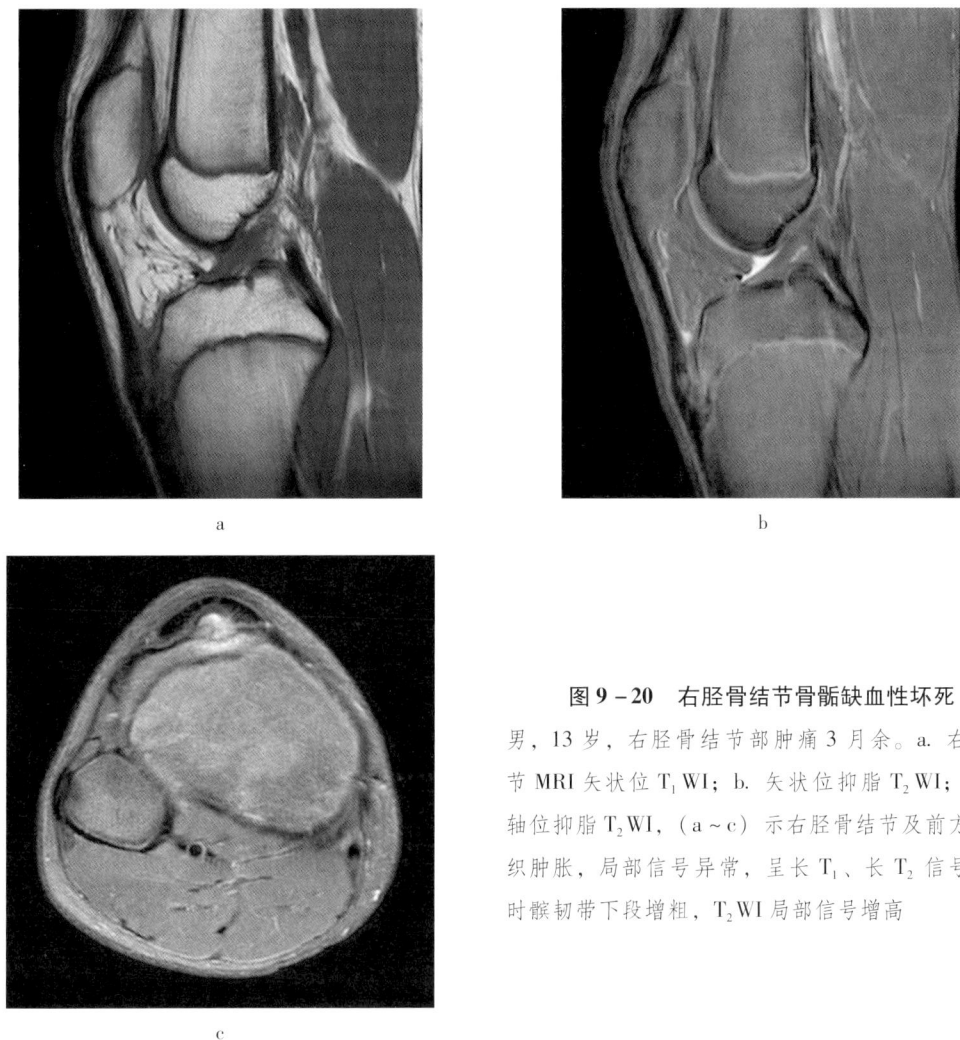

**图 9 - 20 右胫骨结节骨骺缺血性坏死**

男，13 岁，右胫骨结节部肿痛 3 月余。a. 右膝关节 MRI 矢状位 $T_1WI$；b. 矢状位抑脂 $T_2WI$；c. 横轴位抑脂 $T_2WI$，（a～c）示右胫骨结节及前方软组织肿胀，局部信号异常，呈长 $T_1$、长 $T_2$ 信号，同时髌韧带下段增粗，$T_2WI$ 局部信号增高

# 七、月骨缺血性坏死

月骨缺血性坏死又称月骨无菌性坏死、月骨骨软骨炎等，为上肢骨中最常见的缺血性坏死，分特发性和创伤性，以后者多见。

## 【临床表现】

好发于 20～30 岁的手工劳动者，男性多见。反复轻度外伤史，多单侧发病，右侧常见。早期腕部疼痛无力，晚期疼痛剧烈而持续，活动障碍。局部有压痛和肿胀。

## 【影像要点】

### （一）平片及 CT

1. 月骨正常新月形变形或消失，体积缩小。

2. 月骨密度增高，正常骨小梁结构消失。

3. 有时可见囊样变性或碎裂。

4. 月骨周围的关节间隙常增宽。

5. 晚期伴退行骨关节病及邻近骨骼骨质疏松。

### （二）MRI

1. 早期月骨 $T_1WI$ 呈低信号，$T_2WI$ 和脂肪抑制像呈高信号。

2. 进展期月骨 $T_1WI$ 呈低信号，$T_2WI$ 呈低信号或高、低混合信号。

3. 晚期 $T_1WI$、$T_2WI$ 和脂肪抑制像均呈低信号。

月骨缺血性坏死的影像见图 9 - 21、图 9 - 22。

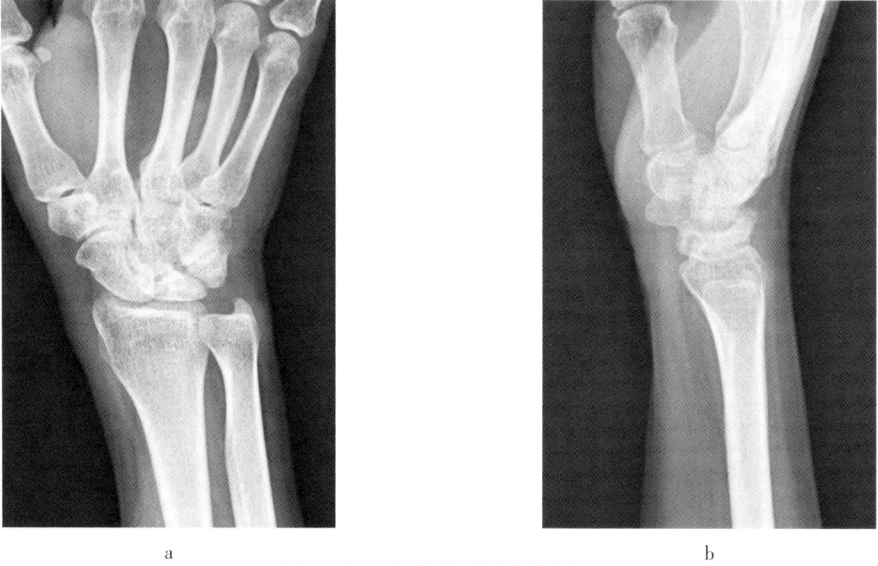

a

b

**图 9 - 21　右腕月骨缺血性坏死**

女，48 岁，右腕疼痛无力 8 个月。a. 右腕正位片，b. 右腕侧位片，（a ~ b）示右腕月骨体积变小，密度增高，其中可见囊性透亮区

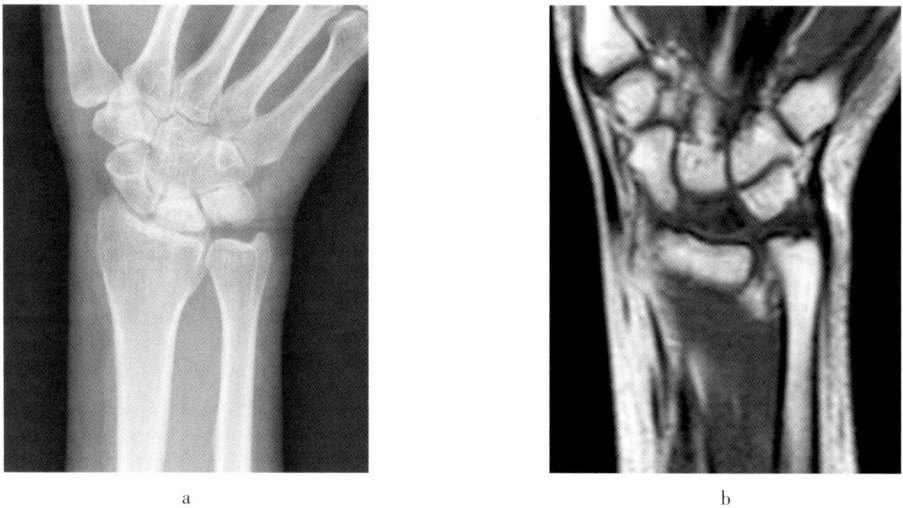

a

b

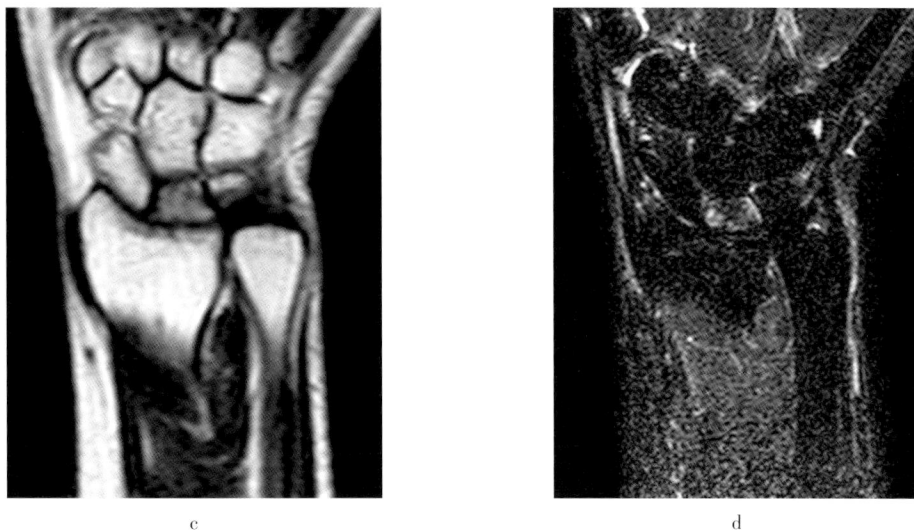

图 9 - 22 右腕月骨缺血性坏死

a. 右腕正位片，示右月骨密度增高；b. 右腕 MRI 冠状位 $T_1WI$；c. 冠状位 $T_2WI$
像；d. 冠状位抑脂 $T_2WI$，（b～d）示右腕月骨信号异常，$T_1WI$ 呈稍低信号，$T_2$
WI 及抑脂像呈高信号

# 八、足舟骨缺血性坏死

足舟骨缺血性坏死又称 Köhler 病，多数学者认为外伤或持续性劳损引起跗舟骨血供
障碍而发生本病。

## 【临床表现】

好发于 5～6 岁儿童，男孩多见，一侧或双侧同时发病。足背及足内缘疼痛、足背肿
胀伴跛行，局部触痛，沿足纵轴挤压时疼痛加重。

## 【影像要点】

### （一）平片

1. 舟骨骨化中心变小而扁平，呈不规则盘状。

2. 舟骨密度不均匀增高，边缘不整。

3. 有时可见裂隙或碎裂现象。

4. 相邻关节间隙正常或增宽。

### （二）MRI

1. 早期舟骨 $T_1WI$ 呈低信号，$T_2WI$ 和脂肪抑制像呈高信号。

2. 进展期舟骨 $T_1WI$ 呈低信号，$T_2WI$ 呈低信号或高低混合信号。

3. 晚期 $T_1WI$、$T_2WI$ 和脂肪抑制像均呈低信号。

足舟骨缺血性坏死的影像见图 9 - 23、图 9 - 24。

## 【鉴别诊断】

本病需与距舟关节结核及距舟关节退行性骨关节病鉴别。

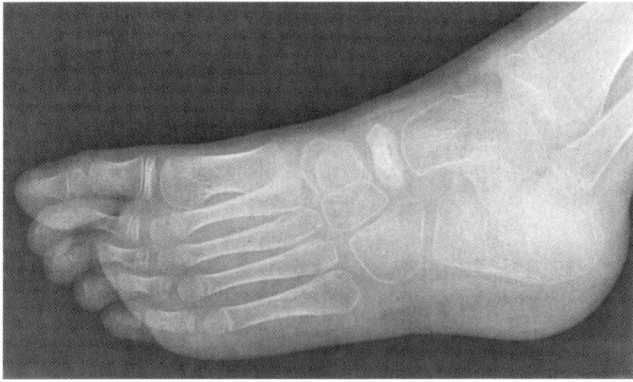

**图 9 - 23　左足舟骨缺血性坏死**

男，8 岁，左足肿痛 10 个月。左足斜位片，示左足舟骨体积
变小，密度不均匀增高，相邻关节间隙增宽

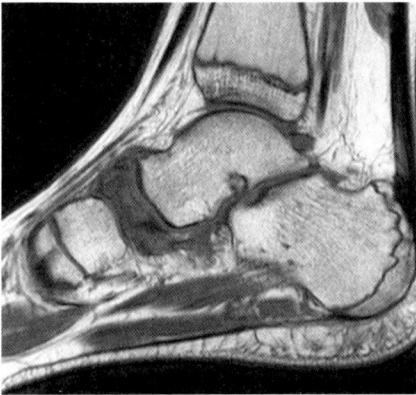

a

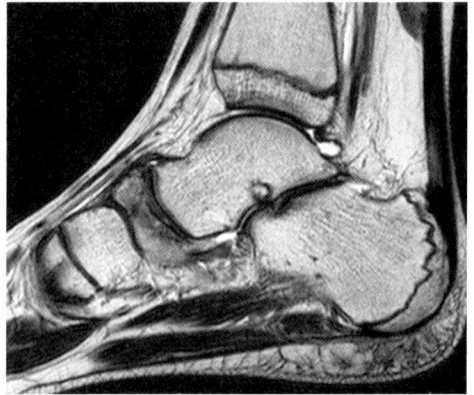

b

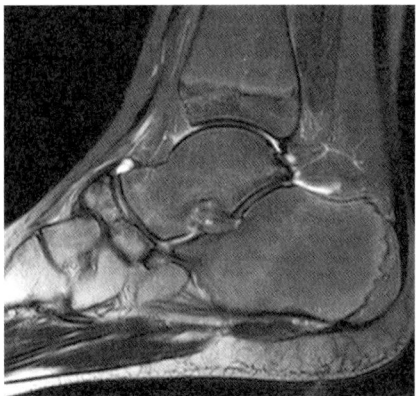

c

**图 9 - 24　左足舟骨缺血性坏死**

男，12 岁，左踝关节扭伤就诊，检查左舟骨轻度压
痛。a. 左足 MRI 矢状位 $T_1WI$；b. 矢状位 $T_2WI$ 像；
c. 矢状位抑脂 $T_2WI$，（a～c）示左足舟骨信号异
常，$T_1WI$ 呈稍低信号，$T_2WI$ 及抑脂像呈高信号

## 九、跖骨头缺血性坏死

跖骨头缺血性坏死又称 Freiberg 病，为跖骨二次骨化中心的缺血性坏死。

### 【临床表现】

发病年龄为 13 ~ 20 岁，女性多见，单侧发病多见。局部疼痛，跖趾关节活动受限。局部压痛，纵轴撞击痛明显。

### 【影像要点】

1. 好发于第 2 跖骨，偶发于第 3 跖骨。

2. 早期跖骨头外形正常或略变扁，密度均匀增高。

3. 进展期跖骨头增宽扁平伴斑点状、类圆形透亮区，关节面平直、凹陷，内有游离骨片。

4. 晚期变形的跖骨头密度恢复正常，跖趾关节合并骨性关节炎改变。

跖骨头缺血性坏死的影像见图 9 – 25、图 9 – 26。

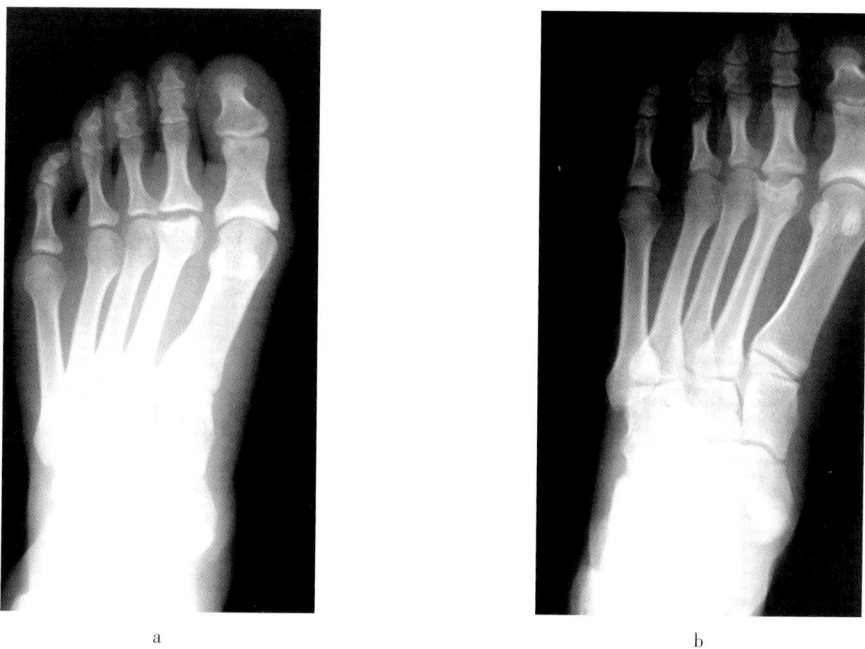

a                                    b

**图 9 – 25　左足第 2 跖骨头缺血性坏死**

女，28 岁，左足第 2 跖骨头疼痛，活动后症状加重。a. 左足正位片，b. 左足斜位片，（a ~ b）示左足第 2 跖骨头增宽，密度增高，关节面凹陷，相应跖趾关节间隙增宽

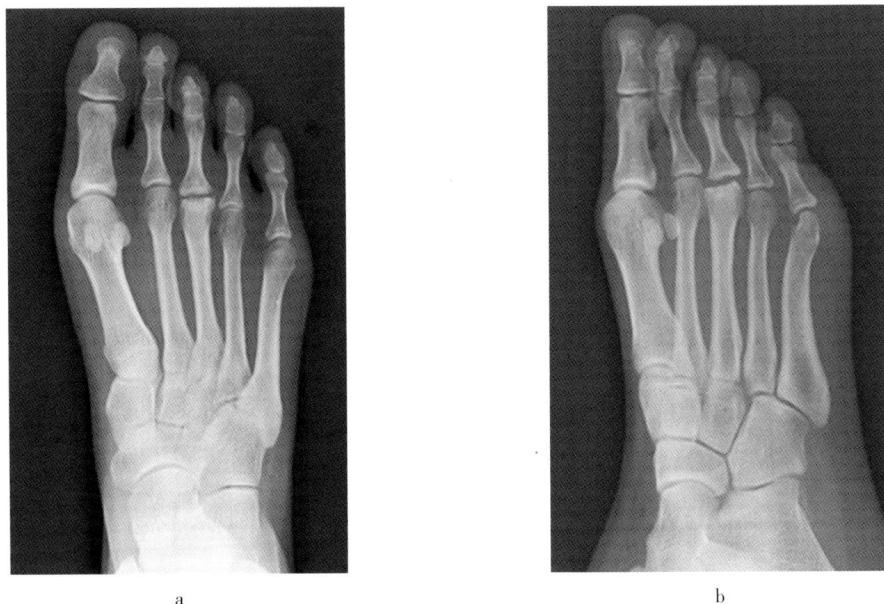

图 9 – 26　右足第 3 跖骨头缺血性坏死

a. 右足正位片，b. 右足斜位片，（a～b）示右足第 3 跖骨头增宽扁平、密度增高，相应跖趾关节间隙增宽

# 十、剥脱性骨软骨炎

剥脱性骨软骨炎是一种关节软骨和软骨下骨缺血性坏死，病因不明，大多与外伤有关，常累及身体负重部位，股骨内、外髁、股骨头、桡骨小头、距骨滑车等是本病好发部位，单发多见，少数多发者呈对称性发病。

## 【临床表现】

主要累及 10～20 岁男性患者，运动员常见。可无任何症状，常偶然发现。常见症状为局部疼痛、触痛和关节异物感，严重者可出现膝关节交锁、肿胀及活动障碍。

## 【影像要点】

### （一）平片及 CT

1. 病骨关节面局限性骨质疏松区，内含一块相对致密骨片。

2. 致密骨片脱落形成游离体，骨性关节面局部凹陷缺损，周围有骨质增生硬化。

3. 晚期可继发退行性骨关节病。

### （二）MRI

1. 关节软骨下局限性圆形或卵圆形异常信号坏死灶。

2. 病灶 $T_1WI$ 呈低信号、混杂信号，$T_2WI$ 信号不均匀增高。

3. 随病程进展，异常信号区周围形成环行低信号透亮带。

4. 坏死骨软骨块脱落形成游离体，关节面呈凹陷缺损。

5. 关节内伴少量积液。

剥脱性骨软骨炎的影像见图 9 – 27 ~ 图 9 – 30。

## 【鉴别诊断】

本病主要与股骨头缺血性坏死、滑膜骨软骨瘤及退行性骨关节病鉴别。

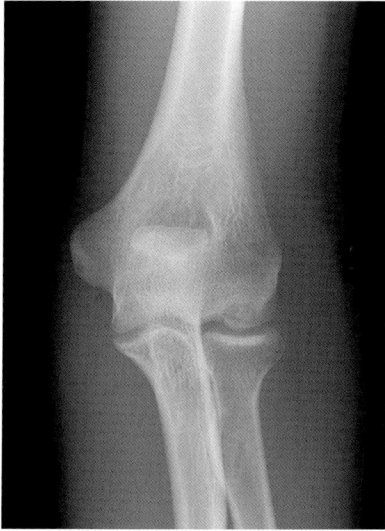

**图 9 – 27　左肱骨小头剥脱性骨软骨炎**
左肘正位片，示左肱骨小头关节面
不连续，可见碎裂分离小骨片，邻
近骨质轻度硬化

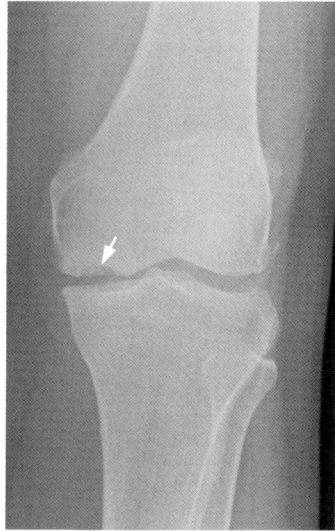

**图 9 – 28　左股骨内侧髁剥脱性骨软骨炎**
左膝正位片，示左股骨内侧髁关节面局
限性凹陷缺损，边缘毛糙，其中可见一
块小死骨（白箭头）

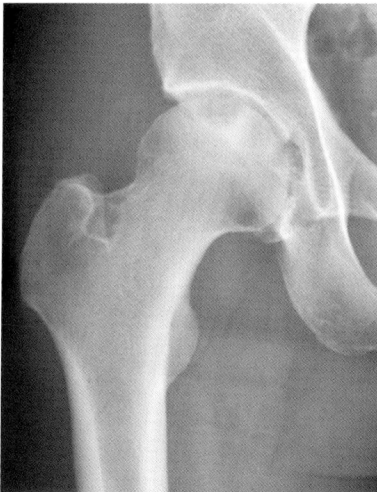

a

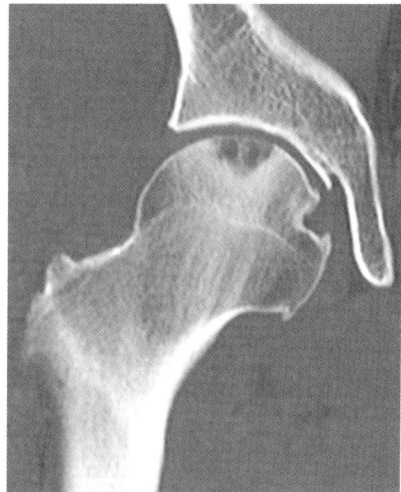

b

**图 9 – 29　右股骨头剥脱性骨软骨炎**

a. 右髋正位片，b. CT 冠状重建，（a ~ b）示右股骨头关节下局限性骨质凹陷缺
损，内含碎屑死骨影，周围有轻度骨质增生、硬化

a

b

c

d

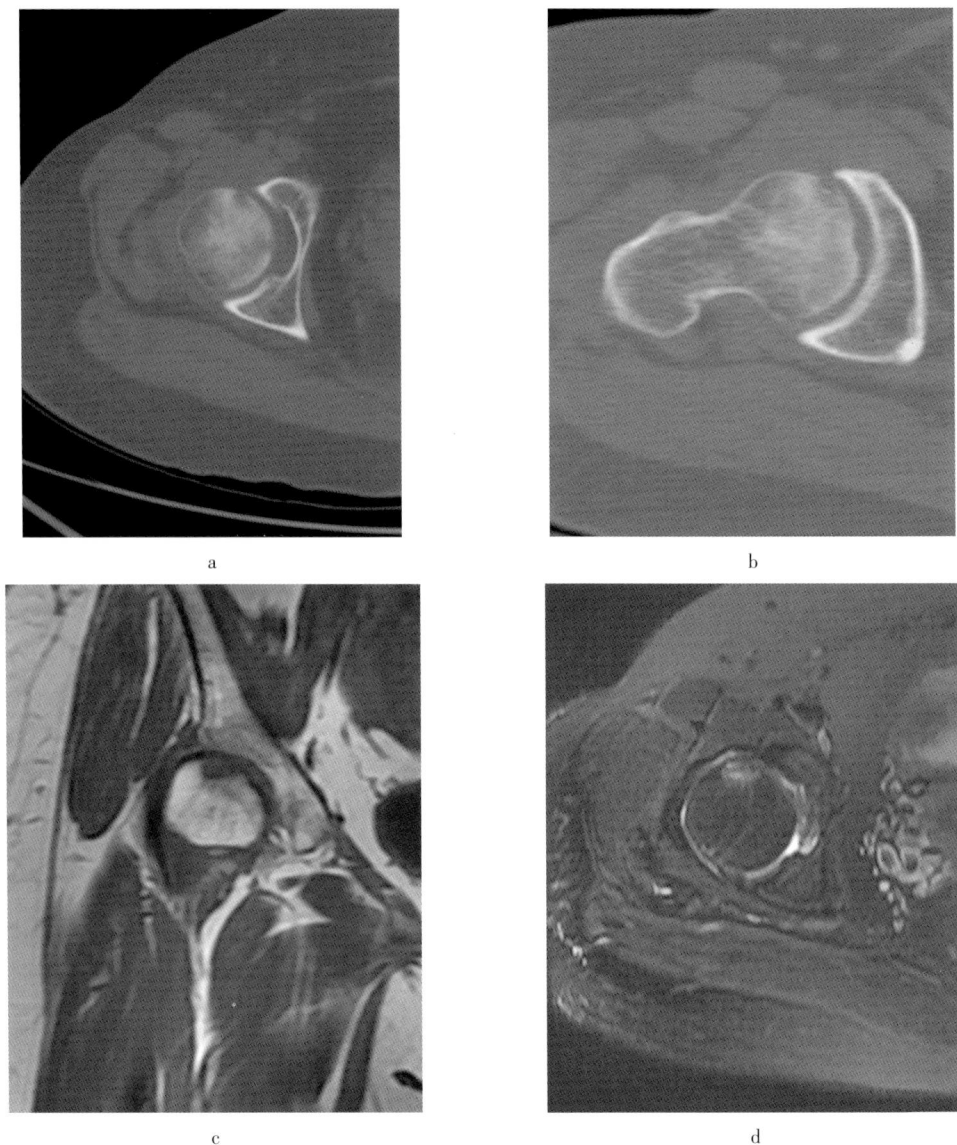

**图 9 - 30　右股骨头剥脱性骨软骨炎**

　　a. 右髋 CT 平扫，b. CT 斜矢位重建，示右股骨头关节下局限性骨质凹陷缺损，周围有轻度骨质增生、硬化；c. 右髋 MRI 冠状位 $T_1WI$，d. 横轴位 $T_2WI$ 抑脂像，示右股骨头关节下局限性骨质凹陷缺损异常信号，$T_1WI$ 呈低信号，抑脂 $T_2WI$ 呈高信号

# 十一、骨梗死

　　骨梗死是指发生于骨干和干骺端的骨坏死，其基本改变是骨干的髓质或皮质局部停止供血导致细胞死亡。

## 【临床表现】

任何年龄均可发病，以 20~40 岁多见。急性期可有局部疼痛症状，慢性期常无临床症状，多偶尔发现，累及关节致关节面破坏、关节炎，可出现疼痛和畸形。

## 【影像要点】

### （一）平片

1. 多发生于股骨下段和胫骨上段，病灶单发或多发，左右对称或不对称。

2. 病变范围不一，可为数毫米或延伸至骨干的大部。

3. 早期多为阴性表现，或仅表现为干骺端骨质疏松。

4. 中期干骺端局部骨质疏松，其中可见斑点状硬化影。

5. 晚期梗死区髓腔内呈圆形或不规则形的硬化斑块。

6. 除上述改变外，股骨头或骨骺可同时伴发缺血坏死征象。

### （二）CT

1. 早期仅出现骨质疏松或没有任何发现。

2. 中期主要表现为斑片状、条索状钙化和虫蚀样改变。

3. 晚期表现为干骺端或骨干散在分布的圆形或不规则钙化。

### （三）MRI

1. 早期病变梗死区中央 $T_1WI$ 呈等至高信号，$T_2WI$ 呈高信号，梗死区边缘充血水肿呈长 $T_1$、长 $T_2$ 信号。

2. 中期病变中央呈等或稍长 $T_1$、$T_2$ 信号改变，其内信号均匀或不均匀，病灶边缘 $T_1WI$ 呈花边状低信号带，$T_2WI$ 呈内层为高信号，外层为低信号的双信号带。

3. 晚期 $T_1WI$ 及 $T_2WI$ 示梗死区中央和边缘均呈低信号，多为不均匀低信号，可累及关节面软骨下骨质，呈小灶状，病变信号强度与骨干病变相似，患者伴有邻近关节腔少量至中量积液。

骨梗死的影像见图 9-31、图 9-32。

## 【鉴别诊断】

本病需与急慢性化脓性骨髓炎、内生软骨瘤及骨斑点症鉴别。

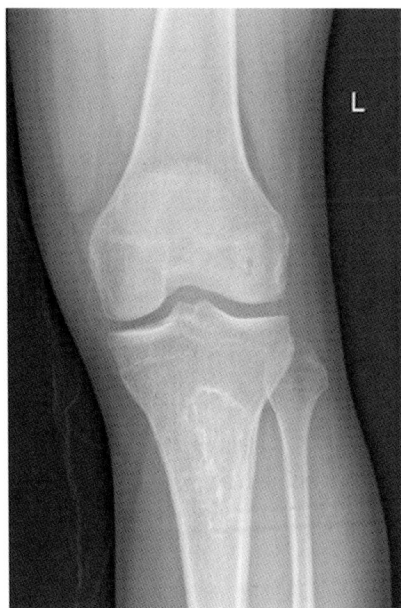
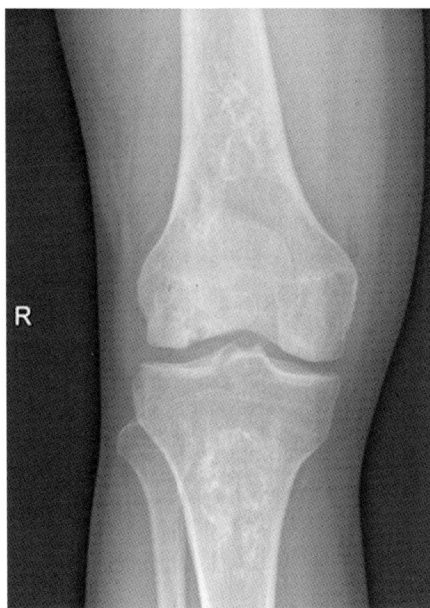

a

b

**图 9 – 31　骨梗死**

a. 左膝正位片，b. 右膝正位片，（a～b）示右股骨下段及双侧胫骨上段髓腔内条
带状钙化影，围绕成不规则地图样

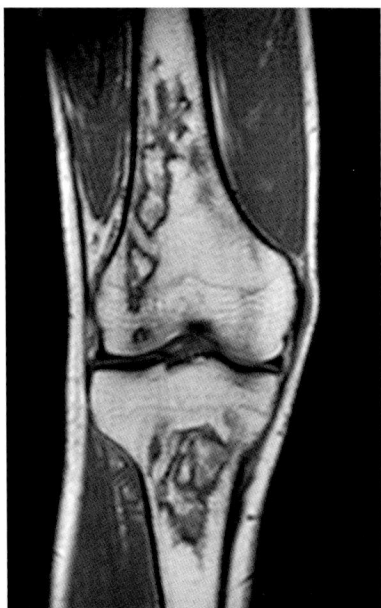
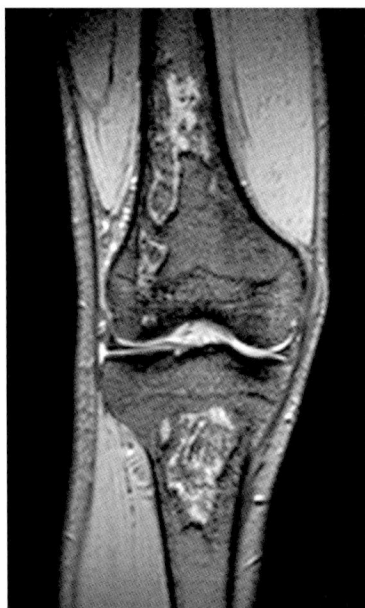

a

b

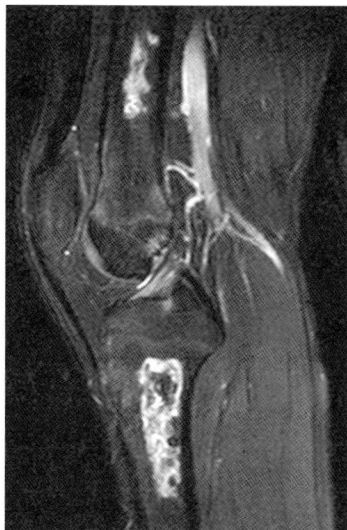

c

**图 9-32　右股骨下段及胫骨上段骨梗死**

a. 右膝冠状位 $T_1WI$，b. 冠状位抑脂 $T_2WI$，c. 矢状位抑脂 $T_2WI$，（a～c）示右股骨下段及胫骨上段髓腔内地图状长 $T_1$、长 $T_2$ 信号灶，所包绕区内信号与骨髓信号相似，抑脂像上病灶呈高信号，股骨远端同时伴缺血坏死表现

# 参考文献

［1］黄耀华. 髋关节影像诊断学［M］.2 版. 北京：人民卫生出版社，2018.

［2］屈辉. 全身性骨坏死的影像学诊断与鉴别诊断［M］. 北京：人民卫生出版社，2009.

［3］伊智雄. 中西医结合治疗股骨头坏死［M］. 北京：人民卫生出版社，2008.

［4］徐爱德. 骨关节疾病影像学图鉴［M］. 济南：山东科学技术出版社，2002.

［5］王云钊. 中华影像医学：骨肌系统卷［M］. 北京：人民卫生出版社，2002.

［6］江浩. 骨与关节 MRI［M］. 上海：上海科学技术出版社，1999.

［7］何登伟，俞伟杨，朱烨，朱科军. Van Neck 病 6 例总结［J］. 实用医学杂志，2012，28（1）：167.

［8］刘继华. 膝关节剥脱性骨软骨炎的 MRI 表现［J］. 武警医学院学报，2010，19（10）：827-829.

［9］庞善军，彭玉华，陈立平，等. 骨梗死综合影像学表现分析［J］. 颈腰痛杂志 2008，29：64～66.

［10］周山，张小安，张振勇. 骨梗死的 X 线、CT 和 MRI 诊断［J］. 中国医学影像学杂志，2008，16：199～201.

［11］杨峰，刘焦枝，王勇，等. Scheuermann 病的影像学诊断［J］. 医学影像学杂志 2007，17：1371～1373.

［12］孟悛非. 股骨头缺血性坏死的影像诊断［J］. 影像诊断与介入放射学，2003，12：122～123.

［13］程克斌，屈辉. 骨梗死的病理和影像学研究进展［J］. 中华放射学杂志，2004

（03）：95 - 96.

［14］刘璋. 股骨头缺血性坏死的影像学诊断与临床分析［J］. 实用放射学杂志，1998，14：38.

［15］严学君，刘兆玉，吴振华，等. 成人股骨头缺血性坏死的 MRI 表现与病理对照研究［J］. 中华放射学杂志，1995，29：327 - 330.

［16］李子荣. 股骨头骨坏死的 ARCO 分期［J］. 中华外科杂志，1993，34：186 - 187.

［17］吴振华，陈丽英，陈炽贤，等. 成人股骨头坏死的 MRI 诊断［J］. 中华放射学杂志，1992，26：394 - 396.

［18］Berquist TH. MRI of the musculoskeletal system［J］, 4th ed.. New York：Lippincott - Raven，2001.

［19］Lahdes - Vasama T，Lamminen A，et al. The value of MRI in early Perthes' disease：an MRI study with a 2 - year follow - up［J］. Pediatr Radiol，1997，27：517 - 522.

［20］Sugano N，Atsumi T，Ohzono K，et al. The 2001 revise criteria for diagnosis，classification，and staging of idiopathic osteonecrosis of the femoral head［J］. J Orthop Sci，2002，7：601 - 605.

## 第十章

**关节及关节周围疾病**

## 一、退行性骨关节病

退行性骨关节病又称骨性关节炎，是由于关节的退行性改变和慢性积累性关节磨损而造成，以关节软骨变性、关节软骨面反应性增生、骨赘形成为主要病理表现。其原因可以是原发性，也可以是由某些疾病继发性引起。

【临床表现】

多见于中老年人，好发于承重关节。关节疼痛、局部压痛、晨僵、活动受限、关节内摩擦感及关节囊肿胀为主要临床表现。手部上表现为远端指间关节背侧 Heberden 结节、近端指间关节伸侧 Bouchard 结节，关节外全身无特殊表现。

【影像要点】

（一）平片

**1. 髋关节**

（1）早期髋臼上缘密度加大，边缘部骨刺形成。

（2）关节间隙上外侧非对称性狭窄。

（3）髋臼上缘及股骨头关节面下假囊肿形成。

（4）股骨颈下缘因新骨增生而变厚。

（5）股骨头呈半脱位。

**2. 膝关节**

（1）股胫关节及股髌关节间隙狭窄。

（2）关节边缘部及髁间隆突骨质赘样增生。

（3）关节面硬化，关节面下假囊肿形成。

（4）关节内可见游离体，或于关节内可见钙化斑。

（5）直立负重前、后位片显示膝内翻、膝外翻或半脱位。

（6）伴积液时髌上囊肿胀、膨隆。

**3. 踝关节**

（1）关节间隙非匀称性狭窄。

（2）胫骨远端及距骨滑车关节面硬化。

（3）内踝及外踝骨质增生。

（4）关节面下假囊肿形成。

**4. 肩关节**

（1）关节间隙狭窄，关节面不规则。

（2）关节面硬化，关节面下假囊肿形成。

（3）肱骨头和关节盂变扁。

（4）肱骨解剖颈环形骨赘形成。

**5. 肘关节**

（1）桡骨头毛糙变形，尺骨喙突或肱骨滑车外缘骨质增生。

（2）关节间隙变窄，关节内还可出现游离体。

（3）尺神经沟变形或骨赘形成。

**6. 腕关节**

（1）第 1 掌腕关节、大多角骨与舟骨间关节最常受累。

（2）上述关节间隙变窄伴边缘骨质增生。

（3）第 1 掌腕关节呈半脱位。

（4）桡腕关节间隙及腕间间隙也可变窄。

**7. 指间关节**

（1）主要累及远侧指间关节，其次是近侧指间关节。

（2）指间关节狭窄并发边缘骨刺形成。

（3）末节指骨基底部增宽、关节旁游离小骨形成。

**（二）CT**

1. 较好显示隐蔽部位增生骨赘、关节面下囊性变和关节内游离体。

2. 关节积液时，显示扩张关节囊内有均匀液体密度影。

**（三）MRI**

1. 能显示关节软骨变性情况。

2. 早期软骨肿胀，$T_2WI$ 上呈高信号；后期局部纤维化，$T_2WI$ 上呈低信号。

3. 骨质增生骨赘于 $T_1WI$ 和 $T_2WI$ 上均呈低信号。

4. 骨性关节面下假囊肿，$T_1WI$ 呈低信号，$T_2WI$ 呈高信号。

5. 关节积液于 $T_1WI$ 呈低信号，$T_2WI$ 呈高信号。

退行性骨关节病的影像见图 10 - 1 至图 10 - 7。

**【鉴别诊断】**

本病需要与类风湿关节炎、色素沉着绒毛结节性滑膜炎等鉴别。

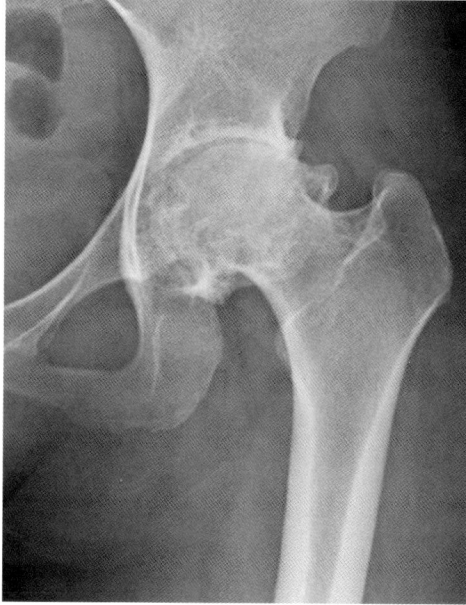

**图 10 - 1　左髋关节退行性骨关节病**

男，30 岁，左髋部疼痛近 5 年。左髋正位片，示左髋关节间隙狭窄，并见边缘骨赘形成，股骨头密度不均匀增高，未见囊性变透亮区，关节面完整未见塌陷

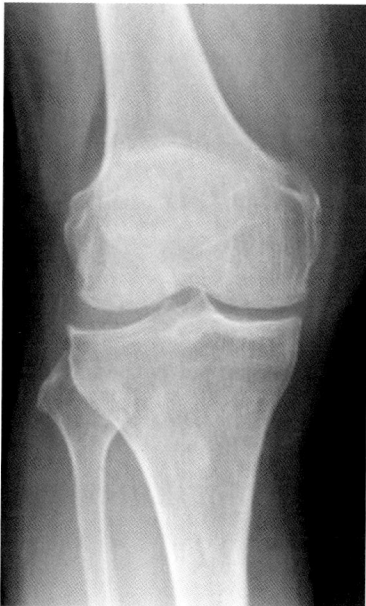

a

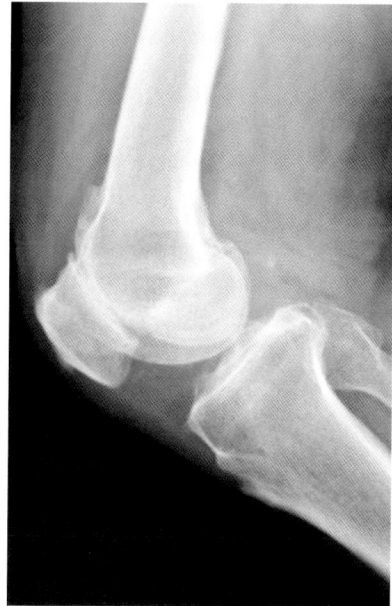

b

**图 10 - 2　左膝关节退行性骨关节病**

a. 左膝正位片；b. 左膝侧位片。（a～b）示左膝股胫关节间隙变窄，股骨远端前缘、髌骨前后角及胫骨髁间隆突和外侧边缘骨质增生

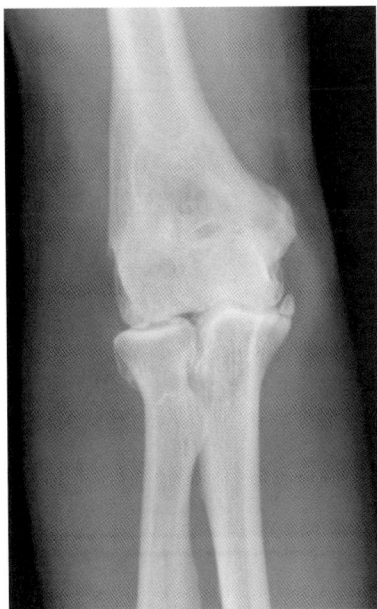
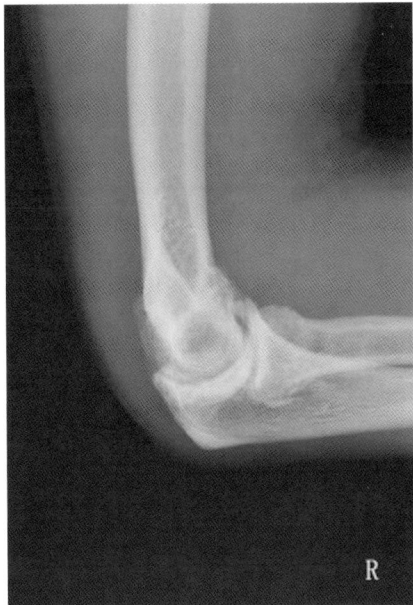

a                  b

**图 10 - 3　右肘关节退行性骨关节病**

男，59 岁，右肘关节活动障碍多年。a. 右肘正位片；b. 右肘侧位片。（a ~ b）示
右肘关节间隙变窄，肱骨远端、桡骨头外缘及尺骨喙突均见骨质增生

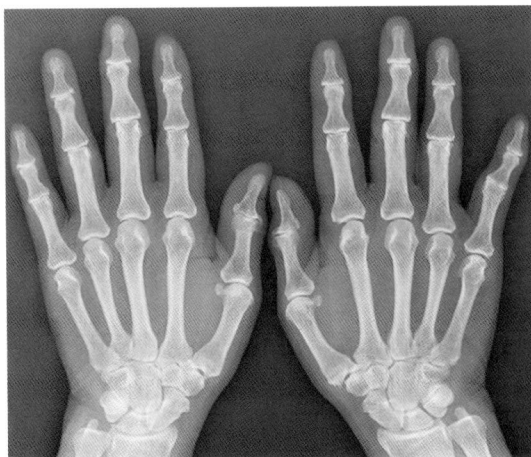

**图 10 - 4　双手指间关节退行性骨关节病**

双手正位片，示双手远侧指间关节及第 4、5 指近
侧指间关节间隙均变窄，关节面硬化

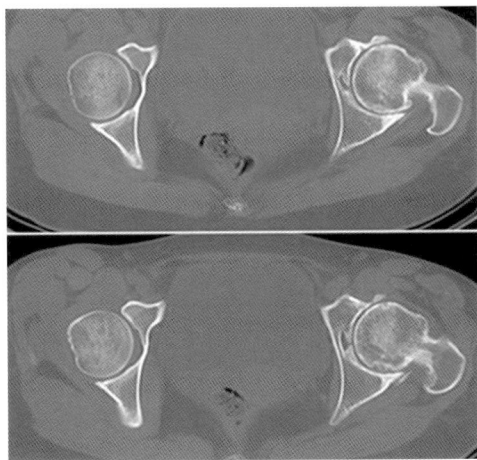

**图 10 - 5　左髋关节退行性骨关节病**

CT 平扫，示左髋关节间隙狭窄，关节边缘
骨质增生

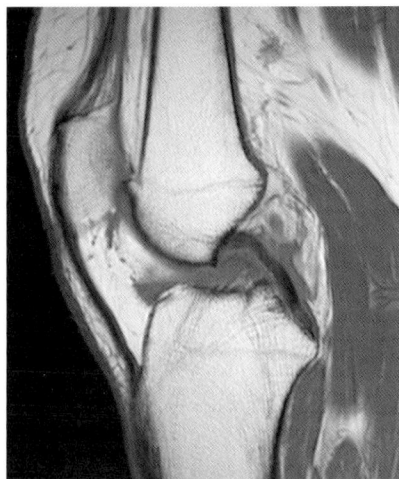

a

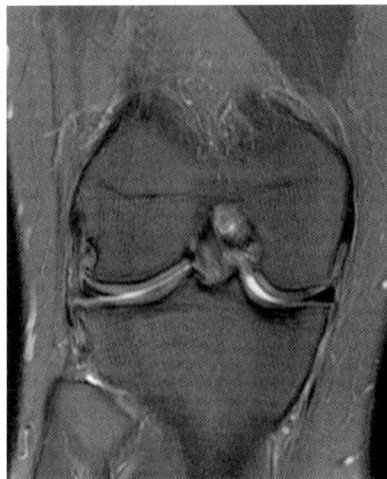

b

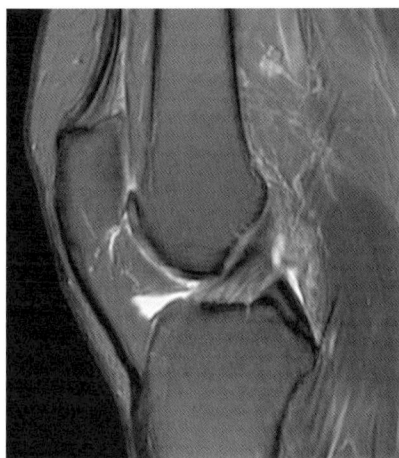

c

**图 10 - 6 右膝关节退行性骨关节病**

a. 右膝 MRI 矢状位 $T_1WI$；b. 冠状位抑脂 PDWI。
c. 矢状位抑脂 PDWI。（a～c）示右膝关节间隙稍
变窄，股胫关节内、外缘及髌骨后缘骨质增生，
PDWI 显示关节软骨变薄，信号不均匀，关节腔可
见少量积液

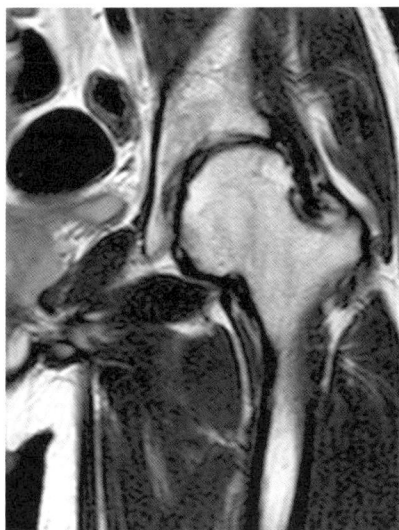

a

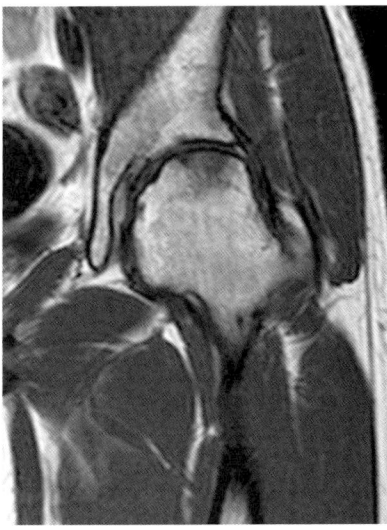

b

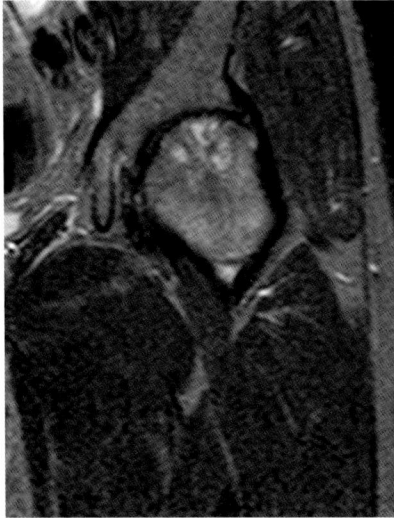

**图 10 –7　左髋关节退行性骨关节病**

a. 左髋 MRI 冠状位 $T_1$WI；b. 冠状位 $T_2$WI；c. 冠状位 $T_2$WI 抑脂像。（a～c）示左股骨头变形，关节面欠光整，股骨头边缘增生，软骨下可见多个小的囊性变，$T_1$WI 呈低信号，$T_2$WI 及抑脂像呈高信号

c

# 二、髌骨软化症

髌骨软化症是髌骨后面关节软骨的一种退行性病变，为股髌关节退变的早期改变，局部外伤和劳损为其致病的主要原因。

## 【临床表现】

以青年女性多见，有外伤或劳损病史。髌骨后或前膝疼痛，上、下楼梯或半蹲位时疼痛加剧。关节发软、无力，走路时会出现"打软腿"现象。膝关节活动不灵便，有时可听到髌骨摩擦音。查体：髌骨内侧关节面及髌周压痛、磨髌试验阳性。

## 【影像要点】

### （一）平片及 CT

1. 髌骨后面骨性关节面模糊、毛糙或硬化。

2. 髌骨骨性关节面下出现裂隙和囊状吸收透亮区。

3. 股髌关节紊乱，间隙变窄。

4. 髌骨关节面上、下缘骨刺形成。

### （二）MRI

1. 软骨变薄，局部软骨线中断，相应部位骨结构表面高低不平、凹陷或局部骨改变。

2. 软骨下骨缺损，$T_1$WI 呈低信号，$T_2$WI 呈高信号；而骨质硬化则 $T_1$WI、$T_2$WI 均呈低信号。

3. 病灶周围可见低信号硬化带，硬化带外骨髓水肿，$T_1$WI 呈低信号，$T_2$WI 呈高信号。

4. 髌上囊或关节内可见长 $T_1$、长 $T_2$ 积液。

5. 病变分 4 期：Ⅰ期为软骨内点状低信号；Ⅱ期为软骨面凹凸不平，有局限性变薄；Ⅲ期为软骨明显不光整，局部有软骨的缺损；Ⅳ期软骨缺损同时有骨性关节面侵蚀，表现为信号的异常。

髌骨软化症的影像见图 10 - 8 至图 10 - 10。

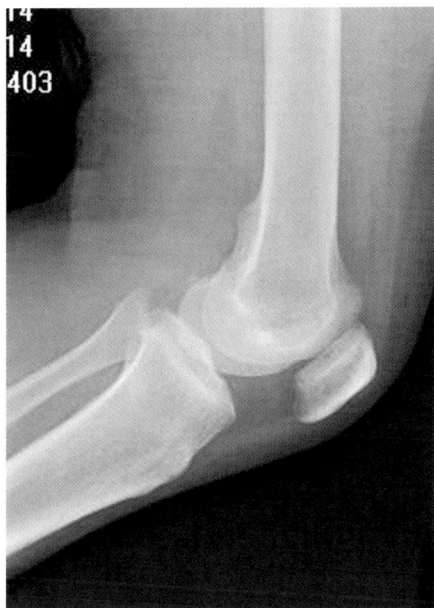

**图 10 - 8 左侧髌骨软化症**

左膝关节侧位片，示左侧髌骨关节面下可见小囊状透亮区

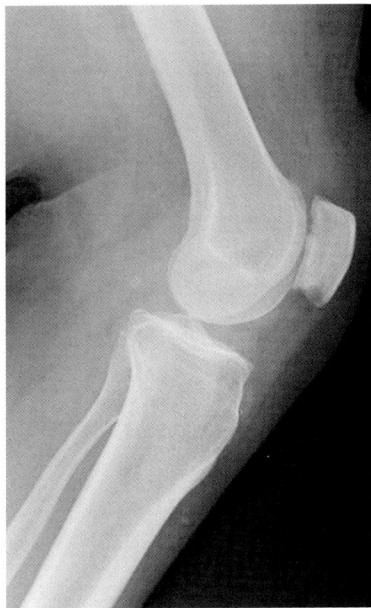

**图 10 - 9 左侧髌骨软化症**

左膝关节侧位片，示左侧髌骨关节面不平整，关节面下可见囊性透亮区

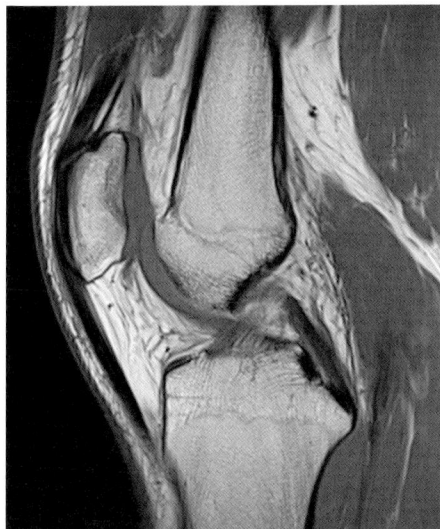

a

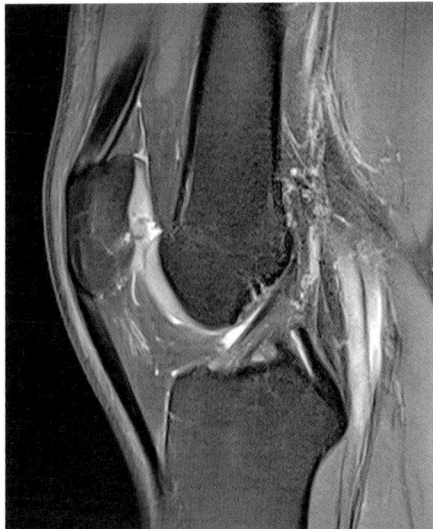

b

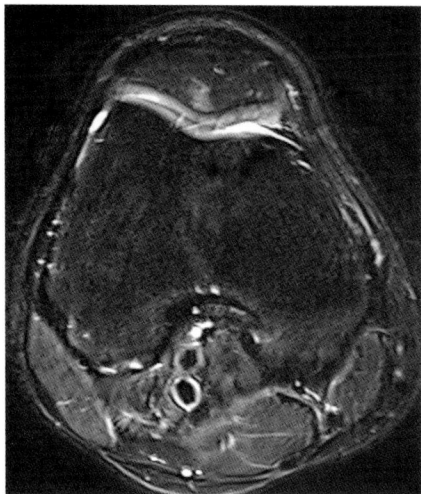

**图 10 - 10  右侧髌骨软化症**

a. 右膝 MRI 矢状位 $T_1$WI；b. 矢状位抑脂 PDWI；c. 横轴位抑脂 PDWI。（a～c）示右侧股髌关节软骨水肿、增厚，髌骨软骨部分信号不均、表面不光整，见局限性糜烂和小溃疡，骨性关节面下可见少许斑片状长 $T_1$、长 $T_2$ 水肿信号影

c

# 三、类风湿关节炎

类风湿关节炎是一种以关节滑膜炎为主要表现的慢性全身性自身免疫性疾病。滑膜炎持久而反复发作，可造成关节内软骨和骨的破坏，最后导致关节功能障碍甚至残废。

**【临床表现】**

多见于女性，好发年龄 20～45 岁。临床主要表现为晨僵，关节梭形肿胀、疼痛，活动受限。晚期关节周围肌肉萎缩，关节半脱位、变形。1/4 患者出现皮下类风湿结节。实验室检查：血沉加快，血清类风湿因子及抗环瓜氨酸抗体阳性。

**【影像要点】**

**（一）平片**

1. 主要累及掌指关节、近侧指间关节及腕关节，其次是膝关节、髋关节、肘关节、肩关节及寰枢关节。

2. 早期表现为关节周围软组织对称性肿胀，为最早出现征象。

3. 骨质疏松，早期表现为关节端局限性骨质疏松，晚期呈弥漫性。

4. 骨膜增生，呈层状，见于掌指骨干中部；呈绒毛状或刺状者，见于跟骨。

5. 关节间隙改变，早期间隙增宽，晚期间隙狭窄。

6. 关节边缘骨侵蚀，表现为关节面边缘骨质侵蚀破坏，常见于肘关节及膝关节，骨质侵蚀较大者可形成软骨下假囊肿。

7. 关节脱位及挛缩畸形，主要发生于指间关节、掌指关节和肘关节，晚期因关节囊纤维收缩和肌肉痉挛常造成手指尺侧偏斜畸形、膝关节内外翻畸形。

8. 关节强直，常见于腕关节。

## （二）CT

1. 有助于发现早期骨质侵蚀。

2. 可更清楚显示骨性关节面中断和关节面下细小骨质缺损。

## （三）MRI

1. 可显示滑膜渗出、滑膜增生及血管翳形成、关节软骨破坏、韧带和肌腱增粗等改变。

2. 关节腔积液，$T_1WI$ 呈低信号、$T_2WI$ 呈高信号。

3. 增厚的滑膜在关节腔内沿关节两侧及关节软骨表面匍匐生长，形成条状、结节状甚至肿块状，增强后显著强化。

4. 关节软骨破坏，显示关节软骨不光滑、局限缺损或消失并为增生的滑膜或血管翳所代替。

5. 骨性关节面破坏，骨皮质信号不连续、局限性凹陷以及关节面小囊肿形成。

类风湿关节炎的影像见图 10 - 11 至图 10 - 17。

## 【鉴别诊断】

本病需与退行性骨关节病及痛风性关节炎等鉴别。

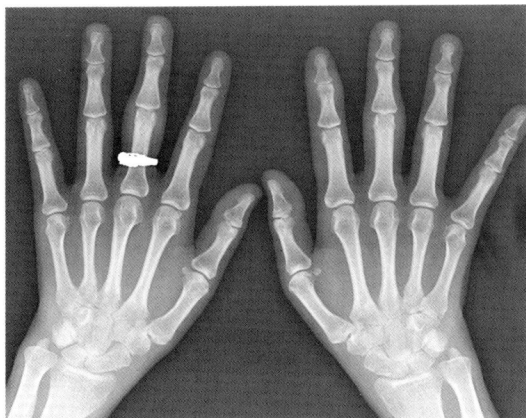

**图 10 - 11 双手早期类风湿关节炎**

女，34 岁，双手指晨僵 9 个多月。双手正位片，示双手中指近侧指间关节梭形肿胀，呈对称性，而骨质未见破坏

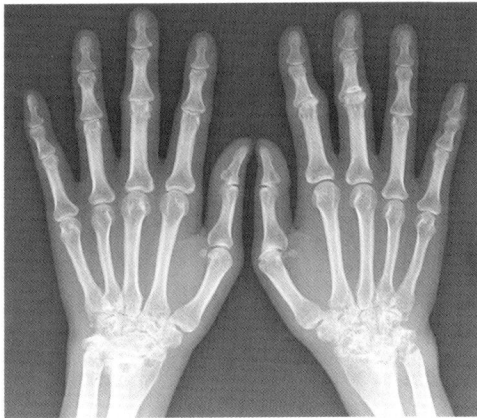

**图 10 - 12 双手腕类风湿关节炎**

双手正位片，示双手腕骨质疏松，腕关节及掌指关节周围软组织肿胀，桡腕关节及腕间关节间隙狭窄；诸腕骨及桡骨远端骨质侵蚀破坏，其中尤以左侧明显；此外，左手拇指掌指关节及中指近侧指间关节呈半脱位表现

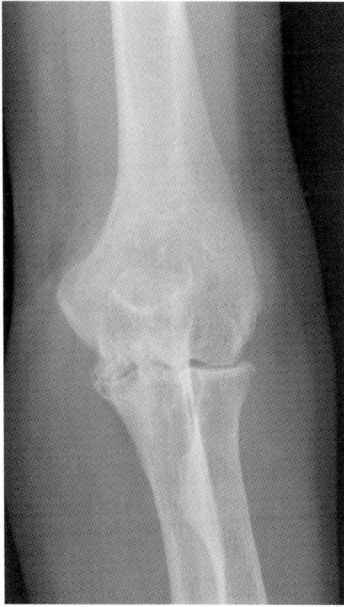

a

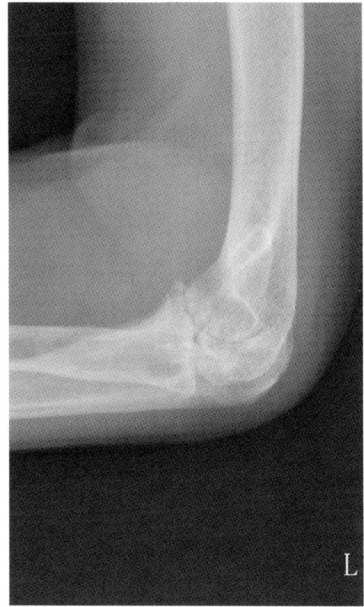

b

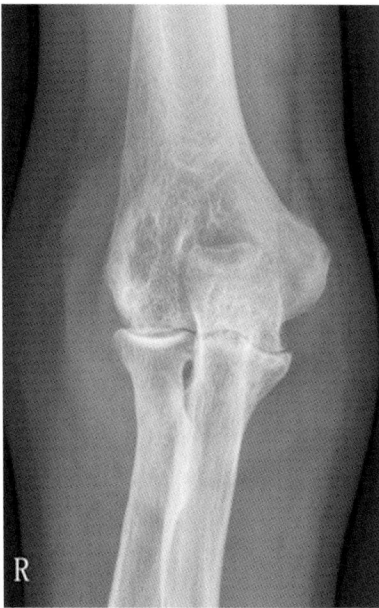

c

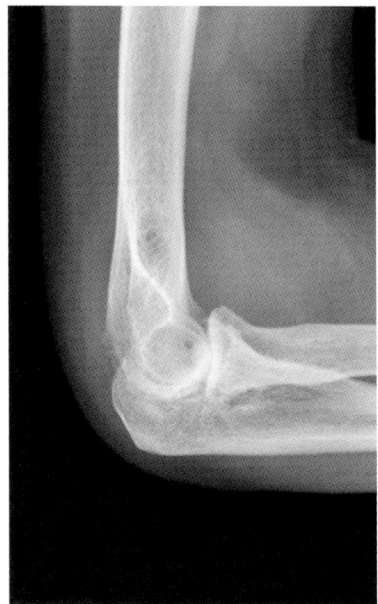

d

**图 10 - 13　双肘类风湿关节炎**

a. 左肘正位片；b. 左肘侧位片；c. 右肘正位片；d. 右肘侧位片。(a ~ d) 示双侧肘关节诸骨骨质疏松，关节间隙变窄，左侧关节面边缘轻度骨质吸收

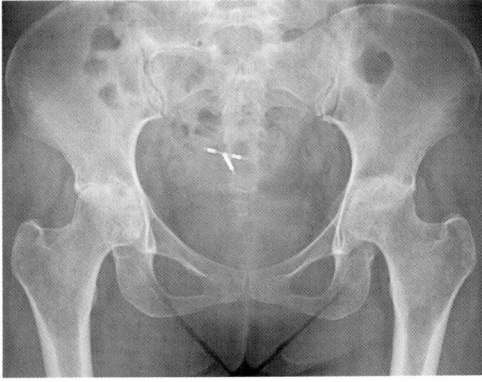

**图 10 - 14 双髋类风湿关节炎**

双髋正位片，示双髋关节构成骨骨质疏松，关节间隙均狭窄，关节面粗糙，可见骨质侵蚀破坏

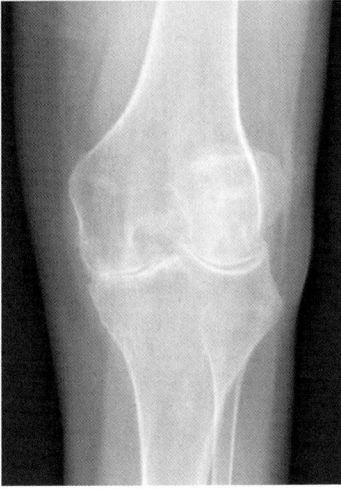

a

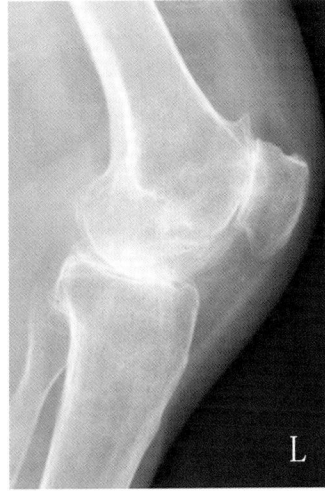

b

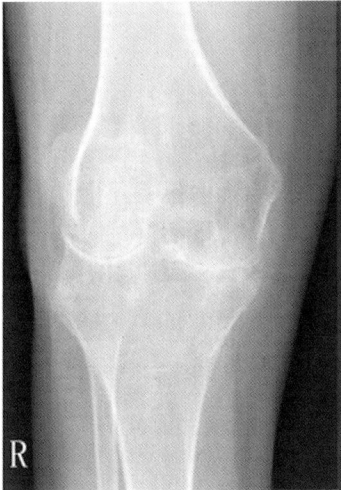

c

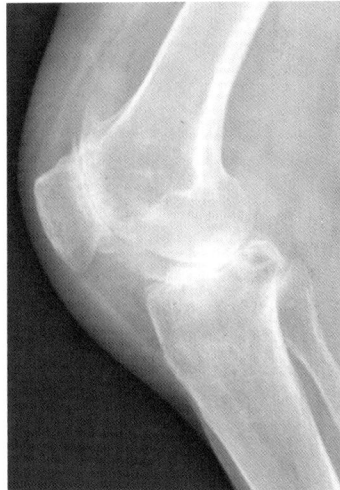

d

**图 10 - 15 双膝类风湿关节炎**

女，57 岁，四肢中、小关节反复肿痛 20 余年。a. 左膝正位片；b. 左膝侧位片；c. 右膝正位片；d. 右膝侧位片。（a ~ d）示双膝构成骨骨质疏松，关节间隙变窄，关节内侧边缘骨质吸收，关节边缘骨膜增生，周围软组织轻度肿胀

a                                                b

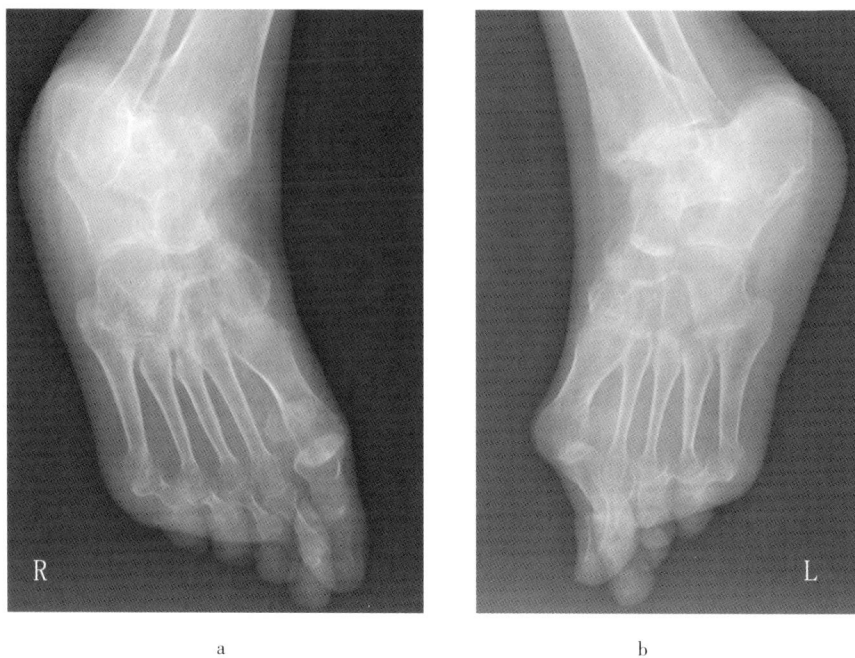

**图 10 – 16　双足踝类风湿关节炎**

a. 右足斜位片；b. 左足斜位片。（a～b）示双踝、双足诸骨骨质疏松，关节间隙变窄甚或消失，部分跖趾关节及趾间关节呈半脱位

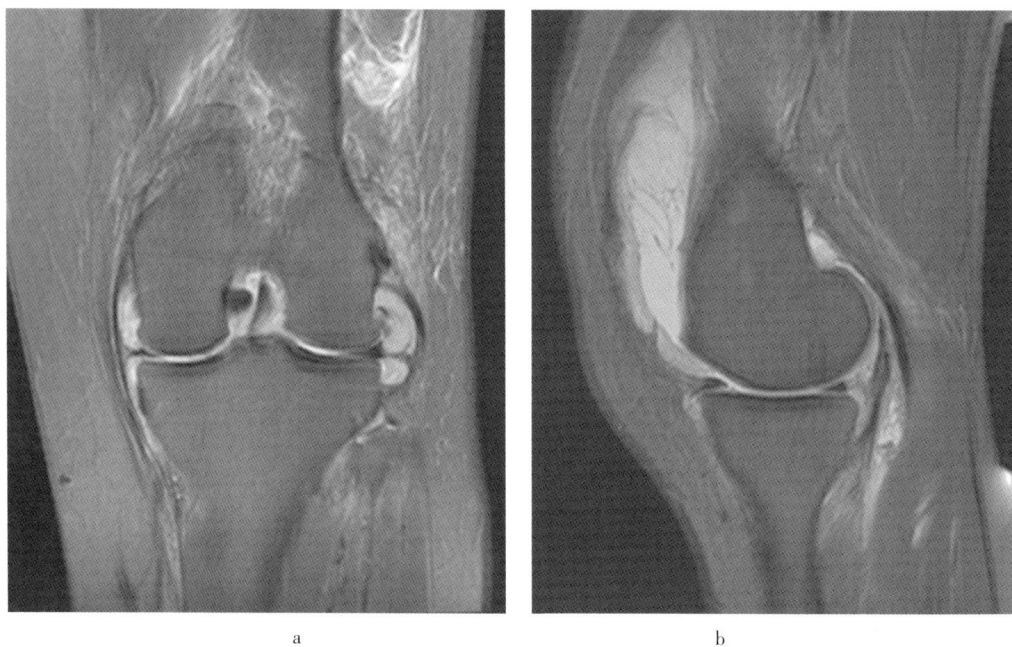

a                                                b

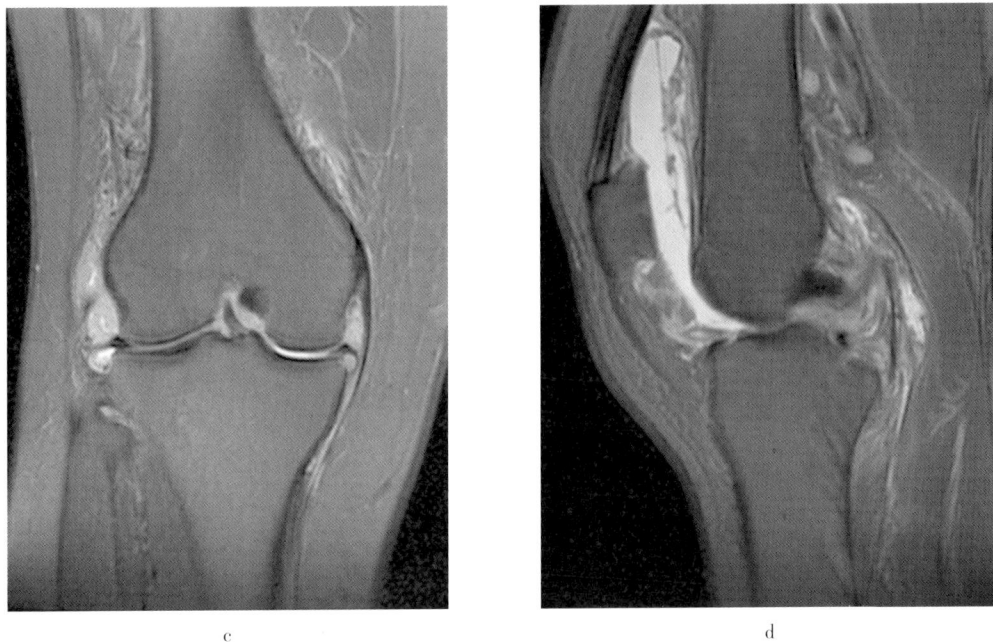

c                                    d

**图 10 – 17　双膝类风湿关节炎**

女，50 岁，双膝关节肿痛 4 年余，加重 2 个月。a. 左膝 MRI 冠状位抑脂 PDWI；
b. 矢状位抑脂 PDWI；c. 右膝 MRI 冠状位抑脂 PDWI；d. 矢状位抑脂 PDWI。
（a～d）示双侧膝关节滑膜均呈弥漫性增厚，关节边缘骨质吸收，关节内少量积液

# 四、系统性硬皮病

系统性硬皮病是一种以小动脉或微血管功能异常及广泛结缔组织硬化为特点的自身免疫性疾病。病理特征是皮肤、滑膜及某些内脏器官出现血管炎、纤维化或退行性变。

## 【临床表现】

任何年龄都可发生，但以 20～50 岁多见。女性约占 3/4。受累关节疼痛、肿胀、僵硬及畸形，亦可出现关节周围软组织萎缩。

## 【影像要点】

1. 任何关节均可受侵，但以手指关节最常见，常为对称性。

2. 手部骨质疏松、指端骨质吸收变短伴关节周围软组织钙化。

3. 指间关节屈曲畸形，指尖软组织萎缩变细。

4. 受累关节间隙狭窄、侵蚀和半脱位均可出现。

5. 部分可见骨质吸收所致远侧指间关节的"铅笔套"样畸形。

系统性硬皮病的影像见图 10 – 18 至图 10 – 19。

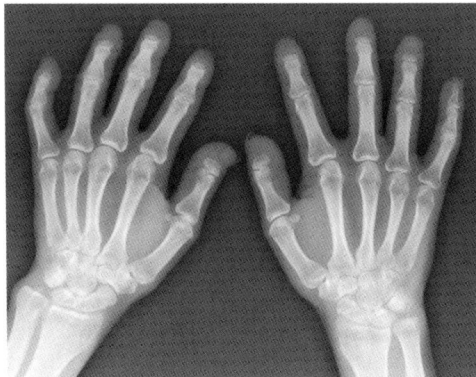

**图 10 - 18　系统性硬皮病**

*双手正位片，示双手指远节指骨骨质吸收变短，大多数仅残留基底部*

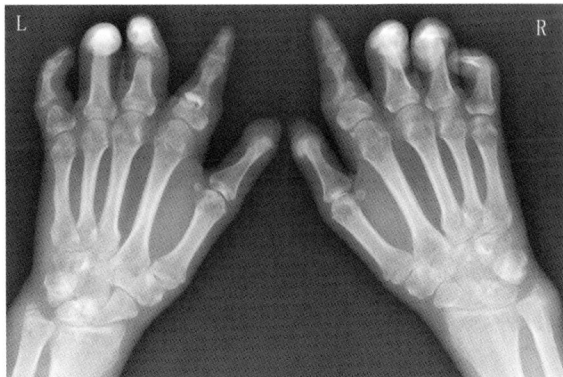

**图 10 - 19　系统性硬皮病**

*女，46 岁，有系统性硬皮病病史 10 余年。双手正位片，示双手诸骨骨质疏松，拇指、中指及环指末节指骨明显骨质吸收，仅残留基底部；除拇指外，其余各指近侧指间关节有不同程度骨质吸收，中指、环指及小指远侧指间关节屈曲畸形*

# 五、强直性脊柱炎

强直性脊柱炎又称竹节状脊柱病，系累及中轴骨及近端大关节的血清阴性脊柱关节病，病因尚不完全清楚。病变对称侵及骶髂关节、椎间小关节、附件韧带和近躯干的大关节，最后导致纤维性或骨性强直和畸形。

## 【临床表现】

好发于 16~30 岁青年，20 岁左右是发病高峰。男性多发，男女之比约为 9：1。起病缓慢，全身症状轻，病程长，有缓解期。初期症状是下腰部酸痛，弯腰受限；晚期脊柱及关节僵直，形成驼背及关节屈曲畸形。实验室检查：血沉加快，血清 HLA - B27 抗原阳性、类风湿因子阴性。

## 【影像要点】

### （一）平片及 CT

**1. 骶髂关节**

（1）为本病最初受累部位。病变始于关节下 2/3，大多数呈双侧对称性。

（2）早期关节面模糊、糜烂，中期锯齿状破坏伴骨质硬化，晚期关节间隙消失呈骨性强直。

（3）骨盆骨显示骨质疏松。

**2. 脊椎**

（1）滑膜关节炎 椎小关节突关节、肋椎关节及肋横突关节侵蚀、模糊，关节间隙逐渐变窄，最后呈骨性强直。

（2）边缘性脊椎炎 没有椎间盘受累的椎体边缘侵蚀破坏，其中侵犯椎体前角部称为 Romanus 损害。

（3）方形椎或桶形椎 由椎体前缘侵蚀加上前纵韧带骨化填充而成。

（4）Andersson 损害 椎间盘和椎体上、下缘邻近椎间盘终板的破坏。

（5）韧带骨赘及骨化 前纵韧带、棘突间韧带、黄韧带骨化及椎小关节突关节强直，共同构成竹节状脊柱。

**3. 外周关节**

（1）最常累及髋关节，其次是肩关节、膝关节、踝关节，少数也累及手、足小关节。

（2）受累关节骨质疏松，关节间隙一致性变窄，关节面软骨下囊肿，关节边缘骨赘形成。

（3）晚期关节间隙逐渐变窄直至消失，最后呈骨性强直。

**4. 肌腱与韧带附着端**

（1）好发于坐骨结节、髂嵴、耻骨联合、股骨大转子、肱骨结节、锁骨下缘、髌骨前表面及跟骨跖面等肌腱与韧带附着处。

（2）表现为附着端炎，早期出现骨侵蚀，后期侵蚀修复而呈羽毛状和胡须状改变。

**（二）MRI**

**1. 骶髂关节**

（1）滑膜增厚 表现为滑膜水肿肥厚，增强后显著强化。

（2）关节积液 表现为关节内长 $T_1$、长 $T_2$ 液性信号。

（3）软骨异常 正常软骨信号消失或增粗，软骨表面不规则。

（4）骨髓水肿 表现为关节周围骨髓腔斑片状异常信号，$T_1WI$ 呈低信号，$T_2WI$ 和抑脂像呈高信号。

（5）软骨下骨侵蚀 表现为 $T_1WI$ 呈低信号、$T_2WI$ 呈高信号的骨皮质缺损。

（6）脂肪沉积 表现为邻近关节面呈短 $T_1$、长 $T_2$ 的异常信号。

**2. 脊椎**

（1）边缘性脊椎炎 急性炎症表现为椎体前、后缘的上、下边角伴或不伴侵蚀改变的骨髓水肿，$T_1WI$ 呈低信号、$T_2WI$ 和抑脂像呈高信号；慢性炎症因炎症修复后脂肪沉积，$T_1WI$ 和 $T_2WI$ 均呈高信号。

（2）Andersson 损害 急性病变表现为伴或不伴侵蚀改变的骨髓水肿，$T_1WI$ 上呈低或略低信号，$T_2$WI 和抑脂像呈高信号，增强后相应区域明显强化；慢性病变 $T_1$WI 和 $T_2$WI 均呈低信号，可伴有病灶周围脂肪沉积，抑脂像呈低信号。

（3）脊椎关节炎　椎小关节突关节、肋椎关节和肋横突关节骨髓水肿，增强后可出现强化。

（4）韧带骨赘及骨化　位于椎体上、下缘，可伴有脂肪沉积。

**3. 外周关节**

（1）最常累及髋关节，其次是肩关节、膝关节、踝关节，少数也累及手、足小关节。

（2）主要表现为受累滑膜水肿肥厚，增强后显著强化，关节内伴积液；关节软骨下侵袭伴骨髓水肿。

**4. 肌腱与韧带附着端**

（1）好发于坐骨结节、髂嵴、耻骨联合、股骨大转子、肱骨结节、锁骨下缘、髌骨前表面及跟骨跖面等肌腱与韧带附着处。

（2）表现为附着端炎，$T_1$WI 显示肌腱与韧带增厚、局部水肿，$T_1$WI 呈低信号、$T_2$WI 和抑脂像呈高信号。

强直性脊柱炎的影像见图 10-20 至图 10-26。

**【鉴别诊断】**

本病应与髂骨致密性骨炎、类风湿关节炎及弥漫性特发性骨质增生症等鉴别。

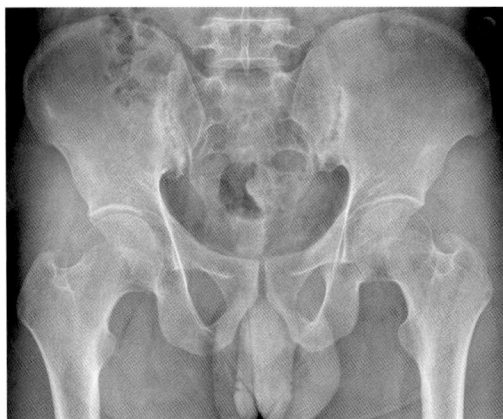

**图 10-20　强直性脊柱炎**

男，29 岁，腰骶部僵硬伴弯腰困难 3 年余。骨盆正位片，示双侧骶髂关节对称性骨质侵蚀糜烂，伴轻度骨质增生硬化

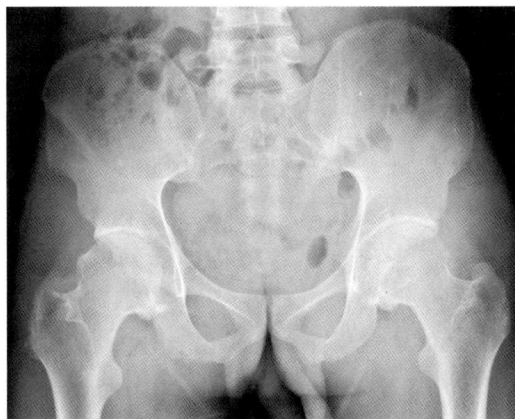

**图 10-21　强直性脊柱炎累及双髋**

骨盆正位片，示双侧骶髂关节融合呈骨性强直，双髋关节间隙变窄，右股骨大转子及坐骨结节骨质侵蚀，骨皮质下可见囊性变

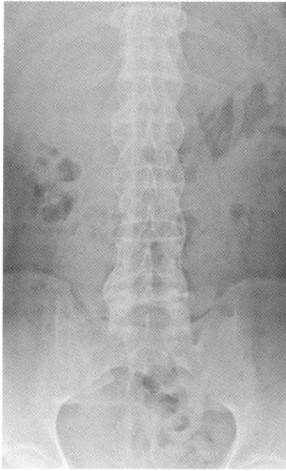
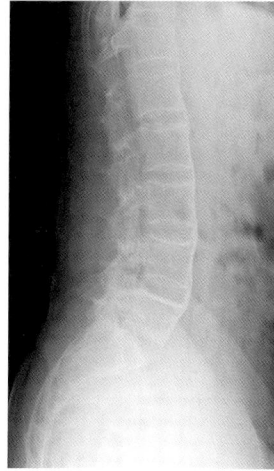

a

b

**图 10 – 22 强直性脊柱炎**

a. 腰椎正位片；b. 腰椎侧位片。（a～b）示双侧骶髂关节及椎小关节突关节融合消失，腰椎前纵韧带、黄韧带、横突间韧带广泛骨化形成竹节样改变

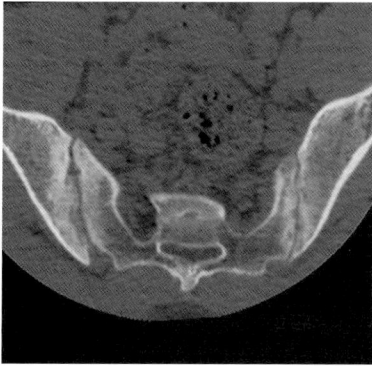
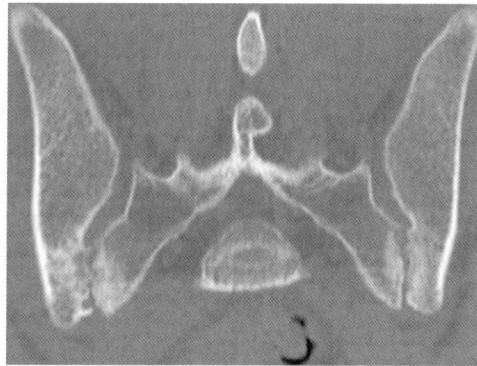

a

b

**图 10 – 23 强直性脊柱炎**

男，23 岁，下腰部痛伴晨僵 6 年余。a. 骶髂关节 CT 平扫；b. CT 斜冠状位重建。（a～b）示双侧骶髂关节对称性骨质侵蚀破坏，伴周围骨质增生硬化

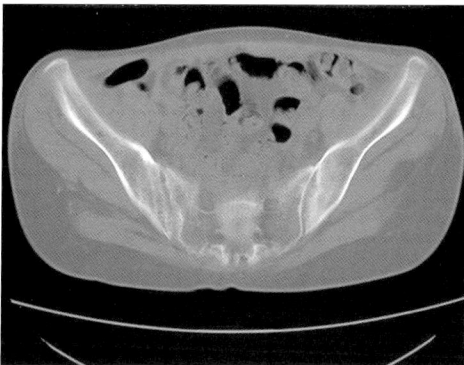
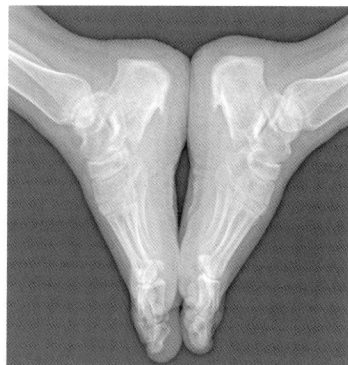

a

b

**图 10 – 24 强直性脊柱炎**

a. 骶髂关节 CT 横轴位平扫，示双侧骶髂关节面对称性侵蚀破坏；b. 双侧跟骨侧位片，示双侧跟骨跖面筋膜附着处出现不规则羽毛状骨质增生

a             b

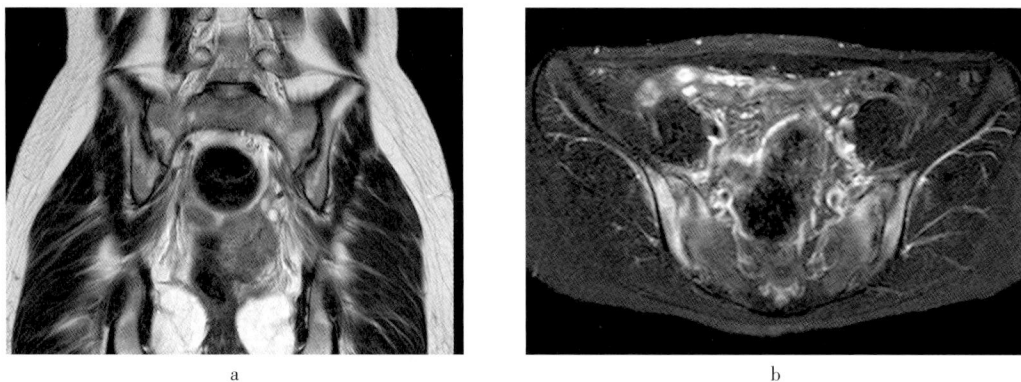

**图 10 - 25　强直性脊柱炎**

a. MRI 冠状位 $T_1WI$；b. 横轴位抑脂 $T_2WI$。（a ~ b）示双侧骶髂关节中下部关节面呈虫蚀样骨质破坏，周围可见大片长 $T_1$、长 $T_2$ 水肿信号

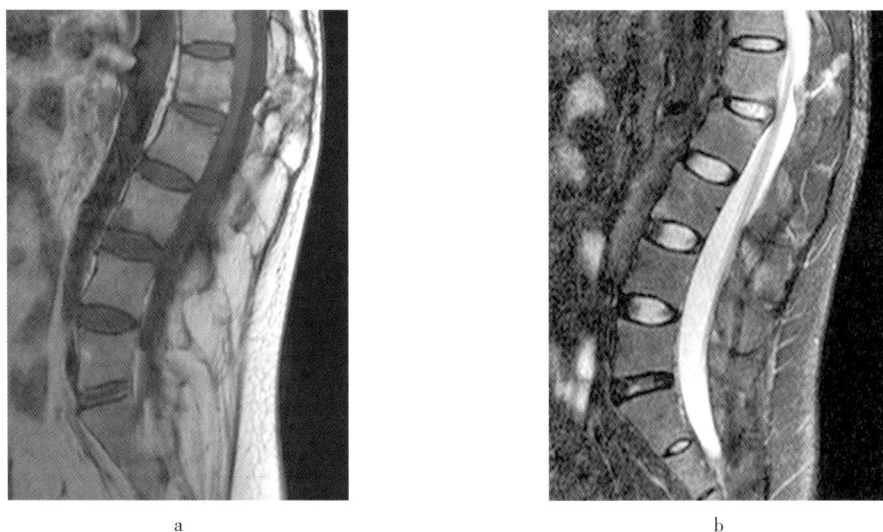

a

b

c

**图 10 - 26　强直性脊柱炎伴 Romanus 损害**

男，33，反复腰部疼痛 10 年余，加重 4 个月，既往有强直性脊柱炎病史。a. 腰椎 MRI 矢状位 $T_1WI$；b. 矢状位抑脂 $T_2WI$；c. 矢状位抑脂 $T_2WI$。（a ~ c）示 $L_1$、$L_3$ 椎体前下角侵蚀破坏缺损，周围伴长 $T_1$、长 $T_2$ 水肿信号，相应椎间盘未见异常

# 六、银屑病关节炎

银屑病关节炎又称关节病型银屑病，是一种与银屑病密切相关的血清阴性脊柱关节病。根据 Moll – Wright 提出的诊断分型标准，本病可分为远端指（趾）关节炎型、非对称性少数关节炎型、对称性多关节炎型、残毁性关节炎型和脊柱关节病型五种临床类型，累及全身约 70% 的关节部位，以手、足、指（趾）关节为主，亦可累及大关节或脊柱。

## 【临床表现】

好发于 30 ~ 50 岁，男女相差不大。皮肤银屑病皮疹或指（趾）甲病变与关节病密切相关，75% 的病例先有银屑病、后有关节炎，10% 先有关节炎、后有银屑病，15% 两者同时出现。受累关节疼痛、僵硬和运动障碍，同时患者有炎性腰背痛症状。大多数病程迁延，晚期可因关节强直而导致残疾。实验室检查：血沉、C – 反应蛋白及抗环瓜氨酸抗体升高，脊柱关节病者血清 HLA – B27 抗原阳性、类风湿因子阴性。

## 【影像要点】

**1. 典型影像学表现**　附着端炎、骨吸收或骨溶解、非对称性骶髂关节炎。按照受累部位不同，分成外周关节炎和中轴关节炎两部分。

**2. 外周关节炎**

（1）指间关节　①病变最常累及末节指（趾）间关节，多呈非对称性分布。②受累关节呈对称性梭形或腊肠样软组织肿胀，关节边缘部和中心部进行性骨质破坏。③指端破坏呈削尖状突出于邻近指骨增宽而凹陷的基底部，构成"铅笔戴帽"表现。④末节指（趾）骨远端吸收变尖细，而基底部骨增生呈盘状变形。⑤关节间隙早期增宽而后期变窄，关节周围通常无骨质疏松表现。

（2）四肢关节　破坏和增生并存，但增生明显，关节间隙相对不窄，无骨质疏松。

**3. 中轴关节炎**

（1）骶髂关节受累者关节面侵蚀糜烂、硬化，关节间隙模糊、变窄、融合。

（2）椎间隙变窄、强直，不对称性韧带骨化，椎旁骨化；相邻椎体的中部之间韧带骨化形成骨桥，并呈不对称分布。

（3）部分伴发坐骨结节、跟骨等部位肌腱与韧带附着端炎。

银屑病关节炎的影像见图 10 – 27 至图 10 – 28。

## 【鉴别诊断】

本病需与强直性脊柱炎等脊柱关节病鉴别。

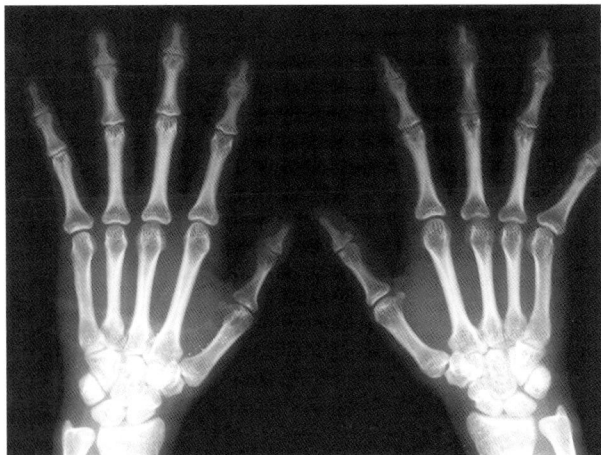

**图 10 – 27　银屑病关节炎**

女，24 岁，双手指软组织轻度肿胀 2 年，既往有银屑病史。双手正位片，示双手掌指及指间关节诸骨骨密度减低，各指末节指骨远端吸收变尖细，第 1～4 指骨末节基底部增宽呈盘状；右手 3、4 指远侧指间关节呈半脱位表现

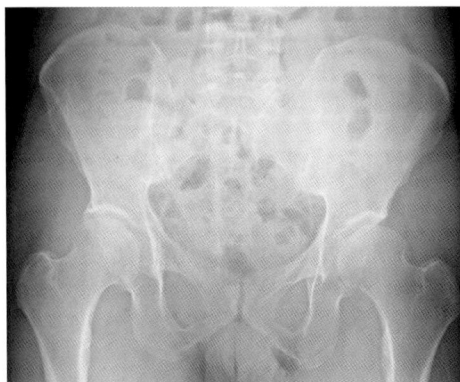

a

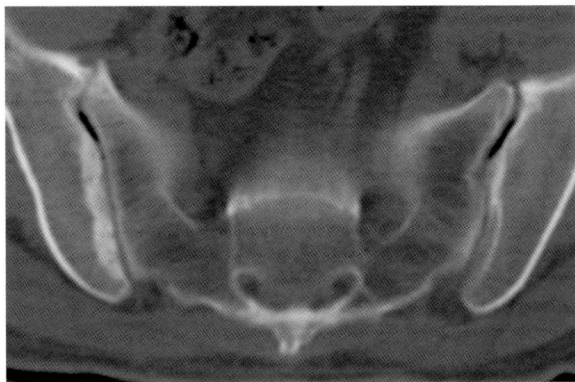

b

**图 10 – 28　银屑病关节炎**

男，50 岁，反复腰背部疼痛 20 余年，面部鳞屑样皮疹 5 年。a. 骨盆正位片，示双侧骶髂关节面侵袭伴硬化，关节间隙变窄；b. 双侧骶髂关节 CT 平扫，示双侧骶髂关节面侵袭破坏伴硬化

## 七、炎性肠病性关节炎

炎性肠病性关节炎是与溃疡性结肠炎和克罗恩病相关的一种关节炎，是血清阴性脊柱关节病分类中的一种独立类型。溃疡性结肠炎和克罗恩病是有着不同特点的炎性肠病，但均累及肠道黏膜和黏膜下层而引起慢性炎症，同时两者所致的关节炎表现相似，故可认为是一种疾病。

关节炎可分为外周型关节炎（寡关节病和多关节病两种亚型）和中轴型关节炎两种。外周型关节炎的寡关节病亚型多呈自限性、非对称性分布，累及关节不超过 5 个，以四肢大关节为主，膝关节最多见，症状通常不超过 3 个月，一般不导致关节畸形，与肠道病变活动相平行。中轴型关节炎受累关节包括骶髂关节，伴或不伴发脊柱炎，可伴发肌腱附着端炎、肌腱炎、腊肠趾、骨关节周围炎等。

**【临床表现】**

本病多发于青壮年，男女发病无差异。10% ~ 20% 炎性肠病可继发此病。大部分患者有腹痛、腹泻、血便或便秘的表现。脊柱病变可发生在炎性肠病之前或之后，少部分的患者是以腰背痛或下肢膝、踝关节炎起病，其他可见杵状指、色素膜炎和皮肤病变。实验室检查：外周型关节炎患者血清类风湿因子阴性和 HLA – B27 抗原阴性，而中轴型关节炎患者 HLA – B27 抗原阳性。

**【影像要点】**

**（一）平片及 CT**

**1. 外周型关节炎**

（1）大关节和下肢关节受累比小关节和上肢关节受累多见，如膝、踝和手、腕、足关节均可受累。

（2）主要表现通常限于软组织肿胀和局部骨膜炎，亦可有广泛的骨膜新生骨形成。

**2. 中轴型关节炎**

（1）骶髂关节炎和脊柱炎表现与强直性脊柱炎的改变相似。

（2）早期骶髂关节面对称性或非对称性侵蚀，关节间隙增宽；随病变进展，关节间隙逐渐变窄，骶髂关节面周围伴不同程度骨质增生硬化。晚期关节间隙消失，呈强直性改变。

（3）脊柱椎体前角吸收伴增生硬化，晚期边缘骨桥形成，椎体融合伴韧带骨化呈竹节样改变。

（4）肋椎关节、胸锁关节骨质侵蚀吸收。

**（二）MRI**

**1. 骶髂关节**　活动期关节面侵蚀伴骨髓水肿，晚期关节融合呈骨性强直。

**2. 脊柱**　早期椎体前缘骨髓水肿，后期可见侵袭破坏，晚期椎旁可见韧带骨化，关节间隙消失呈强直性改变。

**3. 外周大关节**　主要累及髋关节、膝关节及肩关节，表现为关节边缘侵袭破坏伴水肿表现，滑膜轻度增厚；晚期关节间隙变窄，严重者关节间隙可消失。

**4. 肌腱与韧带附着端**　主要表现为跟骨跖面等肌腱与韧带附着处增厚，局部水肿，$T_1WI$ 呈低信号，$T_2WI$ 及抑脂像呈高信号。

炎性肠病性关节炎的影像见图 10 – 29。

**【鉴别诊断】**

本病需与强直性脊柱炎等脊柱关节病鉴别。

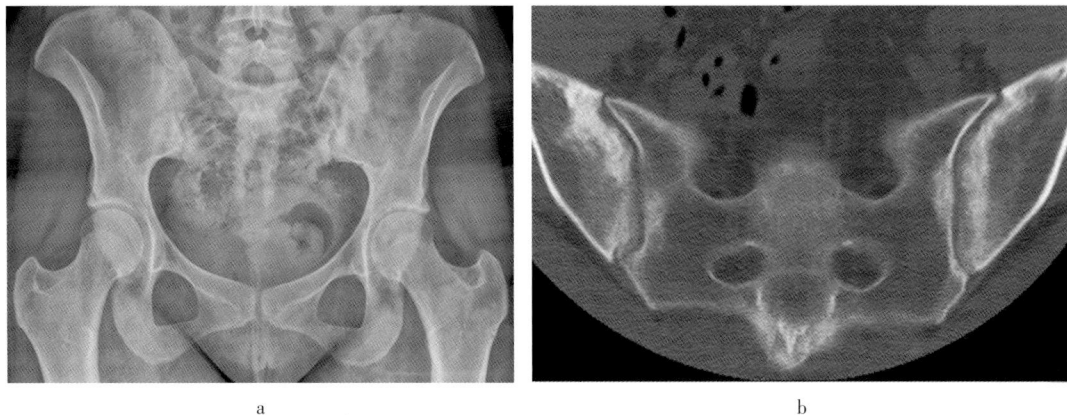

a                                                         b

图 10 - 29　炎性肠病性关节炎

女，36 岁，有克罗恩病史多年。a. 骨盆正位片，示双侧骶髂关节面侵袭伴周围不规则硬化，关节间隙变窄；b. 双侧骶髂关节 CT 平扫，示双侧骶髂关节面侵袭破坏伴硬化

# 八、致密性骨炎

致密性骨炎系一种骨质硬化性疾病。多见于髂骨，亦可发生于腰椎及耻骨联合。病因至今未明，多认为与骨承重和局部解剖结构有关，妇女在妊娠、分娩期的损伤也可能与发病有关。

## 【临床表现】

好发于 20 ~ 25 岁青年，50 岁以后少见。多见于女性。临床表现症状轻微，多为腰部或骶髂区疼痛，局部可有压痛或肌肉痉挛；部分患者可无症状，体检时偶然发现。

## 【影像要点】

### （一）平片及 CT

**1. 髂骨**

（1）好发于髂骨耳状面中下部，大多数呈双侧对称性发病。

（2）髂骨耳状面骨质增生硬化，骨硬化可以均质也可见不均质，轮廓清楚或模糊。

（3）少数伴关节间隙狭窄、软骨下硬化等骨性关节炎改变。

**2. 椎体**

（1）好发于第 4、5 腰椎体。

（2）椎体上、下缘局限性高密度硬化区，大小范围不一，边界欠清晰。

（3）正常骨纹理消失，椎体无变形，边缘无增生。

**3. 耻骨**

（1）多见于耻骨联合，通常双侧发病。

（2）骨质增生硬化，正常骨纹理消失。

（3）耻骨联合间隙无变窄。

## （二）MRI

骨质增生硬化区呈长 $T_1$、短 $T_2$ 信号改变。

致密性骨炎的影像见图 10-30 至图 10-34。

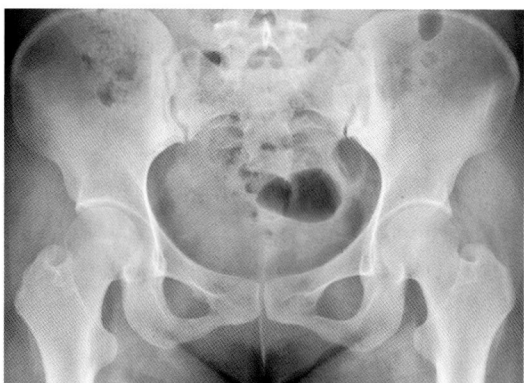

**图 10-30　双侧髂骨致密性骨炎**

骨盆正位片，示双侧髂骨耳状面见大致呈三角形
的骨质密度增高硬化区，骨结构不清，内缘以骶
髂关节为界，外缘则模糊不清，骶髂关节未受累

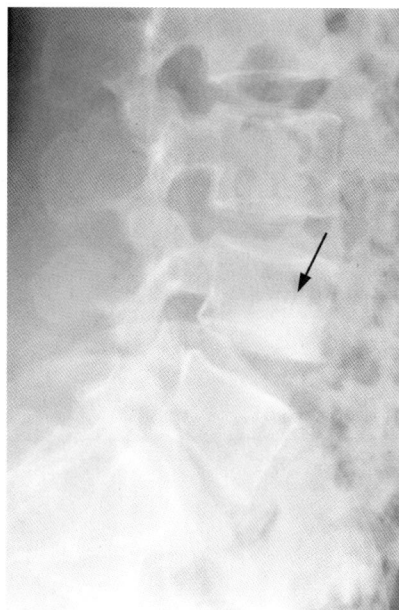

**图 10-31　腰椎致密性骨炎**

腰椎侧位片，示腰 4 椎体下缘骨质增
生硬化，正常骨纹理消失（黑箭头）

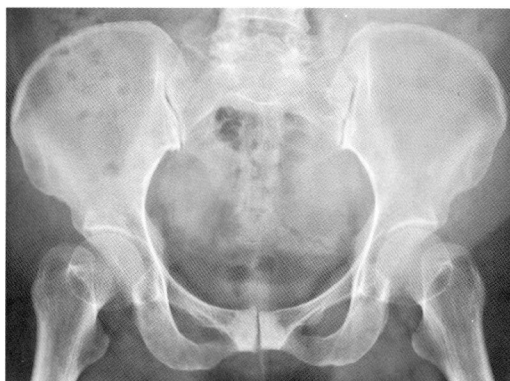

**图 10-32　耻骨致密性骨炎**

骨盆正位片，示耻骨联合骨质增生硬化，正常骨纹理消失

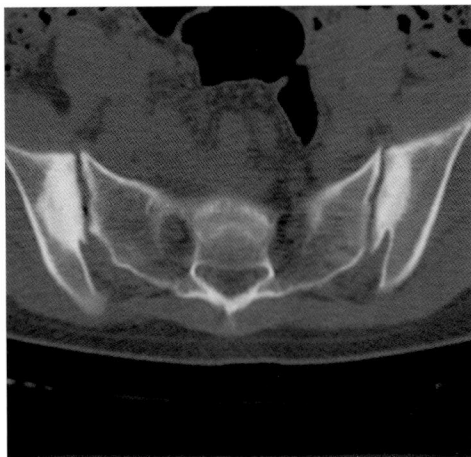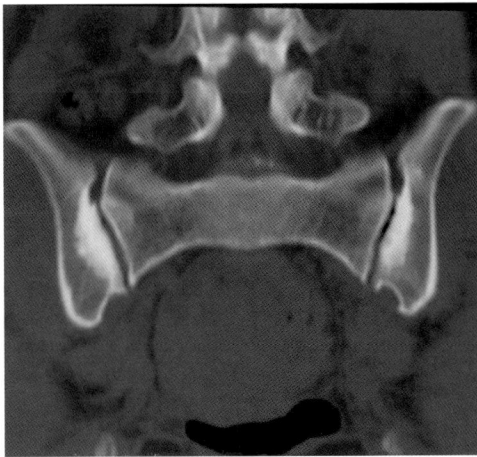

a                           b

**图 10 – 33　双侧髂骨致密性骨炎**

a. 骶髂关节 CT 平扫；b. CT 斜冠状位重建。(a~b) 示双侧髂骨耳状面骨质密度增高硬化区，骨结构不清，边界清楚

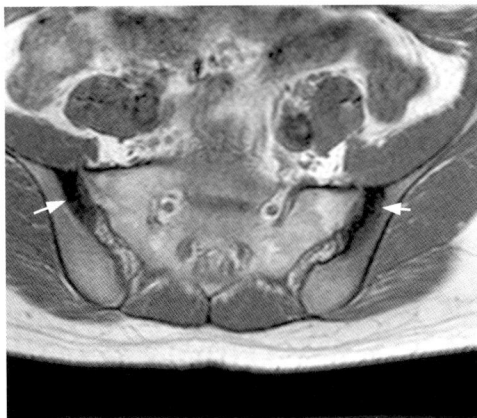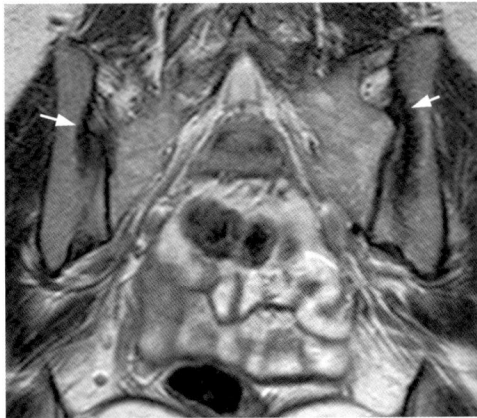

a                           b

**图 10 – 34　双侧髂骨致密性骨炎**

a. 骶髂关节 MRI 横轴位 $T_1WI$；b. 斜冠状位 $T_2WI$。(a~b) 示双侧髂骨耳状面骨质增生硬化，$T_1WI$ 和 $T_2WI$ 均呈低信号（白箭头）

# 九、继发性肥大性骨关节病

继发性肥大性骨关节病是一种伴发胸部或胸外其他器官病变并出现四肢管状骨对称性、弥漫性的骨膜增生、杵状指（趾）和四肢关节疼痛的临床综合征。

## 【临床表现】

好发于中老年人，临床主要表现为骨痛伴关节活动障碍。症状常对称出现于上、下肢远端 1/3 及其邻近关节。皮肤粗糙，皱纹加深，以颜面皮肤为著。部分病例出现杵状指（趾）。

## 【影像要点】

1. 四肢管状骨［除末节指（趾）骨外］出现骨膜增生。

2. 骨膜增生均为对称性，主要见于管状骨的远侧骨干区。

3. 骨膜处新骨形态多样，呈单层、葱皮样多层及不规则形。

4. 骨皮质和骨髓腔通常不受累。

5. 增生骨膜随原发灶清除而停止发展或吸收消失。

6. 晚期骨干增粗，关节间隙狭窄直至消失。

7. 关节改变不多见，可伴有关节积液和周围骨质疏松。

8. 常有胸部或胸外其脏器官病变。

继发性肥大性骨关节病的影像见图 10 - 35。

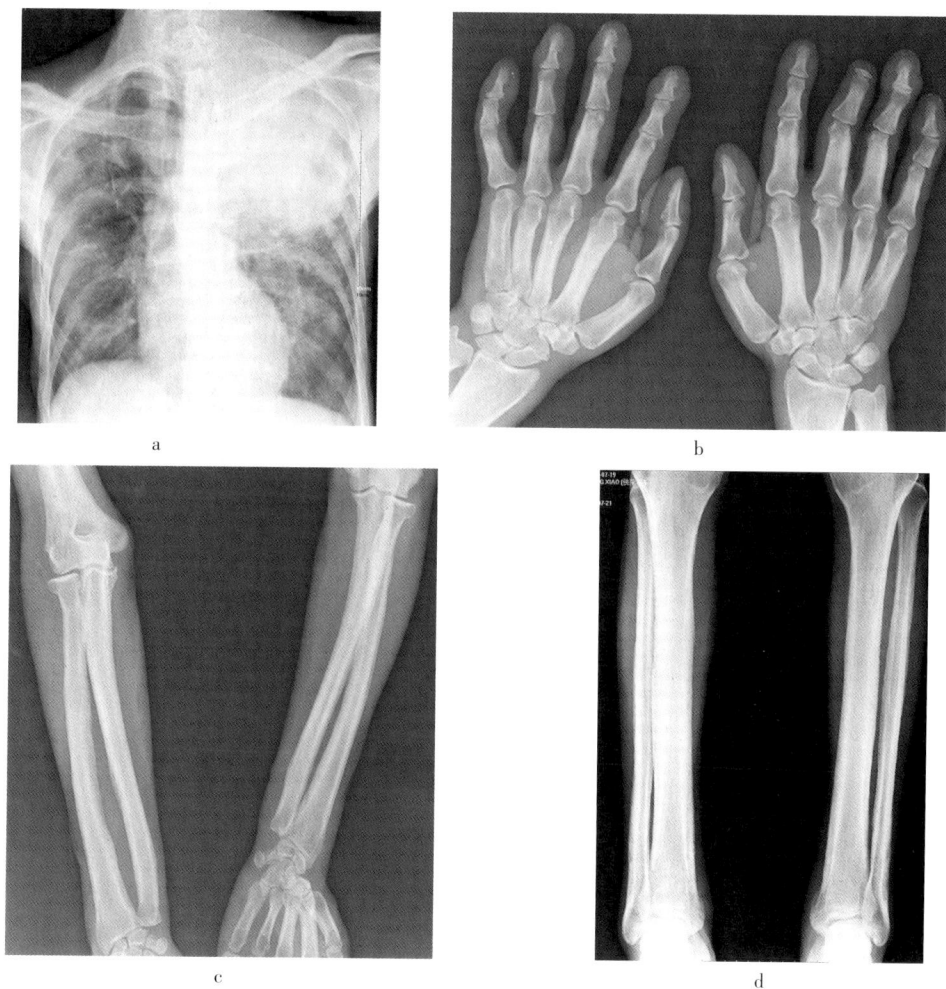

a

b

c

d

**图 10 - 35　继发性肥大性骨关节病**

男，59 岁，四肢关节疼痛 1 年余，有肺癌病史。a. 胸部正位片，示左上肺肺癌病灶。
b. 双手正位片，示各掌骨及近节指骨对称性骨膜增生；c. 双前臂正位片。（b～c）示双侧
桡尺骨干对称性骨膜增生，骨髓腔未变窄。d. 双小腿正位片，示双侧胫腓骨干对称性骨膜
增生，骨髓腔未变窄

# 十、血友病性关节炎

血友病性关节炎是指血友病患者关节内出血侵蚀致关节肿胀、结构损害，甚至关节畸形的一种关节病变。

## 【临床表现】

多见于青壮年，男性发病，女性遗传。出血是本病的主要临床表现，患者终身有自发和（或）轻微损伤后长时间出血的倾向。受累关节肿胀、疼痛、压痛，肌肉痉挛、活动受限甚至强直。

## 【影像要点】

### （一）平片

1. 好发于膝关节、肘关节、踝关节、髋关节及肩关节等大关节。

2. 早期，仅为关节内积血，表现为关节肿胀、密度增高，少数伴有关节间隙增宽。

3. 中期，在关节内反复积血的基础上并发关节结构损害，出现骨质疏松、软骨下骨质破坏囊变以及骨端（骨骺）增大变方、股骨髁间凹增宽变深、方形髌骨等血友病性关节病的特征性改变。

4. 晚期，骨性关节面增生硬化，骨赘形成，关节内游离体，软组织钙化；严重者关节变形、脱位，关节强直。

### （二）MRI

1. **早期** 出血局限于关节内，血肿在 $T_1WI$ 为等信号、$T_2WI$ 为高信号，滑膜增厚，关节囊肿胀。

2. **中期** 关节出血范围扩大、程度加重，$T_1WI$ 血肿为略高信号或混杂信号，$T_2WI$ 为高信号或混杂信号；滑膜增厚，关节内韧带、半月板、关节软骨及骨皮质有明确的侵蚀，关节间隙狭窄，股骨髁间凹增宽、加深。

3. **晚期** 出血减少，血肿逐渐吸收，$T_1WI$、$T_2WI$ 血肿均呈以低信号为主的混杂信号或低信号；关节囊、肌肉和韧带萎缩、退变，继发骨性关节病或遗留关节强直、畸形。

血友病性关节炎的影像见图 10-36 至图 10-37。

## 【鉴别诊断】

本病应与类风湿关节炎、退行性骨关节病及化脓性关节炎等鉴别。

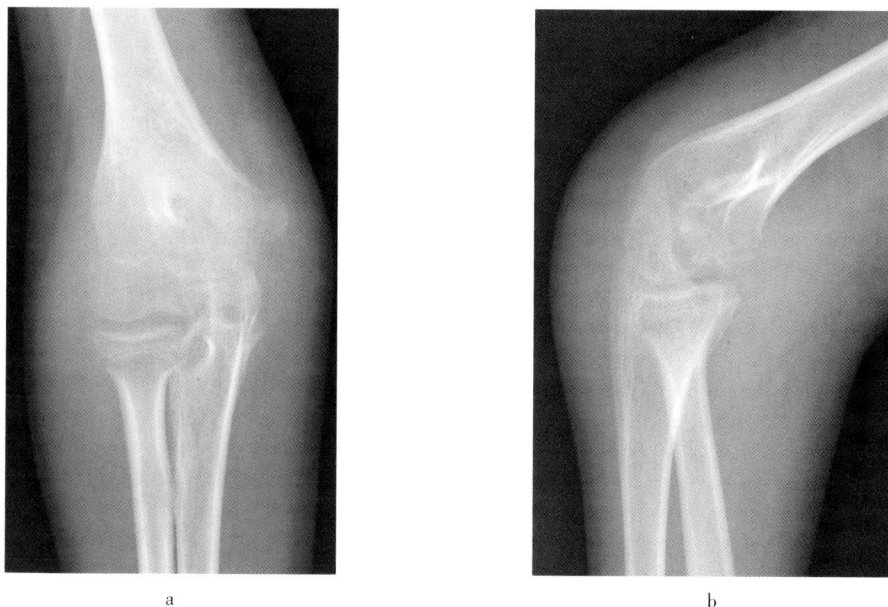

**图 10 - 36 右肘血友病性关节炎**

男，10 岁，右肘关节肿胀 20 多天，有血友病史 10 年。a. 右肘正位片；b. 右肘侧位片。（a～b）示右肘关节肿胀，诸骨骨质疏松，肱骨头及桡骨头骨骺增大，尺骨近端外侧骨质破坏，内侧可见层状骨膜反应

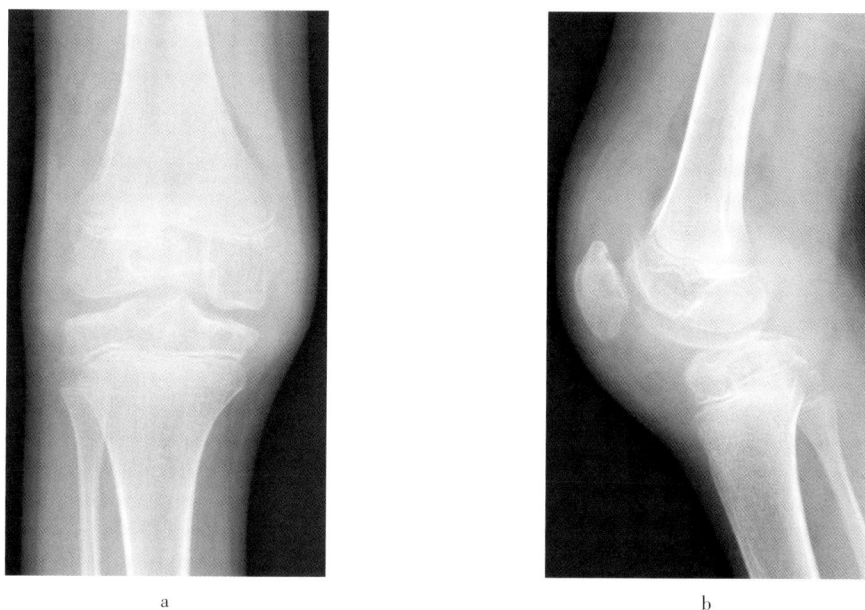

**图 10 - 37 右膝血友病性关节炎**

男，14 岁，右膝肿胀 2 年余，既往有血友病史。a. 右膝正位片；b. 右膝侧位片。（a～b）示右膝关节周围软组织明显肿胀，髌上囊膨隆，膝关节构成诸骨轻度骨质疏松，关节面毛糙，股骨髁间凹加深

# 十一、痛风性关节炎

痛风性关节炎是由于嘌呤代谢紊乱导致尿酸盐结晶沉积在关节囊、滑囊、软骨、骨质和其他组织中而引起病损及炎性反应。多见于跗趾的跖趾关节，也可发生于踝、手、腕、膝和肘等关节。

## 【临床表现】

好发于 40 岁以上的男性，约半数有家族史。首次症状发作部位常见于第一跖趾关节。急性期关节突然剧痛伴红肿，持续数日或数周；慢性期关节呈非对称结节样肿胀伴持续存在的关节肿痛。实验室检查血尿酸增高。

## 【影像要点】

### （一）平片及 CT

**1. 早期**

（1）首先累及第一跖趾关节，而后逐渐侵及腕、踝、肘等大关节。

（2）关节周围软组织肿胀，未见骨质破坏。

（3）第一跖骨头内侧结节样软组织增厚，其中可见钙化。

**2. 急性期**

（1）多年急性反复发作后，骨质开始出现破坏改变。

（2）第一跖趾关节内侧可见边缘清楚、锐利且无硬化的穿凿样破坏。

（3）骨质破坏逐渐累及其他关节。

**3. 慢性期**

（1）骨关节面破坏扩大，可呈蜂窝状，边缘硬化。

（2）关节间隙狭窄、消失甚至发生强直。

（3）可伴关节半脱位、脱位。

（4）软组织内可见明显肿块并出现粗糙钙化。

### （二）MRI

**1. 早期**

（1）早期软组织肿胀，$T_1WI$ 呈低信号，$T_2WI$ 呈高信号，边缘模糊不清。

（2）滑膜呈局限性或弥漫性轻度增厚，$T_1WI$ 呈等或低信号，$T_2WI$ 呈等或稍高信号，伴关节腔或滑膜囊积液。

（3）相邻骨质正常或伴骨髓水肿，$T_1WI$ 呈低信号，$T_2WI$ 及抑脂像呈高信号。

**2. 急性期**

（1）受累骨质穿凿样破坏，周围滑膜增厚，信号表现各异，$T_2WI$ 多数以等至低信号为主。

（2）痛风结节在 $T_1WI$ 呈不均匀低信号、$T_2WI$ 呈等至低混杂信号，其中尿酸盐结晶在 $T_1WI$ 和 $T_2WI$ 均呈低信号，增强后痛风结节呈均匀强化、不均匀强化及边缘强化等多种强化方式。

**3. 慢性期**

（1）骨关节面破坏扩大，可呈蜂窝状，边缘硬化。

（2）关节间隙狭窄、消失甚至发生强直。

（3）可伴关节半脱位、脱位。

（4）软组织内可见明显肿块并出现低信号钙化。

痛风性关节炎的影像见图 10-38 至图 10-43。

**【鉴别诊断】**

本病需与类风湿关节炎、退行性骨关节病等鉴别。

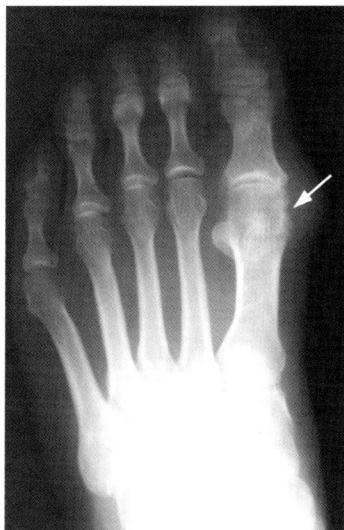

**图 10-38 左足痛风性关节炎**

男，50 岁，有痛风病史数年。左足正位片，示左足第一跖趾关节内侧缘穿凿样骨质破坏（白箭头），边缘锐利、清楚，局部软组织肿胀

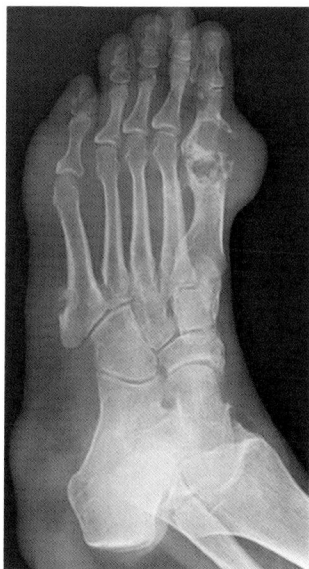

a

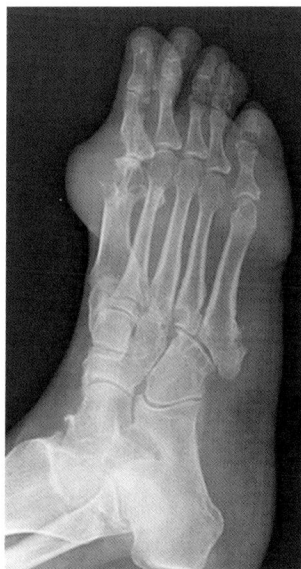

b

**图 10-39 双足痛风性关节炎**

男，72 岁，反复关节疼痛 20 余年，血尿酸显著增高。a. 左足斜位片；b. 右足斜位片。
（a~b）示左、右足第一跖趾关节间隙变窄，内侧缘可见穿凿样骨缺损，边缘锐利、清楚；第五跖骨基底部亦有类似改变。双足软组织肿胀，并可见痛风结节突出

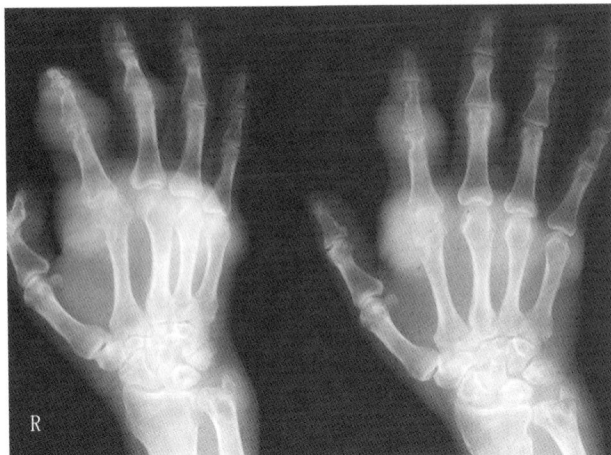

**图 10 - 40　右手痛风性关节炎**

右手正斜位片，示右手第二、五掌指关节及第二、三指近侧指间关节邻近骨多发穿凿样破坏，相应缺损处可见痛风结节；桡尺骨远端亦见类似改变

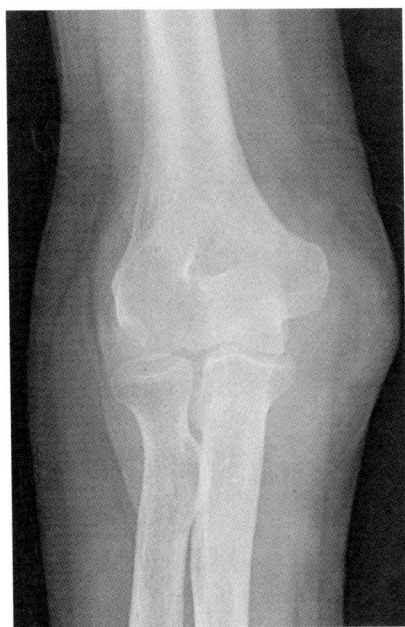

a

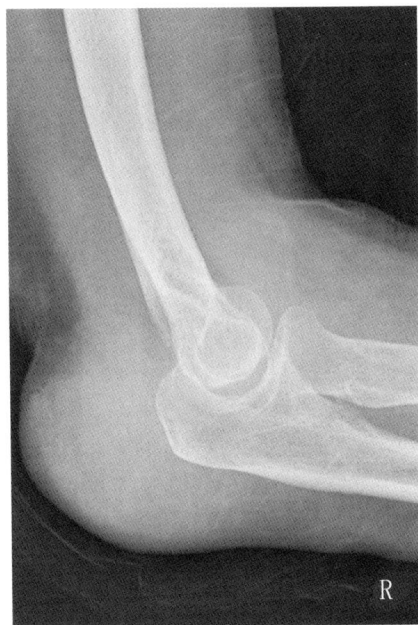

b

**图 10 - 41　右肘痛风性关节炎**

a. 右肘正位片；b. 右肘侧位片。（a～b）示右肘关节后内侧方可见突出软组织肿块影，骨质未见明显破坏改变

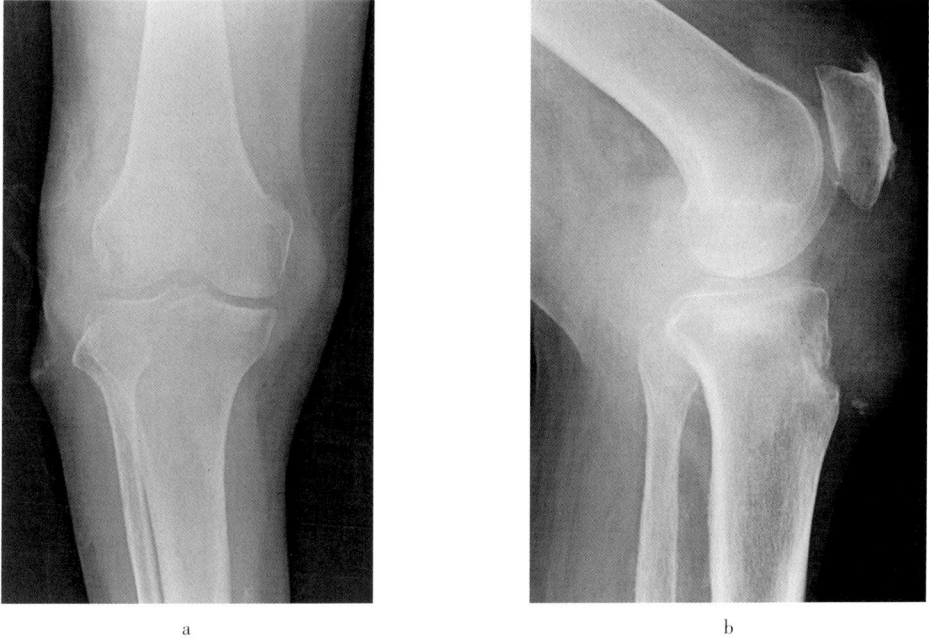

**图 10 - 42 右膝痛风性关节炎**

a. 右膝正位片；b. 右膝侧位片。(a~b) 示右膝关节囊肿胀，髌下囊及关节后方可见瘤样肿块影突出

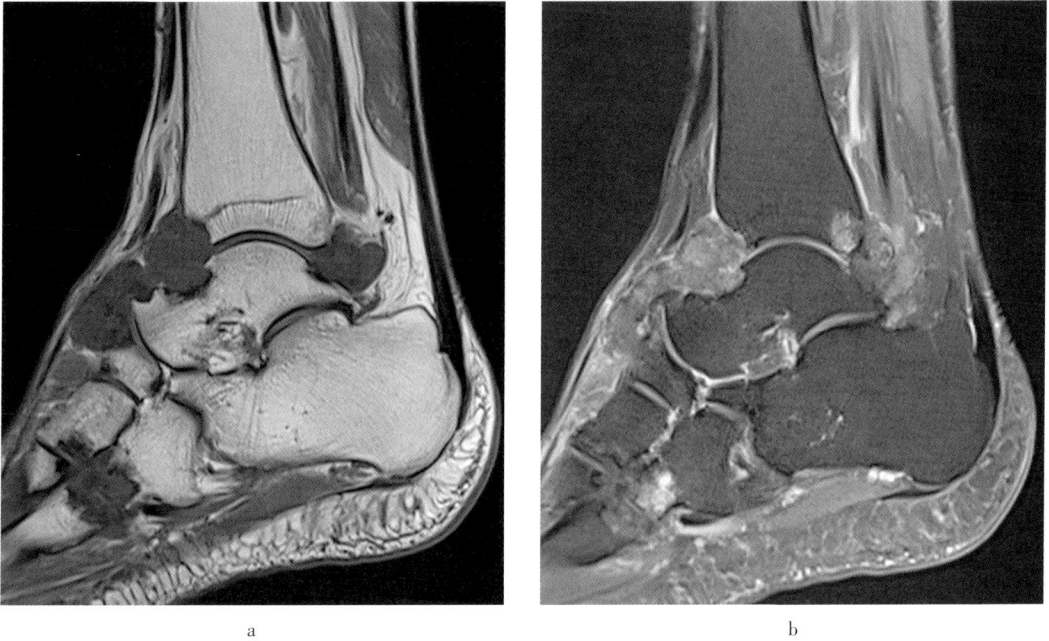

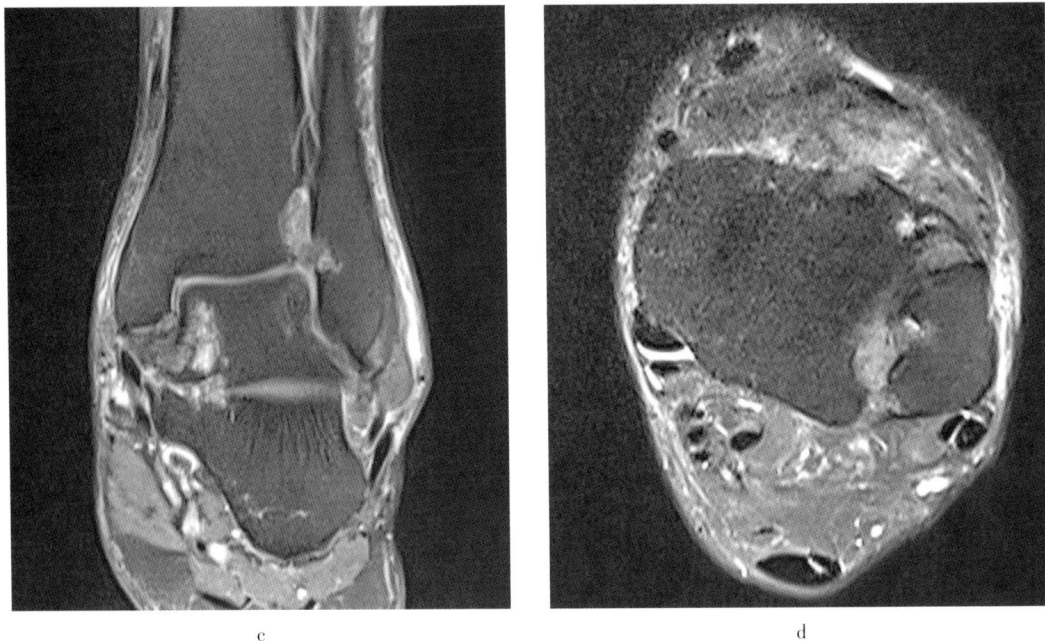

图 10 - 43　左踝痛风性关节炎

a. 左踝 MRI 矢状位 $T_1WI$；b. 矢状位抑脂 $T_2WI$；c. 冠状位抑脂 $T_2WI$；d. 横轴位
抑脂 $T_2WI$。（a ~ d）示左踝关节及左足跗跖关节滑膜不规则增厚，$T_1WI$ 呈低信
号，$T_2WI$ 呈不均匀高信号，相应关节面不同程度穿凿样破坏

# 十二、神经营养性关节病

神经营养性关节病又称 Charcot 关节病，是由于各种病因引起的中枢或外周神经损
害，导致关节骨质崩解、碎裂和吸收，引发关节结构损害和功能紊乱的一种关节病。本
病最多见于脊髓痨及脊髓空洞症患者。麻风、糖尿病、截瘫、周围神经损伤、脊髓肿瘤、
脊髓脊膜膨出等也可伴发此病。

## 【临床表现】

发病在 40 岁以后。病程长，进展缓慢；关节肿胀、松弛，关节活动超出正常范围，
痛觉消失或减退，深反射消失；伴有其他疾病相应的神经症状。

## 【影像要点】

### （一）平片

1. 可累及任何关节，以四肢大关节多见。

2. 早期，关节积液、肿胀，关节面增白、硬化。

3. 病变进展，关节面变平，关节内出现游离体，关节旁钙化及骨化。

4. 严重者关节面骨端吸收溶解甚至消失，关节呈半脱位或脱位。

## （二）CT

1. 早期，CT 平扫显示关节腔积液，周围软组织水肿呈低密度。

2. 病情进展，骨端增生、硬化伴边缘骨赘形成，关节腔内可见钙质样高密度游离体。

3. 后期，骨端失去正常形态，关节腔内可见大量钙化和死骨影，周围软组织内可见新生骨和钙化。

## （三）MRI

1. 早期，关节积液呈长 $T_1$、长 $T_2$ 信号，关节软骨毛糙、缺损。

2. 病情进展，软骨脱落形成关节内游离体，关节囊弥漫性增厚呈长 $T_1$、混杂 $T_2$ 信号。

3. 后期，严重者关节面骨端吸收溶解甚至消失，关节呈半脱位或脱位。

神经营养性关节病的影像见图 10 - 44 至图 10 - 47。

## 【鉴别诊断】

本病需与关节结核、化脓性关节炎等鉴别。

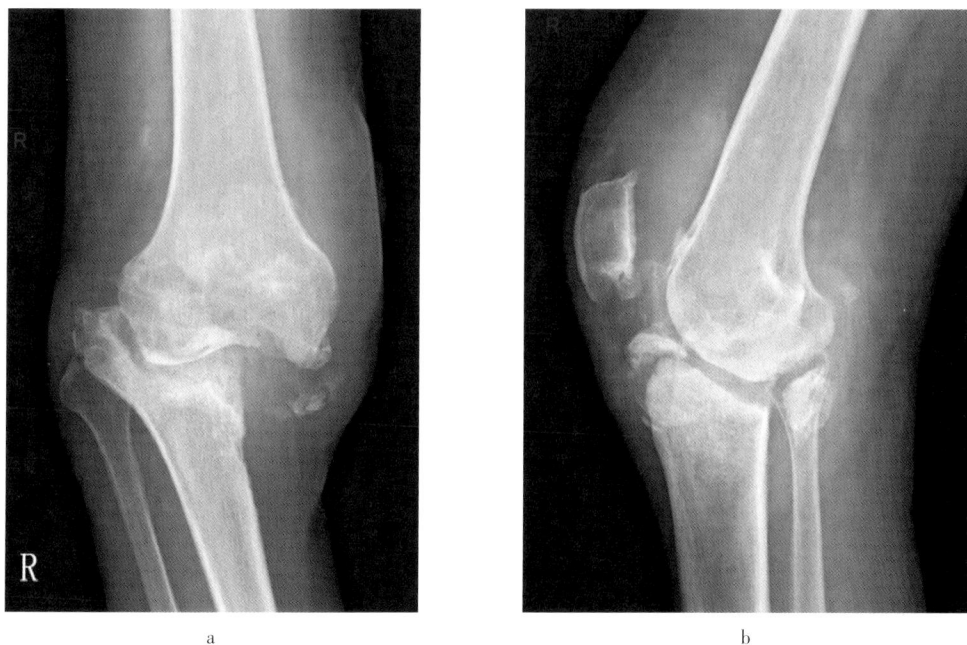

a                                    b

**图 10 - 44 右膝神经营养性关节病**

男，68 岁，右膝肿痛、畸形 2 年余。a. 右膝正位片；b. 右膝侧位片。（a～b）示右膝关节呈半脱位，胫骨平台关节面磨损，关节内及周围可见分离骨碎片，关节囊膨隆，髌上囊积液，周围软组织肿胀

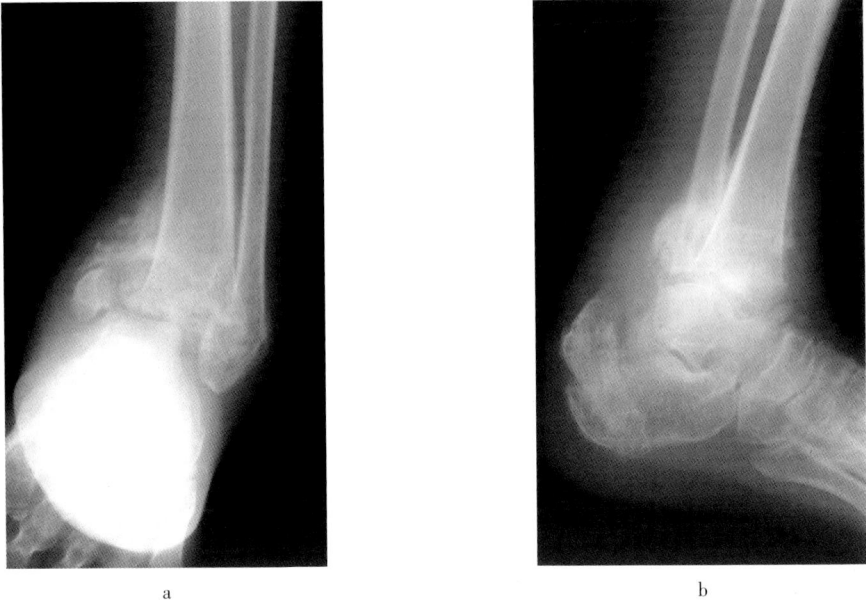

图 10－45　左踝神经营养性关节病

男，25 岁，左踝关节无痛性肿胀并呈内翻畸形，无明显外伤史。a. 左踝正位片；b. 左踝侧位片。（a～b）示左踝关节及跟骨骨质崩解，关节向内侧呈半脱位，周围软组织肿胀并见大量新骨形成

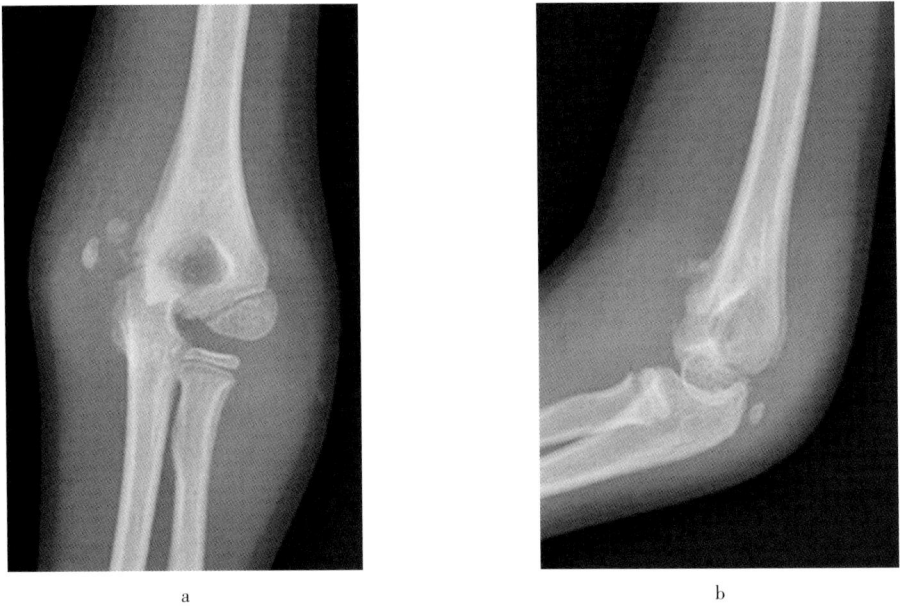

图 10－46　左肘神经营养性关节病

女，7 岁，有无痛症病史。a. 左肘正位片；b. 左肘侧位片。（a～b）示左肱骨内髁不规则破坏伴骨质增生，肱骨下段周围可见骨膜反应，关节周围肿胀膨隆，前内侧可见多个碎骨影

a

b

c

d

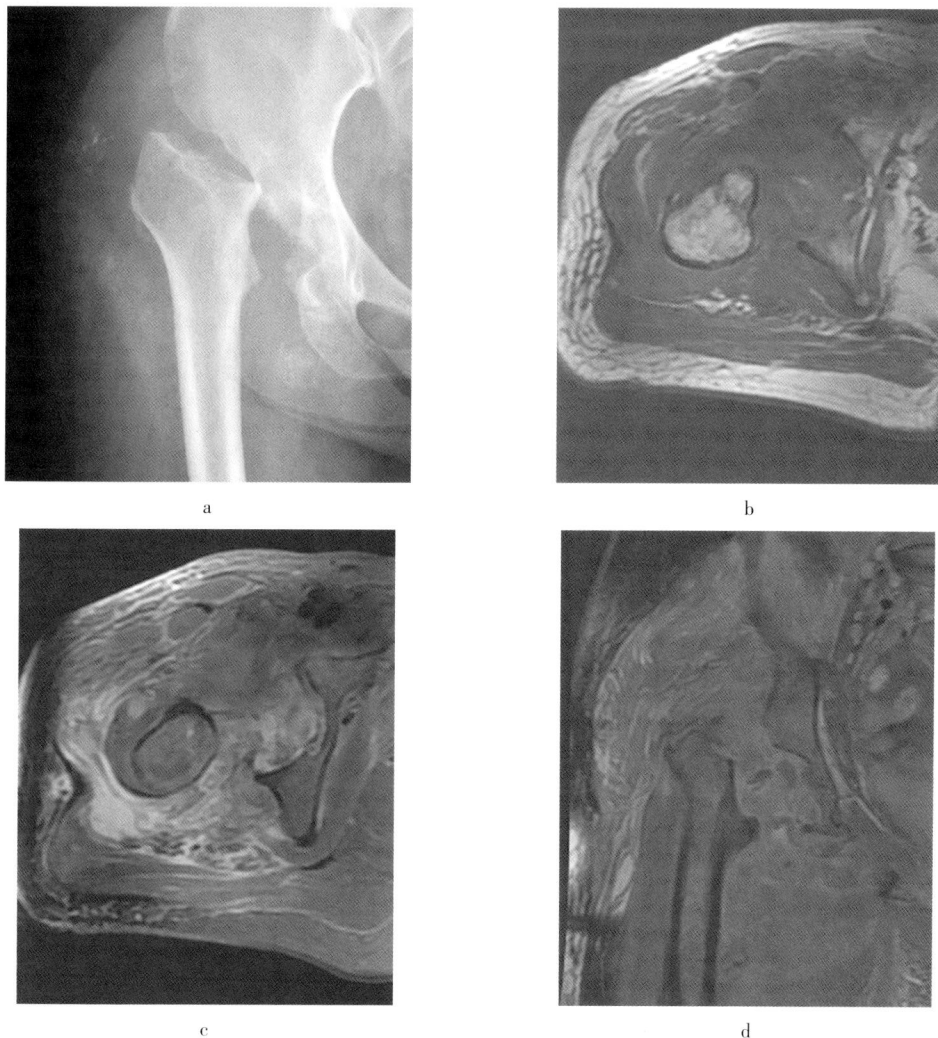

**图 10 – 47　右髋神经营养性关节病**

a. 右髋正位片，示右髋关节周围软组织肿胀，股骨头、颈缺损，髋臼及关节周围可见散在分布的骨碎片及钙化。b. MRI 横轴位 $T_1WI$；c. 横轴位抑脂 PDWI；d. 冠状位抑脂 PDWI。（b～d）示右股骨头、颈缺损，关节内充填软组织异常信号影，$T_1WI$ 主要呈等信号，抑脂 PDWI 主要呈稍高信号但其中掺杂小片状低信号，关节周围软组织肿胀膨隆，皮下脂肪层内可见网格状水肿影

# 十三、滑膜骨软骨瘤病

滑膜骨软骨瘤病为一种少见良性病变，特征表现为关节、黏液囊或腱鞘滑膜多发软骨结节化生性增生。目前病因尚不清楚。一般病变关节骨端骨质正常，但因游离体压迫或刺激可引起退行性骨关节病。

## 【临床表现】

好发于 30～50 岁男性。主要症状为关节疼痛、肿胀、运动受限，少数可扪及游离体。

## 【影像要点】

### （一）平片

1. 膝关节为最好发部位，其他依次为髋、肩与肘关节。

2. 早期，软骨结节未钙化及骨化之前，平片仅能发现关节软组织肿胀。

3. 病变进展，游离体钙化时，关节间隙或周围见散在或聚集大小不等的钙化或骨化结节，呈圆形或椭圆形，密度可均质性增高，也可周边环状钙化而中心透亮；游离体数目与大小不定。

4. 晚期，伴发骨性关节炎，表现为关节间隙狭窄，边缘骨赘形成。

### （二）CT

1. 对细小游离体的显示更有优势，更清楚显示游离体的大小、形态和数目。

2. 邻近骨质可见压迫性骨质吸收。

3. 可显示关节腔内少量积液。

### （三）MRI

1. 能显示平片不能显示的软骨性游离体，$T_1WI$ 呈低信号，$T_2WI$ 抑脂像呈等或稍高信号。

2. 钙化部分呈低信号，而未钙化部分呈中等或高信号强度改变。

滑膜骨软骨瘤病的影像见图 10 - 48 至图 10 - 51。

## 【鉴别诊断】

本病应与剥脱性骨软骨炎、退行性骨关节病及神经营养性关节病鉴别。

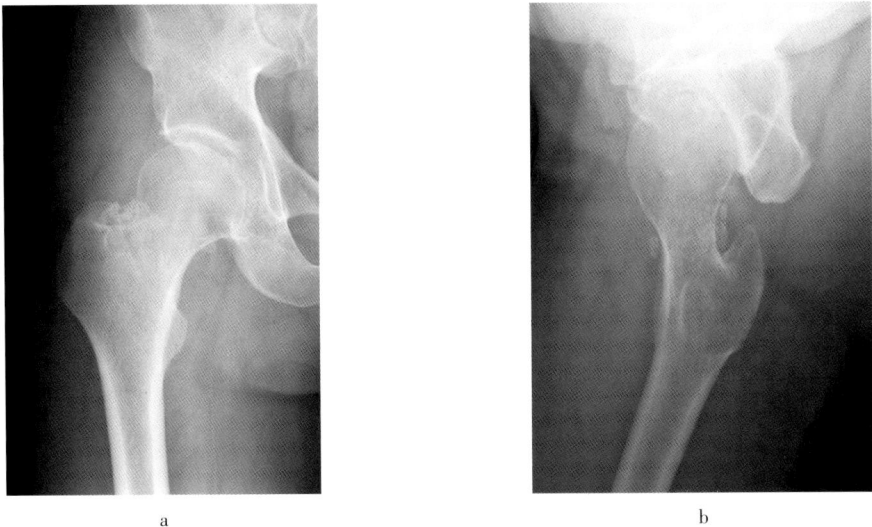

a         b

**图 10 - 48　右髋关节滑膜骨软骨瘤病**

a. 右髋正位片；b. 右髋侧位片。（a ~ b）示右股骨头内下方数枚类圆形钙质样结节，呈簇状聚集，单个结节周边部密度较高、中心部密度略低，髋关节骨质未见异常

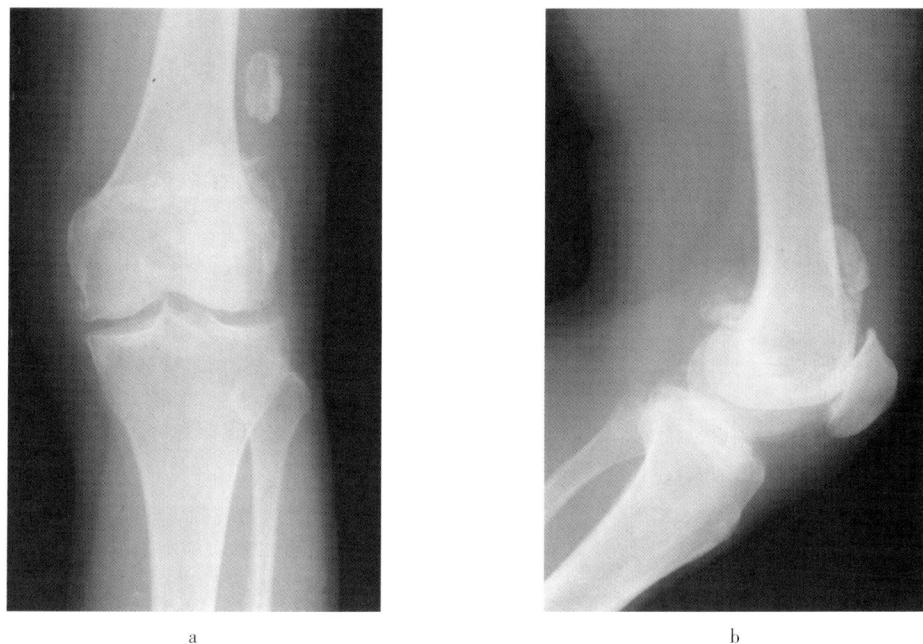

图 10-49　右膝关节滑膜骨软骨瘤病

女，57 岁，右膝关节肿痛 20 年。a. 右膝正位片；b. 右膝侧位片。（a~b）示右膝髌上囊及腘窝处可见多个卵圆形及不规则状钙化结节，边缘清楚

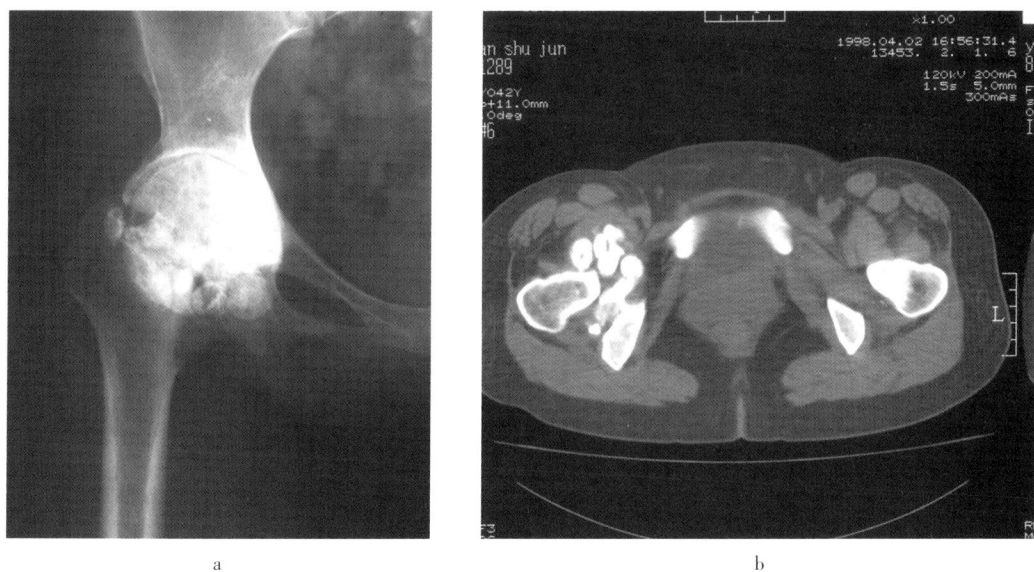

图 10-50　右髋关节滑膜骨软瘤病

a. 右髋正位片，示右髋关节周围可见多个钙质样结节，呈"石榴籽"样改变，髋关节间隙变窄，边缘骨质增生；b. CT 平扫，示钙化结节位于髋关节前方，周边部密度增高、中心部密度减低

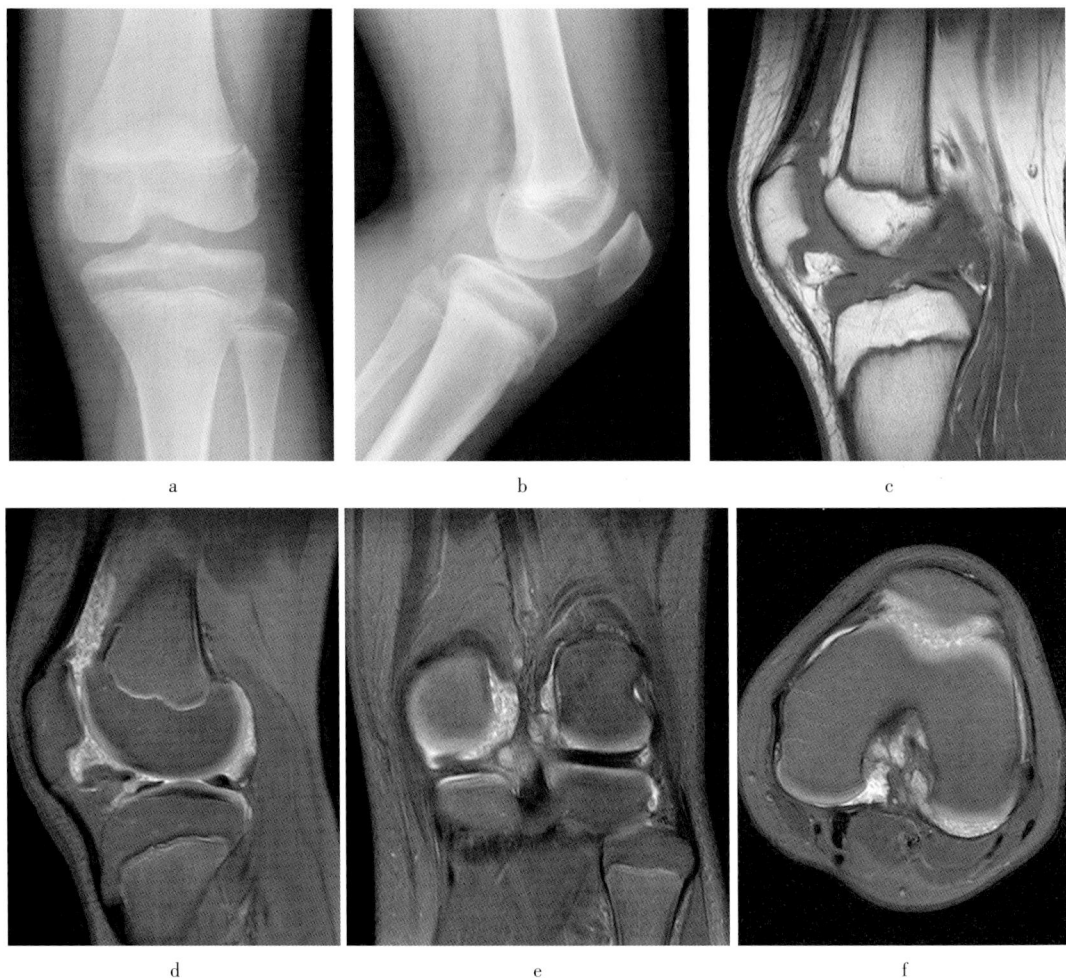

图 10 - 51　左膝关节滑膜软骨瘤病

a. 左膝正位片；b. 左膝侧位片。(a～b) 示左膝髌上囊稍肿胀，髌下脂肪垫密度稍增高，未见钙化结节，骨质未见压迫性缺损表现。c. 左膝 MRI 矢状位 $T_1WI$；d. 矢状位抑脂 $T_2WI$；e. 冠状位抑脂 $T_2WI$；f. 横轴位抑脂 $T_2WI$。(c～f) 示左膝关节滑膜增厚，其中可见多个大小不等的软骨性游离体，$T_1WI$ 呈稍低信号（与增厚的滑膜信号相同），$T_2WI$ 抑脂像呈稍高信号

# 十四、大骨节病

大骨节病又称柳拐子病，是多发生于儿童，以关节软骨、骺软骨和骺软骨板变性坏死为基本病变的地方性骨病。

## 【临床表现】

有发病区生活病史。好发年龄为 3～15 岁，成人很少发病。主要临床表现为侏儒、骨端增大变形、关节屈伸运动受限和四肢对称的疼痛。通常发病年龄越早，关节变形和侏

儒越为明显，成人患者的症状一般较轻，常仅限于关节。

**【影像要点】**

主要改变在四肢关节，常多发且对称，病变多自手指、足趾等管状骨开始，以后侵犯膝、肘、肩及髋等较大关节。

**1. 手部**　多发生在近节和中间节指骨，尤以第 2 ~ 4 指易累及；远节指骨之远端则多不受侵犯。掌骨情况与指骨基本相同。病变多发生在掌骨与指骨有骨骺的一端为其特点。早期，干骺端临时钙化带增密、加宽，呈波浪状内凹；骨骺早期骨化形态不整，呈锯齿状并嵌入凹陷的干骺端内。病变进展，骨骺与干骺端早期愈合而使长骨粗短，干骺端呈"喇叭口"状向两侧膨大，中央凹陷。后期，关节面凹凸不平且硬化，严重者骨端关节面破坏，关节间隙不匀称，甚至呈半脱位或畸形。

**2. 腕部**　一般腕骨改变常伴掌骨近端改变，各腕骨中以头状骨和钩骨损害多见。严重者诸腕骨体积变小，关节间隙变窄并有小碎骨片；桡骨远端关节面不平整硬化，倾斜度较小，其骨骺早期愈合而较尺骨为短，常引起下尺桡关节畸形和脱位。

**3. 肘部**　肘部病损仅次于手和踝，肘部骨骺较多，发生病变后形成的畸形也较多，常见的畸形为鹰嘴窝加深，鹰嘴突和肱骨下端增大，桡骨小头变形，尺、桡骨长短不齐而发生上尺桡关节脱位。

**4. 肩部**　主要改变在肱骨上端，早期破坏严重；晚期肱骨头大而不规则，肱骨颈与肱骨干粗短。

**5. 髋部**　股骨头骨骺外形不规则，干骺端破坏和密度不均，因持重关系，早期股骨头即变扁平，关节间隙变窄，髋臼边缘不规则，骨质硬化和骨刺形成，并可见髋臼加深而向骨盆内突出。

**6. 膝部**　各关节面包括髌骨后缘边界不整，胫骨平台可变凹陷，关节面骨质硬化并有骨刺形成，关节间隙常狭窄，由于内、外髁发育不平均，常形成膝内、外翻畸形。

**7. 足部**　足部以第 1、2 跖骨远端损害较多而明显，可形成扁平足。

**8. 踝部**　踝关节则以距骨损坏最常见而严重。早期胫距关节间隙狭窄，继而距骨关节面硬化并呈波浪形不平整；后期距骨颈缩短，体积小而密度高，滑车部低平，头部上翘。

**9. 脊椎**　脊椎损害见于儿童与青年，表现为椎体上、下缘模糊不整，椎体变扁，其前部较窄、后部向上下稍膨隆，椎体间隙宽窄不一，颈、胸、腰椎均可累及。

大骨节病的影像见图 10 - 52 至图 10 - 54。

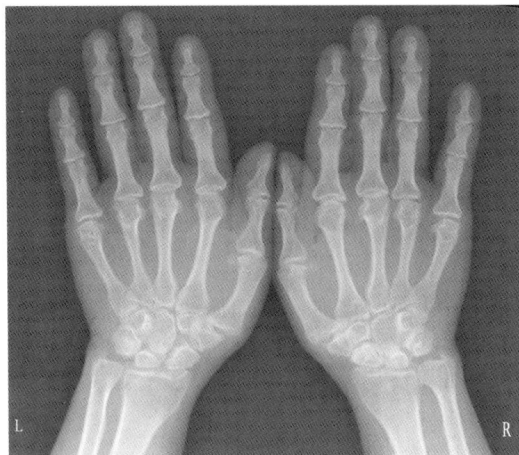

**图 10 - 52　大骨节病**

双手正位片，示双手各掌骨远端膨大变形，关节面变平坦，边缘骨赘形成；部分腕骨形态缩小，关节面欠光整，桡腕关节间隙变窄

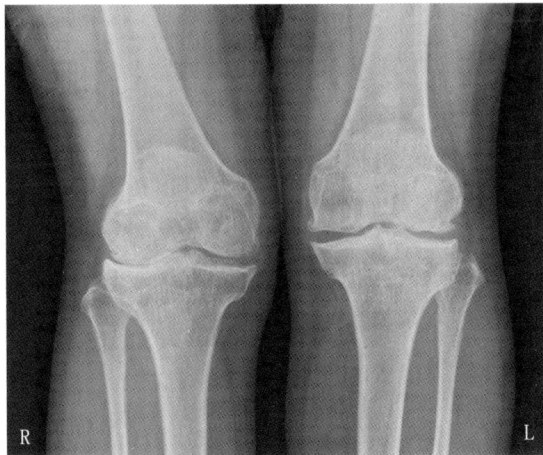

**图 10 - 53　大骨节病**

双膝正位片，示双侧股骨下端与胫骨上端稍膨大变形，关节面不平整伴轻度硬化，关节边缘骨质增生，右侧股胫关节间隙宽窄不一，呈外翻畸形

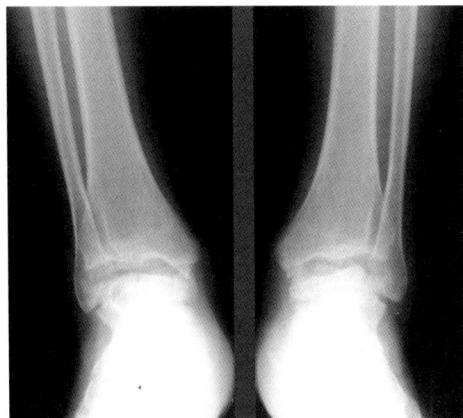

a

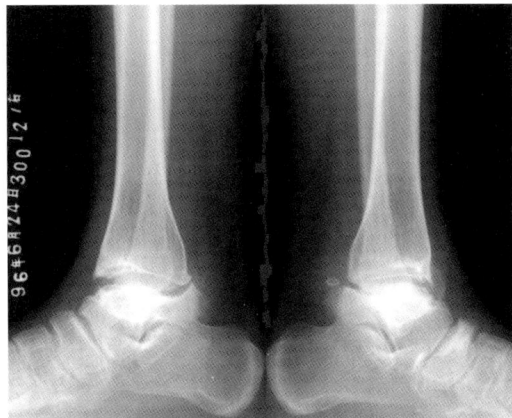

b

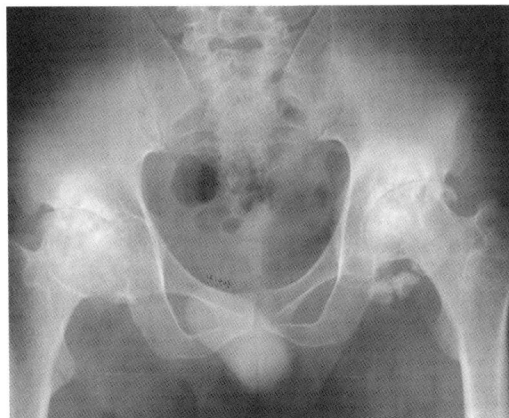

c

**图 10 - 54　大骨节病**

a. 双侧踝关节正位片；b. 双侧踝关节侧位片。(a ~ b) 示双侧距骨变扁，胫距关节间隙变窄。c. 双髋正位，示双侧股骨头呈蘑菇状变形，密度不均匀增高，关节间隙变窄，髋臼缘硬化，边缘骨质增生，左髋关节内可见游离体

# 参考文献

［1］黄耀华．髋关节影像诊断学．2版［M］．北京：人民卫生出版社，2018．

［2］王子轩，刘吉华，曹庆选，等．骨关节解剖与疾病影像诊断［M］．北京：人民卫生出版社，2009．

［3］郭启勇．实用放射学．3版［M］．北京：人民卫生出版社，2007．

［4］王云钊．中华影像医学：骨肌系统卷［M］．北京：人民卫生出版社，2002．

［5］曹来宾．实用骨关节影像诊断学［M］．济南：山东科学技术出版社，1998．

［6］杨冬秀，刘丽娜，徐凤梅．X线及MRI对髌骨软化症诊断的研究［J］．当代医学，2010，16（11）：206-208．

［7］杨文江，连业钦，姚占成．滑膜骨软骨瘤病57例X线及CT诊断分析［J］．中国误诊学杂志，2009，9：165-166．

［8］张玲，陈卫国，郑彤，等．神经性关节病的影像诊断分析［J］．广东医学，2009，30：105-106．

［9］刘悦震，史朝瑞．致密性骨炎的骶髂关节表现（附40例分析）［J］．现代医用影像学，2009，18（2）：126-127．

［10］赵俊杰，赵晋霞．致密性髂骨炎CT表现及临床分析［J］．临床医药实践杂志，2008，17：199-200．

［11］全高荣，罗剑云，黄少英．痛风性关节炎的X线诊断［J］．影像诊断与介入放射学，2008，17（3）：129-131．

［12］汪海涵，龙腾河．关节滑膜骨软骨瘤病的影像诊断［J］．实用诊断与治疗杂志，2008，22：371-372．

［13］郑新，常泰．银屑病性关节炎的临床特点及影像表现［J］．医学综述，2008，14（24）：3809-3811．

［14］赵红星．滑膜骨软骨瘤病的影像诊断价值［J］．实用放射学杂志，2008，12：1655-1675．

［15］尤壮志，白玲，吴琼，等．膝关节滑膜骨软骨瘤病的影像学诊断［J］．内蒙古医学杂志，2008，40：194-195．

［16］宾怀有，龙腾河．膝关节滑膜骨软骨瘤病的影像比较研究［J］．重庆医科大学学报，2008，33：765-766．

［17］许开喜，陈新建．强直性脊柱炎骶髂关节CT诊断价值［J］．实用放射学杂志，2007，23：1500-1503．

［18］孙英彩，崔建岭，马晓晖，等．原发性滑膜骨软骨瘤病的影像诊断［J］．实用放射学杂志，2007，23：653-655．

［19］王兆信，田世磊，魏月风．滑膜骨软骨瘤病的 X 线诊断（附 84 例分析）［J］．医学影像学杂志，2005，15：992 – 993.

［20］邱晓明，李钧，王弘．滑膜骨软骨瘤病二例［J］．临床放射学杂志，2005，24：39.

［21］马民，刘红光，王其军．大骨节病的 X 线及 CT 诊断［J］．实用医学影像杂志，2003，4：83 – 85.

［22］杨丽萍．系统性硬皮病 X 线诊断 1 例［J］．中国临床医学影像杂志，2002，13（6）：455 – 456.

［23］蒋瑾，周瀚，付凯，等．滑膜骨软骨瘤病中游离体表现与诊断关系［J］．临床放射学杂志，2000，19：165 – 167.

［24］王国华，吴新彦．髋关节滑膜骨软骨瘤病 CT 诊断［J］．中国医学计算机成像杂志，1998，2：139.

［25］王进修，聂振华．牛皮癣性关节炎的 X 线诊断及其治疗［J］．中医正骨，1997，92：3 – 5.

［26］韩冰，郝效刚，刘一星．大骨节病 30 例临床 X 线分析［J］．医学影像学杂志，1996，6：23 – 25.

# 第十一章 营养代谢性及内分泌性骨病

## 第一节 营养代谢性骨病

### 一、佝偻病

佝偻病是一种以发育迟缓、骨质软化变形为特点的慢性营养缺乏症,主要因为维生素 D 缺乏导致,故以维生素 D 缺乏性佝偻病最常见。

**【临床表现】**

多见于 3 岁以下的小儿。患儿主要表现为易出汗,特别是在吃奶和哭闹时,易激惹,爱哭闹,夜眠不安。头部表现为前囟迟闭,出牙较晚,颅骨软化,方颅或鞍形颅。胸部可有肋骨串珠,肋缘外翻且其上部内陷,形成郝氏沟,还可形成鸡胸、漏斗胸。尺、桡骨远端增粗,形成佝偻病手镯。学走路前、后可出现"O"型腿或"X"型腿。

**【影像要点】**

**1. 初期** 骨骼改变不显著,主要表现为干骺端先期钙化带轻度模糊,以尺、桡骨远端最为明显。

**2. 活动期**

(1)长骨 干骺端先期钙化带消失,呈毛刷状,常伴有杯口状凹陷;骨骺骨化中心出现延迟,骨骺与干骺端距离加大,骨质稀疏,皮质变薄,可伴有不完全性骨折及下肢弯曲畸形。

(2)肋骨 骨质密度减低,肋骨前端呈杯口状内凹,膨大的骨样组织形成肋骨串珠。

(3)脊柱 呈普遍性骨质密度降低,椎体变扁。

(4)颅骨 囟门闭合晚,头颅呈方形,出现缝间骨。

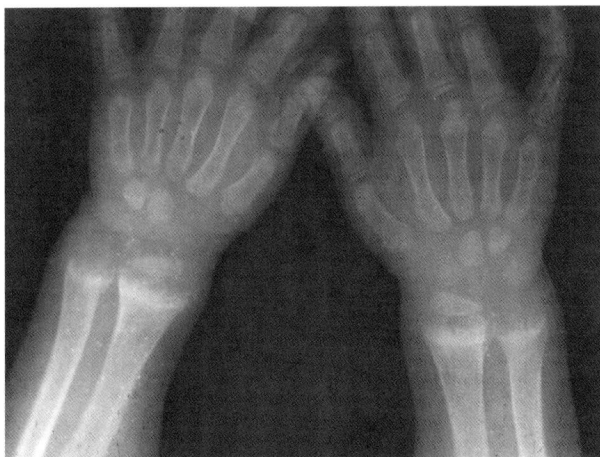

**图 11 - 1 佝偻病(活动期)**

双腕正位片,示双腕部普遍骨质密度减低,骨纹理模糊,皮质变薄,尺、桡骨远端骨骺与干骺端距离加大,干骺端增宽、凹陷呈杯口状,骨小梁呈毛刷状

（5）骨盆　因重力作用变扁平，髋臼内陷并伴髋内翻。

**3. 恢复期**　先期钙化带重新出现，但仍不太规则，杯口状凹陷及毛刷状边缘逐渐变整齐，密度增高，骨骺与干骺端的距离缩短。骨骺骨化中心相继出现。

**4. 后遗症期**　长骨弯曲、骨盆变形等畸形长期存在。

佝偻病的影像见图 11 – 1 至图 11 – 4。

## 【鉴别诊断】

本病需与肾性佝偻病及甲状旁腺功能亢进症鉴别。

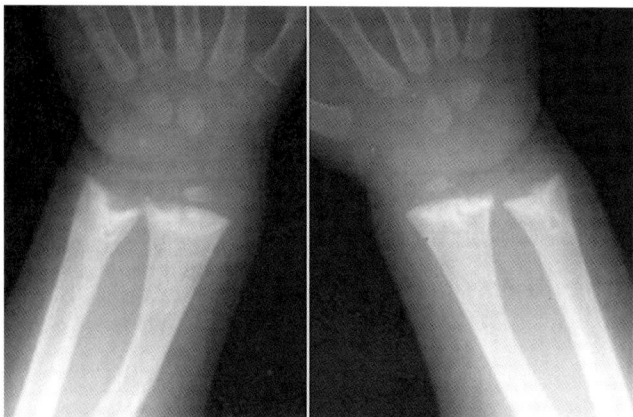

**图 11 – 2　佝偻病（恢复期）**

双腕正位片，示双侧尺、桡骨远端先期钙化带增厚，干骺端毛刷状改变消失，骨密度增高

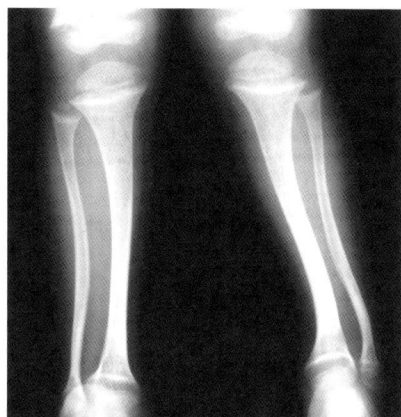

**图 11 – 3　佝偻病（后遗症期）**

双小腿正位片，示胫、腓骨干弯曲变形，膝关节呈外翻表现

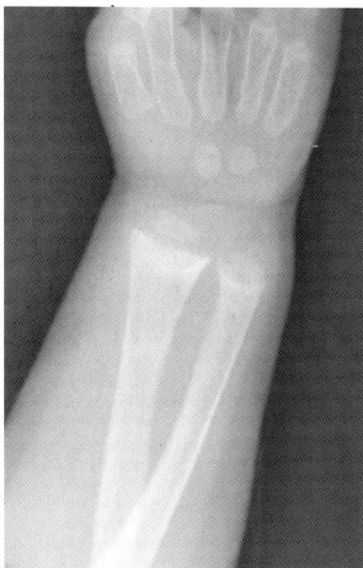

a

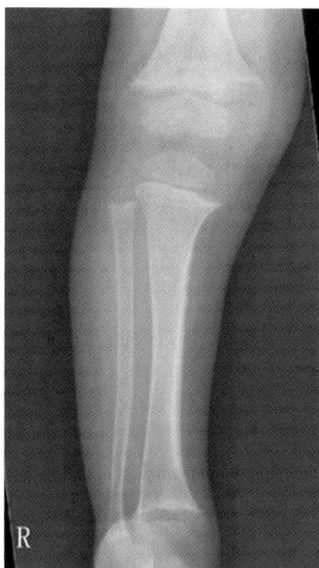

b

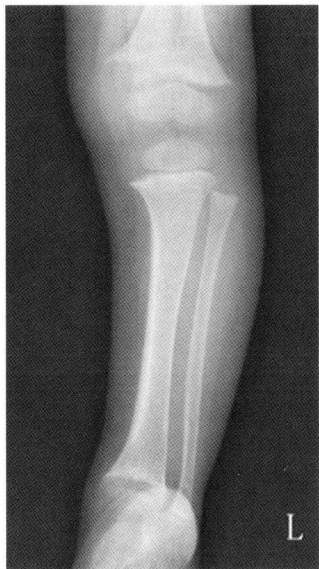

**图 11 - 4　佝偻病并膝内翻**

女，1 岁 9 个月，左下肢畸形 1 年余。a. 左腕关节正位片，示左尺、桡骨远端干骺端增宽并呈杯口状变形。b. 右小腿正位片；c. 左小腿正位片。（b ~ c）示双侧股骨远端干骺端、胫腓骨近侧与远侧干骺端增宽并呈杯口状变形，膝关节同时呈内翻畸形表现

## 二、骨质软化症

骨质软化症是指骨组织中新生的骨上矿物沉着不足，使骨质发生异常（矿化障碍）所致的成人佝偻病。

### 【临床表现】

主要症状为骨痛、压痛、畸形和近侧肌无力，重症者可出现低血钙症状，如手足抽搐。儿童患者常出现"O"型腿或"X"型腿、肋骨串珠、鸡胸、方颅等表现。

### 【影像要点】

1. 全身骨骼密度普遍减低，骨小梁模糊，骨皮质变薄但不清楚。

2. 骨骼畸形，可有下肢骨呈"O"型或"X"型变形。

3. 骨盆变形呈三叶状，椎体双凹变形，脊柱后凸。

4. 出现假性骨折线，是本病的特征表现。

骨质软化症的影像见图 11 - 5。

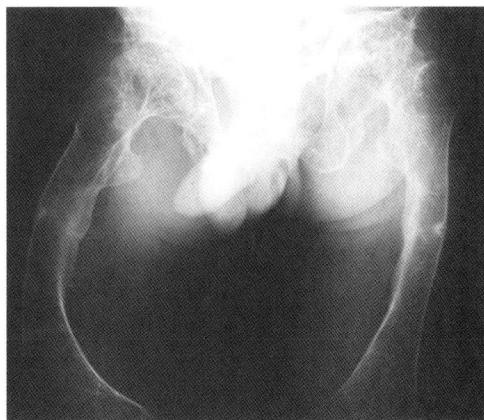

**图 11 - 5　骨质软化症**

双侧大腿正位片，示骨盆诸骨密度普遍减低，部分骨小梁模糊，两侧髋臼内陷致骨盆变形，两侧股骨弯曲，并可见假性骨折线

## 三、维生素 C 缺乏症

维生素 C 缺乏症又称坏血病，是由于缺乏维生素 C 而引起成骨障碍及出血倾向的疾病。

### 【临床表现】

生长缓慢，体重下降，心搏过速，黏膜和皮肤出血，粪便及尿液中常混有血液。齿龈紫红、肿胀、光滑而脆弱，常继发感染并形成溃疡。此外，尚有四肢疼痛、长骨骨骺端肿胀等表现。

### 【影像要点】

1. 骨骼改变最先发生于生长最活跃的软骨及骨干交界部位。

2. 早期为骨质密度降低，骨小梁细小，骨皮质菲薄，先期钙化带致密增厚。

3. 随病程进展，上述变化更为明显，且在增厚的先期钙化带下方干骺端可见一透亮线，称为坏血病线。

4. 在干骺端与先期钙化带出现细小骨刺，其方向与骨干垂直，称为侧刺。严重者干骺端发生骨折、骨骺分离及移位，骨骺中心密度减低，周围绕以密度较高的白线，使骨骺呈指环状。

5. 骨膜下可见血肿，使长骨呈梭状、哑铃状，血肿吸收后可见钙化阴影。

维生素 C 缺乏症的影像见图 11-6 至图 11-7。

### 【鉴别诊断】

本病需与佝偻病及白血病等鉴别。

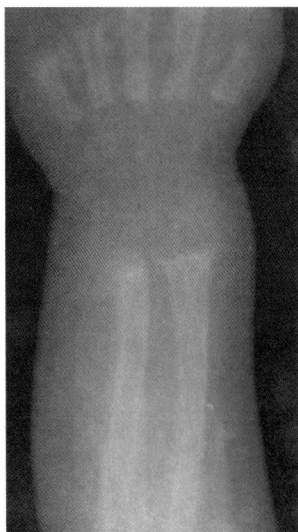

a

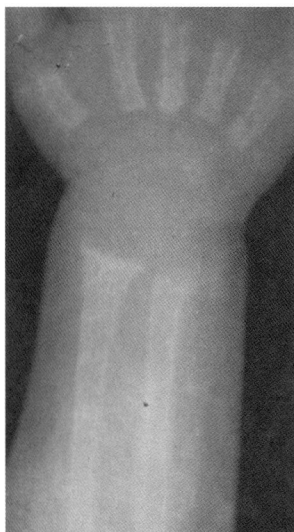

b

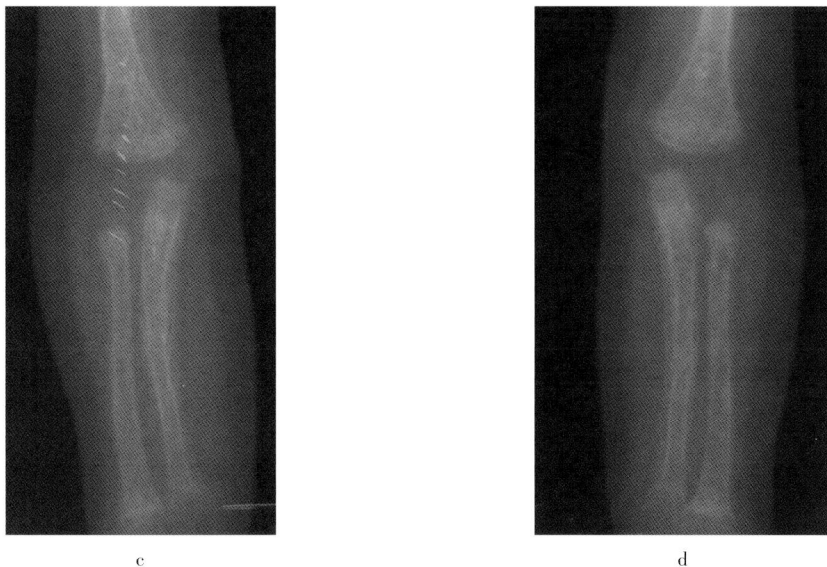

图 11 −6 维生素 C 缺乏症

a. 右腕正位片；b. 左腕正位片；c. 右前臂正位片；d. 左前臂正位片。(a~d) 示双腕及双侧桡、尺骨诸骨密度减低，肱骨远端干骺端可见坏血病线，肱骨远端、桡骨与尺骨可见骨膜反应

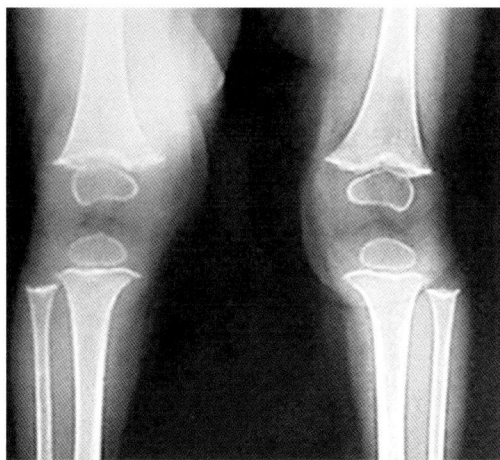

图 11 −7 维生素 C 缺乏症

双膝关节正位片，示双膝骨质密度减低，骨骺中心密度减低，周围绕以密度较高的白线，使骨骺呈指环状

## 四、肾小球性骨营养不良

肾小球性骨营养不良见于持久存在的慢性肾衰竭（尿毒症期）患者，病因（原发疾病）可分为先天性及后天性两种。前者包括多囊肾、先天性下尿道梗阻如输尿管瓣膜、输尿管逆流等；后者包括肾小球肾炎、慢性肾盂肾炎、肾病综合征和高血压肾病等。

## 【临床表现】

多见于青少年，临床表现与泌尿系统原发疾病及发病时间有关。全身表现包括浮肿、少尿、血压增高、腹水、酸中毒等；骨骼表现包括颅骨软化、鸡胸、肋骨串珠、驼背以及膝内、外翻等症状与体征。实验室检查：肾功能减退，低血钙，高血磷。

## 【影像要点】

**1. 佝偻病**　表现为骨密度明显减低，皮质变薄，干骺端呈杯口状或毛刷状改变；先期钙化带密度减低或消失，其下可见透亮带，骨骺与干骺端距离增宽。

**2. 骨质软化**　表现为骨密度减低，骨小梁模糊及骨骼变形。椎体呈鱼椎样改变，侧弯或后凸畸形；骨盆轻度变形，耻骨、坐骨可出现假性骨折线。

**3. 继发性甲状旁腺功能亢进症表现**　包括骨膜下骨质吸收、软骨下骨吸收、骨皮质变薄等。

**4. 骨质硬化**　为特征性改变之一，表现为骨小梁增粗、融合，弥漫性骨密度增高，皮质与髓质分界不清，骨结构消失，椎体呈夹心椎表现。

**5. 软组织异位钙化**　主要为异位骨化，多见于关节周围、皮下组织、血管壁及内脏器官等部位。

肾小球性骨营养不良的影像见图 11 – 8。

## 【鉴别诊断】

本病需与佝偻病及原发性甲状旁腺功能亢进症鉴别。

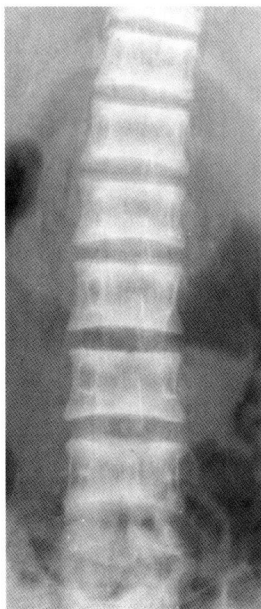

a

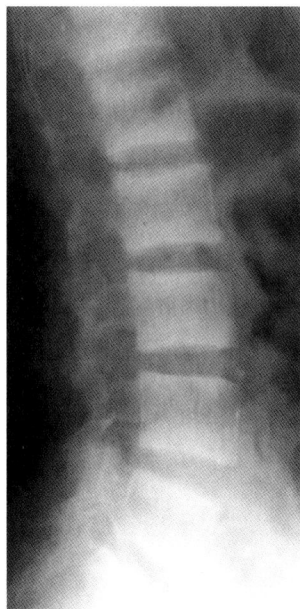

b

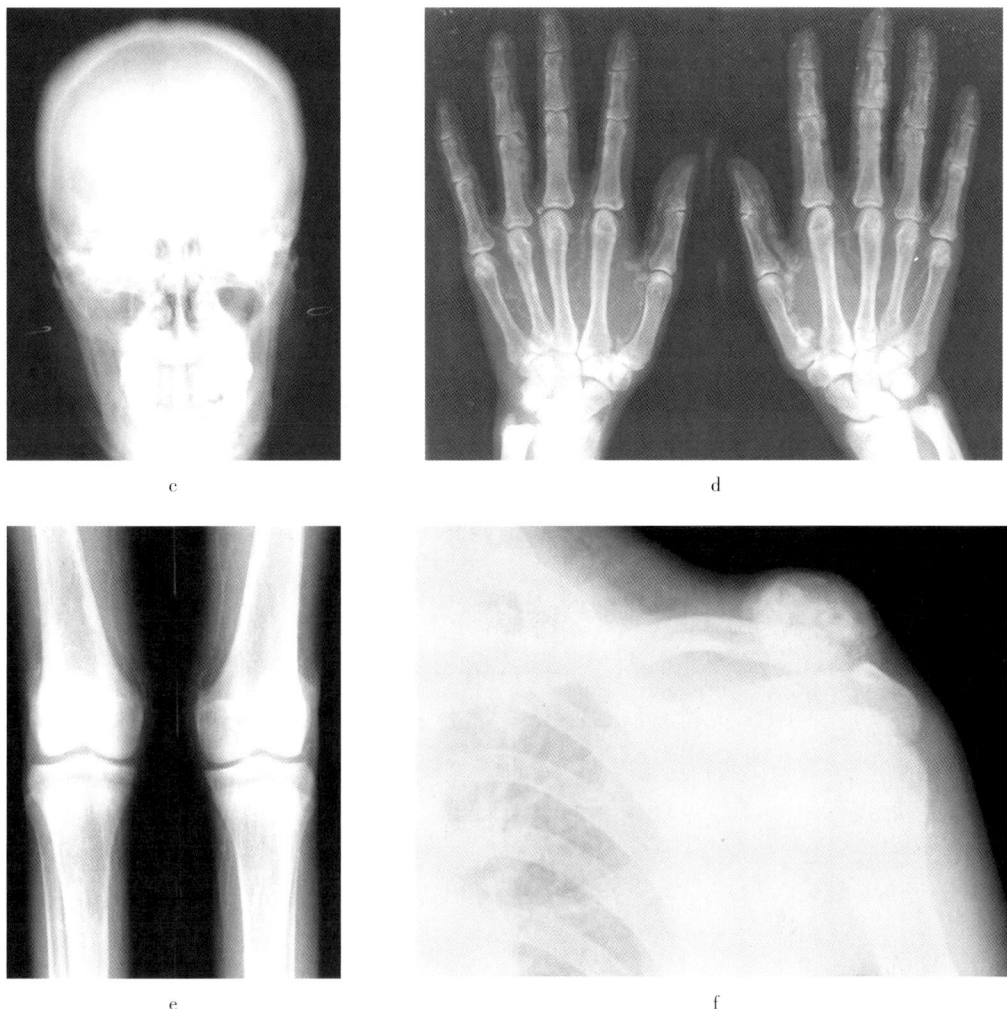

**图 11 - 8　肾小球性骨营养不良**

a. 腰椎正位片；b. 腰椎侧位片。（a～b）示椎体上、下缘密度增高，中间密度相
对较低，呈夹心椎表现。c. 颅骨正位片，示颅骨密度增高，各层结构不清。d. 双
手正位片；e. 双膝正位片。（d～e）示双手及双膝诸骨密度减低，周围血管壁钙
化。f. 左肩正位片，示左肩锁关节异位骨化

## 五、肾小管性骨营养不良

肾小管性骨营养不良多见于先天性肾小管异常，包括近曲及远曲肾小管病变，肾小
管功能不全引起的骨病包括抗维生素 D 型佝偻病、Fanconi 综合征、肾小管性酸中毒、眼
脑肾综合征等，其中以抗维生素 D 型佝偻病最多见。抗维生素 D 型佝偻病是一种肾小管
遗传缺陷性疾病，为 X 伴性显性遗传，是位于 X 染色体短臂部分的基因缺陷，导致肾小
管回吸收磷减少，大量的磷从尿中排出而造成血磷降低，肠道吸收钙、磷不良，骨质不

易钙化，引发佝偻病和骨质软化症。

【临床表现】

佝偻病症状发生在 2 岁以后，生长缓慢，下肢弯曲。遗传学表现为 X 性染色体连锁显性遗传，男性患者只能将此病传给女儿，女性患者可传给儿子和女儿。实验室检查：血磷低下，尿磷增加，血钙正常或降低，碱性磷酸酶增高。治疗须用大剂量维生素 D 方有效。

【影像要点】

**1. 佝偻病和骨质软化症改变**　骨骺闭合前呈佝偻病改变，X 线平片表现为干骺端先期钙化带消失，呈毛刷状，常伴有杯口状凹陷。闭合后呈骨质软化改变，X 线平片表现为骨质密度普遍性降低，骨纹理模糊不清，骨关节畸形及假性骨折线等。

**2. 关节周围骨质增生**　仅见于骨质软化症患者，表现为肌腱附着处骨化。

**3. 肾区钙化**　可呈斑点状或簇集状，尿路可见结石，有时可有海绵肾改变。

肾小管性骨营养不良的影像见图 11 – 9 至图 11 – 11。

【鉴别诊断】

本病需与佝偻病及原发性甲状旁腺功能亢进症鉴别。

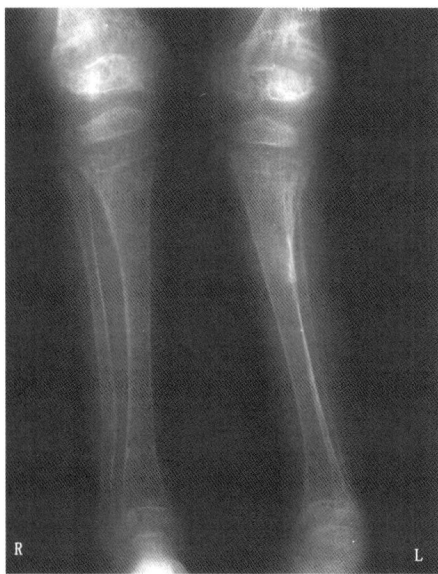

a

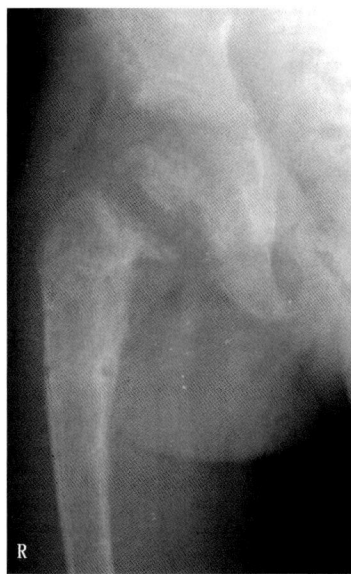

b

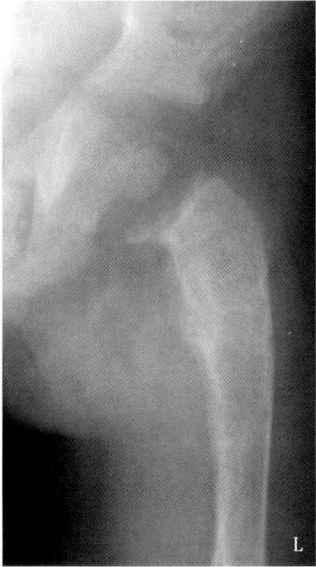

c

**图 11 - 9 抗维生素 D 型佝偻病**

a. 双小腿正位片；b. 右髋正位片；c. 左髋正位片。
（a～c）显示双侧股骨及胫、腓骨密度普遍降低，
骨纹理模糊，干骺端呈杯口状，股骨上段可见假性
骨折线，股骨头骨骺呈轻度滑脱表现

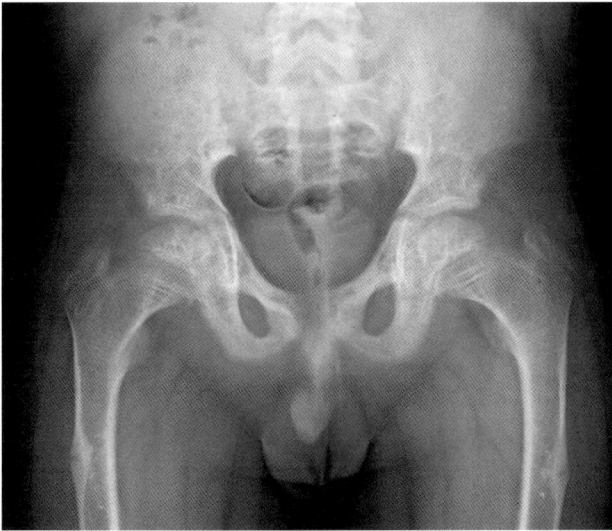

a

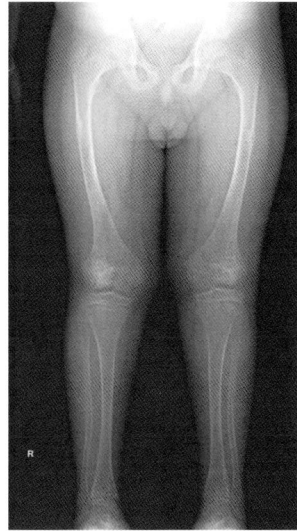

b

**图 11 - 10 肾小管性骨营养不良**

男，12 岁，发现步态异常 10 余年，实验室检查示血磷降低。a. 骨盆正位片；
b. 双下肢全长片。（a～b）示骨盆及双下肢构成骨骨质密度减低，骨纹理模糊不
清，双侧股骨上段可见假性骨折线，股骨及胫、腓骨弯曲畸形

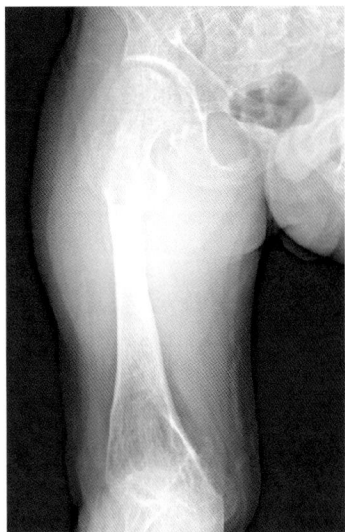

a

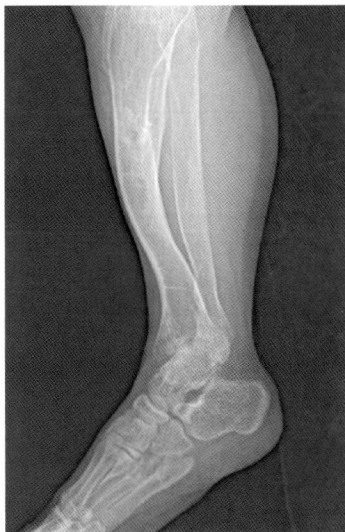

b

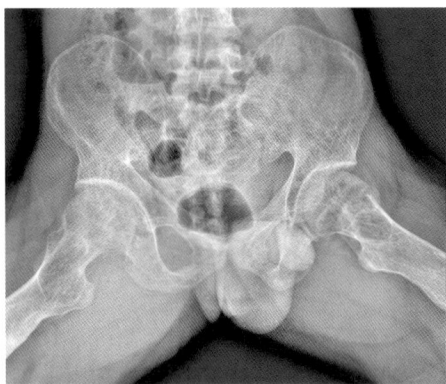

c

**图 11 - 11　肾小管性骨营养不良**

男，21 岁，发现右下肢弯曲变形 3 年余，实验室检查示血磷降低。a. 右股骨正位片；b. 右胫、腓骨侧位片；c. 骨盆正位片。（a～c）示右股骨、胫腓骨及骨盆诸骨密度减低，骨纹理模糊不清，胫骨弯曲畸形

# 六、尼曼 - 匹克病

尼曼 - 匹克病（niemann - pick disease，NPD）又称鞘磷脂沉积病，属先天性糖脂代谢性疾病。其特点是全单核 - 巨噬细胞和神经系统有大量的含有神经鞘磷脂的泡沫细胞（尼曼 - 匹克细胞）。较戈谢病少见。为常染色体隐性遗传，以犹太人发病较多，其发病率高达 1/25000。本病为神经鞘磷脂酶缺乏致神经鞘磷脂代谢障碍，导致后者蓄积在单核 - 巨噬细胞系统内，出现肝、脾肿大，中枢神经系统退行性变。

## 【临床表现】

本病好发于婴幼儿，病变进展迅速，一般在发病后数月至一年内死亡。早期可有食欲不振，恶心、呕吐，腹泻，营养不良性消瘦。肝、脾肿大，皮肤干燥，有棕黄色素沉着，特别是在关节侧面多见。常有家族性黑矇性痴呆症，表明脑部已受侵犯。骨髓受侵

时，因广泛的网状细胞增大，可引起低色素性贫血。血清中的胆固醇和磷脂均增高。骨髓、肝、脾或淋巴结活检，脑和痰检查，均可查找到尼曼－匹克细胞。

## 【影像要点】

1. 本病由于进展迅速，骨骼多无明显改变。

2. 由于大量尼曼－匹克细胞在髓腔内浸润堆积，长骨骨髓腔膨胀，干骺端增粗呈杵状，骨干、干骺端、骨骺比例失调。

3. 骨质密度减低，骨皮质变薄、骨小梁稀疏，局部区域出现片状密度减低区。

4. 颅骨、脊柱、骨盆等处除表现为骨质疏松外，并无其他特征性改变。

尼曼－匹克病的影像见图 11 – 12。

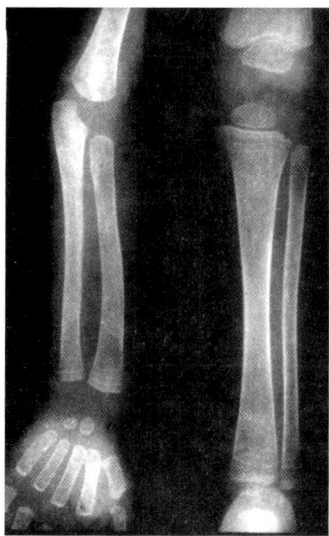 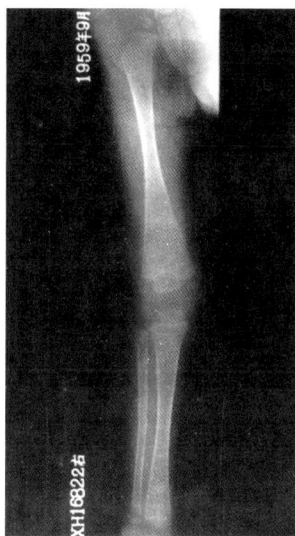

a

b

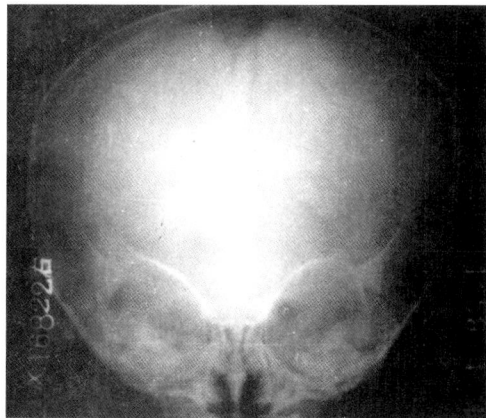

c

**图 11 – 12　尼曼－匹克病**

女，2 岁，腹泻、贫血 1 周。（a～c）平片示四肢长骨骨髓腔膨胀、骨皮质变薄、骨小梁粗糙、骨密度减低，掌骨干增宽；囟门未闭，颅骨一致性骨质疏松

# 七、戈谢病

戈谢病又称葡萄糖脑苷脂病，是一种少见的常染色体隐性遗传、类脂质代谢障碍性疾病，由于体内葡萄糖脑苷脂酶缺乏，导致葡萄糖脑苷脂在网状内皮系统异常聚集而发病。本病通常以肝脾肿大、骨骼受累和各类血细胞减少为特征。

## 【临床表现】

临床上依据起病急缓及有无神经系统症状分为 3 种不同表现类型：Ⅰ型（成年型或慢性型）可在幼儿或成年起病；以慢性进行性肝、脾肿大，脾功能亢进，肝功能异常，骨骼受累为特征；女性多于男性。Ⅱ型（婴儿型或急性神经型）出生后数月发病，肝、脾肿大，伴有神经症状（如智力低下、癫痫等），病情进展迅速，多在 2 岁内死亡，骨骼受累的表现不明显。Ⅲ型（少年型或亚急性型）介于Ⅰ型和Ⅱ型之间，婴幼儿发病，但病情进展较慢，主要表现是肝、脾肿大和骨骼受累，疾病晚期可累及神经系统。骨髓、肝或淋巴组织中找到戈谢细胞（葡萄糖脑苷脂贮积在单核－巨噬细胞）。

## 【影像要点】

### （一）平片

1. 病变可累及任何骨骼，多见于股骨、椎体、髋部及肩部，颅骨及手、足骨较少受累，下肢骨较上肢骨易受累。

2. 由于戈谢细胞在骨髓内沉积，使骨小梁结构萎缩而致全身弥漫性骨质疏松，骨皮质变薄。

3. 股骨、胫骨和肱骨近端以及骨盆诸骨均见骨纹理粗大并交织成网状，内部有形状不规则、边缘硬化的囊状破坏区。

4. 髓腔增宽，骨骼膨大变形；其中股骨中下段呈长颈烧瓶状变形，具有特征性。

5. 脊柱受累时，普遍骨质疏松，少数呈多囊状骨破坏，椎体受压呈楔状变形。

### （二）CT

受累骨骨质疏松，骨皮质变薄，髓腔内及皮质可见类圆形囊状透光区；骨小梁稀疏，部分增粗。

### （三）MRI

1. 骨髓腔内部分骨髓被戈谢细胞浸润，在 $T_1WI$ 和 $T_2WI$ 均呈低信号，呈节段性分布。

2. 骨梗死发生早期，局部 $T_2WI$ 信号增高。

3. 慢性或晚期，骨髓内出血，$T_2WI$ 呈高于正常骨髓的更高信号。在骨皮质外出现纵行条状低信号，即所谓的"骨中骨"。

4. 儿童患者的骨骺常无侵犯。

戈谢病的影像见图 11－13。

**【鉴别诊断】**

本病需与尼曼－匹克病鉴别。

# 八、Morquio 综合征

Morquio 综合征又称为骨软骨发育不良，系由于 N－乙酰氨基半乳糖－6－硫酸酯酶缺乏使硫酸角质素降解障碍而蓄积在骨、关节和其他结缔组织内，是黏多糖代谢异常类疾病中骨损害最重的一型。

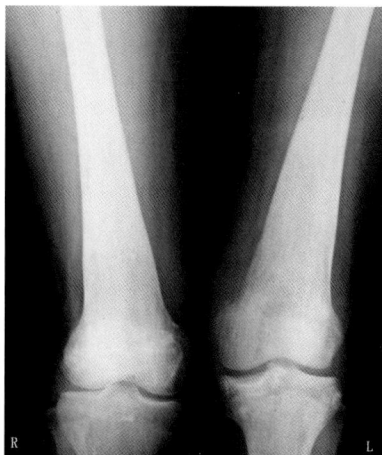

**图 11－13　戈谢病**

双股骨中下段正位片，示双股骨中下段呈长颈烧瓶状变形，左股骨远端内侧局部见骨质破坏

**【临床表现】**

出生后一般正常，1 岁左右会走路开始发现异常。主要表现为短躯干型侏儒，患者矮小、短颈、驼背，髋及膝屈曲呈半蹲姿势而如爬行状。关节肿大畸形，关节韧带松弛使关节活动过度。少有智力低下，可出现角膜浑浊。大多在 20 岁前死亡。

**【影像要点】**

**1. 头颅**　颅顶骨及蝶鞍正常或呈轻度舟状头。

**2. 脊柱**　颈、胸、腰椎体呈一致性扁平椎，横径及前后径均增大，椎体前缘中央呈舌状突出，上、下缘不规则，椎间隙增宽，第 1 或第 2 腰椎椎体发育小且向后移位而致脊柱后凸畸形。

**3. 骨盆**　髋臼早期正常，以后变为不规则和畸形，髂骨翼缩窄，髋外翻，股骨头扁平甚至碎裂，股骨颈短缩。

**4. 长管状骨**　干骺端增宽不整，骨干短而增粗，骨骺大而不规则，尺、桡骨远端关节面相互倾斜。

**5. 短骨**　掌指骨粗短，末端扩展。

**6. 肋骨**　平直变宽，脊椎端削尖变细。

Morquio 综合征的影像见图 11－14。

**【鉴别诊断】**

本病需与晚发型脊柱骨骺发育不良鉴别。

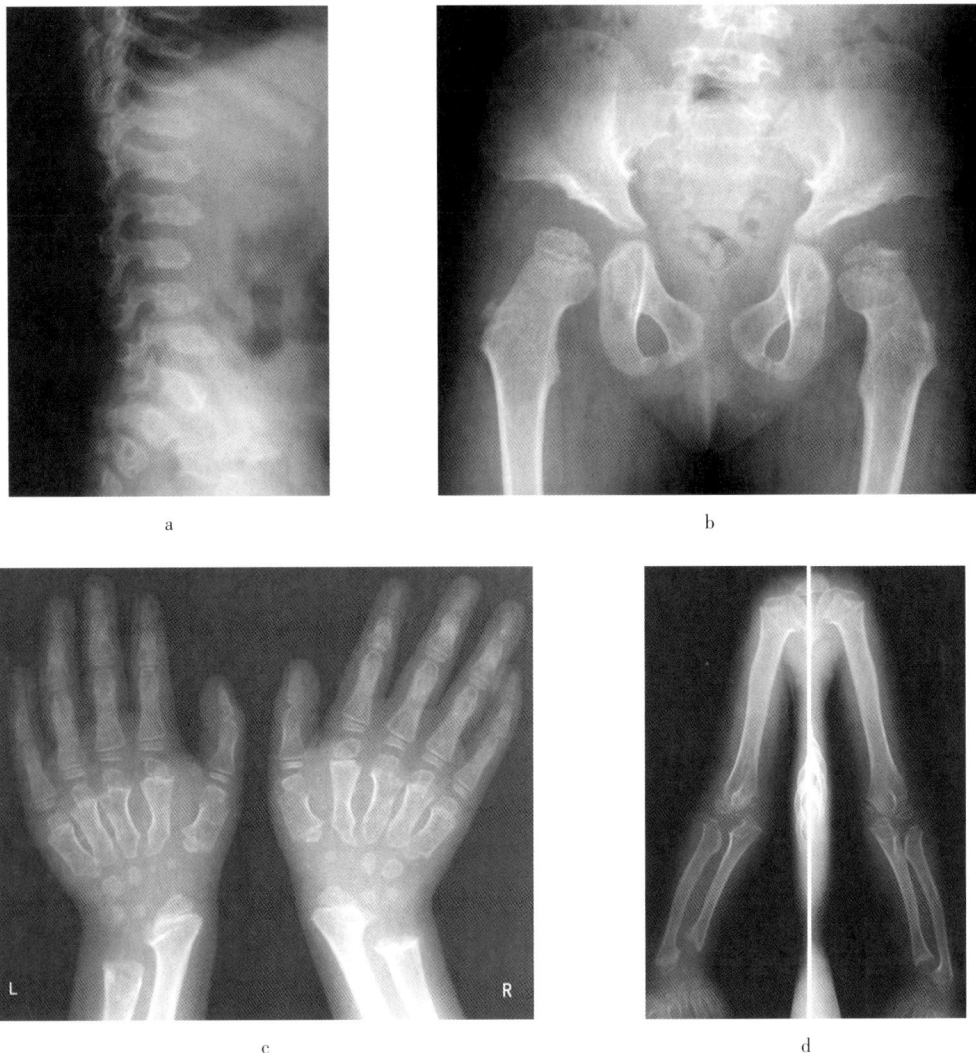

图 11 - 14　Morquio 综合征

a. 腰椎侧位片；b. 骨盆正位片；c. 双手正位片；d. 双侧上肢正位片。(a~d) 示普遍骨质疏松；脊柱胸腰段轻度后凸，椎体上、下缘不规则，部分椎体前后径增大、前缘变窄呈舌状；双侧髋臼变浅，髋臼角加大，髋关节间隙增宽，股骨头骨骺变扁且左侧不规则，股骨颈短而粗，颈干角增大呈髋外翻；双手掌骨粗短，干骺端增宽，第 2~5 掌骨基底部变尖；肱骨、桡尺骨两端干骺端增宽，边缘不规则

## 九、畸形性骨炎

畸形性骨炎又称 Paget 病，是一种慢性进行性骨代谢异常疾病。病因尚不完全明确，有学者提出可能与慢性病毒感染或遗传因素有关。本病欧美白种人发病率较高，在我国罕见。

**【临床表现】**

多发生于40岁以上男性。发病缓慢，早期症状不明显，主要为疼痛与局部骨质增大，发生于下肢者可发生弯曲畸形或病理性骨折。实验室检查血磷、血钙一般正常；当病变处于活动期时，碱性磷酸酶可明显增高。

**【影像要点】**

**（一）平片**

病变好发部位依次为骨盆、股骨、胫骨、肱骨和颅骨。一般分为海绵、硬化和混合三型。早期表现为骨质疏松，继而出现新生骨，后者分为海绵骨质型和无结构型两种，海绵骨质型多见，呈粗糙不整的线条状；无结构型则为广泛性颗粒状或粉笔样改变。

**1. 骨盆** 可部分或全部骨盆受累，表现为骨体呈非对称性增大；髂骨、耻骨及坐骨支密度增高，骨纹理粗糙；髂坐线及外缘骨皮质显著增厚，密度不均，其中夹杂大小不一的透亮斑点状及小囊状透光区，常因承受体重而变形；骨盆入口呈三角形，髂骨外翻，闭孔增大，髋臼内陷，股骨头突入骨盆内。

**2. 脊柱** 椎体增宽、扁平，部分呈双凹变形或塌陷；增粗、致密的骨纹理环绕椎体四周，形成一个方形白框。多椎发病，可类似前列腺癌骨转移表现。

**3. 颅骨** 早期改变局限于外板，破坏和增生交错并存；后期颅盖骨骨密度增高，骨纹理粗糙，内板致密增厚。

**（二）CT**

1. 对显示病灶内的网状、小囊状、局部斑片状及磨砂玻璃样改变较X线清晰。

2. 早期表现为界限清晰的溶骨；随后出现骨质修复，有过量的新生骨沉积。

3. 后期改变主要为硬化性改变，表现为患骨体积增粗、增大，骨皮质增厚，骨小梁增粗紊乱。

**（三）MRI**

1. 早期及活动期在 $T_1WI$ 表现为散在的斑片状低信号，在 $T_2WI$ 为高信号或以高信号为主的混杂信号。

2. 静止期 $T_1WI$ 和 $T_2WI$ 上均呈低信号。

畸形性骨炎的影像见图11-15至图11-17。

**【鉴别诊断】**

本病需注意与颅骨纤维结构不良、骨转移瘤鉴别。

a            b

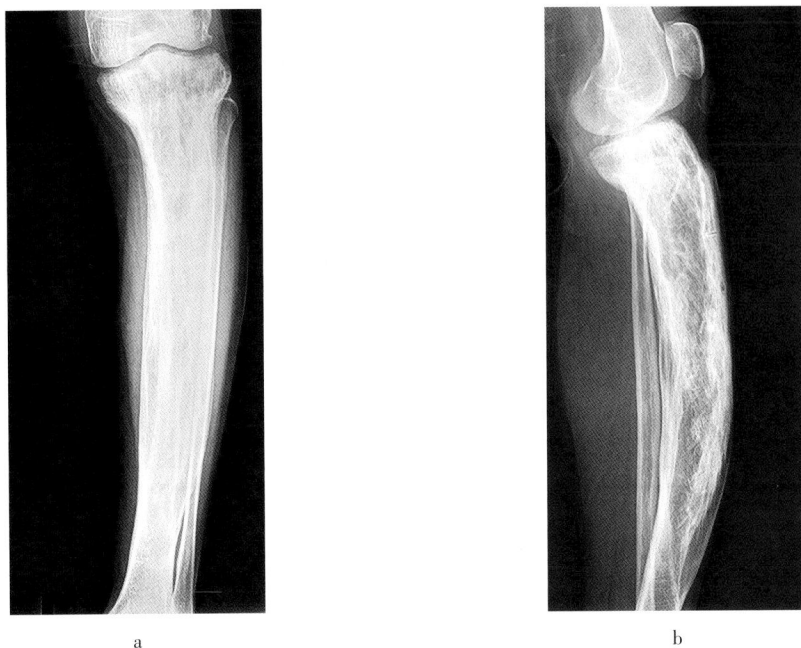

**图 11 - 15　左胫骨畸形性骨炎**

男，52 岁，左小腿弯曲畸形数年。a. 左小腿正位片；b. 左小腿侧位片。（a～b）
示左胫骨中上段增粗弯曲，骨皮质、骨松质及髓腔消失而被增粗紊乱的骨小梁结
构所代替

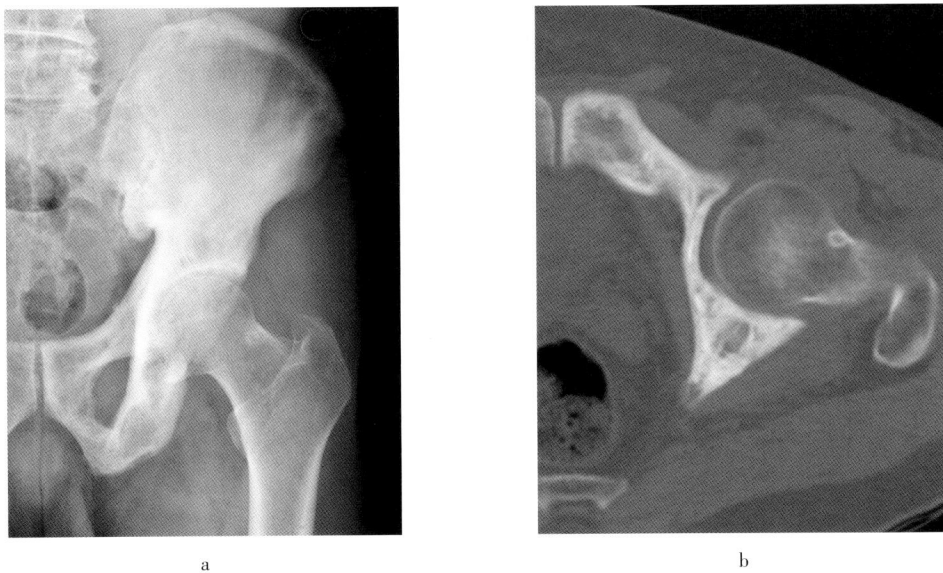

a            b

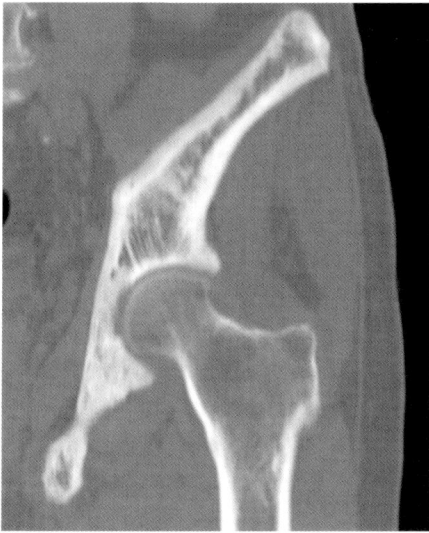

**图 11 – 16 左骨盆畸形性骨炎**

男，64 岁，左髋疼痛、不适 10 余天。a. 左髂骨正位片；b. CT 横轴位平扫；c. CT 冠状位重建。（a ~ c）示左髂骨、耻骨及坐骨支密度增高，骨纹理粗糙，髂坐线及外缘骨皮质显著增厚

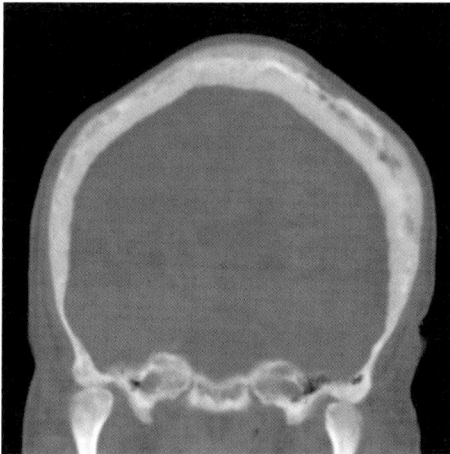

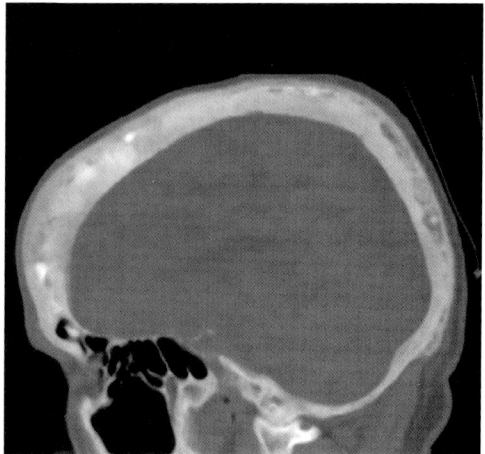

**图 11 – 17 颅骨畸形性骨炎**

a. CT 平扫冠状位重建；b. CT 平扫矢状位重建。（a ~ b）示颅盖骨骨密度增高，骨纹理粗糙，内板致密增厚

# 第二节 内分泌性骨病

## 一、呆小病

呆小病又称克汀病，是一种先天性甲状腺发育不全或功能低下造成幼儿发育障碍的代谢性疾病。分为地方性和散发性两类，其主要原因是缺碘，前者发生于甲状腺肿流行

区域，因土壤和水源中碘含量甚低，妊娠时缺碘引起胎儿发育早期严重缺碘而致病；后者多由先天性甲状腺发育不良或甲状腺不能合成甲状腺素所致。

【临床表现】

患儿成长缓慢，起坐、行走、言语开始皆晚，乳齿发生延迟。表现为四肢短小，身体上部长于下部。此外，体温偏低、毛发稀少、皮肤粗糙、面部浮肿、表情淡漠、精神呆滞、动作迟缓、智力低下、听力障碍等为其常见临床表现。实验室检查甲状腺[131]I 吸收率明显减低。

【影像要点】

1. 四肢骨化中心出现明显延迟，愈合很晚，骨龄较真实年龄明显幼小。

2. 骨化中心开始可出现多个，后渐融合，因此可显示密度不均匀的边缘毛糙影。

3. 干骺端先期钙化带也可不规则，并致密增宽。

4. 四肢长骨短小。双侧股骨颈可变宽，大转子上移高过股骨颈而股骨头下垂；颈干角减小呈髋内翻；股骨头骨骺扁平，密度不均匀而呈碎裂状。

5. 颅骨骨化延迟，可见囟门与颅缝久不闭合，颅底缩短，头颅宽度增大，蝶鞍呈圆形且丰满或增大，副鼻窦发育障碍。

呆小病的影像见图 11 – 18。

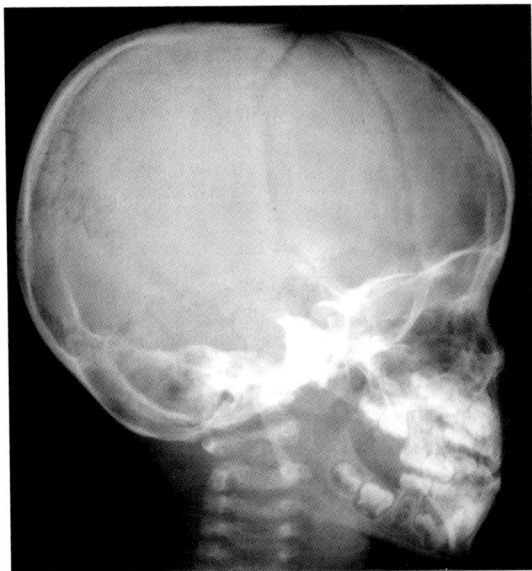

a

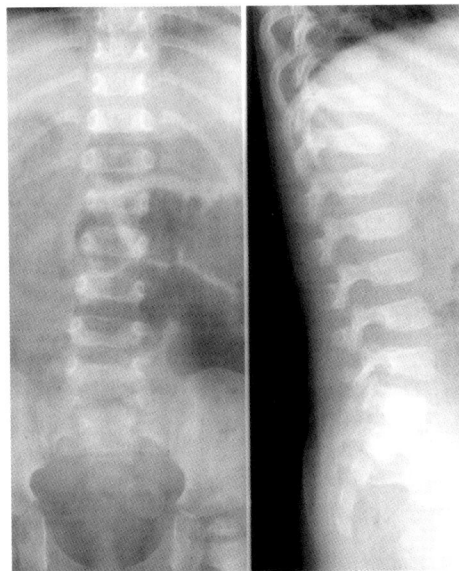

b

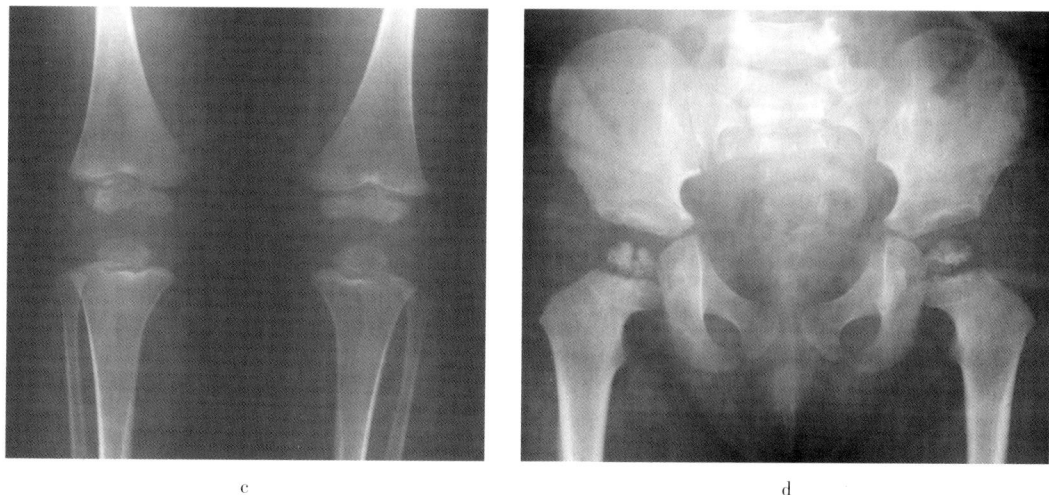

**图 11 – 18　呆小病**

女，8 岁。a. 头颅侧位片，头颅密度减低，颅底缩短，颅缝未闭合，可见缝间骨；
b. 腰椎正、侧位片，腰椎密度减低，第 1 腰椎楔状变形；c. 双膝正位片，示双膝
密度减低，密度不均匀、边缘毛糙；d. 双髋正位片，示双侧股骨头骨骺变小并呈碎
裂状

# 二、甲状旁腺功能亢进症

甲状旁腺功能亢进症是由于甲状旁腺分泌过多的甲状旁腺素而引起内分泌失调，造成钙、磷代谢失常性内分泌性骨病。

【临床表现】

多见于 20～50 岁，女性多于男性。临床表现主要有全身无力，关节及肌肉疼痛。血生化检查显示碱性磷酸酶增高，血清钙增高，血清磷降低，尿中钙、磷增多，甲状旁腺素分泌增多。

【影像要点】

本病约有 1/3 病人有骨关节改变，主要征象包括全身弥漫性骨质疏松、指骨骨膜下和齿槽骨牙硬板骨质吸收、纤维囊性骨炎（棕色瘤）、颅骨板障颗粒状骨质疏松、骨质软化及关节软骨钙化等。

**1. 全身弥漫性骨质疏松**　表现为全身性骨质密度减低，骨皮质变薄，骨小梁纤细或消失。

**2. 指骨骨膜下和齿槽骨牙硬板骨质吸收**　为本病特征性表现，多见于中指中节指骨桡侧边缘，表现为皮质外缘密度减低或不规则缺失，边缘毛糙不齐呈花边样。指骨粗隆亦可见显著骨吸收。齿槽骨牙硬板骨质吸收表现为牙硬板密度减低或消失，齿周白线

消失。

**3. 纤维囊性骨炎**　好发于骨盆、长骨和颌骨。多发生于骨松质，亦见于骨皮质，表现为局限性骨质破坏，可呈单囊状或多囊状透光区并向周围膨胀，范围大小不一，大多边缘不清，无硬化。

**4. 颅骨板障颗粒状骨质疏松**　表现为颅骨内、外板松化及板障结构不清，颅板显示弥漫性密集斑点状透光区。

**5. 骨质软化**　除骨盆变形外伴有假性骨折线，少年患者干骺端类似佝偻病改变。

**6. 关节软骨钙化**　多见于膝关节、耻骨联合、腕三角骨等透明软骨和纤维软骨等。

**7. 泌尿系统结石**　主要表现为一侧或双侧肾结石。

甲状旁腺功能亢进症的影像见图 11-19 至图 11-20。

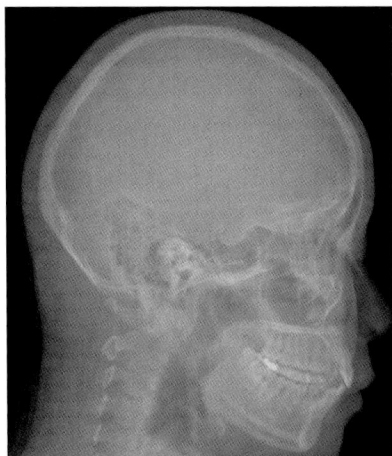
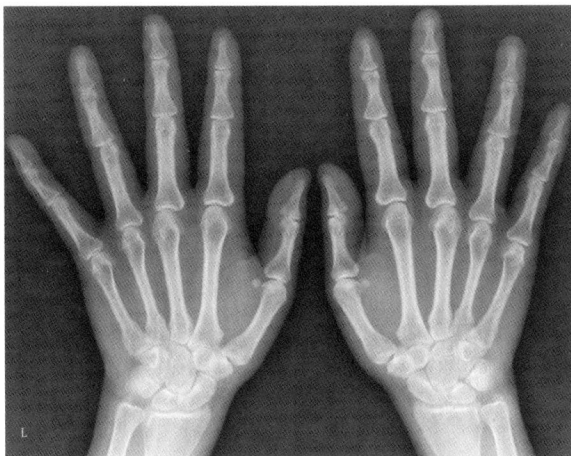

a　　　　b

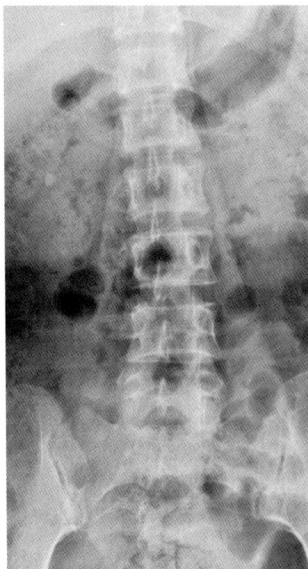
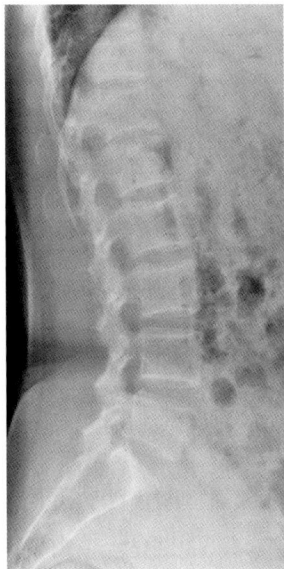

c　　　　d

e

f

g

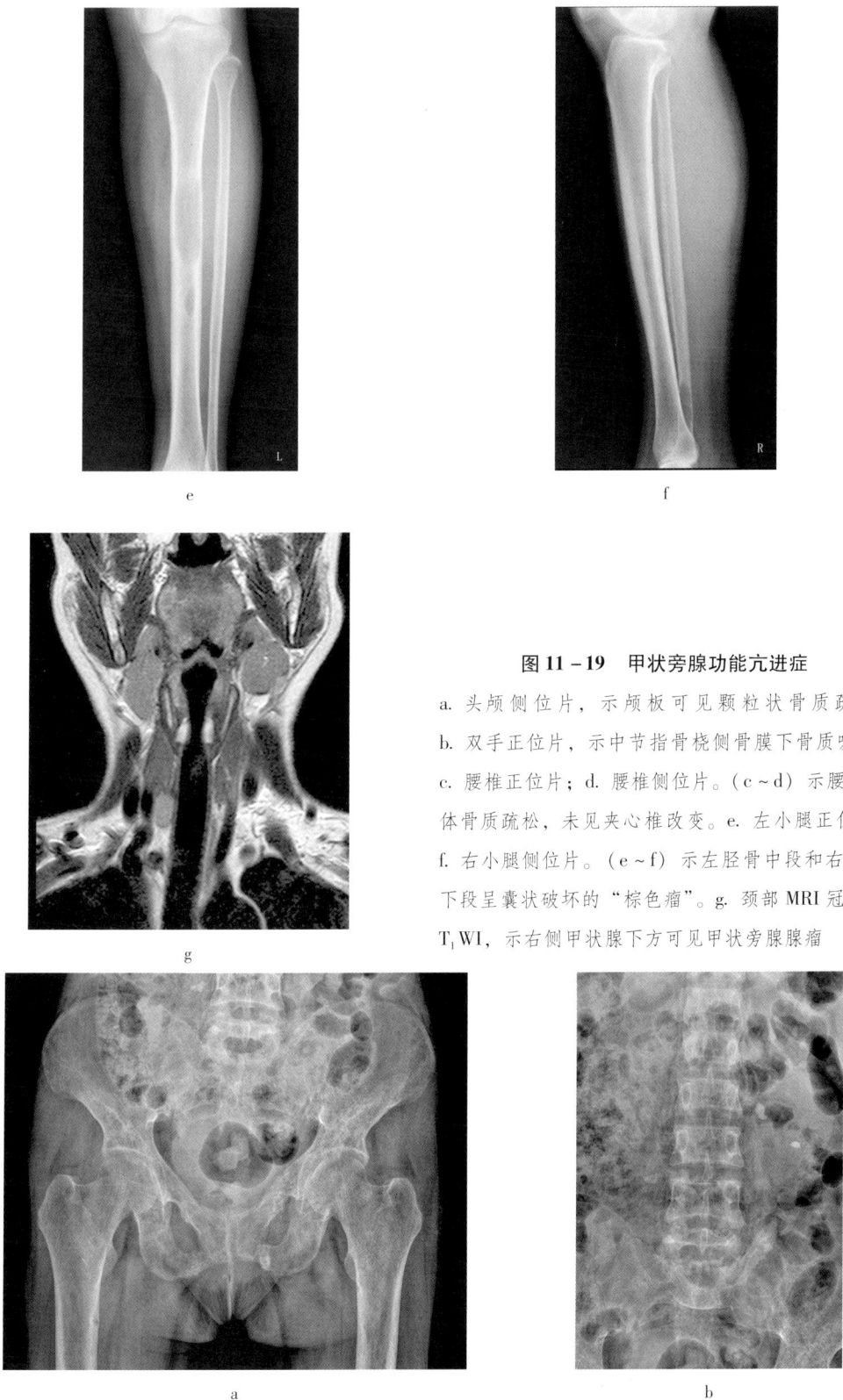

**图 11 - 19 甲状旁腺功能亢进症**

a. 头颅侧位片，示颅板可见颗粒状骨质疏松。
b. 双手正位片，示中节指骨桡侧骨膜下骨质吸收。
c. 腰椎正位片；d. 腰椎侧位片。（c～d）示腰椎椎体骨质疏松，未见夹心椎改变。e. 左小腿正位片；
f. 右小腿侧位片。（e～f）示左胫骨中段和右腓骨下段呈囊状破坏的"棕色瘤"。g. 颈部 MRI 冠状位 $T_1WI$，示右侧甲状腺下方可见甲状旁腺腺瘤

a

b

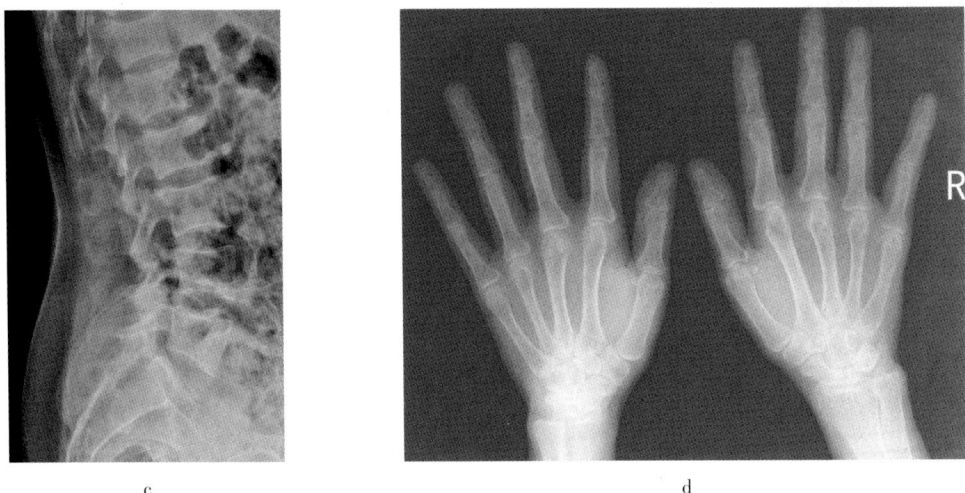

c

d

**图 11 - 20　甲状旁腺功能亢进症**

a. 骨盆正位片；b. 腰椎正位片；c. 腰椎侧位片。（a ~ c）示骨盆及腰椎诸骨显著
密度减低，小骨盆变形内陷，左耻骨上、下支衰竭骨折，右股骨上段可见假性骨
折线，左肾尚见多枚结石影。d. 双手正位片，示双手多个指骨骨膜下骨质吸收

# 三、垂体性侏儒症

垂体性侏儒症是由于垂体前叶腺功能减退引起的异常生长缓慢和比例正常的身材
矮小。

## 【临床表现】

患者全身骨骼大小及比例关系基本正常，但为小儿型结构，头颅较其他部分相对增
大，上身长于下身，手足仍为停止生长年龄之小儿手足大小，出牙晚。于青春期时不出
现第二性征，无阴毛及腋毛，睾丸及卵巢萎缩。

## 【影像要点】

1. 出生时婴儿身高无任何异常，1 岁以后显示生长发育轻度障碍。

2. 骨骺出现延迟，骨骺形态小但不变形，骨骺线不闭合。

3. 颅盖骨大、面骨小，二者不相称，颅缝不闭合。

4. 由于椎体边缘骨骺缺如，椎体可变扁。

垂体性侏儒症的影像见图 11 - 21。

a

b

c

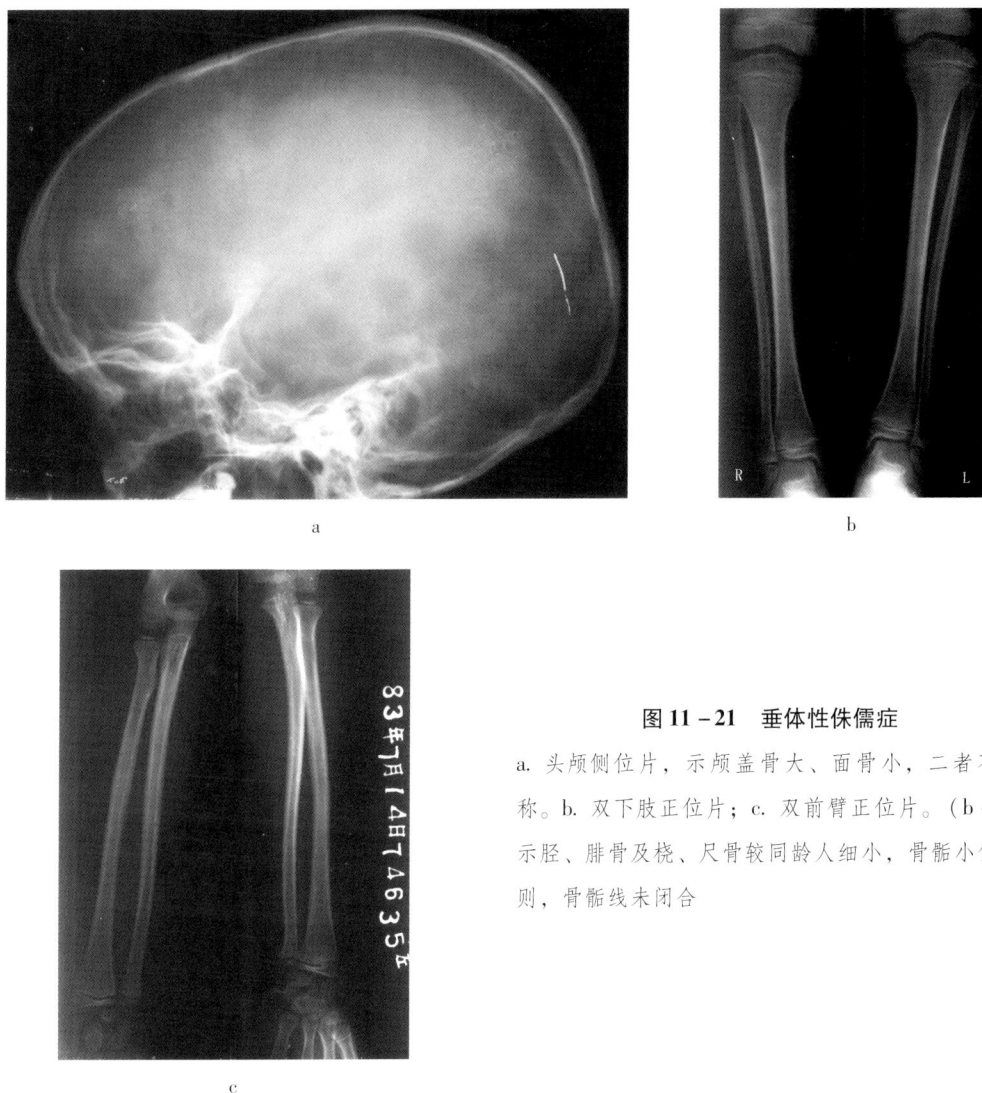

**图 11 - 21 垂体性侏儒症**

a. 头颅侧位片，示颅盖骨大、面骨小，二者不相称。b. 双下肢正位片；c. 双前臂正位片。（b~c）示胫、腓骨及桡、尺骨较同龄人细小，骨骺小但规则，骨骺线未闭合

## 四、糖尿病性骨关节病

糖尿病为胰岛素分泌不足引起的高血糖性内分泌与代谢性疾病，可累及体内多个脏器并引起多种并发症。糖尿病性骨关节病由于合并神经病变及各种不同程度末梢血管病变，可导致下肢感染、溃疡形成和（或）深部组织的破坏，是糖尿病患者常见的一种并发症。

【临床表现】

本病初期，患者多有皮肤瘙痒、肢端发凉、感觉迟钝、水肿，继之出现双足袜套式的持续麻木，多数可出现痛觉减退或消失，少数出现患处针刺样、刀割样、烧灼样疼痛，夜间或遇热时加重，鸭步行走或倚杖而行。有些老年患者伴有严重肢体缺血史，如间歇性跛行、静息痛等。

## 【影像要点】

**1. 骨质疏松** 表现为局限性或（和）弥漫性骨密度减低，骨皮质变薄，骨小梁稀疏、减少。

**2. 关节旁骨皮质缺损** 好发于趾骨或跖骨头，尤其是踇趾。缺损区边缘锐利，约 1 ~ 5mm 直径大小。此种改变一般较细微，但可以发展为骨质溶解。

**3. 骨端骨质溶解** 常见于跖骨远端和趾骨近端，亦见于趾骨末节。表现为骨质呈溶骨性不规则破坏，致骨端呈圆锥状，甚至末端完全溶解吸收呈明显骨质缺损。邻近关节下骨质或关节软骨被破坏时，可使关节间隙变窄甚至消失。

**4. 趾骨骨干变化** 对称性变细，呈漏斗状。

**5. 骨膜新生骨** 较局限，沿着骨干分布，多伴有骨关节的其他病变。

**6. Charcot 关节** 好发于足，可累及踝关节，累及膝关节和脊柱者少见。关节受损部位有不规则骨质破坏和增生，可伴有脱位和半脱位，关节周围软组织肿胀且密度增高。在脊椎可有象牙质样密度增高及骨桥形成，常累及 1 ~ 2 个椎体。

**7. 关节周围炎和骨性关节炎** 好发于肩和髋关节，表现为退行性变，关节增生硬化，关节间隙变窄或关节内游离体。

**8. 软组织和血管钙化** 主要为血管钙化，以足及踝、腕为多见，并可有肌腱、髂腰韧带或跖长韧带钙化。

糖尿病性骨关节病的影像见图 11 - 22 至图 11 - 24。

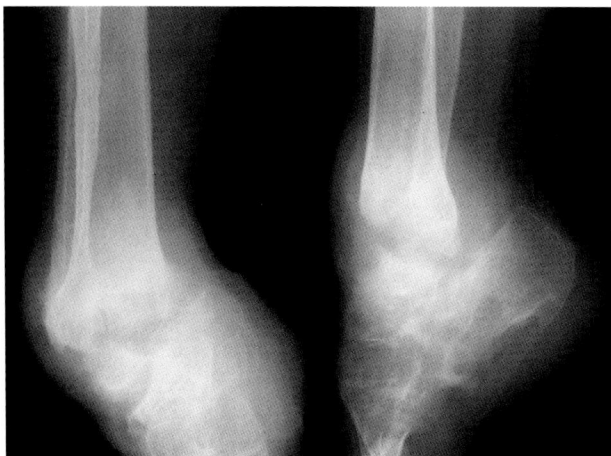

**图 11 - 22　左足踝糖尿病性骨关节改变（Charcot 关节）**

左踝正侧位片，示左踝关节骨质吸收崩解，残端骨质硬化，关节结构紊乱伴脱位改变，关节囊膨隆，周围软组织显著肿胀，余骨骨质疏松，跖跗关节融合，腓骨下段可见骨膜反应

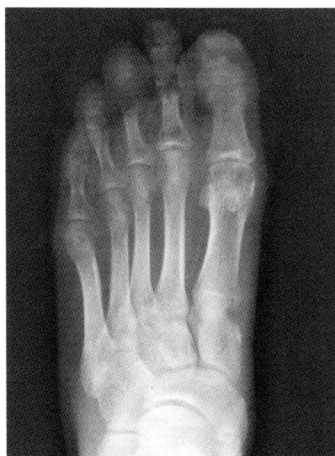

**图 11 - 23　左侧糖尿病足改变**

男，72 岁，有糖尿病病史 12 年，现左足溃烂 3 月余。左足正位片，示左足骨质疏松，踇趾末节骨质吸收且有游离碎骨片，第 2 趾末节外侧亦见骨质吸收，周围软组织肿胀，第 2 趾软组织内可见气体影

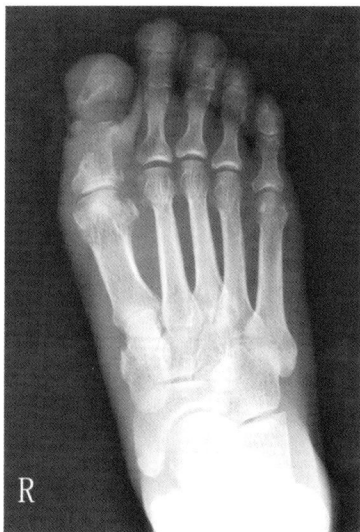

**图 11 – 24　右侧糖尿病足改变**

男，68 岁，右足肿痛 4 月余，有糖尿病病史 10 年。右足正位片，示右足诸骨密度减低，踇趾见骨质破坏，边缘模糊，第 1 跖骨头及第 2 趾骨近节见囊状透亮影，周围软组织肿胀

# 五、肿瘤相关性骨软化症

肿瘤相关性骨软化症为低血磷性骨软化症的一种类型，是由具有内分泌功能的磷酸盐尿性间叶肿瘤引起肾排磷增加而造成的获得性低血磷性骨软化症。磷酸盐尿性间叶肿瘤多数为良性，少数为恶性；大部分来源于间叶组织，可向周围组织呈浸润性生长。肿瘤细胞主要由弥漫或成束排列的梭形纤维母样细胞构成，肿瘤间质内可见黏液样、软骨样、骨样基质及成熟脂肪组织，其间可见不规则的颗粒状及团块状钙化。肿瘤组织中血管丰富，可见簇状排列的厚壁畸形血管、窦样扩张的薄壁血管、血管外皮瘤样鹿角样分支血管结构。根据病理改变，磷酸盐尿性间叶肿瘤可分为混合结缔组织型、骨母细胞瘤样型、非骨化性纤维瘤样型和骨化性纤维瘤样型四个亚型。

【临床表现】

好发于成人，2/3 发生于 30 岁以上，无性别差异，无家族佝偻病或骨软骨症病史。起病隐匿，病程长呈渐进性。常见症状为承重骨骨痛，全身肌痛和肌无力；合并骨折者可有相应骨折畸形症状及体征。实验室检查：碱性磷酸酶升高，血钙一般正常，血磷降低，血 1，25 – $(OH)_2$ 维生素 $D_3$ 水平减低，尿磷增高。

【影像要点】

**1. 骨软化症**

（1）X 线平片为首选检查方法。

（2）全身骨骼普遍密度减低，骨小梁及骨皮质模糊不清，呈雾霾样。

（3）承重骨骼弯曲变形，椎体常有双凹变形或压缩骨折，骨盆内陷呈三叶状。

（4）双侧耻骨坐骨支及股骨近端（尤其是后者）常见假性骨折线，严重者股骨上段可出现衰竭骨折。

**2. 磷酸盐尿性间叶肿瘤**

（1）肿瘤好发于四肢及颌面部，可发生于骨或软组织内，病灶多为单发。

（2）发生于骨内者，X 线和 CT 主要表现为局限性致密影或溶骨性破坏灶，良性者边界清楚，恶性者因浸润性生长而致。边界常模糊不清。MRI 表现为结节样或破坏性异常信号灶，$T_1WI$ 呈稍低信号，$T_2WI$ 及抑脂像呈高信号，增强扫描病灶显著强化。

（3）发生于软组织内者，CT 或 MRI 表现为软组织密度肿块或异常信号肿块，增强扫描均明显强化。

肿瘤相关性骨软化症的影像见图 11 - 25 至图 11 - 26。

**【鉴别诊断】**

本病主要与原发性甲状旁腺功能亢进症及抗维生素 D 型佝偻病鉴别。

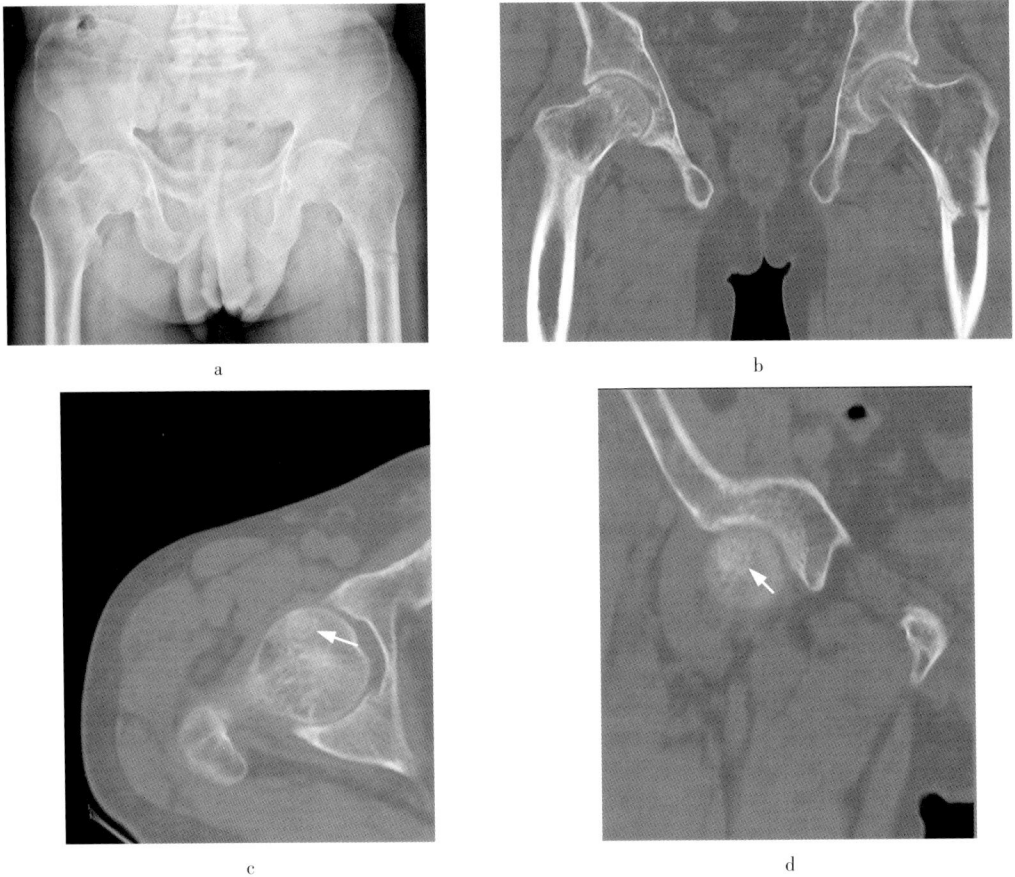

图 11 - 25　肿瘤相关性骨软化症

男，55 岁，双下肢游走性疼痛 5 年，实验室检查血磷降低。a. 骨盆正位片；b. CT 冠状位重建。（a~b）示骨盆诸骨普遍密度减低，骨小梁模糊不清，左股骨上段及右股骨转子间可见假性骨折线，提示骨盆存在骨质软化改变。c. 右髋横轴位 CT 平扫；d. CT 冠状位重建。（c~d）示右髋构成骨密度减低，骨小梁模糊不清，右股骨头可见局限性类圆形致密影（白箭头）

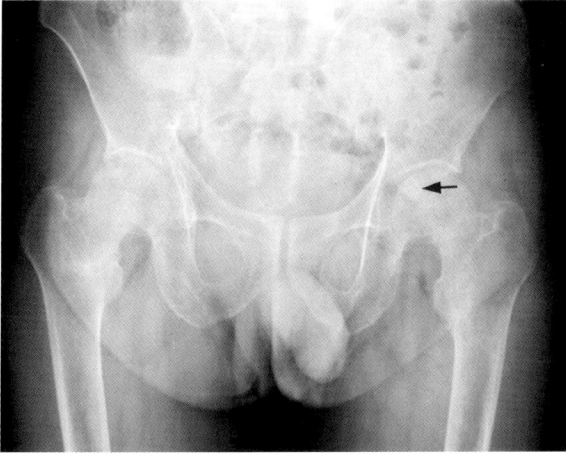

a

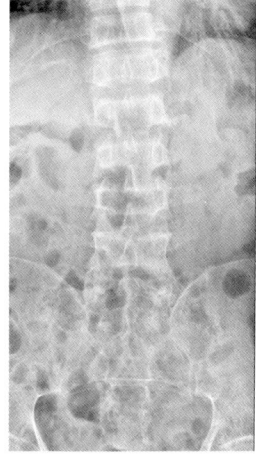

b

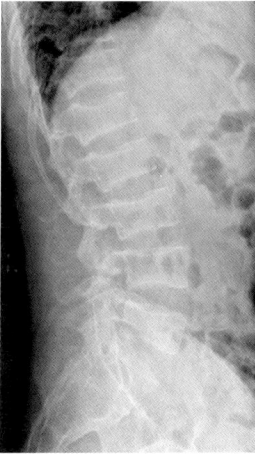

c

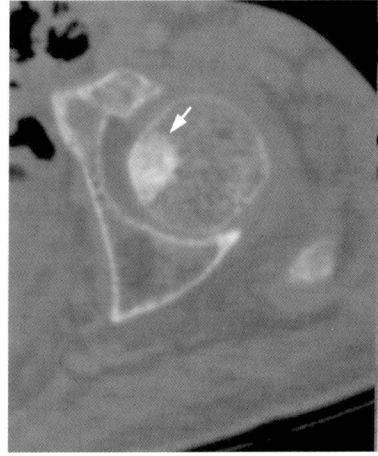

d

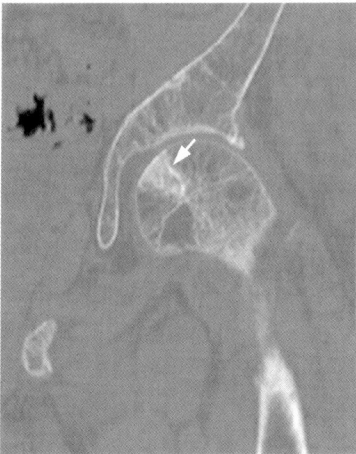

e

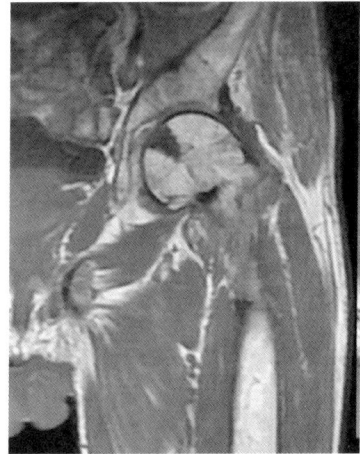

f

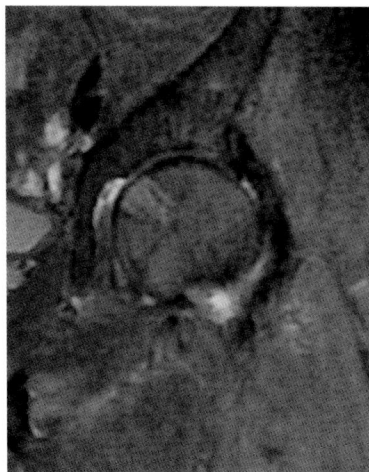

g

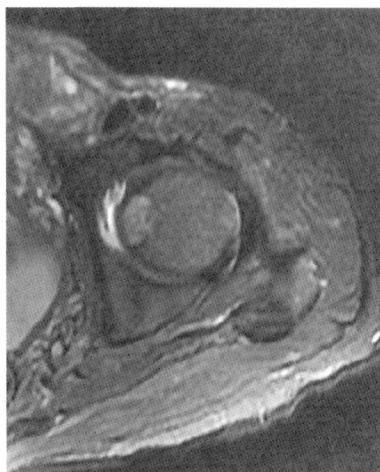

h

**图 11-26 肿瘤相关性骨软化症**

男，50 岁，双髋疼痛 4 年余。a. 骨盆正位片；b. 腰椎正位片；c. 腰椎侧位片。（a~c）示骨盆及腰椎普遍密度减低，骨小梁模糊不清呈雾霾样，左股骨颈及右转子间可见假性骨折线，左股骨头可见楔状密度增高影（黑箭头）。d. 左髋 CT 横轴位平扫；e. CT 冠状位重建。（d~e）示左髋构成骨密度减低，骨纹理模糊，局部区域骨小梁缺失，左股骨头可见局限性致密影（白箭头）。f. MRI 冠状位 $T_1WI$；g. 冠状位抑脂 $T_2WI$；h. 横轴位抑脂 $T_2WI$ 增强；i. 横轴位抑脂 $T_2WI$ 增强。（f~i）示左股骨头楔状异常信号影，$T_1WI$ 呈低信号，抑脂 $T_2WI$ 呈稍高信号，增强后病灶显著强化

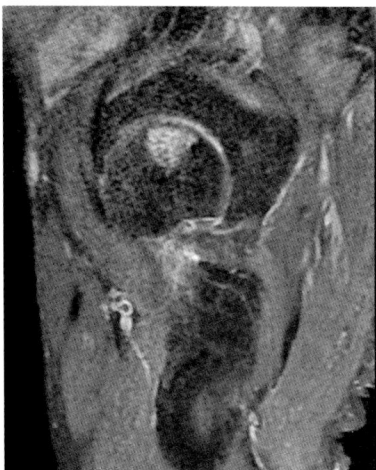

i

# 参考文献

[1] 黄耀华. 髋关节影像诊断学. 2 版 [M]. 北京：人民卫生出版社，2018.

[2] 梁碧玲. 骨与关节疾病影像诊断学. 2 版 [M]. 北京：人民卫生出版社，2016.

[3] 孙材江，彭力平. 实用骨内科学 [M]. 北京：人民军医出版社，2008.

[4] 谭远超. 骨伤科读片技术 [M]. 北京：人民卫生出版社，2008.

[5] 王云钊，曹来宾. 骨放射诊断学 [M]. 北京：北京医科大学 - 中国协和医科大学联合出版社，1994.

[6] 陈涛. 糖尿病性骨关节病的影像学分析 [J]. 实用临床医学，2012，13（6）：91-92.

［7］黄莺，周辉．原发性甲状旁腺功能亢进骨病的影像学分析（附12例报告）［J］．现代医用影像学，2009，18：83-86．

［8］赵余祥，郭献日．糖尿病性骨关节病的X线和CT征象分析［J］．中医正骨，2009，21：21-22．

［9］沈艳，杨世埙，李明华，等．原发性甲状旁腺功能亢进症骨骼改变的影像学表现［J］．中国医学计算机成像杂志，2008，14：241-246．

［10］钟笛，李玲，哈力旦·牙森．I型戈谢病4例报告［J］．新疆医科大学学报，2008，31：1469．

［11］王蕾，张雪哲，洪闻．糖尿病性骨关节病一例［J］．中华放射学杂志，2006，40：781-782．

［12］桑强章，陈训贵，谌长江，等．高雪病二例［J］．临床放射学杂志，2006，25：986-987．

［13］姚桂玲，宋丽洁，赵怡雯，等．Gaucher病2例［J］．罕少疾病杂志，2004，11：61-62．

［14］仲斌峰，陈成立．糖尿病性骨关节病的X线诊断六例［J］．放射学实践，2004，19：621．

［15］杨立平，龙梦哲．糖尿病足3例报告［J］．实用放射学杂志，2000，16：630．

［16］王瑶，张英杰，聂洪章，等．坏血病X线诊断及鉴别诊断（附30例报告）［J］．黑龙江医学，1996，10：11-12．

［17］马文杰，易茜璐，于明香．肿瘤相关性低磷性骨软化症（TIO）1例［J］．复旦学报（医学版），2012，39（6）：680-681．

［18］余卫，林强，张云庆，等．瘤源性骨质软化症的影像学表现及临床诊断价值［J］．中华放射学杂志，2006，40（6）：616-620．

［19］蒋洁，张晓黎，董明，等．肿瘤相关性骨软化症3例分析并文献复习［J］．山东大学学报（医学版），2017，55（3）：108-111．

［20］杨广夫，钱致中．垂体性侏儒的X线研究［J］．实用放射学杂志，1986（1）：18-20．

［21］钱致中，杨广夫，李梦初，等．克汀病的X线诊断（附130例分析）［J］．实用放射学杂志，1985（1）：3-6．

## 第十二章

# 血液及造血系统疾病所致骨改变

## 一、珠蛋白生成障碍性贫血

珠蛋白生成障碍性贫血又称地中海贫血，是由于血红蛋白的珠蛋白链合成速率降低、血红蛋白产量减少所引起的一组遗传性溶血性贫血。

**【临床表现】**

本病是一种遗传病。大多数发生在 2 岁以下的幼儿，男女之比为 2∶1，多在出生后半年内发病。发病较为缓慢，主要症状表现为严重贫血、黄疸、肝脾肿大、骨关节疼痛、发育迟缓、颅面畸形等。小儿患者全身骨骼均有改变，成人主要见于中轴骨。

**【影像要点】**

**1. 颅骨**

（1）板障普遍吸收或呈颗粒状缺损，板障增宽（可厚达 2cm），外板萎缩变薄。

（2）板层间出现细针状小梁，呈放射状排列，以顶骨和额骨明显。

（3）面骨红骨髓增生，表现为颧骨和上、下颌骨膨隆、畸形与咬合不良。

**2. 短管状骨**

（1）骨质普遍疏松，骨小梁吸收、变形。

（2）髓腔扩大，皮质变薄外突，致使骨干呈长方形或柱状。

（3）骨小梁部分吸收，骨结构呈粗糙的网格状或粗纱布状。

**3. 长管状骨**

（1）病变始于干骺端，表现为髓腔扩大，骨小梁受压、变形、萎缩、粗糙而模糊。

（2）纤维组织增生硬化，并与残存的骨小梁相互交织，形成粗糙的网格状。

（3）骨干呈"垒球棒"状，以近躯干部的长管状骨最明显。

**4. 躯干骨**

（1）躯干骨骨质疏松，髓腔加大，骨皮质变薄。

（2）椎骨可呈鱼椎状，并容易造成病理性骨折。

（3）肋骨增宽，以中前段显著，致使肺野几乎全被肋骨遮盖。

珠蛋白生成障碍性贫血的骨关节影像见图 12-1 至图 12-3。

## 【鉴别诊断】

本病需与戈谢病鉴别。

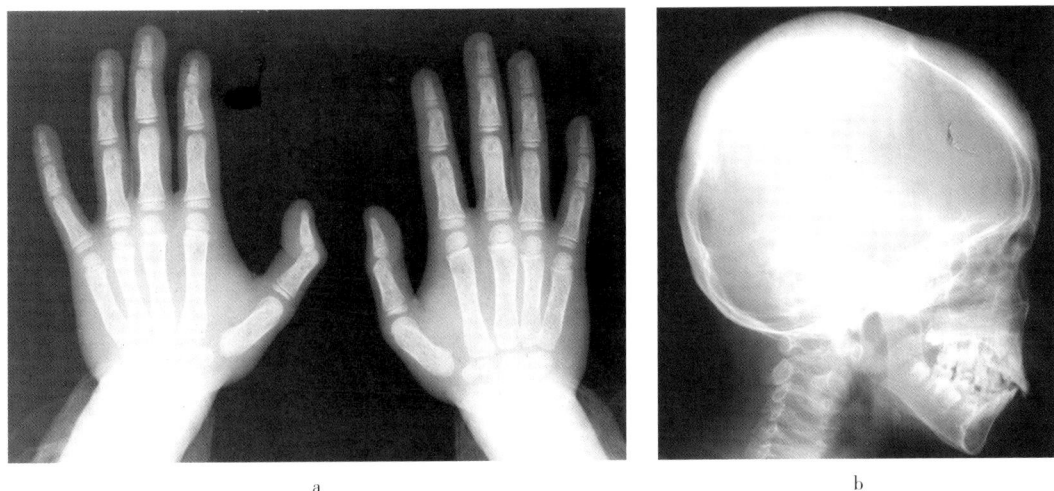

a

b

**图 12 - 1　珠蛋白生成障碍性贫血**

男，9 岁，面色黄白伴咳嗽 3 天。a. 双手正位片，示双手掌指骨皮质变薄，髓腔增宽，骨小梁纤细而模糊；b. 头颅侧位片，示额、顶骨板障增宽，颅骨内、外板变薄，骨质疏松，部分外板消失呈放射状骨针与内板垂直；c. 双膝正位片，示双侧股骨下段及胫、腓骨近端骨质疏松，皮质变薄，髓腔增宽，骨小梁纤细

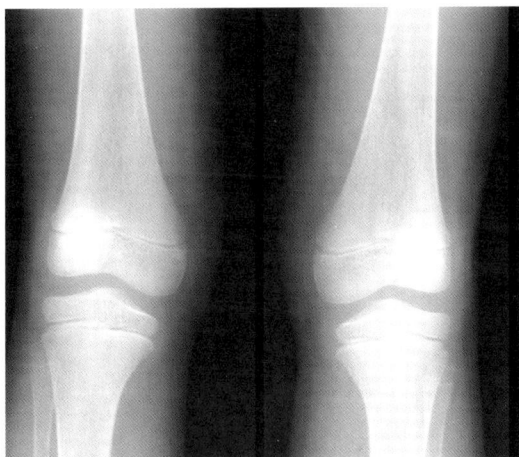

c

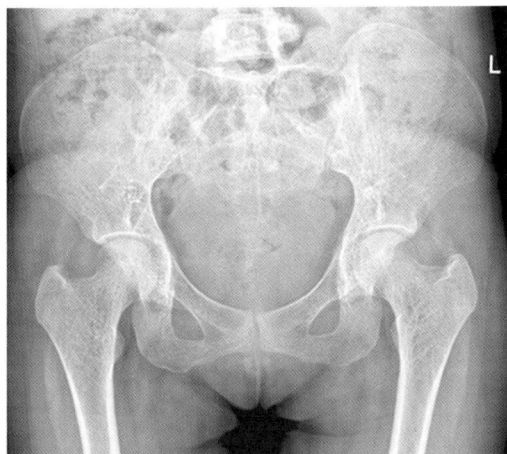

**图 12 - 2　珠蛋白生成障碍性贫血**

女，8 岁，双髋疼痛伴活动受限 2 年。骨盆正位片，示骨盆构成骨骨质普遍密度减低，皮质变薄，髓腔增宽，骨小梁纤细

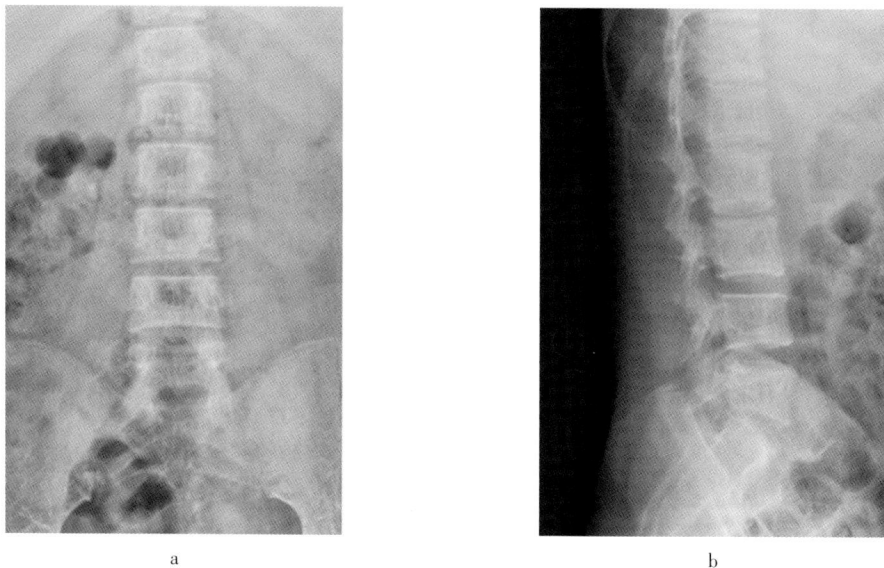

a b

**图 12 - 3 珠蛋白生成障碍性贫血**

a. 腰椎正位片；b. 腰椎侧位片。(a～b) 示腰椎构成骨骨质普遍密度减低，皮质变薄，骨小梁纤细

# 二、原发性骨髓纤维化

骨髓纤维化又称骨髓硬化症，为一种慢性骨髓增生性疾病，根据病因不同可分为原发性和继发性两种。继发性骨髓纤维化常继发于白血病后期，病变的骨髓大多发生纤维化，但很少发生骨硬化。原发性骨髓纤维化确切原因仍未明了，目前认为系由造血干细胞克隆性异常所致。本病 30%～70% 的病例可出现骨骼改变，好发于脊柱、肋骨、骨盆、颅骨、肩胛骨及长骨干骺端等红骨髓分布区域，肘、膝关节以下骨骼很少受侵犯。

【临床表现】

发病年龄一般较大，多见于 40 岁以上，儿童极少见。男女发病率无明显差别。病程缓慢，病情呈进行性加重，主要症状为乏力、易疲倦、体重减轻和皮下出血。脾脏常异常增大，可伴有腹胀和左上腹隐痛，肝脏也可增大，淋巴结肿大常不明显。

【影像要点】

（一）平片

1. 病变主要位于红骨髓相对集中的中轴骨及四肢骨近端。

2. 早期因髓内新骨形成，病骨骨小梁模糊不清呈磨玻璃样斑片状。

3. 随病变进展，病骨密度普遍增高，骨小梁增粗、致密、融合，骨髓腔模糊不清。

4. 病变后期，骨质增白硬化，其内间杂"米粒状""瓜子状"低密度透光区。

5. 病骨和关节形态基本正常，未见骨质吸收破坏和骨膜反应改变。

## （二）CT

1. 早期病骨呈磨玻璃样，骨小梁模糊不清，随病变进展，骨小梁增粗、致密、硬化，骨密度增高。

2. 病变常呈对称分布，其内间杂"米粒状""瓜子状"低密度区。

## （三）MRI

1. 病骨在 $T_1WI$ 和 $T_2WI$ 上均表现为弥漫性低信号，信号强度不均匀。

2. 低信号区可呈斑点状、片状甚至融合成弥漫均匀低信号，其内间杂大小不一的 $T_2WI$ 高信号，代表残留的造血组织。

原发性骨髓纤维化的骨关节影像见图 12 - 4 至图 12 - 5。

## 【鉴别诊断】

本病需与氟骨症、石骨症、肾性骨病及成骨型骨转移瘤等鉴别。

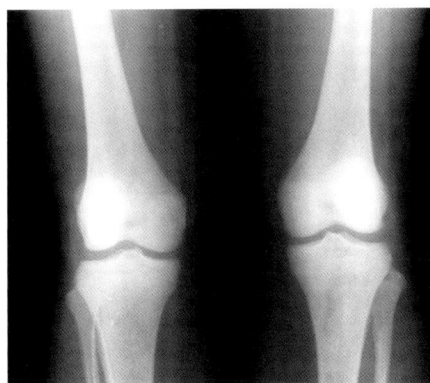

a

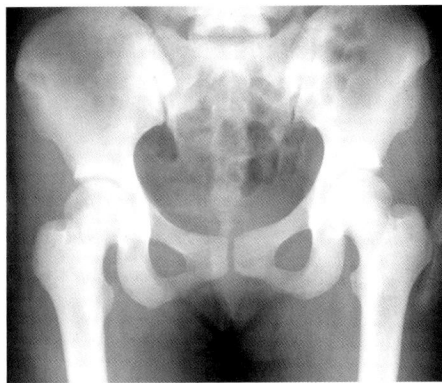

b

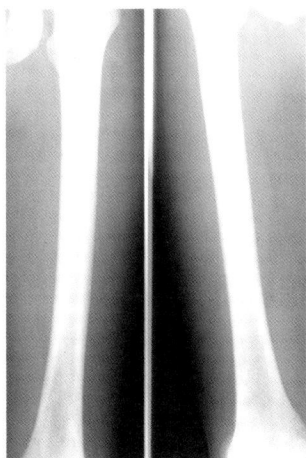

c

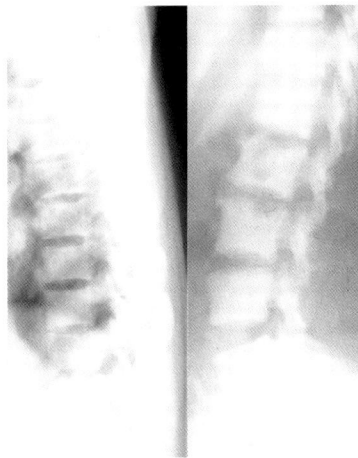

d

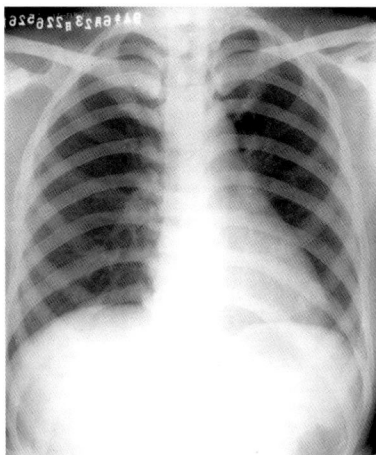

**图 12 - 4　原发性骨髓纤维化**

女，32 岁，全身瘀斑 1 年。a. 双膝正位片；b. 骨盆正位片；c. 双侧股骨正位片；d. 胸腰椎侧位片；e. 胸部正位片。（a～e）示双膝关节、骨盆、双侧股骨、胸腰椎体及胸肋普遍骨质不均匀增高，骨小梁模糊不清呈磨玻璃样，骨髓腔狭窄

e

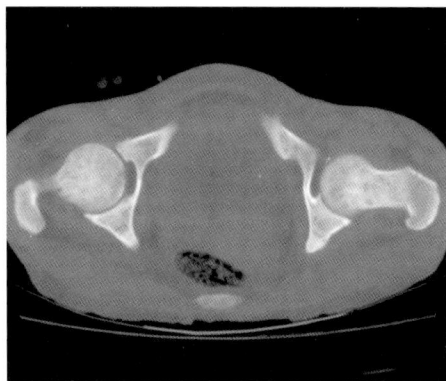

a

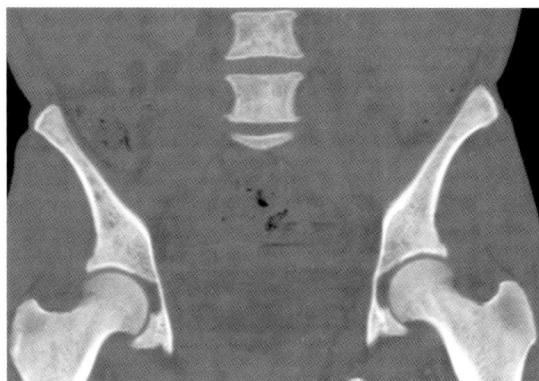

b

**图 12 - 5　原发性骨髓纤维化**

a. CT 横轴位平扫；b. 冠状位重建。（a～b）示双髋关节构成骨及所见腰椎、髂骨骨密度增高，常呈对称分布，其内间杂"米粒状"低密度区

# 三、白血病

白血病是起源于骨髓造血组织的恶性肿瘤，按细胞形态分为髓细胞性、淋巴细胞性和单核细胞性三种类型，临床上根据病情的急缓可分为急性和慢性两种。本病约半数病例可累及骨骼，任何骨骼均可发病，在儿童以长骨多见且常为多骨受累；成人则多累及扁骨，常见于脊椎、骨盆、肋骨及颅骨等。

【临床表现】

任何年龄均可发病，男女发病无明显差异。急性淋巴细胞性白血病多见于小儿，慢性髓细胞性白血病则多见于成人。肌肉、骨骼疼痛是本病的主要症状，疼痛多呈间歇性、局限性，骨破坏显著者可产生剧烈疼痛。除骨损害症状外，尚有肝脾肿大、乏力、发热、

淋巴结肿大等白血病表现。实验室检查：白细胞计数大多在（100～300）×10⁹/L，甚至可高达 $1000 \times 10^9$/L，并出现大量原始和幼稚白细胞；骨髓象增生明显或活跃。

**【影像要点】**

**（一）平片**

**1. 长管状骨**

（1）骨质疏松，常见于干骺端。表现为局部骨小梁吸收、骨皮质变薄、髓腔增宽，松质骨中出现较多的小圆形透亮区。

（2）干骺端透亮带，以股骨下端及胫骨上端最多见。表现为干骺端骺软骨下方横行的透亮带，宽 2～5mm，称为"白血病带"。

（3）溶骨性骨质破坏首先累及松质骨，而后侵及骨皮质，表现为大小不等的小圆形或虫蚀状骨破坏，边缘多较模糊。

（4）骨膜增生，可呈线状、葱皮状骨膜反应。

**2. 脊椎**

（1）椎体及其附件均可呈弥漫性骨质疏松，常以胸椎和上腰椎明显。

（2）椎体可因骨质疏松或骨质破坏而造成压缩呈楔状或似鱼椎状骨，椎间隙通常无改变。

**3. 颅骨**

（1）骨质破坏，表现为圆形、椭圆形及大小不等的密度减低区，直径 3～5mm，边缘模糊。随病情进展，小的破坏区可融合成不规则的片状骨缺损区。

（2）颅缝分离，囟门膨出，为颅内压增高现象。

**（二）CT**

1. CT 表现缺乏特异性，但因密度分辨率高，可发现细小的溶骨性病灶、骨皮质缺损及层状骨膜反应。

2. 关节受侵犯时，可显示滑膜水肿和结节状增厚。

**（三）MRI**

1. 病变区多表现为形态不规则、大小不一的长 $T_1$、长 $T_2$ 信号区，呈弥漫性、局灶性或混合性对称分布。

2. 在抑脂 $T_2WI$ 序列上正常骨髓内脂肪信号呈低信号而肿瘤细胞增生活跃则可在低信号背景中产生异常高信号，病变程度越严重，异常信号越明显。

3. 注射对比剂增强后可出现明显强化。

白血病的骨关节影像见图 12－6 至图 12－7。

**【鉴别诊断】**

本病需与多发性骨髓瘤及急性化脓性骨髓炎鉴别。

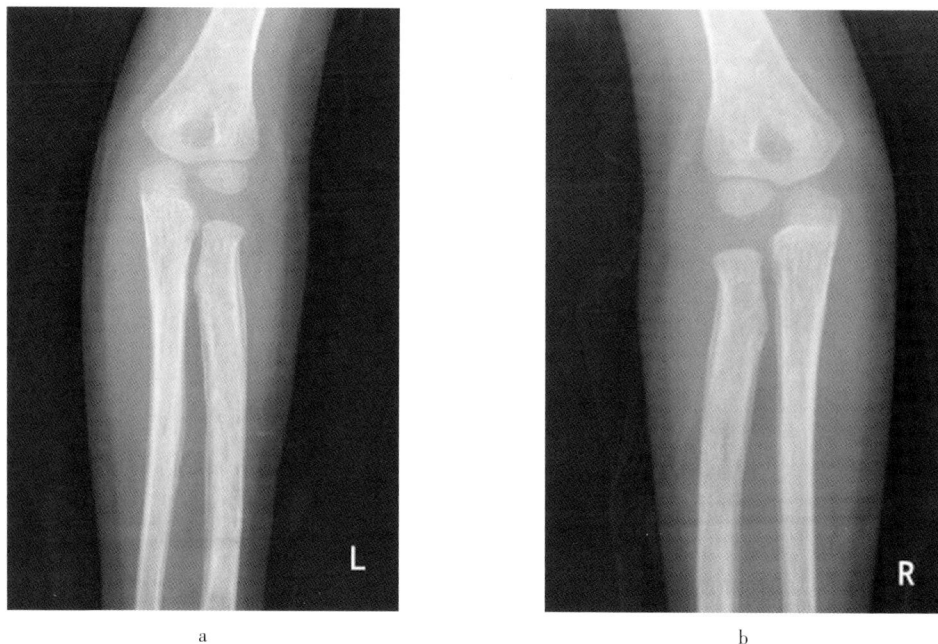

图 12 −6　白血病

女，4 岁，反复发热伴四肢疼痛 10 余天。a. 左前臂上段正位片；b. 右前臂上段正位片。(a~b) 示双侧桡骨中上段髓腔内多发穿凿样骨质破坏，周围可见线状骨膜反应

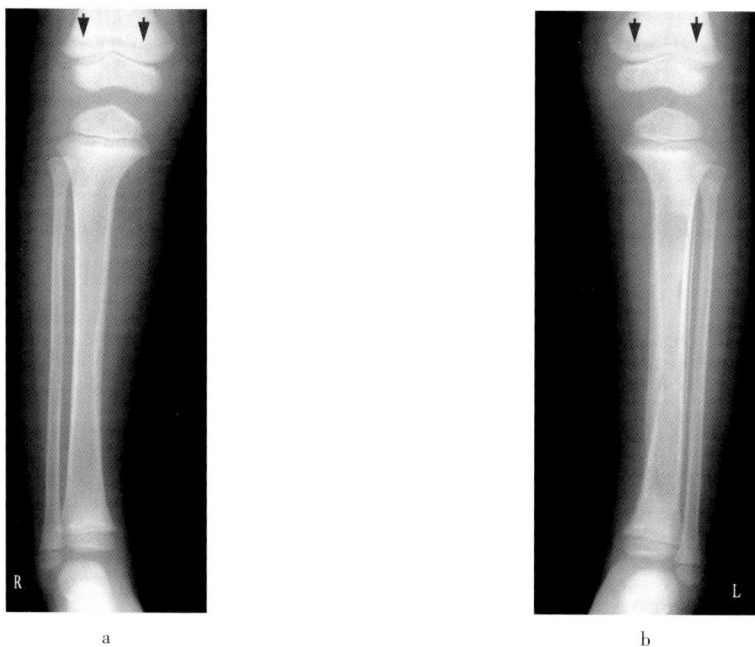

图 12 −7　白血病

男，3 岁，左小腿肿痛 2 个月。a. 右侧小腿正位片；b. 左侧小腿正位片。(a ~ b) 示左胫骨髓腔增宽，并见溶骨性骨质破坏，周围可见层状骨膜反应，左、右股骨远侧干骺端可见低密度"白血病带"（黑箭头）

# 四、孤立性骨髓瘤

孤立性骨髓瘤又称单发性浆细胞瘤，病理上与多发性骨髓瘤完全相同。少数可转变为多发性骨髓瘤。孤立性骨髓瘤的诊断有四条标准：①单骨单发病灶，活检证实为骨髓瘤；②局部病变以外的多部位多次骨髓活检和 X 线检查均阴性；③全身症状、体征不明显，化验检查正常；④随访 2～3 年病灶无扩散。

**【临床表现】**

发病年龄较大，男性发病多于女性，约2/3 患者为男性。骨痛是常见症状，主要表现为病变局部疼痛，但均无明显全身乏力、体重减轻和发热等症状。实验室检查：球蛋白升高，白/球比例降低，轻度血沉加快，尿本 – 周蛋白均为阴性，骨髓穿刺检查均为阴性。

**【影像要点】**

（一）平片

1. 任何部位都可发生，但好发于脊椎、颅骨、肋骨、胸骨、锁骨或肩胛骨及四肢近端。

2. 多表现为单发性膨胀性不规则骨质破坏，边缘清楚，其中有粗糙或细小间隔，骨皮质变薄。

3. 脊椎多数表现为椎体膨胀性破坏伴压缩变扁，病变可涉及附件并向周围软组织侵犯，相邻椎间隙保持正常。

（二）CT

1. 多表现为溶骨性骨质破坏，破坏区完全为软组织肿块所代替，骨质膨胀，边界清楚。

2. 病变常突破骨皮质，在附近形成软组织肿块影。

3. 增强扫描显著强化。

（三）MRI

1. 病变多表现为膨胀性骨质破坏和骨髓信号异常，骨质破坏区为软组织信号代替，多突破骨皮质在骨旁形成软组织肿块。

2. 病变于 $T_1WI$ 呈低信号，$T_2WI$ 呈高信号，增强扫描显著强化。

孤立性骨髓瘤的骨关节影像见图 12 – 8 至图 12 – 9。

**【鉴别诊断】**

本病应与骨巨细胞瘤鉴别。

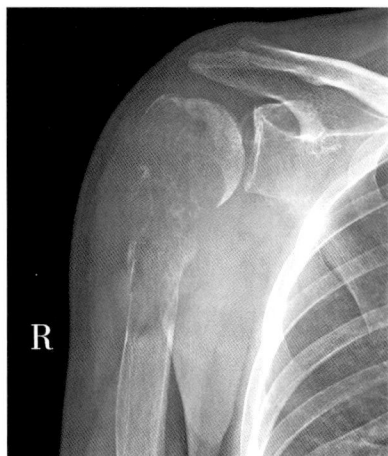

**图 12 - 8 右肱骨上端孤立性骨髓瘤**

右肩正位片，示右肱骨上端溶骨性破坏，内有泡沫状骨性间隔，骨皮质变薄，病灶穿破骨皮质侵犯周围软组织

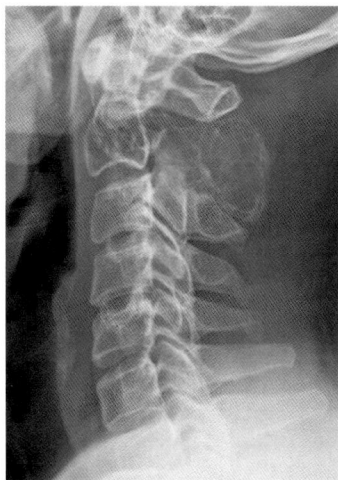

a

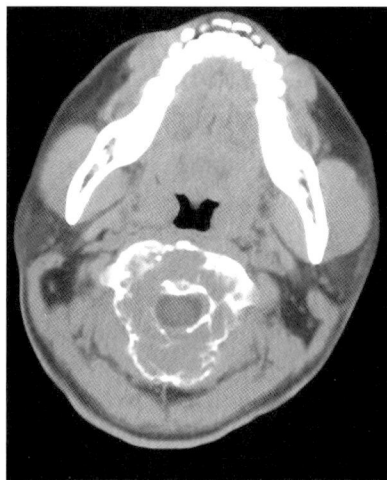

b

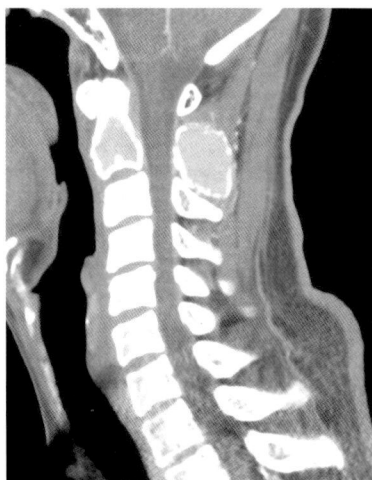

c

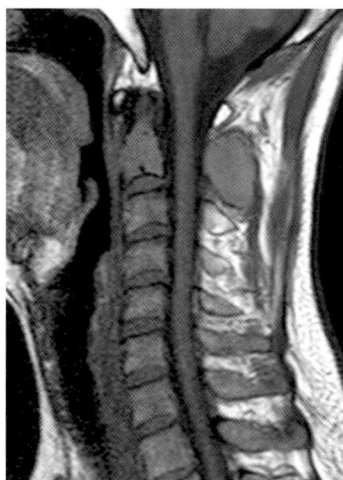

d

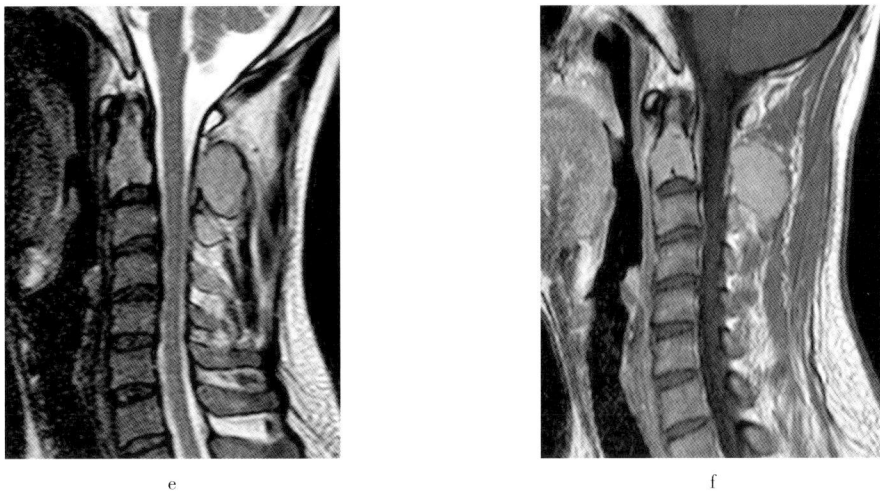

**图 12 - 9　枢椎孤立性骨髓瘤**

男，31 岁，颈痛伴活动受限 2 年余，加重 1 个月。a. 颈椎侧位片，示枢椎体及附件膨胀性破坏，其中可见细小骨性间隔。b. 枢椎 CT 平扫；c. CT 矢状位增强。(b～c)示枢椎膨胀性骨质破坏，内为软组织密度，其间可见骨性间隔，增强后病灶呈显著均匀强化。d. 颈椎 MRI 矢状位 $T_1WI$；e. 矢状位 $T_2WI$；f. 矢状位 $T_1WI$ 增强。(d～f) 示枢椎病变 $T_1WI$ 呈低信号，$T_2WI$ 呈稍高信号，增强后病灶明显均匀强化

## 五、多发性骨髓瘤

多发性骨髓瘤是指骨髓瘤累及全身多处骨骼者，是最常见的恶性浆细胞瘤。

【临床表现】

发病年龄主要在 50～70 岁，男女之比约 2∶1。初期症状不明显，仅感患处酸痛；后期进行性贫血和恶病质可引起消瘦、全身乏力、头晕和食欲减退等，并可出现相应部位疼痛，时久转变为剧痛，夜间更明显。实验室检查：红细胞、白细胞及血小板减少，血沉加快，高蛋白血症，高血钙，本-周蛋白尿，骨髓涂片可找到骨髓瘤细胞。

【影像要点】

（一）平片

1. 病变多位于红骨髓集中区，颅骨、脊椎、肋骨、骨盆及股骨和肱骨近端为好发部位。

2. 早期无明显骨质破坏，仅表现为广泛性骨质疏松。

3. 多骨多发性穿凿样、蜂窝状、鼠咬状、皂泡状骨质破坏；边缘清楚锐利或模糊，无硬化或骨膜反应。

4. 破坏区周围可见局限性软组织肿块突出。

（二）CT

1. 可发现平片检查阴性的骨内病灶和软组织改变。

2. 骨质呈多发性圆形或不规则形溶骨性骨质破坏，边缘锐利清晰，无明显硬化边缘。

3. 局部可见较为局限的软组织肿块。

4. 增强扫描，病灶呈明显强化。

### （三）MRI

1. 能直接显示骨髓，对骨髓改变非常敏感，可发现 CT 检查阴性的病灶。

2. $T_1WI$ 上可见大小不等并呈穿凿样的低信号区，分布于高信号的骨髓背景内，呈特征性的"椒盐样"改变、$T_2WI$ 上呈高、低混杂信号。

3. 增强后病变呈显著强化。

多发性骨髓瘤的骨关节影像见图 12 - 10 至图 12 - 15。

### 【鉴别诊断】

本病需与骨转移瘤及甲状旁腺功能亢进症性骨病鉴别。

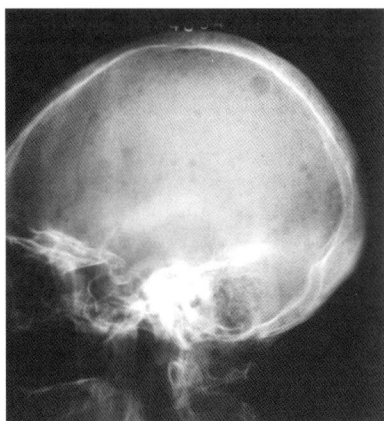
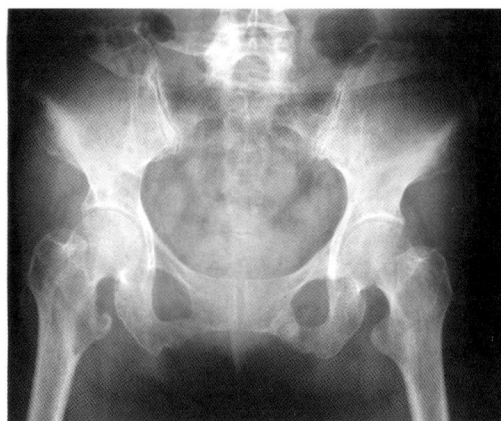

a
b

**图 12 - 10  多发性骨髓瘤**

a. 头颅侧位片；b. 骨盆正位片。(a~b) 示颅骨、骨盆诸骨及两侧股骨近端骨密度减低，其中可见多发散在分布的穿凿样骨质破坏，边缘未见硬化

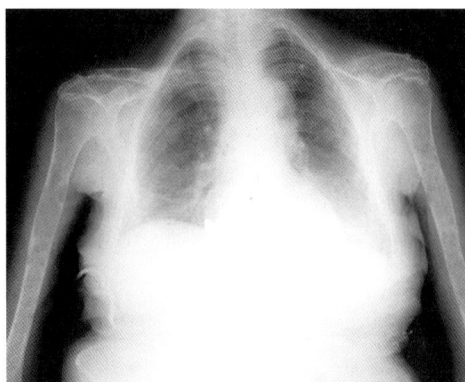

**图 12 - 11  多发性骨髓瘤**

胸部正位片，示胸部诸骨骨质疏松，两侧锁骨、肱骨多发大小不等囊状溶骨性骨质破坏，边缘清楚无硬化

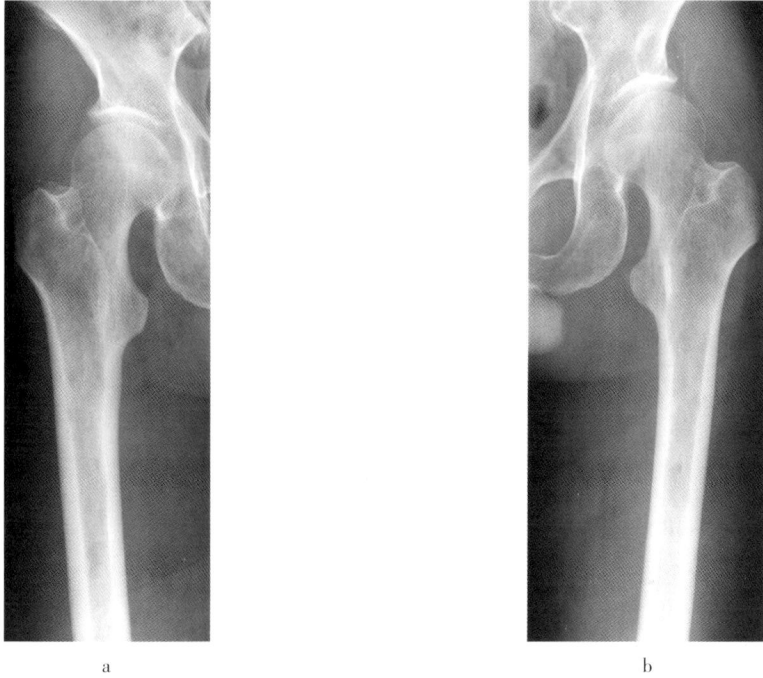

**图 12 - 12　多发性骨髓瘤**

a. 右股骨上段正位片；b. 左股骨上段正位片。（a～b）示双侧股骨上段骨质疏
松，伴髓腔内可见多个类圆形穿凿样破坏，病灶边界欠清，边缘无硬化

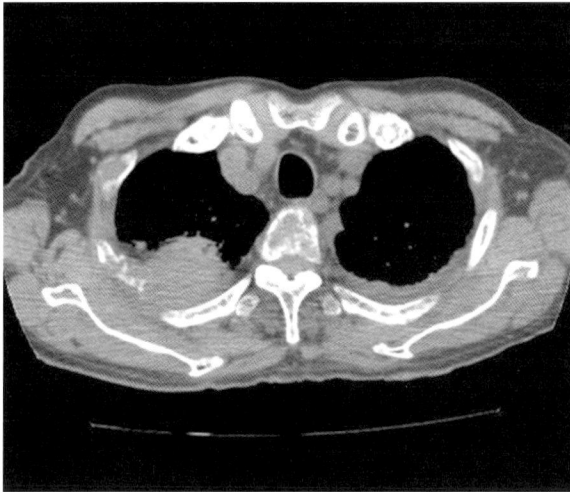

**图 12 - 13　肋骨多发性骨髓瘤**

胸部 CT 平扫，示右胸肋骨骨质破坏，同时可见突向
胸腔侧的软组织肿块

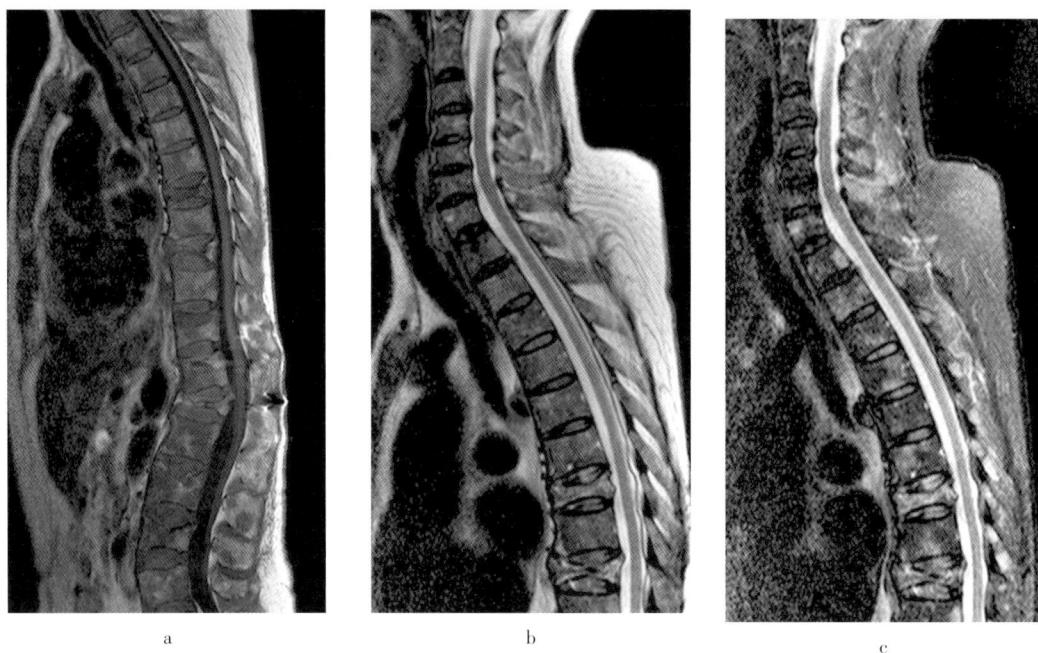

图 12 – 14　多发性骨髓瘤

a. 胸椎矢状位 $T_1WI$；b. 矢状位 $T_2WI$；c. 抑脂 $T_2WI$。（a～c）示 $T_1WI$ 上胸椎体弥漫分布大小不等的穿凿样低信号灶，呈"椒盐样"改变；$T_2WI$ 上表现为高低混杂信号；抑脂像上呈高信号，部分椎体同时变扁

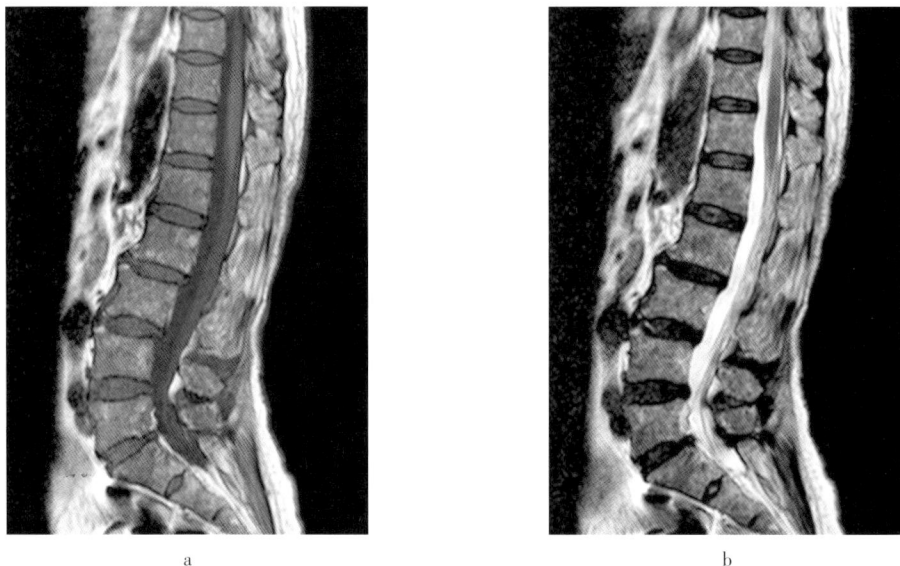

图 12 – 15　多发性骨髓瘤

a. 腰椎矢状位 $T_1WI$；b. 矢状位 $T_2WI$。（a～b）示 $T_1WI$ 上腰椎体及附件弥漫连续分布大小不等的穿凿样低信号灶，呈"椒盐样"改变；$T_2WI$ 上表现为高低混杂信号

# 六、原发性骨淋巴瘤

原发性骨淋巴瘤是指起源于骨髓组织的淋巴瘤，2013 年《WHO 骨与软组织肿瘤分类》将其定义为由恶性淋巴细胞组成，在骨内产生单灶或多灶破坏，没有跨区域淋巴结受累或结外病变。约占原发性恶性骨肿瘤的 5%，常见为非霍奇金淋巴瘤。其诊断标准需符合以下条件：①肿瘤局限于骨内，临床和影像检查未发现有任何跨区域淋巴结受累或结外病灶。②病理组织学确诊骨病灶是淋巴瘤。③就诊时只有局部转移或至少在原发灶出现 6 个月后才有远处骨骼和其他部位的转移。本病好发于骨盆、脊柱、长骨等骨部位。

## 【临床表现】

各年龄段均可发病，但多发生于 30 岁以上，平均年龄为 45 岁。本病发展缓慢，局部症状重而全身症状轻微。主要表现为隐匿性或间断性疼痛，伴有软组织肿胀或肿块，有时也可有体重减轻、发热、盗汗及皮肤瘙痒等全身症状。实验室检查白细胞计数常增高，淋巴细胞百分比可高达 50%。

## 【影像要点】

### （一）平片

1. 长骨骨干、干骺端或扁骨虫蚀状、融冰样破坏伴反应性骨硬化。

2. 皮质破坏较轻，病骨整体外形基本保存。

3. 椎体、扁骨可表现为骨质密度增高呈象牙状。

4. 病变区与正常区境界不清，骨膜反应无或轻微。

5. 病灶周围隐约见较大软组织肿块，常包绕病骨生长。

### （二）CT

1. 早期可显示骨质筛孔样破坏，进展期病变区正常骨结构消失，代之渗透样破坏或斑片状溶骨性破坏中央夹杂斑点状硬化影。

2. 骨膜反应轻微，呈层状或条纹状，骨膜欠连续。

3. 病灶周围可见密度均匀软组织肿块，范围常大于骨侵犯范围，并常有环绕病骨周围生长的趋势。

4. 增强扫描多呈轻至中度均匀强化，未见明显坏死、囊变征象。

### （三）MRI

1. 病灶呈不同程度的髓腔浸润，表现为髓腔内不同形态的多发斑块状异常信号，$T_1WI$ 呈低信号；因淋巴瘤细胞致密且含有大量纤维组织，故 $T_2WI$ 多数信号不高而常呈等信号；DWI 弥散受限而呈高信号。

2. 骨膜反应轻微。

3. 病灶周围常见包绕病骨的的软组织肿块，信号均匀。

4. 增强扫描，因肿瘤血供不丰富，多呈轻至中度均匀强化，未见明显坏死、囊变征象。

原发性骨淋巴瘤的骨关节影像见图 12 – 16 至图 12 – 19。

## 【鉴别诊断】

本病需与尤文肉瘤、骨转移瘤等鉴别。

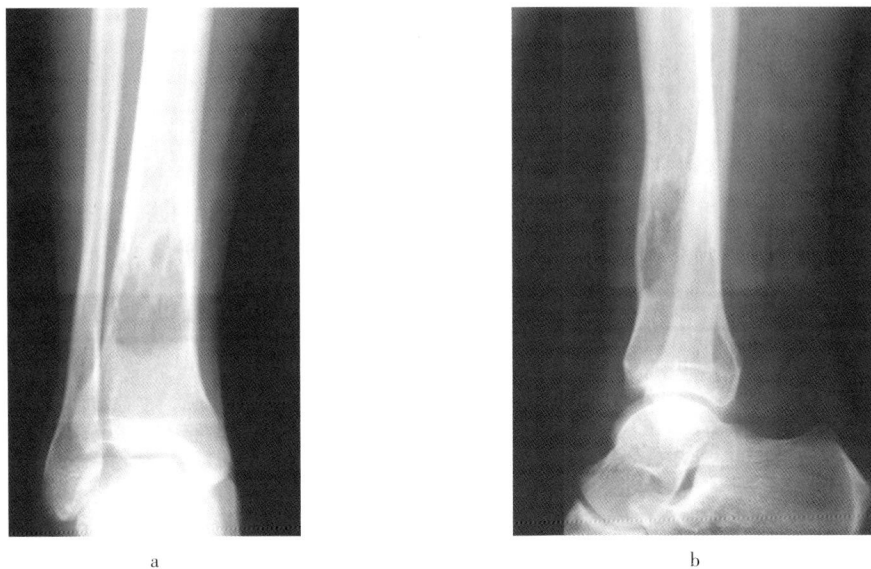

a

b

**图 12 – 16　右胫骨原发性骨淋巴瘤**

a. 右小腿正位片；b. 右小腿侧位片。（a ~ b）示右胫骨远端髓腔内融冰样破坏，边缘模糊欠清，周围可见轻度骨膜反应

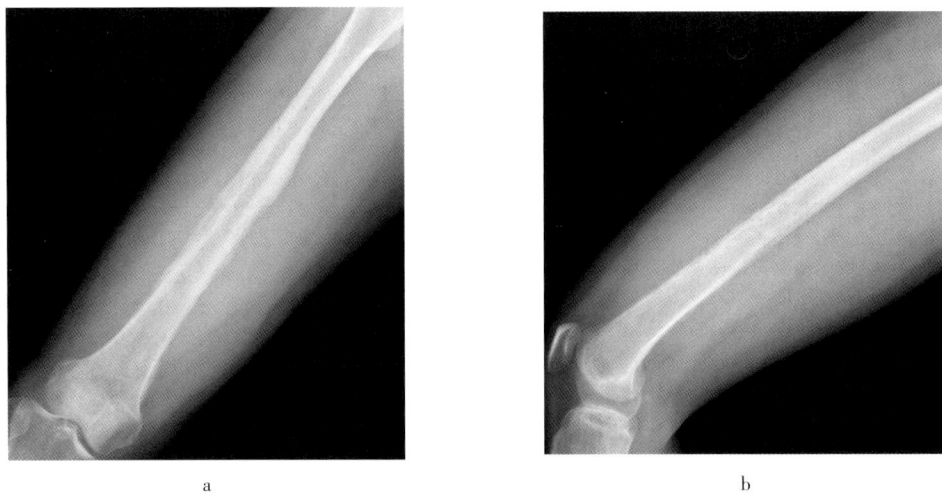

a

b

c

d

e

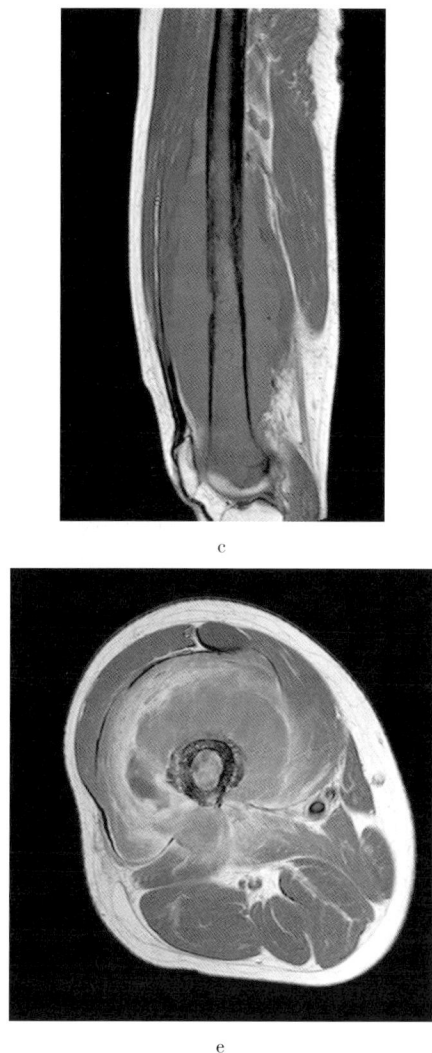

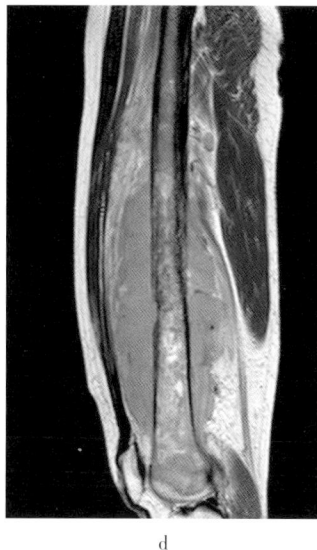

**图 12 - 17　右股骨原发性骨淋巴瘤**

a. 右股骨正位片；b. 右股骨侧位片。（a~b）示右股骨中下段广泛溶骨性破坏，骨皮质可见筛孔样破坏，其内、外侧可见欠连续骨膜反应，周围隐约见软组织肿块。c. 右股骨 MRI 矢状位 $T_1WI$；d. 矢状位 $T_2WI$；e. 横轴位增强扫描。（c~e）示右股骨中下段髓腔内广泛破坏的异常信号影，$T_1WI$ 呈稍低信号，$T_2WI$ 呈不均匀高信号，相应骨皮质可见筛孔样破坏，周围可见软组织肿块并包绕股骨；增强扫描病灶明显不均匀强化，软组织肿块则均匀强化

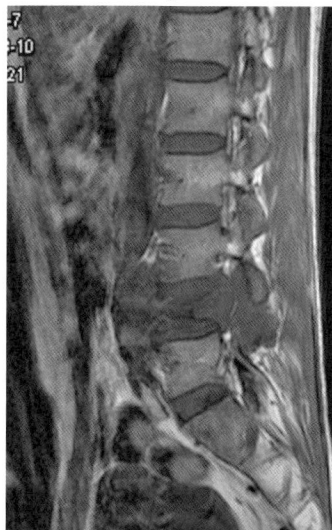

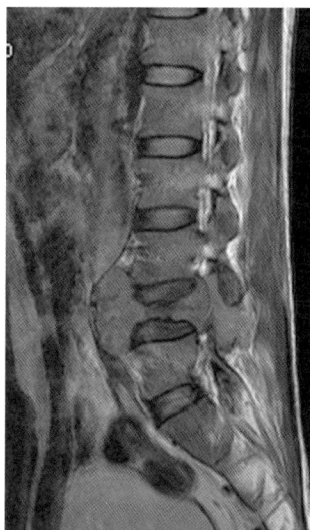

a

b

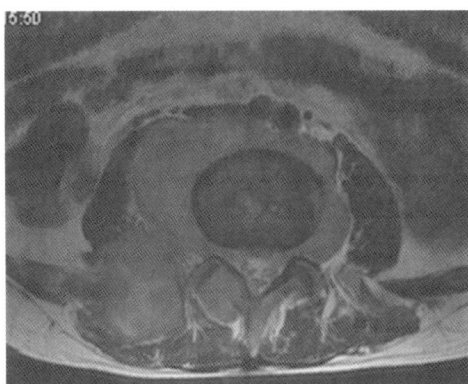

c

**图 12 - 18　腰椎原发性骨淋巴瘤**

a. 腰椎 MRI 矢状位 $T_1WI$；b. 矢状位 $T_2WI$；c. 横轴位 $T_2WI$。（a～c）示第 4 腰椎骨质破坏伴压缩骨折，周围可见长 $T_1$、稍长 $T_2$ 呈围椎生长的软组织肿块

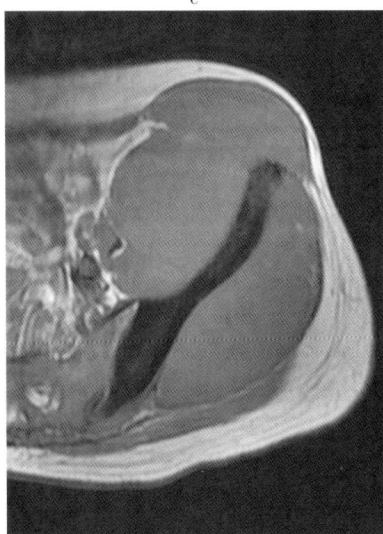

a

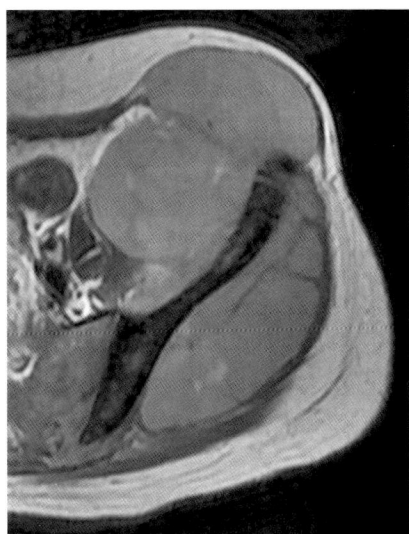

b

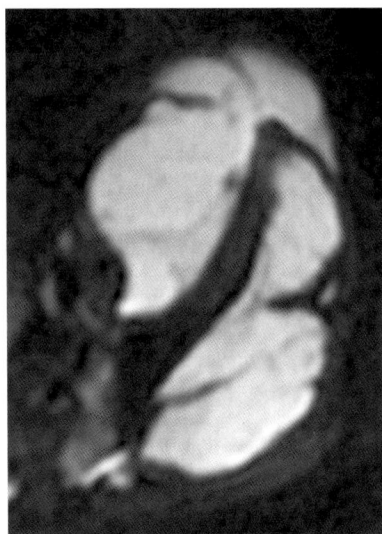

c

**图 12 - 19　左髂骨原发性骨淋巴瘤**

女，29 岁，左髂骨疼痛半年。a. 左髂骨 MRI 横轴位 $T_1WI$；b. 横轴位 $T_2WI$；c. 横轴位 DWI。（a～c）示左髂骨髓腔骨质破坏异常信号，周围可见包绕髂骨之巨大软组织肿块，$T_1WI$ 呈稍低信号，$T_2WI$ 呈等信号，DWI 呈高信号

# 七、骨嗜酸性肉芽肿

骨嗜酸性肉芽肿是一种以朗格汉斯细胞、组织细胞增生为特征的良性肿瘤样病变，可引起单发性或多发性骨质破坏，偶可累及其他器官系统。目前多数学者认为是一种免疫调节异常性疾病，疾病的严重程度与免疫系统的未成熟有关，但随年龄增长这种免疫缺陷有所减轻。其病理表现为朗格汉斯细胞、组织细胞增生和嗜酸性粒细胞浸润，骨髓腔局限肉芽肿形成并可侵蚀骨皮质，病变膨胀也可突破骨皮质累及软组织。本病常见于四肢长骨、颅骨及脊椎。

## 【临床表现】

本病多见于儿童及青少年，5～20岁为发病高峰。多发者发病年龄更小。男性较女性发病率高。可以单发或多发，以单骨单发较多见。临床症状轻微，多无明显全身症状及炎症表现，局部表现可有疼痛、肿胀或肿块，颅骨发病时可扪及有波动感肿块，椎体发病可引起脊柱侧凸或后凸畸形，少数患者可出现神经根受压症状，严重者可引起瘫痪。实验室检查可有血沉增快、嗜酸性粒细胞百分比及白细胞计数增高表现。

## 【影像要点】

### （一）平片

**1. 长骨**

（1）病变多数起于骨端或干骺端，呈单囊或多囊状破坏，边缘清楚且略有硬化或模糊，骨皮质受侵变薄。

（2）周围可出现平行或"葱皮样"骨膜反应，其范围大于骨质破坏病灶界限对诊断有特异性。

（3）病变涉及关节面者可导致关节积液而出现关节囊肿胀膨隆。

**2. 颅骨**

（1）以额骨多见，其次为顶骨和枕骨。

（2）病灶呈圆形穿凿样骨质缺损，边缘锐利，伴有硬化，内、外板破坏不完全时可出现"纽扣样"死骨或"双边征"。

**3. 脊椎**

（1）椎体病变以单发者居多，也可多个椎体（相邻或间隔）同时受累，椎间隙多保持正常。

（2）患椎呈单囊或多囊状骨质破坏，有轻度膨胀，边缘硬化，破坏区内可见骨嵴。

（3）病变亦可呈单纯溶骨性破坏，边缘不规则，并可累及椎弓根，可伴有椎旁软组织肿胀。

（4）晚期椎体常发生病理性压缩变薄，呈楔状或高度致密的铜板状改变，其横径及前后径均超出正常椎体。

## （二）CT

1. 病变起于骨端或干骺端，呈单个或多个类圆形软组织密度骨质缺损，CT 值 40Hu 左右。

2. 病灶边缘清楚或模糊，可有轻度高密度硬化边缘和伸向破坏区内的骨嵴，相邻骨皮质轻度变薄或中断消失，并于骨破坏区周围形成较为局限的略低密度软组织肿块。

## （三）MRI

1. 病灶通常于 $T_1WI$ 呈低信号、$T_2WI$ 略呈高信号，长轴与骨干一致。

2. 活动期病灶周围髓腔内显示水肿所致的广泛长 $T_2$ 信号。

3. 增强扫描病灶呈不均匀强化。

骨嗜酸性肉芽肿的骨关节影像见图 12 – 20 至图 12 – 25。

## 【鉴别诊断】

本病需与骨干结核、脊柱结核及尤文肉瘤等鉴别。

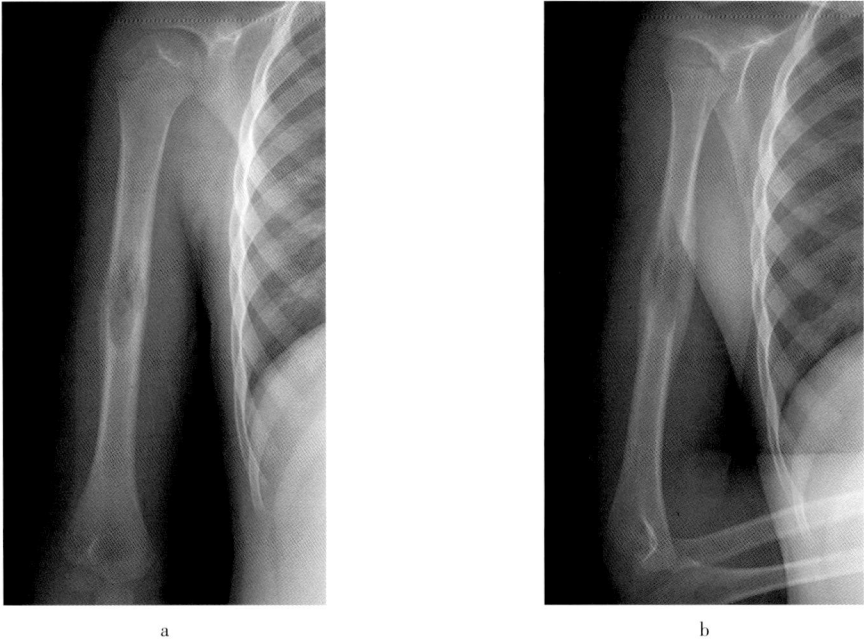

图 12 – 20　右肱骨嗜酸性肉芽肿

a. 右肱骨正位片；b. 右肱骨侧位片。（a～b）示右肱骨中段溶骨性破坏；周围可见层状骨膜增生，范围大于骨质破坏病灶界限

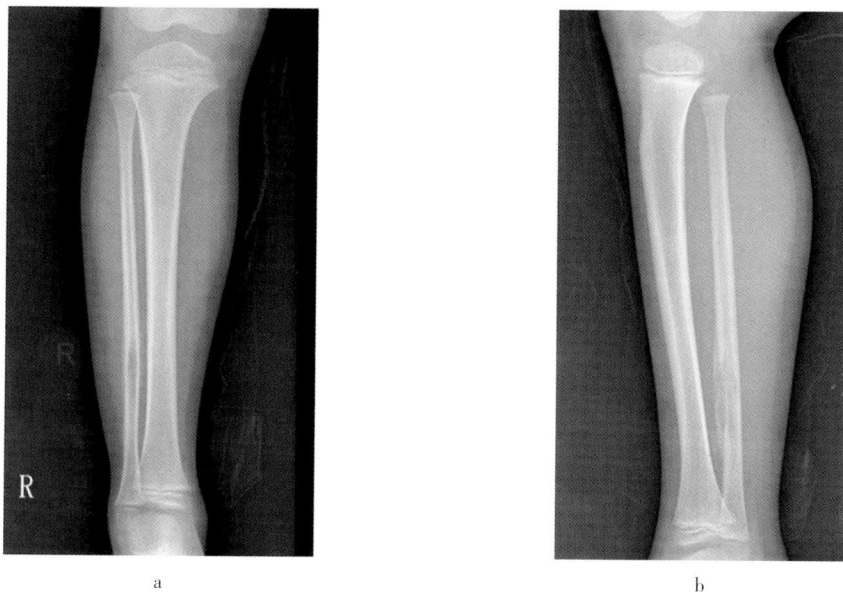

图 12-21　右腓骨下段嗜酸性肉芽肿

男，5 岁 7 个月，右小腿肿胀 1 周。a. 右小腿正位片；b. 右小腿侧位片。（a~b）
示右腓骨下段轻度膨胀性溶骨破坏，髓腔扩大；周围可见层状骨膜反应，范围大
于骨质破坏病灶界限

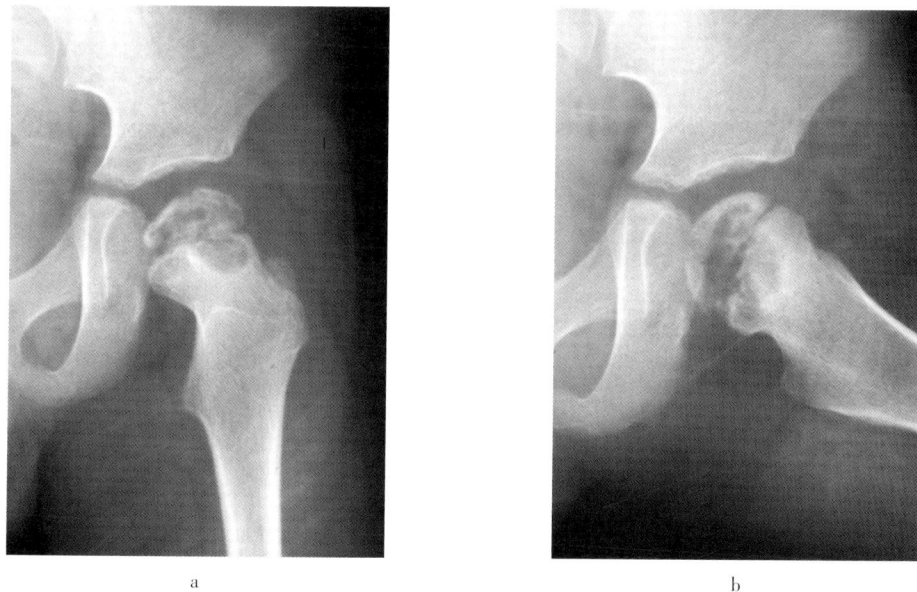

图 12-22　左股骨头嗜酸性肉芽肿

a. 左髋正位片；b. 左髋蛙位片。（a~b）示左股骨头骨骺及对应干骺端囊状骨质
破坏，边界清晰，有轻度硬化边缘

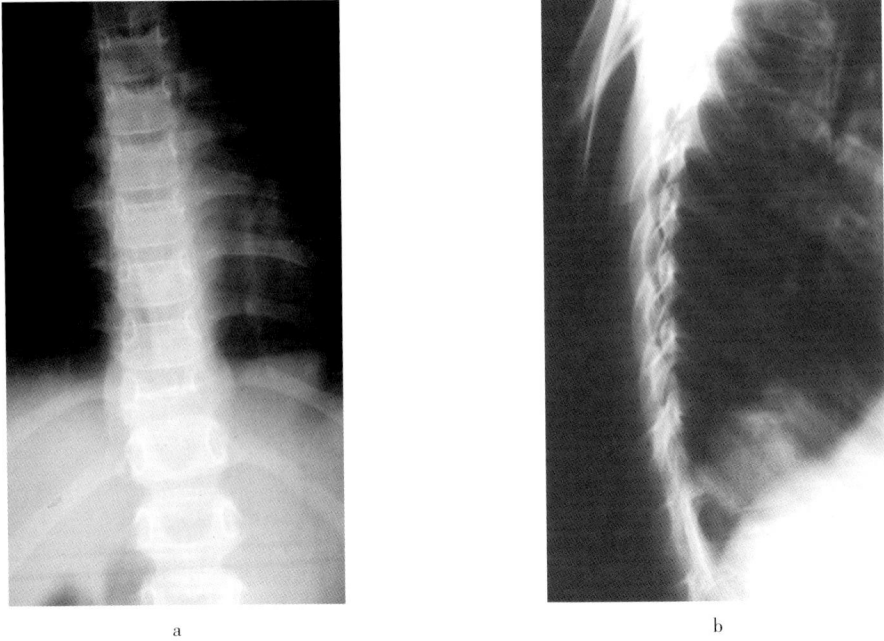

**图 12 – 23  第 11 胸椎嗜酸性肉芽肿**

男，9 岁，胸背痛半年。a. 胸椎正位片；b. 胸椎侧位片。（a～b）示胸 11 椎体显著变扁呈铜板状，椎间隙无变窄，椎旁可见软组织肿胀

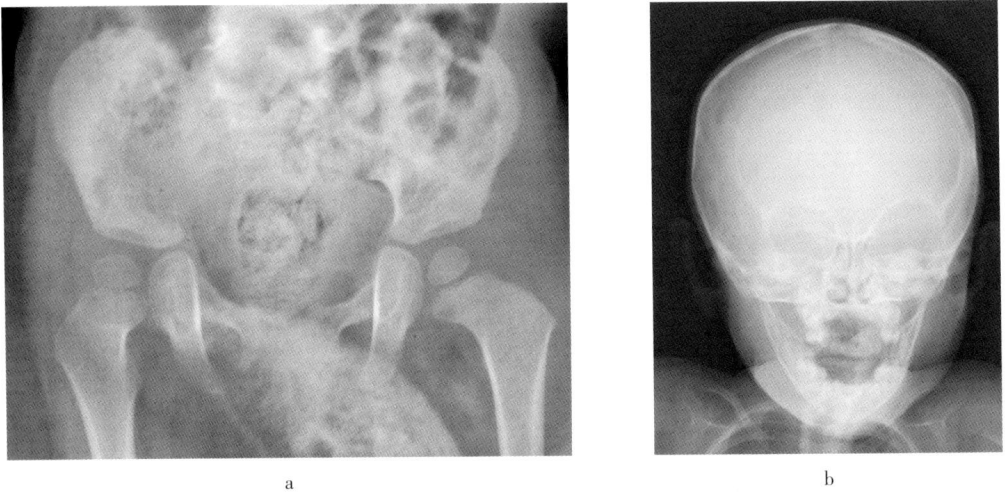

**图 12 – 24  多发性嗜酸性肉芽肿**

a. 骨盆正位片，示双侧髂骨大面积溶骨性骨质破坏。b. 颅骨正位片，示右顶骨溶骨性骨质破坏

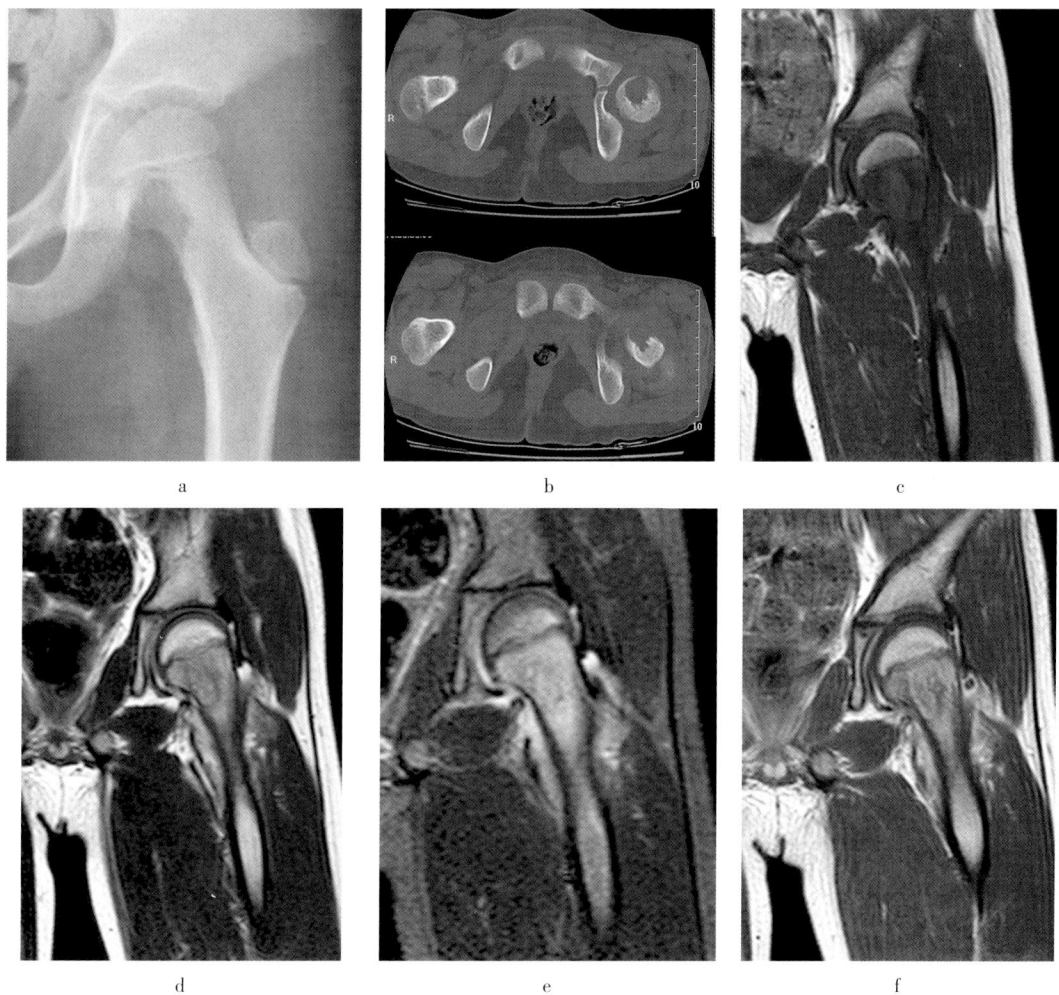

**图 12 – 25 左股骨颈嗜酸性肉芽肿**

a. 左髋正位片，示左股骨颈近骺板内侧囊状骨质破坏，内侧骨皮质缺损，边缘清楚，未见钙化或骨化影。b. CT 平扫，平片所见之囊状破坏边缘清楚，无明显反应性硬化，病灶内未见钙化，髋关节囊肿胀膨隆。c. MRI 冠状位 $T_1WI$；d. 冠状位 $T_2WI$；e. 冠状位抑脂 $T_2WI$；f. 增强扫描。（c～f）示病灶 $T_1WI$ 呈低信号、$T_2WI$ 呈高信号，邻近骨质同时可见水肿所致的高信号，增强后病灶呈不均匀强化

# 参考文献

［1］王子轩，刘吉华，曹庆选，等．骨关节解剖与疾病影像诊断［M］．北京：人民卫生出版社，2009．

［2］郭启勇．实用放射学．3 版［M］．北京：人民卫生出版社，2007．

［3］王云钊．中华影像医学：骨肌系统卷［M］．北京：人民卫生出版社，2002．

［4］曹来宾．实用骨关节影像诊断学［M］．济南：山东科学技术出版社，1998．

［5］刘向华，李玉民，黎艳，等．地中海贫血性骨病变的 CT、MRI 表现［J］．中国中西医结合影像学杂志，2017，15（3）：288－290．

［6］张亚杰，于泽洋．原发性骨髓纤维化的 MRI 诊断［J］．河北医药，2016，38（15）：2309－2311．

［7］吴枕戈，郑汉朋，邱乾德．原发性骨淋巴瘤影像表现［J］．中国临床医学影像杂志，2016，27（6）：431－434．

［8］万仞，刘建滨，毛志群，等．骨嗜酸性肉芽肿的 CT 和 MRI 分析［J］．中国 CT 和 MRI 杂志，2015，13（10）：102－105．

［9］肖永新．MRI 诊断骨嗜酸性肉芽肿的价值［J］．放射学实践，2014，29（1）：88－91．

［10］席建平，樊建平，杨宝军．原发性骨淋巴瘤 CT 及 MRI 诊断［J］．医学影像学杂志，2014，24（1）：123－125．

［11］彭俊红，周利华，黄利华，等．骨孤立性浆细胞瘤的影像学表现［J］．肿瘤防治研究，2013，40（6）：584－587．

［12］陈文会，马小龙，陆建平，等．脊柱孤立性浆细胞瘤的影像学表现［J］．临床放射学杂志，2012，31（1）：90－94．

［13］熊伟，张雪林，张静，等．原发性骨淋巴瘤的影像学诊断［J］．广东医学，2009，30（11）：1688－1690．

［14］傅筱敏，韩本谊．颅骨嗜酸性肉芽肿的 CT 和 MRI 诊断［J］．临床放射学杂志，2007，26：248－250．

［15］林明强，刘杰，姚占成．骨嗜酸性肉芽肿的影像学表现［J］．医学影像学杂志，2007，17：1199－1201．

［16］朱海云，任方远，王莉，等．骨单发性骨髓瘤的影像学表现［J］．放射学实践，2005，20：482－485．

［17］彭加友，张家雄，史德刚，等．骨非霍奇金淋巴瘤影像诊断［J］．放射学实践，2004，19：671－674．

［18］宋英儒，黄仲奎，龙莉玲，等．原发性骨髓纤维化腰椎和骨盆的 MRI 和 X 线诊断探讨［J］．中华放射学杂志，2002，36：633－636．

## 第十三章

**理化因素所致骨病**

## 一、慢性铅中毒

慢性铅中毒是一种由于铅的累积吸收而导致的慢性非传染性疾病。可发生于长期接触铅及其化合物的工人，长期使用含铅化妆品或长期使用铅壶煮酒均可罹患。

### 【临床表现】

慢性铅中毒发展缓慢，主要症状包括腹痛、无力、倦怠、关节痛、头晕、头痛、食欲不振及便秘等，其中腹痛最为严重，发病时可持续数小时至两周。特征性表现有铅色和铅线，前者表现为面色苍白，皮肤呈灰白污黄色或青黑色；后者表现为口腔卫生差的齿龈边缘呈灰蓝色。实验室检查：尿化验有血红蛋白尿、铅尿和卟啉尿。此外大多有不同程度的正常细胞型低色素性贫血，网织红细胞和点彩细胞增加。

### 【影像要点】

1. 长骨干骺端密度增高，呈边缘规则的线状或带状影，为铅中毒的特殊表现。多见于腕关节，其次为肘、踝和膝关节，髋和肩关节较少见。

2. 随着骨骼的发育生长，铅线可逐渐移向骨干。

3. 铅若不间断地进入机体，则铅线平行排列呈阶梯状。

4. 成人铅中毒主要在颅骨，表现为内、外板密度显著增高，在冠状缝、人字缝和颞鳞缝处可见宽1cm的银边状致密带。

慢性铅中毒的骨关节影像见图13-1。

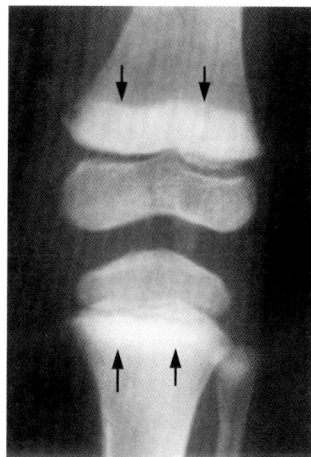

**图13-1 儿童铅中毒**

右膝关节正位片，示右股骨远端、胫骨近端干骺端条带状致密铅线（黑箭头）

## 二、氟中毒

氟中毒是一种地球化学性疾病，病因明确，系由于长期生活在高氟环境中，通过饮水、空气或食物等介质，摄入过量的氟而导致的全身性慢性蓄积性中毒。

### 【临床表现】

有生活在高氟区史和职业接触史。早期表现为疲乏无力、食欲不振、头晕、头痛、记忆力减退等症状。过量的氟进入人体后，主要沉积在牙齿和骨骼上，形成氟斑牙和氟骨症。

**【影像要点】**

**1. 骨盆**

（1）骨盆骨密度普遍性增高，轻者仅为骨小梁交叉点骨质增多呈砂粒状改变，病变进展期骨纹理增粗并交织成粗厚的网眼，严重者骨盆致密如象牙质样密度。

（2）髂腰韧带、骶髂韧带和闭孔韧带可见钙化，少数骶结节韧带和骶棘韧带亦可钙化。

（3）髂骨翼可见同心圆形生长线或生长带，髋臼上方多层弧形横骨梁。

（4）老年患者髋关节囊可发生钙化或合并髋关节退行性变。

**2. 脊柱**

（1）以腰椎最明显，向上有逐渐递减的趋势，表现为骨密度增高和骨小梁增粗，边缘模糊，并交织成粗大网眼，呈粗纱布样，若骨小梁融合则骨密度呈象牙质样改变。

（2）椎弓根和棘突根部的环形边界消失；横突和棘突粗厚，边缘毛糙不整齐，相邻棘突可发生骨性融合。

（3）椎旁韧带与椎间韧带钙化或骨化形成骨桥，呈"竹节状"改变。

**3. 胸廓和肋骨**

（1）部分患者胸廓可呈漏斗形。

（2）肋骨骨小梁斑点状密集，骨纹理增厚呈粗纱布样，严重者呈象牙质样密度。

（3）肋骨可明显增宽，肋间隙相应变窄甚至完全闭塞。

（4）肋间肌附着处骨化，肋骨下缘毛糙不整呈胡须状或绒毛状，越向下部肋骨越明显。

（5）胸骨、肩胛骨和锁骨亦呈均匀性密度增高。

**4. 四肢**

（1）长骨近端骨质硬化比远端明显，向远端依次减弱，表现为骨质密度增高、骨皮质增厚、骨小梁增粗。

（2）骨表面隆突部位和肌腱附着处骨化，呈边缘毛糙的玫瑰刺状。

（3）尺、桡骨和胫、腓骨的骨间膜钙化最为显著，是氟骨症定性诊断指征。

**5. 颅骨** 仅在晚期才出现轻度硬化，表现为颅骨内、外板增厚，密度增高，以颅底部最为明显。

氟中毒的骨关节影像见图 13 - 2 至图 13 - 3。

**【鉴别诊断】**

本病需与骨髓纤维化、肾性骨病、畸形性骨炎及成骨型骨转移瘤鉴别。

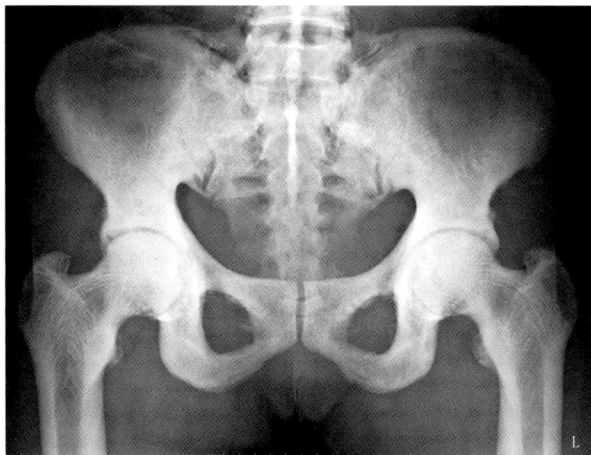

**图 13 - 2　氟骨症**

骨盆正位片，示骨盆骨密度普遍性增高，骨纹理增粗并
交织成粗厚的网眼，骶髂韧带和闭孔韧带可见骨化，股
骨近端骨质密度增高、骨皮质增厚、骨小梁增粗

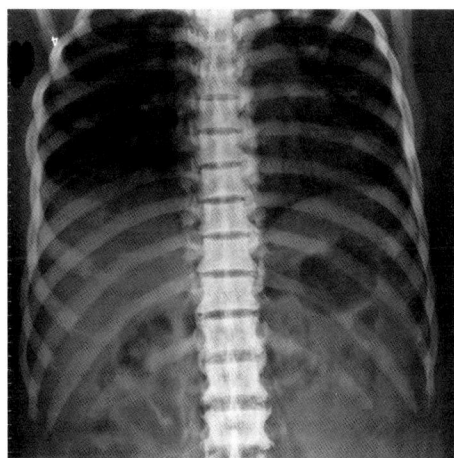

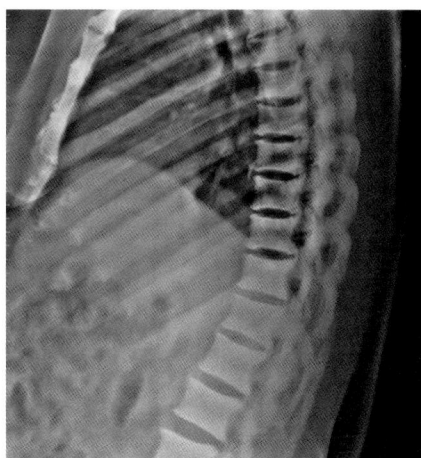

a　　　　　　　　　　　　　　　b

**图 13 - 3　氟骨症**

a. 胸椎正位片；b. 胸椎侧位片。（a～b）示所见胸腰椎与附件、胸骨及诸肋骨普
遍密度增高，骨纹理增粗，椎弓根和棘突根部环形边界消失，椎旁韧带广泛骨化

# 三、烧伤骨改变

烧伤是机体直接接触高温物体或受到强烈热辐射所发生的变化。烧伤后，因局部充
血、神经营养不良、感染、废用性萎缩、肉芽肿及瘢痕组织所致的血循环障碍及烧伤后
骨膜、血管损伤，皆可引起相应的继发性骨和关节的改变。

**【临床表现】**

骨烧伤常见于浅表的骨骼。烧伤后局部充血、水肿、疼痛，关节活动障碍。

## 【影像要点】

**1. 骨质疏松** 为烧伤后最早出现的骨、关节改变。约在烧伤后 20 天左右开始出现，主要发生在烧伤的局部，一般烧伤越重，疏松越明显，且易发生病理性骨折。

**2. 骨坏死** 严重的烧伤常出现肢体末端骨质坏死、炭化，表现为该处骨质密度相对增高，骨皮质和骨小梁结构模糊紊乱，骨体积缩小，甚至肢体末端脱落。此外，尚有软组织挛缩、关节强直或畸形。

**3. 骨与关节溶解和强直** 常见于手、足小关节，表现为骨干骨质吸收、变小、变细，关节碎裂，部分或全部关节溶解，最后发生关节脱位、畸形或强直。在儿童和青少年的深度烧伤累及骺板时，则发生骨化障碍，或因骨骺早闭而致肢体变短，偶可因创面刺激而致骨干增粗、增长。

**4. 关节旁钙化和异位骨化** 在烧伤区或远离烧伤区部位的关节周围软组织可出现点状、线状、条索状钙化或骨化影，以膝、肘、肩关节多见，可单独存在，也可与骨关节破坏并存。随着创伤的愈合和肢体活动的恢复，骨化可减少或完全吸收，以儿童期多见。

**5. 烧伤瘢痕挛缩** 常造成关节屈曲变形，甚至发生半脱位或全脱位，多见于小儿手、足部，典型表现为"爪形手"。胸部烧伤可发生严重胸廓畸形。

烧伤骨改变的骨关节影像见图 13 - 4。

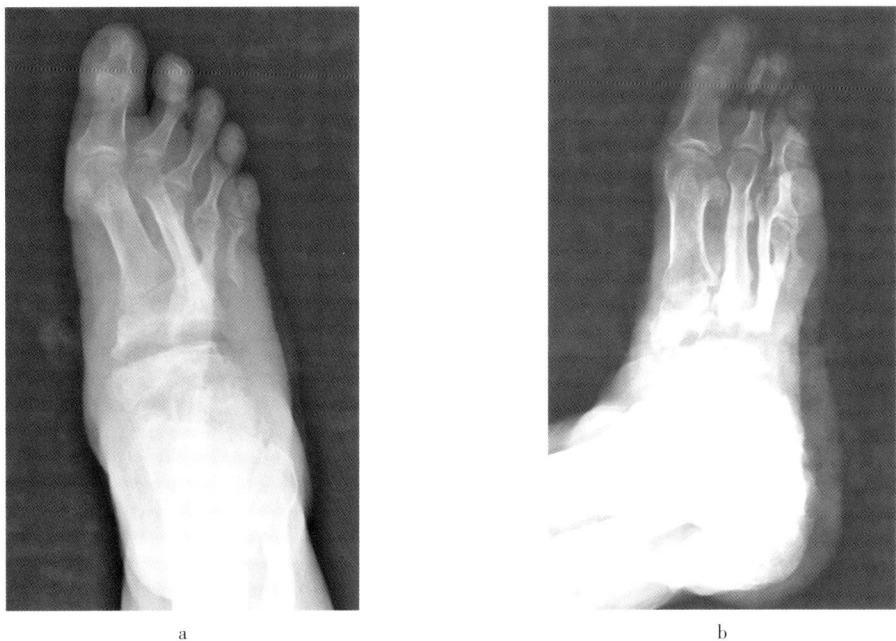

**图 13 - 4 烧伤骨改变**

a. 右足正位片；b. 右足斜位片。（a ~ b）示右足骨质疏松，第 2、3 跖骨基底部与第 4、5 跖骨近端及部分跗骨骨质吸收，第 3、4、5 跖骨残存骨质萎缩变细

# 四、冻伤骨改变

冻伤为严重受冻或长期生活、工作在冷湿环境中所致。轻度的冻伤一般并不引起骨、关节损害，而严重的冻伤才会引起骨、关节的损伤。冻伤易发生于人体的末梢部位，如手指、足趾的末端，耳廓和鼻尖等，冻伤后 2~3 周可见到骨骼的改变。

## 【临床表现】

局部软组织肿胀、疼痛，或有溃疡形成。

## 【影像要点】

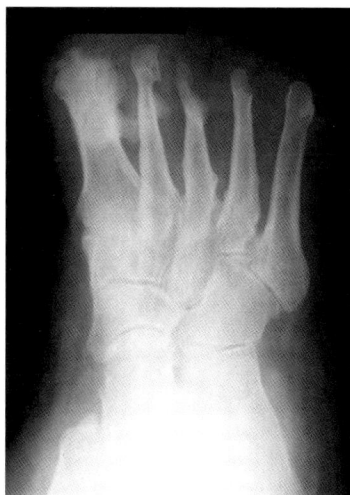

1. 冻伤早期，骨、关节可无异常发现，仅见软组织明显肿胀。

2. 随后严重冻伤处出现骨坏死，表现为骨密度增高，骨结构模糊消失，冻伤骨体积缩小，并逐渐与正常骨分离、脱落。

3. 2~3 个月后坏疽肢体软组织可由肿胀变成萎缩，表现为骨骼周围软组织影变薄，层次消失，与正常区分界清晰。

4. 病变远端（或残端）骨坏死也渐见明显，骨密度增高，骨皮质与骨小梁结构模糊，非坏死区出现明显骨质疏松。

**图 13 - 5 冻伤骨改变**

右足正位片，示右足各趾缺如，诸跖骨远端萎缩变细，部分残端骨质缺损

5. 部分病例在关节面下骨内出现边界清楚的穿凿样透亮区，关节边缘骨刺形成或表现出跨关节的骨性融合，甚至呈现关节强直。

6. 小儿骨骺分节及骨骺线部分地或完全地过早联合，随后出现患指（趾）短缩及畸形。

冻伤骨改变的骨关节影像见图 13 - 5。

## 参考文献

［1］黄耀华. 实用骨关节影像诊断图谱［M］. 北京：中国医药科技出版社，2010.

［2］王子轩，刘吉华，曹庆选，等. 骨关节解剖与疾病影像诊断［M］. 北京：人民卫生出版社，2009.

［3］郭启勇. 实用放射学. 3 版［M］. 北京：人民卫生出版社，2007.

［4］王云钊. 中华影像医学：骨肌系统卷［M］. 北京：人民卫生出版社，2002.

［5］曹来宾. 实用骨关节影像诊断学［M］. 济南：山东科学技术出版社，1998.

# 第十四章 脊柱病变

## 一、脊椎退行性变

脊椎退行性变又称脊椎退行性骨关节病，包括椎间盘退变、椎间小关节退变及韧带退变，生理性老化及慢性劳损等是本病产生的主要原因。

**【临床表现】**

多为中老年患者，无症状或有颈椎、腰椎僵硬或疼痛，症状随年龄增长逐渐加重。

**【影像要点】**

**（一）平片**

1. 脊椎生理曲度变直或侧弯。

2. 椎间隙变窄、真空征、钙化和 Schmorl 结节。

3. 椎体终板骨质增生、边缘骨赘或骨桥形成。

4. 椎间小关节间隙变窄、关节面硬化。

5. 脊椎不稳，过伸和过屈位椎体滑移大于 3mm。

**（二）CT**

1. 矢状位重建显示椎间隙变窄。

2. 椎体边缘骨质增生、边缘骨赘形成。

3. 椎间盘钙化及真空征。

4. 黄韧带及后纵韧带肥厚。

**（三）MRI**

1. 椎间隙变窄，$T_2WI$ 椎间盘信号减低。

2. 椎间盘积气和钙化，$T_1WI$ 和 $T_2WI$ 均呈低信号。

3. 椎体边缘骨赘，$T_1WI$ 和 $T_2WI$ 均呈低信号。

4. 椎旁韧带骨化，$T_1WI$ 和 $T_2WI$ 均呈低信号。

脊椎退行性变的影像见图 14-1 至图 14-6。

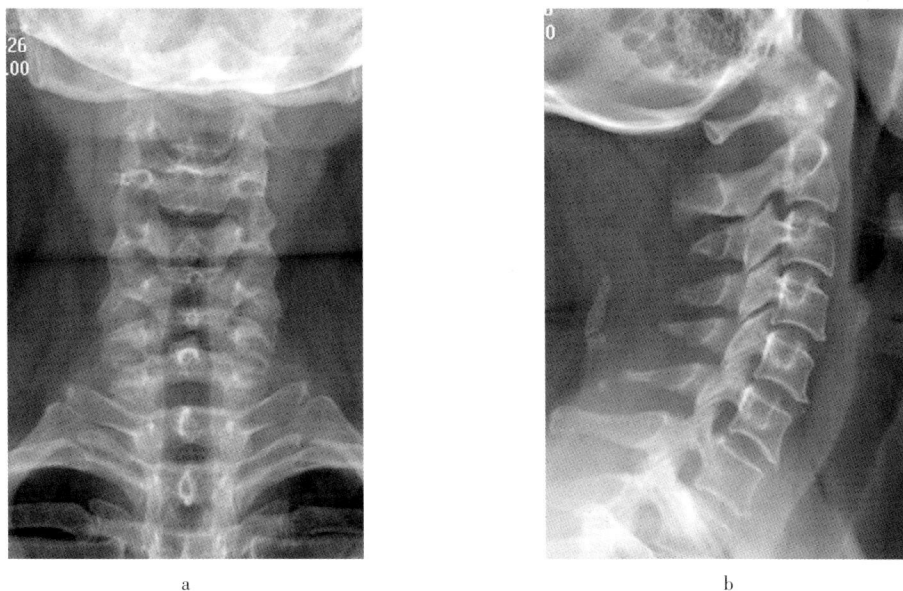

**图 14 - 1 颈椎退行性变**

a. 颈椎正位片；b. 颈椎侧位片。（a～b）示颈 4、5、6、7 椎前缘骨质增生，椎间隙无变窄，项韧带骨化

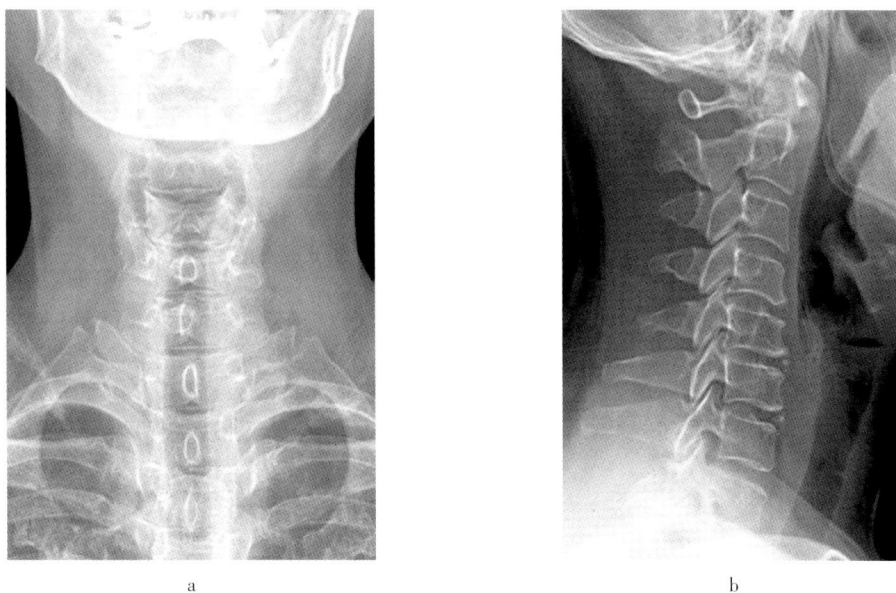

**图 14 - 2 颈椎退行性变**

a. 颈椎正位片；b. 颈椎侧位片。（a～b）示颈椎生理性前凸消失变直，椎列无改变，颈 4、5、6 椎前缘轻度骨质增生，颈 5、6 椎钩突骨质增生，颈 5～6、6～7 椎间隙变窄

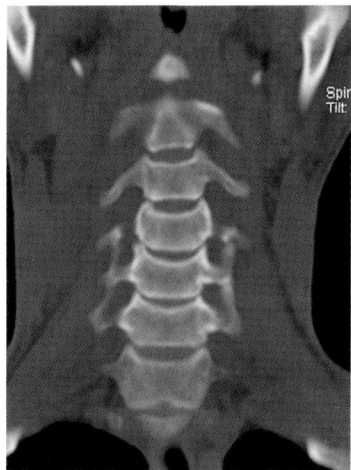

a

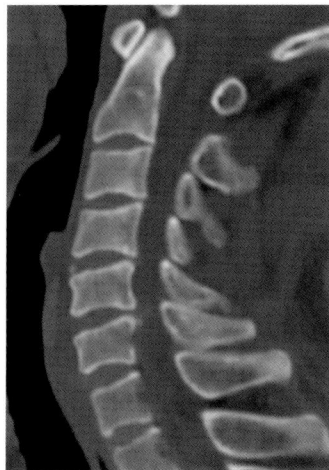

b

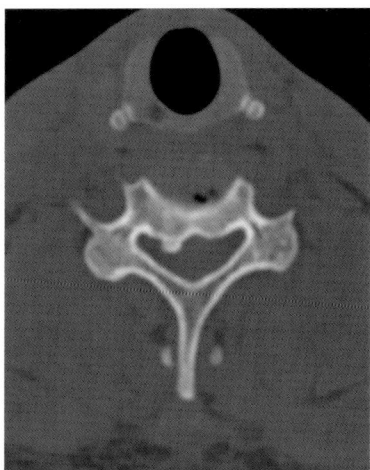

c

**图 14 - 3　颈椎退行性变**

a. 颈椎 CT 冠状位重建；
b. CT 矢状位重建；c. 颈 6
椎层面 CT 平扫。(a～c) 示
颈 5、6 椎体前、后缘及颈
4、5、6 椎钩突骨质增生，
椎间隙无明显变窄

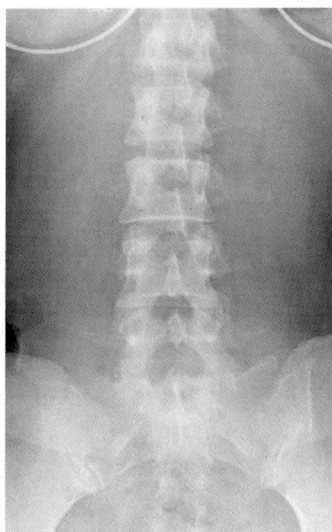

a

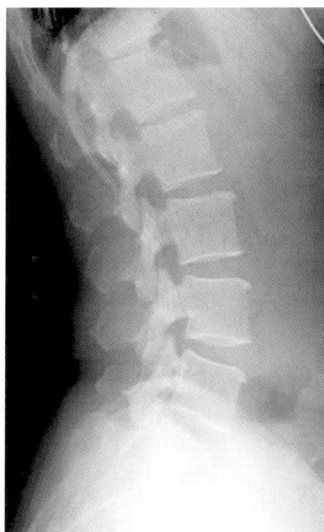

b

**图 14 - 4　腰椎退行性变**

a. 腰椎正位片；b. 腰椎侧位片。
(a～b) 示腰椎轻度侧弯，腰 3、
4、5 椎体前角缘轻度骨质增生，
椎间隙无变窄，关节突关节未见
异常

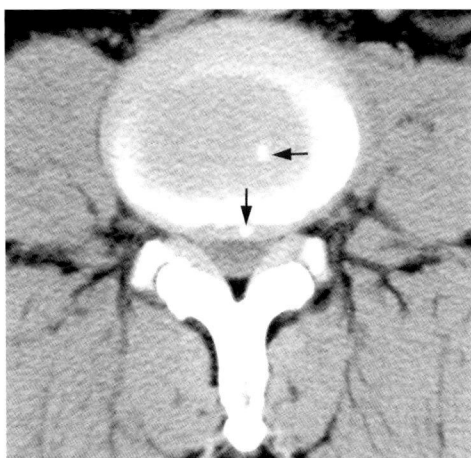

**图 14 - 5　椎间盘钙化**

腰椎 CT 平扫软组织窗，示椎间盘中央及后缘可见钙化影（黑箭头），同时椎间盘轻度膨出

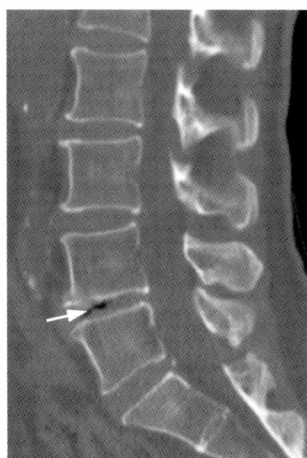

**图 14 - 6　椎间盘真空征**

腰椎 CT 矢状位重建，示各腰椎边缘骨质增生，腰 4 ~ 5 椎间隙变窄并见真空征（白箭头）

# 二、椎间盘疝

椎间盘疝是指椎间盘包括髓核、软骨、碎骨片、纤维环及其混合物在内的内容物发生移位并超出椎间盘范围，造成相应脊髓或神经根不同程度压迫的一种病理状态。其中发生于腰椎间盘者最多见，其次是颈椎间盘，胸椎间盘最少见。根据内容物不同及疝出形式，可分为：①椎间盘膨出，指椎间盘较大范围（通常 > 25% 椎间盘周长）膨大，但膨隆小于 3mm，可分为对称性膨出和非对称性膨出；②椎间盘突出，指椎间盘向某一局部方向突出，该处纤维环内层破裂，但纤维环外层和后纵韧带保持完整；③椎间盘脱出，指纤维环完全撕裂，髓核突破纤维环外层和后纵韧带进入硬膜外间隙；④椎间盘游离，脱出的髓核与椎间盘母体分离，落入椎管内。

【临床表现】

好发于 30 ~ 50 岁，男性多于女性。发生于腰椎者主要表现为腰痛伴下肢放射痛，以及直腿抬高试验阳性、下肢反射及感觉异常等；发生于颈椎者主要表现为对称性肢体感觉和运动异常，如上肢及颈部疼痛、四肢麻木无力、跛行等；而发生于胸椎者则主要表现为特定部位的感觉障碍、下肢运动障碍，排尿和排便障碍及椎旁肌肉萎缩等。

【影像要点】

（一）平片

1. 平片无特异性征象，仅提示诊断，不能作出诊断。

2. 脊椎生理曲度变直、侧弯或后弓。

3. 椎间隙变窄、前后等宽或前窄后宽。

4. 椎间盘真空征或髓核钙化，椎间孔可见游离骨块。

5. 椎体终板增生硬化。

6. 椎体后下角肥大后翘、骨质唇样增生。

7. Schmorl 结节形成。

8. 脊柱不稳。

**（二）CT**

**1. 椎间盘膨出**

（1）椎间盘向周围膨隆，超出椎体的外缘，后缘与相邻椎体形态基本保持一致，也可呈平直或呈轻度均匀外凸的弧形影。

（2）明显膨出者可压迫脊髓，甚至导致脊髓水肿。

**2. 椎间盘突出**

（1）椎间盘后缘局部软组织突出，一般略呈半圆形，边界清晰、规则。

（2）硬膜囊腹侧受压变形和移位，神经根受压移位并增粗，椎间孔狭窄、闭塞。

（3）突出的椎间盘可钙化。

（4）多伴发脊椎退变的表现，包括椎间隙狭窄、椎体骨赘形成、韧带骨化、关节突关节退变、继发椎管狭窄等。

（5）根据突出椎间盘的位置分为中央型、侧隐窝型、椎间孔型和椎间孔外侧型四个类型。

**3. 椎间盘脱出**

（1）椎间盘轴面扫描示疝出椎间盘以狭颈与母盘相连，矢状面呈鱼尾状改变，或离开椎间盘层面向下移位。

（2）脱出椎间盘占据椎管前后径的 2/3。

**4. 椎间盘游离**

（1）CT 多平面重建显示椎管内游离碎片。

（2）矢状面重建根据游离椎间盘的位置分为椎弓根上水平、椎弓根水平、椎弓根下水平和椎间盘水平。

**（三）MRI**

**1. 椎间盘膨出**

（1）$T_2WI$ 显示椎间盘信号减低。

（2）椎间盘纤维环信号影向四周膨隆超出椎体边缘，而髓核仍位于纤维环之内。

（3）硬膜囊前缘和两侧椎间孔脂肪呈光滑、对称的弧形压迹。

**2. 椎间盘突出**

（1）椎间盘后缘变形，有局限性突出。

（2）硬膜外间隙软组织密度影，表现为 $T_1WI$ 及 $T_2WI$ 均呈低信号。

（3）硬膜外脂肪移位和消失，两侧硬膜外间隙不对称。

（4）硬膜囊受压变形和移位，神经根鞘移位或消失。

（5）椎体及椎小关节突关节骨质增生，椎小关节突关节变性。

（6）黄韧带肥厚，椎管狭窄。

**3. 椎间盘脱出**

（1）矢状面 $T_2WI$ 示椎间盘信号减低，椎间盘后缘可见稍高信号软组织团块与母盘分离。

（2）脱出椎间盘影占据椎管前后径的 2/3。

**4. 椎间盘游离**

（1）MRI 矢状面 $T_2WI$ 显示椎管内低信号游离碎片，在碎片与母盘之间可见低信号后纵韧带。

（2）矢状面根据椎间盘游离的位置分椎弓根上水平、椎弓根水平、椎弓根下水平和椎间盘水平。

（3）增强扫描游离碎片周围炎性肉芽组织强化，而碎片本身无强化。

椎间盘疝的影像见图 14 – 7 至图 14 – 18。

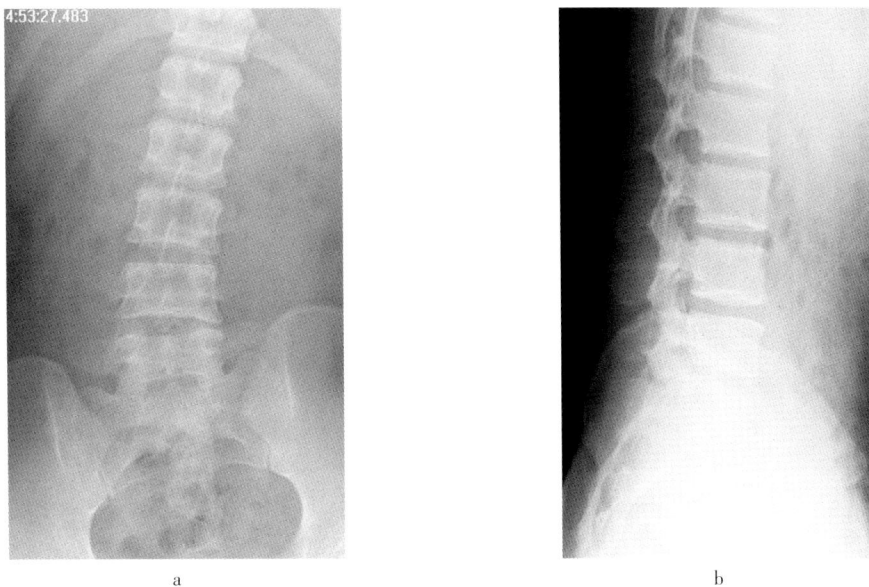

a

b

**图 14 – 7　腰椎间盘突出**

a. 腰椎正位片，示腰椎右侧弯；b. 腰椎侧位片，示腰椎生理前弯消失变直，腰 4~5 椎间隙前后等宽，各椎体骨质无异常改变。手术证明腰 4~5 椎间盘突出

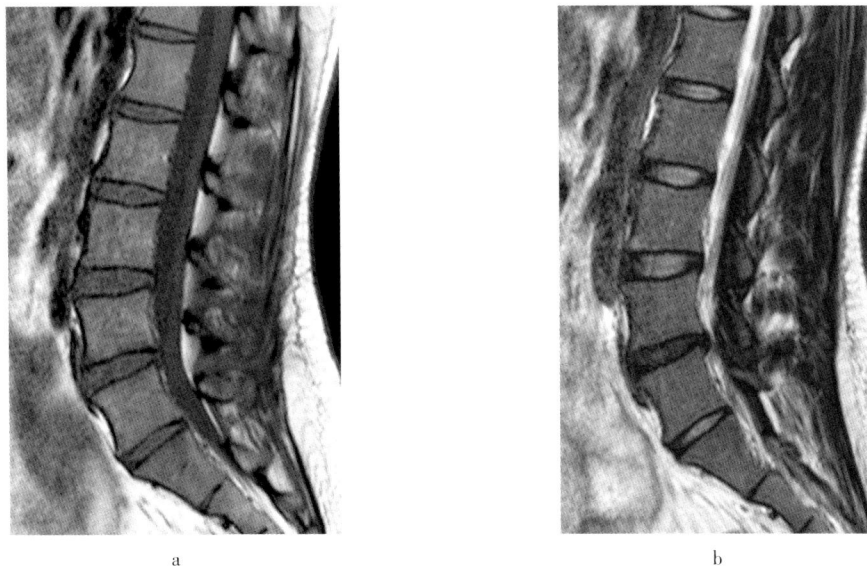

a

b

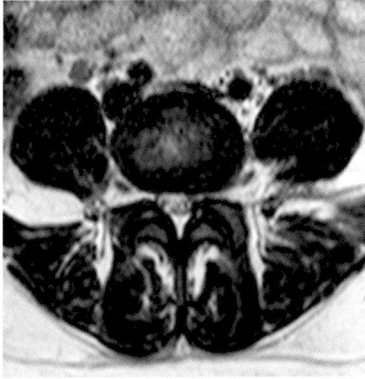

c

**图 14 - 8　腰 4 ~ 5 椎间盘膨出**

a. 腰椎 MRI 矢状位 $T_1WI$；b. 矢状位 $T_2WI$；c. 横轴位 $T_2WI$。（a ~ c）示腰 4 ~ 5 椎间盘于矢状位 $T_2WI$ 信号减低，结合矢状位 $T_1WI$ 及横轴位 $T_2WI$，腰 4 ~ 5 椎间盘向椎体四周膨出压迫硬膜囊

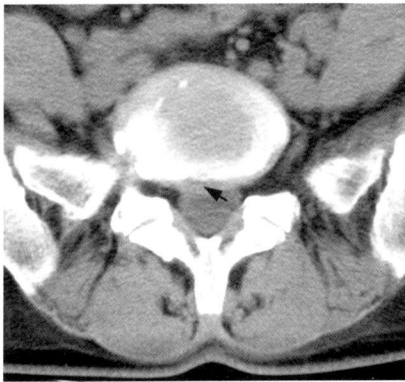

**图 14 - 9　腰椎间盘突出（中央型）**

CT 平扫软组织窗，示腰 5 ~ 骶 1 椎间盘向后突出（黑箭头），硬膜外脂肪消失，硬膜囊受压变形和移位

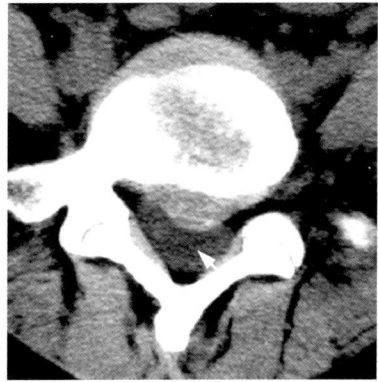

**图 14 - 10　腰椎间盘突出（中央型）**

CT 平扫软组织窗，示腰 4 ~ 5 椎间盘向后突出（白箭头），硬膜囊严重受压

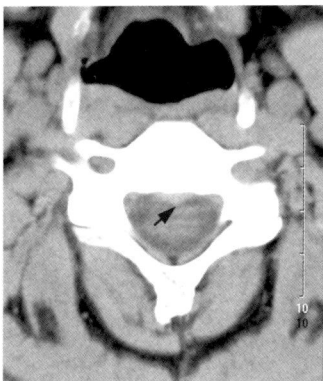

**图 14 - 11　颈椎间盘突出（中央型）**

CT 平扫软组织窗，示颈 4 ~ 5 椎间盘呈舌状向正后方突出（黑箭头），硬膜囊受压

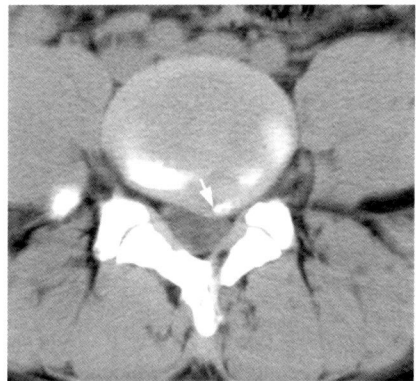

**图14 - 12　腰椎间盘突出（左侧隐窝型）**

CT 平扫软组织窗，示腰 4 ~ 5 椎间盘向左侧后方突出（白箭头），突出椎间盘可见钙化，左侧隐窝变窄，硬膜囊及左侧腰神经根受压

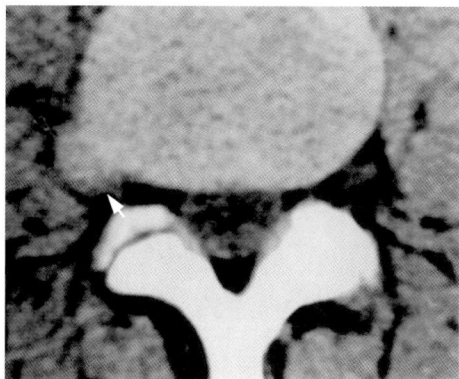

**图 14 – 13　腰椎间盘突出（椎间孔外侧型）**

CT 平扫软组织窗，示椎体右外后方可见椎间盘突出（白箭头）

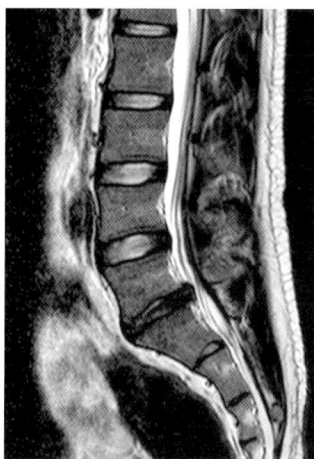

a

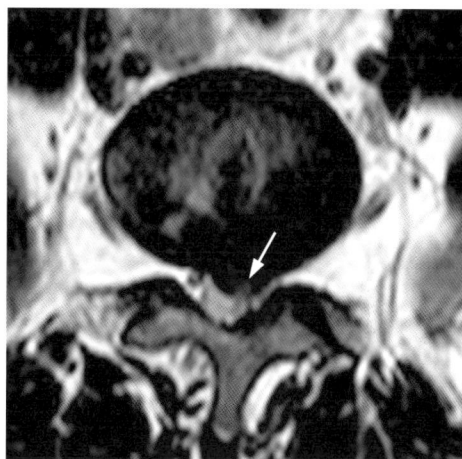

b

**图 14 – 14　腰 5 ~ 骶 1 椎间盘突出（左侧隐窝型）**

a. 腰椎 MRI 矢状位 $T_2WI$，示腰 5 ~ 骶 1 椎间隙变窄，椎间盘信号降低；b. 横轴位 $T_2WI$，示腰 5 ~ 骶 1 椎间盘向左后方突出（白箭头），硬膜囊受压，左侧隐窝变窄

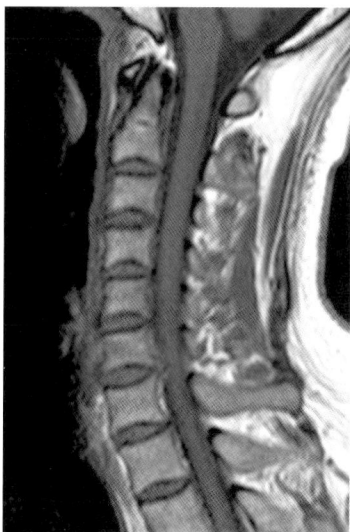

a

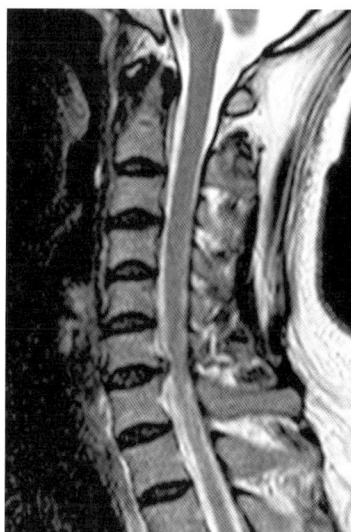

b

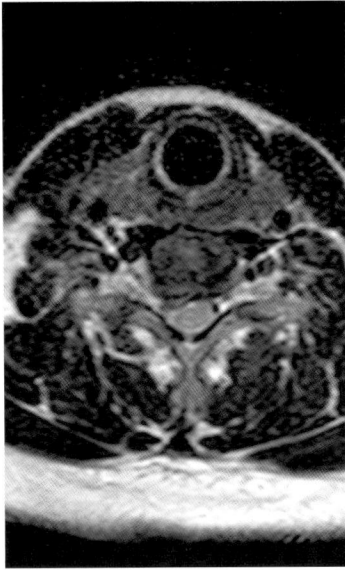

c

**图 14 – 15　颈 6 ~ 7 椎间盘突出（右侧隐窝型）**

a. 颈椎 MRI 矢状位 $T_1WI$；b. 矢状位 $T_2WI$；c. 横轴位 $T_2WI$。（a ~ c）示颈 4、5、6 椎体前缘轻度骨质增生，各椎间盘于 $T_2WI$ 信号降低，颈 6 ~ 7 椎间盘向右后方突出，相应水平硬膜囊可见弧形压迹，横轴位示该硬膜囊右前缘受压，右侧颈神经根受压

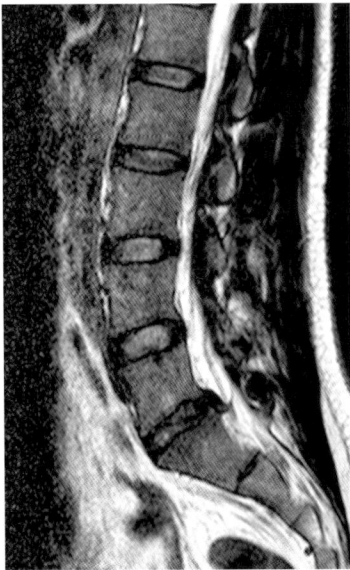

a

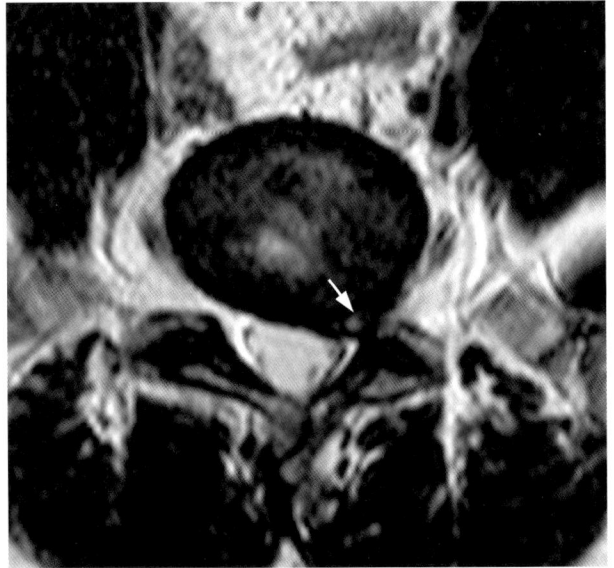

b

**图 14 – 16　腰 5 ~ 骶 1 椎间盘突出（左侧椎间孔型）**

a. 腰椎 MRI 矢状位 $T_2WI$，示腰 5 ~ 骶 1 椎间盘信号降低；b. 横轴位 $T_2WI$，示腰 5 ~ 骶 1 椎间盘向左侧椎间孔内突出（白箭头），硬膜囊明显受压

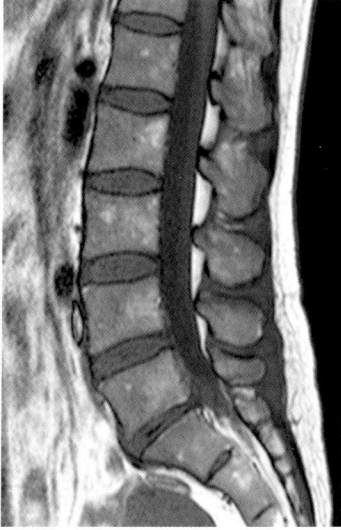

a

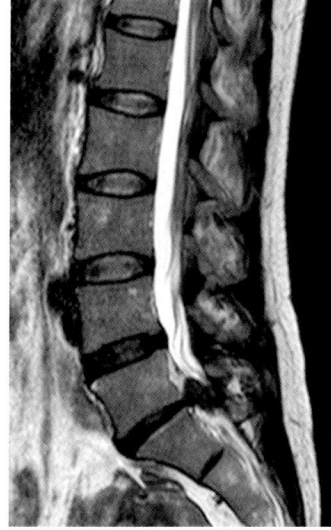

b

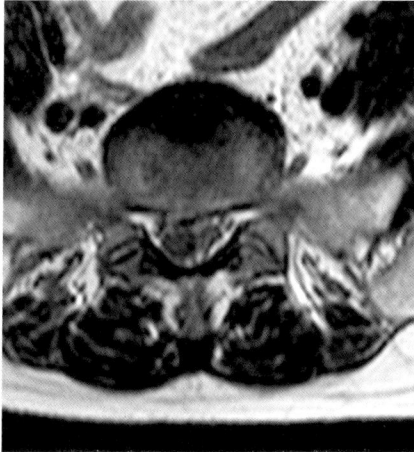

c

**图 14 - 17　腰 5 ~ 骶 1 椎间盘脱出**

a. 腰椎 MRI 矢状位 $T_1WI$；b. 矢状位 $T_2WI$；c. 横轴位 $T_2WI$。（a ~ c）示腰 4 ~ 5、腰 5 ~ 骶 1 椎间盘信号降低，腰 5 ~ 骶 1 椎间盘向右后方脱出，硬膜囊明显受压，椎管矢状径显著变窄

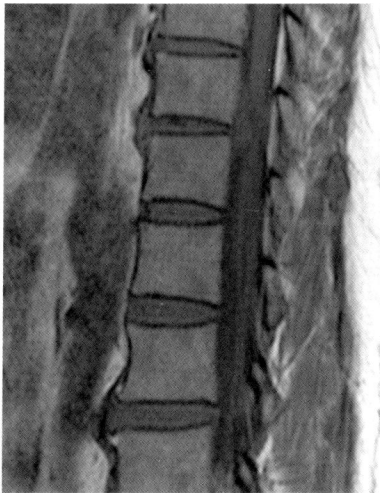

a

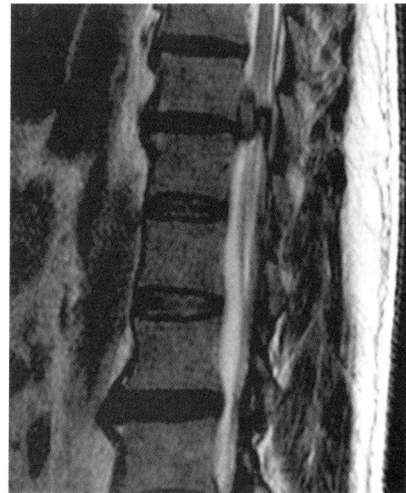

b

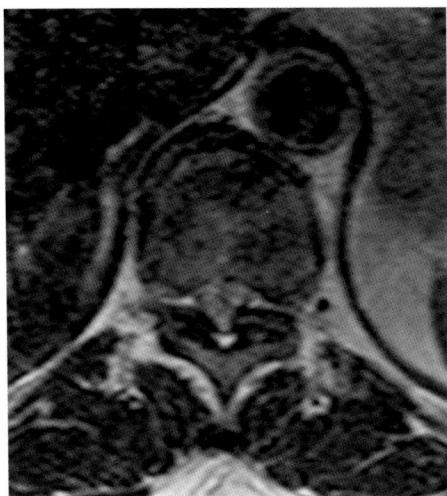

图 14-18 胸 11~12 椎间盘游离

男，64 岁，腰背部酸痛不适 1 个月余，伴双下肢麻木 1 周。a. 胸腰椎 MRI 矢状位 $T_1WI$；b. 矢状位 $T_2WI$；c. 横轴位 $T_2WI$。（a~c）示胸腰椎所见椎体前缘骨质增生，胸 11~12 椎间隙椎间盘信号降低，相应层面后方可见呈纵行游离的髓核，同水平硬膜囊可见明显弧形压迹，横轴位示该硬膜囊左前缘受压，左侧胸神经根受压

c

# 三、弥漫性特发性骨质增生症

弥漫性特发性骨质增生症是一种广泛性脊柱病变，以椎旁韧带的广泛骨肥厚或大量的骨化为特征，原因不明，可能与内分泌失调、高血糖和肥胖等有关。诊断标准包括至少连续 4 个椎体的前纵韧带骨化和钙化，椎间隙相对存在，无椎间小关节骨性强直或骶髂关节侵蚀、硬化或融合。

## 【临床表现】

常见于中老年男性患者，疼痛常较轻微，脊柱活动受限。严重颈椎骨质增生可导致吞咽困难。少数脊髓和神经根受压产生肢体麻木、感觉减退。

## 【影像要点】

### （一）平片

1. 脊椎主要见于颈段和下胸段，至少累及相邻 4 个椎体以上。
2. 椎旁前及外侧缘韧带广泛骨化呈水波状，胸椎段病变呈现右侧较重的倾向。
3. 合并或不合并椎体与椎间盘交界处局部突出的骨赘。
4. 受累段脊椎的椎间隙基本正常，无明显的椎间盘退变。
5. 椎小关节突关节及骶髂关节无关节面侵蚀或关节骨性强直。
6. 骨盆区韧带和肌腱附着处骨质增生肥厚和韧带骨化。
7. 四肢肌腱韧带骨化，关节旁骨赘形成。

### （二）CT

1. 显示钙化及骨化方面优于 X 线平片。
2. 椎体后方不同程度线状或斑块状高密度影。
3. 椎体前缘骨质增生并相互连接形成骨桥。

### （三）MRI

1. 椎体前、外缘前纵韧带骨化，在 $T_1WI$ 及 $T_2WI$ 均呈低信号。

2. 继发椎管狭窄，邻近硬膜囊及脊髓不同程度受压。

弥漫性特发性骨质增生症的影像见图 14 - 19。

### 【鉴别诊断】

本病需与强直性脊柱炎鉴别。

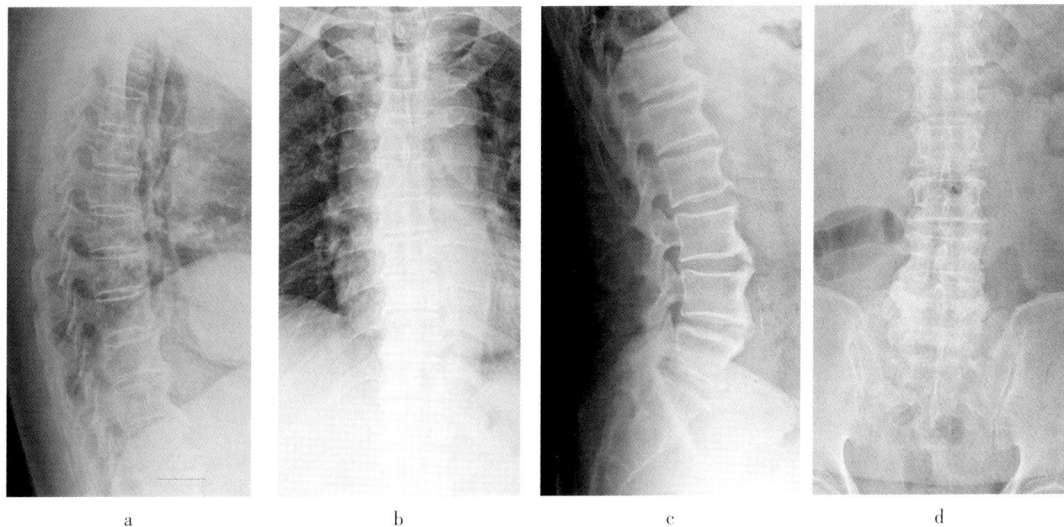

**图 14 - 19　弥漫性特发性骨质增生症**

a. 胸椎侧位片，示胸椎前纵韧带广泛骨化并形成骨桥；b. 胸椎正位片，示胸椎右侧横突间韧带弥漫性骨化，c. 腰椎侧位片，示腰椎前缘前纵韧带广泛骨化并形成骨桥，椎间隙如常；d. 腰椎正位片，示骶髂关节间隙无改变

## 四、后纵韧带骨化

后纵韧带骨化是一种以脊椎后纵韧带异常增厚并骨化为特点的病理变化，常导致继发性椎管狭窄而压迫脊髓，引起严重的脊髓病变。以颈椎受累多见，也可发生于胸椎和腰椎。

### 【临床表现】

肢体感觉异常，部分运动障碍；颈部活动时头痛、头晕甚至晕厥。颈肩部及上肢疼痛，四肢肌力明显减退，肌萎缩。

### 【影像要点】

### （一）平片

1. 椎体后缘条状和斑块状高密度影，与椎体间有一狭窄透亮影。

2. 根据侧位片上的形态特点，将本病分为四种类型。

（1）连续型　骨化范围跨越两节段以上，呈一长条状骨化影。

（2）间断型　骨化位于椎体后方，椎间隙水平中断。

（3）局灶型　骨化位于某一椎间隙或椎体后方，呈孤立的斑块状。

（4）混合型　连续型和间断型合并存在。

3. 常与椎体骨质增生并存。

## （二）CT

1. 椎体后缘正中或偏侧骨化影向后突入椎管。

2. 骨化影长度不一，呈连续型或间断型。

3. 横轴面形态呈平板形、蕈伞形或山丘形。

4. 继发椎管狭窄，脊髓受压。

## （三）MRI

1. 椎体后缘隆起性病变，$T_1WI$ 呈低信号，$T_2WI$ 亦呈低信号。

2. 椎管狭窄，硬膜囊及神经根受压。

3. 有时伴脊髓水肿、变性、坏死和囊变。

后纵韧带骨化的影像见图 14-20 至图 14-22。

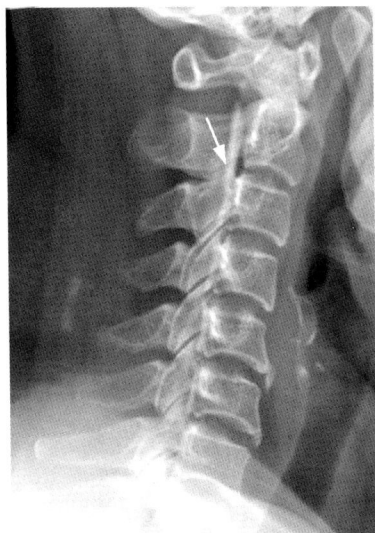

**图 14-20　颈椎后纵韧带骨化**

颈椎侧位片，示颈椎生理曲度消失变直，颈 5、6 椎体前缘轻度骨质增生，颈 2~6 椎体后缘后纵韧带广泛骨化呈长条状（白箭头），同时前纵韧带及项韧带局部骨化

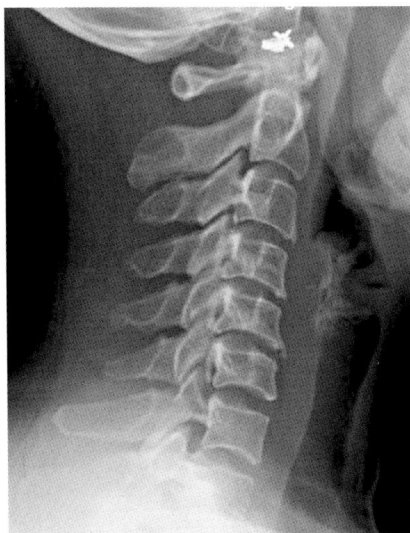

**图 14-21　颈椎后纵韧带骨化**

颈椎侧位片，示颈椎生理曲度消失变直，颈 4、5、6 椎体后缘后纵韧带间断骨化；同时伴颈 3、4、5 椎体前缘轻度骨质增生，颈 4~5、5~6 椎间隙变窄及前纵韧带局部骨化

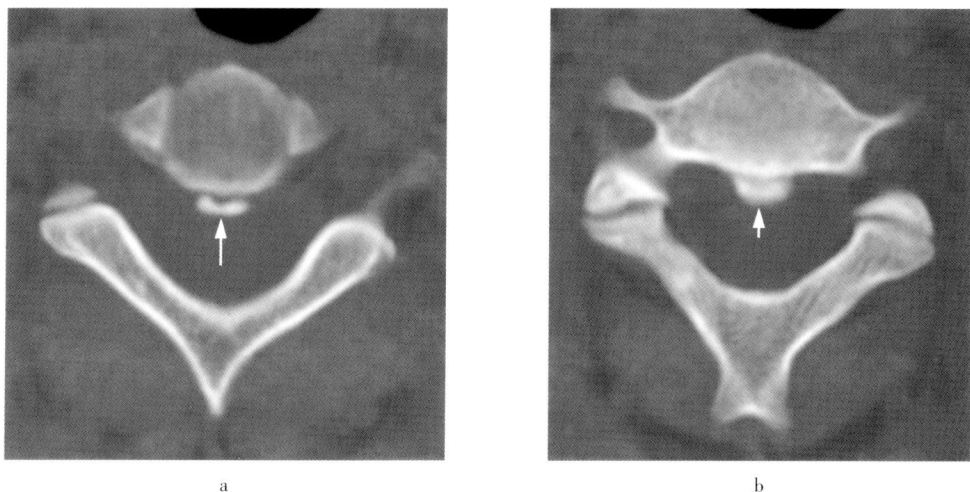

图 14 - 22　颈椎后纵韧带骨化

（a ~ b）CT 平扫骨窗，示颈 3、4 椎后缘后纵韧带骨化（白箭头），与椎体间有一
狭窄透亮影，相应平面硬膜囊受压

# 五、椎管狭窄症

椎管狭窄症是各种原因引起的椎管径线变小，压迫椎管内结构导致相应神经功能障碍的一类疾病。按原因分为先天性椎管狭窄和继发性椎管狭窄，按狭窄发生部位分为中央型狭窄、椎间孔狭窄和侧隐窝狭窄。

【临床表现】

颈椎管狭窄症表现为肩、颈、手疼痛。胸椎管狭窄症起病隐袭，表现仅为下肢无力。腰椎管狭窄症表现为腰痛伴间歇性跛行，下肢麻木。

【影像要点】

（一）平片

**1. 脊柱的改变**

（1）椎间隙变窄、椎体前后缘骨赘形成，椎小关节突关节增生硬化。

（2）椎弓根变短、关节突间距减小。

（3）关节突半脱位、椎体滑脱等。

**2. 椎管测量**

（1）正位片测量椎弓根间距为椎管横径，侧位片测量椎体后缘至椎弓顶点为椎管矢状径。

（2）腰椎管横径小于 18mm 为腰椎管狭窄；矢状径小于 12mm 为相对狭窄，小于 11.5mm 为绝对狭窄。

（3）颈椎管矢状径小于 13mm 为相对狭窄，小于 11mm 为绝对狭窄。

（4）胸椎管矢状径小于10mm为胸椎管狭窄。

## （二）CT及MRI

### 1. 中央型椎管狭窄

（1）椎管失去正常形态。

（2）椎体后缘骨质增生，椎小关节突关节增生肥大。

（3）黄韧带肥厚、椎间盘膨出或突出。

（4）颈段椎管前后径小于11mm。

（5）胸段椎管前后径小于10mm。

（6）腰段椎管前后径小于11.5mm或椎弓根间距小于16mm。

（7）椎管内硬膜囊变形、脊髓受压。

（8）硬膜外脂肪组织受压、消失。

### 2. 椎间孔狭窄

（1）椎体侧后方增生。

（2）椎间盘侧方突出。

（3）下位椎骨上关节突增生肥大。

### 3. 侧隐窝狭窄

（1）椎管前外侧部增生。

（2）上关节突肥大。

（3）椎体后外缘增生或椎间盘膨出。

（4）侧隐窝前后径小于2mm。

椎管狭窄的影像见图14-23至图14-25。

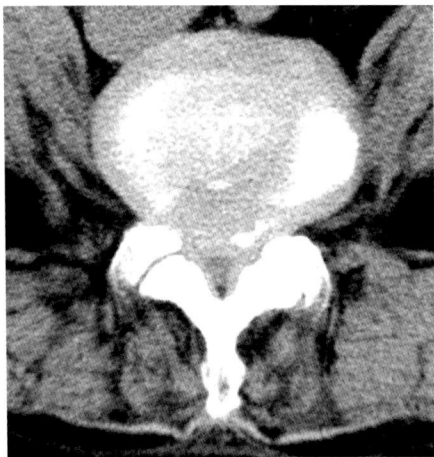

**图14-23　腰椎间盘突出合并椎管狭窄**

CT平扫软组织窗，示腰4~5椎间盘向后显著突出，硬膜囊严重受压，椎管明显狭窄

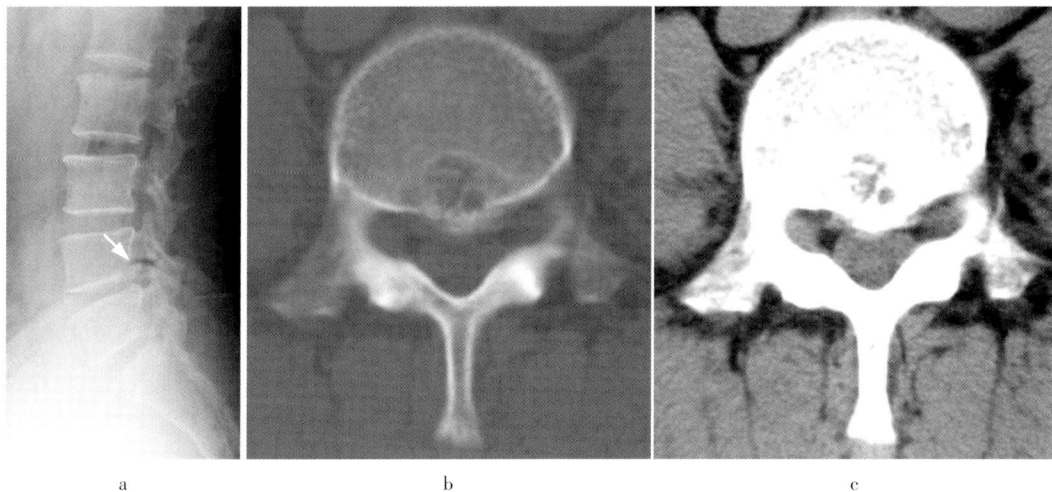

**图 14-24　腰 4 椎体后缘软骨结节伴椎管狭窄**

a. 腰椎侧位片，示腰 4 椎体后缘可见一骨性密度影（白箭头）翘起突入椎管内，局部椎管狭窄。b. CT 平扫骨窗；c. CT 平扫软组织窗。（b～c）示椎体后缘低密度骨质缺损，周边有骨质硬化，缺损区后缘可见弧形骨片向后突入椎管内，相应层面椎管狭窄、硬膜囊受压

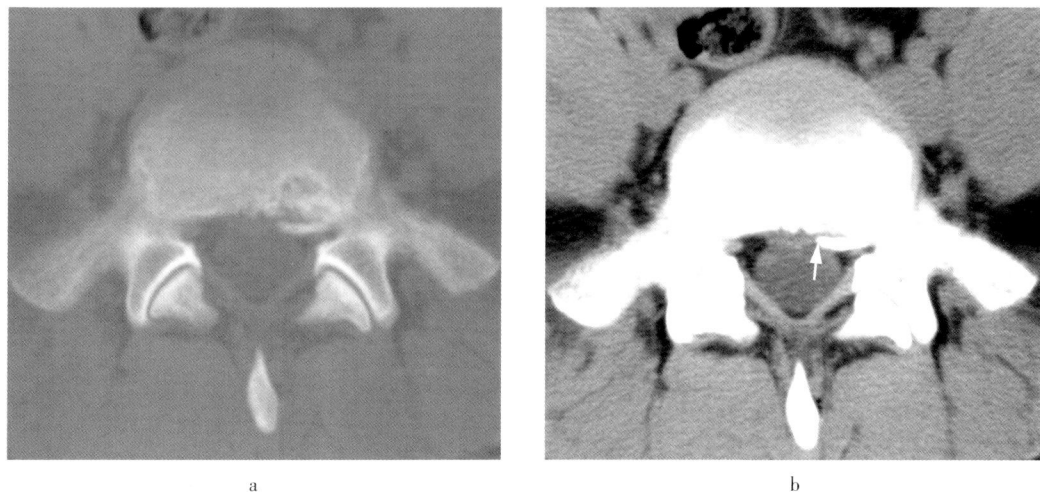

**图 14-25　腰 5 椎体后缘软骨结节伴侧隐窝狭窄**

a. CT 平扫骨窗；b. CT 平扫软组织窗。（a～b）示腰 5 椎体左后缘软骨结节向后突入侧隐窝致左侧隐窝狭窄（白箭头）

## 六、退变性脊椎滑脱

退变性脊椎滑脱又称假性脊椎滑脱，主要是由于椎间小关节和椎间盘退变以及其他因素异常所致的一个或多个椎体连同椎弓的移位。根据移位方向可分为前滑脱、后滑脱和侧方滑脱。

## 【临床表现】

多见于中老年妇女。可发生于腰椎任何节段，以腰 4～5 最常见。主要症状是慢性腰痛和坐骨神经痛。

## 【影像要点】

### （一）平片

1. 多为一个椎体或多个椎体连同椎弓向前或向后滑移。

2. 相应或相邻椎间隙变窄并出现钙化现象或真空征。

3. 椎体边缘骨赘形成，椎小关节突关节增生硬化。

4. 双斜位显示椎弓峡部骨质完整，未见断裂。

### （二）CT

1. 双侧椎弓峡部骨质完整，椎间小关节半脱位。

2. 椎体向前移位可出现椎间盘"伸舌征"。

3. 双侧椎间关节增生、硬化、半脱位。

4. 椎间盘变性或突出，硬膜囊及马尾神经受压。

### （三）MRI

1. 对椎间盘变性、椎间关节、椎管、椎间孔、硬膜囊的改变显示清晰。

2. 矢状位可测量滑脱程度。

退变性脊椎滑脱的影像见图 14 – 26。

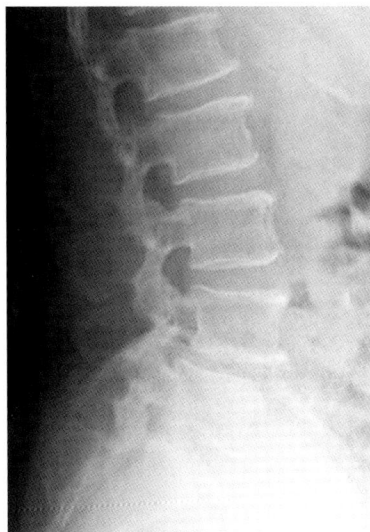

**图 14 – 26　腰 4 椎体退变性滑脱**

腰椎侧位片，示各腰椎体前缘唇样增生，第 4 腰椎轻度向前滑移，椎弓峡部骨质完整，腰 4～5 椎间隙变窄

## 【鉴别诊断】

本病需与椎弓崩裂性脊椎滑脱鉴别。

# 七、椎体后缘软骨结节

椎体后缘软骨结节系椎体边缘软骨结节的一种类型，病变发生于椎体上、下方的后边缘部，主要由疝入的髓核和软骨成分、骨质缺损区及掀起的骨块所构成。

## 【临床表现】

好发于 20～30 岁年龄。发病缓慢，少数有外伤史，临床多有腰腿痛症状。

## 【影像要点】

### （一）平片

1. 最好发于腰椎（尤其是第4腰椎），少数见于胸椎。

2. 多位于椎体后下缘，少数在后上缘。

3. 一般单椎体发病，亦可多椎体发病。

4. 侧位片示椎体后上（下）缘弧形骨质缺损。

5. 与缺损区相对应有骨块掀起突入椎管内。

6. 骨块可全部或部分与椎体分离。

### （二）CT

1. 椎体后下缘或后上缘低密度骨缺损区。

2. 缺损区位于椎体后缘中央，少数偏向一侧。

3. 缺损区与同层面椎间盘等密度。

4. 缺损区边缘清楚，边缘有厚薄不一硬化带。

5. 缺损区后方骨块突入椎管内。

6. 椎管狭窄、硬膜囊受压。

7. 多数合并同层面椎间盘突出。

### （三）MRI

1. 椎体后下缘缺损区与同层面椎间盘等信号。

2. 周围硬化带于 $T_1WI$ 和 $T_2WI$ 均呈低信号。

3. 游离骨块于 $T_1WI$ 和 $T_2WI$ 亦均呈低信号。

4. 硬膜囊或脊髓受压、变形或移位。

椎体后缘软骨结节的影像见图14－27至图14－28。

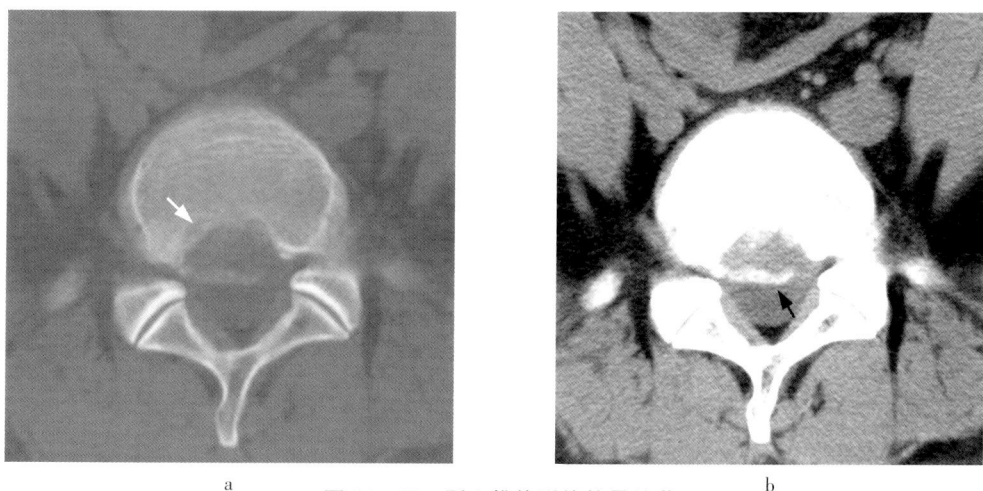

a　　　　　　　　　　　　　　　　　　b
**图 14－27　骶 1 椎体后缘软骨结节**

a. CT 平扫骨窗；b. CT 平扫软组织窗。（a～b）示骶 1 椎体后缘可见弧形骨质缺损（白箭头），缺损区后缘可见弧形骨性密度影向后突入椎管，硬膜囊受压（黑箭头）

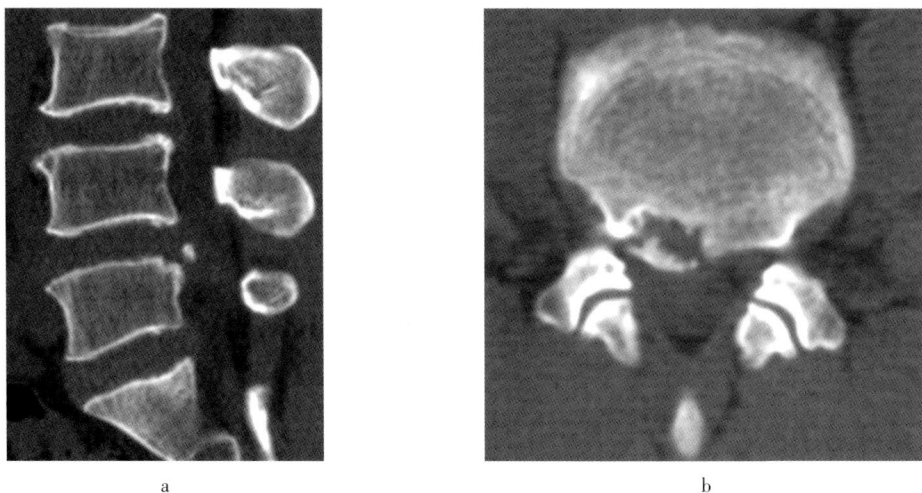

图 14 – 28　腰 5 椎体后缘软骨结节

a. 腰椎 CT 矢状位重建；b. 腰椎 CT 平扫。(a~b) 示腰 5 椎右后上缘可见不规则缺损区，缺损区边缘密度增高，缺损区后缘见弧形条片状骨性密度影向右后方突入椎管，右侧隐窝狭窄

# 八、Schmorl 结节

Schmorl 结节是指椎间盘组织通过椎体终板的薄弱区域垂直陷入，形成椎体内的软骨结节。

## 【临床表现】

多发生于青年人，常偶然被发现。少有临床症状。

## 【影像要点】

### （一）平片

1. 好发于下胸椎和上腰椎。

2. 一个椎体或多个椎体发病。

3. 位于椎体上缘或下缘的圆形或半圆形凹陷缺损，周围有硬化边。

### （二）CT

1. 位于椎体上缘或下缘，边缘清楚的隐窝状压迹。

2. 压迹周围见反应性骨硬化带。

### （三）MRI

1. 位于椎体上缘或下缘的局限性凹陷区，内容与椎间盘等信号。

2. 结节周围反应性硬化呈低信号环。

Schmorl 结节的影像见图 14 – 29 至图 14 – 31。

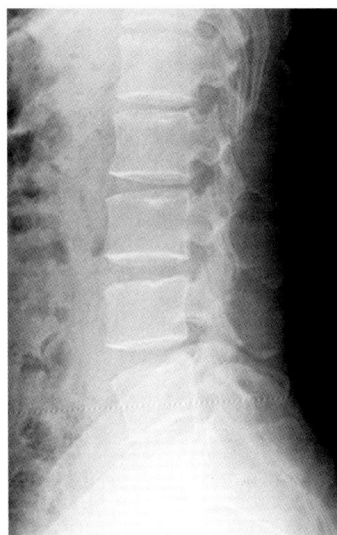

图 14 – 29　腰椎 Schmorl 结节

腰椎侧位片，示腰椎生理弯曲稍变直，腰 2、3、4 椎体上缘均见半圆形局限性凹陷，周围有硬化边

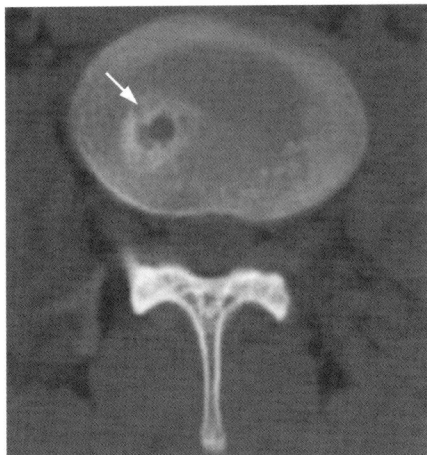

**图 14 - 30　腰椎 Schmorl 结节**

CT 平扫骨窗，示腰 3 椎体上缘偏右侧可见一边缘硬化的隐窝状压迹（白箭头）

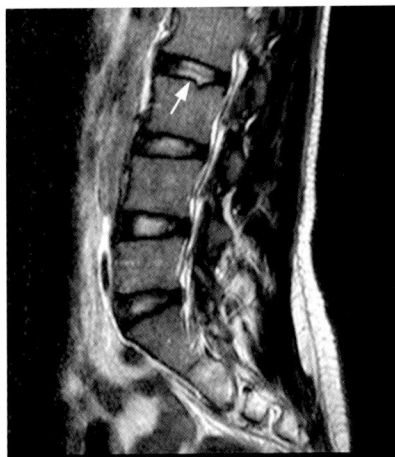

**图 14 - 31　腰椎 Schmorl 结节**

MRI 矢状位 $T_2WI$ 像，示腰 3 椎体上缘局限性凹陷区，内容与椎间盘等信号，结节周围反应性硬化呈低信号环（白箭头）

# 九、Baastrup 病

Baastrup 病又称棘突撞击综合征、棘间骨关节病，该病 1933 年由丹麦放射科医生 Baastrup 首次描述并命名，为腰椎相邻两棘突相互靠近、接触、碰撞引起下腰部正中疼痛的疾病。

## 【临床表现】

多发生于 50 岁以上老年人。患者可有不同程度急、慢性腰背部疼痛病史。查体显示下腰部疼痛，腰椎棘突有固定压痛，无向他处放射，部分病人旋转、前弯或后伸时疼痛可加重。

## 【影像要点】

### （一）平片及 CT

1. 腰椎相邻两棘突后部相互靠近、接触，相邻面变平，棘突间距离缩短甚至几近消失，相对缘骨质侵蚀、硬化，形成假关节。

2. 硬化的骨下可见囊状低密度区及棘突间气体密度影。

3. 腰椎过屈、过伸位片能动态显示棘突撞击过程。

### （二）MRI

1. $T_2WI$ 及抑脂像显示棘突间及相应棘突斑片状、条带状高信号。

2. 棘突间滑液囊积液，甚至通过黄韧带进入椎管后部硬膜外形成囊肿而导致椎管狭窄。

Baastrup 病的影像见图 14 - 32 至图 14 - 33。

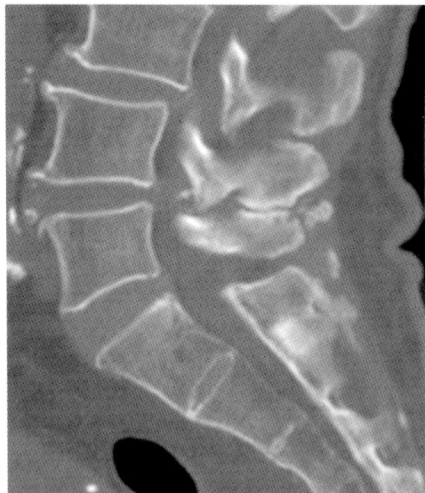

**图 14 - 32  Baastrup 病**

腰椎 CT 矢状位重建，示腰 3 椎体向后滑移，腰 3、4、5 椎体前缘骨质增生，同时腰 4～5 棘突间隙变窄，相应棘突相对缘骨质增生、硬化

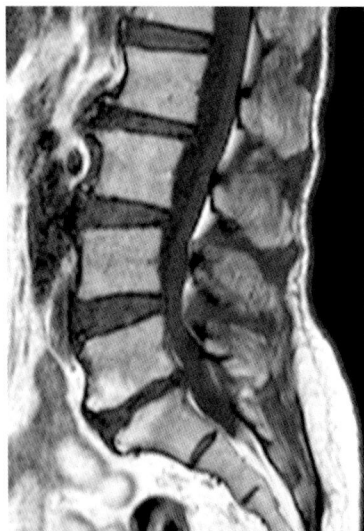

a

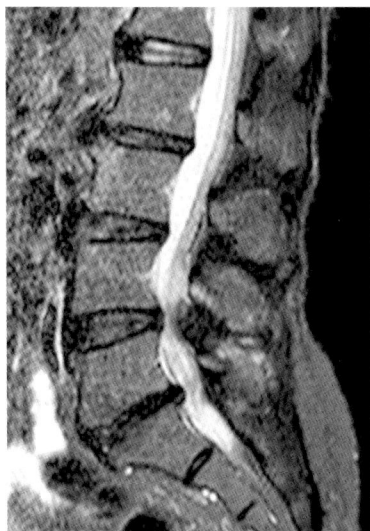

b

**图 14 - 33  Baastrup 病**

a. 腰椎 MRI 矢状位 $T_1WI$；b. 矢状位抑脂 $T_2WI$。（a～b）示腰 4～5 棘突间隙变窄，其间及棘突相对缘可见斑片状异常信号，$T_1WI$ 呈低信号、抑脂 $T_2WI$ 呈高信号；同时可见腰 5 - 骶 1 椎间盘变性及突出表现

# 参考文献

［1］许乙凯，陈建庭. 脊柱和脊髓疾病影像诊断学［M］. 北京：人民卫生出版社，2002.

［2］郭晓军，陈建萍，韩素贤. Baastrup 病的 DR 和 MSCT 表现［J］. 医学影像学杂志，2019，29（9）：1619 - 1621.

［3］谭仲伦，陈忠，郭晓婷，等. Baastrup 病的影像学表现［J］. 中国 CT 和 MRI 杂

志，2015，13（5）：5 - 7.

［4］郁卫杰. 腰椎椎体软骨结节的 CT 诊断分析 ［J］. 实用医学影像杂志，2014，15（1）：66 - 68.

［5］黄宜琨. 腰椎间盘突出症的 X 线及 CT 诊断 ［J］. 黑龙江医药，2009，22（2）：218 - 220.

［6］王永富. 腰椎间盘突出症的 CT 表现及其价值 ［J］. 临床医药实践杂志，2008，6：463 - 464.

［7］顾雪梅，李珍平. 弥漫性特发性骨肥厚症的临床及影像学特点 ［J］. 中国全科医学，2008（3）：257.

［8］樊孝煌. 颈椎后纵韧带骨化的影像学分析 ［J］. 现代中西医结合杂志，2005，14：1755.

［9］李兰贵，苏凯，张玉琴. 颈椎后纵韧带骨化症的影像学表现 ［J］. 实用放射学杂志，2004，20：140 - 143.

［10］殷好治，梁福民，王希林，等. 腰椎椎体后缘软骨结节的 CT 探讨 ［J］. 实用放射学杂志，2003，19：144 - 145.

［11］杜自忠，陈文华，周世杰. 腰椎管狭窄症影像学诊断的探讨 ［J］. 实用医学影像杂志，2001，2：178 - 180.

［12］王土兴，陈兴灿，俞锦清. 腰椎退变性滑脱症的 CT 诊断 ［J］. 浙江临床医学，2000，4：219 - 221.

［13］詹阿来. 腰椎后缘软骨结节的 MRI 研究 ［J］. 临床放射学杂志，2000，3：162 - 164.

［14］相爱华，冯恩孚，黄冬青. 椎体后缘软骨结节的 CT 诊断（附 36 例分析）［J］. 实用放射学杂志，1997，13（8）：486 - 487.

［15］汪天祥，许新复，黎孝勇. 腰椎间盘疝的平片和 CT 影像分析（附 72 例手术对照）［J］. 实用放射学杂志，1994，10：582 - 585.

## 第十五章

**软组织病变**

## 一、局限性骨化性肌炎

局限性骨化性肌炎又称创伤性骨化性肌炎，是发生于骨骼肌的一种非肿瘤性瘤样病变，其本质是一种异位骨化。本病的真正病因尚未完全明确，一般认为各种创伤、神经损伤和炎症等因素均可造成多能间叶细胞或成纤维细胞转化为成骨细胞，进而引起骨化性肌炎。根据其病理进程，本病分为3期：早期（≤6周，急性水肿期）、中期（6周至6个月，肿块增殖期）、晚期（≥6个月，骨化修复期）。

【临床表现】

好发于青年男性。常有外伤史，早期局部可有明显肿胀及疼痛，伴有附近关节活动受限。检查局部可扪及硬实肿块。

【影像要点】

**（一）平片及CT**

1. 好发于四肢深部组织，如股四头肌、上臂肌及肘部肌群等。

2. 早期患处软组织局限性肿胀，肌间隙模糊不清，密度增高，无明显骨化成分，邻近骨质可见轻微骨膜反应。

3. 中期出现条片状或团块状骨化影，典型者表现为外围密度高而中心密度低的分层状蛋壳样骨化，随病程进展，病灶边界逐渐变清楚，邻近骨可见连续层状骨膜反应。

4. 晚期骨化影缩小，骨纹结构出现，边界清晰，与邻近骨质以透亮带相隔或紧密相连。

**（二）MRI**

1. 早期肌肉和软组织损伤出血，随后逐渐形成肿块样改变，其周围软组织水肿，表现为边界不清的长 $T_1$、长 $T_2$ 异常信号影，增强后病变及周围水肿带显著强化。

2. 中期病变中心区 $T_1WI$ 呈与正常肌肉相等或稍高信号，抑脂 $T_2WI$ 病变中心高信号夹杂不规则点状信号，外周为不同厚度的低信号钙化带，周围水肿逐渐减少。

3. 晚期病变成熟，在所有序列均呈低信号，代表钙化、纤维化和含铁血黄素沉积，周围水肿消失。

局限性骨化性肌炎的影像见图15-1至图15-5。

## 【鉴别诊断】

本病主要与皮质旁骨肉瘤鉴别。

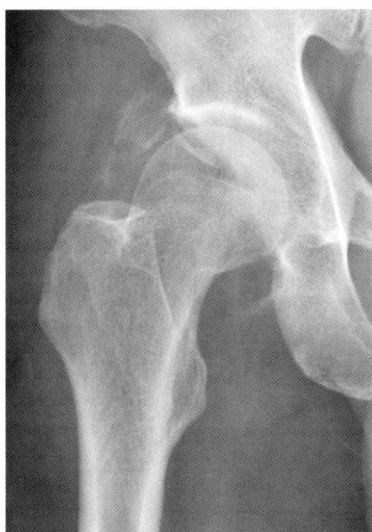

**图 15 - 1　局限性骨化性肌炎**

右髋正位片，示右髋关节周围可见与肌纤维走行一致的条状骨化影，边界清楚

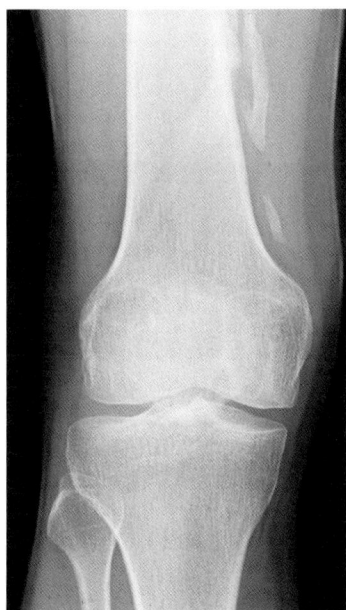

a

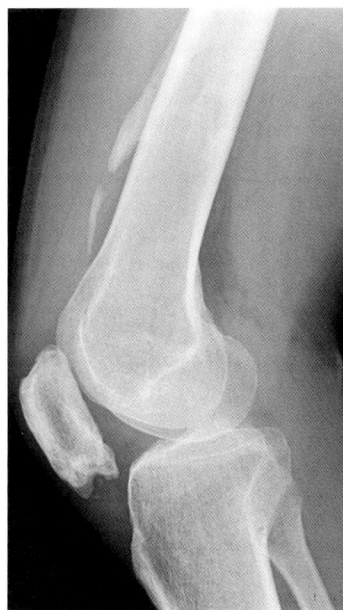

b

**图 15 - 2　局限性骨化性肌炎**

a. 右膝正位片；b. 右膝侧位片。（a~b）示右股骨前内侧可见断续不连的条片状骨化影，边界清楚

a

b

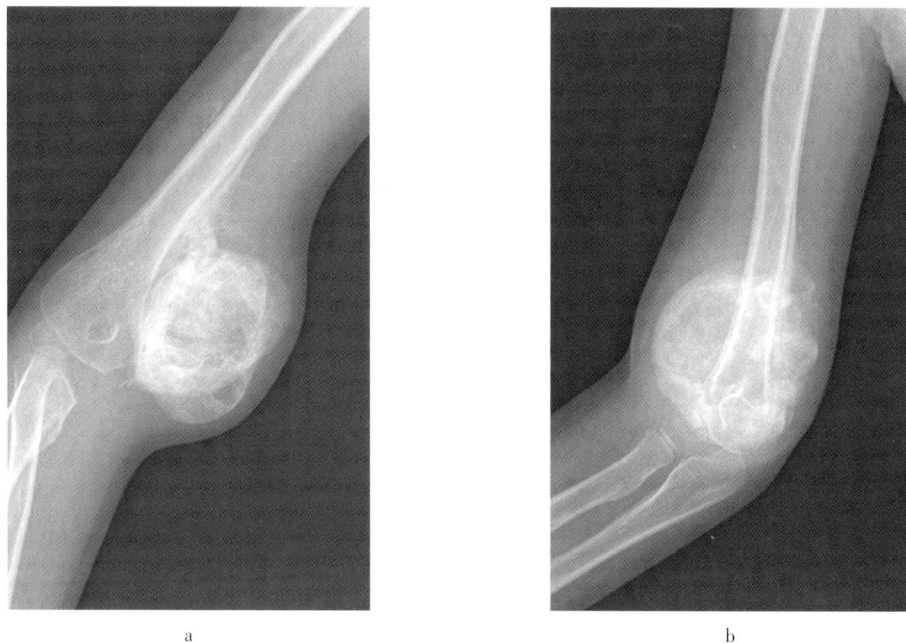

**图 15 - 3　局限性骨化性肌炎**

男，9 岁，发现右前臂肿物 4 月余。a. 右肘正位片；b. 右肘侧位片。（a ~ b）示右肱骨远端前外侧软组织内见一类圆形骨性密度灶，病灶位于肘关节旁，密度由外围向中心渐次减低，边缘清楚无分叶，其中可见骨纹结构，肱骨下段同时可见骨膜反应

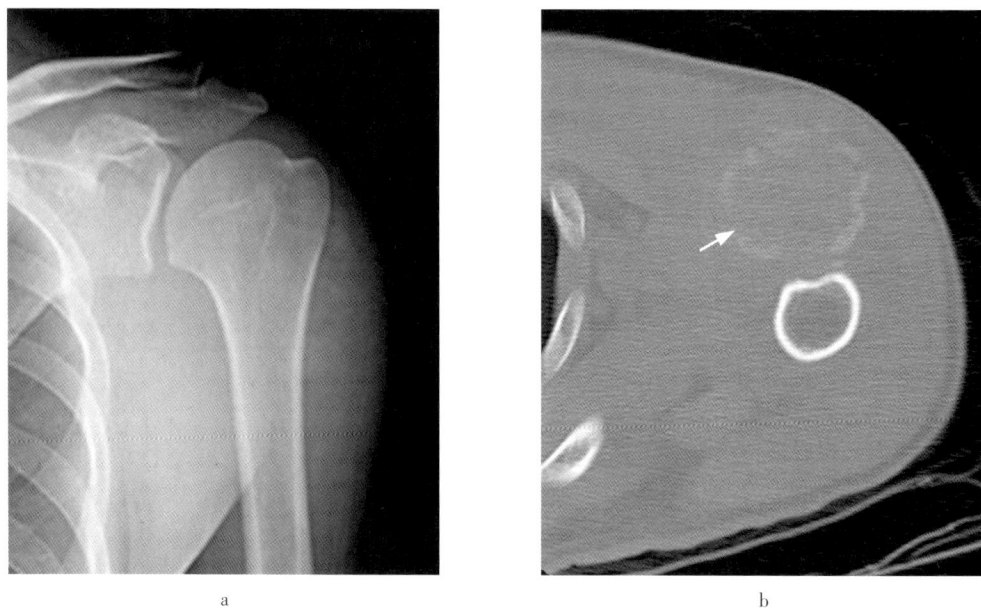

a

b

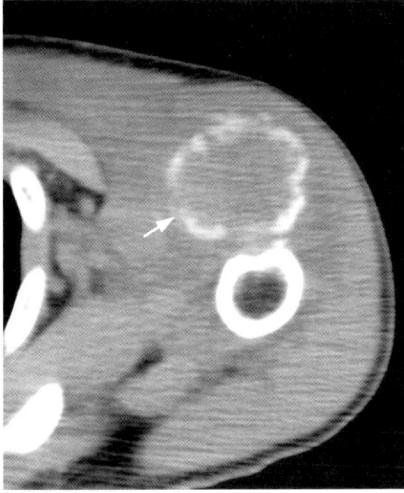

c

**图 15 - 4　局限性骨化性肌炎**

男，31 岁，左肩关节局部疼痛伴功能障碍 1 月余。
a. 左肩关节正位片；b. 左肩 CT 平扫骨窗；c. 左肩
CT 平扫软组织窗。（a～c）示左肱骨头前缘可见类
圆形骨化影（白箭头），外围密度增高呈蛋壳状，
而中心呈等密度

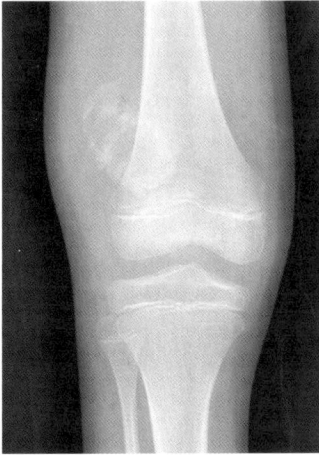

a

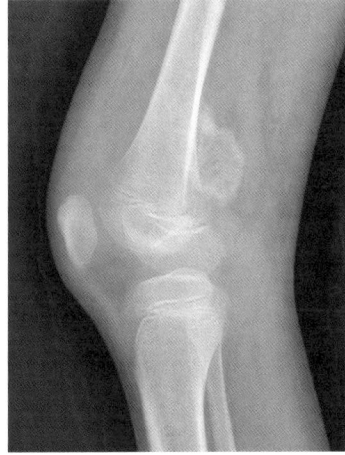

b

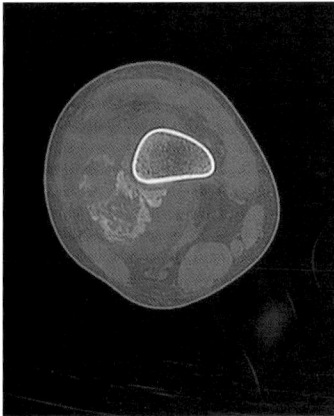

c

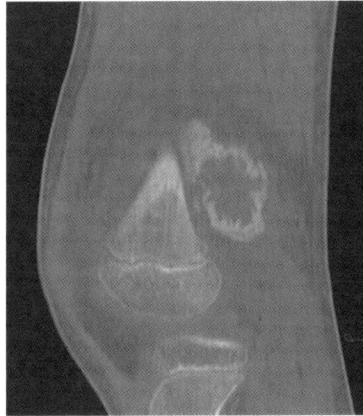

d

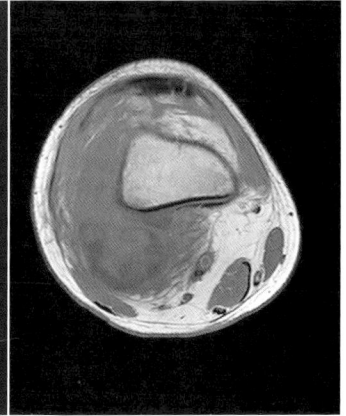

e

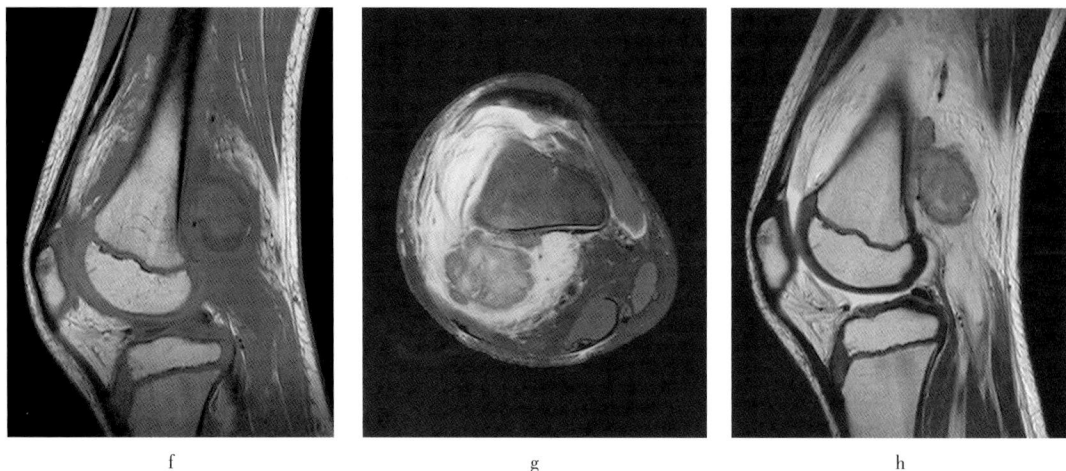

f          g          h

**图 15 – 5　局限性骨化性肌炎**

男，11 岁，扭伤后右膝关节疼痛伴活动受限 3 周。a. 右膝正位片；b. 右膝侧位片；c. 右膝横轴位 CT 平扫；d. 右膝矢状位 CT 重建。（a ~ d）示右膝关节后外侧可见一类圆形骨化影，外围密度高而中心密度低。e. MRI 横轴位 $T_1WI$；f. 矢状位 $T_1WI$；g. 横轴位 $T_2WI$ 抑脂像；h. 矢状位 $T_2WI$。（e ~ h）示右膝后外侧一类圆形异常信号灶，$T_1WI$ 呈等信号，$T_2WI$ 及抑脂 $T_2WI$ 呈稍高信号，周围可见大片长 $T_1$、长 $T_2$ 水肿影

# 二、进行性骨化性肌炎

进行性骨化性肌炎又称进行性骨化性纤维结构不良，病因不明，目前认为是一种常染色体显性遗传性疾病。临床特点是自幼儿期即出现自上而下的横纹肌纤维间、肌腱和筋膜等发生进行性骨化，同时多伴有其他先天性发育异常。

## 【临床表现】

常见于 10 岁以下儿童，常在出生到 6 岁之间发病。早期病变区局部肿胀、疼痛并伴红、热，体温多属正常，数月后可消退。发作期和间歇期反复交替，常于背、颈、肩部皮下组织内出现质硬肿块，数周后病变区内肿块收缩，逐渐发生骨化。后期常多部位受累，躯干和四肢出现严重畸形。

## 【影像要点】

1. 早期病变累及部位仅有软组织肿胀影，以后出现淡薄的点、条状密度增高的钙质沉着影。

2. 随后密度逐渐增高并融合，最后形成粗条状或片状致密影，结构与一般骨质相同，走行与肌纤维方向一致，并与骨骼相连。

3. 病变通常由项韧带开始，逐渐向下扩展至肩带肌、胸壁肌、脊柱韧带和腰大肌。后期骨盆肌亦可骨化。

进行性骨化性肌炎的影像见图 15 – 6。

## 【鉴别诊断】

本病需与局限性骨化性肌炎鉴别。

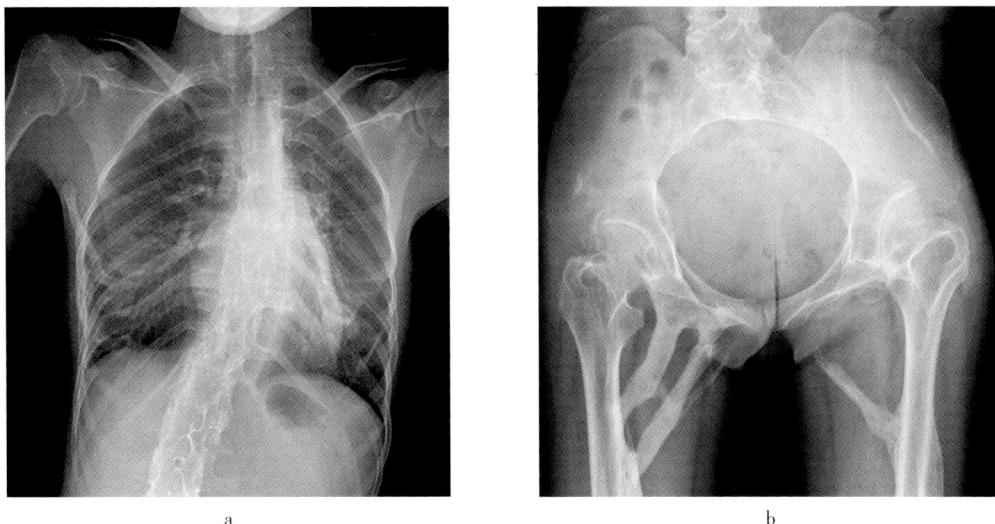

图 15 – 6　进行性骨化性肌炎

a. 胸部正位片，示两侧胸部多发条片状骨化影，与肌纤维走行一致，同时胸腰段脊柱小
关节骨性强直，椎旁韧带广泛骨化呈竹节样改变；b. 骨盆正位片，示双侧股骨内侧见粗
条状骨化影，右侧病灶与股骨上段及坐骨相连，双侧髂骨也分别见条索状及小片状骨化影

# 三、肿瘤样钙质沉着症

肿瘤样钙质沉着症也称瘤样钙化症、钙化性胶原溶解、臀石等，是一种发生于大关节周围与肿瘤相似的特发性钙质沉着症。发病原因不明，可能与钙磷和（或）胆固醇代谢异常、关节附近胶原纤维对刺激所做出的反应性钙化有关，亦有人认为与遗传因素有关。

## 【临床表现】

任何年龄均可发生，但 20 岁以前发病多见。男性略多于女性。临床主要表现为关节部位的疼痛，严重者可影响关节活动，位置表浅者可于皮下扪及大块硬实的钙化肿块；少数病例可有溃疡及瘘管形成，有白垩状内容物从瘘管排出，并可形成继发感染。

## 【影像要点】

### （一）平片

1. 常见于大关节附近，特别是髋关节、肩关节和肘关节等部位，而手、足和膝关节周围少见。

2. 病灶大部分位于关节旁的伸侧软组织中，呈大小不一的钙化结节集结而成的团块状影，可有分叶，周围可见卫星钙化结节。

3. 病变一般不累及邻近的关节或骨骼，较少造成邻近关节骨质侵蚀破坏。

## （二）CT

1. 对于未钙化囊腔，CT 可显示腔内容物密度变化，CT 值为 $30 \sim 50HU$，有时见分层现象。

2. 钙化性囊腔的 CT 值明显增高，可高达 $500 \sim 1000HU$。

## （三）MRI

1. 钙化性囊腔在 $T_1WI$、$T_2WI$ 及抑脂像上均为均匀性低信号。

2. 未钙化囊腔在 $T_1WI$ 为均匀性低信号，$T_2WI$ 及抑脂像为均匀性高信号，病灶与周围组织界限清晰。

肿瘤样钙质沉着症的影像见图 15 - 7 至图 15 - 10。

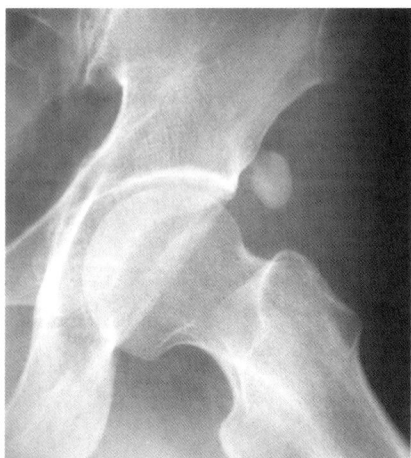

**图 15 - 7　左髋部肿瘤样钙质沉着症**

左髋蛙位片，示左髋臼外侧可见一卵圆形钙质样结节影，边缘光滑，密度均匀

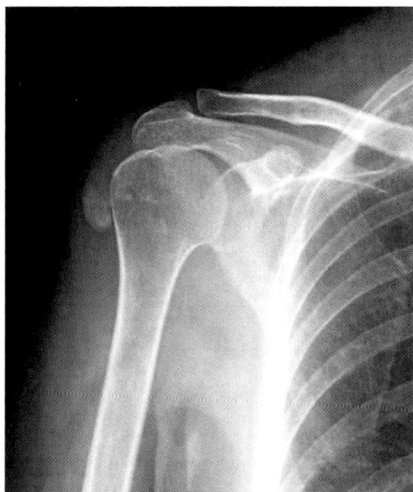

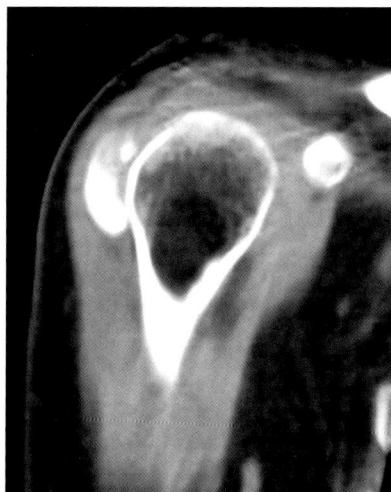

　　　　　a　　　　　　　　　　　　　　　　　　　b

**图 15 - 8　右肩部肿瘤样钙质沉着症**

a. 右肩正位片；b. 右肩关节 CT 冠状位重建。（a~b）示右肩关节旁卵圆形囊状钙化结节，边界光滑、清楚，囊内密度不均而呈分层状，其下部密度较高、上部密度略低，邻近骨质未见侵袭破坏

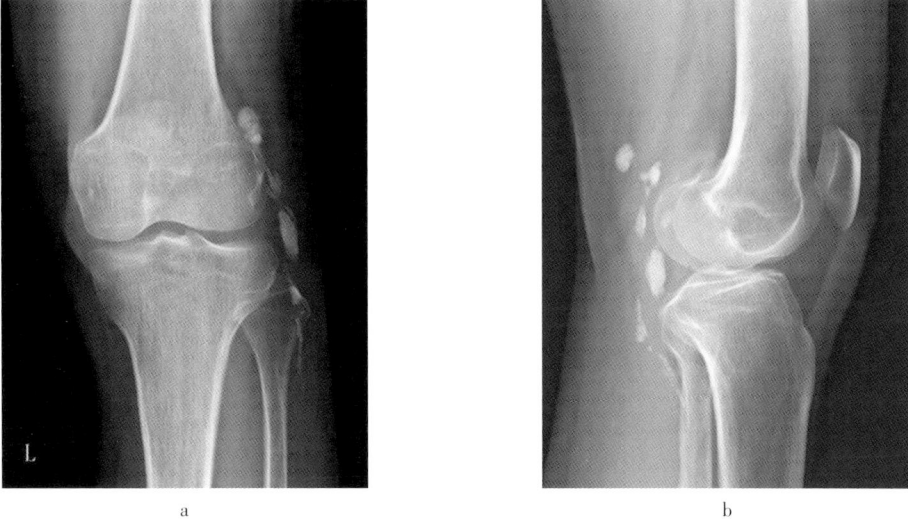

**图 15 – 9　左膝部肿瘤样钙质沉着症**

a. 左膝正位片；b. 左膝侧位片。(a～b) 示左膝关节后外侧旁见多个呈流注状钙化结节

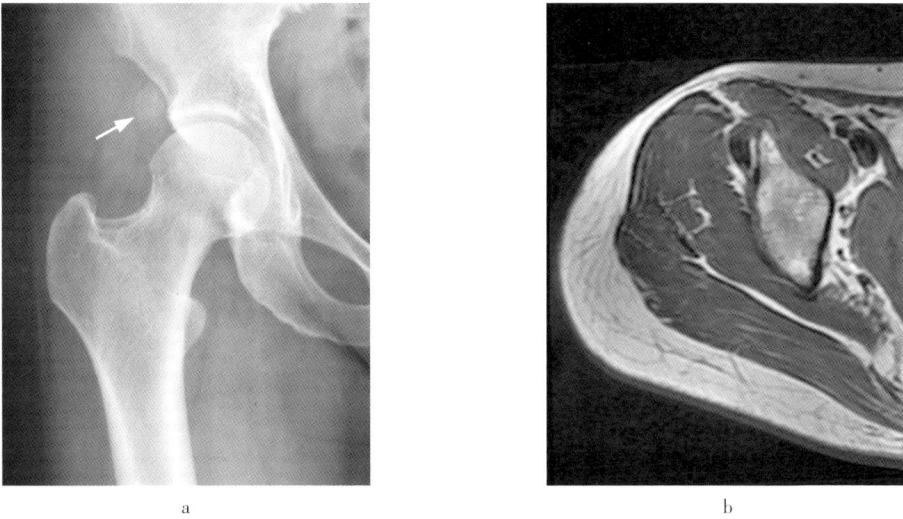

**图 15 – 10　右髋臼旁肿瘤样钙质沉着症**

a. 右髋正位片，示右髋臼外侧旁小团片状钙化影（白箭头）。b. MRI 横轴位 $T_1WI$；c. 冠状位抑脂 $T_2WI$。(b～c) 示平片所见钙化影于 $T_1WI$ 及抑脂 $T_2WI$ 均呈低信号，邻近骨质未见侵袭破坏

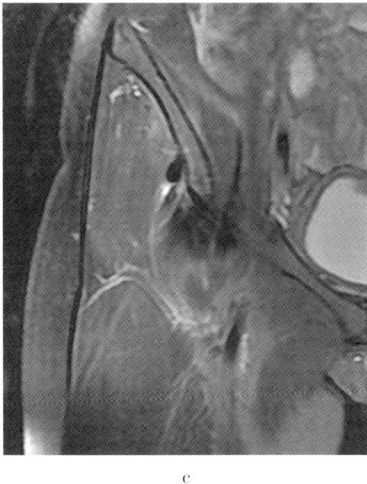

## 四、囊虫钙化

囊虫病是一种严重危害人体健康的人体寄生虫病,多寄生于脑部、肌肉和皮下组织。囊虫钙化是囊虫病转归的主要形式之一。文献报道脑囊虫钙化较多,而四肢囊虫钙化较少。

### 【临床表现】

男性多见,常见于青壮年,主要表现为皮肤、皮下小结节,呈圆形或椭圆形,直径范围0.5~1.5cm,少者数个,多者达到数百甚至数千个;小结节与皮肤无粘连、无压痛,可分批出现。位于肌肉内囊虫常无临床表现,如囊虫遍布全身皮下、肌肉内时,可有肌肉酸痛、发胀等症状。

### 【影像要点】

1. 寄生于肌肉和皮下组织内的囊虫钙化形状不一,多数为梭形或卵圆形或条形钙化影,一端尖锐而另一端钝圆,平均长约1.2cm、宽约0.3cm,其长轴与肌纤维走行方向基本一致,密度较高。

2. 钙化数目不定,少者数个,多者数百甚至数千个。

囊虫钙化的影像见图15-11。

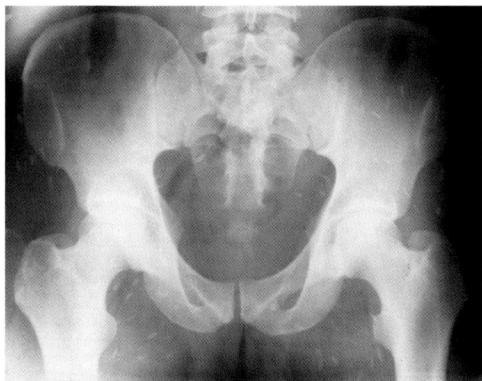

**图15-11 囊虫钙化**

骨盆正位片,示骨盆及双髋周围软组织内可见数个梭形钙化灶,轮廓清楚

## 五、肩关节钙化性肌腱炎

肩关节钙化性肌腱炎系肩关节周围肌腱慢性劳损的结果。其中以冈上肌腱受累最常见,其次是冈下肌、小圆肌和肩胛下肌肌腱及肩峰下滑囊;通常单侧受累较多见。

### 【临床表现】

患者年龄多在50岁以上。临床主要表现为弥漫性疼痛伴肩关节活动受限。病程以加重和缓解交替出现为特征。

## 【影像要点】

1. 肱骨大结节旁卵圆形或弧形钙化影。

2. 冈上肌肌腱钙化在大结节上方，肩关节正位片可显示。

3. 冈下肌肌腱和小圆肌肌腱钙化在大结节后下方，肩关节内旋位易显示。

4. 肩胛下肌肌腱钙化在小结节前面，腋位投照可显示。

肩关节钙化性肌腱炎的影像见图 15 - 12 至图 15 - 13。

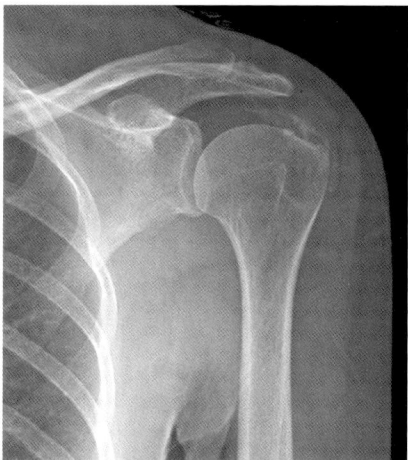

**图 15 - 12 左肩关节钙化性肌腱炎**

左肩关节正位片，示左肱骨头外上方
可见弧状钙化影

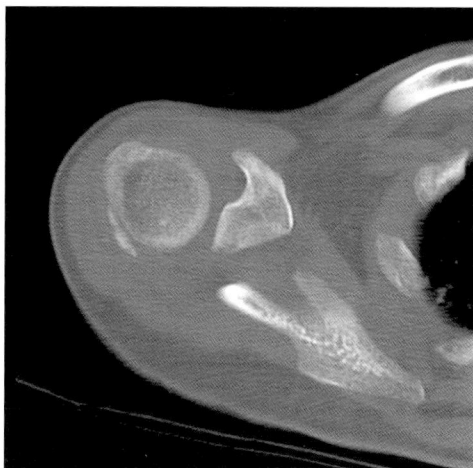

**图 15 - 13 右肩关节钙化性肌腱炎**

右肩关节 CT 平扫，示右肩关节肩峰下可见弧
状钙化影

# 六、腘窝囊肿

腘窝囊肿也称 Baker 囊肿，是指位于腓肠肌内侧头和半膜肌之间的滑囊囊肿。其发病原因不明，儿童多为原发性；成人则多为继发性，常继发于骨性关节炎、半月板损伤及类风湿关节炎等疾病。

## 【临床表现】

可发生于各个年龄组。多数于无意中发现腘窝部软组织肿块而就诊。囊肿增大可出现酸胀不适和疼痛，较大的囊肿压迫腘窝内的血管、神经而出现跛行。

## 【影像要点】

### （一）CT

1. 腘窝后内侧薄壁囊状均质低密度灶。

2. 病灶边界清楚光滑，中央可见分隔。

## （二）MRI

1. 腘窝内可见边界清楚的囊状肿块影，$T_1WI$ 呈低信号，$T_2WI$ 及抑脂像呈高信号。

2. 病灶有分叶及分房，边缘光滑合并出血时可出现液－液平面。

3. 横轴位有时可显示囊肿以一狭颈和关节腔相连。

腘窝囊肿的影像见图 15 – 14。

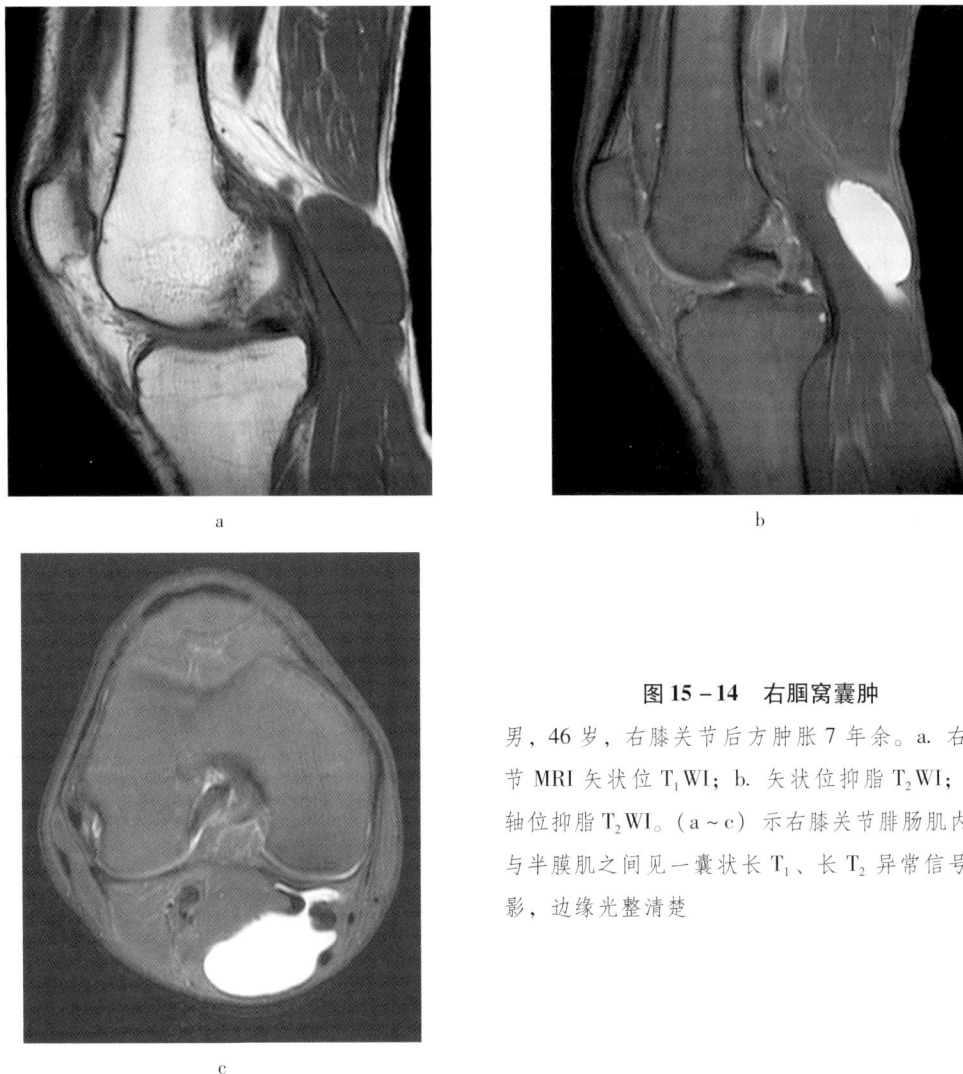

a

b

c

**图 15 – 14　右腘窝囊肿**

男，46 岁，右膝关节后方肿胀 7 年余。a. 右膝关节 MRI 矢状位 $T_1WI$；b. 矢状位抑脂 $T_2WI$；c. 横轴位抑脂 $T_2WI$。（a～c）示右膝关节腓肠肌内侧头与半膜肌之间见一囊状长 $T_1$、长 $T_2$ 异常信号肿块影，边缘光整清楚

# 七、腱鞘巨细胞瘤

腱鞘巨细胞瘤为一种从腱鞘及滑囊之滑膜发生，并有向纤维细胞、组织细胞及滑膜上皮细胞分化的良性肿瘤。病因尚不明确，多数学者认为系因炎性反应、肿瘤、代谢性疾病等因素所致。

**【临床表现】**

任何年龄均可发生，30～50 岁为发病高峰，女性与男性的发病比例为 2∶1。病变主要发生在手指的指端及指间关节处，其次是足趾部、膝关节、足踝部、手腕部甚至髋关节附近。常见症状主要表现为近浅表的单发无痛性肿块，生长缓慢，偶有多发。部分病例患处有创伤病史。

**【影像要点】**

**（一）平片**

1. 关节旁单发或多发的圆形、卵圆形软组织结节或肿块，也可无异常发现。

2. 部分可出现邻近骨皮质凹陷、骨萎缩及反应性硬化缘。

**（二）CT**

1. 肿瘤多呈局限性密度增高的软组织结节或肿块，边界清楚。

2. 肿瘤邻近的骨质表现为压迫性骨质吸收，或呈边缘清楚的囊状破坏。

3. 增强扫描肿瘤呈中等至显著强化。

**（三）MRI**

1. 瘤体为沿腱鞘生长、边界清晰的软组织结节或肿块，信号欠均匀。$T_1WI$ 呈与肌肉相等或稍低的信号；$T_2WI$ 信号多样性，可呈以稍高信号为主并夹杂不均匀稍低信号，或呈以等信号为主并夹杂不均匀高、低信号；最有特征性的信号改变是 $T_1WI$ 和 $T_2WI$ 均呈低信号。

2. 增强扫描肿瘤呈中等至显著强化，强化可均匀或不均匀。

腱鞘巨细胞瘤的影像见图 15－15 至图 15－17。

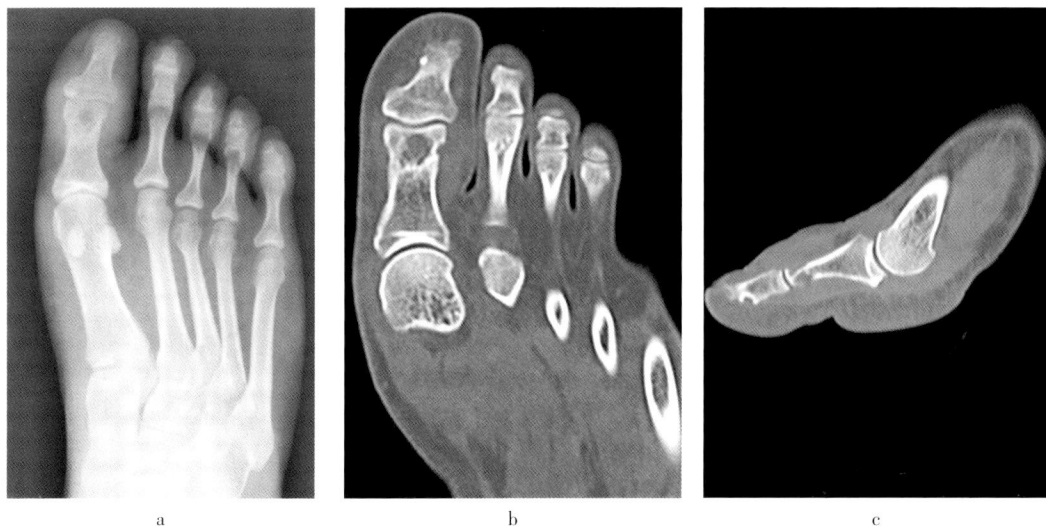

|  a  |  b  |  c  |

**图 15－15　腱鞘巨细胞瘤**

a. 右足正位片，示右踇趾近节远端类圆形囊状骨质破坏，边界清楚，周围软组织肿胀。b. CT 冠状位重建；c. 矢状位重建。（b～c）示右踇趾近节远端上、下及外侧缘外压性凹陷缺损，边界清楚并有轻度硬化，周围隐约见软组织肿块

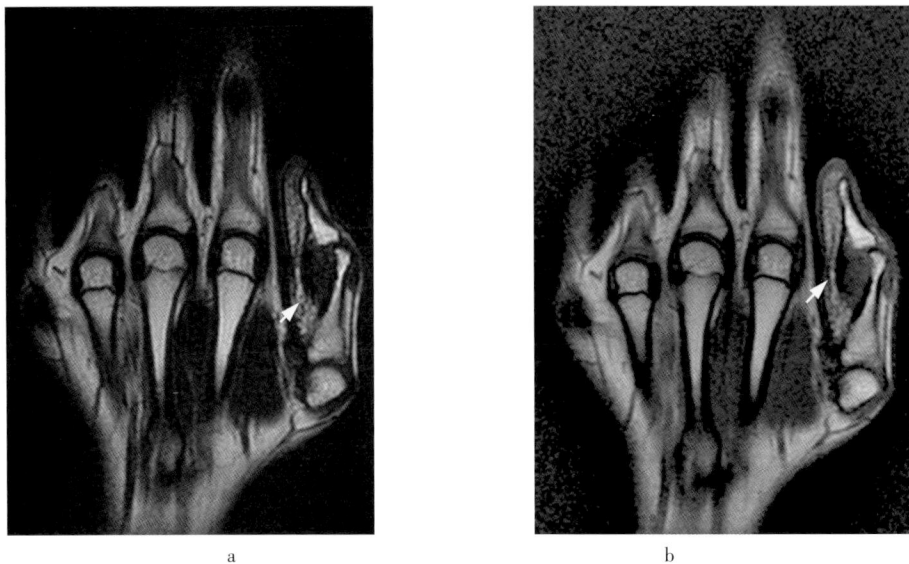

图 15 - 16  左拇指腱鞘巨细胞瘤

a. 左手 MRI 冠状位 $T_1WI$；b. 冠状位 $T_2WI$。（a ~ b）示左拇指指间关节可见跨关节生长的结节状异常信号，$T_1WI$ 和 $T_2WI$ 均呈低信号，拇指近节见压迫性骨质吸收（白箭头）

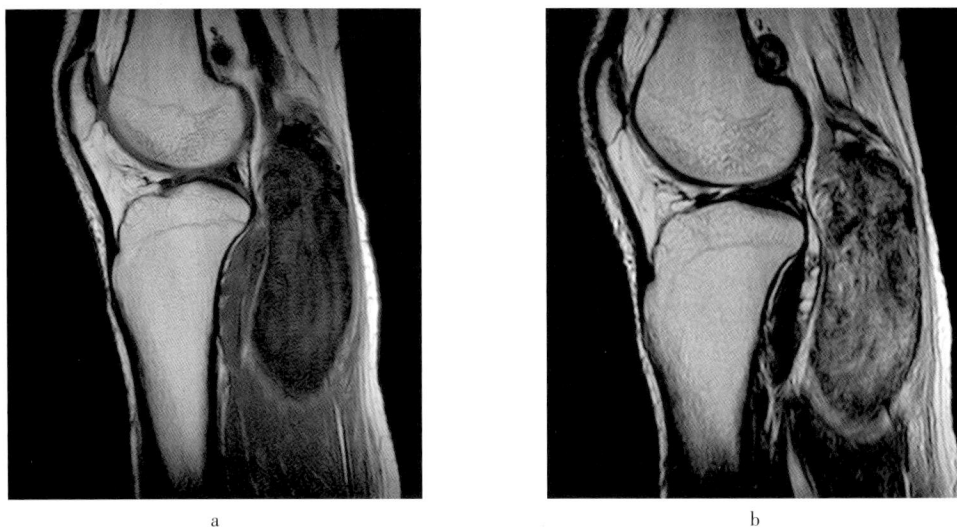

图 15 - 17  左膝关节腱鞘巨细胞瘤

a. 左膝 MRI 矢状位 $T_1WI$；b. 矢状位 $T_2WI$。（a ~ b）示左膝关节后方软组织内椭圆形肿块样异常信号，$T_1WI$ 呈较低信号、$T_2WI$ 呈低及稍高混杂信号，边界清楚

# 八、色素沉着绒毛结节性滑膜炎

色素沉着绒毛结节性滑膜炎是一种侵及关节、腱鞘、滑囊或肌腱组织的良性增生伴色素沉着性病变。目前病因尚不清楚，可能与肿瘤、外伤、感染等因素有关。一般单关节发病，最常累及膝关节，其次是髋关节、踝关节、肩关节、肘关节等。

## 【临床表现】

发病年龄常在 20～40 岁，且以青年女性多见。大多数有关节外伤史。起病隐匿，早期症状轻且无特征性，少数可扪及单个或多个结节样肿块伴有间歇性疼痛和跛行表现。病程进展缓慢，一般无全身症状。

## 【影像要点】

### （一）平片

1. 早期显示关节囊肿胀，有时在肿胀区域内可见密度较高但无钙化的软组织肿块。

2. 邻近骨质可见虫蚀样侵蚀破坏或压迹样骨质缺损，关节面下可见囊性变，边缘多数有轻度硬化。

3. 关节间隙一般保持正常，合并骨性关节炎者可有间隙狭窄，关节边缘可有骨质增生。

4. 通常不伴有骨质疏松，但病程较长者可有骨质疏松表现。

### （二）CT

1. 关节滑膜弥漫性不均匀增厚和（或）局限性类圆形、分叶状肿块，密度近似或高于肌肉。

2. 病变可同时侵入相邻骨端，呈现单个或多个圆形、类圆形骨质缺损，边缘清晰并伴有薄层硬化缘。

3. 增强扫描，显示增厚的滑膜组织及相邻肿块的强化。

### （三）MRI

1. 关节滑膜不同程度弥漫性结节样增厚，在 $T_1WI$ 上呈中等或稍低信号，$T_2WI$ 上呈中等或稍高信号，其内可见多发散在长 $T_1$、短 $T_2$ 点状或结节状病灶。

2. 邻近骨质受侵呈压迹样或凹陷缺损，缺损区的信号与增生肥厚的滑膜信号大致相同；关节骨端关节面下亦可见囊性变，呈中等或稍低 $T_1WI$、$T_2WI$ 信号。

3. 邻近骨髓腔内可见弥漫性反应性水肿灶，在 $T_2WI$ 抑脂像上呈片状高信号。

4. 增强扫描，关节内、外增生肥厚滑膜及骨内病灶均呈明显强化。

色素沉着绒毛结节性滑膜炎的影像见图 15–18 至图 15–21。

## 【鉴别诊断】

本病需与滑膜肉瘤、类风湿关节炎、骨型关节结核及早期滑膜骨软骨瘤病鉴别。

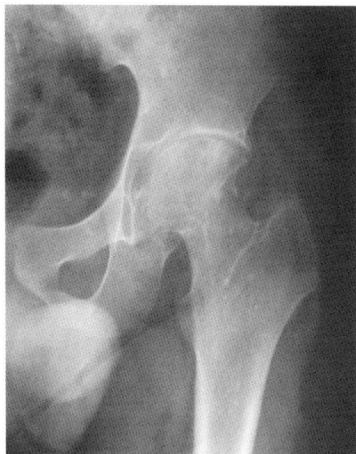

**图 15 - 18　左髋关节色素沉着绒毛结节性滑膜炎**

男，26 岁，左髋疼痛 2 年余。左髋正位片，示左股骨颈可见多个压迹样骨质缺损，边缘清楚；关节边缘骨赘形成，间隙狭窄，提示合并骨性关节炎

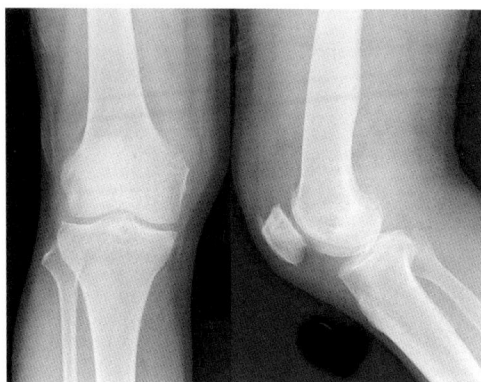

a

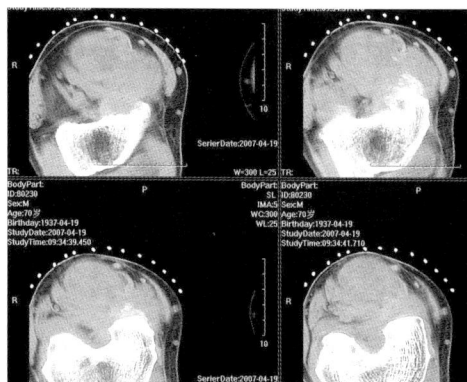

b

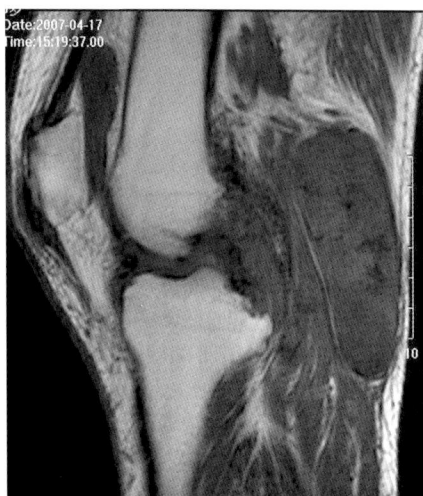

c

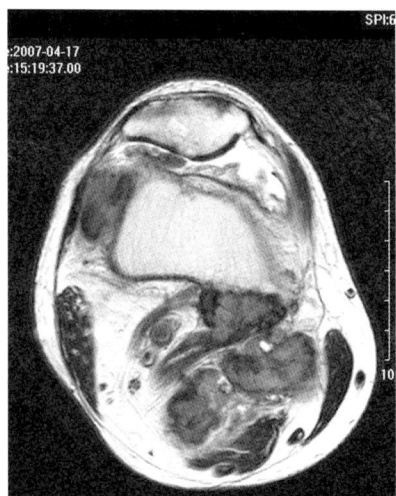

d

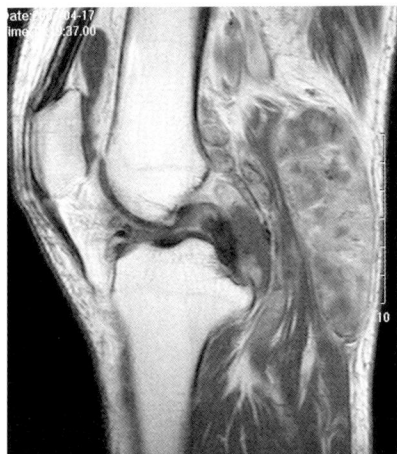

e

**图 15 – 19　右膝关节色素沉着绒毛结节性滑膜炎**

男，69 岁，发现右膝后肿物 2 年，逐渐增大。体格检查：右腘窝可扪及一肿物，大小约 5cm×6cm，局部压痛。a. 右膝正、侧位片，示右膝关节腘窝隐约见软组织肿块影，股骨远端后侧可见局限性弧形凹陷；b. CT 平扫。（a~b）示右膝腘窝软组织肿块，密度欠均匀，边界欠清。c. MRI 矢状位 $T_1WI$；d. 横轴位 $T_2WI$；e. 矢状位 $T_1WI$ 增强。（c~e）示右膝滑膜弥漫性增厚，关节后方可见一卵圆形异常信号肿块，$T_1WI$ 呈稍低信号，其内可见多发更低信号小结节灶，$T_2WI$ 呈稍高信号；增强扫描示增厚滑膜及肿块呈不均匀强化，其内小结节灶未见明显强化

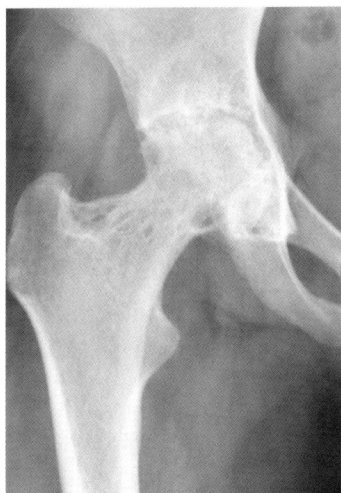

a

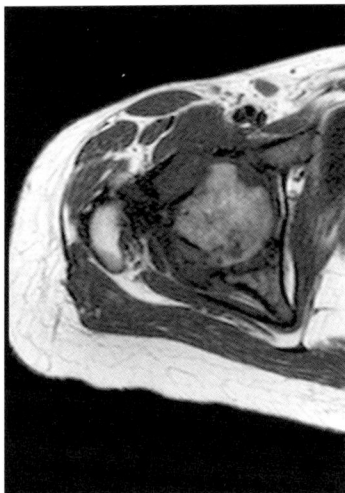

b

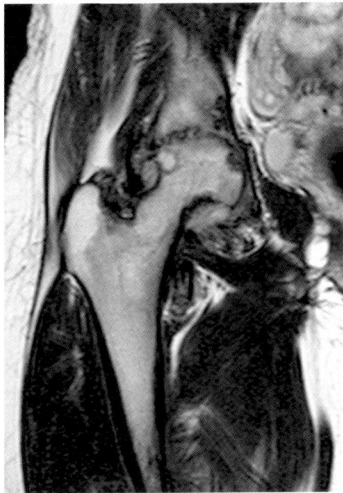

c

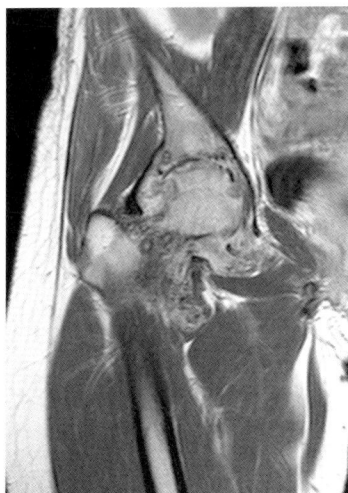

d

**图 15 – 20　右髋关节色素沉着绒毛结节性滑膜炎**

a. 右髋正位片，示右侧股骨颈、股骨头及髋臼均见小囊状透亮影，关节间隙变窄，关节囊稍肿胀。b. MRI 横轴位 $T_1WI$；c. 冠状位 $T_2WI$；d. 冠状位 $T_1WI$ 增强。（b~d）示右髋关节滑膜明显不均匀增厚，$T_1WI$ 呈低信号，$T_2WI$ 呈稍高信号，其内可见散在低信号结节灶，股骨头、股骨颈及髋臼可见弧形凹陷骨质缺损，缺损区信号与增厚滑膜一致；增强后增厚滑膜和缺损区病灶均呈不均匀强化

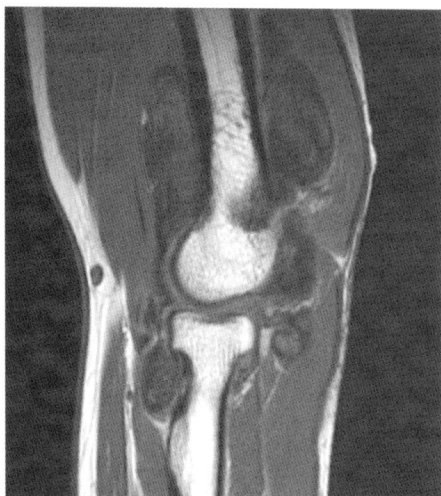

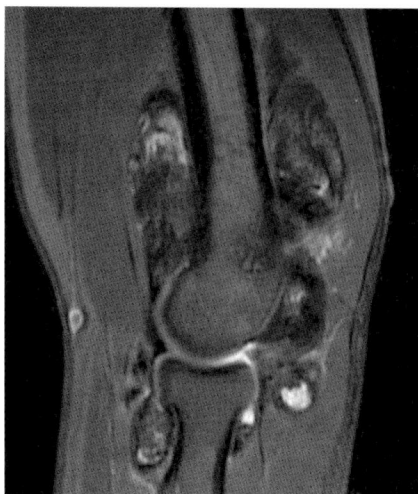

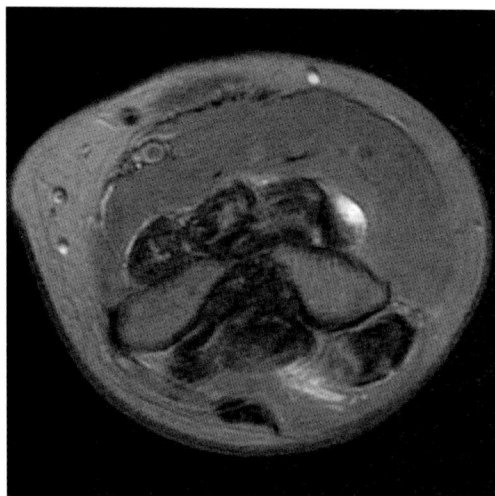

**图 15 – 21　右肘关节色素沉着绒毛结节性滑膜炎**

a. 右肘关节 MRI 矢状位 $T_1WI$；b. 矢状位抑脂 $T_2WI$；c. 横轴位抑脂 $T_2WI$。（a ~ c）示右肘关节滑膜呈弥漫结节样增厚，抑脂 $T_2WI$ 于增厚滑膜中可见多发低信号结节，邻近骨质可见压迹样骨质缺损

# 九、结节性筋膜炎

结节性筋膜炎既往又称浸润性筋膜炎、假肉瘤性筋膜炎或假肉瘤性纤维瘤病等，是一种良性自限性反应性肌纤维母细胞增生性病变。发病原因尚不清楚，可能与病毒感染或损伤有关。任何部位均可发生，90% 病例位于皮下和深筋膜，最常见于前臂屈侧，其次为躯干和头颈部。根据发生部位可分为皮下型、肌内型、肌间型。根据组织学类型分为黏液型、细胞型、纤维瘤型、黏液和细胞混合型及细胞和纤维瘤混合型。

## 【临床表现】

可发生于任何年龄，但以 20 ~ 40 岁多见，男女比例接近。结节性筋膜炎有两个重要临床特征，一是生长迅速，二是体积较小。病程大多不超过 1～2 个月。病灶大小一般在 2cm 以内，几乎不超过 5cm。多无临床症状，少数患者可有触痛。

【影像要点】

**1. 皮下型**　发生在皮下脂肪间隙内，呈卵圆形或不规则形，向周围脂肪组织浸润性生长，表现为长短不等的毛刺样，邻近筋膜增厚；平扫 $T_1WI$ 均呈等信号，$T_2WI$ 呈高信号，DWI 呈高信号；增强扫描肿块均呈明显强化，邻近筋膜组织强化，表现为"筋膜尾"征。

**2. 肌间型**　病灶位于肌肉间隙内，呈类圆形，与周围组织分界清，其内信号均匀；平扫 $T_1WI$ 病灶呈等信号，$T_2WI$ 呈低信号；增强扫描病灶呈不均匀中度强化，边缘见不完整包膜强化，邻近肌肉受压推移。

**3. 肌内型**　发生于骨骼肌，病灶形态不规则，与周围分界尚清。$T_1WI$ 以等信号为主，其内散在分布小片状低信号区；$T_2WI$ 病灶中央高信号，周围稍高信号，呈"反靶"征；增强扫描病灶明显不均匀强化，其内散在小片状无强化区，邻近筋膜可见尖角状明显强化，即"筋膜尾"征。

结节性筋膜炎的影像见图 15－22。

【鉴别诊断】

本病需与神经鞘瘤、韧带样纤维瘤及未分化多形性肉瘤等鉴别。

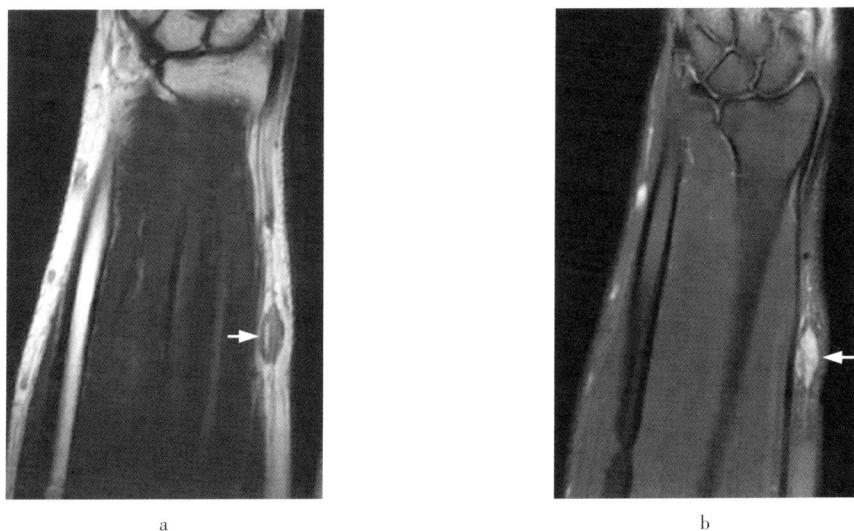

图 15－22　右前臂结节性筋膜炎

a. 右前臂 MRI 冠状位 $T_1WI$；b. 冠状位抑脂 $T_2WI$。（a～b）示右前臂皮下脂肪层内结节状异常信号（白箭头），$T_1WI$ 呈低信号，$T_2WI$ 呈稍高信号，边界清楚，周围可见条索状高信号影

## 十、软组织血管瘤

软组织血管瘤为血管组织所形成的的良性肿瘤，占软组织肿瘤的7%~8%。其由胚胎期的成血管细胞发展而来，其中含有多种非血管成分，如脂肪、纤维等。病理上分为毛细血管瘤、海绵状血管瘤和混合型血管瘤三种，其中以海绵状血管瘤多见。

### 【临床表现】

多见于婴儿，女性发病率为男性的3倍。病程较长，一般无明显自觉症状，可有间歇性疼痛和肿胀。病变处可触及软组织肿块，质软或较韧，活动度尚可，皮温正常或稍高，皮色一般正常，近关节处可有轻度活动受限。有时可在肿胀处触及血管搏动并闻及血管性杂音。

### 【影像要点】

#### （一）平片

1. 可见于皮肤、皮下、肌肉、肌腱、滑膜及结缔组织。

2. 局部软组织肿块或肿胀，表现为局部软组织内密度不均匀性增高且与周围组织分界欠佳，或表现为软组织正常影像结构模糊不清；局部软组织变细、肌肉萎缩。

3. 静脉石，表现为软组织内散在、大小不等的圆形或椭圆形环状钙化，直径较大者可呈同心环状，少数者可呈条状、不规则钙化。

4. 压迫性骨质改变，表现为骨皮质边缘局限性骨质缺损，边缘光整、锐利，或是出现轻度不规则的骨膜新生骨，少数病灶对邻近骨质产生侵蚀性破坏，出现骨骼变形。

#### （二）CT

1. 平扫呈结节状、分叶状、管状或团块状低密度病变，其内可见静脉石或钙化。

2. 在皮下和肌肉内可见较多增粗的动脉及浅表静脉，密度近于软组织密度或稍高。

3. 增强扫描多数呈显著不均匀或均匀强化，表现为囊状不规则扩张的血窦或粗细不均、迂曲扩张的血管样结构。

#### （三）MRI

1. 病变在 $T_1WI$ 上呈等信号或略高于肌肉组织信号，其内混有条状、小斑片状高信号；$T_2WI$ 及抑脂 $T_2WI$ 以明亮高信号为主，其内可见条状、斑片状低信号。

2. 增强扫描呈不均匀明显强化。

软组织血管瘤的影像见图15-23至图15-24。

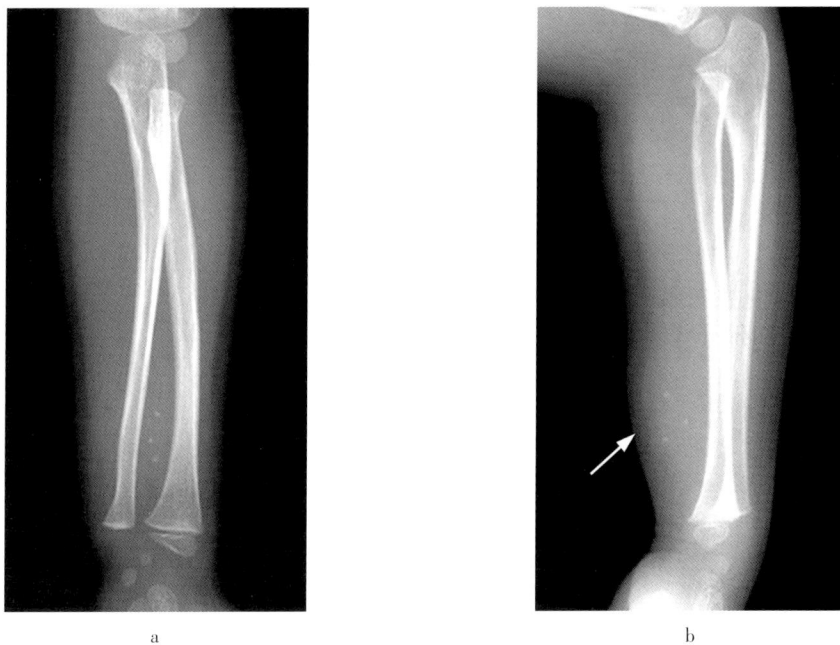

图 15 - 23 左前臂软组织血管瘤

a. 左前臂正位片；b. 左前臂侧位片。(a～b) 示左桡尺骨下段前侧软组织肿物内可见数枚圆形钙化影，边界清楚（白箭头）

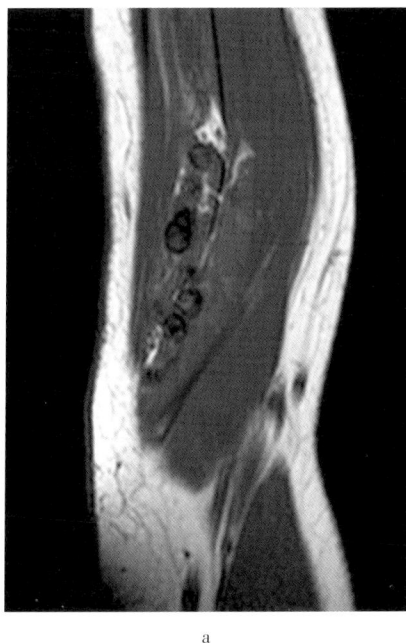

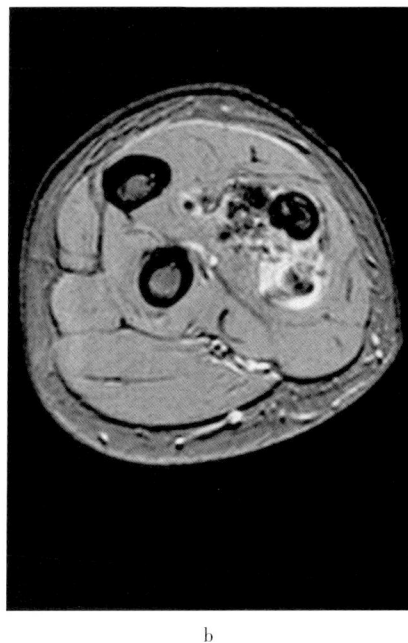

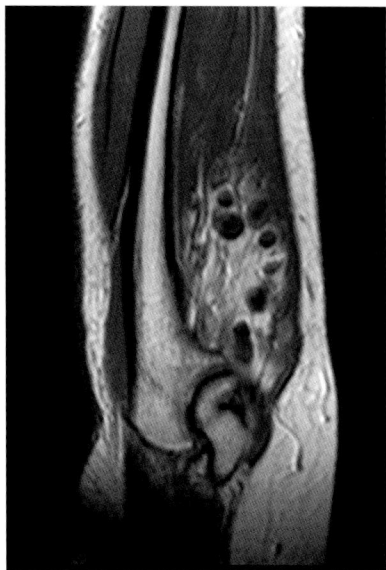

**图 15 - 24　右前臂软组织血管瘤**

a. 右前臂 MRI 矢状位 $T_1WI$；b. 横轴位 $T_2WI$；c. 矢状位 $T_1WI$ 增强。（a～c）示右前臂中上段前内侧肌群内大片异常信号灶，$T_1WI$ 呈中等及稍高混杂信号；$T_2WI$ 呈不均匀高信号，其内见大量大小不一的低信号静脉石；增强扫描呈不均匀明显强化

# 十一、血管球瘤

血管球瘤又称球状血管瘤，是一种血管畸形所致的血管性错构瘤，起源于正常小动、静脉分流处的血管球细胞，属于广义血管瘤的一种。

## 【临床表现】

本病好发于中青年人，女性略多于男性。临床表现为典型的疼痛三联征：自发性间歇性剧痛、难以忍受的触痛和疼痛的冷敏感性。甲下或皮下可见蓝紫色粟粒状斑点改变，发生在甲下者指甲可有增厚、局部隆起、指甲裂变、变形。大头针按压试验阳性。

## 【影像要点】

### （一）平片

1. 本病多发生在肢端皮肤和皮下组织，最常见于指（趾）甲下。

2. 大部分病变在 X 线片上无阳性发现。

3. 部分病变表现为末节指骨远端软组织肿胀膨大，形如杵状改变；末节指骨粗隆变细，受压呈凹陷状，或为直径 2～3mm 的骨质缺损，呈边界清楚、锐利的囊状透亮区。

### （二）CT

1. 病变表现为类圆形稍高密度软组织结节，边界清楚。

2. 部分周围骨皮质受侵可见局限性外压性缺损。

## （三）MRI

1. 患指背侧皮下软组织内见类圆形结节状异常信号影，$T_1WI$ 呈等信号、$T_2WI$ 抑脂像呈高信号，边界清楚，局部骨皮质略受压。

2. 增强扫描病变明显强化。

血管球瘤的影像见图 15 - 25 至图 15 - 26。

## 【鉴别诊断】

本病需与内生软骨瘤、上皮样囊肿等鉴别。

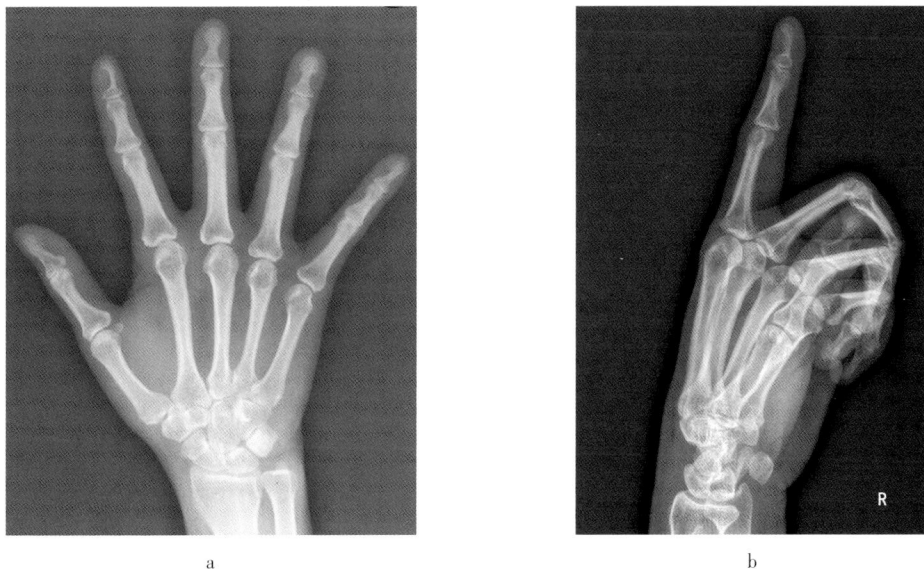

a                                                                b

**图 15 - 25　右手示指血管球瘤**

a. 右手正位片；b. 右手示指侧位片。（a ~ b）示右手示指末节外背侧偏侧性压迫
性骨质缺损，边缘清楚

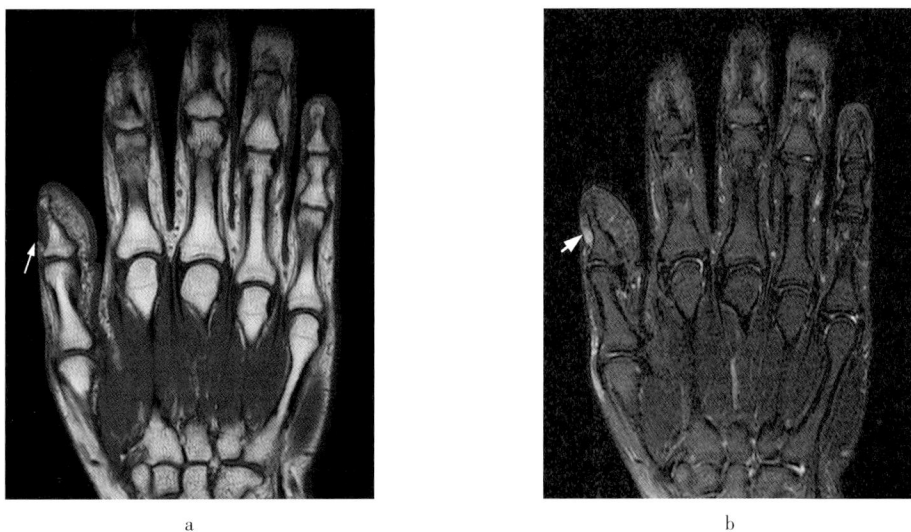

a                                                                b

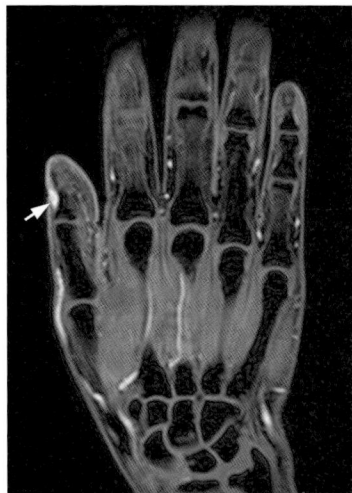

**图 15 – 26　左手拇指血管球瘤**

a. 左手 MRI 冠状位 $T_1WI$；b. 冠状位抑脂 $T_2WI$；
c. 抑脂 T1WI 增强。（a～c）示左手拇指末节内侧
结节状异常信号灶（白箭头），$T_1WI$ 呈等信号，
$T_2WI$ 抑脂像呈高信号，增强扫描呈明显强化

# 十二、肌内黏液瘤

肌内黏液瘤是一种罕见的分化未确定的良性软组织肿瘤。肌内黏液瘤可伴有骨纤维结构不良，即 Mazabraud 综合征。镜下可见肿瘤富于黏液基质，有较少的纺锤状和星芒状细胞，局部可见小血管增生。

## 【临床表现】

好发年龄 40～70 岁，女性多于男性。最常见的发病部位是大腿，其次是上臂、小腿及臀部。82% 发生于肌内，少见于肌间隙及皮下。临床多数患者表现为生长缓慢的无痛性软组织肿块，是主要就诊原因。

## 【影像要点】

1. 肌内黏液瘤主要依靠 MRI 检查。

2. 典型的肌内黏液瘤 MRI 平扫表现为边界清晰的卵圆形软组织肿块，$T_1WI$ 大多表现为低信号，$T_2WI$ 及 $T_2$ 抑脂序列表现为明显高信号，DWI 无扩散受限而类似囊性肿块。

3. 注射造影剂增强后，病灶出现不均匀强化，并可见病灶周围环绕脂肪信号带（即"周围脂肪带征"），部分病灶周围肌肉内呈水肿信号。

肌内黏液瘤的影像见图 15 – 27。

## 【鉴别诊断】

本病需与黏液脂肪瘤、滑囊囊肿等鉴别。

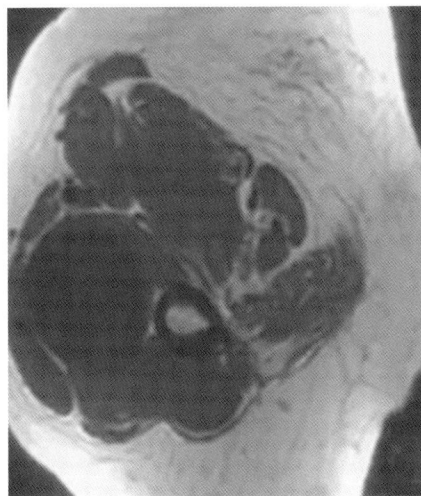

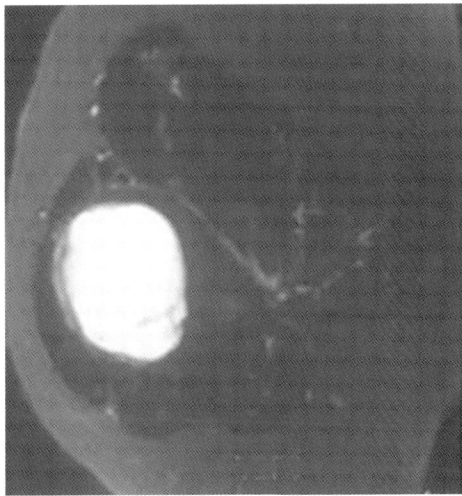

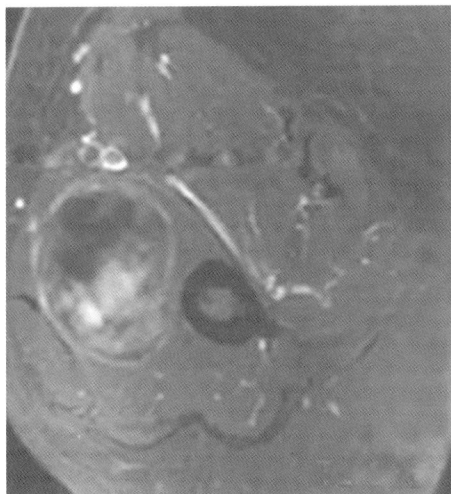

**图 15-27 右大腿肌内黏液瘤**

a. 右大腿 MRI 横轴位 $T_1WI$; b. 横轴位抑脂 $T_2WI$; c. 抑脂 $T_1WI$ 增强。（a～c）示右大腿外侧类圆形异常信号灶，$T_1WI$ 呈低信号，抑脂 $T_2WI$ 呈明显高信号；增强扫描呈不均匀强化，病灶周围可见脂肪带环绕

# 十三、滑膜肉瘤

滑膜肉瘤是一种起源于具有向滑膜细胞分化潜能的原始间叶细胞的恶性肿瘤。多发生于四肢大关节附近，膝关节最多见，其次是踝关节、肘关节及腕关节，其他部位少见。

【临床表现】

多见于 20～50 岁，男性略多于女性。病程长短不一，一般生长较缓慢。全身症状不明显，主要表现为关节附近无痛性肿块，有时伴局部疼痛及压痛。肿瘤逐渐增大，疼痛随之加剧，晚期局部皮肤可出现浅静脉怒张、皮温增高。

## 【影像要点】

### （一）平片

1. 关节附近或关节内圆形或分叶状软组织肿块，密度均匀，境界清楚。

2. 肿瘤边缘可见散在而不规则小钙化斑，钙化斑越多，肿瘤恶性程度越低。

3. 邻近骨骼多不受累，少数可伴浅表骨侵蚀或大片溶骨性破坏；偶有轻度骨膜反应和骨质增生。

### （二）CT

1. 可清楚显示软组织肿块，除少数可见斑点状钙化外，肿块密度均匀一致，CT 值为 20～50HU。

2. 附近骨质可见不规则压迫、侵蚀性破坏。如肿瘤生长较长，肿瘤组织可沿骨皮质缺损区向骨内扩展，形成溶骨性破坏。

### （三）MRI

1. 肿瘤于 $T_1WI$ 呈等信号，$T_2WI$ 呈混杂信号。

2. 生长较快者可因供血不足产生灶性坏死，$T_1WI$ 为片状低信号，$T_2WI$ 则为高信号。

3. 如肿瘤内发生急性或亚急性出血，则 $T_1WI$、$T_2WI$ 均呈灶性高信号。

4. 由于肿瘤常沿关节囊、肌腱与韧带浸润性生长，破坏相邻的关节致使骨皮质、骨髓出现异常信号。

5. 注射对比剂后肿瘤呈不均匀强化。

滑膜肉瘤的影像见图 15 - 28 至图 15 - 31。

## 【鉴别诊断】

本病需与纤维肉瘤、未分化多形性肉瘤、外周神经鞘瘤等鉴别。

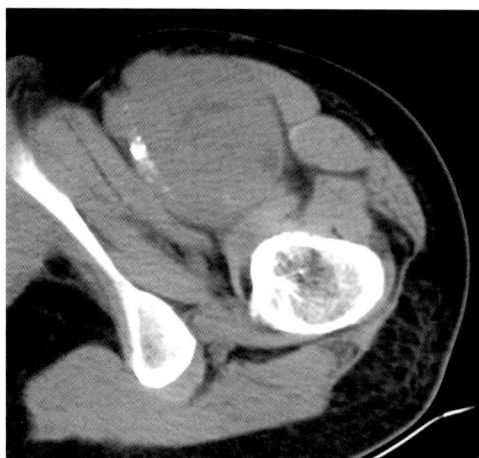

**图 15 - 28　左大腿根部滑膜肉瘤**

女，42 岁，左大腿发现肿物 4 个月。CT 横轴位平扫，示左股骨近端前内侧肌间隙内软组织肿块，周边可见条片状钙化

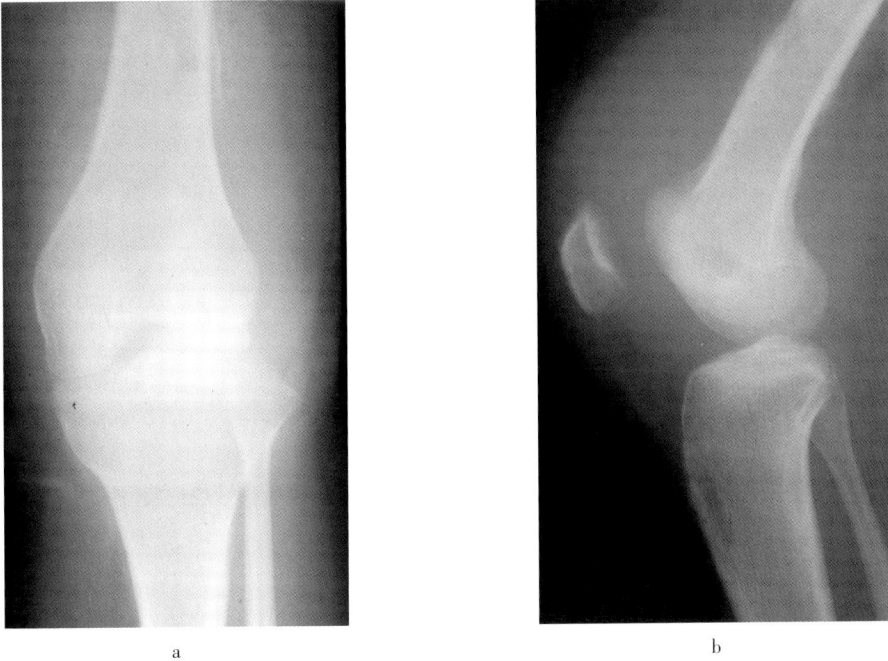

a

b

**图 15 - 29 滑膜肉瘤**

a. 左膝关节正位片；b. 左膝关节侧位片。（a~b）示左膝关节内可见浸润性生长
的软组织肿块，股髌关节间隙增宽，股骨下段前外侧骨皮质侵蚀破坏，伴线状骨
膜反应

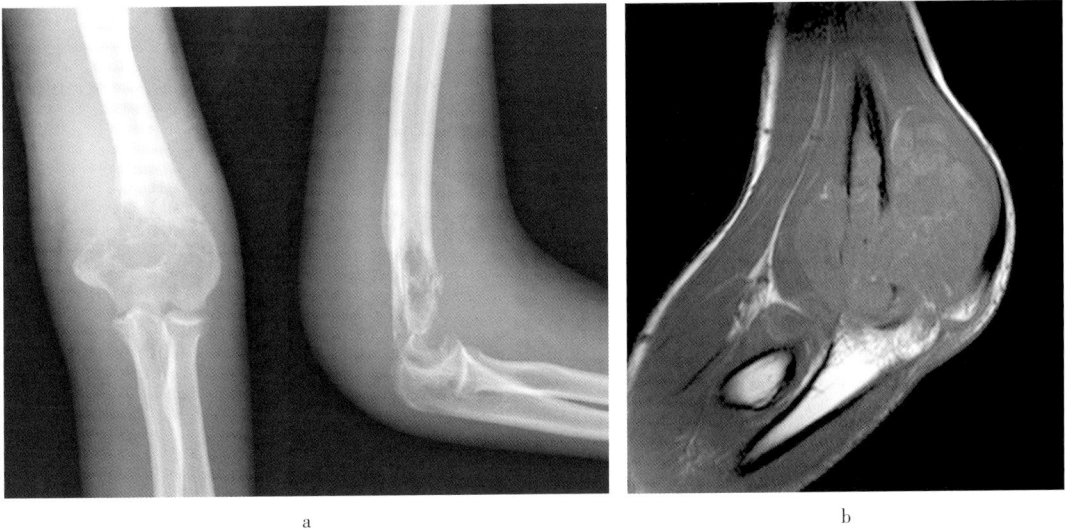

a

b

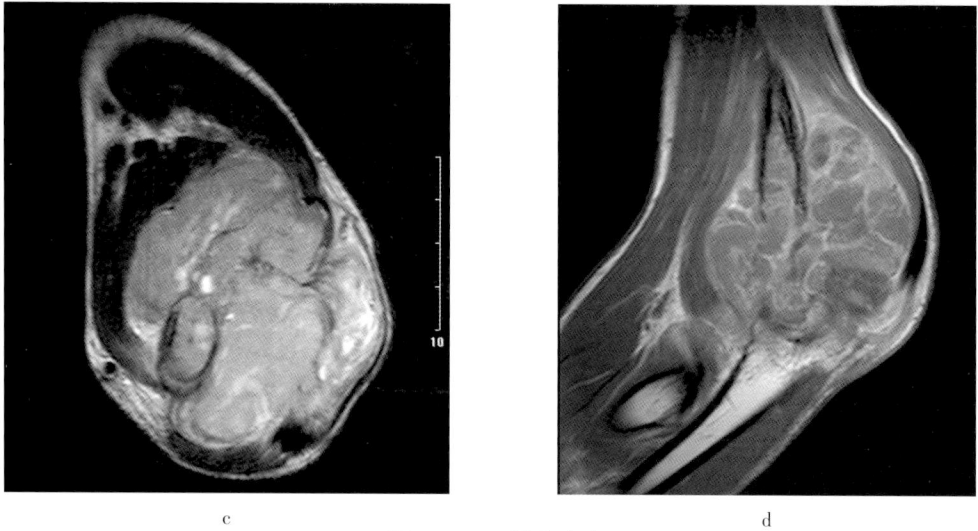

c                     d

**图 15 – 30　滑膜肉瘤**

a. 左肘关节正侧位片，示左肱骨远端溶骨性破坏，边缘模糊不清，周围可见境界不清软组织肿块。b. 矢状位 $T_1WI$；c. 横轴位 $T_2WI$；d. $T_1WI$ 矢状位增强。（b ~ d) 示左肱骨远端软组织肿块，$T_1WI$ 呈低信号；$T_2WI$ 呈稍高信号，信号不均匀，边界尚清；增强后呈不均匀强化，肱骨远端骨质同时受侵

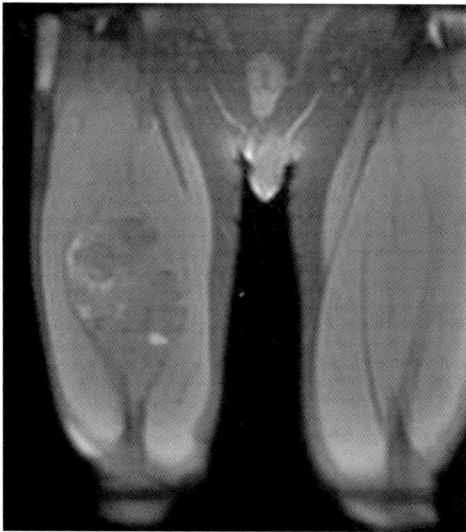 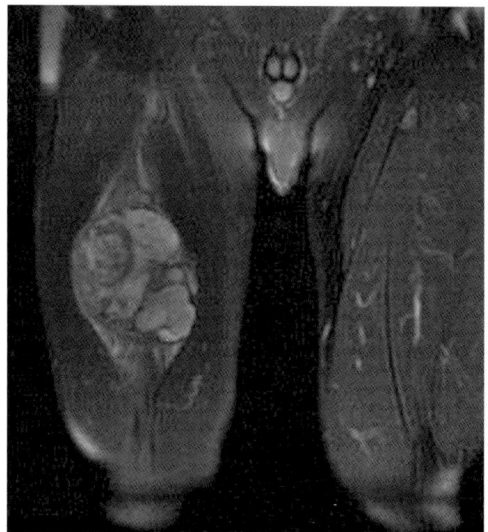

a                     b

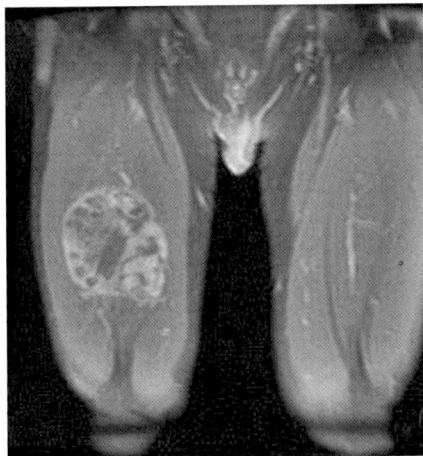

图 15 – 31　滑膜肉瘤

a. 右大腿 MRI 冠状位抑脂 $T_1WI$；b. 冠状位抑脂 $T_2WI$；c. 冠状位抑脂 $T_1WI$ 增强。（a ~ c）示右大腿偏前方鹅卵石样异常信号软组织肿块，$T_1WI$ 呈等信号；抑脂 $T_2WI$ 呈稍高混杂信号，其内可见网格状低信号分隔；增强后肿块轻度强化，而间隔显著强化

c

# 十四、脂肪瘤

脂肪瘤是由分化成脂肪的细胞构成的良性肿瘤，是成人最常见的间叶组织肿瘤。

## 【临床表现】

可发生于任何年龄，以 30 ~ 50 岁多见。临床表现为局部无痛性肿物，浅表脂肪瘤触之较软；肌肉间脂肪瘤在肌肉收缩时可触及质硬而固定的圆形肿块；深部脂肪瘤可生长得很大，当压迫神经分支时可引起疼痛，甚至可出现肢体进行性瘫痪。

## 【影像要点】

### （一）平片

1. 脂肪瘤可发生于身体任何部位，但最好发于背部、四肢、胸部的皮下脂肪组织。

2. 较小病灶在平片多不能显示，较大脂肪瘤在平片上表现为边缘规则的透 X 线的低密度区，多呈圆形或类圆形，边界清楚，密度均匀一致。

### （二）CT

1. 典型为边界清晰的脂肪密度肿块，CT 值一般在 – 125 ~ – 40HU，内部密度均匀，内部可有线状纤维分隔，巨大肿瘤周围组织受压、移位、变形。

2. 增强扫描肿瘤无强化。

### （三）MRI

1. 典型的脂肪瘤 $T_1WI$ 呈高信号，$T_2WI$ 呈稍高信号，脂肪抑制序列呈低信号，瘤内的纤维分隔在 $T_1WI$ 和 $T_2WI$ 表现为稍低信号。

2. 增强扫描，肿瘤的脂肪成分不强化，纤维分隔呈轻度强化。

脂肪瘤的影像见图 15 – 32。

## 【鉴别诊断】

本病需与高分化脂肪肉瘤鉴别。

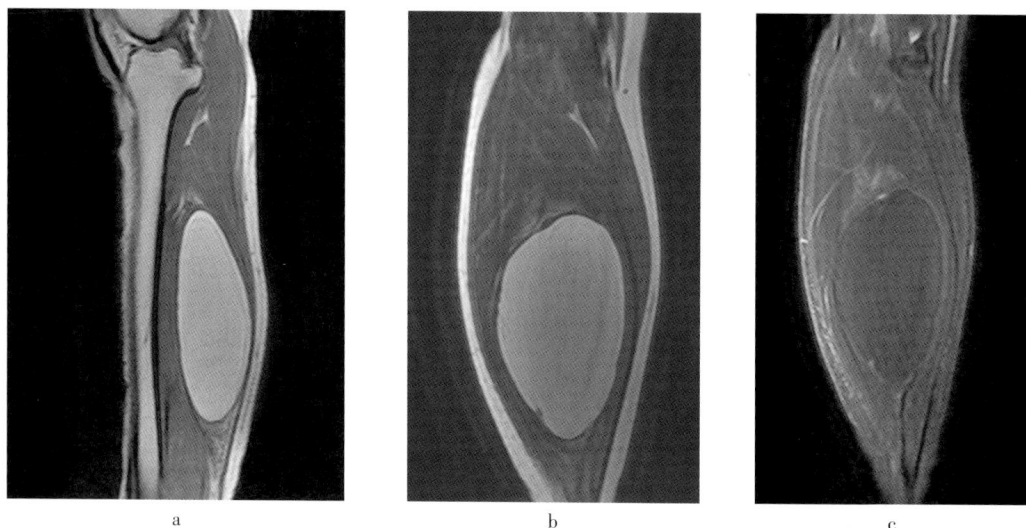

**图 15 – 32  右小腿脂肪瘤**

女，62 岁，发现右小腿肿物半年余。a. 右小腿 MRI 矢状位 $T_1WI$；b. 冠状位 $T_2WI$；c. 冠状位抑脂 $T_2WI$。（a~c）示右小腿中段后方软组织内呈膨胀性生长的肿块样异常信号，$T_1WI$ 和 $T_2WI$ 均呈高信号，抑脂 $T_2WI$ 呈低信号，边界清楚

# 十五、脂肪肉瘤

脂肪肉瘤是人体内最常见的软组织肉瘤之一，起源于间充质细胞，在 WHO 骨与软组织肿瘤分类中，脂肪肉瘤分五个型，包括高分化脂肪肉瘤、去分化型脂肪肉瘤、黏液型脂肪肉瘤、多形性脂肪肉瘤和混合型脂肪肉瘤。脂肪肉瘤的不同组织学亚型具有各异的肿瘤生物学行为。黏液型脂肪肉瘤属低度恶性肿瘤，转移率低，但局部复发率高；去分化型及多形性脂肪肉瘤属高度恶性肿瘤，极易复发和转移。

## 【临床表现】

大部分患者在 40~60 岁发病，平均年龄为 50 岁左右，20 岁以前发病者很少见。临床表现多无特异性，多数表现为缓慢生长的深在无痛性软组织肿块。

## 【影像要点】

（一）平片

1. 病灶较大者表现为软组织局限性增厚或局限性肿块影。

2. 分化较好的病灶内可见到脂肪密度的透亮区。

（二）CT

1. 分化良好的脂肪肉瘤内含脂肪成分较多，CT 表现与脂肪瘤相似，强化较轻或不强化。

2. 分化不良的脂肪肉瘤呈软组织密度肿块，瘤内较少或见不到脂肪成分，形态不规

则，边界常不清楚，增强扫描可见结节性或弥漫性强化。

## （三）MRI

1. 分化良好的脂肪肉瘤 MRI 上信号类似于皮下脂肪，即 $T_1WI$ 和 $T_2WI$ 均表现为高信号，瘤体内可见信号相对较低的间隔。当瘤体内含有其他成分时则信号不均匀。

2. 分化不良的脂肪肉瘤边界模糊，含有很少或不含有脂肪成分，$T_1WI$ 呈等或低信号，$T_2WI$ 呈等或高信号，常有粗厚间隔，常伴出血和坏死；增强后间隔及肿瘤实性部分呈不均匀强化。

脂肪肉瘤的影像见图 15 - 33 至图 15 - 34。

## 【鉴别诊断】

本病需与脂肪瘤、滑膜肉瘤、纤维肉瘤和神经鞘瘤等鉴别。

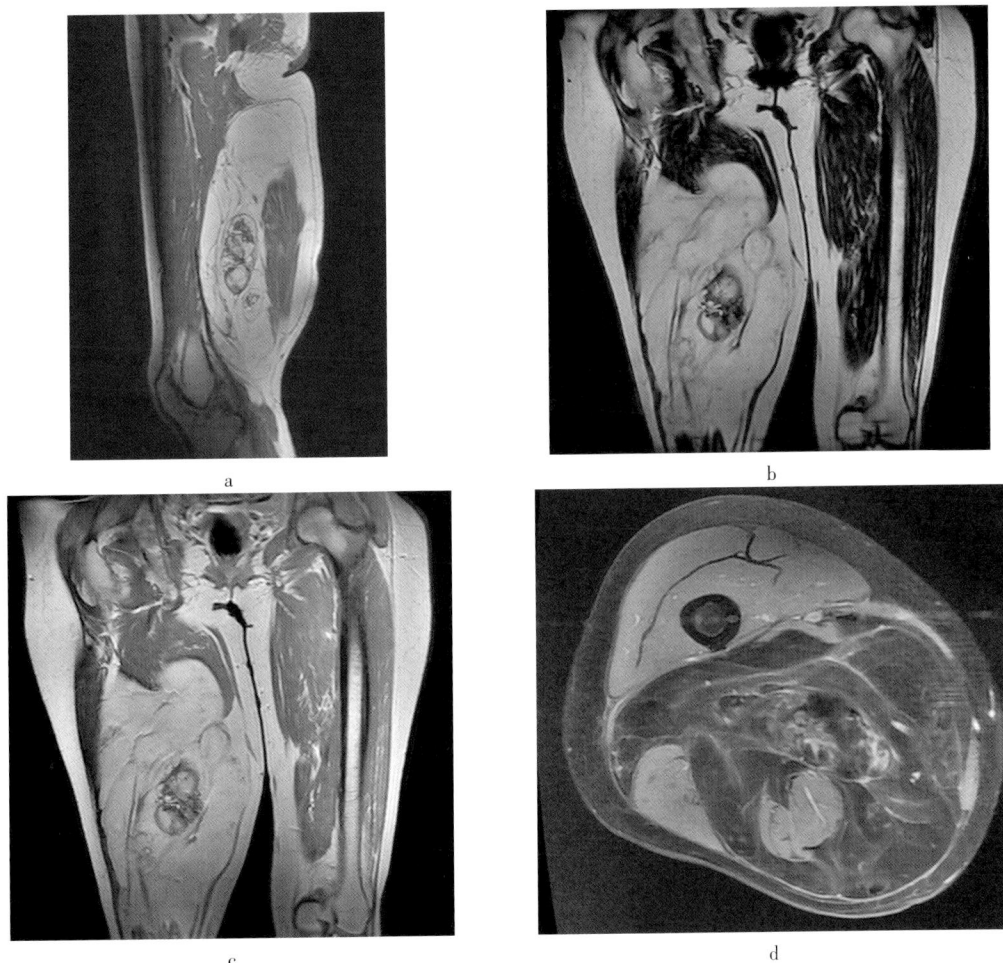

**图 15 - 33 右大腿高分化脂肪肉瘤**

女，62 岁，右大腿肿胀 7 年余。a. 右大腿 MRI 矢状位 $T_1WI$；b. 冠状位 $T_2WI$；c. 冠状位 $T_1WI$ 增强；d. 横轴位抑脂 $T_1WI$ 增强。（a ~ d）示右大腿巨大肿块样异常信号，$T_1WI$ 和 $T_2WI$ 均呈高信号，其内可见粗线状间隔及混杂信号结节；增强后病灶轻度强化，而病灶内线状间隔及结节明显强化

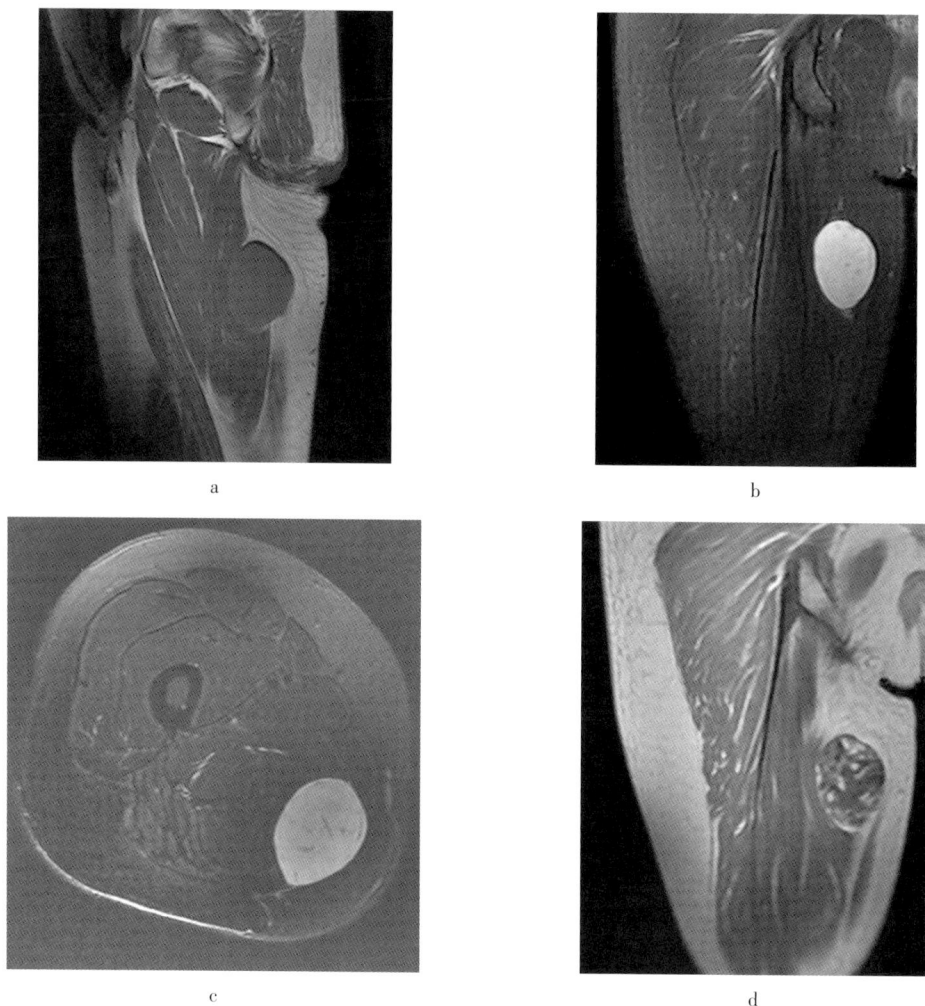

图 15－34　右大腿黏液型脂肪肉瘤

女，40 岁，发现右大腿肿物 4 月余。a. 右大腿 MRI 冠状位 $T_1WI$；b. 冠状位抑脂 $T_2WI$；c. 横轴位抑脂 $T_2WI$；d. 冠状位 $T_1WI$ 增强。（a～d）示右大腿上段后内侧肿块样异常信号，$T_1WI$ 呈低信号，抑脂 $T_2WI$ 呈高信号，其内见线状间隔；增强后病灶不均匀强化，病灶内线状间隔明显强化

# 十六、滑膜树枝状脂肪瘤

滑膜树枝状脂肪瘤又称滑膜脂肪瘤病或滑膜绒毛状脂肪增生，是一种非常罕见的关节内良性病变，病理学特点为显著的绒毛增生和滑膜被成熟脂肪细胞替代。病因不明，与一些病变（例如骨性关节炎、关节外伤、糖尿病、腘窝囊肿、慢性风湿性关节炎）相关。本病可发生于单侧或双侧，多发生于骨髓间充质干细胞分化为脂肪细胞的部位，常见于膝关节，不常见于肩部、肘部、腕关节、臀部、踝关节。

## 【临床表现】

男性多于女性，常见于 50 ~ 70 岁。患者患此病时间多较长，多表现为关节无痛性肿胀，关节不同程度活动受限。

## 【影像要点】

### （一）平片

X 线平片表现阴性或显示关节软组织肿胀。

### （二）CT

CT 平扫表现为关节或滑囊内液性低密度区，其内见以滑膜襞和表面脂肪构成的树枝状突起样软组织密度影。

### （三）MRI

1. 主要表现为关节腔内弥漫多发簇集的绒毛状、乳头状结节构成树枝状改变。

2. 结节在 $T_1WI$ 呈高信号，$T_2WI$ 呈稍高信号，脂肪抑制后呈低信号。

3. 增强后关节滑膜明显强化且弥漫性增厚，与滑膜相连的结节周围明显强化而中央无强化。

4. 病变常伴滑膜炎性反应所致的关节腔积液，呈均匀的明显长 $T_1$、长 $T_2$ 信号，增强扫描无强化。

滑膜树枝状脂肪瘤的影像见图 15 – 35。

## 【鉴别诊断】

本病需与滑膜其他疾病如色素沉着绒毛结节性滑膜炎、滑膜骨软骨瘤等疾病鉴别。

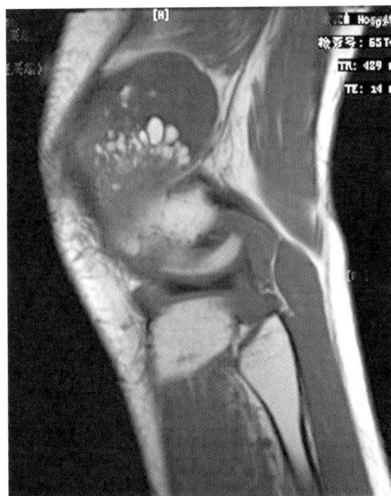

a

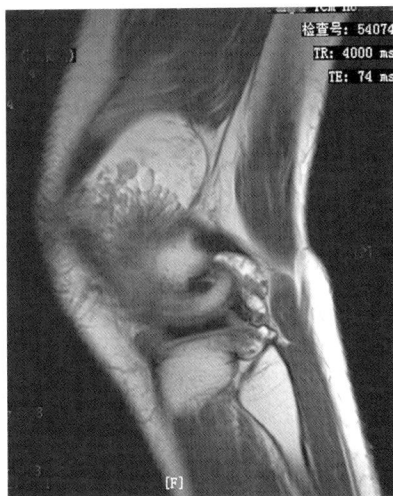

b

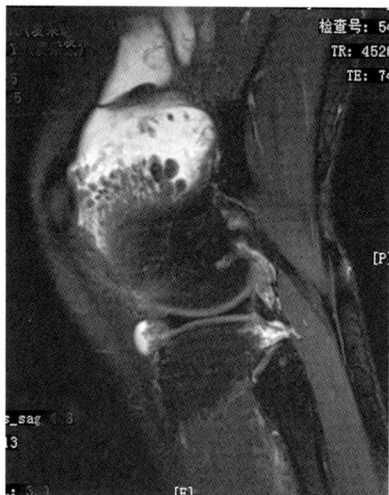

**图 15 – 35　右膝关节滑膜树枝状脂肪瘤**

女，24 岁，右膝关节疼痛，活动后加剧 2 年余。a. 右膝 MRI 矢状位 $T_1WI$；b. 矢状位 $T_2WI$；c. 矢状位抑脂 $T_1WI$。（a～c）示右膝关节滑膜增厚呈"棕榈叶"状突向关节腔，突起滑膜呈脂肪信号，即 $T_1WI$ 呈高信号、$T_2WI$ 呈稍高信号，抑脂序列信号降低

# 十七、神经鞘瘤

神经鞘瘤又称 Schwann 细胞瘤，为来源于周围神经鞘膜上 Schwann 细胞的肿瘤，多为良性，约占良性软组织肿瘤的 5%，偶有恶性。肿瘤好发于四肢屈侧面，呈圆形或椭圆形，直径常小于 5cm，较大的瘤体内可伴有出血和囊变等继发性退行性改变。

## 【临床表现】

任何年龄均可发病，30～60 岁为高发年龄。男性发病率略高于女性。四肢、颈部和躯干为好发部位。临床主要表现为生长缓慢、界限清晰的肿块，无痛或伴轻微疼痛。肿块压迫附近神经可产生相应症状，发生于四肢神经干的神经鞘瘤可左右推动，而上下活动度很小。

## 【影像要点】

### （一）平片

1. 通常显示阴性，肿瘤较大或肿瘤内有出血或钙化时可显示。

2. 发生在骨骼周围的肿瘤，骨质出现外压性缺损，边缘光滑锐利。

### （二）CT

1. 显示类圆形或梭形的稍低密度肿块，边界清楚，位于肌间隙内，沿神经方向走行。

2. 病灶内常伴有出血、囊变、坏死和钙化。

3. 增强扫描病灶呈不均匀强化。

### （三）MRI

1. $T_1WI$ 上肿瘤呈等或低信号，$T_2WI$ 表现为稍高信号区和高信号区共存，肿瘤边缘

围绕以厚薄不一的高信号环。

2. 增强扫描病灶显著强化，而出血、坏死区及边缘高信号环无强化。

3. 约 90% 的神经鞘瘤可在肿块边缘发现伴行的神经，约 25% 的患者相邻肌肉沿神经长轴萎缩。

4. 周围神经鞘瘤在 $T_2WI$ 上可呈特征性的靶征，表现为肿块中央呈低信号，周边呈高信号。

神经鞘瘤的影像见图 15 - 36 至图 15 - 37。

**【鉴别诊断】**

本病需与滑膜肉瘤、结节性筋膜炎等疾病鉴别。

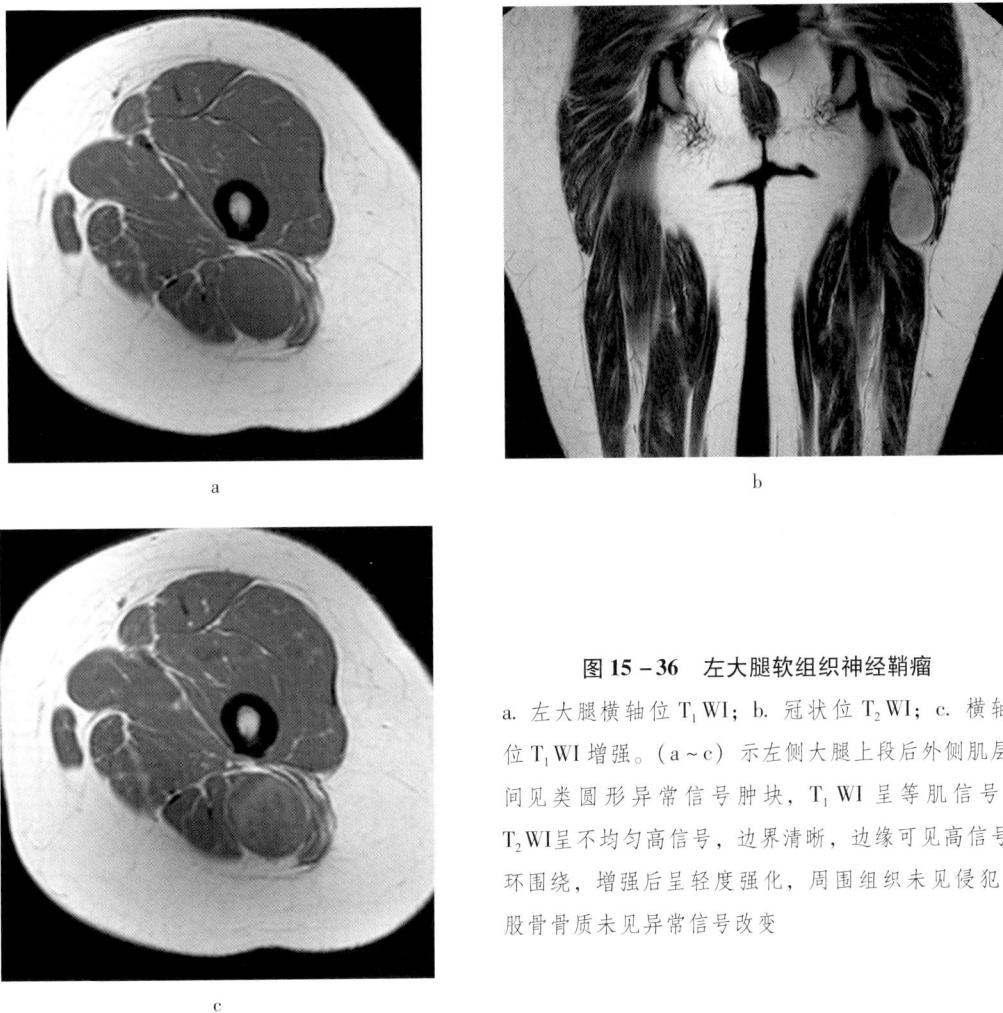

a

b

c

**图 15 - 36　左大腿软组织神经鞘瘤**

a. 左大腿横轴位 $T_1WI$；b. 冠状位 $T_2WI$；c. 横轴位 $T_1WI$ 增强。（a～c）示左侧大腿上段后外侧肌层间见类圆形异常信号肿块，$T_1WI$ 呈等肌信号，$T_2WI$ 呈不均匀高信号，边界清晰，边缘可见高信号环围绕，增强后呈轻度强化，周围组织未见侵犯，股骨骨质未见异常信号改变

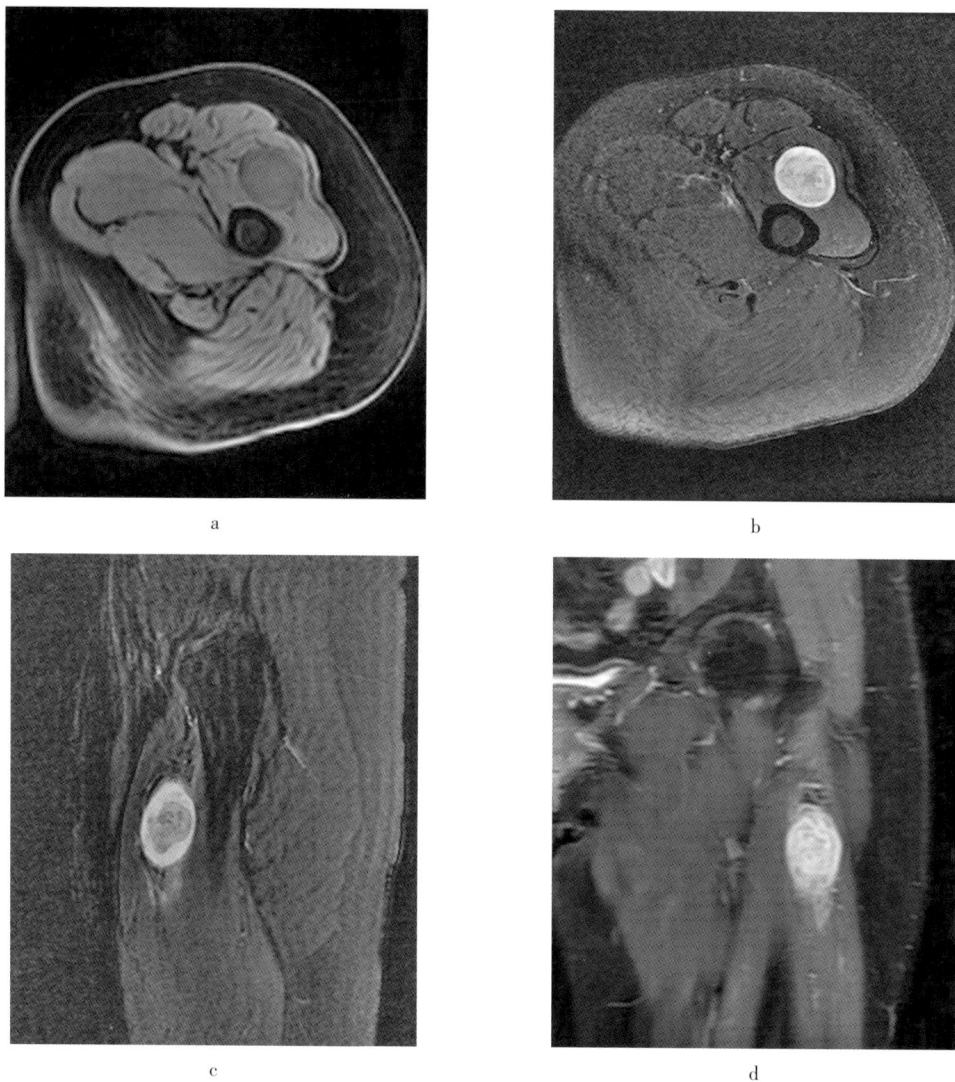

**图 15 - 37　左大腿软组织神经鞘瘤**

a. 左大腿 MRI 横轴位 $T_1$WI；b. 横轴位 $T_2$WI 抑脂像；c. 矢状位 $T_2$WI 抑脂像；d. 冠状位 $T_1$WI 抑脂像增强。（a ~ d）示左侧大腿上段前外侧肌间隙椭圆形异常信号肿块，其长轴与股骨平行，$T_1$WI 呈稍低信号；$T_2$WI 抑脂表现为肿块中央呈低信号，周边呈高信号，呈特征性的靶征；增强后肿块中央呈明显不均匀强化，周围边缘未见强化

## 十八、腺泡状软组织肉瘤

　　腺泡状软组织肉瘤是指组织来源不明、细胞呈腺泡样或器官样排列的软组织恶性肿瘤。1952 年 Christopherson 首先报告本病。2013 年版 WHO 骨与软组织肿瘤分类将其归到不能确定分化的肿瘤类型，据报道其发病率占所有软组织肉瘤的 0.5% ~ 0.9%。

## 【临床表现】

本病好发于任何年龄，但以 15~35 岁最常见，5 岁以下和 50 岁以上罕见。肿瘤可发生于身体任何部位，儿童好发于头颈部，尤以舌及眼眶多见；成人则多见于四肢、躯干的骨骼肌或筋膜，尤其是下肢大腿深部软组织。患者多无症状或有长期无痛性肿块病史，但常在病程早期发生肺、骨骼、脑和皮下等部位转移。

## 【影像要点】

### （一）平片及 CT

1. X 线和 CT 仅表现为软组织肿块影，无特异性。

2. CT 增强后呈明显不均匀强化。

### （二）MRI

1. 病灶呈浅分叶状软组织肿块，与肌肉组织比较，$T_1WI$ 呈等信号或稍高信号，$T_2WI$ 呈不均匀高信号。肿瘤较大者常发生坏死。

2. 肿瘤内部及周边可见多发索条状血管流空影。

3. 肿瘤血供较丰富，增强后实质部分明显不均匀强化，坏死区域不强化。

腺泡状软组织肉瘤的影像见图 15-38。

## 【鉴别诊断】

本病需与滑膜肉瘤、未分化多形性肉瘤等疾病鉴别。

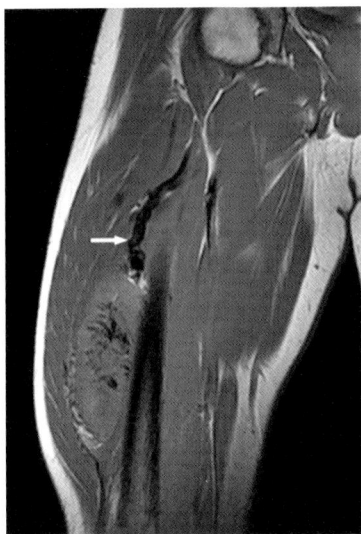

a

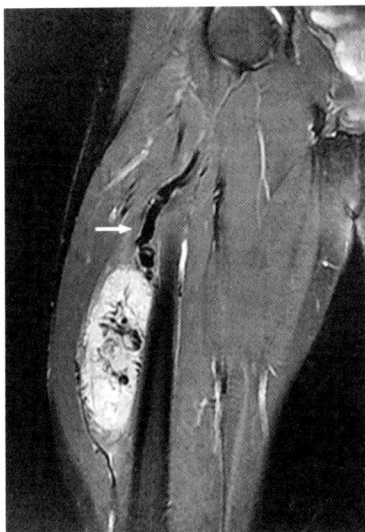

b

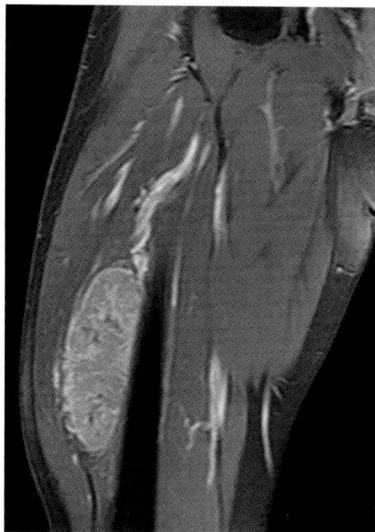

c

**图 15 - 38  右大腿腺泡状软组织肉瘤**

a. 右大腿 MRI 冠状位 $T_1WI$；b. 冠状位抑脂 $T_2WI$；c. 冠状位抑脂 $T_1WI$ 增强。（a ~ c）示右大腿股外侧肌内肿块样异常信号，$T_1WI$ 呈等信号；抑脂 $T_2WI$ 呈高信号，信号不均，其中可见低信号间隔，肿块内及上方可见血管流空影（白箭头）；增强扫描肿块明显强化，其上方可见粗大强化血管影

# 十九、韧带样型纤维瘤病

韧带样型纤维瘤病也称硬纤维瘤、侵袭性纤维瘤病，是一类具有局部侵袭能力的纤维母细胞/肌纤维母细胞性肿瘤，生物学行为介于良、恶性肿瘤之间，属于中间型。根据韧带样型纤维瘤病的发病部位，将其分为腹壁型、腹外型和腹腔型 3 个类型。

## 【临床表现】

本病发病高峰年龄为 25 ~ 40 岁，女性发病率是男性的 1.8 倍，而育龄期妇女的发病率明显高于女性其他年龄阶段，且多有手术史或妊娠史，好发于腹壁手术切口缘或邻近区域。表浅部位病变的临床表现一般为疼痛和可触及的肿块；深部病变多表现为隐匿性生长的质地坚硬、界限不清的肿块，很少引起疼痛。部分患者因肿瘤浸润或包绕附近的神经而出现活动能力减弱、放射痛或刺痛等不适。虽然为中间型肿瘤，但较少发生远处转移。

## 【影像要点】

### （一）CT

1. 病灶表现为不规则形及分叶状软组织密度肿块，平扫密度低于或等于邻近肌肉，密度均匀或不均匀，无明显出血、坏死、囊变和钙化。

2. 增强后强化方式多样，强化程度等于或稍高于肌肉组织。

### （二）MRI

1. 病变信号不均匀，$T_1WI$ 接近肌肉信号，病变内可见散在索条状或斑片状长 $T_1$、短 $T_2$ 低信号影，较少出现坏死、出血、囊变及钙化征象。

2. 增强后病灶呈不均匀强化，而索条状低信号区域未见强化。

3. 邻近骨质侵蚀性破坏相对少见，呈反应性增生硬化或"穿凿"样骨质破坏，周围有硬化边。

韧带样型纤维瘤病的影像见图 15 - 39。

【鉴别诊断】

本病需与纤维肉瘤、未分化多形性肉瘤、血管瘤等鉴别。

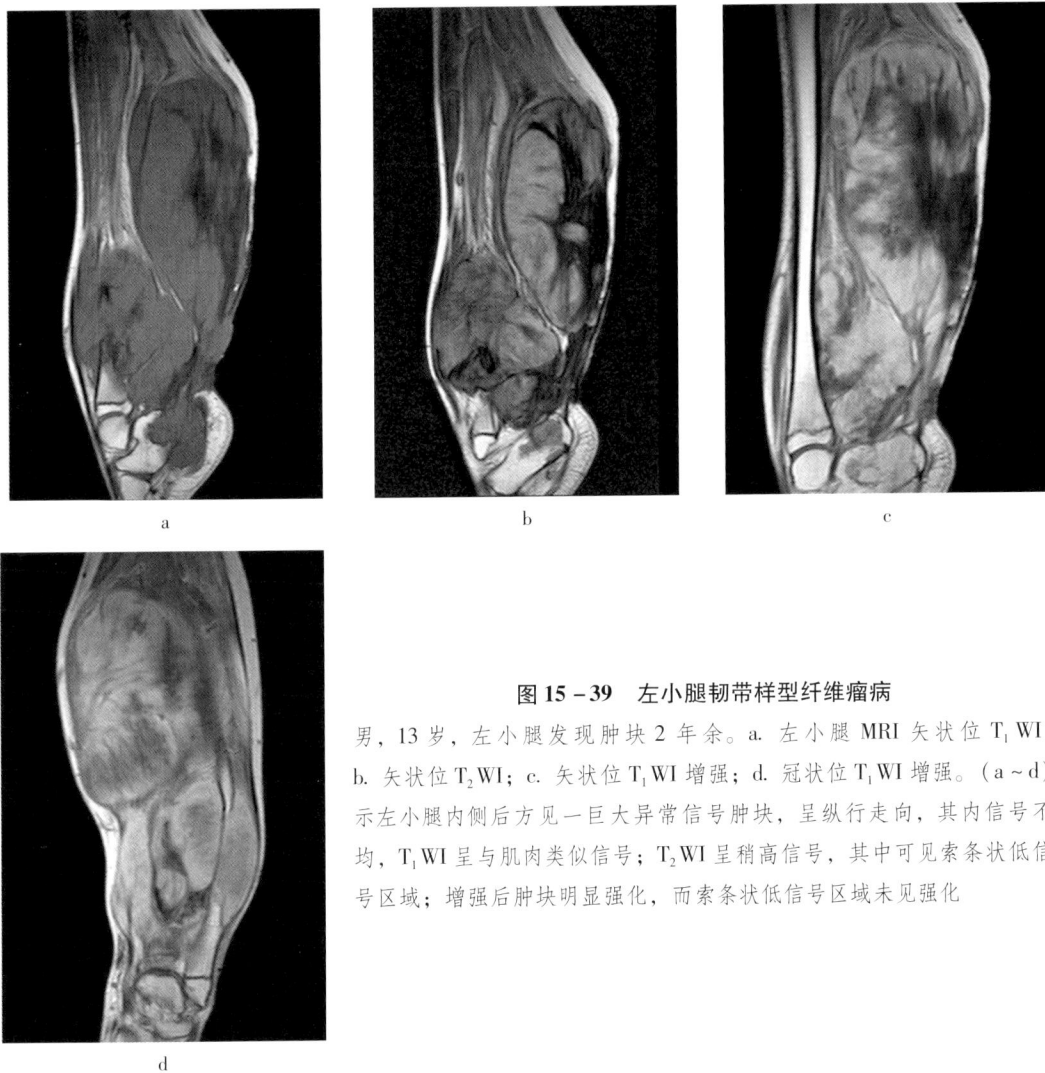

a

b

c

d

**图 15 - 39　左小腿韧带样型纤维瘤病**

男，13 岁，左小腿发现肿块 2 年余。a. 左小腿 MRI 矢状位 $T_1WI$；b. 矢状位 $T_2WI$；c. 矢状位 $T_1WI$ 增强；d. 冠状位 $T_1WI$ 增强。（a ~ d）示左小腿内侧后方见一巨大异常信号肿块，呈纵行走向，其内信号不均，$T_1WI$ 呈与肌肉类似信号；$T_2WI$ 呈稍高信号，其中可见索条状低信号区域；增强后肿块明显强化，而索条状低信号区域未见强化

# 二十、未分化多形性肉瘤

未分化多形性肉瘤既往曾称为恶性纤维组织细胞瘤，是中老年人最常见的一种多形性软组织肉瘤。肿瘤来源于原始间叶细胞并可向组织细胞和成纤维细胞等各个方向分化，因此其成分具有多形性，即肿瘤内有纤维母细胞、组织细胞样细胞和异型巨细胞并以不同比例混合存在。该肿瘤属于中度恶性肿瘤，术后易复发和转移。

## 【临床表现】

任何年龄均可发生，中老年人多见，50～70 岁为发病高峰期，男性较女性多见。临床一般无明显症状，大多数患者为偶然发现，经常表现为无痛性的软组织肿块，质地较硬；如肿瘤较大时可有压迫症状，部分患者有厌食、不适和体重下降。

## 【影像要点】

### （一）平片

1. 平片无异常发现，或隐约见软组织肿块影，偶见不定形钙化。

2. 发生在骨骼周围的肿瘤，可出现骨质外压性缺损，边缘光滑锐利。

### （二）CT

1. CT 无特征性，主要显示等密度或稍低密度软组织团块，多数边缘清晰呈分叶状，中心坏死可见更低密度，偶见不定形钙化。

2. 邻近骨骼可以受侵而出现骨质破坏。

3. 增强扫描，肿瘤实质显著强化，发生囊变及坏死后则不强化。

### （三）MRI

1. 肿瘤呈不规则分叶状肿块，局部呈浸润性生长，$T_1WI$ 呈等信号或稍高信号；$T_2WI$ 上根据不同成分可表现为高信号或低信号，其内可见低信号分隔。

2. 瘤周可有大片状水肿。

3. 注射对比剂增强后，肿瘤实质明显强化，发生囊变及坏死后则不强化。

未分化多形性肉瘤的影像见图 15 - 40 至图 15 - 41。

## 【鉴别诊断】

本病需与纤维肉瘤、横纹肌肉瘤和滑膜肉瘤等鉴别。

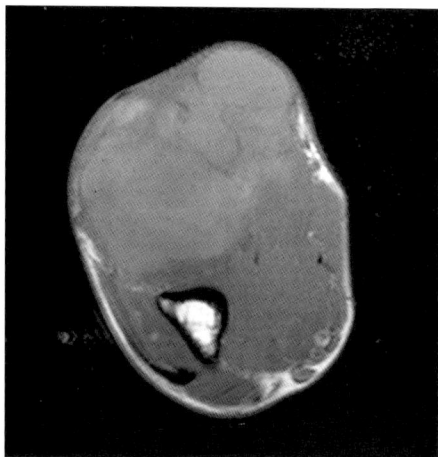
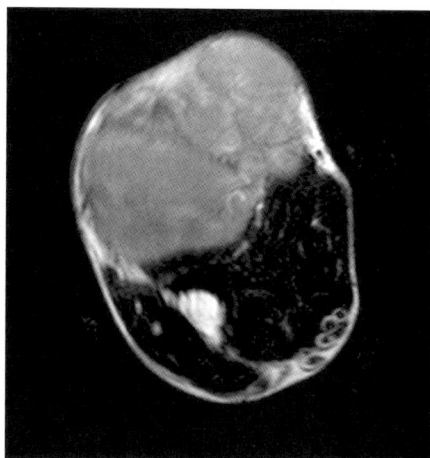

a                                    b

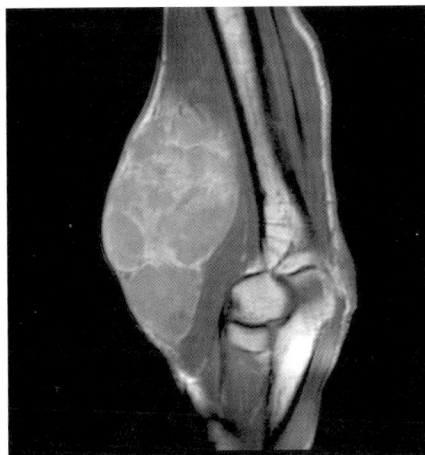

c

**图 15－40 右肘部未分化多形性肉瘤**

男，63 岁，发现右肘关节腹侧软组织肿块 1 年余，近 2 个月肿块明显增大。a. 右肘关节横轴位 $T_1WI$；b. 横轴位 $T_2WI$；c. 矢状位增强扫描。（a～c）示右侧肘关节腹侧皮下软组织内异常信号肿块影，$T_1WI$ 呈稍高信号；$T_2WI$ 呈较高信号，其中可见低信号分隔；增强扫描病变呈不均匀强化，病灶边界清楚，邻近肱骨、桡骨和尺骨骨质未见异常

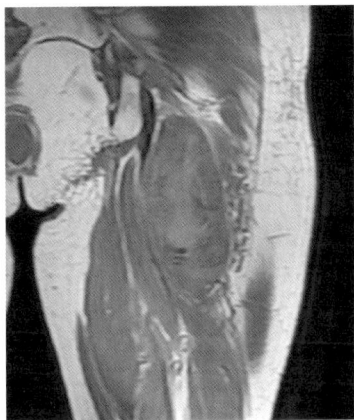

a

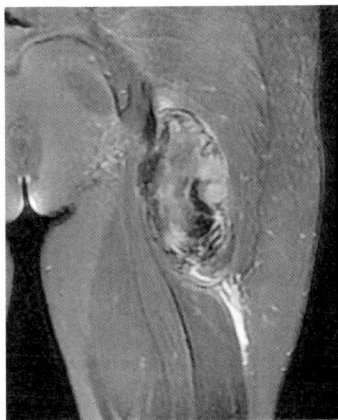

b

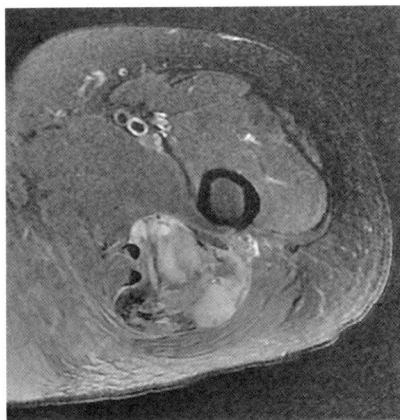

c

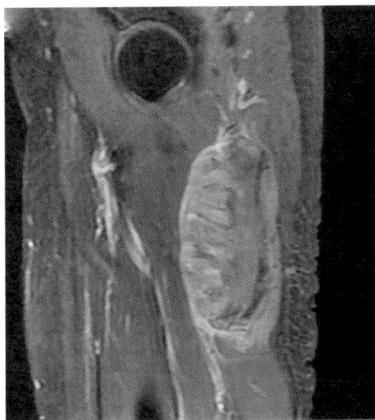

d

**图 15－41 左大腿未分化多形性肉瘤**

a. 左髋关节 MRI 冠状位 $T_1WI$；b. 冠状位抑脂 $T_2WI$；c. 横轴位抑脂 $T_1WI$；d. 矢状位抑脂 $T_1WI$ 增强。（a～d）示左大腿近端后内侧深部软组织肿块样异常信号，$T_1WI$ 呈等及稍高信号，$T_2WI$ 呈稍高及等－低混杂信号，邻近筋膜可见水肿；增强扫描肿块及邻近深筋膜呈不均匀强化

# 参考文献

［1］王子轩，刘吉华，曹庆选，等．骨关节解剖与疾病影像诊断［M］．北京：人民卫生出版社，2009.

［2］梁碧玲．骨与关节疾病影像诊断学［M］．北京：人民卫生出版社，2006.

［3］王林森．骨肿瘤影像诊断学图谱［M］．天津：天津科学技术出版社，2004.

［4］沈麦．腺泡状软组织肉瘤的影像学表现［J］．影像研究与医学应用，2018，2（4）：81－82.

［5］刘玉珂，姚太顺，孟庆阳，等．膝关节滑膜树枝状脂肪瘤的 MRI 表现［J］．中医正骨，2018，30（11）：32－35.

［6］邢锡跃，王海燕，马都平，等．腱鞘巨细胞瘤的 MRI 和 CT 影像特点［J］．中医正骨，2018，30（4）：46－50.

［7］林成武．腱鞘巨细胞瘤的 MRI 影像学特征分析［J］．中国 CT 和 MRI 杂志，2018，16（9）：134－136.

［8］赵颖，陈亚玲，李培岭，等．手指血管球瘤的 MRI 表现［J］．中国 CT 和 MRI 杂志，2017，15（11）：122－124.

［9］侯文忠，吴伟君．膝关节色素沉着绒毛结节性滑膜炎影像诊断价值［J］．现代医用影像学，2017，26（3）：601－603.

［10］乐洪波，张慧红，吴先衡，等．肌内黏液瘤的 CT 和 MRI 表现［J］．临床放射学杂志，2017，36（10）：1478－1483.

［11］黄玉芳，杨伟川，高文华．滑膜肉瘤的 CT 及 MRI 表现［J］．医学影像学杂志，2016，26（3）：518－522.

［12］黎家强，胡碧莹．肿瘤样钙质沉着症 15 例临床及影像分析［J］．罕少疾病杂志，2015，22（5）：42－44.

［13］李斌，王超，张敏鸣．腱鞘巨细胞瘤的影像表现特征［J］．中华放射学杂志，2015，49（6）：454－457.

［14］卢超，王飞飞，邹婧．腱鞘巨细胞瘤的影像学特征与病理对照［J］．实用放射学杂志，2015，31（7）：1167－1170.

［15］林华，罗敏，田志诚，等．腱鞘巨细胞瘤的影像学诊断分析［J］．实用医院临床杂志，2015，12（1）：94－97.

［16］郑宏伟，祁佩红，薛鹏，等．腹外型韧带样型纤维瘤病的影像表现及病理分析［J］．临床放射学杂志，2014，1：100－104.

［17］何淑玲，周正荣．25 例手足腱鞘巨细胞瘤 MRI 分析［J］．肿瘤学杂志，2014，5：245－248.

［18］李娴，孙新海，朱来敏，等．多形性未分化肉瘤的 MR 表现［J］．医学影像学杂志，2014，24（8）：1354－1357.

［19］刘永辉，张水兴，罗剑云，等．结节性筋膜炎的 CT 和 MRI 表现［J］．放射学实践，2014，29（4）：433－436.

［20］梁长华，毛华杰，陈阳阳，等．软组织滑膜肉瘤 MRI、CT 影像表现与鉴别诊断［J］．实用癌症杂志，2013，28（3）：285－287.

［21］王德玲，李卉，谢传淼，等．韧带样纤维瘤的影像学表现及病理特点［J］．中国医学影像技术，2012，28（1）：148－151.

［22］葛湛，潘恒，谢长浓．软组织韧带样型纤维瘤病的临床病理与影像学表现［J］．临床放射学杂志，2011，30（4）：58－550.

［23］王勇．肿瘤样钙质沉着症的 X 线、CT 及 MRI 表现［J］．黑龙江医药，2010，23（5）：814－815.

［24］张海栋，王仁法，万捷，等．腺泡状软组织肉瘤的 MRI 表现［J］．放射学实践，2009，24（9）：1033－1036.

［25］黄耀华，黄勇，邓海和．髋关节色素沉着绒毛结节性滑膜炎 X 线与 MRI 诊断［J］．广州中医药大学学报，2009，26（3）：311－314.

［26］陈晓东，韩安家，赖日权．解读 WHO（2013）软织肿瘤分类的变化［J］．诊断病理学杂志，2013，20（1）：730－733.

［27］杨献峰，朱斌，周正扬，等．软组织恶性纤维组织细胞瘤 MRI 征象分析［J］．中国临床医学影像杂志，2008，19：147－149.

［28］尤玉华，赵涛，刘薇，等．色素沉着绒毛结节性滑膜炎的 MRI 表现［J］．中华放射学杂志，2003，37（6）：488－492.

［29］屈辉．MRI 诊断色素沉着绒毛结节性滑膜炎的价值和意义［J］．中华放射学杂志，2003，37（6）：487.

［30］高源统，徐雷鸣．四肢软组织血管瘤的 MRI 诊断［J］．中国医学影像技术，2002，18：367－368.

［31］韩月东，徐长杰，刘满生，等．软组织病变的 MRI 诊断［J］．中国医学影像学杂志，2002，10：143－145.

［32］邓奇平，屈辉，董艳秋，等．软组织血管瘤的影像学诊断［J］．中国临床医学影像杂志，2002，13：351－353.